小児四肢骨折
Treatment of Extremity Fractures in the Child
治療の実際
[改訂第2版]

井上　博／著

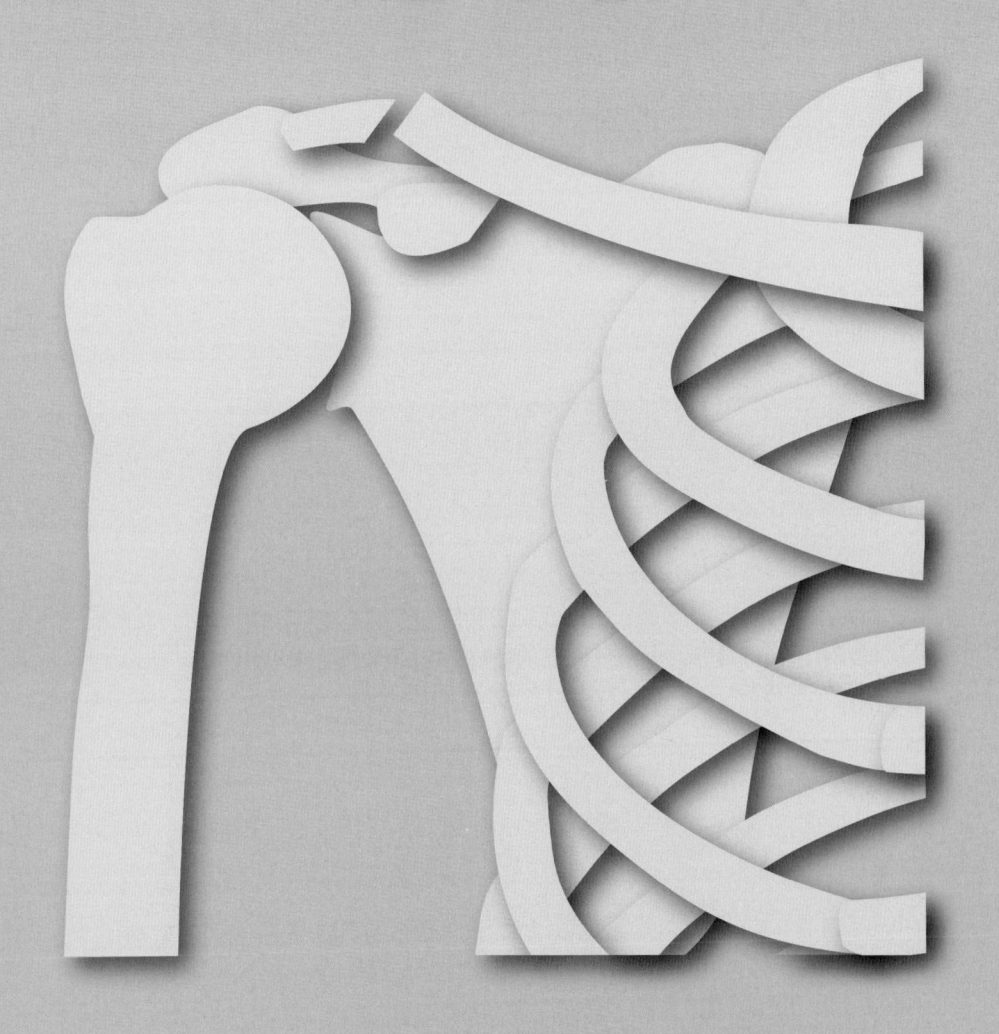

金原出版株式会社

Treatment of Extremity Fractures in the Child
2nd Edition

Written by
Hiroshi Inoue, M.D.

©2001
KANEHARA & Co., Ltd., Tokyo
Printed and Bound in Japan

改訂にあたって

　自画自賛になるが，本書を上梓したときに日経メディカル1992年12号の新刊紹介の頁で，次のような書評をもらった。「成長途上にあり，同時に保護者に伴われて来院するケースが多い小児という患者の特性と骨折治療の最新知識の双方を視野にいれてある。骨折の種類ごとに所見，治療方針を述べ，さらに家族への説明のポイント，予後を明記するなど，実際の診療場面を想定した，気配りあふれた編集となっている。425を数える図版の豊富さも魅力。日常診療の座右の書を目指した意欲作だ」。これは筆者にとって望外の勲章であった。

　本書を上梓してから9年になるが，この間，将来の改訂版執筆を想定して小児骨折に関する新しい論文を読み，興味ある症例を収集し続けた。そのために久留米大学整形外科教室の協力で，定期刊行雑誌の中の小児骨折に関係あるものはすべて通読し，小児骨折治療に関する内外の動向などを知る手立てとした。症例に関しては，自分自身で経験したり，同門関連施設での症例の相談にも乗ったり，また，月例の勉強会での問題症例にも多く遭遇し，必要と感じたものはすべて自分で写真撮影して資料として蓄えた。

　本書の目的は，小児骨折治療に関しての筆者の考えを全面的に主張するものではない。原因から予後に至るまでの一般的知識と新しい概念に関して，新旧文献を多く取り入れてできるだけ広く記載し，治療側が治療法の選択や患者側への説明の資料として利用できることである。また，文献をできるだけ多く引用することで，学会発表の際の参考書として利用できるようにしたことである。そのために文献の数は初版の516編から今回は1150編と大幅に増大した。この増大分の大部分は初版以後に通読した新しい論文である。紙数の制限があり，通読した論文から引用を割愛せざるを得なかった文献が多数残ったことは残念であった。

　小児骨折の治療に関してこの9年間での変化についてみると，診断や治療の原則に関しては基本的には大きな変化はない。しかし，いくつかの変化もみられる。まずインフォームド・コンセントの重要性がますます増大したこと，医療を取り巻く情勢や社会・家庭環境が大きく変化し，できるだけ入院期間を短くし，しかも確実に治すことが求められるようになったことである。インフォームド・コンセントに関していえば，治療側に最も理解されていないものに，"治療側に複数の治療の選択肢がある場合には患者側にも同じように複数の選択肢があること"，であり，その点に関して追加記載した。また，治療に関し

ては，小児の大多数の脱臼や骨折が保存的治療の適応であり，適切に保存的に治療されれば予後は極めて良好であるとはいえ，医療情勢や社会・家庭環境の変化に適応すべく最小侵襲手術としての経皮的内固定法が普及してきたことが大きな変化である．この点に関しては，各部位別にこの方法について自験例を含めた症例を示して述べた．

骨関節外傷の基本的な知識に関しての習練を受けた整形外科医であれば，いくつかの例外的損傷を除けば，小児の一般的な骨折についての診断や治療方針の誤りは少ない．比較的に稀な，あるいは非常に稀なタイプの骨折が問題である．誤診と医療過誤あるいはミスを少なくするために最も大切なことは，これらの骨折の存在の認識であり，認識なくして適切な治療はあり得ない．例えば，肘関節周辺では塑性変形を伴う橈骨頭脱臼，足関節周辺ではTillaux骨折やtriplane骨折などである．これらの骨折は以前から存在したものであったが，認識が広まったために最近報告が非常に増えたわけである．この観点から各部位で比較的に稀な骨折脱臼症例を記載することで，読者の認識の拡大に寄与できるようにした．また，初版では不備であった代表症例も追加し，初版では425編であった図が改訂版では583編と158編の増加をみている．今後本書が読まれることで，筆者が文中で"稀な"と記載した損傷が"実は稀ではなかった"となることを期待するもである．

改訂版の記述にあたり，太田邦彦先生，服部順和先生，徳永純一先生，吉田健治先生，および白濱正博先生からは貴重なご助言や症例の提供を戴いた．また，麻生邦一先生，宝亀　登先生，児玉博隆先生，酒井義人先生，津島秀行先生からは文献の送付や助言を戴いた．記して深甚な謝意を表する．また，読書の機会を与えて戴いたのみならず，教室諸先生や研究員の協力を許して戴いた久留米大学整形外科教室の井上明生名誉教授および永田見生主任教授に感謝している．また，10数年にわたって文献の収集や症例写真の整理に関して久留米大学整形外科教室の吉田和博主任技師および永尾真知子女史に絶大な協力を戴いた．謝意を言葉で表現し得ない．また，文献の調査で協力戴いた土方知恵子女史にも感謝している．

最後になったが，変わらぬ激励と鞭撻を戴き，また，症例を紹介し，また，ともに診る機会を与えて戴いた同門の諸先生に深甚な謝意を表するものである．

平成13年11月

井上　博

序

　筆者が整形外科医として大学に入局した1954年当時の骨折治療学のバイブルは，和書では『神中整形外科学』，洋書では成人に関してはBöhlerの"Knochenbruchbehandlung"，小児ではBlountの"Fractures in Children"であった．筆者が最初に購入した洋書が1955年に発刊されたBlountの本であり，次いで第2冊目として1956年発刊のBöhlerの英語版を購入し，以来30数年座右の書として用いてきた．しかし，成人の骨折治療学は麻酔の進歩，感染の防止，手術器具の改良，X線チェックの容易さなどにより観血的治療の占める領域が飛躍的に増大し，もはやBöhlerの名前を口に出すものはほとんどなく，成人の骨折治療に関する偉大な彼の業績は本邦における整形外科医から忘れ去られた印象を受ける．しかし，小児の骨折では依然としてBlountの考えは参考とされていて，このことは，小児の骨折治療学がこの30数年の間に根本的には大きな変化がなかったことを示している．

　整形外科学も多くの領域に細分され，それぞれの専門家が多数輩出しているけれども，骨折治療学は整形外科の原点であると信じている．第11回日本骨折研究会で津山直一東大名誉教授が特別講演をされたが，骨折を扱うことがいかに整形外科医にとって大切なことであるかを強調されたのは印象的であった．小児骨折に関しての専門図書は本邦では1967年の糟谷精一郎先生の『小児骨折の治療』が最初で，実地医家としての経験に基づいて書かれたこの本は実に内容豊富であり，ほとんどが現在でもそのまま座右の書として通用するものである．また最近，数冊の小児骨折に関する図書が分担執筆として発刊され，それぞれに執筆された著者の考え方が滲んでいる．

　今回の小児四肢骨折の治療に関して執筆するにあたり，いかにすれば読みやすい本になるかを考えてみた．一般的な診察治療の順序を考えてみると，まず型通りの問診と視・触診をして骨折の部位と型を想定する．次いでX線撮影をして確定診断をし，その損傷の型を知り，治療方針を決め，患者の家族へ説明し，十分な納得を得た上で治療を開始することになるであろう．そこで若干型破りであるが，この書の記載順序をその通りとし，治療方針と家族への説明に役立つような文献的考察をその部分に集めた．

　なお，一般的にはこのような本では最初に総論で小児の骨の発生・解剖学的特徴，自家矯正，骨折の特徴，ギプス固定法，牽引法などについて記載されるのが普通であるが，各論と重複する可能性が大きいのでこれを省き，各論の中で必要なもののみ記載し，限られ

た頁数の中で各論の占める量を増加させた．また，骨折の発生メカニズム，頻度，好発年齢，症状，および必要な場合の解剖は簡単に文頭にまとめた．

　本書は骨盤を含めた四肢に限定し脊椎は省いたが，これは筆者自身が脊椎について詳しく論じるほどの経験がなく，また現在ではまったく別のスペシャリティーに属していて，もし専門的治療を必要とする場合は成人や小児の区別なく脊椎専門医に治療をゆだねるべきとの考えに基づいたからである．示した症例はごく一部を除いてはほとんど筆者自身が経験した症例であり，治療方針や治療に関しては筆者自身の考えを主として述べたが，各人各様のところもあり，これらについてもできるだけ多く記述した．渉猟した文献は非常に多かったが，文中に引用したものは頁数の関係でごく一部しか記載できなかったのは残念であった．

　大学を去った後でこの本を書き始めた関係で，文献の収集や写真の作成などいろいろと苦労はあったが，協力を惜しまなかった数人の友人がいたことは幸運であった．また，代表的症例や貴重な症例に関しての情報を提供してくれ，患者をともに診る機会や手術の機会を作ったり，日々激励してくれた同門の諸先生には本当に感謝している．言葉を換えていえば，この本は同門の諸先生が協力して作ってくれたものでもある．

　執筆にあたり，できるだけ近視眼的・独断的意見に終始しないように気をつけたつもりであるが，自分ではなかなかわかりにくいものである．一応書き終わった段階で，順天堂大学山内裕雄教授に経験豊かな読者としてのご意見を頂戴すべくお願いしたが，ご多忙にもかかわらず全文通読の上，貴重で忌憚のない多くのご意見を戴き，大いに参考とさせて戴いた．深甚なる謝意を表明する．また，文献や症例を提供して戴いた九州大学杉岡洋一教授，岩手医科大学星秀逸教授に深謝する．そのほか昭和36年以来多くの症例に接する機会を与えてくれた福岡県宮城病院院長宮城恒夫博士，資料の収集に協力してくれた同病院の職員一同，執筆のための良き環境を与えて戴いた筑豊労災病院院長後藤郁朗博士，整形外科の同僚など多くの人に感謝する．

　　平成4年9月

　　　　　　　　　　　　　　　　　　　　　　　　　　　　　　　　井　上　　博

目　次

治療を始める前に 1

第1章　上　　肢 7

I．肩関節周辺骨折・脱臼

1. 鎖骨体部骨折 9
   - ■ X線撮影, 所見と分類 11
   - ■ 治療方針 11
   - ■ 家族への説明 11
   - ■ 治　療 12
   - ■ 予　後 15
2. 鎖骨外側端骨折 16
   - ■ X線撮影, 所見と分類 16
   - ■ 治療と経過 17
3. 肩鎖関節脱臼 19
   - ■ X線撮影と所見 20
   - ■ 分　類 20
   - ■ 治療方針 21
   - ■ 家族への説明 22
   - ■ 治　療 22
   - ■ 予　後 24
4. 鎖骨内側端骨折（骨端離開） 24
   - ■ X線撮影, 所見と分類 24
   - ■ 治療と予後 26
5. 肩甲骨骨折 27
   - ■ X線撮影, 所見と分類 27
   - ■ 治　療 27
6. 烏口突起骨折 29
7. 肩関節脱臼 29
8. 上腕骨近位端骨折 30
   - ■ X線撮影, 所見 31
   - ■ 分　類 33
   - ■ 治療方針 33
   - ■ 家族への説明 36
   - ■ 治　療 36
   - ■ 予　後 43

II．上腕骨骨幹部骨折

- ■ X線撮影, 所見と分類 45
- ■ 治療方針 46
- ■ 家族への説明 46
- ■ 治　療 47
- ■ 後療法 53

III．肘関節周辺骨折・脱臼

- ■ 肘関節周辺骨折・脱臼の特徴 55
- ■ 骨折・脱臼の種類 55
- ■ 受傷メカニズム 55
- ■ 局所所見 55
- ■ 神経損傷のチェック 56
- ■ X線撮影と読影 56

1. 上腕骨顆上骨折 57
   - ■ X線撮影, 所見 58
   - ■ 分　類 59
   - ■ 治療方針 59
   - ■ 家族への説明 62
   - ■ 治　療 63

2．上腕骨遠位骨端離開 …………85
- ■ X線撮影，所見 …………86
- ■ 分類 …………88
- ■ 治療方針 …………88
- ■ 家族への説明 …………89
- ■ 治療 …………90

3．上腕骨外側顆骨折 …………93
- ■ X線撮影，所見 …………94
- ■ 分類 …………94
- ■ X線診断の落とし穴 …………98
- ■ 治療方針 …………102
- ■ 家族への説明 …………103
- ■ 治療 …………103
- ■ 上腕骨外側顆骨折の一般的予後 …107

4．上腕骨内側上顆骨折 …………108
- ■ X線撮影，所見 …………110
- ■ 分類 …………113
- ■ 治療方針 …………113
- ■ 家族への説明 …………116
- ■ 治療 …………116
- ■ 後療法と予後 …………119

5．上腕骨内側顆骨折 …………120
- ■ X線撮影，所見 …………120
- ■ 分類 …………121
- ■ 治療方針 …………121
- ■ 家族への説明 …………122
- ■ 治療 …………122
- ■ 後療法と予後 …………123

6．上腕骨小頭・滑車骨折 …………123
- ■ X線撮影，所見 …………125
- ■ 分類 …………125
- ■ 治療方針と説明 …………126
- ■ 治療 …………126
- ■ 後療法と予後 …………127

7．Monteggia骨折 …………127
- ■ X線撮影，所見 …………129
- ■ 分類 …………129
- ■ 治療方針 …………134
- ■ 家族への説明 …………134
- ■ 治療 …………134
- ■ 後療法と予後 …………145
- ■ 小児Monteggia脱臼骨折処置の基本的原則 …………146

8．橈骨頭単独脱臼 …………146
- ■ X線撮影，所見と分類 …………147
- ■ 治療方針 …………148
- ■ 家族への説明 …………148
- ■ 治療 …………149

9．肘頭骨折 …………150
- ■ X線撮影，所見 …………150
- ■ 分類 …………152
- ■ 治療方針 …………154
- ■ 家族への説明 …………154
- ■ 治療 …………155
- ■ 後療法と予後 …………155

10．橈骨近位端骨折 …………155
- ■ X線撮影，所見 …………156
- ■ 分類 …………158
- ■ 治療方針 …………161
- ■ 家族への説明 …………163
- ■ 治療 …………163
- ■ 合併症 …………171

11．肘関節脱臼 …………172
- ■ X線所見と鑑別診断 …………173
- ■ 分類 …………173
- ■ 治療方針と家族への説明 …………175
- ■ 治療 …………176
- ■ 予後 …………177

12．内・外反肘の矯正手術 …………178
A 内反肘の矯正骨切り術 …………178
1．手術の時期 …………178
2．計測法と矯正角度の決定 …………178
3．手術法 …………179

B 外反肘の矯正骨切り術 …………183
1．矯正骨切り術の時期，矯正角度の測定と決定 …………183
2．手術手技 …………184

IV．前腕骨骨折

- 1．前腕骨骨幹部骨折 ……………………185
  - ■X線撮影，所見 ……………186
  - ■分　類 ……………………187
  - ■治療方針 ……………………188
  - ■家族への説明 ………………190
  - ■治　療 ……………………190
  - ■合併症と後療法 ……………202
- 2．Galeazzi 骨折 …………………………204
  - ■X線撮影，所見と分類 ……204
  - ■治療方針 ……………………206
  - ■家族への説明 ………………207
  - ■治　療 ……………………208
  - ■後療法 ……………………208
- 3．Galeazzi 類似骨折 ……………………209
- 4．前腕骨急性塑性変形 …………………212
  - ■X線撮影，所見 ……………214
  - ■治療方針と家族への説明 …214
  - ■治　療 ……………………214
  - ■再構築について ……………216

V．手関節周辺骨折・脱臼

- 1．橈・尺骨骨幹部遠位 1/3 および
  骨幹端部骨折 ………………………218
  - ■X線撮影，所見 ……………218
  - ■分　類 ……………………219
  - ■治療方針 ……………………220
  - ■家族への説明 ………………220
  - ■治　療 ……………………221
  - ■後療法と予後 ………………231
- 2．橈・尺骨遠位骨端離開 ………………232
  - ■X線撮影，所見 ……………233
  - ■分　類 ……………………234
  - ■治療方針 ……………………234
  - ■家族への説明 ………………236
  - ■治　療 ……………………237
- 3．遠位橈尺関節脱臼 ……………………243
- 4．手の舟状骨骨折 ………………………245
  - ■X線撮影，所見 ……………245
  - ■分　類 ……………………247
  - ■治療方針 ……………………248
  - ■家族への説明 ………………248
  - ■治　療 ……………………248
- 5．その他の手根骨骨折・脱臼骨折 …251

VI．手の損傷

- 1．中手骨骨折（示指〜小指）…………256
  - ■X線撮影，所見 ……………256
  - ■分　類 ……………………256
  - ■治療方針 ……………………257
  - ■家族への説明 ………………259
  - ■治　療 ……………………259
- 2．指節骨骨折 ……………………………265
  - ■X線撮影，所見 ……………265
  - ■分　類 ……………………265
  - ■治療方針 ……………………265
  - ■家族への説明 ………………267
  - ■治　療 ……………………268
- 3．母指の骨折 ……………………………280
  - ■X線撮影，所見と分類 ……280
  - ■治療方針と治療 ……………280
- 4．遷延治癒および偽関節 ………………283
- 5．指の脱臼，靱帯損傷 …………………285
  - Ａ 母指MP関節ロッキング ……………286
    - ■X線撮影，所見 ……………286
    - ■治療方針と家族への説明 …286
    - ■治　療 ……………………287
  - Ｂ 手指MP関節非整復性脱臼 …………287
    - ■X線撮影，所見 ……………289
    - ■治療方針と家族への説明 …289
    - ■治　療 ……………………290
  - Ｃ 手指靱帯損傷 …………………………292

第2章 骨盤・下肢 ……………295

I. 骨盤骨折

- X線撮影, 所見 …………298
- 分類 ……………299
- 治療方針 ………302
- 家族への説明 …………302
- 治療 ……………302

II. 股関節周辺骨折・脱臼

1. 股関節脱臼 ……………309
- X線撮影, 所見 …………309
- 分類 ……………310
- 治療方針 ………311
- 家族への説明 …………311
- 治療 ……………312

2. 大腿骨頚部骨折 ………314
- X線撮影, 所見 …………315
- 分類 ……………315
- 治療方針 ………317
- 家族への説明 …………317
- 治療 ……………318
- 合併症 …………321

3. 大腿骨頭すべり症 ……323
- X線撮影, 所見 …………324
- 分類 ……………326
- 治療方針 ………327
- 家族への説明 …………329
- 治療 ……………329
- 予後 ……………334

III. 大腿骨骨幹部骨折

- X線撮影, 所見および分類 …………336
- 自家矯正について ………338
- 治療方針 ………340
- 家族への説明 …………341
- 治療 ……………342
- 後療法 …………353

IV. 膝関節周辺骨折・脱臼

1. 大腿骨遠位骨端離開 …………356
- X線撮影, 所見および分類 …………357
- 治療方針 ………358
- 家族への説明 …………359
- 治療 ……………359
- 後療法 …………363
- 成長障害に対して ………363

2. 膝蓋骨骨折 …………364
A いわゆる"sleeve"骨折 …………365
- X線撮影, 所見 …………366
- 治療方針 ………367
- 家族への説明 …………367
- 手術的治療 ……367
B 膝蓋骨骨軟骨骨折 …………368
- X線撮影, 所見 …………369
- 治療方針 ………369
- 家族への説明 …………370
- 治療 ……………370

3. 脛骨顆間隆起骨折 ……371
- X線撮影, 所見および分類 …………371
- 治療方針 ………373
- 家族への説明 …………373
- 治療 ……………373

4. 脛骨近位骨端離開 ……376
- X線撮影, 所見 …………376
- 分類 ……………376
- 治療方針 ………378
- 家族への説明 …………378
- 治療 ……………378
- 予後 ……………380

5. 脛骨粗面骨折 …………380
- X線撮影, 所見と分類 …………381

- ■ 治療方針 ……………………382
- ■ 家族への説明 …………………383
- ■ 治　療 ………………………383
6. 脛骨近位骨幹端部骨折 ……………384
- ■ X線撮影，所見と分類 ………385
- ■ 治療方針と家族への説明 ……386
- ■ 治　療 ………………………386
- ■ 遅発性外反変形に対して ……386

V. 下腿骨骨折

1. 脛骨骨幹部骨折 ……………………389
   - ■ X線撮影，所見および分類 …389
   - ■ 治療方針 ……………………389
   - ■ 家族への説明 …………………391
   - ■ 治　療 ………………………391
2. 脛骨遠位骨幹端部骨折 ……………397
3. 脛・腓骨の急性塑性変形 …………397
4. 下腿骨ストレス骨折 ………………399
   - ■ 画像所見と鑑別診断 …………401
   - ■ 家族への説明と治療 …………403

VI. 足関節周辺骨折

1. 脛・腓骨遠位骨端線損傷 …………405
   - ■ X線撮影，所見とその他の
     画像診断 ……………………407

- ■ 分　類 ………………………407
- ■ 受傷メカニズムと骨折型 ……410
- ■ X線読影上の注意点 …………417
- ■ 治療方針 ……………………418
- ■ 家族への説明 …………………420
- ■ 治　療 ………………………421
- ■ 成長障害と変形 ………………430
2. 距骨骨折 ……………………………431
   - ■ X線撮影，所見と分類 ………431
   - ■ 治療方針 ……………………433
   - ■ 家族への説明 …………………433
   - ■ 治　療 ………………………433
   - ■ 虚血性壊死について …………436
   - ■ 距骨ドームの骨軟骨骨折 ……436
3. 踵骨骨折 ……………………………438
   - ■ X線撮影，所見および分類 …439
   - ■ 治療方針 ……………………440
   - ■ 家族への説明 …………………441
   - ■ 治　療 ………………………442
4. その他の足根骨骨折，脱臼 ………442
5. 中足部以下の損傷 …………………445
   - A 足根中足関節損傷 ……………445
   - B 中足骨骨折 …………………445
   - C 趾骨骨折 ……………………448
6. ストレス骨折 ………………………449
7. スポーク損傷 ………………………454
8. その他の足部損傷 …………………455

文　献 ……………………………………457

Treatment of Extremity Fractures in the Child

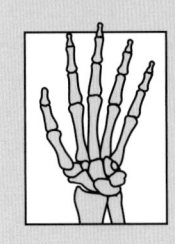

治療を始める前に

小児の骨折脱臼の治療を行う上で是非知っておきたい大切ないくつかの項目がある。

1. 患者の年齢を知ること
年齢は骨折の型，部位，X線所見，骨の癒合，再構築に大きな影響を及ぼす。

2. 病歴の把握
外力の有無，外力の状態などを本人もしくは両親（あるいは付き添ってきた人）から聞き出す。通常ではその年齢に起こるはずがない骨折，例えば，未歩行児の大腿骨骨折や下腿骨骨折，転倒して手をつくことで発生する上肢骨折などに遭遇した場合には，病歴を詳しく聞くことで被虐待児症候群[注1]を見つけ出すことも可能となるし，また，病的骨折の診断も下すことができる。

3. 十分な視診と必要最小限の触診
循環障害の有無をみることは非常に大切であり，腫脹や皮膚の色調で判断できる。

変形，短縮，腫脹の有無と部位を観察し，もしそれらがはっきりしないときには圧痛の部位を探す。隆起骨折や若木骨折では臨床症状が圧痛だけしかないことがある。

軋音や異常可動性をみることは軟部組織を損傷させるのみならず，疼痛を誘発し患者に恐怖心を起こさせるので行わない方がよい。

4. 正しいX線撮影
できるだけそのままの状態で手を加えないで撮影する。最初の骨片転位の程度や方向は治療のために大切な指針となることがある。

撮影範囲は広くして見落としを防ぐことも大切である。例えば，大腿骨骨幹部の場合は股関節の撮影も必要であり，足周辺の腫脹に目を奪われて腓骨の高位骨折が見逃されたこともある。また，転倒して手をついて受傷した場合は，手関節から肩までの範囲で骨折が起こる可能性があることを忘れてはならない。

撮影方向も通常の前後・側面撮影のほかに，部位によっては斜位や軸射など特殊な撮影が必須となる。多方向撮影は見落としを防ぎ，正確な転位の状態を判断するのに必要なことがあり，多少痛がっても心を鬼にして行わねばならない。

5. 年齢相応の正常なX線所見の知識
長管骨では両端に，短管骨の多くは近位側のみに骨幹端部，成長軟骨帯（骨端線），骨端部があり，年齢とともに骨化が進み成人に近づいてくる。従って，幼小児ほど両端はX線で写らない部位が多く，また，不整な骨端核が骨折と誤診されることがある。はなはだしきは正常の骨端線を骨折と診断されることさえあり，上腕骨近位と肘関節周辺では特に注意を要する。

形状も大切な要素で，生理的弯曲を理解しておく必要がある。特に新しい概念としての，骨折線がみられない骨折である急性塑性変形（acute plastic deformation，あるいは acute plastic bowing）は主に前腕や腓骨で発生し，特に前腕骨の場合は正常の弯曲を理解していないと見落とすことになる。

骨化核の出現と癒合の年齢はかなりの個人差があり，また，その平均年齢に関してはなかなか覚えにくいものであり，疑わしいときには健側との比較が絶対に必要である。

6. 病態，治療法，自家矯正，および予後に関する説明とカルテへの記載

説明と同意（承諾）（informed consent，以下 IC）が大切であり，患者の同意を得る必要がある。なお，患者が小児の場合は情報を提供し同意を得る相手は患者本人でなく，両親もしくはそれに代わる保護義務者であることを承知しておく必要がある。

ICをわかりやすく述べると"医師は情報の提供が治療上の禁忌にあたる場合を除いて，患者の要求する範囲の情報のすべてを提供し，患者は自己決定した上で同意する"ということである。従って，説明が不十分であれば，その承諾は有効ではなく，承諾なき治療となる。また，説明の立証責任は医師側にある[1]。説明の内容は医療行為を受けるか否か，また，医療から生じる危険を引き受けるか否かの決定に意味のある情報に限られ，従って，自己決定に必要のないもの，例えば，専門的な療法の細部に及ぶ説明までは要求されない[1]。これを満たす事項としては次の基本的6項目があげられる。すなわち，① 病状，② 治療の内容とその必要性，③ 発生が予想される危険（加えられるすべての侵襲，すなわち，検査，麻酔，手術などについて），④ 改善見込みと程度，⑤ その治療を行わない場合の予後，⑥ 代替可能な他の治療法，である。

説明義務の履行の判断基準に医療水準があり，その判例に"治療側には当時の医療水準に照らして相当と思われる事項を説明し，患者がその必要性や危険を十分考慮の上，医療行為を受けるか否かを選択することを可能ならしめる義務がある"とある[2]。

特に忘れてならないのは，治療側に治療法として複数の選択肢がある場合は，当然患者側にも選択肢がある，すなわち患者が自己決定できることである[1]。医学的には素人である患者には選択は非常に難しく，多くの場合「任せます」との返事が返ってくるが，「任せます」ということは何をしてもかまわないという意味ではない。治療側が選択した処置についてのすべての情報を提供し，承諾を得た上で，さらに責任を負わねばならない。

医師の裁量権と患者の自己決定権との均衡が難しいことは日本医師会生命倫理懇談会の"説明と同意"についての報告書[3]にも記載されているが，実際には医師は患者の選択した治療法に従わねばならないかという基本的な疑問が生じてくる。前述の日本医師会生命倫理懇談会の報告書の中に『患者は希望は述べることはできるが，積極的指示はできない，医師は不適切と思う処置は拒否してよい』と記載されているし，また，東京地裁の判例として『医師が専門的立場から正当と信じる治療法を患者が受け入れるように説得するのは，むしろ専門家としての責務である』がある[2]。ICが十分であっても結果については責任はついて回る。ICの問題と医療過誤とは別次元のものであり，たとえ医療過誤はなくてもICの不存在だけでも問題になり得るし，ICが十分であっても医療過誤があれば問題になる。

小児骨折は成長障害と自家矯正の点で成人と異なり，これが適応と整復の許容度の決定，および予後の説明に大きな比重を占める。自家矯正は部位により差があり成長の盛んな部位（上腕骨近位，前腕骨遠位，膝周辺）ではその他の部位に比べて自家矯正能は旺盛であるが，肘周辺では落ちるし，また，骨幹部にしても転位の種類で異なり，限界もあることを認識しておくべきであろう。

予後に関しても，運動制限，運動痛，跛行など一時的であるが必発するものや，成長障害や変形など症例によっては避けられない可能性があるものがあり，これらの予測や説明は起こる前と起こった後とでは説得力にかなりの差がある。トラブルの多くは初めから説明していれば何も問題にはならないものが多い。医師と家族との信頼関係の無用な乱れを生じなくてすむように懇切な説明が必要である。これらの一連の説明に関しては，簡単でよいから必ずカルテに記載しておかねばならない。

表 a. すべての骨折の頻度 （Loder RT[7]）

部　位	骨折数	新鮮/陳旧	新鮮骨折の比率（％）	骨折の比率（％）
頭蓋骨	49	49/0	100	32
肋　骨	31	22/9	71	20
長管骨	69	43/26	62	45
脛　骨	25	15/10	60	16
上腕骨	18	11/7	61	12
大腿骨	15	9/6	60	10
橈/尺骨	11	8/3	73	7
その他	5	4/1	80	3
計	154	118/36	77	100

表 b. 長管骨骨折の頻度 （数字は％）

Akbarnia ら	O'Neill ら	Herndon	Galleno ら	King ら	ミシガン小児病院
H (36)	H (39)	F (35)	F (37)	H (31)	T (36)
F (27)	F (33)	T (31)	T (26)	T (28)	H (26)
T (26)	T (20)	H (23)	H (19)	F (28)	F (22)
R/U (10)	R/U (8)	R/U (12)	R/U (18)	R/U (13)	R/U (16)

H（上腕骨），F（大腿骨），T（脛骨），R/U（橈骨/尺骨）

注 1. 被虐待児症候群[4]～[7]

1962年 Kempe により名づけられたもので，親または保護者により虐待を受けて生じた精神的，肉体的障害を総称して被虐待児症候群（battered child syndrome）と称された。

発生の誘因として親（保護者）に問題がある場合（貧困，病的性格，家庭環境など）と，子供に問題がある場合（各種の四肢先天異常，未熟児，肉体・精神発育障害など）がある。

骨折を合併する頻度は高く，その特徴としては，①多発性，②新旧骨折の混在，③骨幹端部剥離骨折，④骨幹部における骨膜下の骨新生像，などがあげられている。疑わしいときには全身の診察とX線撮影が必要である。Loderらは75例の観察で，平均年齢は1歳4カ月，骨折数は154（新鮮118，陳旧36）で，種々の治癒過程をもつ多発骨折は13％であったと報告している。また，骨折部位の頻度は表に示すごとく頭蓋骨，肋骨，脛骨などの順であった（表a）。長管骨の骨折頻度として彼は検索した文献より諸家の報告をまとめて表にして引用している（表b）。

治療は通常の骨折治療と何ら変わることはないが，社会環境の改善が絶対に必要であり，疑わしい場合にはまず児童福祉課への連絡を行い，必要な対策を講じてもらうことが大切である。

◆文　献◆

1) 浦川道太郎：説明義務と医師の裁量権. 年報 医事法学　8：79-91, 1993.
2) 平林勝政：インフォームド・コンセント. 各国の状況，日本. 年報 医事法学　8：58-77, 1993.
3) 日本医師会生命倫理懇談会：『説明と同意』についての報告. 1990年1月.
4) 沖永　明：Battered child syndrome. 小児の骨折, 整形外科 MOOK No.13, 泉田重雄編, 金原出版, 1980, pp249-256.
5) 沖永　明：被虐待児症候群. 小児の骨折, 村上寶久ほか編, メディカル葵, 1988, pp275-277.
6) Kempe CH et al：The battered child syndrome. JAMA　181：17-24, 1962.
7) Loder RT et al：Fracture pattern in battered children. J Orthop Trauma　5：428-433, 1992.

Treatment of Extremity Fractures in the Child

第1章

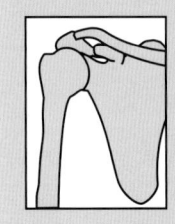

上 肢

Upper extremity

肩関節周辺骨折・脱臼

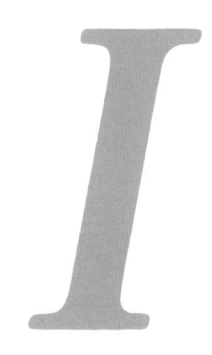

新生児から思春期にわたり種々の型の損傷が起こり得る。

起こり得る損傷を知っておくことは大切である。損傷部位としては，① 鎖骨（体部，外側端，肩鎖関節，胸鎖関節を含む），② 肩関節（肩甲上腕関節），③ 肩甲骨，④ 上腕骨近位端，であり，それぞれに骨折，骨端線損傷，脱臼が生じる。最も多いのは鎖骨骨折で，上腕骨近位端骨折（骨端線損傷を含む）がこれに次ぎ，肩鎖関節脱臼，胸鎖関節脱臼，肩甲骨骨折（烏口突起骨折を含む），肩関節脱臼などは極めて稀である。しかし，このような骨折・脱臼が起こり得ることを知っていれば見逃しを防止できる。

診察にあたっては，まず腫脹と変形に注意しよう。鎖骨の走行に沿う腫脹や変形は転位のある鎖骨骨折を疑うに十分な症状である。頚部を傾け，肩が下がっていれば鎖骨骨折を十分疑える。胸鎖関節部の突出は胸鎖関節の脱臼（あるいは鎖骨内側端の骨端離開）を，肩鎖関節部の突出は肩鎖関節の脱臼か鎖骨外側端の骨折を疑わせる。肩周辺の前方の腫脹あるいは突出は上腕骨頚部骨折の可能性があり，上腕が外転位に固定されて健側の腕で保持されているときには肩関節烏口下脱臼が疑われる。圧痛をみるのは大切なことで，患者に恐怖心を起こさせない程度に，それも健常な部位と思われるところから徐々に患部へと移動して検査する。運動痛の検査はあまり行わない。上記の所見，検査で診断の大体の見当をつけることができ，X線撮影を行って診断を確定させる。

1 鎖骨体部骨折

新生児では分娩骨折があるが，多くは歩行開始以後に転倒，転落などで受傷し，外力が腕を介して鎖骨に達するか直接肩あるいは鎖骨を打って発生する。未歩行児が鎖骨骨折で来院したら，その原因を詳しく聞く必要がある。ベビーベッドから落ちることもあるし，抱いていて取り落とすこともあるかもしれないが，問診に際して不審があれば被虐待児症候群かもしれない。生後10日前後で発見された仮骨形成のない鎖骨骨折は幼児虐待を疑う[1]。その際に親は決して真実を語らないので，その知識があれば少なくとも疑いをもち得る。明らかな外傷の既往がないのに外傷性偽関節の診断をつけ，安易に手術を行った先天性偽関節

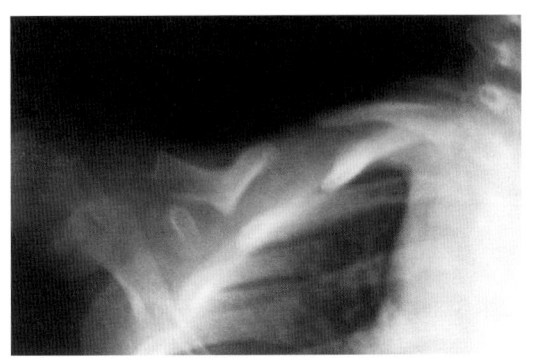

◆図1．右先天性鎖骨偽関節，3歳（断層撮影）

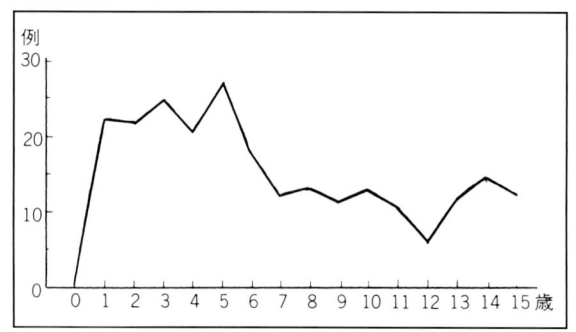

◆図2. 小児鎖骨骨折の年齢別分布
（井上らの論文[2]より）

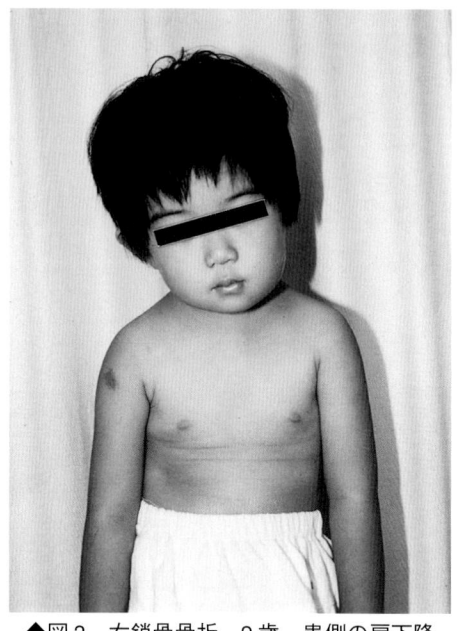

◆図3. 右鎖骨骨折，2歳，患側の肩下降

の症例を経験した（図1）。

　発生頻度を筆者らの調査結果からみると，福岡県宮城病院の1978～80年の3年間の小児(15歳以下)の単発骨折1,660例中，鎖骨骨折は236例(14.2％)であった[2]。好発年齢は1～6歳までが最も頻度が高く，各年齢にほぼ平等に分布していた（図2）。

　分娩骨折は，鉗子分娩によるものが正常分娩に比べて圧倒的に多い。その比率は後者が5/1,000であるのに比べて，前者は160/1,000であったとの報告がある[3]。従って，鎖骨の分娩骨折がある場合には肩周辺の他の分娩損傷（腕神経叢麻痺や上腕骨近位骨端離開）の有無に注意しなければならない。Oppenheimら[4]は鎖骨分娩骨折の5％に腕神経叢麻痺を合併したと報告している。

　症状としては年齢や骨折の程度でさまざまである。分娩骨折は上肢の他動的運動により異常に泣くことで早期に発見される。経験の深い助産婦や看護婦は容易に異常に気がつくという。仮骨形成による局所の膨隆が生じて発見されることもある。乳幼児で脇の下をもって抱え上げるときに泣いておかしいことに気づいて病院に連れてこられることもある。幼小児で患側の肩が下がったり，頭部を軽く患側に傾けていることも特徴的症状である（図3）。しかし，Goddardら[5]は鎖骨骨折に合併した環軸椎回旋固定(atlanto-axial rotatory fixation)の5例(6～9歳)を報告し，この合併症の早期診断を強調しているので，斜頸が持続する場合にはこの合併症を念頭に置いておくべきであろう。

　ある程度疼痛を自分でコントロールできる年代では，健側の手で患側の肘を抱えて患部を動かそうとしないこともある。転位が大であればそれに見合う腫脹や変形が生じる。疼痛のために肩関節の運動は障害される。圧痛は特徴的で，骨折部位に一致して痛みが最も強い。肩を自動的に挙上できないときには，単純に疼痛のためと早合点しないで，急性症状がとれた後で，腕神経叢麻痺の有無を検査する配慮が必要である。鎖骨の分娩骨折の場合は特に腕神経叢麻痺の合併に注意しなければならない。指と肘の自動運動が可能であれば，まず合併してないと判断してもよいであろう。

　血管損傷はあり得るかもしれないが，筆者は新鮮損傷例では経験したことがない。

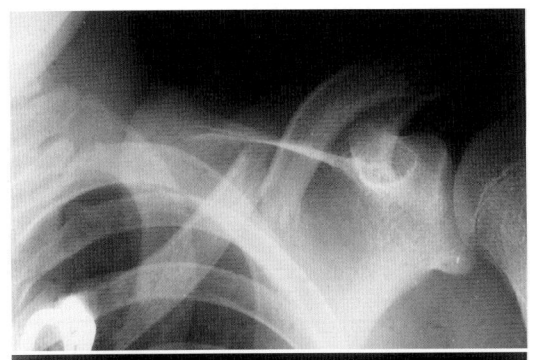

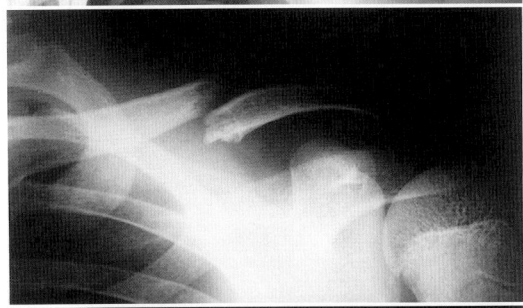

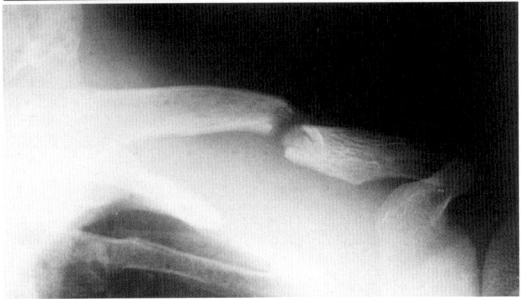

◆図4. 鎖骨骨折, 13歳
上：上方30°, 中：正面, 下：下方30°より

X線撮影, 所見と分類

　初回は3方向撮影（正面, 上方30°, 下方30°）を行う（図4）。この撮影で転位の方向や程度を正確に把握でき, 以後は前後あるいは2方向の撮影を行う。通常近位骨片は胸鎖乳突筋によって上方へ, 遠位骨片は小胸筋により下方へ転位する。また, 短縮転位を生じる。

　分類としては中央1/3が大部分であり, 内側1/3は稀である。烏口鎖骨靱帯付着部より外側の骨折は外側端骨折として後記する。

治療方針

　思春期を含めての小児では特殊な場合を除いては保存的治療が第一選択であることは一般的合意である。観血的整復の適応としては思春期で骨片転位が著明で, 保存的治療では骨癒合が遷延する恐れがあるものや, 骨片による皮膚の内部からの突き上げが強いものがあげられる。また, 神経圧迫症状を示し骨片転位があり, 保存的治療で改善されないものは手術の適応となる。筆者らは神経症状を伴う症例に牽引療法を行い効果を得たことがある。どちらの選択も可能な場合には一つの方法にこだわることなく, 保存的治療と観血的治療のもたらす利点と欠点を十分に説明して患者サイドに選択させることを考慮してもよい。なお, 外側端の骨折については後記する。

家族への説明

　分娩骨折は, たとえ最初の数日が見逃され, 局所の膨隆が起こって発見されたとしても, 数日の診断の遅れが予後にまったく影響なく, 完全に治癒することを説明しておく。

　鎖骨骨折は保存的治療が一般的合意であること, 骨片の重なりによる短縮転位は美容的にも機能的にも障害とはならないことを説明する。もし美容的に問題となるような突出が残ったとしても, 小さな切開と骨の一部切除で解決することを付け加えておいてもよい。なお, 観血的整復を必要とする場合には, 手術に伴う一般的説明事項のほかには特に重要なものはない。稀ではあるが神経損傷を合併する場合は, 末梢神経の予後に関する一般的事項を説明していないと, 回復の遅れのために不信感を抱くことになる。特に分娩麻痺を合併した分娩骨折では, 説明の重点は麻痺についてである。

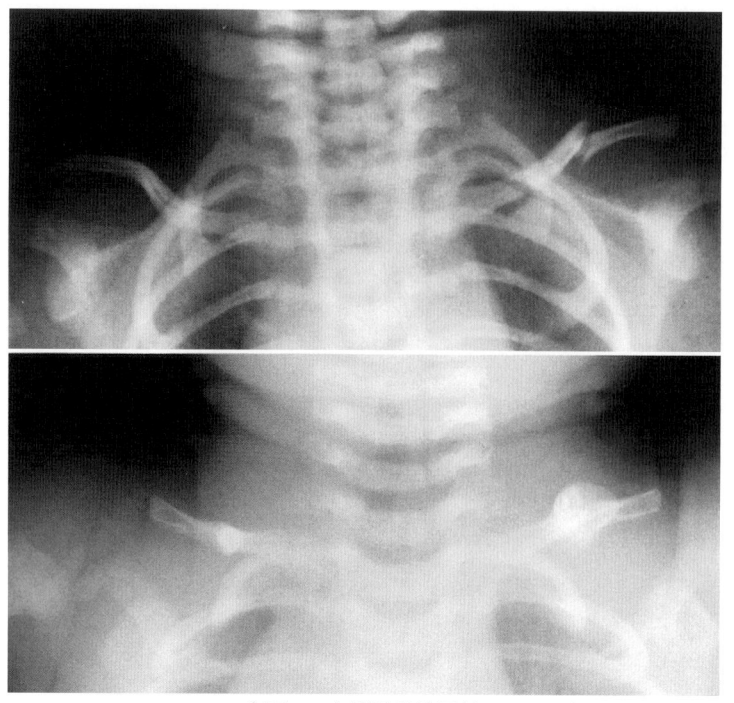

◆図5. 左鎖骨分娩骨折
上：初診時，下：5週間後

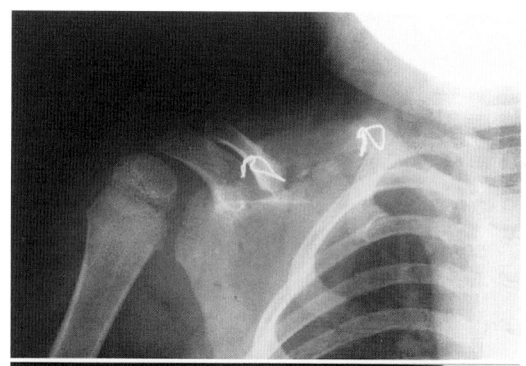

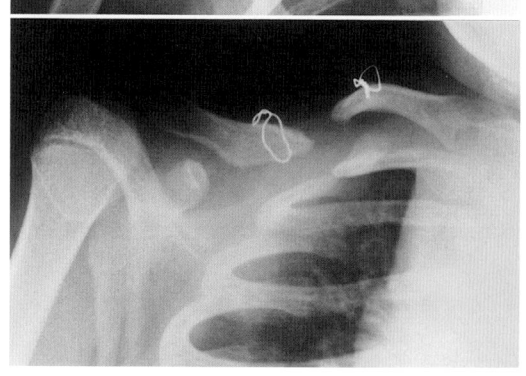

◆図6. 右先天性鎖骨偽関節（図1提示例）
上：術直後
下：3年5カ月後

治療

1. 分娩骨折

骨癒合も再構築も非常に早く，特別な治療を必要とせず，まったく問題なく治癒する（図5）。ただ，疼痛を誘発するであろう扱いを避ける。腕の運動を防ぐために軽く体幹固定をしたり，シャツと袖を安全ピンで止めておくのも一つの工夫であろう。2～3週で完全に骨癒合する。産湯は差し支えない。

2. 先天性偽関節

筆者は昭和50（1975）年に図1の症例に骨移植と軟鋼線締結を行ったが，内固定法の不備により骨癒合を得ることができなかった（図6）。治療法についての合意はいまだない。手術については骨癒合を目的とした切除と骨移植や美容的見地からの単なる切除があるが，意見の一致はみていない。Groganら[6]は骨膜を温存するようにして線維組織と硬化した骨端を切除して骨片を合わせるのみで内固

定や骨移植なしに14週で癒合をみ，2～14年の追跡調査で再発がなかった8例の経験を報告している。入江ら[7]も骨端の一部切除と内副子固定で骨癒合をみた8歳の症例を報告し，機能的および美容的見地から骨接合術の適応があると述べている。一方では，Shalomら[8]は文献上みられる手術の多くの合併症（感染，瘢痕，遷延治癒，術後偽関節，腕神経叢麻痺）と，鎖骨偽関節があっても日常生活や仕事で不自由のない45歳の外科医の例をあげて保存的処置を勧めている。鎖骨の偽関節との鑑別診断にあげられているcleidocranial dysostosisを有する小児で，胸郭の前方への著明な過運動性があっても日常生活など何ら障害がなかった症例を経験している。ADLを障害する症状がない限り手術の積極的適応ではないと思っている。

3. 乳幼児～少年期

乳幼児では著明な転位を伴うものは少なく，通常は3週前後の簡単な8字包帯固定で臨床的に治癒する（図7）。Velpeau包帯を含めて種々の方法があり，習熟した方法を選択すればよい（図8）。わきの下の締め過ぎに

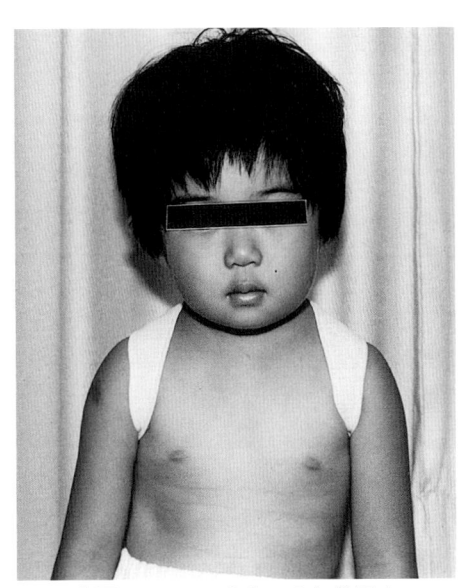

◆図7．ストッキネット包帯固定
（図3の症例に対して）

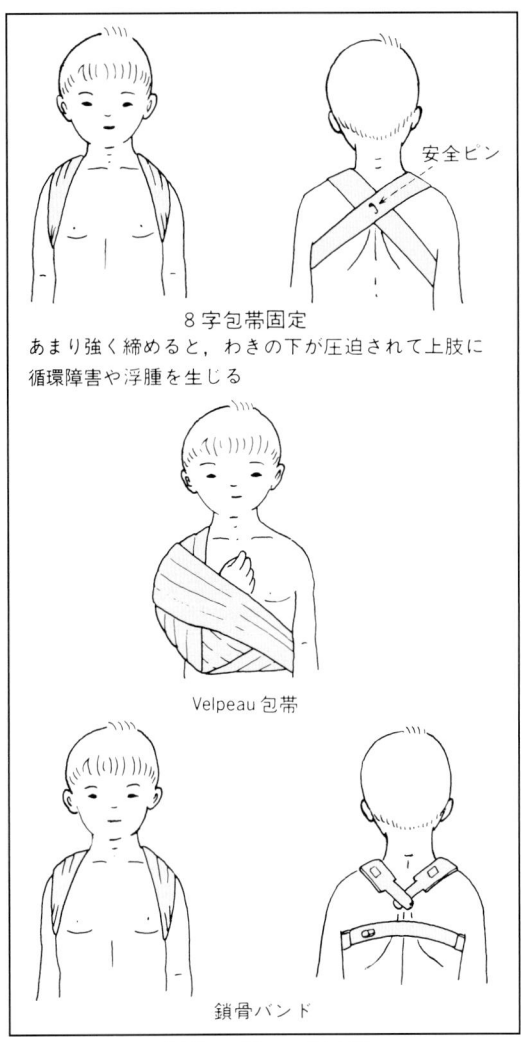

◆図8．種々の固定法
（井上　博：四肢・脊柱・骨盤の損傷．救急医療の基本と実際，8巻，星　秀逸編，情報開発研究所，pp105－142，1985より引用）

はくれぐれも注意し，家族にチェックする点を教えておく。問題がなければ数日おきに来院させる。通常，仮骨の形成は急速で球状に膨隆し，家族の心配を招くことがあるが（図9），すべて自家矯正され変形は残らない。

少年期でも転位が軽度であれば8字包帯か市販の鎖骨骨折用バンドで治療できる。しかし，成人と同様に転位も大きく，第3骨片を伴うこともある。このような例でも原則的には保存的治療の適応であることには変わりが

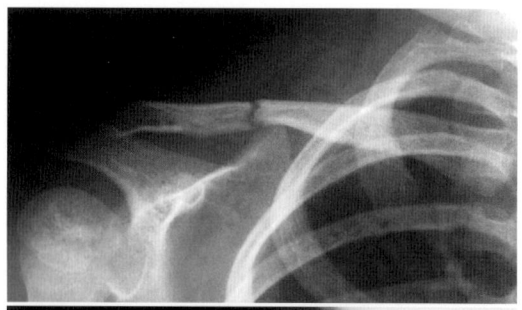

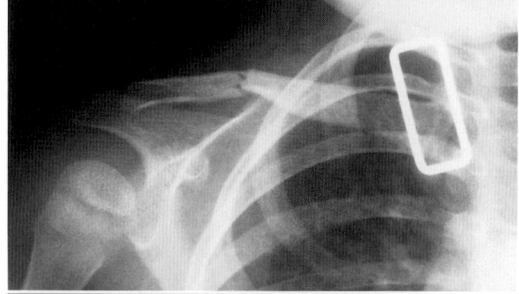

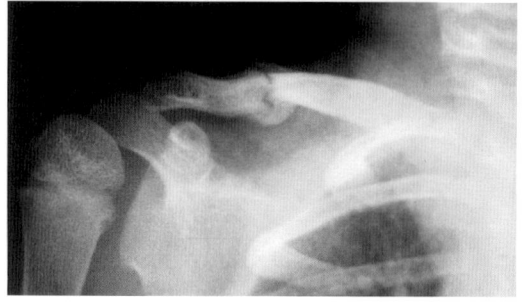

◆図9. 右鎖骨骨折（図3提示例）
上：初診時
中：鎖骨バンド装着1週後
下：1カ月後（球状の仮骨形成）

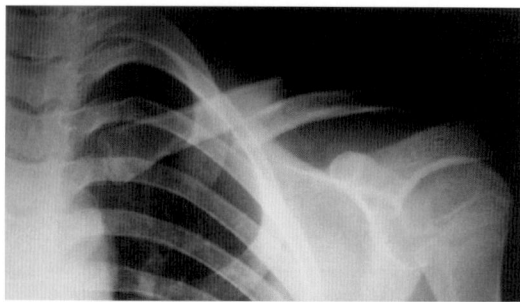

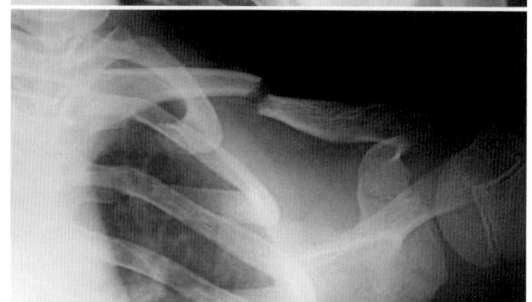

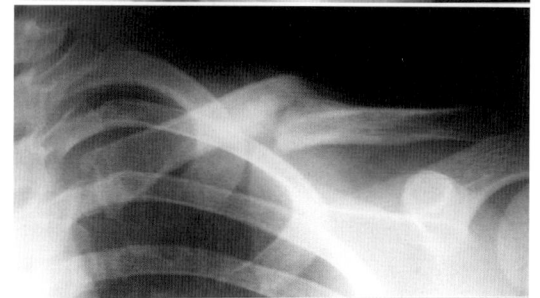

◆図10. 腕神経叢不全麻痺を有する症例の牽引療法，9歳
上：初診時
中：背臥位で左上肢に側方牽引を加えて整復（2週間後）
下：神経症状は早期に改善したが，骨癒合は若干遅延した（3.5カ月後）

ない。

徒手整復：徒手整復法は成人と同じで，椅子に座らせて両肩を後ろに引っ張るようにして，あるいは背臥位で後方中央に枕を置いて両肩を後方に押し込んで整復する。

ギプス固定：その位置で胸郭から肩までギプス包帯を行うが，骨折側は上腕までかけ，健側の肩はフリーとする。患者が協力的である場合には鎖骨バンドのみでも治療可能である。神経症状を伴うときや骨片により皮膚が刺激されているときには一般的に観血的整復の適応とされているが，筆者らは背臥位で上腕に側方牽引を加え，骨片の整復と神経に対する圧迫を取り除き得た症例を経験した（図10）。

4. 思春期

保存的治療：転位が軽度であれば問題なく保存的治療の適応であるが，一般的には成人と同じように扱ってもよい。固定期間は通常6週前後といわれるが，X線上の仮骨形成の状態はさまざまであり，早いものもあれば遅れるものもある。従って，X線上の仮骨形成が十分になるまで固定を続けると非常に長期間が必要となることもある。筆者は異常可動

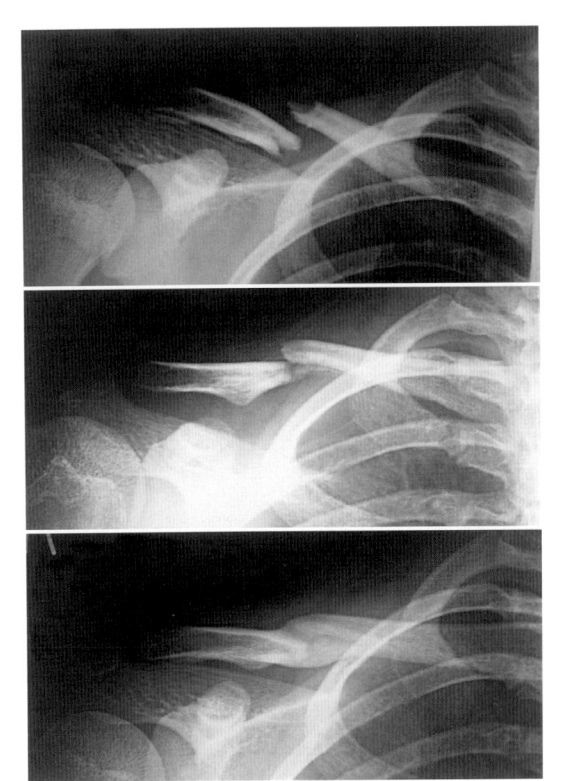

◆図11. 右鎖骨骨折, 13歳
鎖骨バンドによる保存的治療
上：初診時, 中：11週後, 下：5.5カ月後

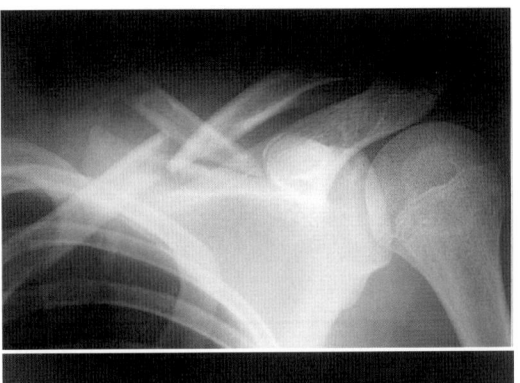

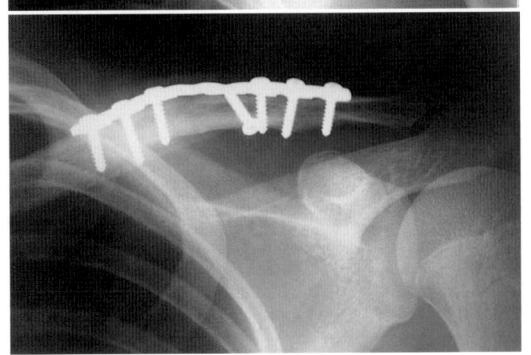

◆図12. 右鎖骨骨折, 15歳
上：初診時
下：観血的整復固定術後5.5カ月

性の有無を重視し、4〜5週前後で臨床的に異常可動性がなくなれば、ギプス固定を除去して鎖骨バンドか8字包帯に変更して、ある程度の肩運動を許し、X線上の仮骨の形成をみながら可動域を増やしていくようにしている。なお、患者が協力的で、かつギプスを好まない場合には鎖骨バンドのみで終始する場合もある（図11）。

観血的治療：手術のもつ利点（解剖学的整復と早期運動）と欠点（美容的問題と手術のもつ一般的欠点）について納得の上で手術を行う。最近では外固定が不必要で、早期に日常生活に復帰できるために手術を望む家族が増えている傾向にあるが、原則は保存的治療であることを説明し、極力説得するようにしている。手術の方法は皮切、局所の展開、整復および内固定すべて成人と何ら変わるところはない。内固定法にはKirschner鋼線（以下、K-wire）などを用いた髄内固定や、内副子固定法が術者の好みによって使い分けられているが、筆者は内副子を好んで用いている（図12）。従来のreconstruction plateは採型は容易であったが強度に問題があった。チタン製は強度の点では優れているが、チタン製螺子は時期が遅れると抜去が非常に困難となることがあるので注意が必要である。髄内固定には開放式と閉鎖式とがあるが、後者は熟練した技術が必要である。

術後は約1週間は三角巾で患肢を吊っておくが、早期運動を心がける。

予 後

骨癒合に関しては特に問題となるようなことはない。偽関節の原因としては、①先天性偽関節、② cleidocranial dysostosis、③ neurofibromatosis、があげられているが、外傷性偽関節は極めて稀で2例報告されてい

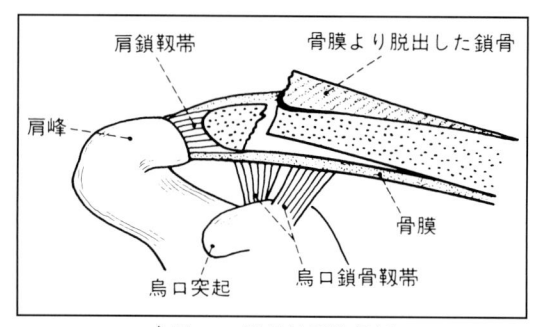

◆図13. 鎖骨外側端骨折
骨膜の下部，烏口鎖骨靱帯は損傷されず，鎖骨近位骨片は骨膜管より脱出する。

る[9)10)]。機能的には神経損傷を合併しない限り問題となるようなものはない。

2 鎖骨外側端骨折

　Rockwood[11)]が述べた小児の鎖骨外側端骨折の特徴は肩鎖靱帯（acromioclavicular；AC靱帯）と烏口鎖骨靱帯（coracoclavicular；CC靱帯）が損傷されずに鎖骨の下面の骨膜に付着して正常の位置に残ることである（図13）。Blackら[12)]はretrospectiveに鎖骨外側端骨折45例と鎖骨遠位骨端離開（13例）を観察し，pseudodislocationの範疇に鎖骨外側骨幹端部骨折や骨端離開を含め，不必要な手術を避けるために成人のそれと区別すべきことを強調している。外見では外側端の腫脹や突出があるので肩鎖関節脱臼が疑われることもある。

X線撮影，所見と分類

　外側端での骨折が疑われるときにはX線の線量を落として撮影することが必要である。通常の前後像のほかに上方30°，下方30°からの撮影を行ってみると，上方30°からの撮影の方が近位骨片の後方転位をより正確に描写することがわかる。外見では後方に著明に転位したものでも通常のX線ではほ

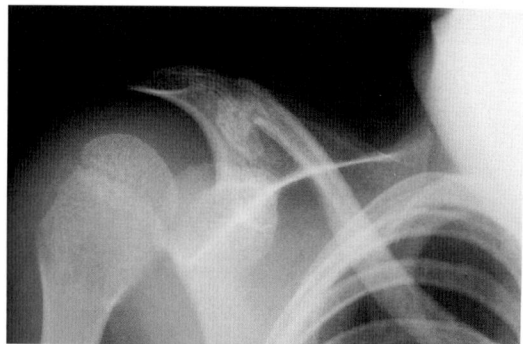

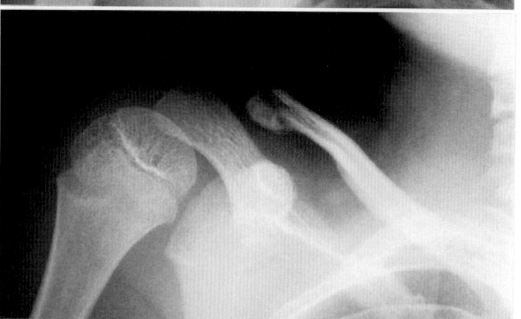

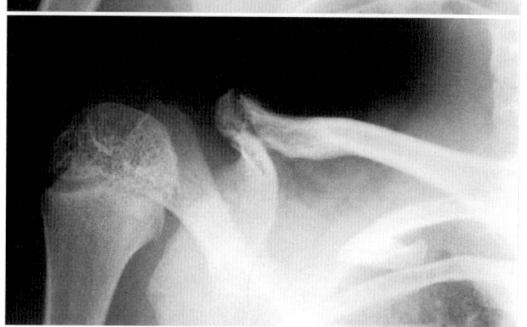

◆図14. 鎖骨外側端骨折の3方向X線撮影，6歳
上方からの撮影で近位骨片が後方へ転位しているのが判明する。
　　上：上方30°，中：正面，下：下方30°

とんど転位がないようにみえ，適切な初期治療を失することになる。従って，外側端骨折では上方からの撮影をルーチンに行うべきである。なお，この撮影では遠位骨片は肩甲骨と重なり，ややわかりにくい（図14）。
　成人では骨折部のレベル（CC靱帯に対してどの位置で骨折しているか）と靱帯断裂の有無で分類されるが，小児では靱帯の断裂は起こらないのでこの分類は適当ではない。むしろ後述する肩鎖関節脱臼と同じく近位骨片の転位の程度と方向で分類するのが妥当であろう（図15-1,2）。経験からみて転位方向

2. 鎖骨外側端骨折

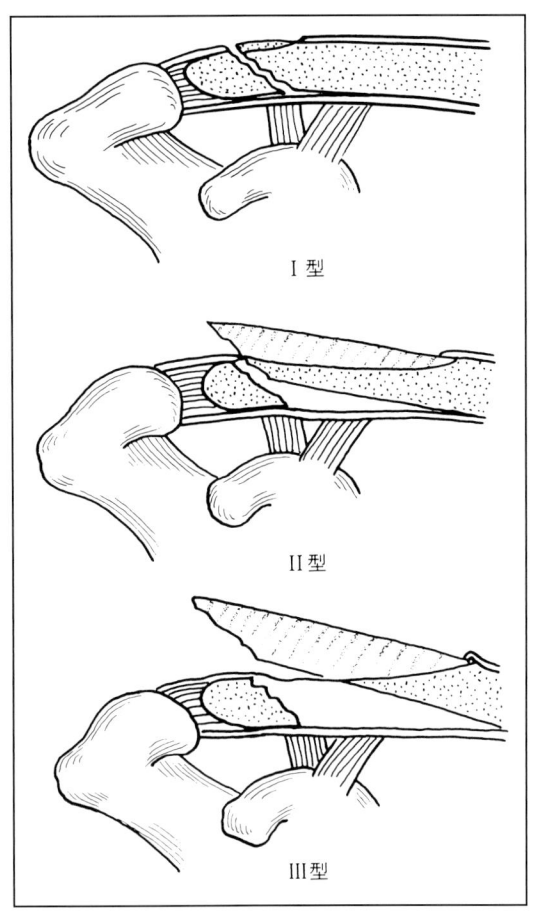

◆図15-1. 小児鎖骨外側端骨折の分類
Ⅰ型：ほとんど転位がないもの（骨膜の損傷はないか，あっても軽度）
Ⅱ型：横径までの転位（骨膜管から骨幹部は逸脱）
Ⅲ型：横径を超す上方転位（骨膜管の損傷は著明）
どの型でも烏口鎖骨靱帯は損傷されない。

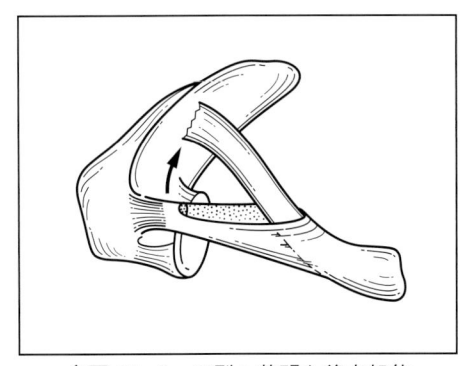

◆図15-2. Ⅳ型：著明な後方転位
僧帽筋の中に取り込まれる。

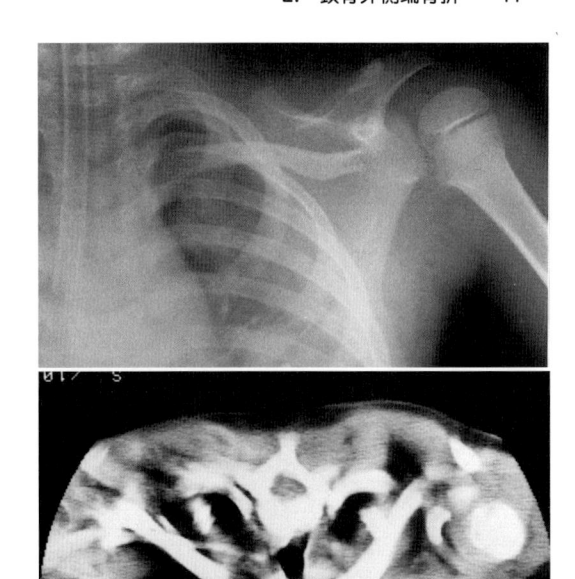

◆図16. 肩甲骨関節窩後方に転位した左鎖骨外側端骨折，5歳
腹臥位で後方を自動車のタイヤにひかれる。両肺挫傷合併。単純X線写真では烏口突起下転位のようにみえるが，CTで肩甲骨関節窩の後方に転位していることが判明。

は上方よりもむしろ後方により多く，肩鎖関節脱臼の際にみられるように僧帽筋内へ転位し，手術の絶対的適応となった症例もあった。極めて稀な例として，単純X線所見では近位骨片が烏口突起下に転位（肩鎖関節脱臼ではⅥ型）したようにみえてCTでは肩甲骨関節窩後方に転位した1例を経験した[13]（図16）。また，初診時の前後X線では骨折線がはっきりせず，やや下方からの撮影でCC靱帯付着部での鎖骨剥離骨折が判明し，経過中に外側端の骨折がより鮮明化した症例もあった（図17）。骨膜からの逸脱の程度に応じて仮骨が形成されてきて骨膜管の損傷の程度や範囲がこの仮骨形成の状態で判明する（図18）。

治療と経過

転位がないか，軽度の場合は通常の鎖骨骨折と同じ方法で治療し，骨癒合も早い。

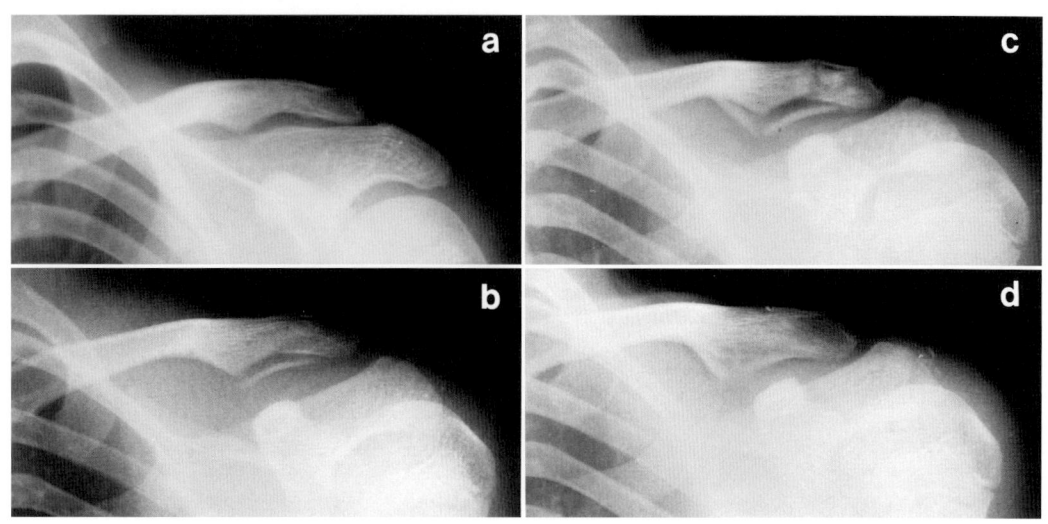

◆図17. 鎖骨外側端骨折, 9歳
a：初診時，外側端に圧痛あり，骨折の疑い
b：同日，やや下方からの撮影で剝離骨片を認め，骨膜管を伴った骨折と判明
c：4週後
d：約5カ月後

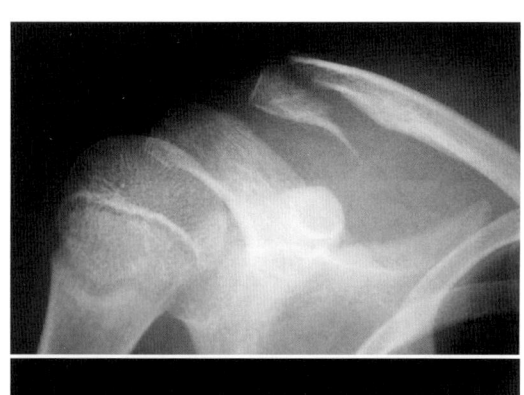

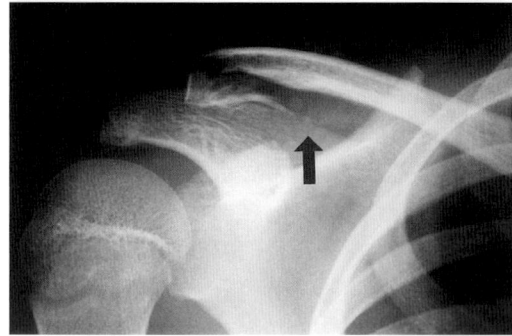

◆図18. 鎖骨外側端骨折，II型，8歳
骨膜管から脱出した転位であり，2週後に骨膜に沿う仮骨の形成がみられる(矢印)。
上：初診時，下：2週後

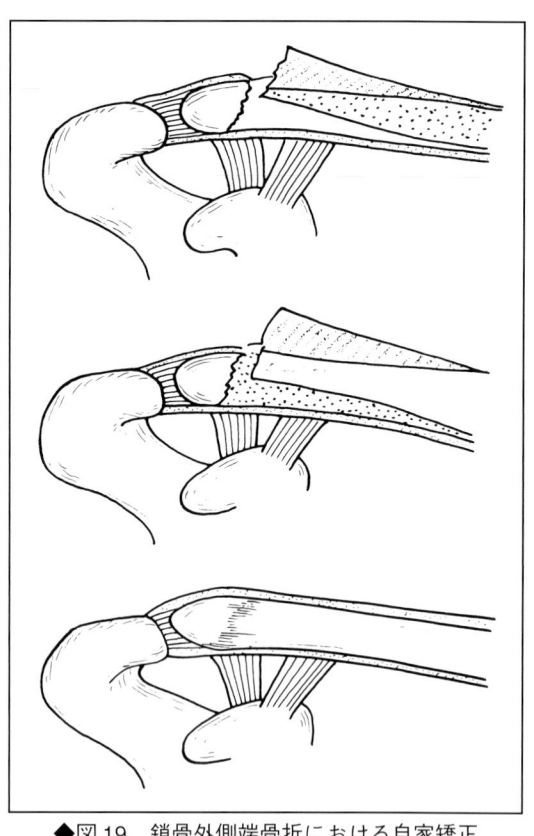

◆図19. 鎖骨外側端骨折における自家矯正
上：鎖骨の骨膜管外への逸脱
中：骨膜管内での仮骨形成
下：鎖骨の吸収による自家矯正

常可動性がなかなか消失せず長期に8字包帯を行ったものもあった。鎖骨の下方の長い範囲に及ぶ仮骨は剥離した骨膜管の長さを物語り，1年後にも再構築は完成していない（図20）。しかし，愁訴はまったくなく，肩関節可動域も正常であった。

手術の絶対的適応は後述の肩鎖関節脱臼にみられるⅣ，Ⅴ，Ⅵ型に属するような著明な転位を有するものである。Blackら[12]は前記58例中10例に手術を行っているが，長期成績からみて保存的治療の優秀性について述べている。筆者らは僧帽筋内へ転位した症例に観血的整復を行ったが，軟部組織の縫合では整復位の保持は不可能であり，K-wireで内固定を追加した。術後は体幹固定を行って肩関節の運動は禁止し，6週前後でK-wireを抜去した後に肩の運動練習を開始する。

3 肩鎖関節脱臼

小児の肩鎖関節脱臼は特異的であるが，これに関しての本邦での記載はみられなかった。しかし，糟谷[14]の著書に掲載された肩鎖関節脱臼のX線には，上方へ転位した鎖骨の下方に，烏口鎖骨靱帯の裂離骨片と剥離した骨膜に沿う長い仮骨がみられ，まさにこの特異的症例と思われた。最近の論文としては，宮岡ら[15]が106例の肩鎖関節脱臼を観察しているが，10歳以下はなく11〜20歳は23例であったが，小児の特性に関しては記載してない。また，原ら[16]は10〜19歳は18例であったと述べているが，最年少は不明であり，宮岡と同様に小児の特性については触れていない。山中ら[17]は著書の中で，この特異的脱臼に関して述べているが，掲載したX線には特有な経過が示されてない。中村ら[18]は肩鎖関節脱臼の29例の報告の中で最年少は14歳であったがpseudodislocationについての記載はなく，最近，浦田ら[19]が3例の報告を行って

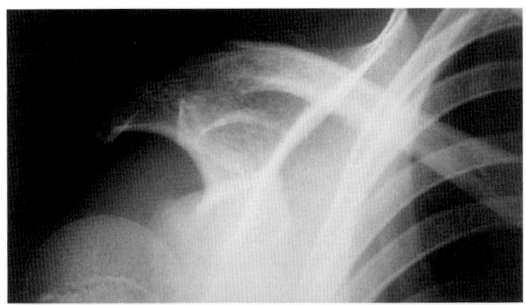

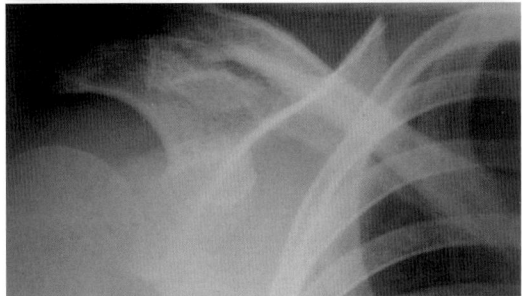

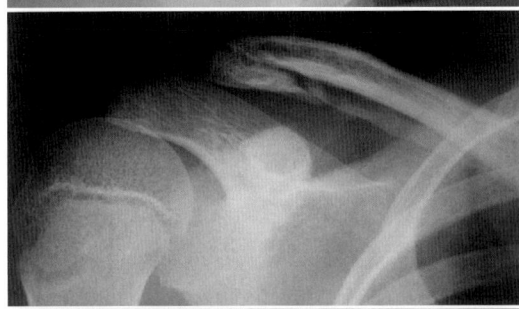

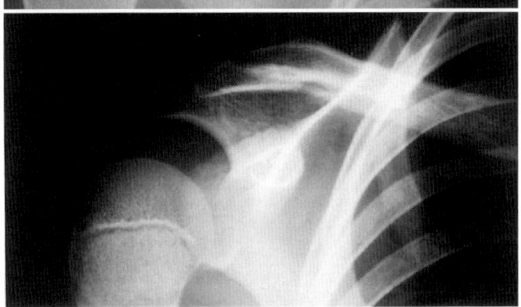

◆図20. 図18の症例の経過
上から骨折後2週，8週，14週，1年。

転位が大きくても正常な位置に残った骨膜からの新生骨により自家矯正されるといわれているが（図19），転位が大きい場合は肩鎖関節脱臼の場合と同様に転位した鎖骨と新しい骨によって分岐鎖骨を生じる可能性がある。筆者が経験した症例の中には1/2横径を超す後方転位があり，骨膜に沿う仮骨の形成が非常に早く認められたにもかかわらず，異

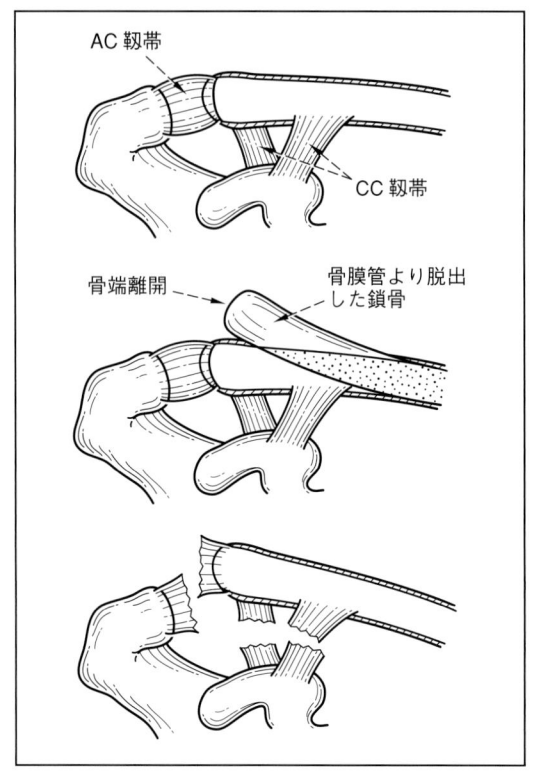

◆図21. 成人と小児の肩鎖関節脱臼の比較
上：小児正常
中：小児のいわゆる"pseudodislocation"（AC・CC靱帯および骨膜は残る）
下：成人の脱臼（AC・CC靱帯断裂）

いる。筆者らは過去に3例の報告を行った[20]。
　鎖骨の内側端の骨化は12～19歳で起こり，閉鎖は22～25歳で完了するが，外側の骨端は非常に速いスピードで骨幹端部と癒合するので，X線では骨端部としてわれわれの目に留まるのは極めて稀といわれている。小児の肩鎖関節脱臼は"pseudodislocation"と呼ばれ，その特徴は成人の脱臼と異なり肩鎖靱帯と烏口鎖骨靱帯が損傷されず，それに骨膜が骨膜管の状態で付着して正常に残っていることである（図21）。Ogden[21]は鎖骨外側骨幹端部が骨端部より分離した14例（乳児より15歳まで）を観察し，この損傷を骨端離開と判断した。彼は鎖骨外側端の骨端部は比較的に薄く，指骨の遠位骨端部に似ていると述べている。筆者らが経験した小児の肩鎖関節脱臼の手術例では，鎖骨外側端は裸の状態であり肩鎖靱帯は肩峰に付着していて，その内側には線維軟骨状（？）の組織があり，当時は外側の骨端部が靱帯から引き裂かれた状態と判断した。外側端の病態としては肩鎖靱帯の一部断裂，鎖骨外側端の肩鎖靱帯からの引き裂き，あるいは骨端離開が症例によって異なった型として存在するのかもしれない。浦田ら[19]は前記3例中2例に観血的整復を行い，肩鎖関節は損傷されてなく，鎖骨の遠位端が骨膜を破り突出していることを確認している。

X線撮影と所見

　鎖骨外側端骨折に対する撮影と同様にX線の線量を落として撮影する。上方よりの斜位撮影で後方転位の有無を確認することができる。大切なことは健側との比較で，特に疑わしい場合はそれしか判断の決め手がない。肩峰の骨化が不十分であればあるほど鎖骨は高位にあるようにみえ，患側だけの観察では脱臼と誤診されやすい（図22）。転位に一致する圧痛の存在を確認することが必要である。烏口突起と鎖骨の距離を測定し健側と比較する方法もあるが，同じ条件で正確に撮影された左右の比較が必要であり，烏口突起の像も鮮明に写らないので計測しにくい。また，疑わしい場合に両手に重錘をもたせてのストレス撮影で両側の烏口鎖骨間隙を比較する方法もある[11]。もし骨膜管の断裂を伴った脱臼であれば数日の経過で骨膜管に沿って急速に仮骨が形成され診断が確定する（図23）。

分　類

　Rockwood[11]は15～16歳では成人と同じく烏口鎖骨靱帯が断裂するが大多数の小児では断裂せず，"pseudodislocation"の状態とし，骨膜の損傷の程度，脱臼の方向や程度に

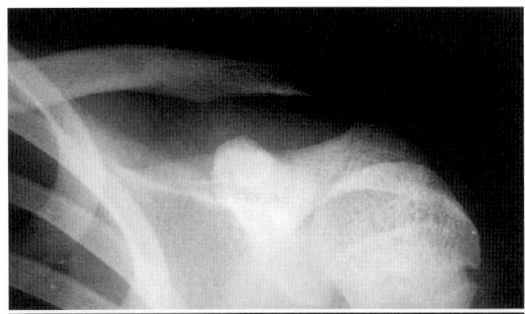

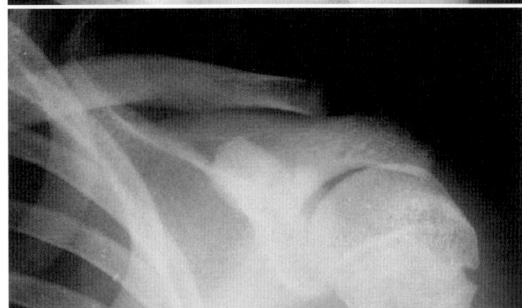

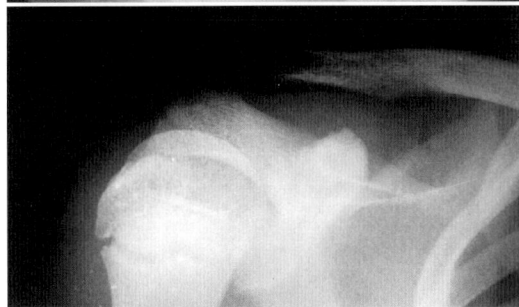

◆図22. 左肩鎖関節脱臼が疑われた症例, 7歳
上：初診時, 鎖骨外側端の上方転位が疑われ, 中：圧迫すると整復されたようにみえるが, 下：健側も同様に高位であり, 正常であることが判明した。

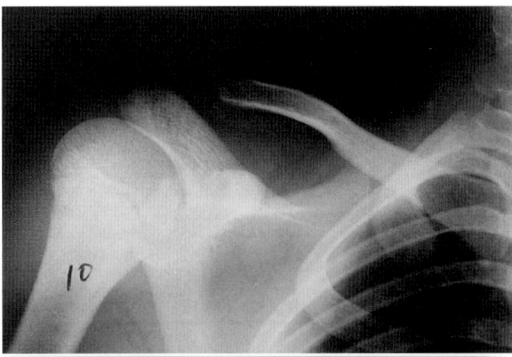

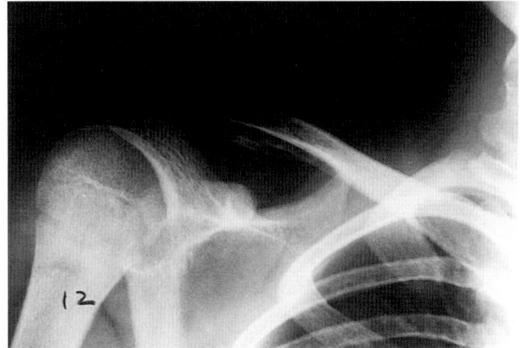

◆図23. いわゆる"pseudodislocation", 11歳
上：初診時
下：5週後, 骨膜管に沿う仮骨形成

よりⅠ型よりⅥ型に分類した（図24）。Ⅵ型は烏口突起下に転位する極めて稀な型であり, RockwoodはPembertonの例を引用したに過ぎず, Gerberら[22]は骨膜管の断裂を伴う14カ月の小児の1例を報告している。前項の鎖骨外側端骨折で示したような, 烏口突起下への転位にみえて, そうではなかった症例もあり（図16参照）, 確定診断にはCT撮影が有効である。

治療方針

報告例もいまだ少なく, 文献的にも確立された治療方針はないが, 年齢と転位の程度により決定すべきであろう。

Rockwood分類のⅡ型は当然各年代ともに保存的治療の適応である。Ⅲ型については意見の分かれるところである。Rockwoodは自家矯正されるという理由で保存的治療を勧めているが, 手術を勧める者もある[19)23)24)]。筆者は転位が軽ければ当然保存的治療を第一選択としているが, 著明な転位を有するもの（Ⅳ, Ⅴ型）では徒手整復と経皮的固定あるいは観血的整復と内固定を行った方がよい。筆者が経験した保存的治療例は, 2年経過していてもいまだ分岐鎖骨は残っていたが, 外見と機能は正常であった（図25）。Ogden[21]は14例中1例に分岐鎖骨の元の鎖骨の切除を行っている。

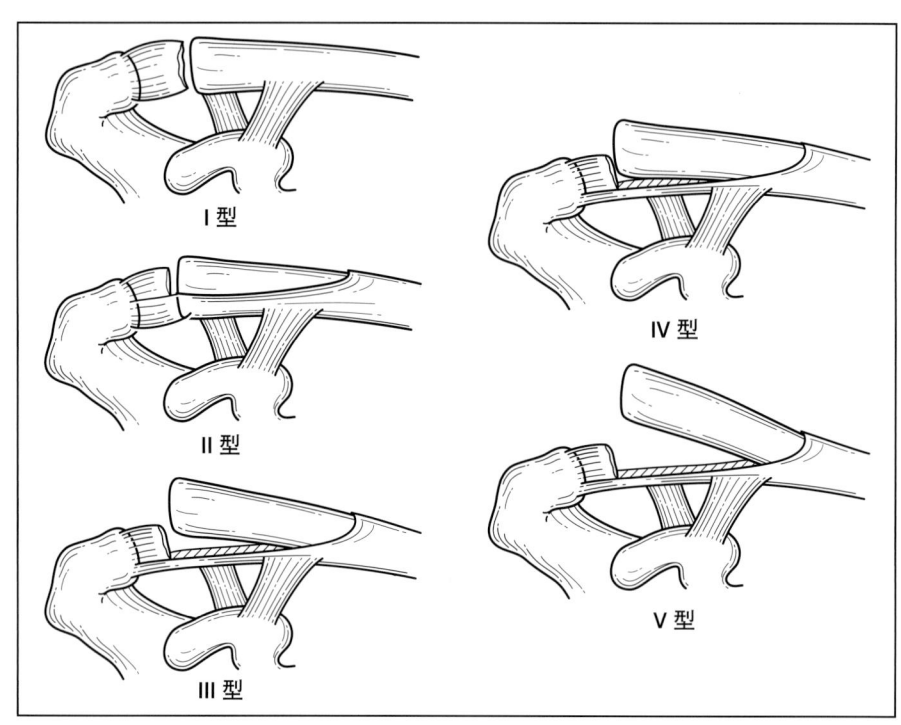

◆図24.小児肩鎖関節脱臼(pseudodislocation)分類（Rockwood[11]より修正して）
　Ⅰ型：断裂なし
　Ⅱ型：鎖骨外側の骨膜の部分断裂と軽度の上方転位
　Ⅲ型：上方転位大で不安定
　Ⅳ型：後方への転位
　Ⅴ型：転位著明
　すべての型で肩鎖靱帯の下方は損傷されず．

家族への説明

　病態，治療の順序（保存的治療が優先するが，経過によっては手術の必要性が生じる可能性があること），および自家矯正についての説明を行う．特に転位著明なⅢ～Ⅴ型で分岐鎖骨の可能性がある場合には，われわれには自家矯正を待つか，一次的に観血的整復を行うかの二つの選択肢があるが，その場合には患者側にも当然同じ選択肢があり，最終的決定の権利は患者側にあることを認識すべきである．多少の変形が残っても機能障害は起こらないであろうとの説明は患者側の判断に欠かせない材料である．もし患者サイドから一任されれば，後方転位の著明なⅣ型と外見上著明な変形を呈するⅤ型以外は保存的治療を勧めるであろう．

治　　療

1．保存的治療

　転位の軽いものには鎖骨骨折の治療法が転用できる．また，若干の整復をも兼ね備えた方法としては成人の肩鎖関節脱臼に対する装具も用いられる．転位の軽いものでは4週前後，強いものでも6週前後の固定でよく，運動開始時期の指標は骨膜に沿う仮骨が十分に形成されてくることである．

2．経皮的固定

　Ⅲ型あるいはⅤ型で，徒手整復は可能であるが整復位保持が不可能な症例に，経皮的に

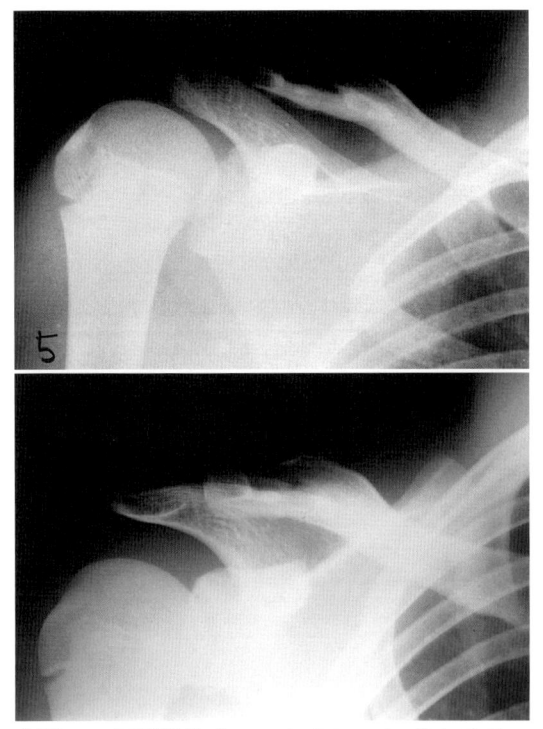

◆図25. 肩鎖関節 "pseudodislocation" にみる二分岐鎖骨
図23に示した症例の1年後(上)と2年後(下)。

K-wireで肩峰から経関節的に固定するのも一つの方法であるが，小児の肩峰と鎖骨の外側端は薄く，経皮的にK-wireを正しく刺入することは決して容易なことではない。ワイヤーの抜去は観血的整復と同じく仮骨が十分形成されてから行う。

3. 観血的整復固定

徒手整復ができないときには観血的整復を行う。切開や局所の展開は成人と同じである。筆者らのⅢ型に対する手術経験からみると，整復した鎖骨の外側端を裂けた骨膜管で包み込んで縫合することは困難であり，また，僧帽筋と三角筋の付着部の縫合を加えても固定は不十分であり，経関節的K-wire固定が必要であった。この症例ではK-wireの抜去は術後3カ月と若干遅れたが，仮骨形成が十分であればもっと早くてもよい（図26）。Rockwood[11]は肩鎖関節を通すピン固定は退

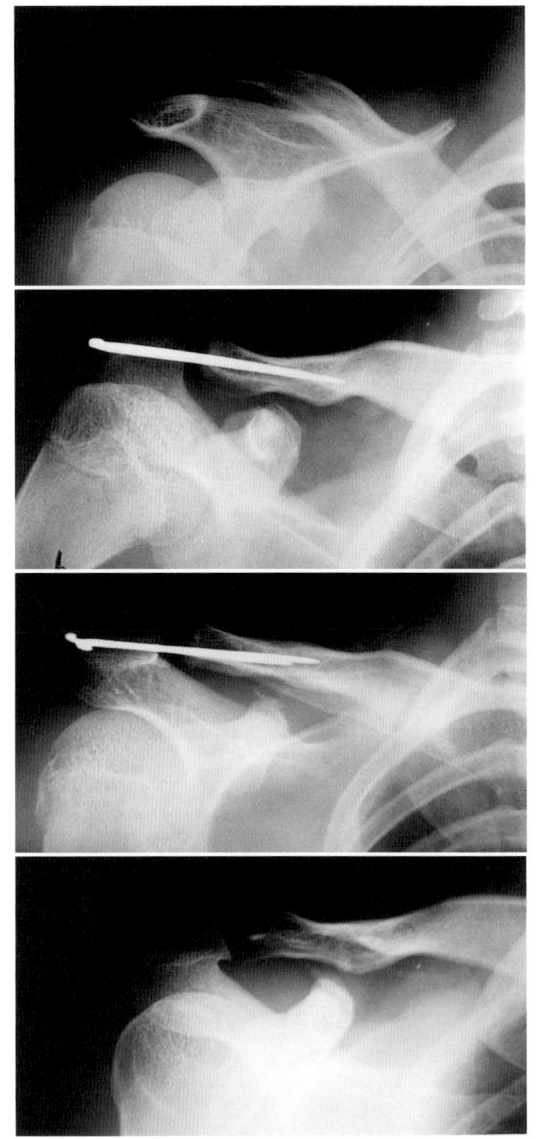

◆図26. "Pseudodislocation" 手術症例，14歳
上から初診時，術後4週，3カ月，2年6カ月。

行性変化やピン折損などの恐れのために好まず，鎖骨烏口突起間の締結か圧着螺子による固定を勧めた。Ogden[21]は徒手整復と経皮固定あるいは観血的整復固定など，鎖骨の骨幹端部骨折と同様な治療を勧めている。スムースピンの短期間の使用であれば経関節固定でも差し支えないと思われ，手技的にも鎖骨烏口突起間の螺子固定よりはるかに簡単である。もちろん，ピン固定中は肩の運動は制限

wood[11]は8歳と10歳の少年でともにⅢ型と思われるものが前者は2年半，後者は1年半で完全に再構築された症例のX線を掲載している。筆者の経験からでも再構築にはかなりの年月が必要であるが，再構築中でも機能的にはまったく問題はなかった。しかし，残存転位があまりにも大きいと問題があり，筆者が経験した陳旧例は外見上も骨片による皮膚の突き上げがあり，美容的および機能的に短期予後は不良であった（図27）。

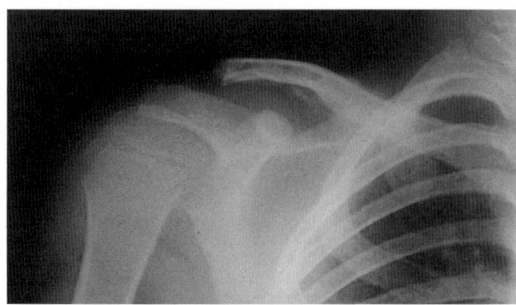

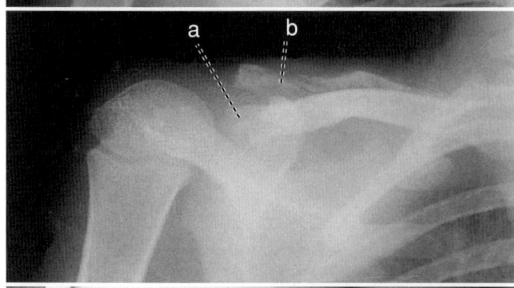

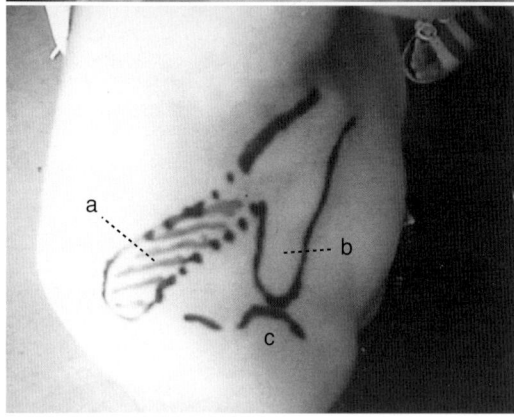

◆図27．右肩鎖関節陳旧性 pseudodislocation，7歳
上：正面図
中：下方10°
下：点線は後方に転位した鎖骨（a），実線は骨膜管に沿う仮骨による新生鎖骨（b），cは肩峰

しなければならない。本格的な肩運動はピン抜去後に開始する。思春期以後では成人と同じように処置した方がよい。

予　後

X線経過としては，骨膜管に沿う新しい骨は次第に鎖骨と一体となり，上方部分は吸収され，経過とともに正常の骨の形態に変わる。自家矯正に要する時間については Rock-

4　鎖骨内側端骨折（骨端離開）

　鎖骨の内側骨端の骨化は12〜19歳で起こり，22〜25歳の間で閉鎖するといわれている。従って，この年代の胸鎖関節脱臼と骨端離開とは混同される。小児の内側骨端離開は非常に稀な損傷として報告されていたが[25)〜27)]，最近では多くの報告がなされている[28)〜31)]。Hardy[32)]は落馬で受傷し，初診では鎖骨体部骨折と診断され，12日目に胸鎖関節の骨端線損傷が発見された複合損傷例を報告している。原因は肩外側からの介達外力（前・後方脱臼）と直達外力（後方脱臼）である。なお，極めて稀な例として分娩損傷の報告がある[33)34)]。

　自発痛，運動時の局所の疼痛，鎖骨内側端の変形（突出や陥凹）および圧痛があればこの損傷を疑う。後方転位では嚥下障害や呼吸障害を合併した例も報告されている[29)35)]。また，骨膜の嵌入が整復障害因子となった報告もある[36)]。

X線撮影，所見と分類

　通常の胸鎖関節撮影（斜位撮影）のほかに40°の cephalic tilt view[37)]が勧められている（図28-1,2）。CTは転位の方向を確認するのに有用である（図29-1,2）。転位の方向で前・後方転位に，また，損傷型では Salter-

4. 鎖骨内側端骨折（骨端離開）　25

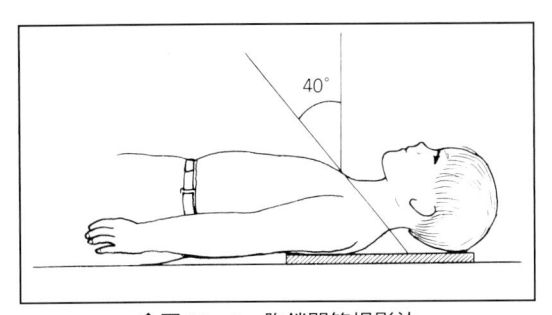

◆図28-1. 胸鎖関節撮影法
（Rockwoodの著書[37]より）

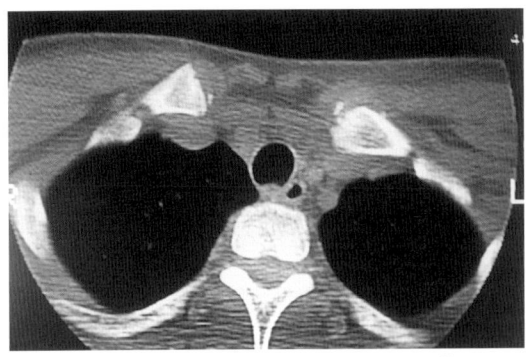

◆図29-1. 胸鎖関節後方脱臼のCT像
（図28-2提示例）

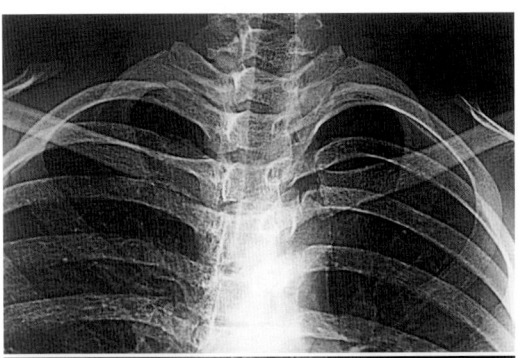

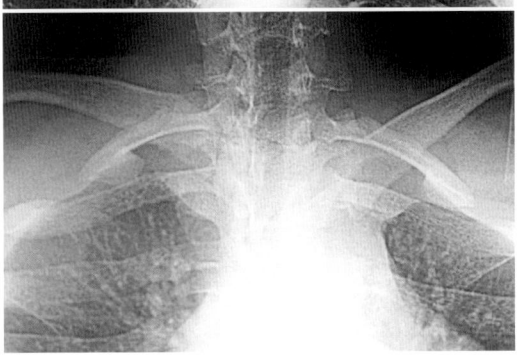

◆図28-2. 左胸鎖関節後方脱臼のX線像，14歳
前方脱臼のときには上方へ，後方脱臼のときには下方に移動して撮影される。
　　上：正面
　　下：下方40°斜位撮影

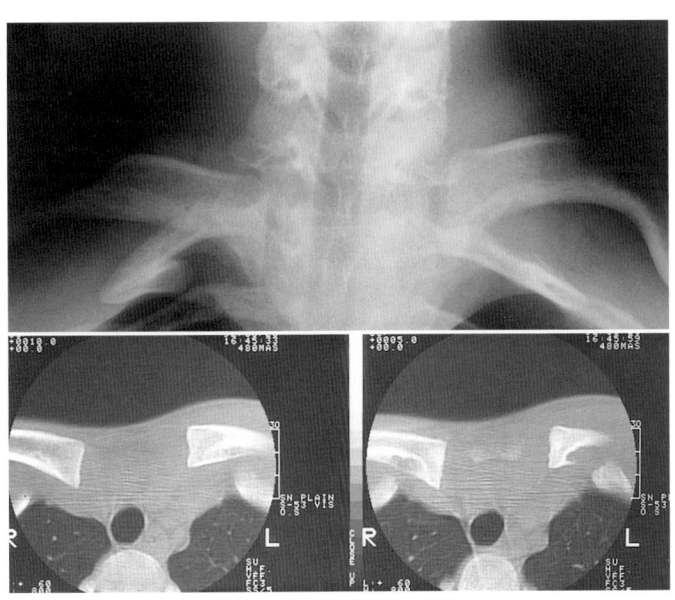

◆図29-2. 左胸鎖関節前方脱臼，14歳
単純X線とCT。

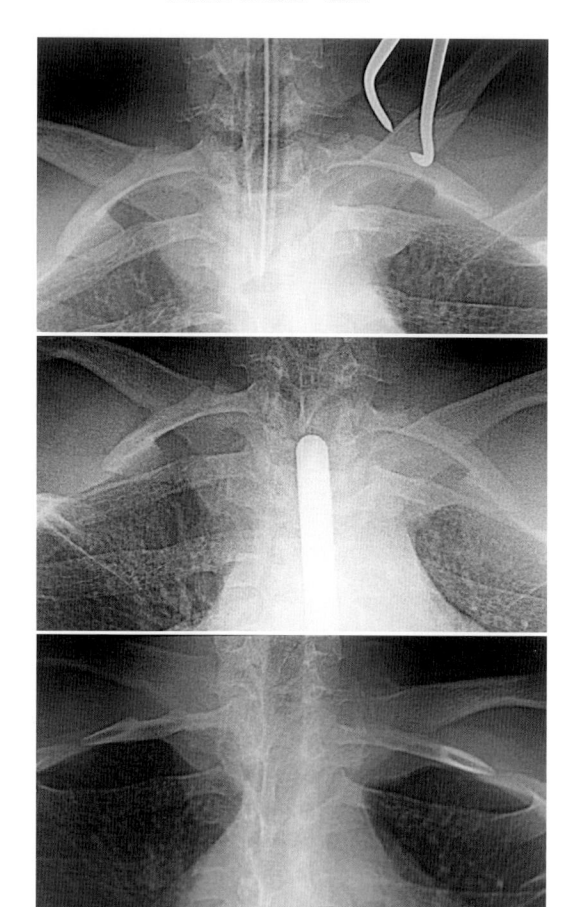

◆図30. 胸鎖関節後方脱臼の術中と術後
上：経皮的に鋭の敷布鉗子で鎖骨を挟み、持ち上げて整復できた
中：術後再転位
下：術後6カ月。外見上軽い陥凹がみられるが、機能的には問題はない

Harris（以下SH）による分類があるが、ほとんどがⅠ，Ⅱ型といわれている。

治療と予後

転位が軽度で合併症がなければ、肩の運動を制限する比較的な安静のみでよい。SHのⅠ，Ⅱ型であるので自家矯正される可能性がある。転位が強い場合や合併症がある場合には整復を行う必要がある。前方転位であれば胸をそらせて、前方から鎖骨内側端に強い圧迫を加える操作で可能かもしれないが、整復

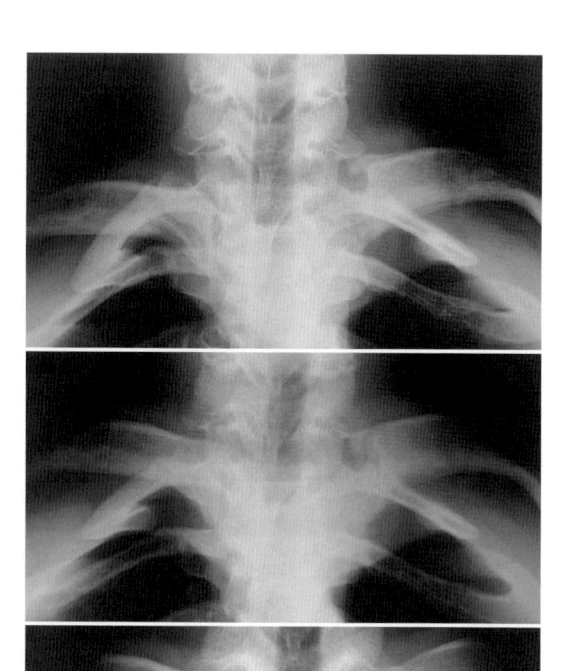

◆図31.（図29-2提示例）
上：3カ月後、中：5カ月後、下：11カ月後

位保持は困難である。後方転位でも合併症がない場合は前方転位と同じであるが、文献的には大血管損傷、腕神経叢麻痺、気胸、血胸、嚥下困難などを生じる可能性が報告されていて、筆者が経験した症例は軽い嚥下障害を伴っていた。後方転位の徒手整復は困難であり、合併症を伴ったものは観血的整復の適応である。Primeら[36]は後方転位でタオルクリップを用いての閉鎖的整復が不成功で観血的整復を行い、前方骨膜の嵌入が整復を阻害していた症例を報告している。筆者らの症例では、鋭の敷布鉗子で経皮的に鎖骨内側端を挟み、前方へ引っ張り上げて整復した。内固定をしなかったので術後に後方への再転位が発生したが、嚥下障害は消失した。術後3カ月では外見上皮膚の陥凹がみられるが、cephalic tilt viewで前方に仮骨形成がみられ、再構築の進行がうかがえる（図30）。また、前方脱臼症例では骨膜管に沿う豊富な仮骨がみられ、

次第に自家矯正され外見上変形はほとんどみられなかった（図31）。本邦では整復後にK-wireで一時的に固定する方法が多く用いられているが，村瀬ら[30]の文献的観察では21例中2例が折損している。Curtisら[38]は内固定は決してしないと記載し，Primeら[36]は不安定な場合にはtension band wiringを用い，K-wireは移動の可能性があると述べている。また，Friedlら[39]はK-wire使用の過去の報告に死亡に通じるものがあるので，PDS紐固定を用いている。もし折損したK-wireが後方に迷入すれば重要な器官を損傷する恐れがあり，極めて危険であるので，K-wire固定した場合には厳重な観察と注意が必要であろう。

5 肩甲骨骨折

小児の肩甲骨骨折は非常に稀である。Rennéら[40]によると小児骨折の1％未満であり，Liechti[41]は10年間に1例の経験しかないと述べている。本邦では，中永ら[42]は15歳未満で肩甲骨臼蓋縁骨折を除く肩甲骨骨折の11例を報告し，骨折部位は烏口突起4例，体部3例，頸部2例，肩峰2例であったと記載した。肩甲骨体部骨折は大きな直達あるいは介達外力によって発生するので，肩甲骨骨折自体よりも頭蓋骨，胸郭，頸椎などの他の部の合併損傷に対する注意の方が先行し，また見落とされる可能性もある。中永らの報告した11例中合併損傷は9例（81.8％）にみられ，その内容は胸部外傷が7例，頭部外傷が5例，上肢骨折が3例などかなり重篤なものであり，1例が多発外傷で死亡している。なお体部のストレス骨折の報告もある[43]。烏口突起骨折は単独あるいは肩鎖関節損傷を伴って発生し，報告の多くは成人である。小川ら[44]の報告した烏口突起骨折28例中小児例はない。

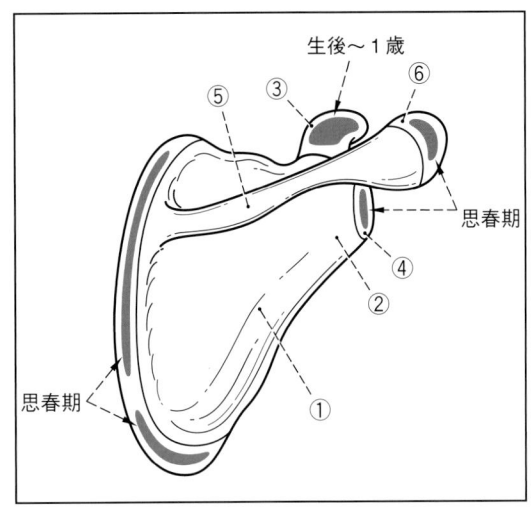

◆図32．肩甲骨の骨化核の出現年齢
①～⑥は骨折部位（本文参照）。

X線撮影，所見と分類

一般的に骨折の判定に苦しむ部位であり，骨端線や骨化核も出現し，ますます判断が難しい。健側との比較が必要である。骨化核の出現部位とおおよその年齢を付記しておく（図32）。

骨折の部位により，①肩甲骨体部骨折，②肩甲骨頸部骨折，③烏口突起骨折，④肩甲窩骨折，⑤肩甲棘骨折，および⑥肩峰骨折（肩峰骨端離開）に分類される。疑わしいときには健側との対比が必要である。

治療

肩甲窩の骨折以外は転位のない骨折がほとんどといわれ，従って，簡単な固定（Velpeau包帯，三角巾固定など）で治療できる。固定期間は2～3週で十分である。

窩部骨折は転位が大きければ成人と同様に手術の適応となろう。頸部骨折で著明な転位を伴うものでは，徒手整復とギプス固定あるいは外転牽引を行うが整復は簡単ではない。烏口突起骨折については後述する。

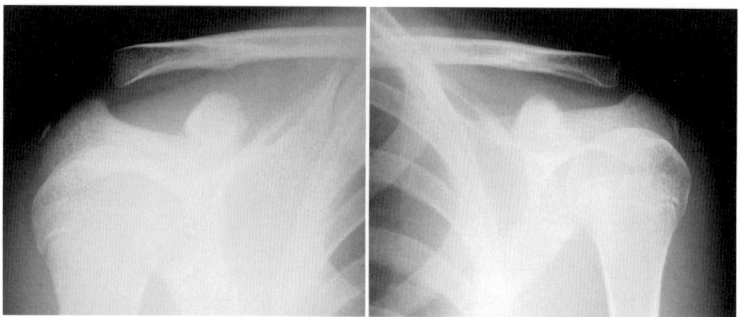

◆図33-1. 右肩鎖関節脱臼＋烏口突起骨折，14歳

健側に比べて烏口突起がやや高位で，同部に自発痛と圧痛もあり，烏口突起骨折合併を疑った。

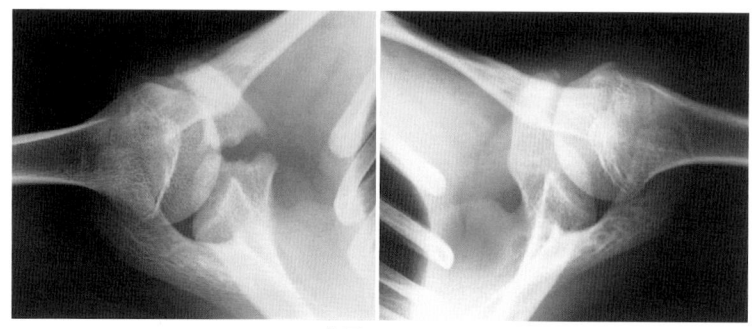

◆図33-2.

軸射撮影で烏口突起の骨折があり，健側に骨端線の残存を認め，骨端離開と診断した。烏口突起を整復固定することで肩鎖関節は自動的に整復されると判断し，手術を行った。

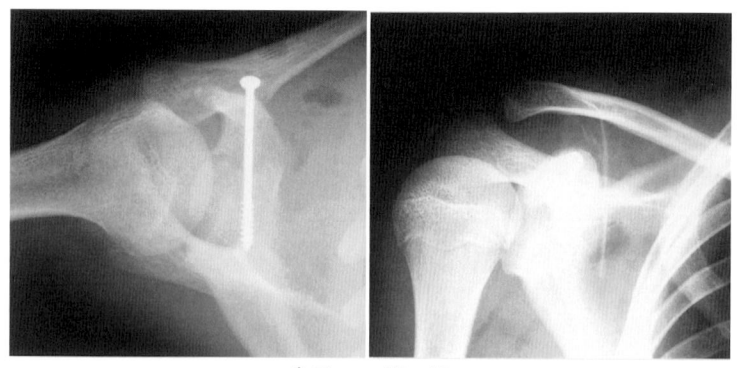

◆図34. 術 後

三角・大胸筋間進入で烏口突起先端に達し，小胸筋付着部の一部を一時的に切離して深部に達し，直視下に整復してlag screwで固定した。

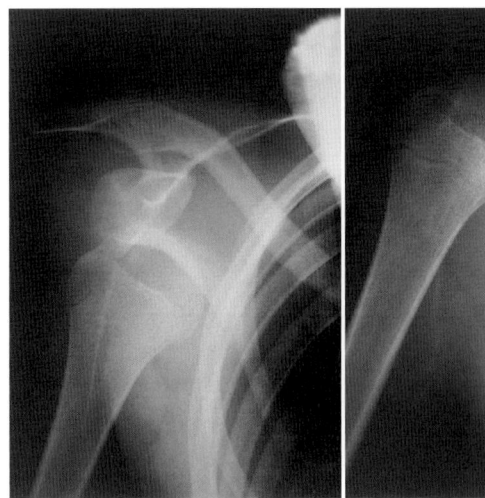

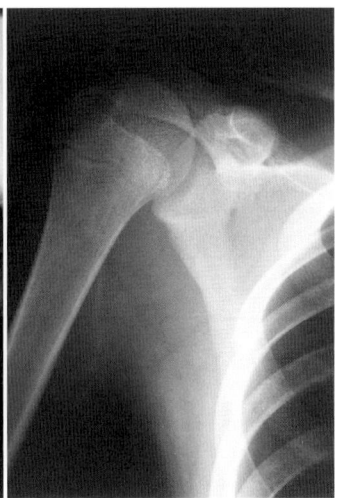

◆図35. 右肩関節外傷性脱臼，15歳
初診時と徒手整復後。

6 烏口突起骨折

　烏口突起骨折は思春期では骨端離開の型をとり，極めて稀であるが発生する[45)〜51)]。肩鎖関節の脱臼がある症例では軸射撮影により発見されることがある（図33-1,2）。小児では肩鎖関節の脱臼があれば前述の烏口鎖骨靱帯の損傷を伴わない仮性脱臼か，烏口突起骨折を伴った脱臼の可能性がある。転位がないか軽度であれば体幹固定を3週前後行う。肩鎖関節脱臼を伴う転位の著明な烏口突起骨折（骨端離開）では観血的整復が必要である。三角筋内側から入るが，烏口突起基部の骨折部の露呈はやや困難であり，烏口肩峰靱帯あるいは小胸筋付着部を一時的に切離して展開し，直視下に整復する。烏口突起は解剖学的に弓状を呈しているので先端からの螺子の刺入は不可能であり，この点を十分理解して小海綿骨螺子を用いて固定する（図34）。烏口突起が正常の位置に固定されると肩鎖関節も自動的に整復されるが，もし不安定であれば一時的にK-wireを用いて経関節的に固定する。術後は約4週間の体幹固定を行う。

7 肩関節脱臼

　新生児における肩関節偽性脱臼（分娩時の上腕骨近位骨端離開）については上腕骨近位端骨折の項で述べる。
　小児，特に12歳未満での肩関節脱臼は極めて稀であり[52)]，Rowe[53)]の報告では肩関節脱臼500例中10〜20歳までは99例であったが，10歳未満はわずか8例のみであった。最近ではEndoら[54)]は2例の前方脱臼，Nakaeら[55)]は肩峰骨折を合併した後方脱臼の1例を報告し，Troumら[56)]は観血的整復を行った分娩麻痺合併の後方脱臼の2例を記載し，Torodeら[57)]は同様な12例を報告している。筆者は思春期以前の外傷性脱臼の経験は1例しかない（図35）。症状，診断および神経血管合併症のチェックの重要性など成人のそれとまったく同様である。また，Hill-Sachs lesionの有無にも注意する（図36）。
　整復法は成人の場合と同じであり，習熟した方法で行えばよい。整復後4週間（前方脱臼では内旋位，後方脱臼では中間位で）の固定と以後の運動練習，特に肩板の強化が勧められる[52)]。
　予後に関しての説明で重要なことは，反復性脱臼に移行する可能性が非常に高いことで

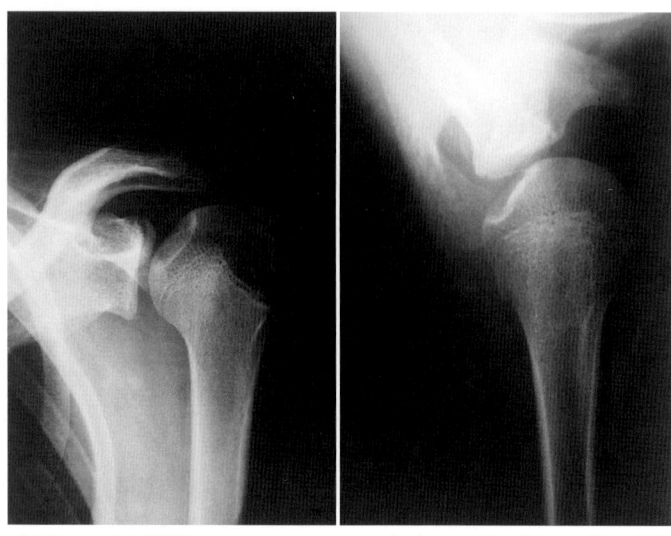

◆図36. 左肩関節 Hill‑Sachs lesion（？），10歳（図132提示例）
肘受傷時に肩関節損傷を受けていたと思われる。

あり，1～10歳での前方脱臼ではこの頻度は100％[58]，受傷年齢平均9歳での頻度は71％[59]であったとの報告もある。

8 上腕骨近位端骨折

　幼小児の上腕骨近位端骨折は，骨端離開と骨幹端部骨折に大別されるが，ともに比較的に稀である。骨端離開の発生頻度に関するNeerら[60]の報告は有名であり，全骨端離開中に上腕骨近位骨端離開の占める頻度を3％と報告している。また，Magerl[61]は上腕骨近位端骨折の全小児骨折中に占める頻度を3.4％と記載している。上腕骨近位では年齢によって骨折部位に若干の違いがあり，Blount[62]によると新生児の分娩骨折はSH‑Ⅰ型の骨端離開，2～7歳までは骨幹端部骨折（結節下骨折），8～14歳はSH‑Ⅰ，Ⅱ型の骨端離開が多いと記載している。本邦では，高田ら[63]は頚部（骨幹端部）骨折10例の平均年齢は5.3歳，骨端離開の平均は12.4歳であったと報告している。これらの年齢的分布については報告者により若干の違いはあるが，この関連性は解剖学的特徴に由来するものである。

　患者の多くは転倒したといって来院するが，詳しいメカニズムについてはわからないことが多い。しかし，多くは手か肘をついて倒れたか，肩を直接打つかにより発生している。受傷原因で不審な点があれば被虐待児症候群を疑う必要がある。また，特殊な原因として少年野球で発生する骨端離開があり，Little League shoulder syndrome[64,65]といわれている。

　診断についての注意事項であるが，新生児で肩に異常がある場合には，①分娩麻痺，②化膿性肩関節炎，③骨端離開，を鑑別しなければならない。また，分娩麻痺に肩関節脱臼を合併した症例の報告もある[56,57]。①は肘や手の自動運動の観察で鑑別できるが，②と③ではともに腫脹や発赤があり早期の鑑別が困難で，局所所見，全身状態および単純X線，関節造影，MRI，超音波などの画像所見が診断の参考となる。小児期以降での所見としては，患者は上肢を動かさず，健側の手で患側の肘を抱えて動揺を避け，疼痛の増大を防いでいることがある。視診では上腕近位部の腫脹があり，多くの症例で外前方へ突出した変形

を伴っている。圧痛も局所に限局し，肩の運動痛も著明で，自動運動はしばしば不可能である。

Little League shoulder syndrome の症状としては，麻生ら[65]の調査では特徴的なものはなく，強く投球したときのみの疼痛をあげている。また Carson ら[66]は 23 例を観察し，症例のすべてに上腕近位に圧痛を認め，強く投球したときに疼痛を訴えたと述べている。この疼痛は投球を中止すると消失し，認識の欠如やコーチと家族の過度の熱心さとあいまって受診が遅れる結果を招く[66]。

合併症としては腕神経叢麻痺や循環障害の有無をチェックする。神経麻痺は筋力・知覚テストで判明するが，意思の疎通が不十分な年齢ではちょっとした動作から判断せざるを得ないこともあるし，皮膚に刺激を与えてその逃避動作で判断することもある。循環障害は極めて稀な合併症であるが，末梢に至る疼痛，動脈の拍動，皮膚の色調など一般的注意事項で判断できる。

X線撮影，所見

前後像のみでは転位の程度と方向を正確に把握できない。正確な側面像は軸射で撮影されるが，疼痛のために肩関節の挙上ができず，ついつい側面像を省いて前後像のみですませた結果，転位を誤認し適切な治療がなされな

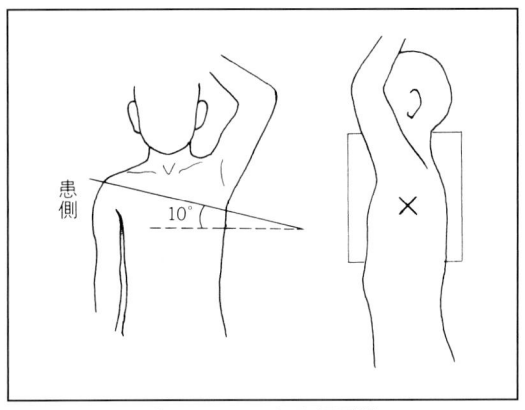

◆図37-1．経胸撮影法

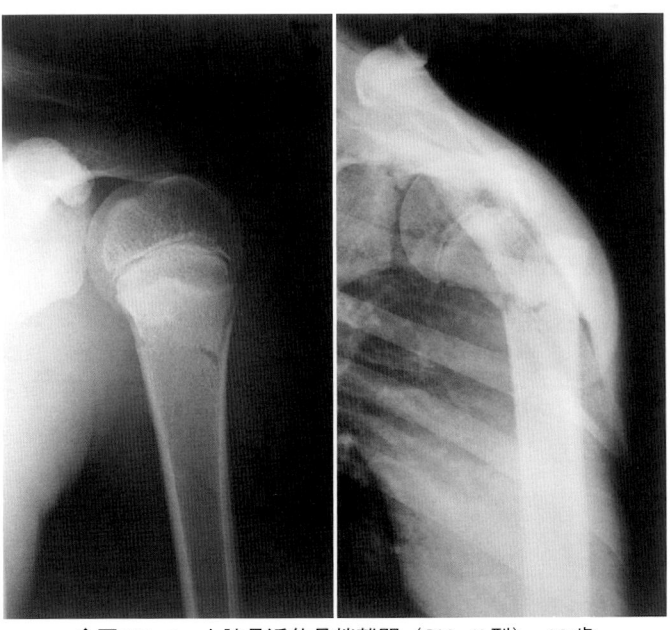

◆図37-2．上腕骨近位骨端離開（SH-II型），12歳
経胸撮影で前方凸変形がよくわかる。
左：前後，右：経胸撮影

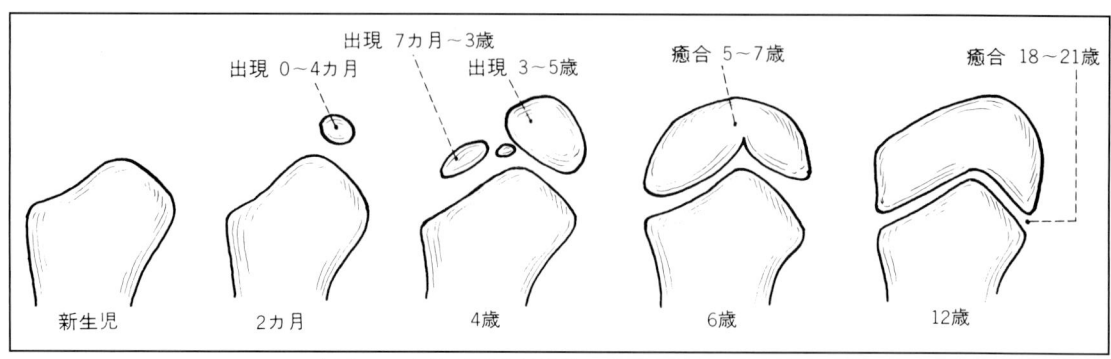

◆図38. 上腕骨近位骨化核の出現年齢と癒合年齢

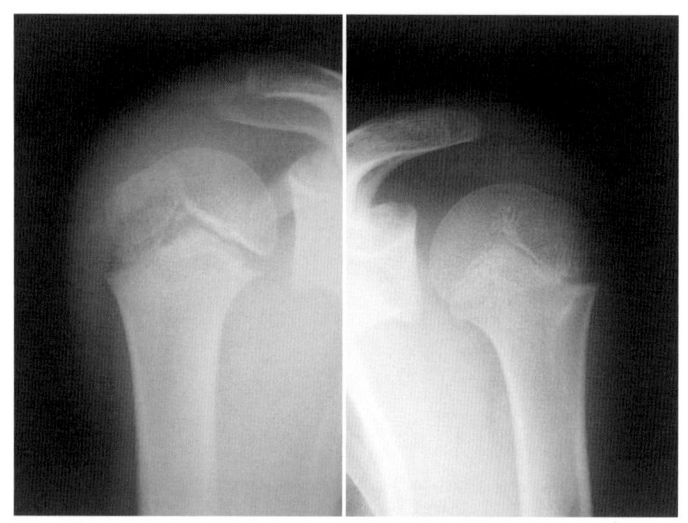

◆図39. 右 Little League shoulder, 11歳（投手歴2年）
初診時と健側。骨端線不整と拡大，骨幹端部の囊腫状変化を認める。

かった症例に遭遇することがある。側面像を簡単に撮影する方法として経胸撮影とY-view撮影がある（図37-1, 2）。Rang[67]は2方向の斜位撮影を勧めている。

正常な骨端線を骨折と誤認，逆に骨折を骨端線と誤診しないために年齢相応の近位の骨化の状態を知っておくことが必要で，一応の標準を示しておく（図38）。疑わしいときには健側と比較するのが最も確実である。Little League shoulderの場合のX線所見としては骨端線の拡大は必発であり，そのほかに骨端線不整，骨棘形成，骨膜反応などがあげられている[65]。Barnett[68]は骨幹端部の囊腫状変化を伴った骨端線拡大をあげて，外旋位で

の前後撮影と健側との比較を記載し，森澤ら[69]は15例の経験から，骨端線幅の拡大確認のためにはX線投射角度の正確さが必要なことを強調している。筆者が経験した症例は骨幹端部の囊腫状変化が疑われ，骨端線不整と拡大が認められた（図39）。

新生児の分娩損傷の型で発生する骨端離開では脱臼との鑑別がつきにくいが，この年代ではまず脱臼は起こらないとの認識のほかに，上腕骨骨幹部と肩甲骨の位置的関係に注目し，健側と比較する。さらに数日後の仮骨形成の状態ではっきりするので経時的X線撮影が必要である（図40）。関節造影は脱臼との鑑別に有用であるが侵襲的である。超音波

診断は非侵襲的な有用な方法であるが，まだ普及していない。

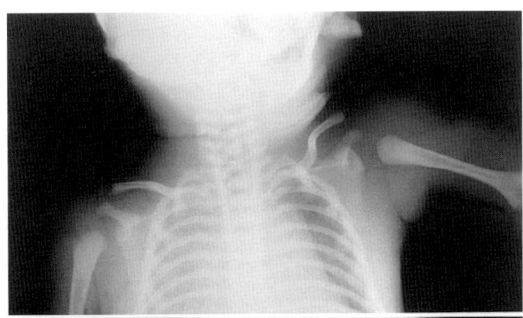

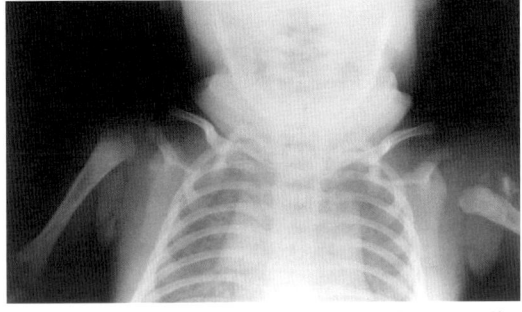

◆図40．上腕骨近位骨端線分娩損傷（SH-Ⅰ型），新生児
　上：初診時，下：4日後（聖マリヤ病院症例）

分　類

骨折のレベルでは骨端離開と骨幹端部の骨折に分類される（図41）。

骨端離開の分類はまずSHに従って行う（図42）。ほとんどはⅠ，Ⅱ型であり，Ⅲ，Ⅳ型の経験はない。文献的にも非常に稀と記載されている。次に転位の程度はNeer-Horowitzの分類を用いて行う（図43）。多くの症例で転位の方向は特徴的である。Dameronら[3]は骨端線が非対称性（円錐状の骨端線の頂点は後内側にある）であり，骨膜は前外側に比べて後内側が強いので骨片が後方へ転位することを防ぎ，また，筋力により前外側への転位を起こすと述べている。これはX線で前外側凸変形として現れる（図44）。

治療方針

保存的治療が原則ではあるが，最近の傾向としては保存的整復後に経皮的ピン固定を追加する方法が用いられている。観血的整復の

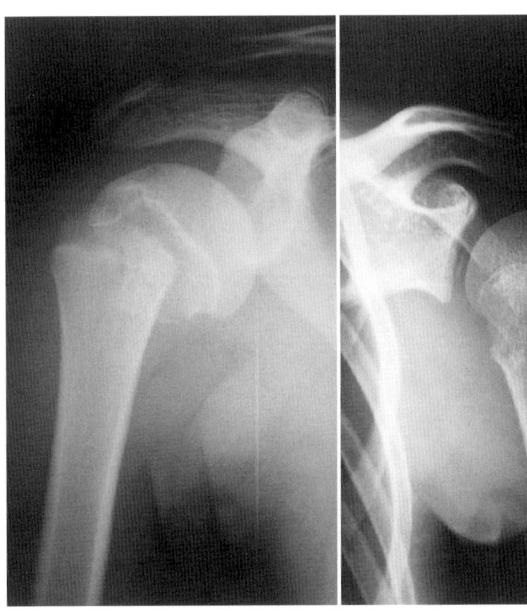

◆図41．骨折部位による分類
　左：骨端離開，右：骨幹端部骨折

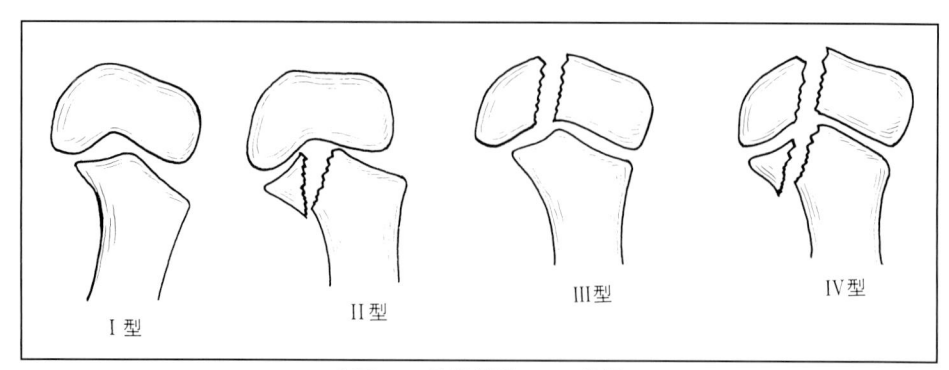

◆図42. 骨端離開のSH分類

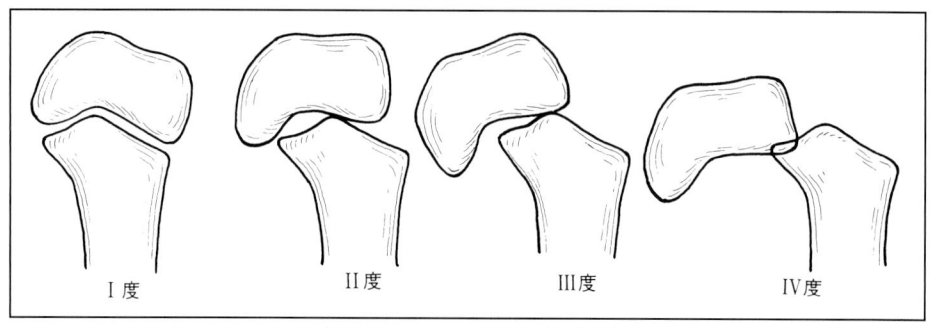

◆図43. Neer-Horowitz分類
Ⅰ度：5mm未満の転位
Ⅱ度：骨幹の幅の1/3まで
Ⅲ度：骨幹の幅の2/3まで
Ⅳ度：2/3を超す。完全転位を含む

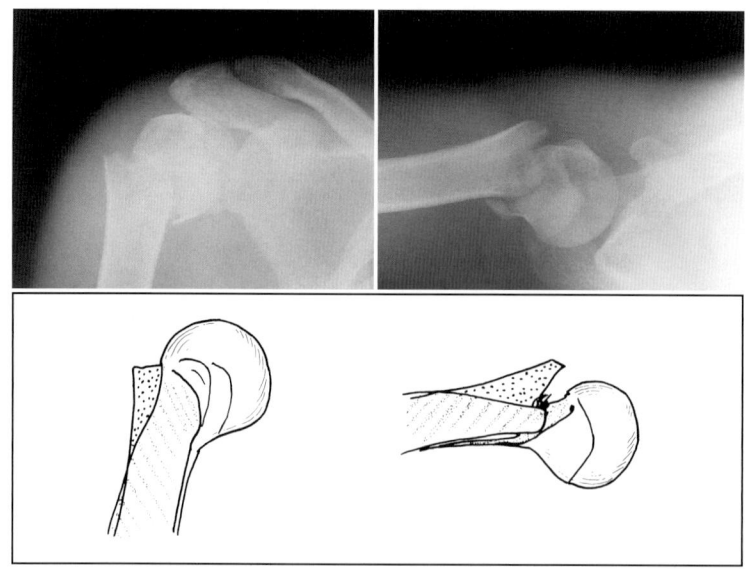

◆図44. 骨端離開（SH-Ⅱ型）の定型的転位（NeerⅢ度），14歳
前外方の骨膜が損傷され，骨幹端部骨片が飛び出す。

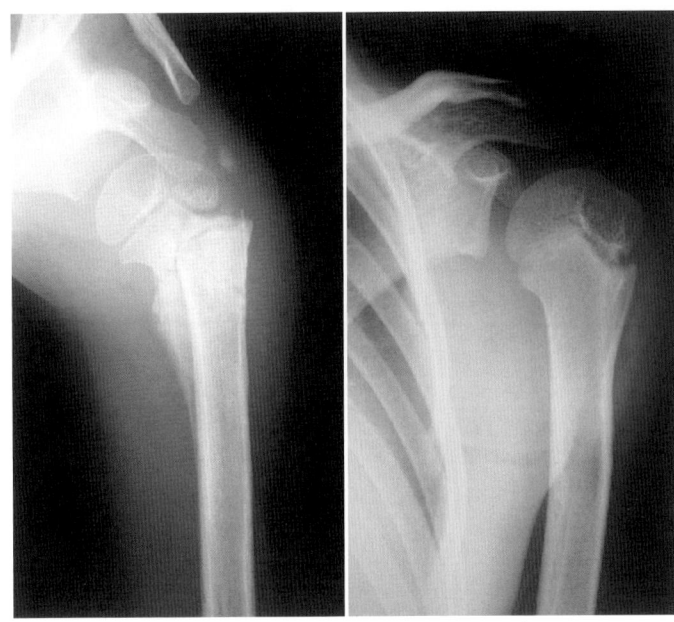

◆図45．自家矯正例，SH-Ⅱ型，5歳
徒手整復と経皮的固定を行った．
左：受傷後6週，右：2年後

表1．Neer-Horowitzの分類と治療方針

Ⅰ度：	簡単な固定
Ⅱ度：	簡単な固定
Ⅲ度：	徒手整復
Ⅳ度：	徒手整復あるいは観血的整復

適応で最も多いのは保存的に整復できない許容範囲を超えた転位であるが，Curtis[70]は，①開放骨折，②神経血管損傷を伴った不安定骨折，③関節内部の転位骨折，④非整復性で上腕二頭筋腱や骨膜介在のあるもの，⑤年長児や思春期の不安定型，をあげている。また，頭部外傷があって骨片のコントロールができないものもあげられている[71]。徒手整復できない例や非常に不安定な例では上腕二頭筋腱の介在が疑われる。Neerは89例中3例[60]，城戸ら[72]はSH-Ⅱ型の16例中3例に嵌入を認めたと報告している。このような例では暴力的徒手整復は控え，観血的整復に切り替えるべきであろう。徒手整復で矯正し得ない転位した骨片による皮膚障害の危険も観血的整復の適応であろう。

Neerの治療方針は簡単であり，Ⅰ度およびⅡ度は簡単な固定，Ⅲ度は徒手整復，Ⅳ度は徒手整復あるいは観血的整復としている（表1）。転位の許容範囲をどこに置くかが日常の診療の中で最も問題となる点である。糟谷[73]は1/2横径の側方転位，10〜20°の屈曲を許容範囲とし，Dameronら[3]は5歳未満では70°未満の屈曲を許容範囲としているが，5〜12歳の骨端離開では横径の1/2を超す転位と屈曲があるものは整復の適応とし，最も好発しやすい12歳以降では再構築能が落ちるためにより多くの努力を整復に払うことが必要と記載している。Blount[62]は2〜7歳の結節下骨折では20°までは許容範囲とし，8〜14歳での骨端離開では側方転位は50％まで，屈曲は10°未満とした。DePalma[74]は6歳未満では正確な整復は必要なく，6歳以上では屈曲20°を超せば整復の対象としている。Baxterら[75]はSH-Ⅰ，Ⅱ型57例（8〜15歳）を非整復群，整復群，観血的整復群に分けて短縮の面から観察したが，33例の徒手整復例中，転位が改善された11例と，

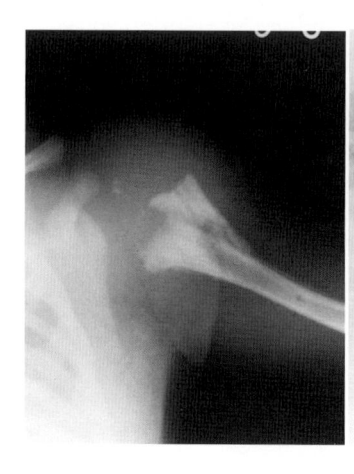

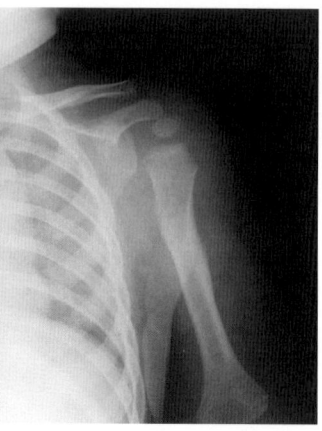

◆図46. 図40提示例
左：2週後，右：9カ月後

あまり改善されなかったものとの比較では機能にあまり差がなく，手術をした7例で転位が改善されたものは3例であるが瘢痕を残し，利点がなかったと記載している。Larsenら[76]は64例の平均9年の追跡調査で転位があった症例もすべて再構築されたと報告した。これらのことを総合してみると，骨端離開における転位の許容度を「何歳で何度」と厳密にはいいにくいが，整復操作を加えても横径の1/2以内の側方転位，30°前後の屈曲転位が残ったとしても，数年の成長期間が残っていれば機能的には問題なく治癒する可能性があり，強いて観血的整復を行う必要はないといえる（図45）。骨折後1〜2週前後経過し著明な転位が残存している場合は問題である。成長旺盛な年代では観血的整復によって骨端線を損傷させるより自家矯正を期待した方がよく，成長が残り少ない年齢では観血的整復の適応となるであろう。

家族への説明

保存的治療が優先し，手術は限られた症例にのみ行われることをまず説明する。家族の多くは転位の残存を非常に気にするので，①骨端離開では多少の転位があっても長径成長は順調に続くこと，②上腕の長径成長の70〜80％は近位から起こるので自家矯正能は極めて大であること，③年齢が若ければ若いほどこの能力は大きいこと，など自家矯正能力についての説明でその心配を取り除いてやる。また，成長の遅延や促進による軽度の腕長差が生じる可能性があるが[77)78)]，日常生活には何ら支障がないことも説明事項であろう。

転位が著明な症例では徒手整復が成功しなければ，次の治療法として牽引療法，最後の手段として手術に移る可能性があることを前もって説明しておくことも必要である。

治　療

1. 新生児〜1歳未満（特に分娩損傷）

転位が少ない場合には約2週間の体幹固定を行えば十分であろう。転位が著明な場合は整復しなければならないが決して容易ではない。X線所見では骨端部の骨化核が出現してないので，骨端部の正確な位置の判定が困難であるが，健側と比較すればよい。この分娩損傷はSH-Ⅰ型であり，後方の骨膜は損傷されず前外側の骨膜を破って骨幹端部以下が飛び出す形をとる。

Dameronら[3]は患側の腕を保持して体幹に沿って牽引しながら肩を屈曲90°，90°未満外転，さらに軽度外旋を加え，母指で遠位骨片を骨膜管中に整復し，overhead位で3〜4日この肢位を保持する方法を行っている。DePalma[74)]は徒手整復操作は必要ではなく，

8. 上腕骨近位端骨折　37

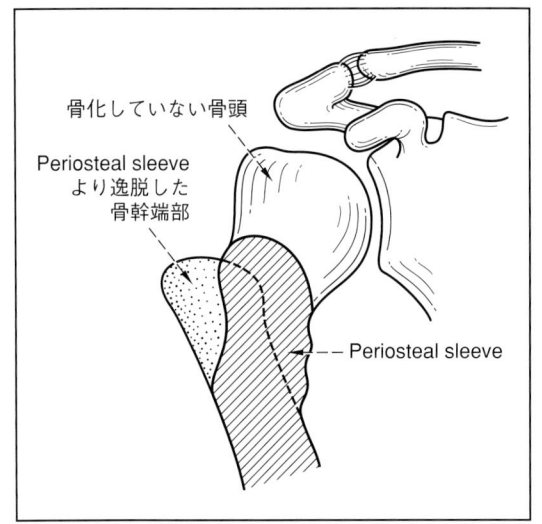

◆図47. 上腕骨近位骨端線分娩損傷の病態
（Ogden JA：Skeletal Injury in the Child. p.359, 1990. 図16-28を参考として）

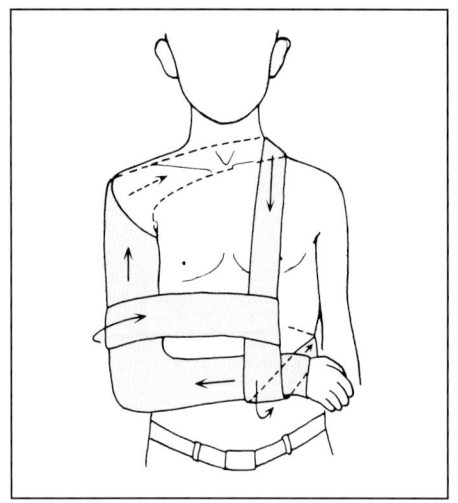

◆図48-1. ストッキネットVelpeau包帯固定

2～3週の体幹固定を勧めている．南野ら[79]が経験した例では外転約70°の位置に軽く牽引し，約2週で体幹固定に変更し，その肢位を2週続けた．X線所見では骨幹端部の位置は正常よりかなり離れた所にあったが，経過とともに自家矯正により順調に治癒した（図46）．山中ら[80]はできるだけ外転位で整復し，ゼロ肢位で2週固定して良好な経過をとった症例を報告している．24時間以上経過した例では徒手整復は行わず体幹固定を行うしかないとされているが，これでも十分に自家矯正される可能性がある．福田ら[81]は生後2週経過した症例に観血的整復を行い，術中所見として骨幹端部が関節包前方を突き破り，ボタン穴状を呈していた稀な症例について記載している．この分娩損傷は前述のごとく骨膜から骨幹端部が飛び出す，いわゆる骨膜管（sleeve）を伴う骨折であり，少々の転位でも自家矯正されるので手術の適応は少ないであろう（図47）．1歳未満の外傷性骨端離開もSH-Ⅰ型であり分娩損傷と同じに処置すればよい．

2. 幼児期以後のSH-Ⅰ，Ⅱ型

a. 整復を必要としないもの

年齢により種々の方法が用いられるが，幼児では体幹への包帯固定（三角巾とバストバンドあるいは幅広弾力包帯の併用，Velpeau包帯固定など）で十分である．年長児では肩から前腕までのギプス副子包帯を行い，三角巾とバストバンドによる体幹固定を追加してもよい．また，ストッキネットVelpeau包帯固定も有用である（図48-1,2）．固定期間は幼児では3週前後，年長児では5週前後が必要である．

b. 徒手整復と固定

徒手整復は局所麻酔（骨折血腫中へ局所麻酔薬を注入する）か，全身麻酔下に行う．整復後の外固定などの処置を考慮すれば局所麻酔の方が都合がよいが，除痛は十分に行わねばならない．イメージが必要なことはもちろんである．

骨折の多くは外前方凸変形を呈しているので，上腕に長軸牽引を加えつつ外転，外旋し，同時に骨折部の凸側に対して強い圧迫を加える．求める位置まで整復できたら，透視下に

38   I―肩関節周辺骨折・脱臼

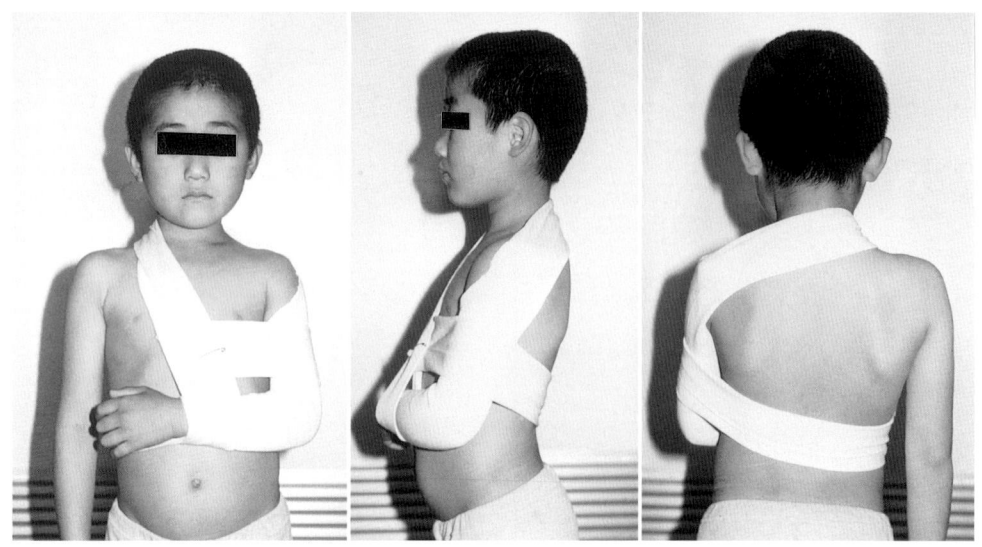

◆図48-2. 左上腕骨近位骨幹端部骨折に対するストッキネットVelpeau包帯固定，7歳（図53提示例）

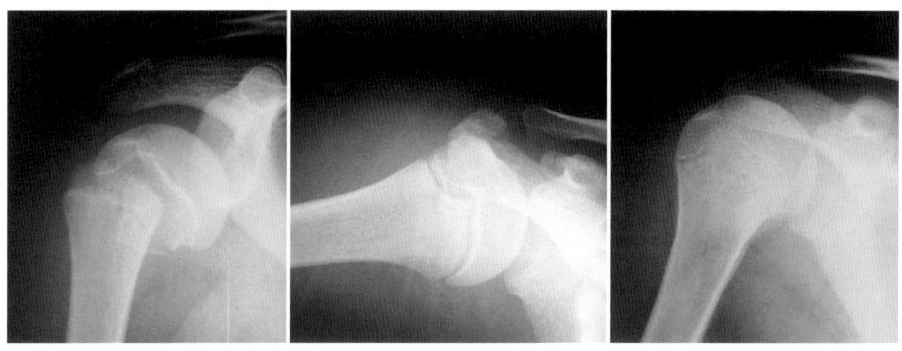

◆図49. SH-II型，Neer III度，11歳
徒手整復と外転位ギプス固定。

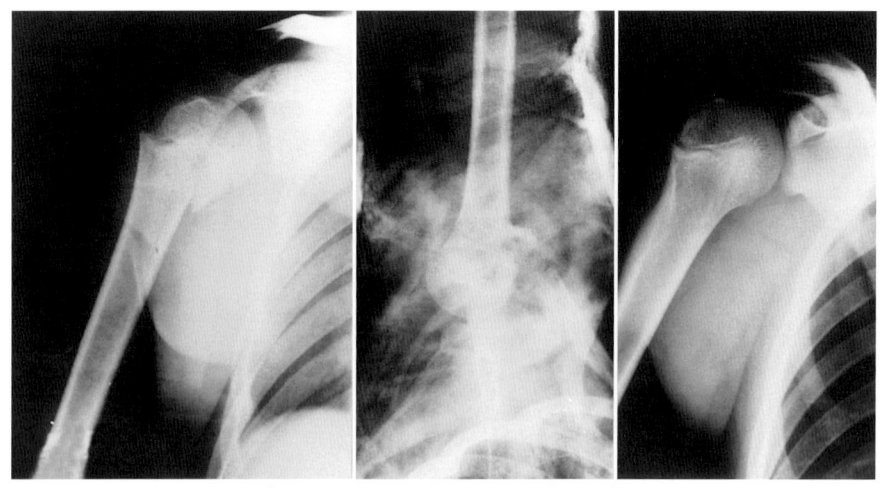

◆図50. SH-II型，Neer II度，9歳
左：徒手整復，中：ゼロ肢位固定，右：1年1カ月後

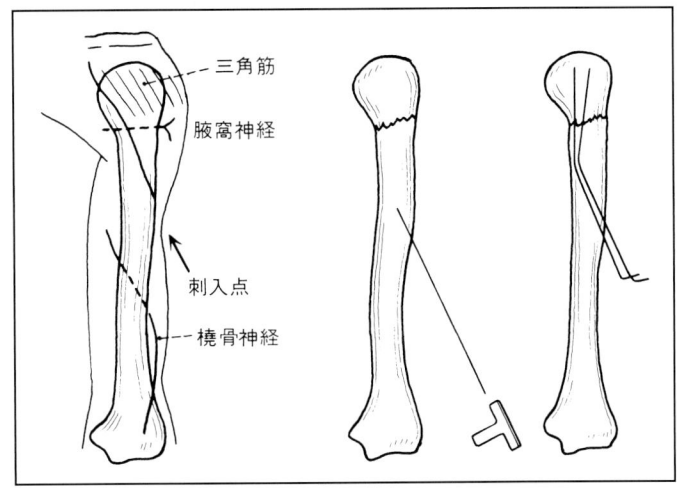

◆図51. 経皮的ピンニング
（軍司の論文[82]より）

ゆっくり上腕を体幹に近づけて安定性をみる。安定であれば前述の体幹固定法のいずれかを用いて固定するが，不安定であれば最も安定した肢位で固定する。その肢位としては敬礼位（90°外転，軽度内分回し，やや外旋位），ゼロ肢位（150°外転，やや内分回し），あるいは自由の女神像肢位（Rangの述べるファシスト肢位）が選択される（図49,50）が，一方でOgden[71]は自由の女神像のような極端な肢位では腕神経叢不全麻痺発生を警告している。挙上位を約3週間保つと，ある程度の安定性が得られるので挙上角度を減少させる。可能ならば一気に体幹固定でもよいし，中間点をとってもよい。固定はトータルで5～6週とする。

完全整復を得るのに越したことはないが，そのために粗暴な整復を繰り返すのは骨端線を損傷させることになる。無理なく許容範囲までいけば良しとした方がよい。

c. 牽引療法

徒手整復を行わずに最初から整復とその保持を目的として一次的に牽引を行うこともあるし，徒手整復が成功しないもの，あるいは整復位に保持できないものには二次的に牽引を行うこともある。

牽引の肢位としては外転牽引，overhead牽引，ゼロ肢位での牽引があるが，現在本邦ではゼロ肢位牽引が多く用いられている。牽引には介達牽引と肘頭からの直達牽引があり，直達牽引にはK-wireあるいは羽根付き螺子が使用される。K-wireの場合には尺骨神経，骨端線を損傷しない配慮が必要である。

牽引による整復の目標は徒手整復の場合と同じであり，完全整復にこだわらない。

牽引期間は整復位を獲得してから約3週前後とし，以後ゼロ肢位固定，敬礼位固定，あるいは体幹固定のいずれかに変更する。固定期間は3週間前後でよい。

d. 徒手整復と経皮的ピンニング

整復位を保持し固定期間を短縮させるために経皮的ピン固定法が普及している。本法の利点は特殊な固定肢位や持続牽引を必要としないことにある。

手技としては徒手整復し，K-wireかRush pinを末梢側あるいは中枢側から刺入する方法があるが，最近軍司ら[82]は従来の方法に代えて三角筋付着部より複数のK-wireを刺入する方法で10例を治療し好成績をあげたが，うち5例は思春期症例であった（図51）。筆

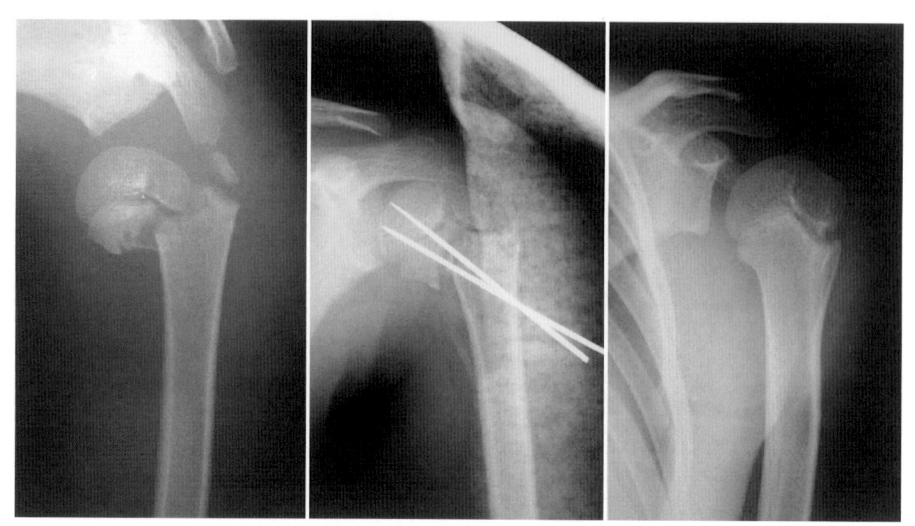

◆図52. 経皮的固定例（図45提示例），SH−II型，Neer IV度，5歳
左：初診時，中：術直後，右：2年後

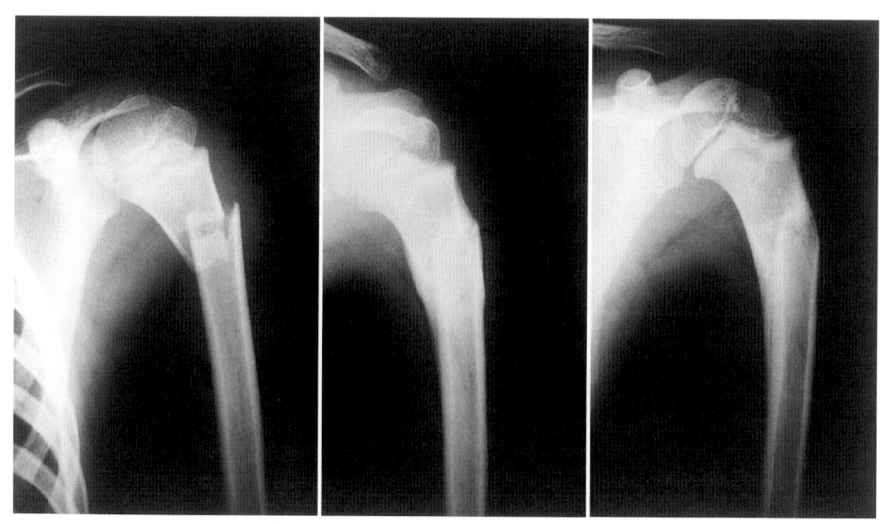

◆図53. 上腕骨骨幹端部骨折，7歳
ストッキネットVelpeau包帯で治療。
左：初診時，中：2カ月後，右：4カ月後

者らは全身麻酔で整復を必要とした症例では一次的に末梢側あるいは中枢側から経皮的にK-wire固定する方法を好んで行っていて，現在では牽引療法はほとんど行っていない（図52）。年長児に対する逆行性の弾性ピン，Rush pin，あるいはK-wireを用いて固定する方法もある。Dameron[3]は経皮的ピンニングは熟練した者のみが行うべきとし，術後は体幹固定3週でよいと述べている。本格的な運動開始は保存的治療に準じ，ワイヤーを抜去して行う。

e. 観血的整復

全身麻酔下に三角筋と大胸筋の間より進入する。骨膜などの軟部組織の剥離は最小限にとどめ，整復阻害因子（例えば上腕二頭筋長

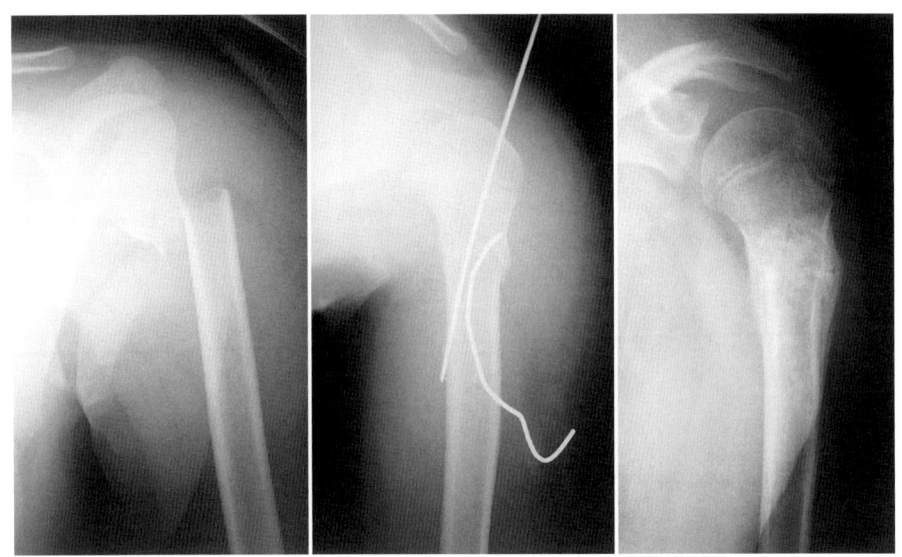

◆図54. 左上腕骨近位骨幹端部骨折, 徒手整復と経皮的 K-wire 固定, 7歳
左：初診時, 中：術直後, 右：7週後（4週で抜釘）

頭腱の嵌入）を取り除き, 直視下に愛護的に整復する。骨幹端部の骨片が大きい SH-Ⅱ型の場合は前外側の遠位骨片骨幹端部より後内側の近位骨片の骨幹端部に向かって螺子固定を行うこともある。骨端線を貫通するような螺子の使用は避けるべきで, 貫通固定が必要な場合はスムースな K-wire を使用する。末梢側から刺入してもよいし, 骨頭からでもよい。K-wire 固定に tension band wiring を追加すると固定性は増すが, 成長障害を助長する危険があり, 早期抜去が必要である。

直視下で安定性を確かめ, その程度に応じて外固定の期間を決定する。

3. 結節下骨折（骨幹端部骨折）

比較的低年齢に発生する。年齢が低いものほど若木骨折を呈することが多く, 年齢が高くなると完全骨折となりやすい。

若木骨折や転位の少ない完全骨折では前述のような簡単な外固定やストッキネット Velpeau 包帯で十分であり, 骨癒合も早い（図53）。Blount[62]は20°の屈曲は許容範囲としている。転位のある骨折に対して Blount は hanging cast を勧め, その効果として, 肘をやや鋭角位に屈曲固定することで上腕二頭筋長頭腱の働きで肩を安定させ, 同時に前腕を頚部から吊ることで理想的牽引を作り出すとしている。また, 半起坐位とするのは最初の一晩か二晩のみで, 後は普通に寝てもよいとしている。Hanging cast の使用は年齢によっても異なろうが3〜4週すれば collar and cuff に変更することを勧めている。しかし, 生活環境の違いで日本人にはなじみにくい面もある。転位の強いものでは徒手整復, 牽引を必要とすることは SH-Ⅱ型の場合と同様であるが, Rang[67]や Ogden[71]は完全転位例の整復は SH-Ⅱ型よりも困難で, 骨幹が三角筋を貫通して皮下にあることもあると記載している。また Rang はこのような場合には小切開で遠位骨片を戻すとしている。徒手整復後に経皮的固定を行うのも一つの選択である（図54）。徒手整復が成功しない場合には観血的整復と内固定を行う。筆者は非常に稀な結節下での 4-part 骨折を経験したが, 短期間の垂直牽引で順調に治癒した（図55）。

小児といえども不適切な手術が行われると偽関節となる。筆者は骨移植術を含めた骨接合術を必要とした症例を経験したが, 手術の

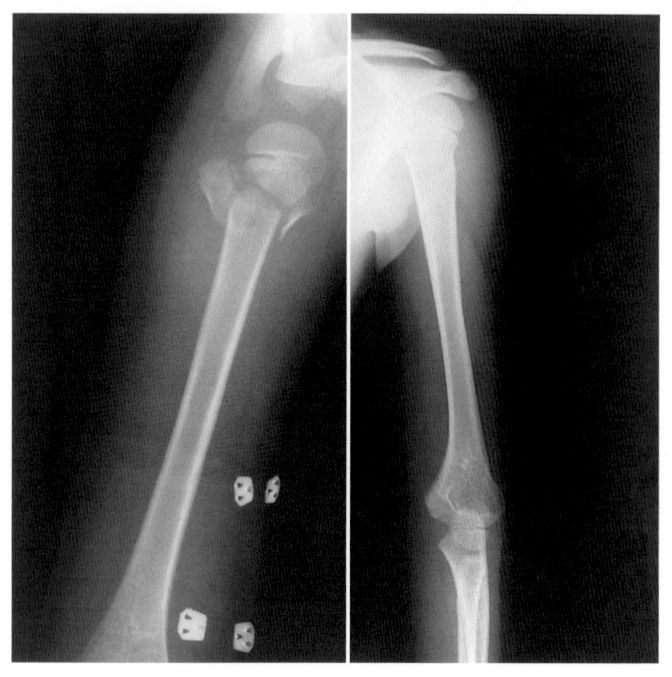

◆図55. 骨幹端部4-part骨折, 5歳
左:牽引中(軸射), 右:1年後

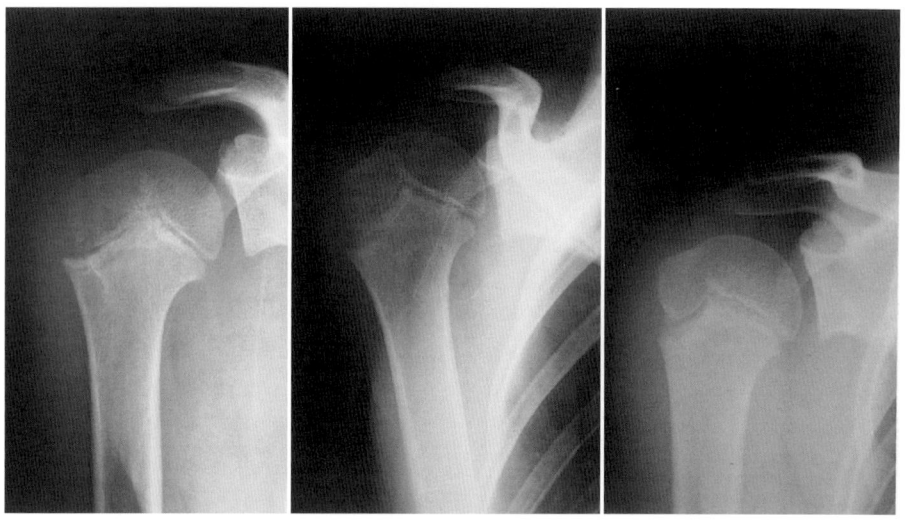

◆図56. 右Little League shoulder, 11歳 (図39提示例)
左:2.5カ月後, 中:5カ月後, 右:1年1カ月後

適応と手技については成人と同様に厳密に行うべきである。

4. Little League shoulder

投球動作の中止を含めた比較的安静でX線経過を観察し、拡大した骨端線の正常化、骨幹端部の囊腫変化や硬化像の改善がみられたら徐々に筋肉トレーニングから始め、投球を開始させる。投球への完全復帰はX線の修復、疼痛の消失、運動制限がないことが条件であるが、高岸[83]は試合復帰は6カ月後と考えている。Carsonら[66]は投球再開の条件は症状がないことをあげ、平均投球禁止期間は3カ月(1〜12カ月)であり、X線正常化

は条件とはしていない。また，理学療法は必要ないと述べていて，23例中21例は無症状の野球活動に戻ったことを報告している。筆者の経験例は発症後10カ月でX線ではほとんど正常であるが，5カ月で軽い投球を開始し，現在は投手としての投球は患者自身が再発懸念のために行っておらず，サードとしてプレーしている（図56）。再発の報告もあり[84]慎重な対処が望ましい。

予 後

ほとんどの症例で機能的，美容的に問題なく，たとえ上腕長の短縮が残っても日常生活を障害しない。Baxterら[75]は57例中30例の平均3年8カ月の追跡調査で，治療最終時にひどい転位のあったものや，手術をしたにもかかわらず転位が残っていたものを含めてすべてに再構築が起こり，外見に不満を訴えるものはなく，ROMはすべて正常であったと報告している。また，Beringerら[85]はほとんどの症例が80％以上の転位を有した48例の経験より，調査時には多くの症例で短縮やX線的不完全構築がみられたが，臨床的予後とは関連せず，活動性に制限はなかったと述べている。

後遺症としては骨端線早期閉鎖による上腕骨の短縮や骨頭内反変形がある。Neer[60]は転位のない損傷で1～3 cmの短縮が10％に，ひどい転位のあるものでは40％に発生したと報告し，Smith[86]は治療法に関係なく20％に起こったと記載している。Neer[60]は11～15歳ではより短縮が起こりやすいと述べたが，Baxter[75]は短縮と受傷年齢および転位の程度との間には特に関連性はなかったと報告した。また，彼らの症例中1 cm以上の短縮を起こしたものは9例（30％）であったが，その差を気にするものはなかったと述べている。内田ら[77]は骨端離開と骨幹端部骨折7例の平均5年9カ月の追跡調査で3例に7 mmまでの延長，3例に9 mmまでの短縮を認めているが，全例で可動域，筋力およびADLは正常であった。北川ら[78]も短縮のみならず延長した症例を報告している。Martinら[87]は14歳のSH-II型で7カ月目にX線やMRIで壊死が確認された症例を経験し，前上腕回旋動脈の前外側上行枝の損傷が原因としている。稀ではあるが，合併症の一つとして考慮に入れておく必要がある。

Upper extremity

上腕骨骨幹部骨折

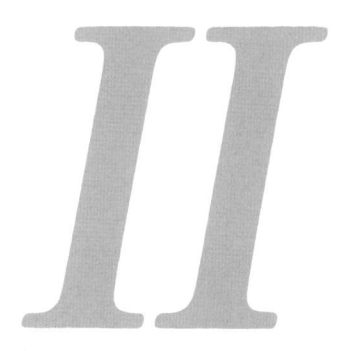

II

　分娩骨折としては鎖骨に次いで頻度が高く，多くは中央1/3で発生する。骨盤位などの異常分娩で起こり，症状としては上腕の腫脹，変形，異常可動性がみられる（図57）。また，動かさないので麻痺のようにみえるが（仮性麻痺），分娩麻痺とは局所の状態（腫脹，変形，異常可動性）で鑑別できる。

　一般的には小児の上腕骨骨折は比較的に稀である。骨折の原因としては直達外力が多いが，手や肘をついてねじる介達外力でも発生する。稀に野球での投球動作で発生し投球骨折と呼ばれ（図58），Ogawaら[88)]は成人を含めた90例の観察から，すべてボールを離す前のacceleration phaseで起こった外旋螺旋骨折であり，10歳代早期では近位1/2に起こりやすいと報告している。また，腕相撲で発生したものもある。

　症状は疼痛，腫脹，変形，運動痛，異常可動性であり，上腕骨骨折であることは容易に推定できる。診断はX線撮影で確定する。

　注意しなければならない唯一の合併症は橈骨神経麻痺で，上腕骨骨幹部骨折イコール橈骨神経麻痺と短絡的に結びつけてもよいくらいである。下垂手（drop hand）の有無で診断は容易である。

X線撮影，所見と分類

　通常の前後側面像を撮影する。同時に，あるいは別のフィルムで肩・肘関節を撮影し

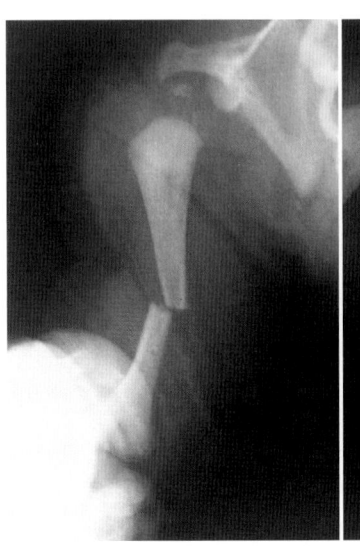

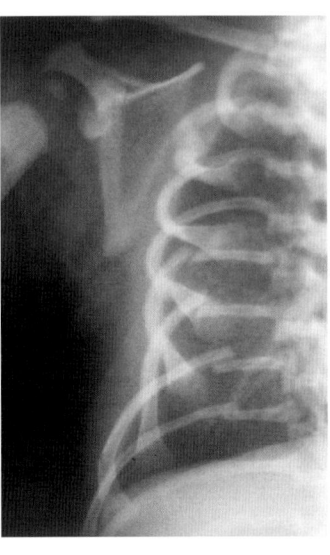

◆図57．右上腕骨骨幹部分娩骨折（肋骨多発骨折合併），生後2日
（山田整形外科症例）

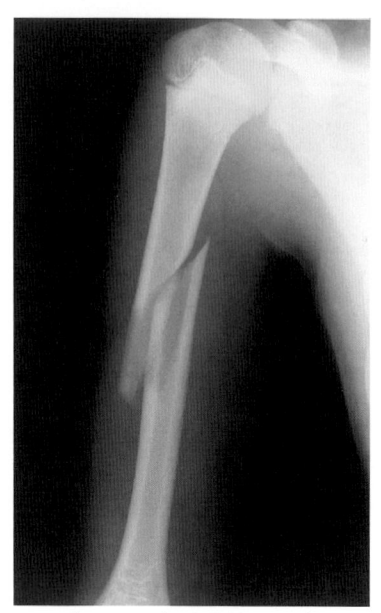

◆図58. 投球骨折，13歳

ておくのも合併損傷の見落とし防止に役立つ．

骨折部位（近位・中央・遠位1/3）と骨折型（横・斜・螺旋骨折）および転位の方向と程度を確認する．一般的には外力と骨折型との関係は，直達外力による剪力では横骨折，屈曲力では斜骨折，捻転力では螺旋骨折が発生する．

治療方針

保存的治療が原則であるが，年齢と転位の程度に応じて外固定，徒手整復，牽引治療および経皮的固定を単独または組み合わせて用いる．

一般的には斜・螺旋骨折の方が横骨折より癒合しやすい．横骨折は徒手整復後に外固定で整復位が保てるが，屈曲転位など再転位しやすい面もある．斜・螺旋骨折は外固定のみでは整復位保持が困難なこともあり，牽引療法の適応となることが多い．もちろん横骨折に牽引を行っても差し支えない．最近では長期入院や外固定を嫌って徒手整復と経皮的固定が行われる傾向にある．保存的治療に終始するか，経皮的固定を行うかは家族との話し合いで決定すべきであろう．

自家矯正能があり，乳幼児では2cm前後の短縮と20°前後の屈曲転位，少年期では1cm前後の短縮，10°前後の屈曲変形は許容範囲である．従って，徒手整復などの保存的治療でこの範囲まで整復できれば良しとすべきで，正確な整復を求めて観血的整復を行う必要はない．

思春期で橈骨神経麻痺を合併し著明な転位がある骨折では二つの方法が考慮される．すなわち，成人に準じて橈骨神経の状態を確認して観血的整復固定を行うか，保存的治療や徒手整復と経皮的髄内固定を行って麻痺の回復を観察するかである．長谷川ら[89]はトラックによる交通事故で受傷した10歳男児で完全断裂を生じた1例を報告し，骨折部が軽度の力（徒手整復操作や牽引）で離開する場合は神経断裂を疑って早期手術を考慮すべきと記した．強大な外力で発生した場合には特別な配慮が必要かもしれない．しかし，幼小児では直ちに手術に踏み切ることなく保存的治療で骨癒合を待ち，3カ月以内で回復の徴候（腕橈骨筋，次いで橈側手根伸筋の順序で回復が始まる）がなければ神経剝離術を行うのが一般的な考え方である．経験的にみると，回復の徴候は比較的に早く，前記筋肉の収縮が2〜3週間以内で始まる．この期間にまったく回復の徴候がみられない場合は要注意であり，慎重な観察を行う必要がある．橈骨神経が骨片中に取り込まれる可能性は否定できないが，神経がどのような状態に置かれているかを鑑別する決め手はなく，手術を行うか否かは各人の経験に頼るしかない．筆者は2〜3カ月は待つことにしている．

家族への説明

年齢によって若干の差はあるが10〜20°までの屈曲変形は問題なく自家矯正されること，1〜2cmの腕長差が発生する可能性も

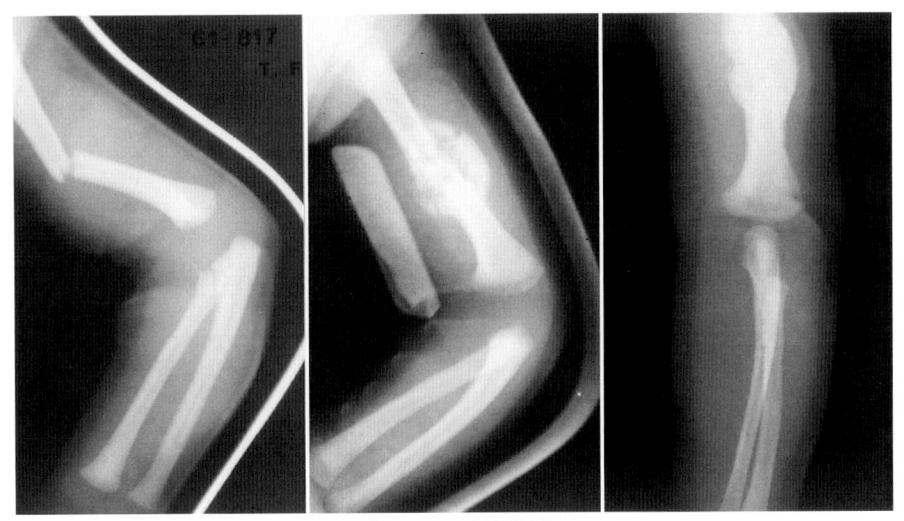

◆図59. 分娩骨折
前方より圧迫を加えて屈曲変形は容易に矯正できた。
左：初診時，中：19日目，右：34日目（聖マリヤ病院症例）

あるが[90]，臨床的には問題ないこと，隣接関節の運動障害はほとんど起こらないことを説明しておく。橈骨神経麻痺を合併する場合には特に病態や治療方針の説明が重要であり，待機の期間，回復のサインと可能性，手術を行うとすればいつ頃決定するかについて十分に説明しておく。治療側に対する不信感は多くは説明不足に由来している。

治　療

1. 分娩骨折

転位が非常に強い場合のみ牽引を行うこともある。牽引は側方でも垂直牽引でもよい。
Blount[62]は側方牽引し，肘を直角位で前方に向かわせると上腕の回旋変形が防げると述べ，肘伸展位での牽引には反対している。一方，Sandersら[91]は一次的変形は内旋変形であり，伸展位固定がベストと記載している。牽引後2週以内で仮骨の形成がみられるので牽引は中止し，簡単な外固定に変更してよい。
筆者らの経験では転位が強くても用手での整復と，肩から前腕へかけての外側へのアルミ副子をやや内旋位で行ったが，あまり回旋にはこだわる必要がないとの印象を受けている（図59）。自家矯正能力は素晴らしく，40〜50°の屈曲も2年未満で矯正されている[92]。

2. 乳幼児期

転位が少ないものでは各年齢に応じた外固定を行うが，アルミ副子，種々の形のギプス副子が用いられる。筆者は好んでpaper splintを用いている。この方法はボール紙を短冊状に切り，ぬるま湯に浸して軟らかくしてから患部にあて，その上に弾力包帯を巻く古典的な方法であるが（図60-1, 2），筆者の経験では，後述するSarmientoの機能的装具に匹敵する。
転位が強ければ介達垂直牽引を行い内部安定性（intrinsic stability：少量の仮骨形成，運動痛の減少，異常可動性の減少であり，期間は年齢によって異なるが2週前後で出現する）が出現すれば前記外固定に変更する。

3. 少年期〜思春期

思春期ではある程度成人に近づいてくるので固定にも工夫が必要である。
保存的治療のよい適応は斜骨折や螺旋骨折

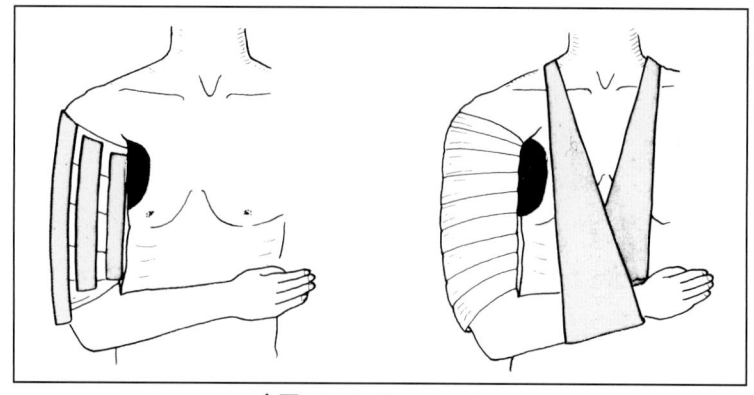

◆図60-1. Paper splint

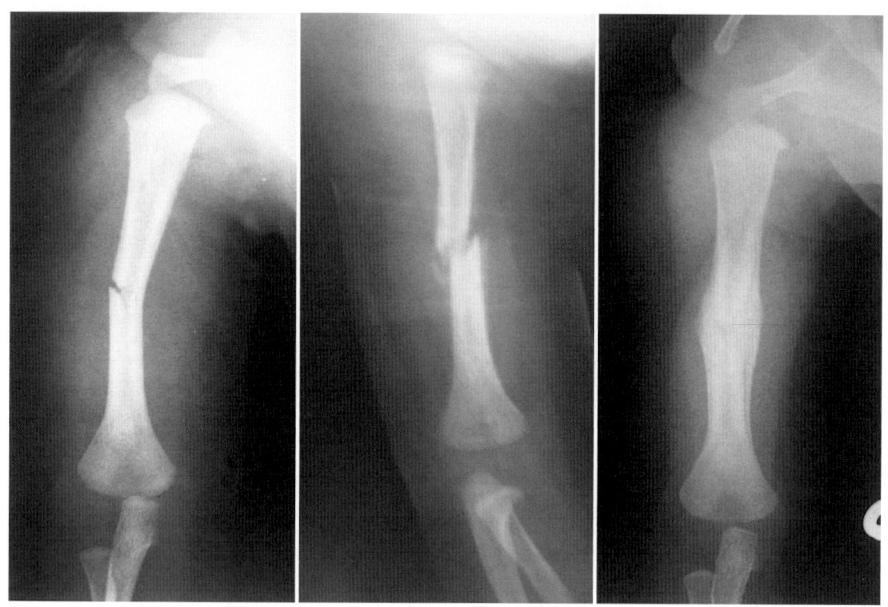

◆図60-2. 上腕骨骨幹部骨折, 4カ月
Paper splint で治療。
左：初診時, 中：10日目, 右：5週後

など骨折面の接触の多いものである。不安定な横骨折では経皮的固定も考慮され、また、整復が不十分であれば稀に観血的治療を選択しなければならないこともある。年齢が増せば増すほどその傾向が大きくなる。

a. 徒手整復

全身麻酔あるいは Kulenkampff 伝達麻酔下にイメージを使用して行う。近位中央 1/3 境界の三角筋付着部より中枢側の骨折で定型的転位をとっているものでは末梢方向への長軸牽引，近位骨片の外転と遠位骨片の軽い内転および内旋で整復する（図61-1）。中央 1/3 部（三角筋付着部より末梢）での骨折では，遠位骨片の長軸牽引と外転で整復する（図61-2）。

b. 外固定

外固定には種々の方法が用いられる。最も簡単な方法としては，肩から手部まで外側に

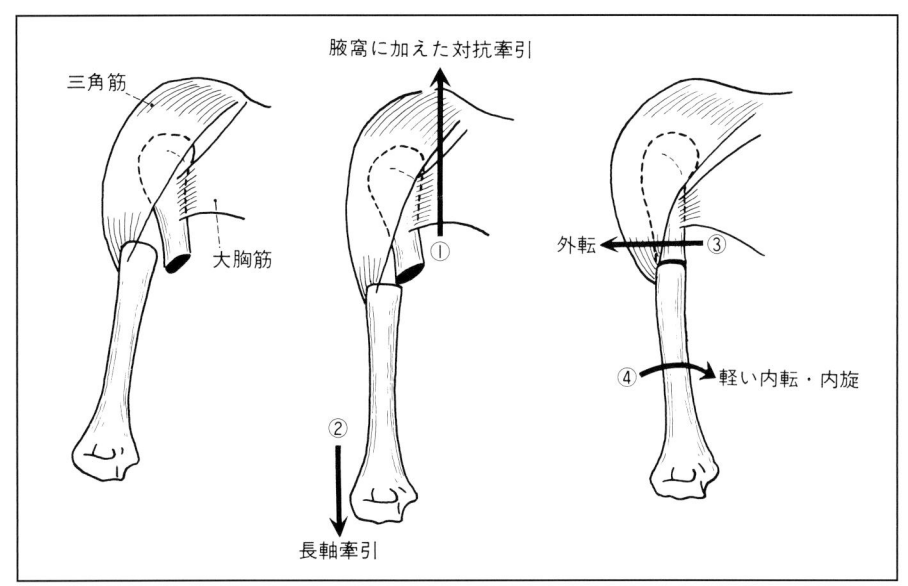

◆図61-1. 三角筋付着部より中枢での転位と整復手技

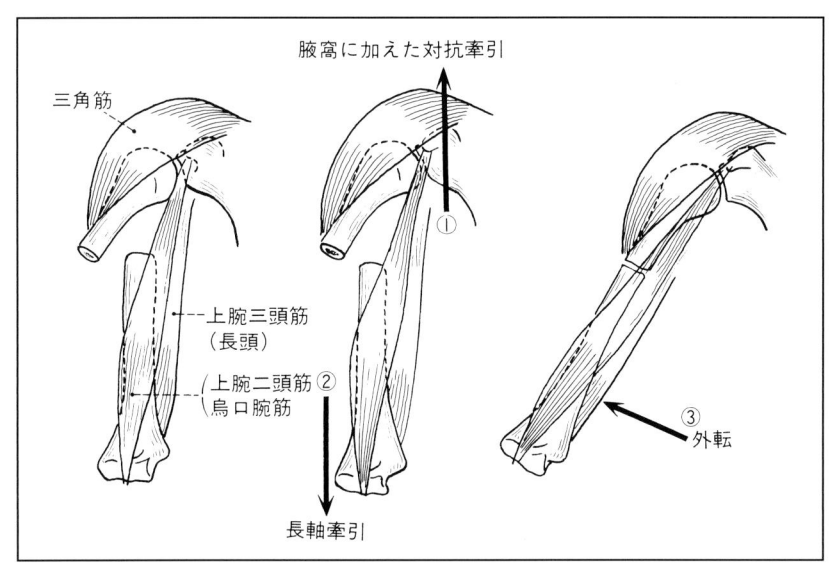

◆図61-2. 三角筋付着部より末梢での転位と整復手技

ギプス副子を装着して懸垂しておくものがあるが，これは転位がほとんどないもの，あるいは整復後の安定性が非常によいものに用いられる。これに腋窩のやや末梢から前腕中央部まで屈側にギプス副子を追加すると固定性が増す。その他，U字型ギプス副子固定（角砂糖ばさみ型：sugar tongs type）（図62）やVelpeau包帯も欧米では好んで用いられる。

Holm[93]は開放式Velpeauギプス包帯を8〜10歳以下の小児などに勧めている。本法は肘90°屈曲位で，躯幹と上腕および前腕との間にパッドをおいて外転角や屈曲角を調整してまずU字型ギプスを装着し，次に胸郭より前腕末梢まで患側の腸骨稜を含んでギプス包帯を行うものである。外転位ギプス固定

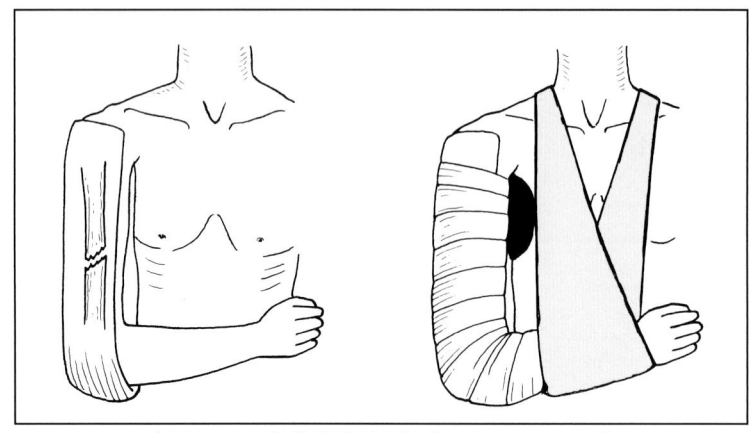

◆図62. U字型ギプス固定（sugar tongs type）

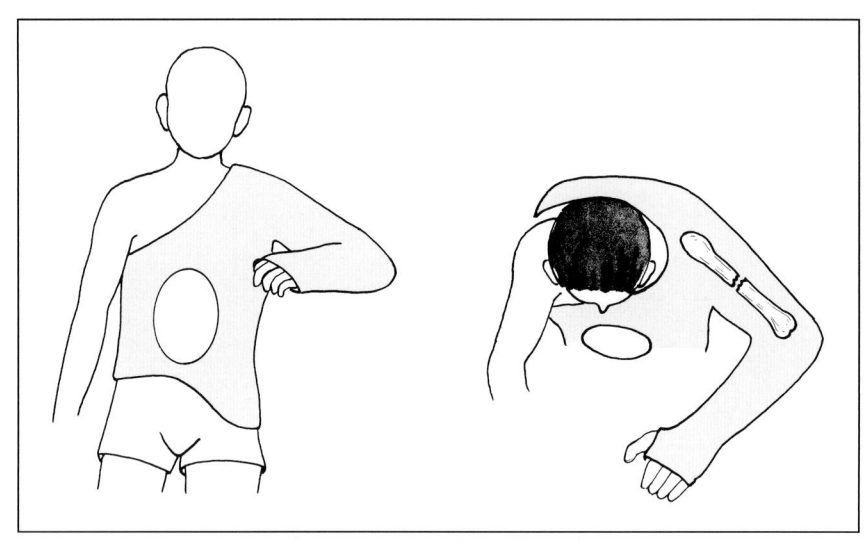

◆図63-1. 外転位ギプス固定

は本邦では好んで用いられる。固定肢位としては肩外転約60°，内分回し30°，軽度外旋位，肘関節は90°屈曲，前腕の回旋は中間位で，患側の腸骨稜を必ず含ませて固定し，荷重時の安定性をよくすることが必要である（図63-1,2）。

Hanging cast法のよい適応は，中央より下方の骨折で骨折型としては斜骨折か螺旋骨折および粉砕骨折のように接触面が大きいもので，ある程度整復されているものである。肘の屈曲角度を調節して骨折部に変形力が及ばない注意が必要である。また，過牽引にも注意する。回旋のコントロールが困難であり

12歳未満には使用しないとの報告もある[94]。

いずれの固定法を用いてもある程度の内部安定性が出現すれば，前述のpaper splintあるいはSarmientoの機能的装具[95]に変更し，肩と肘関節の運動を開始してもよい。しかし，成人ほど固定による拘縮を心配することはない。Sarmientoの機能的装具とは，上腕にぴったりフィットした装具を装着することによって，周囲の軟部組織を介してしっかりとした圧迫が骨片に加えられて十分な安定性が得られるものである（図64）。彼は牽引，hanging castなどによる初療後1週以内でこの装具に変更すると述べているが，内部安定性が生

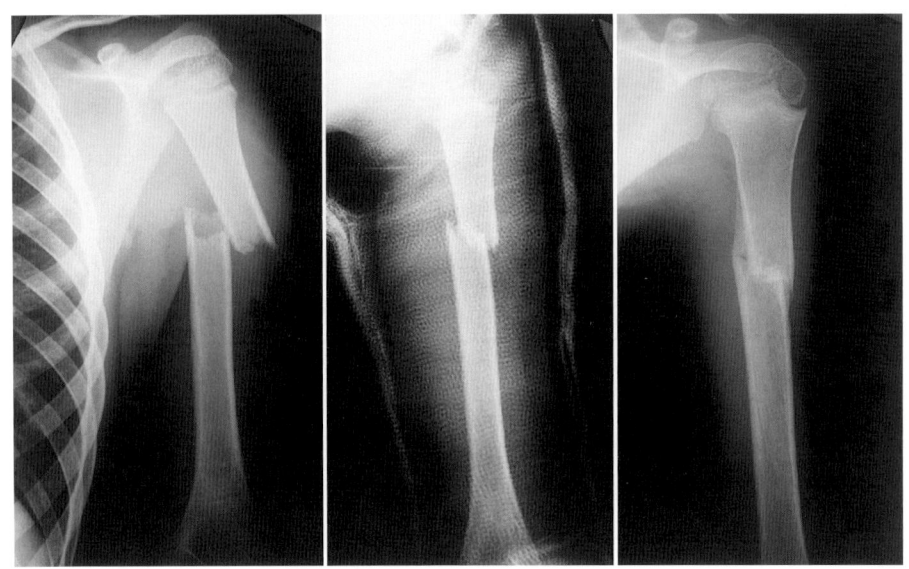

◆図63-2. 左上腕骨骨幹部骨折，7歳
左：初診時，中：徒手整復と外転位ギプス10日目，右：2カ月後

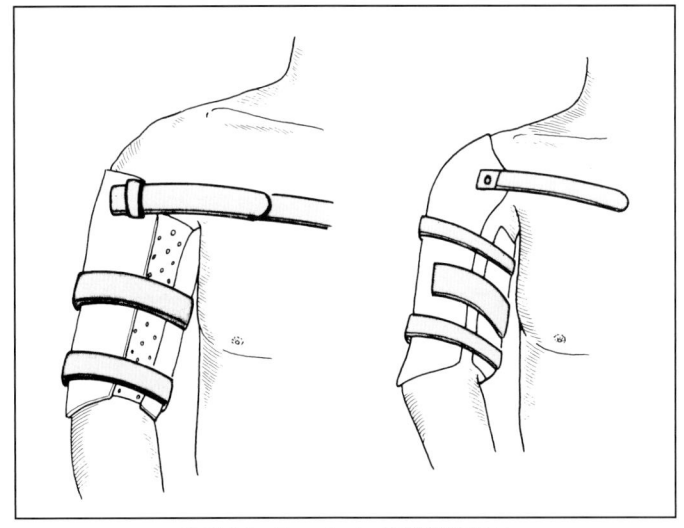

◆図64. Sarmientoの機能的装具

じるのには1週では早過ぎるようである。
　固定期間に影響を与えるものは年齢と骨折型であり，接触面の大きい斜骨折や螺旋骨折は横骨折より短期間で癒合する。早いもので4週，遅いもので6〜7週を必要とする。

c. 閉鎖性髄内釘固定
　思春期の骨折に限らず，小児での全身麻酔で徒手整復を必要とする場合には，K-wireやEnder pinを用いて一次的に閉鎖性髄内固定を行うのも一つの選択である。術前に家族との話し合いで方針を決めておくことが必要である。骨頭からの横止め髄内釘の使用は成長の終了時であればよいが，成長期では避ける。弾性ピンの刺入は逆行性では上腕外側顆か肘頭窩直上から（図65），順行性では骨頭外側から行われる。術式は成人とまったく同様である。術後1週で機能装具に変更し，肩

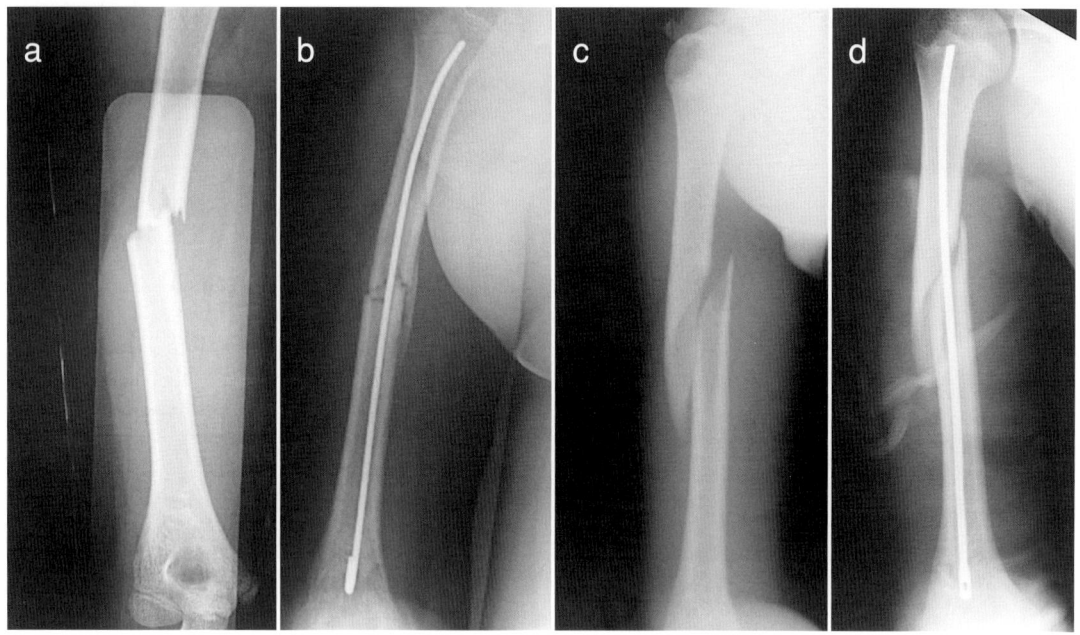

◆図65．上腕骨骨幹部骨折に対する閉鎖性髄内固定
a・b：8歳（K-wire 使用）。初診時と術後5週
c・d：13歳（Ender pin 使用）。初診時と術後1週

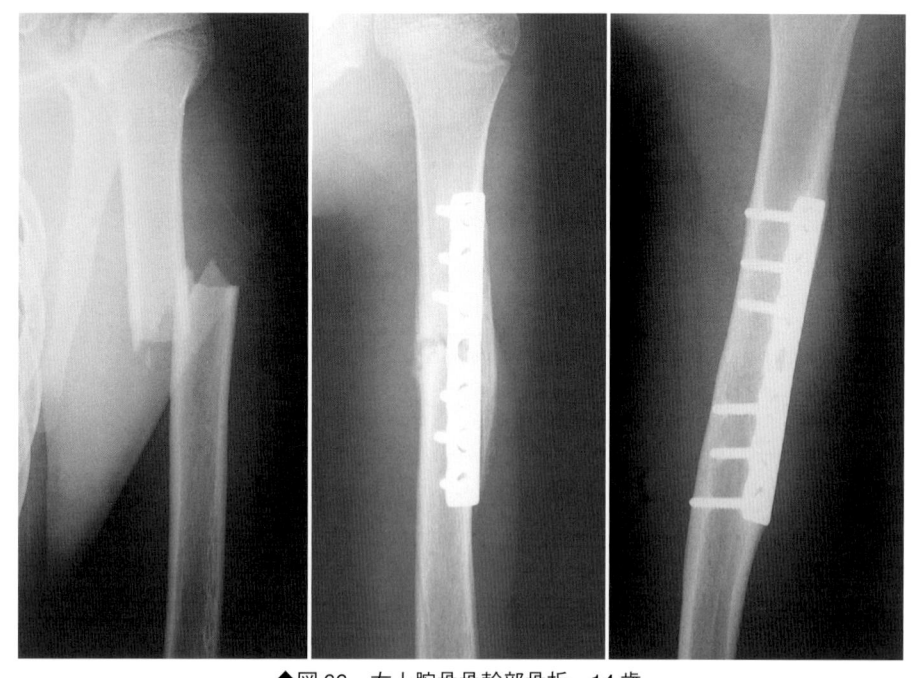

◆図66．左上腕骨骨幹部骨折，14歳
左：初診時，中：観血的整復と内副子固定後7週，右：術後1年8カ月

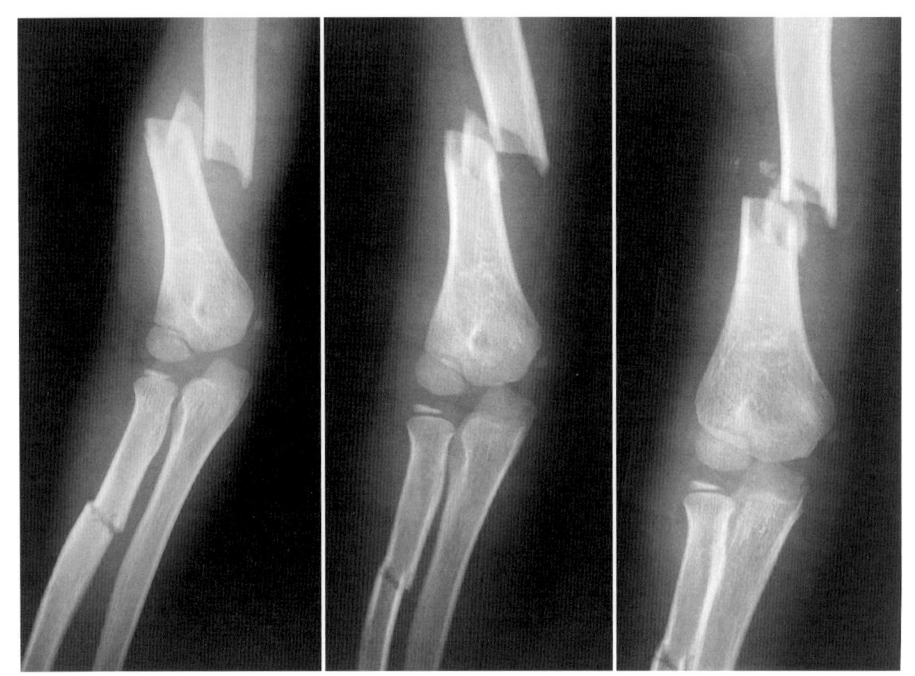

◆図67-1. 右上腕骨遠位骨幹部骨折＋橈骨骨幹部骨折（floating elbow），9歳
約2週間牽引治療を行っても整復不可能で，徒手整復後ギプス固定中に容易に再転位する。

および肘関節運動を開始する。

d. 観血的治療

手術手技は成人と何ら変わることはない。中央1/3以上の骨折では前外側から進入し，橈骨神経を確認した後に骨片を整復し内副子固定を行う。遠位1/3では外側切開あるいは後方切開で入る。後方より上腕三頭筋を縦割りして進入する場合には橈骨神経に配慮する必要がない。内副子は後方にあてるのが理想的であり，これは肘屈曲運動に際して上腕骨の後方が緊張側（tension side），前方が圧迫側（compression side）となり，緊張側を固定するというAO/ASIFの概念に基づくものである。観血的整復の適応は非常に少ない。筆者らは思春期の横骨折で徒手整復できず，非常に不安定であった症例に行ったが（図66），内副子抜去に際しては再度の橈骨神経露出が必要であった。できれば避けたい方法である。

後療法

乳幼児あるいは少年期では特別の後療法は必要とせず，あるがままにさせておけばよい。思春期以降では温熱療法を含めて，自他動運動練習を必要とすることもある。スポーツ活動への復帰はX線で骨癒合が完成し，疼痛もなく，運動域が正常であることを目安にする。

付記．上腕骨遠位骨幹部骨折

通常の上腕骨顆上骨折よりも，より近位部での上腕骨遠位骨幹部骨折は上腕骨顆上骨折に比べてはるかに頻度は少ないが，形態的にも上腕骨顆上部に比べてより三角形，より不安定，より長期固定を必要とするために顆上骨折と混同しないようにとSandersは述べている[91]。筆者が経験した症例は非常に不安定であり，牽引による整復や，外固定による徒手整復位の保持も困難であった。またSandersが述べるように，骨折部が顆上骨折

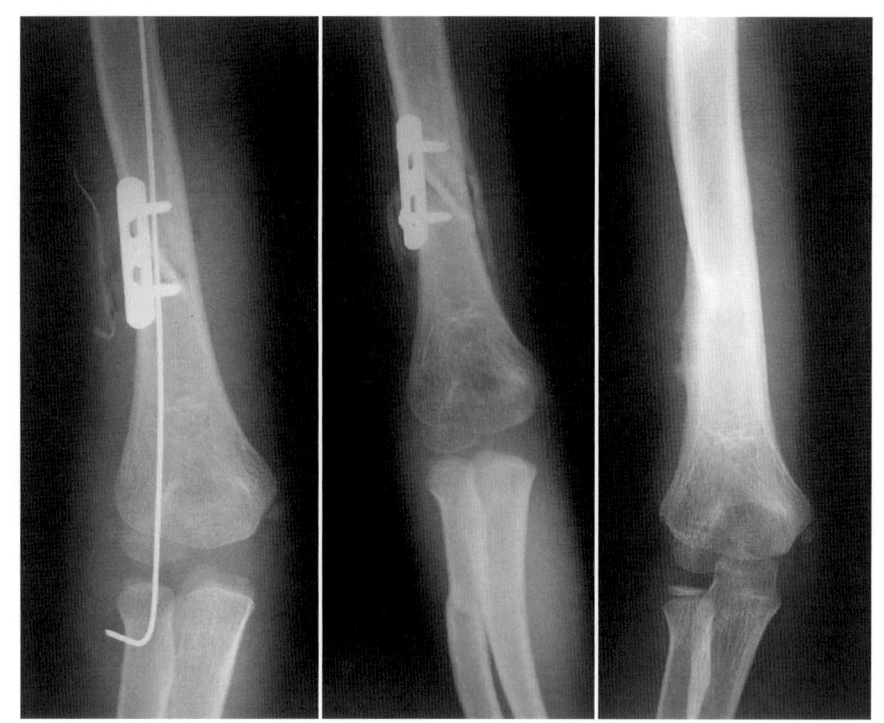

◆図67-2. 観血的整復とK-wireおよび内副子固定
左：術直後，中：1カ月，右：1年7カ月後

に比べてより中枢であるために経皮的交差ピン固定がしにくく，結局は観血的整復をせざるを得なかった（図67-1, 2）。骨折型，転位の程度および安定性によって外固定,牽引,経皮的ピン固定あるいは観血的骨接合術を使い分けるべきであろう。なお，外固定肢位は前腕回外より回内の方がよい[91]。

Upper extremity

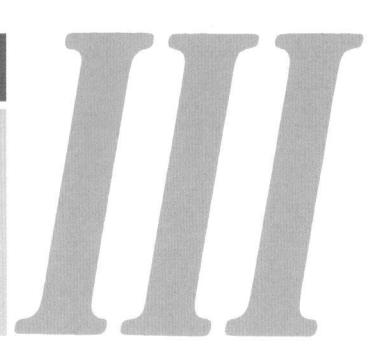

III 肘関節周辺骨折・脱臼

肘関節周辺の損傷を扱う場合に，前もって知っておきたいいくつかの事項がある。

肘関節周辺骨折・脱臼の特徴

① 小児骨折中最も発生しやすい部位である

② 骨端線にかかる骨折であることが多く，解剖学的整復が得られないとしばしば成長障害や変形を起こす

③ いまだ骨化が十分進んでいない，あるいは骨化核が加齢とともに出現するためにX線診断で誤診される

④ 遅発性の障害が出現する（上腕骨外側顆偽関節後の遅発性尺骨神経麻痺，橈骨頭脱臼の遺残による橈骨神経麻痺など）

⑤ 各骨の長径成長の約20％しか肘周辺では起こらないので自家矯正はあまり期待できない

骨折・脱臼の種類

① 上腕骨顆上骨折
② 上腕骨遠位骨端離開（通顆骨折）
③ 上腕骨外側顆骨折
④ 上腕骨内側上顆骨折
⑤ 上腕骨外側上顆骨折
⑥ 上腕骨内側顆骨折
⑦ 上腕骨小頭骨折
⑧ 肘関節脱臼（骨折を含むものと純粋な脱臼あり）
⑨ 肘頭骨折
⑩ 橈骨頭脱臼（Monteggia骨折を含む）
⑪ 橈骨近位端骨折

これらが単独あるいは合併して発生する。

受傷メカニズム

詳しく聞き出せないことが多いけれども，受傷原因（転倒，転落，交通事故など），受傷時の肢位，外力の方向と程度をできるだけ聞き出すように努める。なお受傷原因と年齢，あるいはメカニズムと骨折型が合わないような場合には特に念入りに聞き出す必要がある。小谷野ら[96]は虐待による5カ月の乳児の上腕骨顆上骨折を報告しているが，訴えは父親が抱いていて落としそうになり，右肘を持って引き上げて受傷したとのことであった。

局所所見

まず肘以下の皮膚の色をみよう。蒼白，うっ血など循環障害の徴候がなければすべてを急ぐ必要はない。循環障害の陽性所見は，

① Pain：激しい疼痛が指先まである（骨折部位のみではない）
② Pallor：皮膚が蒼白となる（静脈血行が悪いとチアノーゼとなる）
③ Paralysis：麻痺（正中・尺骨神経麻痺）
④ Pulselessness：橈骨動脈拍動の欠如
⑤ Paresthesia：しびれ感

これを5Pと称し，この中でも特に疼痛が最も緊急の徴候である。最初の三つをもって3Pと称することもある。これらは絶対的ではないが，一つでもあれば循環障害を疑い注意深い観察を必要とする。

視診では局所の変形あるいは腫脹がまずみられる。肘伸展位でフォーク状変形を呈する場合は顆上骨折,脱臼骨折あるいは肘関節脱臼を疑う。

骨折の部位により腫脹の部位が特徴的である。上腕骨外側顆骨折や橈骨頚部では外側に腫脹が局在する。腕橈関節部に腫脹や突出があり,尺骨近位に腫脹や変形があればMonteggia骨折を疑うなど,腫脹や変形,それに年齢を加味して大体の診断をつける。

神経損傷のチェック

損傷される神経は橈骨,正中,尺骨神経とこれらの分枝であり,麻痺を起こしやすい損傷は上腕骨顆上骨折,橈骨頭脱臼(Monteggia骨折を含む),上腕骨内側上顆骨折で,その他の損傷は麻痺を起こしにくい。

神経麻痺の簡単なチェック法を知っておかねばならない。

① 手関節の背屈および指(母指を含めて)のMP関節の伸展が自動的に可能かどうかをみる。不可能であれば橈骨神経麻痺である(drop hand,下垂手)。

② 手関節の背屈はできるが指(MP関節)の伸展ができないときは橈骨神経の運動枝である後骨間神経麻痺である(drop finger)。

③ 握りこぶしを作らせる。そのとき母指と示指(中指を含むこともある)のIPが屈曲できず,ちょうど物をつまむような格好になれば正中神経麻痺である(図68)。また,同じ動作でも母指のIP関節の屈曲と示指のDIP関節の屈曲のみができない場合(PIPの屈曲は可能である)は,正中神経の分枝である前骨間神経麻痺の症状である。

④ 小指と環指が開いていて閉じ動作ができない,MP関節が過伸展しIP関節が屈曲しているときは尺骨神経麻痺である(claw-hand,鷲手)。

⑤ 示指と中指を重ね合わせる動作ができないとき(あるいは非常に力が弱いとき)は尺骨神経麻痺である(crossing the finger test)。

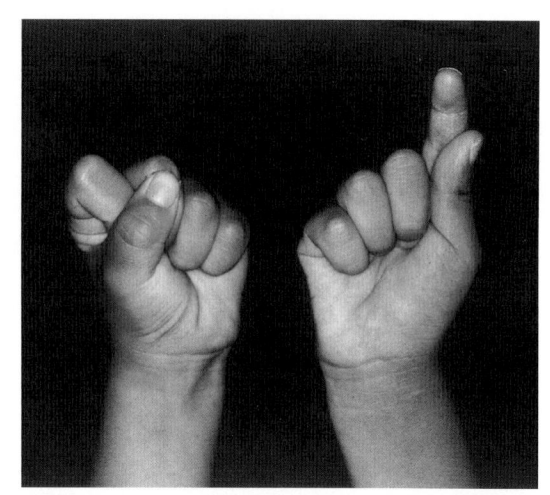

◆図68. 上腕骨顆上骨折に合併した正中神経麻痺における母指および示指の屈曲障害

⑥ 母指と示指で物を挟みつけるときに母指のIP関節が屈曲するときは尺骨神経麻痺である(Froment's sign)。

⑦ 指における汗の出具合をみる(発汗テスト)。検者の指やプラスチック製品(筆者はプラスチック製の角度計を用いている)で患者の手指掌側をなでると健側に比べて発汗が減少し,すべすべしているのがわかる。知覚麻痺を合併した場合に出現し,母指と示指の異常は正中神経,小指の異常は尺骨神経麻痺を示す。

落とし穴:すでにギプスを他医で受けて来院した場合には指先しか観察できない。橈骨神経麻痺は手関節とMP関節の伸展をみることが大切であり,ギプスでMP関節まで固定されていると,指の関節はたとえ麻痺があっても虫様筋や骨間筋の働きで伸展できる。誤診しないためには必ずギプスを外して診察すべきである。

その他の神経についても手関節以下がよくみえる状態で観察しよう。

X線撮影と読影

患者の診察がすむと診断確定のためにX線撮影が行われる。

いずれの骨折でもまずあるがままで撮影す

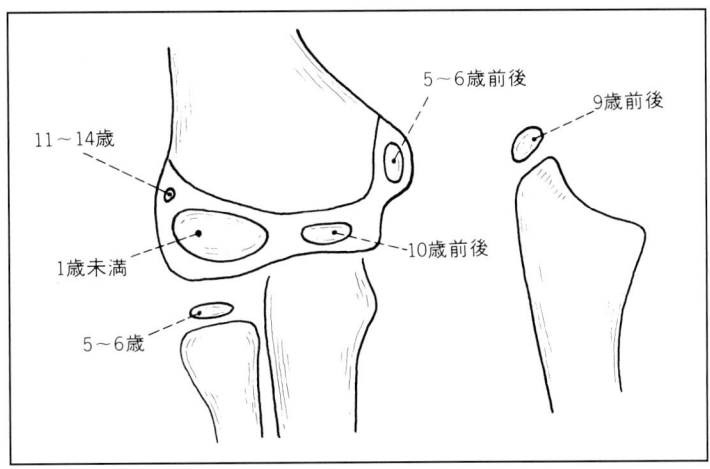

◆図 69．肘関節周辺の骨化核の出現の時期

ることが大切である。正しい前後・側面像が必要であるが，疼痛のために正確な両面の撮影ができないことも多い。筆者は最初から4方向撮影を行っている。撮影方向のちょっとした違いは大きな情報を提供してくれることがあるし，細い骨折線や小さな骨片は多方向の撮影で初めて確認できることもある。従って，最初は前後・側面に両斜位撮影を加えた4方向撮影を勧める。

X線読影の前に年齢相応の正常な X 線所見がいかなるものであるかを知っておかねばならないが，骨化核の出現や癒合の年齢は個人差が大きく，報告者によってかなりのバラツキがみられる。

上腕骨外側顆の骨化核は Wilkins[97] によれば生後1年の終わり頃から出現しはじめ（Blount[98]は1〜8カ月，Tachdjian[99]は4〜5カ月），次第に滑車に向かって伸びる。5〜6歳前後で内側上顆の骨化核が出現する（Blountは男子で57〜84カ月，女子で27〜61カ月，Tachdjianは男子7歳，女子8歳）。10歳前後で滑車の骨化が本格的に始まる（Blountは7〜9歳，Tachdjianは男子9歳，女子8歳）。この部分は不整なことがあり，異常所見と誤診されやすい。その後に外側上顆の骨化核が出現し（Blountは11〜14歳，Tachdjianは男子12歳，女子11歳），次第に

外側顆，滑車，外側上顆が一体に癒合し，最も遅れて内側上顆が癒合する。女子の方が男子より骨化の開始と癒合の時期が若干早い。橈骨頭の骨化核は内側上顆の骨化核と同じ時期（Blountは35〜66カ月，Tachdjianは男子5歳，女子4歳）に出現する。肘頭の骨化核は女子では6歳，男子では8歳（Blountは8〜11歳，Tachdjianは男子10歳，女子8歳）で出現する（図69）。最も骨折と誤診されやすいのは外側上顆骨化核であり，この部の骨折について記載したすべての成書に骨折と混同しないように注意が喚起されている[100]〜[102]。

これらの所見はかなり個人差があるので同じ肢位で撮影した健側と比較するのが一番よい。これらの骨端線や骨化核の存在を念頭に置いた上で骨折部位，転位の程度を読み取り最終的に診断を確定させる。

1 上腕骨顆上骨折

上腕骨顆上骨折の占める頻度について，Chenら[103]は小児の四肢骨折を有する3,350例（3,413肢）中16.4％で，年齢的ピークは0〜3歳と4〜7歳にあり，それぞれの年齢群での頻度は前者は28.9％，後者は31.8％であったと報告している。

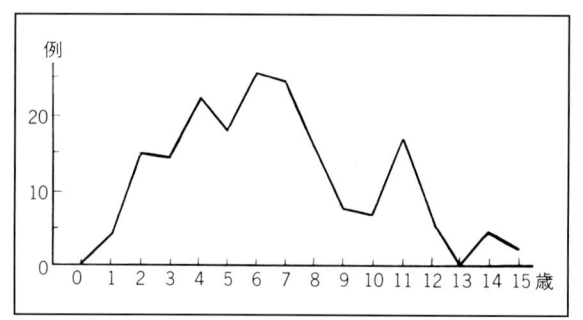

◆図70. 上腕骨顆上骨折の年齢別発生頻度
（井上の論文[2]より）

筆者らの調査では小児単発骨折1,660例中174例10.5％であり，肘関節周辺骨折の中で最も頻度が高かった。好発年齢は図に示すごとく6歳と7歳にピークがあった[2]（図70）。稀に前腕骨骨折を合併することがあり，floating elbowと呼ばれることもある（図71）。服部ら[104]は手術した顆上骨折215例中11例（5.1％）に合併をみている。彼の内外文献の調査では顆上骨折と前腕骨骨折の合併頻度は2.0〜9.9％であり，見落としをしない注意が必要である。

発生メカニズムの多くは肘伸展位で手をつき，過伸展を強制されて発生し伸展型骨折となる。ここでは主として伸展型について述べ，非常に稀な屈曲型については治療の項目で簡単に述べることにする。

症状は腫脹，疼痛，運動障害，変形であり，特に定型的伸展型骨折ではフォーク状変形を呈する（図72）。合併症としての循環障害と神経損傷の有無に関する注意点については既述した。

循環障害があればその処置が最優先する。

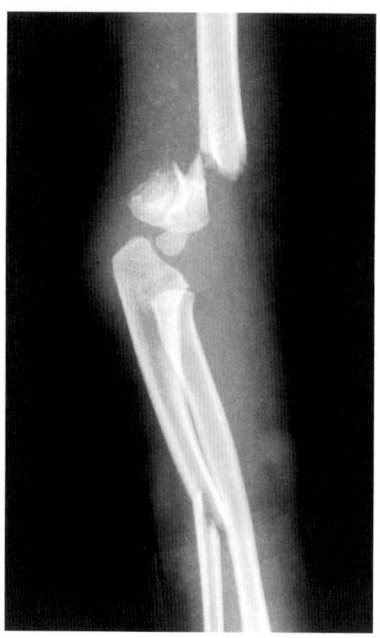

◆図71. 上腕骨顆上骨折＋尺骨骨幹部骨折（floating elbow），4歳

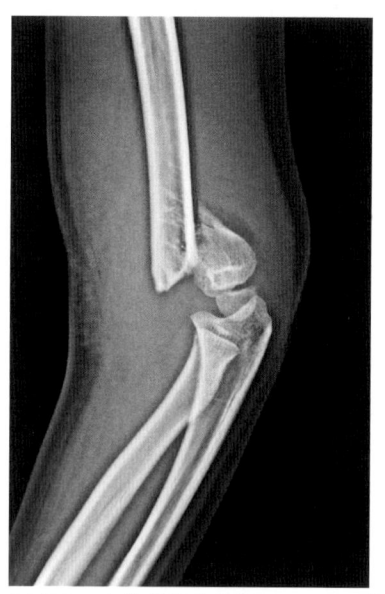

◆図72. 上腕骨顆上骨折のフォーク状変形（CR撮影）

X線撮影，所見

少なくとも治療方針決定のための情報を得るためにまず前後・側面の2方向で撮影されたフィルムが必要で，これでおおよその分類が可能となるが，筆者はルーチンに両斜位撮影を含めた4方向撮影を行って，回旋転位を見逃さないようにしている。撮影されたフィルムから骨折の分類を行う。

分類

最近の上腕骨顆上骨折に関する論文ではHolmberg[105]，Gartland[106]，Wilkins[97]，Felsenreich[107]，Smith[108]，Smith-阿部[109]，Henrikson[110]などの分類が用いられている。代表的分類としてHolmberg，Wilkins，Smith-阿部の分類を示す（表2）。本邦ではSmith-阿部の分類が最も用いられている。撮影されたフィルムから症例がどの分類のどの程度に属するかを判定して治療方針決定の参考とする（図73）。

治療方針

橈側凸変形は内反肘を，著明な前方凸変形は肘関節の屈曲制限と過伸展を招き，著明な回旋変形は内反変形を助長し屈曲制限を起こす。形態的・機能的予後に最も関係するのは整復の良否であり，内反変形や回旋変形の自家矯正はほとんど起こらない。

これらのことを考慮して治療方針を決定する。

1. 整復の適応

代表的分類からみると，HolmbergのⅢとⅣ，Smith-阿部ではⅡの一部とⅢ，Ⅳ，Wilkins分類ではⅡの一部とⅢは問題なく整復の適応である。

転位が少ない場合にはBaumann角と上腕

表2．上腕骨顆上骨折の代表的分類

Holmbergの分類
Ⅰ．転位なし，ごく軽度の転位
Ⅱ．回旋転位がない軽い側方転位
Ⅲ．回旋転位を含む若干の転位
Ⅳ．骨片間に接触のない完全転位

Wilkinsの分類
（Gartlandの分類を参考としたもの）
Ⅰ．転位なし
Ⅱ．転位あり（後方の骨皮質は損傷なし）
Ⅲ．転位あり（骨皮質の接触なし）
A：後内側への転位
B：後外側への転位

Smith-阿部の分類
Ⅰ．転位がみられないもの
Ⅱ．矢状面における屈曲転位が主体のもの
Ⅲ．中等度の転位で骨片間に接触があるもの
Ⅳ．転位が著明で骨片間に接触がみられないもの

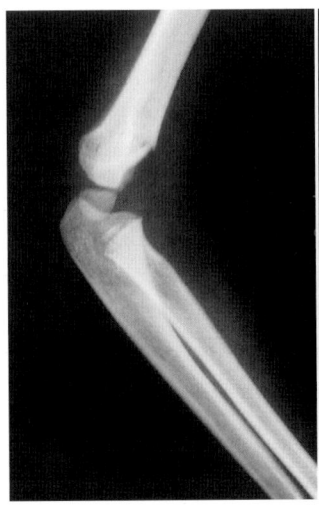

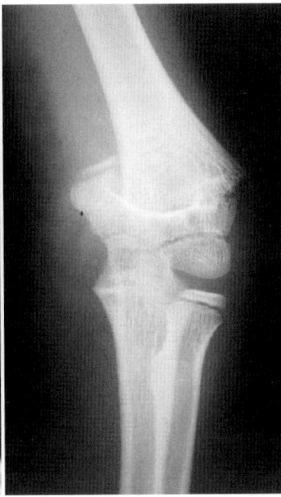

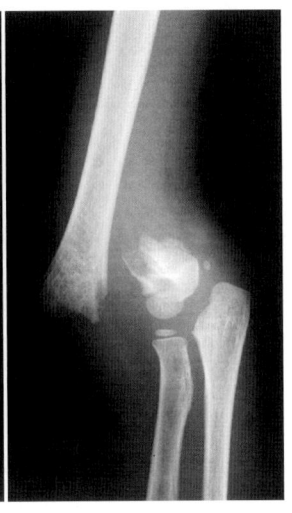

◆図73．骨折の各分類の比較
　左：HolmbergⅠ，WilkinsⅡ，Smith-阿部Ⅱ
　中：HolmbergⅢ，WilkinsⅢ-A，Smith-阿部Ⅲ
　右：HolmbergⅣ，WilkinsⅢ，Smith-阿部Ⅳ

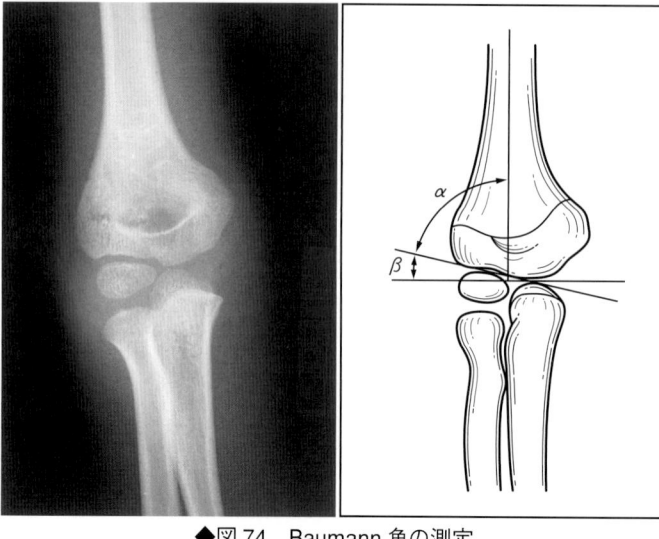

◆図74. Baumann角の測定
α：Baumann角（正常では70～80°）
β：90°−αでも表現される

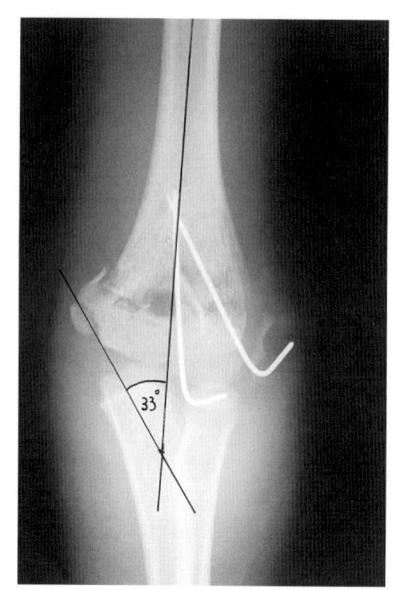

◆図75. Medial epicondylar epiphyseal (MEE) angleの計測法

小頭傾斜角を計測して判断しなければならない。この計測は正確に撮影された前後・側面像からなされる。

Baumann角：上腕骨長軸と外側骨端線（骨端部と骨幹端部との間）とのなす角度である。90°からこの角度を引いたβ角でもって表現されていることもある（図74）。Williamsonら[111]は2～13歳の114人で計測を行い，平均は72°で，正常な肘の95％は64～81°であり，年齢や性別での有為差はなかったと述べた。また，Keenannら[112]は2～14歳の577人の肘のX線観察から，少年では平均73.6°（64～82°），少女では平均73.5°（64～82°）であり，年齢や性別での有意差をみていなく，健側との比較を強調している。個人差が前者で17°，後者で18°であり，正確には健側と比較すべきであろう。Baumann角と肘関節の最終的carrying angle（肘外偏角）は密接な関係があることは多数の報告で知られている[113]〜[121]。北城，井上ら[122]の調査結果からみて最終的内反度が健側に比べて5°以内のものは美容的にほとんど訴えがないので，健側よりも5°前後の減少であれば強いて整復する必要はない。

Medial epicondylar epiphyseal (MEE) angle：Biyani[123]はBaumann角の代わりにMEE angleを3～12歳の100例の正常な肘について計測した（図75）。平均値は38.2±4.17°（25～46°）であり，25例に行ったJones' viewでの変化もなく，20例の上腕骨顆上骨折で計測して最終結果とよくマッチしたと記載している。筆者はこの方法で計測してみたが確実性に乏しかった。

上腕骨小頭傾斜角（tilting angle）：側面像から計測する。上腕骨長軸といわゆる"teardrop"像とのなす角度であり，矢状面の転位を表す。伸展型では前方凸であり，正常では40°前後のこの角度は転位が大きければ大きいほど減少する（図76）。軽度の自家矯正は期待できるが[124]，転位が大きいと肘関節屈曲制限を起こすので15°前後を超す減少であれば整復の適応となる[125]〜[127]。

文献的あるいは経験的に整復の適応を要約すると，①前額面での5°を超す転位（5°を超す内反），②矢状面での15°を超す転位（15°を超す前方凸屈曲），それに伴う回旋転位，であろう。回旋転位は多くの場合，内反変形を伴っていると解釈すべきである。

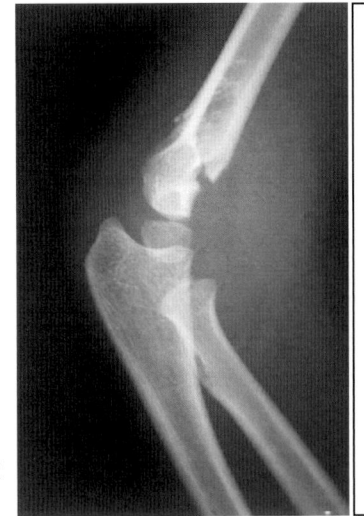

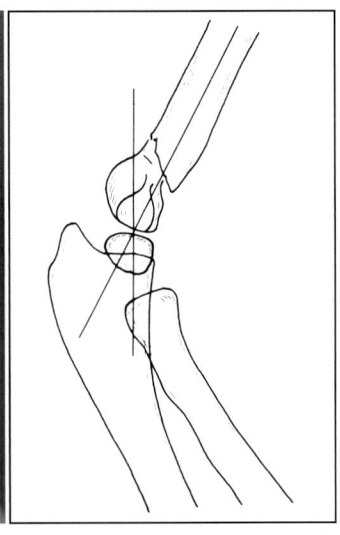

◆図76. Tilting angle の測定
正常では40°前後。

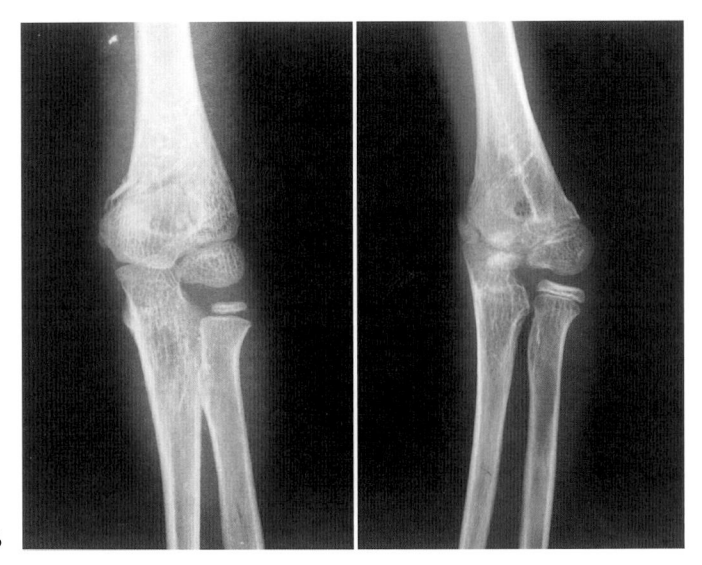

◆図77. 内側嵌入型
左：初診時
右：3年後著明な内反肘を呈している

矢状面や前額面の屈曲転位を伴わない側方・前後方向への中等度の転位は強いて整復する必要はない。

2. 治療方針の選択

まず，整復を必要としないものと必要とするものに大別して考える。

a. 整復操作を必要としないもの

これらはそのまま外固定する。
落とし穴：内側に小骨片があるものや嵌入が疑われるものでは最初にほとんど変形がなくても後日著明な内反肘を発生することがある（図77）。北城，井上ら[122]はこの特殊な骨折型に注意を喚起し，藤巻[128]は内側第3骨片のあるものは内反肘になりやすいと述べ，Wilkins[97]は顆上部の若木骨折では内反屈曲の原因となる内柱の若干の虚脱が起こり得るし，この内反変形は最初のX線所見では転位が少なく，予測することが困難と記している。最近やっとこの骨折型が注目されはじめたが[129]〜[134]，経過観察が特に必要である。

b. 整復を必要とするもの

治療方法としては徒手整復, 牽引, 外固定, 経皮的鋼線固定, 観血的整復と内固定が種々に組み合わされて行われる.

1) 徒手整復→経皮的K-wire固定 (あるいは外固定)

整復後安定性のいかんにかかわらず直ちに経皮的K-wire固定を行うのが現在の主流である. 安定性が極めて良好と判断すれば外固定を行う.

2) 徒手整復→牽引→外固定

徒手整復し不足分を補うために牽引する場合と, 不安定であるために固定の意味で牽引する場合がある.

3) 牽引→徒手整復 (あるいは外固定) →外固定 (あるいは経皮的固定)

何らかの理由 (麻酔の問題や腫脹がひどいなど) で即時の徒手整復に適さない場合は短期間の牽引で減脹を待って徒手整復を行ったり, あるいは一次的牽引療法と短期の外固定で終始することもある.

4) 徒手整復→牽引→観血的整復

徒手整復, 牽引でも許容範囲内に整復できない場合には観血的整復が行われる.

5) 一次的あるいは二次的選択としての観血的整復術の適応

観血的整復不要論者から積極論者まで種々の意見があるが, 大略すると次に述べる適応に要約できる.

① 開放骨折 (絶対的～積極的適応)

② 血管障害を伴い, その処置のために骨片の安定化が不可欠な場合 (絶対的適応)

③ 神経麻痺があり, 徒手整復や牽引でも適当な整復が得られない場合. 徒手整復を繰り返すことでさらに神経を損傷する恐れがある (積極的適応)

④ 保存的治療で目的とする整復位が得られない場合 (比較的適応)

⑤ 保存的治療の時期を失した陳旧例

最近では繰り返して整復操作を行うよりも観血的整復の方がよいとの考え方もある. また, 欧米では入院が短く, コストが安くてすむという理由で手術が好まれる傾向が出てきている.

家族への説明

血行障害がある場合はその緊急性に関する説明が必要である.

血行障害を伴わない上腕骨顆上骨折においてはいくつかの基本的説明事項がある.

① この骨折はよほどの変形治癒が起こらない限り機能的予後は良好で, 内反肘をいかに少なくするかが治療目的であること

② 目標は健側に比べて5°以内の内反に留めること

③ 行う予定の治療の順序, 固定期間, 特に整復を必要とする場合に見込まれる経過について: 徒手整復が成功しない場合の対処として, 牽引治療するか観血的整復するかの二つの選択肢がある. 治療開始前にそれぞれの利点と欠点を説明してどちらかに決定しておいた方がよい. 治療側に複数の選択肢があれば患者側にも同じ選択肢がある.

④ 整復が必要でない場合でも軽い内反肘の発生する可能性があるかも知れないこと

⑤ 美容的に問題となる変形が遺残した場合には骨切り術で改善させる方法があること

⑥ 合併する神経麻痺は自然回復する可能性があること, およびその待機期間について

表3-1. 内反肘の発生頻度

報告者	年代	骨折数	内反肘	%
前田, 野崎	1937	41	3	7.3
神中	1939	232	39	16.3
池田 外形	1953	21	4	19.0
X線		21	16	79.0
矢野 診察	1960	27	10	37.0
アンケート		33	12	36.3
宮城, 寺本 (X線)	1969	147	65	44.4
藤巻 (X線)	1977	82	20	24.2
阿部 (Ⅲ, Ⅳ型)	1980	106	40	37.7

(藤巻悦夫ほか: 内反肘矯正骨切り術の検討, 整・災外 26: 1597～1604, 1983より引用)

表3-2. 内反肘発生頻度

報告者	症例数	治療法	内反肘＞健側比11°(％)
Boyd (1992)	71	徒手整復＋経皮的固定	0/71 (0％)
梶原 (1993)	45	観血的整復固定	14/45 (31.1％)
服部 (1994)	154	徒手整復＋経皮的固定	前期 10.6％
			後期 8.3％
信田 (1995)	22	徒手整復＋経皮的固定	7/22 (31.8％)
中西 (1996)	17	徒手整復＋経皮的固定	1/17 (5.9％)
原田 (1996)	74	混合	6/74 (8.1％)
田嶋 (1997)	34	徒手整復＋経皮的固定	4/34 (11.8％)
	14	経皮的整復＋経皮的固定	0/14 (0％)
岸本 (1997)	8	牽引外固定	3/8 (37.5％)
	14	徒手整復＋経皮的固定	1/14 (7.1％)
	17	観血的整復固定	0/17 (0％)
春島 (1998)	24	徒手整復＋経皮的固定	6/24 (25％)
首藤 (1998)	16	混合	0/16 (0％)
山本 (1998)	20	徒手整復＋経皮的固定,	0/20 (0％)
徳永 (1999)	53	49/53 は徒手整復＋経皮的固定	6/53 (11.3％)

なお，家族への説明の資料として，内反肘発生頻度に関する過去と最近の報告を表にまとめておくが[121)124)131)135)~143)]，最近では発生頻度が減少していることがよくわかる(表3-1, 2)。

治　療

1. 保存的治療

a. 整復を必要としないときの外固定

簡単な背側ギプス副子を上腕中枢から手まで，肘関節90°屈曲位で行う。腫脹が減少すればギプス包帯に変更するか，そのまま副子を続けてもよい。期間は年齢により異なるが4週を超えることはない。X線チェックは翌日，1週後に行うが，1週で転位が発生しなければまず大丈夫である。

b. 徒手整復

1) 麻　酔

徒手整復に引き続き経皮的にK-wire固定を行うことが多く，不成功の場合には観血的整復に移行する可能性もあり，全身麻酔が望ましい。何らかの理由でそれができない場合は骨折血腫内への局所麻酔薬の注入でもかなりの効果を発揮することがあるが，除痛には限度があり，合併症対策としての全身管理の準備のもとで行った方がよい。

2) 転位方向の確認

前額面の転位は前後像で，矢状面の転位は側面像で確認できる。近位骨片に対する遠位骨片の回旋転位の方向の確認は斜位撮影も参考となる。上下骨片の幅に差があるときには回旋転位を意味している。遠位骨片は近位骨片に対して内旋し，相対的に近位骨片は外旋して，近位骨片の尺側が前方へ転位していて，anterior spikeと表現されることもある[144)~147)]（図78）。

3) 徒手整復法

徒手整復の原則は，①長軸牽引による短縮転位と側方転位の矯正（側方からの圧迫を加えることもある），②遠位骨片の回旋転位の矯正，③遠位骨片に対する後方からの圧迫と損傷されてない後方骨膜をhingeに利用しての屈曲による矢状面の整復，④鋭角位屈曲と前腕の回内位固定（回外位を好むものもある）による安定性の獲得，である。

多くの徒手整復法が述べられているが大同小異である。いくつかの整復法について記す。

III—肘関節周辺骨折・脱臼

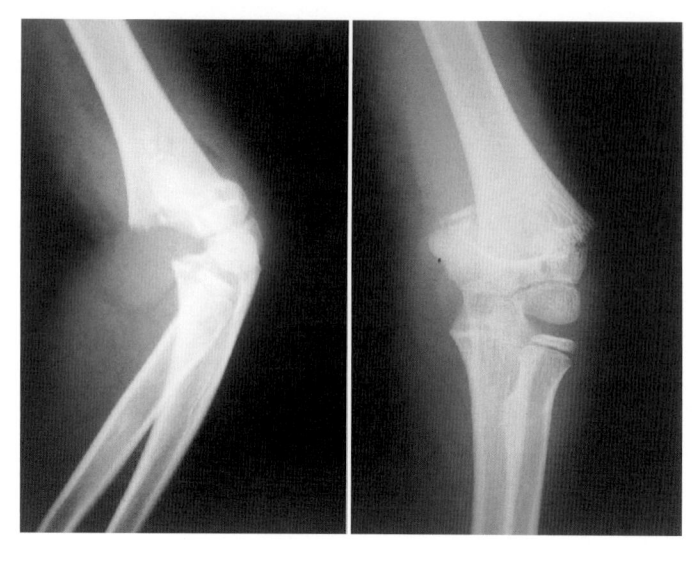

◆図78. 回旋転位と内反転位，9歳
遠位骨片は近位骨片に対して内旋し，近位骨片の尺側が前方に転位している。

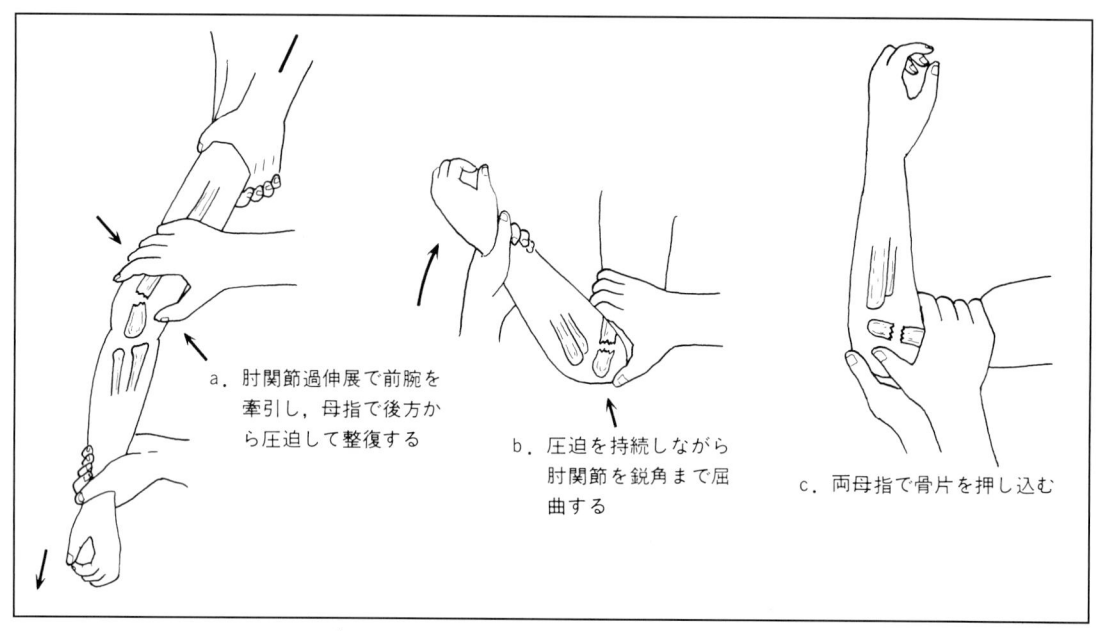

a. 肘関節過伸展で前腕を牽引し，母指で後方から圧迫して整復する

b. 圧迫を持続しながら肘関節を鋭角まで屈曲する

c. 両母指で骨片を押し込む

◆図79. 徒手整復手技（糟谷の著書[149]より）

Blount：長軸牽引→過伸展で骨片の離開→回旋を前腕回外で矯正→側方転位の矯正→過伸展した遠位骨片の肘頭を母指で前方へ圧迫→整復が完了して肘関節を屈曲。一度整復され肘関節が屈曲されれば前腕の肢位は重要ではないと述べている[148]。

糟谷：長軸牽引→遠位骨片は後方からの圧迫，近位骨片には前方から対抗圧迫で整復→整復が完了してから肘関節を屈曲させる（図79）。彼は「元来整復は，長軸牽引と骨片の圧迫によって行われるもので，肘関節の屈曲は整復位を保持するための手段であり，整復不十分なものをただ屈曲させても整復できない……」と記載している[149]。

Wilkins：前腕回外位で長軸牽引（短縮転位の矯正）→過伸展（骨片を合わせる）→内外反力と回旋を遠位骨片に加える（側方転位と回旋の矯正）→肘関節屈曲と同時に近位骨片

は前方より，遠位骨片は後方より圧迫（遠位骨片の屈曲転位の矯正）→固定肢位は肘関節過屈曲位で前腕は回内位[97]）。

筆者：長軸牽引（短縮転位と側方転位の矯正）→前腕回外位での遠位骨片の強い外旋（遠位骨片の内旋転位の矯正）→肘頭の圧迫と近位骨片の前方よりの圧迫による骨片整復→前述の操作を行いながらの肘関節の屈曲（整復と安定性の獲得）→前腕は中間位か回内位に戻す[150]）（図80-1～4）。

4）特殊な整復台を用いた整復法

Flynnら[151]）に始まり，本邦では横江ら[152]），服部ら[153]）が最初の報告を行ったが，現在では治療の主流となっている。なお，服部の論文によれば，この整復台を用いての整復法はFlynnと同じ時期に故板野克彦博士が考案作成したものである。服部は経験を重ね，さらに改良を加えた[154]～[156]）。手技については経皮的K-wire固定法の項で述べる。なお，本法に引き続いて経皮的K-wire固定が行われる。

5）整復後固定までの注意

① 橈骨動脈拍動の触知と，② X線あるいはイメージでの整復の確認（BAやTA測定はX線フィルムより行った方が確実）。

c．整復後の固定

1）ギプス固定

安定性が良好であれば直角位で後方ギプス副子を上腕中枢より手まで装着するが，最も多く用いられているのは鋭角位固定である。鋭角位に固定することによって後方の損傷されていない骨膜や上腕三頭筋が緊張して

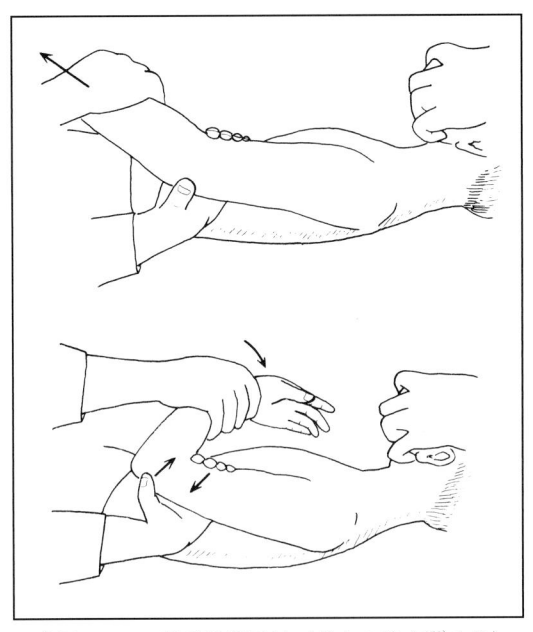

◆図80-1．徒手整復手技（井上の論文[150]）より）

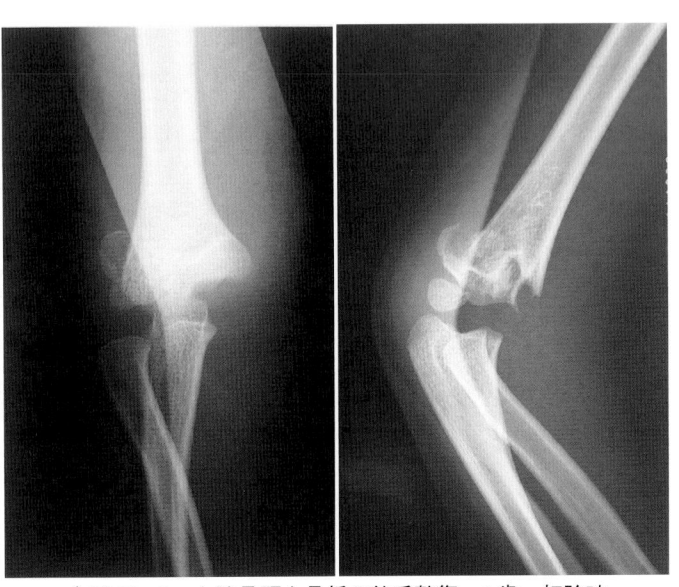

◆図80-2．上腕骨顆上骨折の徒手整復，4歳，初診時

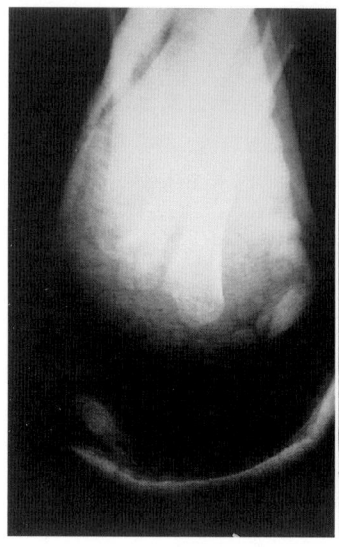

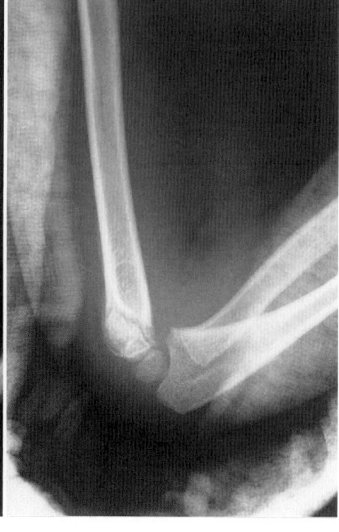

◆図80-3. 徒手整復と鋭角位屈曲固定

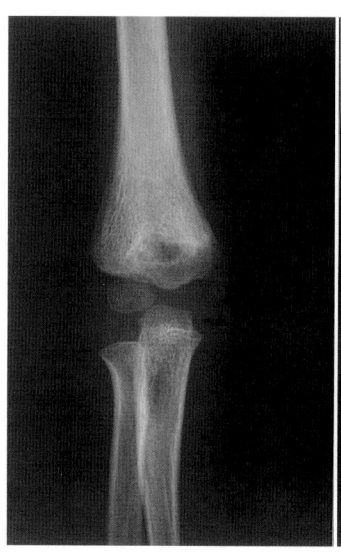

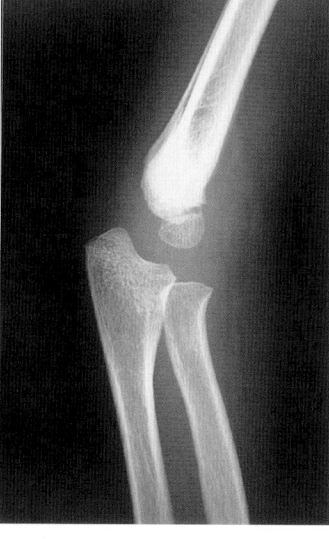

◆図80-4. 2カ月後, carrying angle と tilting angle 正常

hingeの働きをして安定性に貢献するからである（図81）。単に絆創膏で鋭角屈曲位に固定する方法もある。いずれの方法でも三角巾で吊っておくと楽である。

前腕の肢位については回外位とするもの[144]，こだわらないとするもの[145]に比べると回内位を推奨しているものが多い。その理由はBöhler[157]によって述べられたところの，回外位では円回内筋が緊張し遠位骨片は内反し，回内位では円回内筋が弛緩し遠位骨片の内反を防ぐことをあげるものが多い。

Wilkins[97]はその著書の中で，骨片の安定化について詳述しているが，①最初に整復で安定，②矢状面での転位は過屈曲で防止，③前腕の回内は遠位骨片を前額面で安定させ内反傾向を防ぐ（回外は遠位骨片を不安定とし，内反を生じる）と要約している。この回内位は整復時から要求されると主張するものもある。しかし，遠位骨片の内旋転位を矯正するためには遠位骨片を強く外旋しなければならない。そのためには前腕を含めて外旋する必要があり，この外旋を前腕回内位で行

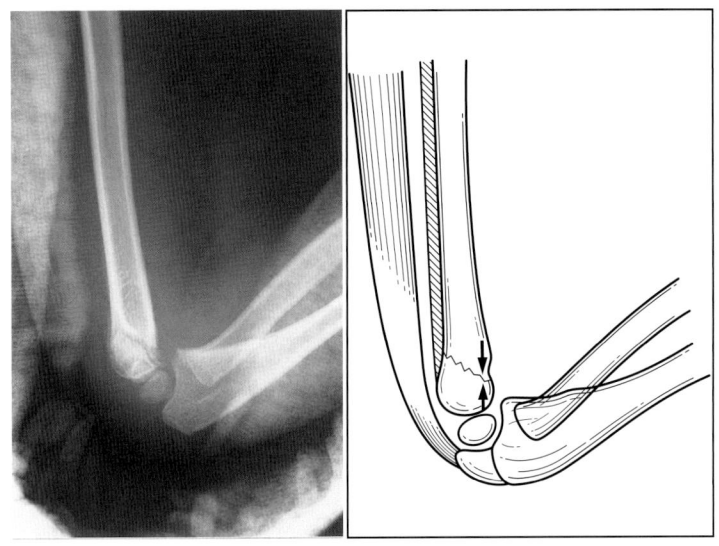

◆図81. 徒手整復と鋭角位固定（図80提示例）
後方がtension sideとなり，前方に圧迫力が加わる。

うのはしにくく，回外位での方が操作しやすい。整復が完了した後で骨片の安定性を確実にするために回内位にするというのは大方の同意である。

外固定した後で再度橈骨動脈の拍動があることを確認する。また，X線撮影を正しく行って整復が正しいか否かを計測する必要がある。整復の良否の判定は大切である。最も確実な方法は4方向より撮影したX線所見がすべて正常であれば計測の必要はないが，多少とも転位は残存しているものであり，どこまでが許容範囲であるかを決定することは重要である。前額面の内反転位を伴わない軽度の回旋転位は問題ないが，内反転位や前方凸屈曲変形には限度がある。従って，撮影されたフィルムからBaumann角，tilting angleを計測しなければならない。肘鋭角屈曲の場合は上腕に直角に投影すればよいが，直角位固定の場合はその撮影では前腕と重なってしまうので，20～30°末梢から投影すれば若干正確性には欠けるが撮影できる。健側を同じ条件で撮影して比較すればより正確となる（図82-1,2）。

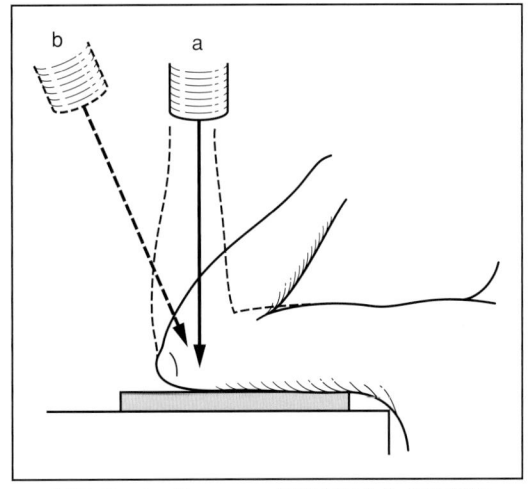

◆図82-1. Baumann角測定のための計測法
鋭角位固定の場合は（a）撮影法を，直角位固定の場合は（b）撮影法を用いる。

2）経皮的K-wire固定

適応：麻酔下での徒手整復を必要とする症例には一次的にK-wire固定を行う方法が定着しつつあり[147)158)～164)]，本法に対する服部ら[153)～156)]の貢献は大きい。

体位：本法をスムースに行うためにはまず体位がポイントである。背臥位では整復操作には問題ないが，横臥位か腹臥位で，前記整

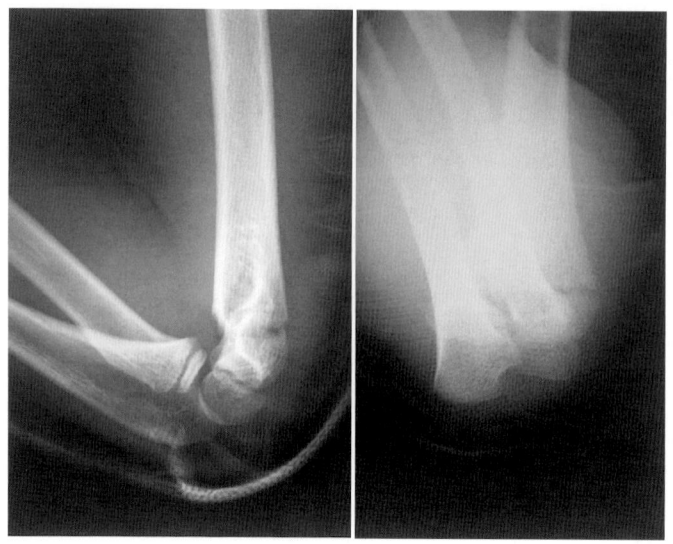

◆図 82-2. 整復後の測定（図 78 提示例）
Tilting angle 35°，Baumann 角 10°

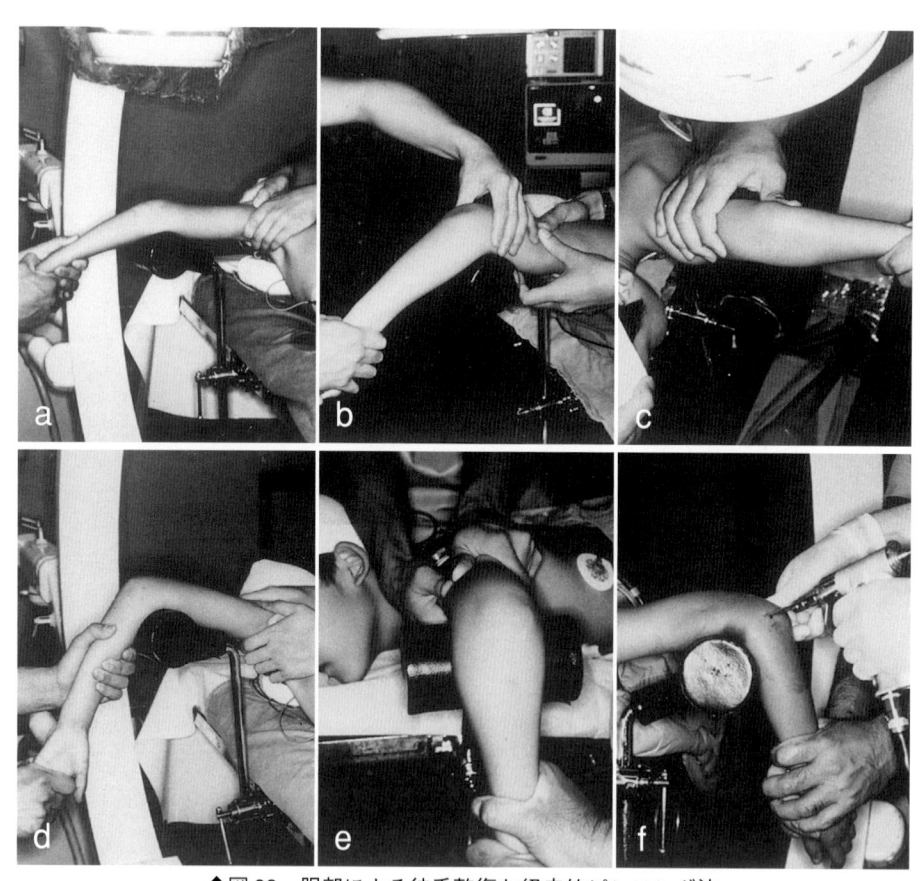

◆図 83. 服部による徒手整復と経皮的ピンニング法
a：shortening, b：shift, c：tilt, d：angulation, e：rotation, f：pinning
（服部順和先生のご好意による）

復台を用いるのが最も容易である．筆者らは従来は側臥位で枕を抱かせてそれを整復台代わりに使用していたが，整復，イメージ透視，ピン刺入にはるかに便利である腹臥位に変更している．

徒手整復：整復台を用いる服部らの方法について述べると，腹臥位で整復台に肘関節をのせ，骨折転位要素である，①短縮転位（shortening）を長軸牽引で，②内・外側転位（shift）を側方からの圧迫で，③内・外反転位（tilt）を外・内反で矯正，④屈曲転位（angulation）を整復台を用いての屈曲で，⑤回旋転位（rotation）を腕の回旋で矯正する（図83）．

固定手技：整復完了したら肘関節を直角から鋭角位に保持しておいて経皮的固定に移る（服部らは60〜90°屈曲位としている）．K-wireの直径は文献的には1.0〜1.8 mmと種々であるが，年齢に応じて使い分ければよい．前後側面像での整復の確認には腕を回旋させるのではなく，腕はそのままでイメージのアームを回転させて行わねばならない．

第1のピンは外側顆のやや後方よりの骨幹端部から刺入する．必ずしも対側の骨皮質を貫通させなくてもよいが，その場合は骨髄腔中に長く刺入する．K-wireが骨皮質に沿って上行し支えとなる．もし外側顆骨端線を貫通してもスムースピンでのわずか数週間の固定では成長障害が起こることはない．

第2のピンの刺入部位については多くの方法がある．最も多いのは内側上顆からの刺入であり，この交差刺入法は最も安定性がある．しかし，尺骨神経損傷に十分注意しなければならない．腫脹が少なければ尺骨神経と内側上顆を触知して，神経を避けて刺入することは可能であるが，腫脹が高度の場合は尺骨神経どころか，内側上顆の確認すら容易ではない．不安なときは小切開で尺骨神経を直視下に確認して行うべきである．筆者らは1970年以来症例を選んで経皮的K-wire固定を行い，第2のピンは肘頭より経関節的に上腕骨へ刺入し，約2週で抜去することにより不快な合併症は経験しなかったが，現在は肘鋭角屈曲で，経関節ではなく肘頭の近位端を滑らせるように刺入している（図84-1〜3）．これは服部らの方法に近い．永井ら[165]は実験的に交差法と一側法を比較し，その結果から臨床的には橈側のみで固定性に問題なく，尺骨神経損傷も防ぎ得るとし，Franceら[117]やToppingら[166]も交差法と外側法の2法に差はないと述べた．しかし，Ziontsら[167]は強固な固定の順序は，①内外側からの交差，②外側からの3本，③外側からの平行2本，④外側からの交差2本，であり，交差法が

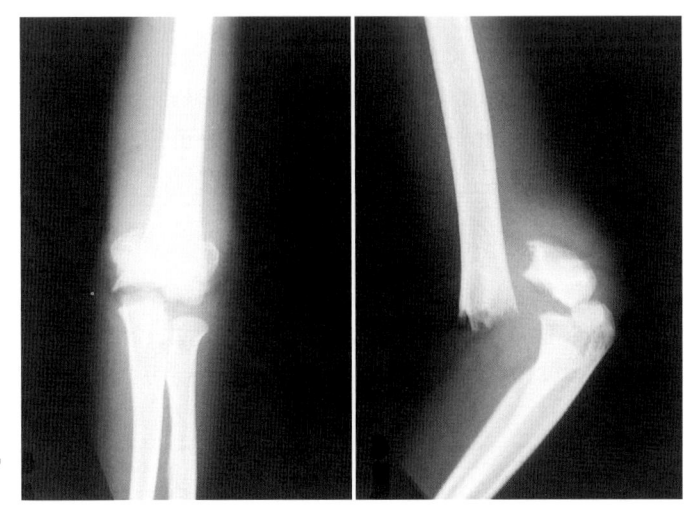

◆図84-1．左上腕骨顆上骨折，6歳，初診時

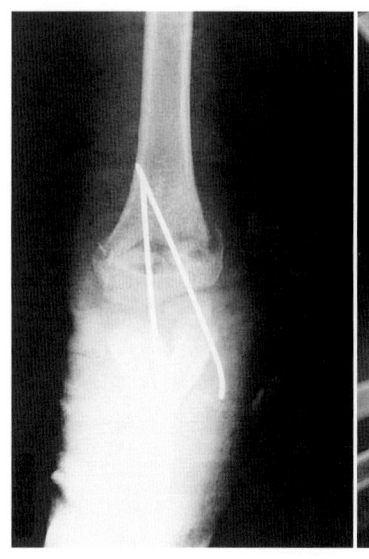

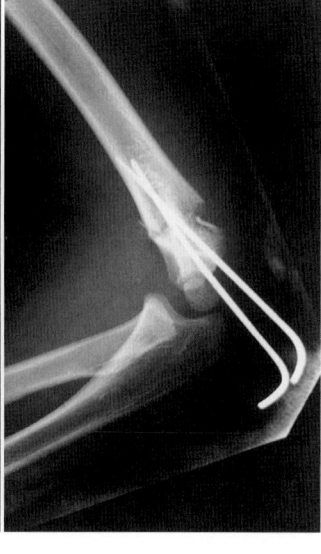

◆図84-2. 徒手整復と経皮的K-wire固定

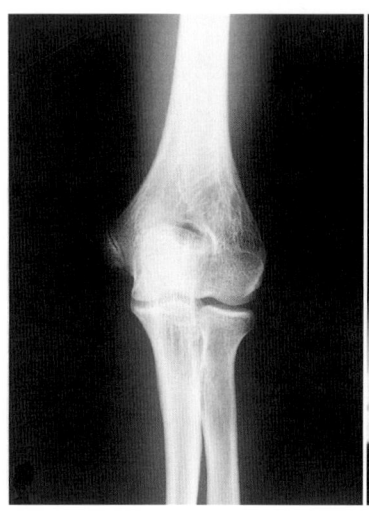

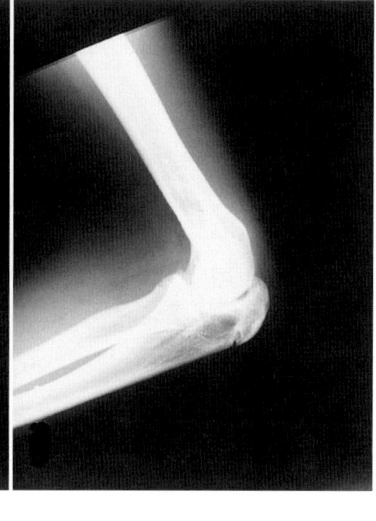

◆図84-3. 6年後

選択できないときには③を選択すべきであると述べている。筆者の直視下内固定からの経験では，外側顆からのみでは固定性は不十分の印象をもっている。なお固定法としては文献的には交差法，外側のみ，外側と肘頭またはその周辺，また，阿部[133]が述べるような外側の末梢側および中枢側からの刺入法などがある。服部らはそれをまとめて報告している[154]〜[156]。

d. 牽引療法

一時は主流であり，目的としては，①整復固定すべて，②整復のため，③固定のため，④整復の前準備として（減脹を待つ間），⑤循環障害の経過観察，があげられたが，①〜③は長期入院が必要であり，家庭環境の変化などから主流をはずれつつある。

牽引手段としては介達牽引と直達牽引がある。介達牽引法は過去には絆創膏が用いられたが，皮膚のかぶれを起こしやすいのでスピードトラックが主流となった。いずれを用いる場合でも皮膚のかぶれや脱落，圧迫による神経血管障害の発生に注意し，密接な観察が必要である。直達牽引は牽引力が強く，方向

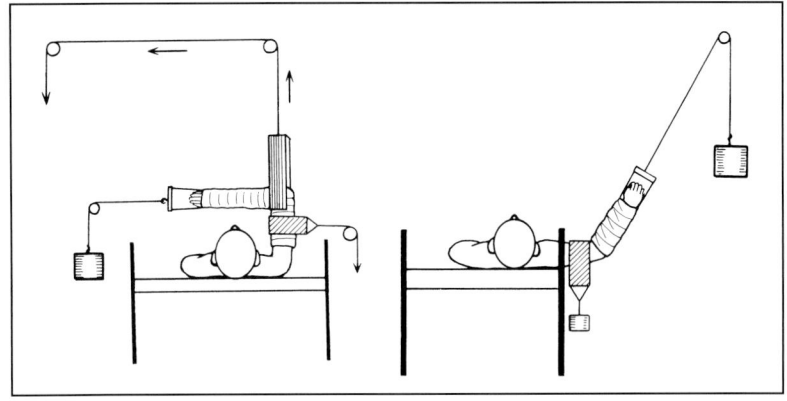

◆図 85. Overhead 牽引（左）と Dunlop 牽引（右）

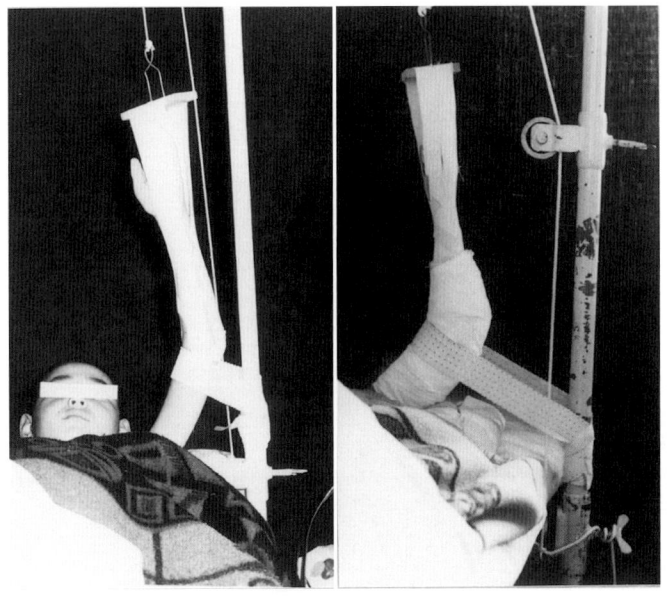

◆図 86-1. 筆者らの肘屈曲持続牽引療法
幼児でコントロールしにくいときには，ゆる目のギプス副子をあてて牽引することもある。

も比較的にコントロールしやすく，肘頭に刺入した K-wire や羽根付き螺子を介して牽引する[144)163)168)〜172)]。また前腕に K-wire を刺入して直達牽引を行うものもある[173)]。肘頭に K-wire を刺入する場合には尺骨神経を損傷しないように注意する。直達牽引に共通した注意事項は感染予防である。牽引法としては垂直牽引[174)175)]，overhead 法，Dunlop 牽引法（図 85），Piggot の肘伸展側方牽引法[176)]，筆者ら[150)177)]が過去に常用した肘軽度屈曲持続牽引法（図 86-1,2）などがある。習熟した方法を選択すればよい。いずれの牽引法を用いてもその方法で通すか，あるいは他の方法に変更するかは最初の 1 週間に決定した方がよく，定期的 X 線チェックにより整復状態を確認する。整復状態の確認は前述の Baumann 角および tilting angle を参考とする。

なお，特殊な方法として Hoyer[178)]の外転装具を用いての持続牽引，本邦での松崎ら[179)180)]による装具と直達牽引による治療がある。

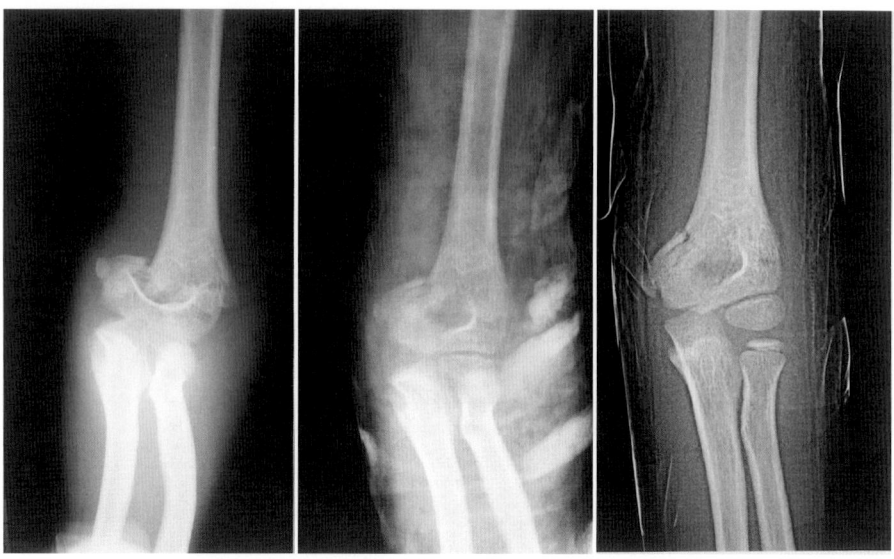

◆図86-2. 内側嵌入型，牽引が有効であった症例，8歳
徒手整復後のBaumann角83°から牽引で70°に改善した。

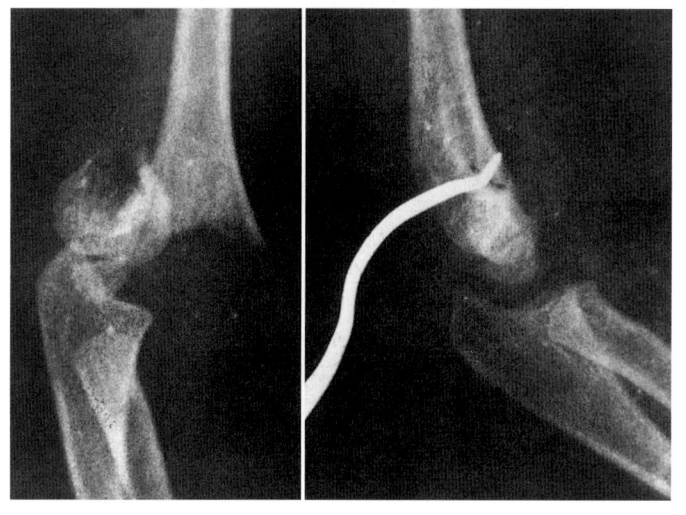

◆図87. 上腕骨顆上骨折に対する整復用
エレバトリウムを用いた経皮的
整復法（宮城・井上，1979）

e. その他の方法

沢泉[181)182)]は簡便な経皮的整復法として後方から整復ピンを刺入し梃子の要領で整復し，そのままピンを刺入して固定した。また，田嶋[138)183)]は後方の小切開からエレバトリウムを刺入して経皮的に整復した。この経皮的整復法は過去に宮城，井上[184)]が行い，その方法について成書に掲載している（図87）。

症例を選んで，あるいは一次的選択として創外固定を行っているものもある[185)～189)]。現在のところ，開放骨折など特殊な症例以外は徒手整復と経皮的固定に取って代わるほど普遍的方法とはなっていない。

2. 観血的整復

a. 手術の適応と時期

転位高度症例に対して一次的に観血的整復を推奨するものもあるが[140)190)191)]，現時点では一般的合意ではない。一次的適応は開放骨折であり，二次的適応としては整復操作で血

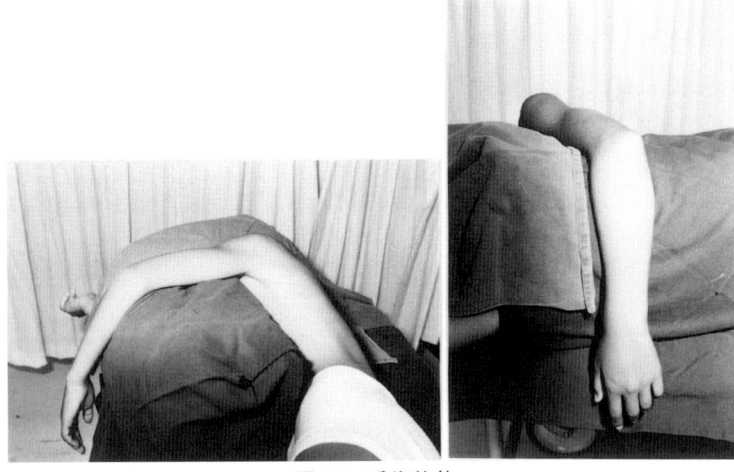

図88. 手術体位

行障害が悪化した場合や保存的治療で許容範囲に整復できないものがあげられる。神経障害の存在は観血的整復の適応にはならないし，反対に腫脹の存在は観血的整復を躊躇する理由にはならない。むしろ手術により術後に腫脹は著明に減少する[192]。二次的な手術では，牽引などで整復状態を観察するために1週前後の待機期間が必要な場合があるが，決断はできるだけ早く下した方がよい。

b. 体　位

進入路により体位は異なる。前方進入であれば背臥位，後方や外側進入であれば側臥位で枕を抱くような肢位が便利である（図88）。徒手整復に引き続いて観血的整復に移行する場合には腹臥位のままで行うことも可能である。

c. 進　入　路

いくつかの代表的進入路がある。

1）後方進入

後方縦切開が用いられ，U字状あるいは逆U字状切開は現在ではあまり用いられない。局所の展開には，①上腕三頭筋の末梢を肘頭より弁状に切離して上方へ反転する方法，②上腕三頭筋を縦割りして達する方法，③上腕三頭筋の内外側より入る方法，などがあ

るが，筆者は③を好んで用いている。前方の血管神経の状態が確認できないことと，比較的に温存された骨膜を含む後方組織を損傷する，との二つの理由で反対するものもある[192]。

Bilaterotricipital approach

筆者が常用している方法で，Alonso-Llames[193]が紹介したものである。側臥位とし，空気止血帯あるいはゴム止血帯を用いる。切開は肘頭を通る後方縦切開を用いる。まず外側で上腕三頭筋の外縁から内側に向かって同筋を鋭または鈍的に剥離していく。次に内側で尺骨神経を剥離テーピングし，上腕三頭筋を外側に向かって剥離し，内・外側から同筋を一塊として持ち上げる。後方の骨膜が損傷されないで残っていることが多く，これを縦切して骨折部を展開する。近位・遠位骨片の内・外側の骨折端を剥離確認して整復する。整復位を保つためにAlonso-Llamesは特殊な固定鉗子を用いたが，筆者は長めのPean鉗子で代用している。外側がきちんと整復されているのを確かめて外側顆よりK-wireを刺入し，次いで内側も同様に整復を確かめた後に内側上顆より尺骨神経に注意しながらK-wireを交差刺入し，X線撮影して整復状態とワイヤーの長さを確認する。陳旧例ですでに拘縮を起こしているような症例でも，本法は上腕三

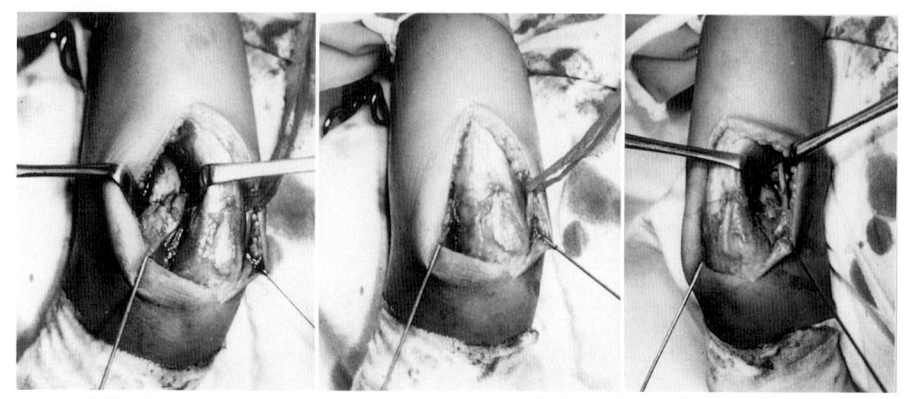

◆図89-1. Bilaterotricipital approach による局所の展開，整復および釘止め

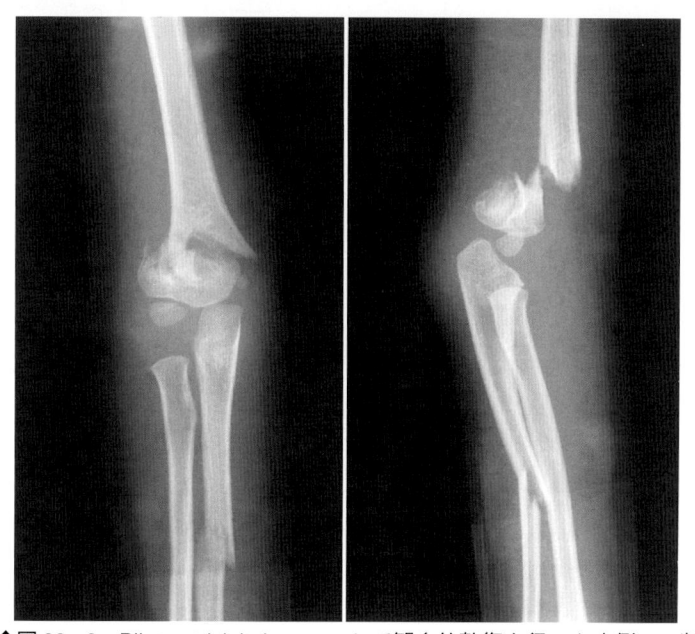

◆図89-2. Bilaterotricipital approach で観血的整復を行った症例，4歳初診時（尺骨骨幹部骨折合併）。

頭筋を温存しているので授動操作が可能であり，この時点でこの操作を行う．安定性，ROM，外見上の carrying angle が正しいことを確認し，洗浄と吸引ドレーンの留置を行い，再度Ｘ線コントロールを行った後で創を閉鎖する（図89-1～4）．術後は後方ギプス副子を約1週間装着し，以後自動運動を開始する．本法による術後の可動域の回復は非常に早い[194)～196)]．

2) 外側進入

外側筋間中隔より入るが，必要なときは肘筋を切開する．内側の観察が不十分であり正確な整復ができにくい欠点があり，筆者は好まない．

3) 内側進入

尺骨神経をまず露出し，これを保護して内側筋間中隔より入る方法であるが，正確な整復位を得るためには外側の視野が不十分である．

4) 前方進入

血行障害のある例で，血管の処置と骨接合術を同時に行う必要があるときには最適の侵

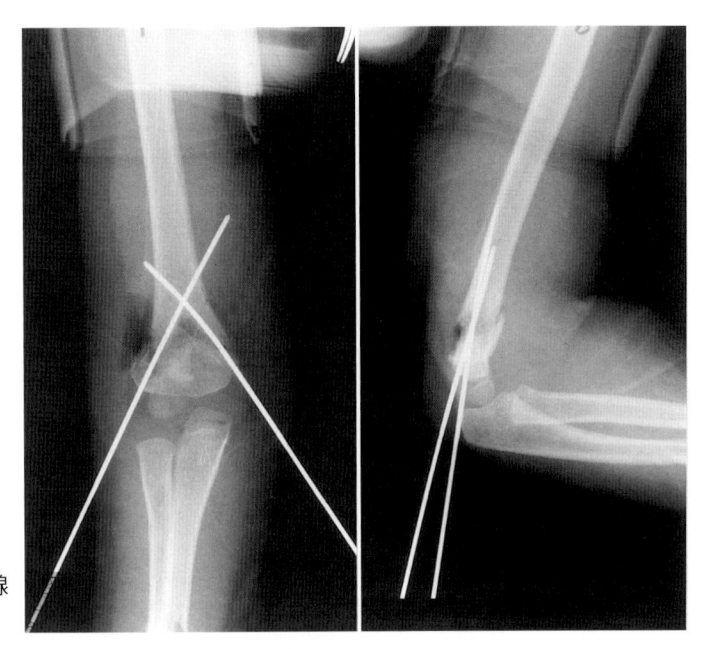

◆図89-3. 整復固定後のX線コントロール

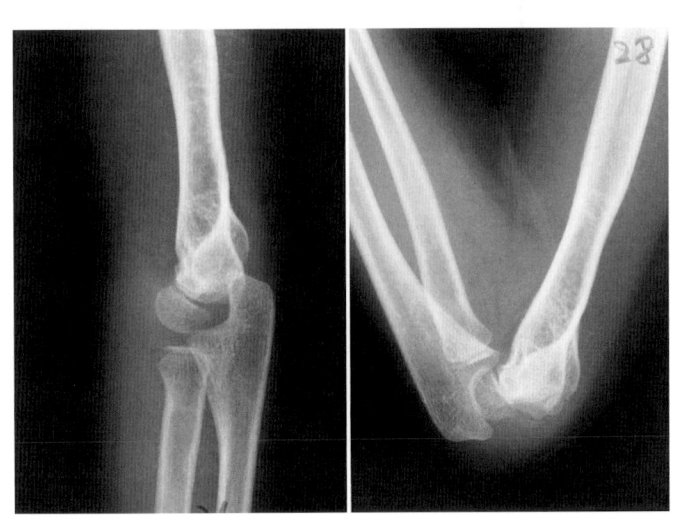

◆図89-4. 術後1年10カ月

入路である．しかし，血行障害がなくても手術瘢痕の美容的見地や前方が十分に観察できる点から好んで用いるものもある[197]．佐々木ら[198]は転位の大きな新鮮例では上腕二頭筋はすでに断裂しているので展開はさして困難ではないと述べている．

5) その他

Wilkins[192]は遠位骨片の転位方向が後外側の場合には，正中神経と上腕動脈は近位骨片により内側に引っ張られているので前内側進入を，転位方向が後内側の場合は逆の理由で前外側進入を選択している．

d. 整復と内固定

観血的整復を行う以上は正確な整復が望ましい．それを達成するために筆者が守っている原則は，近位・遠位骨片の内・外側を十分露出させ，完全な配列を確認することである．不完全な整復の場合は内側あるいは外側いずれかの配列が必ず乱れている．内側の粉砕型

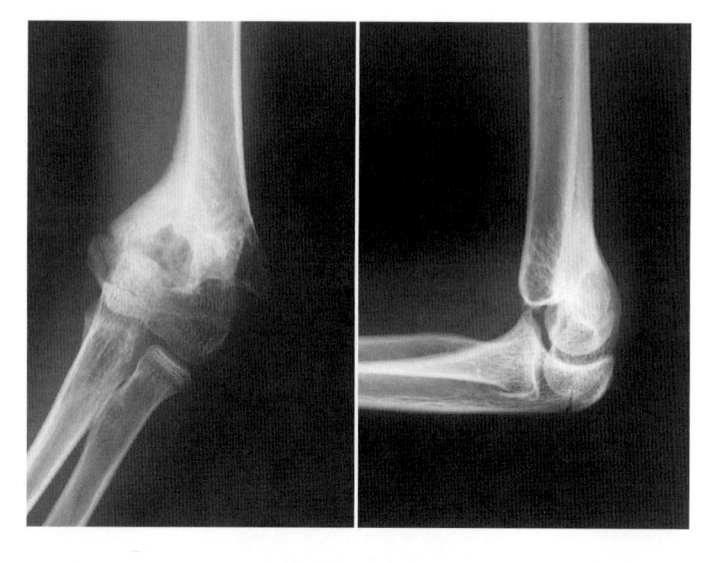

◆図90-1. 上腕骨顆上変形治癒骨折, 12歳
著明な内反肘と屈曲制限あり。

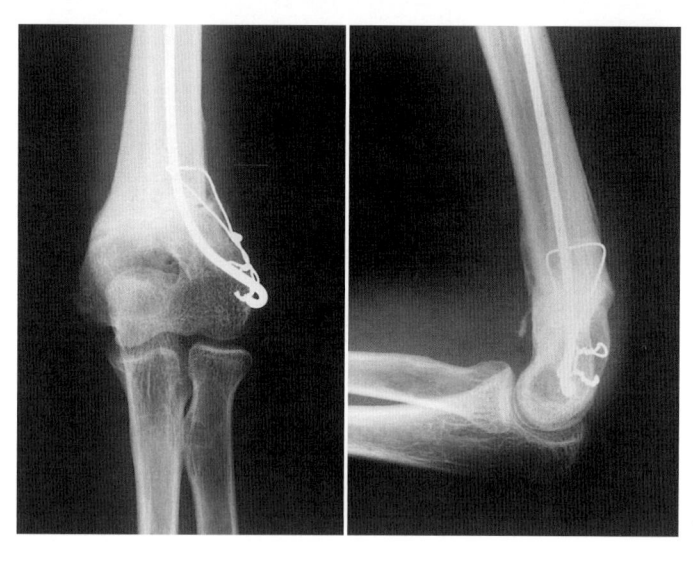

◆図90-2. 矯正骨切り術後5カ月

で整復状態に自信がないときは肘頭窩の配列の観察が役に立つ。

内固定はK-wireによる交差固定が最も確実で,外側は外側顆より,内側は内側上顆より刺入し,対側の骨皮質をわずかに貫通するのが理想的である。ワイヤーの先端は180°曲げて打ち込むが,皮膚の外から触れるくらいに出しておくと抜釘に便利である。内側からの刺入に際しては尺骨神経を避け,ワイヤー屈曲部は前方へ向かうようにする。一側からのみの内固定では固定性は不十分である。外側は比較的に骨が厚いので接触面が広いが,内側は非常に薄く,また,しばしば粉砕されていることがあり,橈側固定のみでは容易に内側が転位し,内反位をとることを手術中に経験している。このように不安定性を残して術後数週間の外固定を必要とするようであれば,早期運動を一つの目的とした手術の利点が失われる。なお,前方進入の場合は別の小切開で,あるいは経皮的に両側よりK-wireで固定する。

内固定を完了する前(両側からK-wireを刺入した時点)にX線コントロールを2～4方向から行い,整復状態とワイヤーの長さを

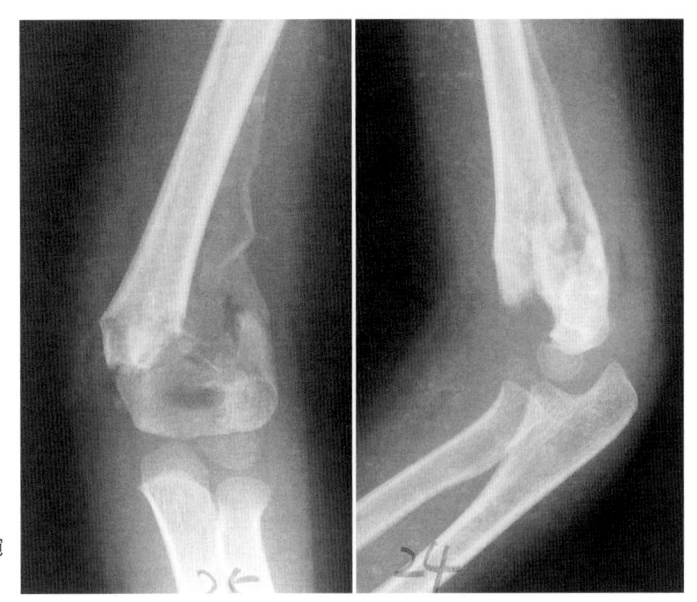

◆図91-1. 変形を有する陳旧性上腕骨顆上骨折，4歳

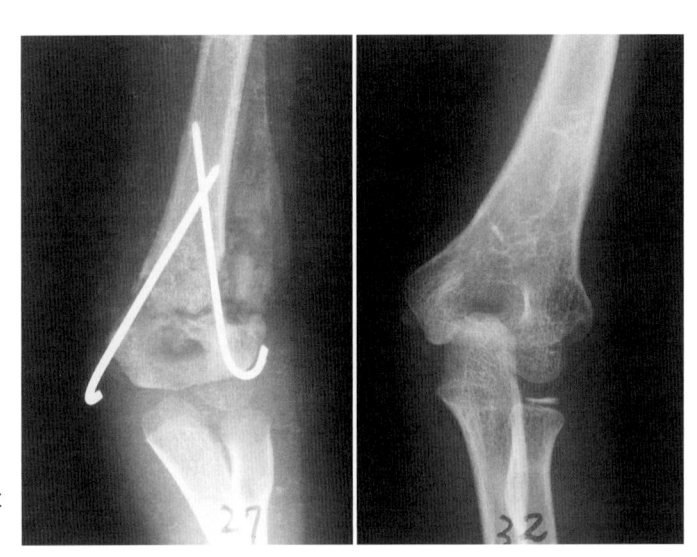

◆図91-2. 観血的整復術直後と1年9カ月後

確認することは手術を成功に導く大切なステップである。

e. 術後固定
後方ギプス副子を肘90°屈曲，前腕中間位で約1週間装着し，抜糸後に自動運動を開始する。安定性に自信がなければ3週前後の外固定が必要であろう。

3. 陳旧例に対して
回旋転位が著明で近位骨片の尺側が前方に突出すれば屈曲制限は必発し，後日矯正骨切り術を行わねばならない（図90-1,2）。機能障害や著明な変形を残すであろうと判断される陳旧例に対して，筆者は受傷後3週前後までは観血的整復術の適応として前記 bilaterotricipital approach により手術を行って良好な成績を得ている[195)196)]（図91-1,2）。

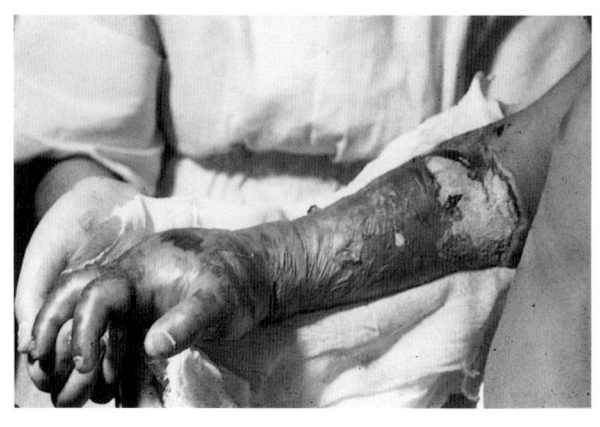

◆図92．上腕骨顆上骨折に合併した
　　　　Volkmann拘縮，12歳

4. 血行障害に対する処置

　阻血の結果は悲惨である（図92）。血行障害には一次性と二次性がある。一次性の原因の多くは骨片による圧迫や攣縮によるもので，動脈の断裂や血栓形成は少ない。橈骨動脈の拍動は触れず，手の色が一見して非常に悪い場合もあれば，比較的良好なものもある。前記した症状（5P）を参考とし，血行障害が疑われたら緊急に徒手整復と経皮ピン（あるいは外固定）を90°未満の屈曲位で行うか，あるいは徒手整復後に牽引を行う。固定や牽引に際してのその肢位が適しているかは症例により異なるので，密着した観察が必要である。なお，拍動が疑わしい場合にはドップラーの使用が有効である。

　骨片の整復とともに循環が改善されてくることが多いが，血行障害の症状が改善されなければ緊急的な上腕動脈の展開が必要となる。動脈造影により閉塞状態などの情報を得ることができるが必須条件ではなく[199]，臨床症状により決断できる知識をもっているべきである。

　一般的に動脈の緊急的展開の指標としては，多くのものが橈骨動脈の拍動の有無においているが[200)201)]，指の色調に重点をおくものもある[202)]。Wilkins[192)]は緊急の展開の適応として，① 上腕動脈の断裂の有無にかかわらず開放骨折，② 整復操作で脈拍が消失する非整復性骨折，③ 脈拍がなく，整復後に阻血の症状が続く整復可能な骨折，をあげている。

　橈骨動脈の拍動は触れないが手指の疼痛もなく，皮膚の色調や毛細血管の充満も良好な場合には，慎重に経過を観察して拍動の出現を待つが，24時間経過しても出現しない場合には直ちに動脈の展開を行うか，あるいは血管造影の結果で方針を決めるが，文献的には待機期間はまちまちである。これらの判断と処置が適切に行われる施設に移送することも大切な処置である。最近の治療指針としてCopley[200)]とCampbellら[203)]のフローチャートを記しておく（図93-1,2）。

　二次性とは局所の腫脹によるコンパートメント症候群であり，臨床的には前記5P症状を呈することもある。前腕部の腫脹と疼痛のほかに神経症状も出現する。高度の症状を伴う場合は臨床症状のみで診断可能であるが，疑わしい場合には筋肉内圧の測定を行う。30〜40 mmHgを超せば病的である。治療は深層の筋膜切開を含めた十分な除圧が必要となる。

　完成したVolkmann拘縮に対して津下[204)]は，拘縮の程度に応じた緩解手術を行って効果をあげているが，重度のものではもはや完全回復は望めない。この手術は極めて専門的領域に属する手術であり，熟練したもののみが行うべきである。

　Copley[200)]はVolkmann拘縮の予防には，

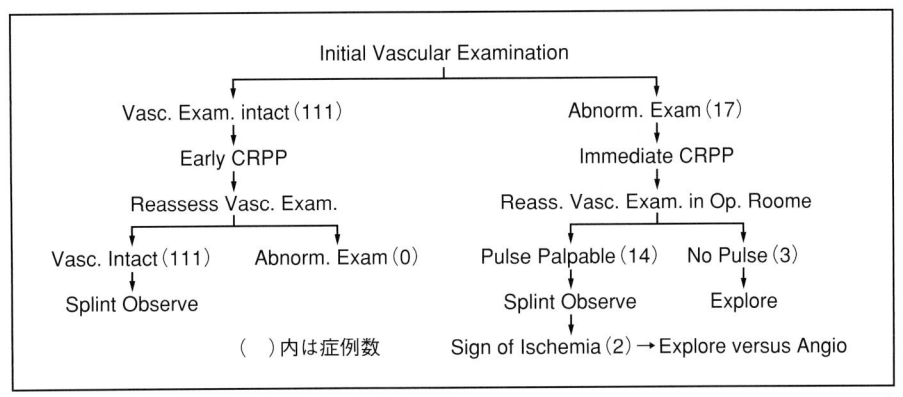

◆図 93-1. 血行障害を伴う転位上腕骨顆上骨折の処置のフローチャート（Copley, 1996）

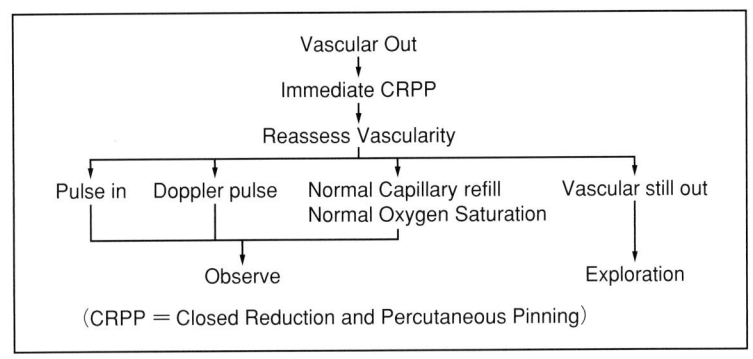

◆図 93-2. Vascular Compromise Flowsheet（Campbell et al, 1995）

① 診察で血行不全を見逃さないこと，② 徒手整復と経皮ピン固定後30分経過して症状の改善がない場合は直ちに展開，③ 区画圧の注意深い測定と必要なら筋膜切開，の3項目をあげている。なお，血行障害の発生頻度は報告者により非常にまちまちであり，少ないものでは1.6％から，多いものでは18％であった[199)200)202)203)205)～208)]。

5. 神経麻痺について

肘関節周辺脱臼骨折中，最も神経損傷の合併頻度が高い。発生頻度をWilkinsによる61シリーズ7,212例の集計によると7.7％であった[192)]。本邦の最近の報告をみても報告者によりまちまちであり，母集団が100例を超す10報告からみると8.9～22.4％であり，平均してみると約15％であった[133)206)207)209)～215)]。

損傷されやすい神経をWilkins[192)]の集計からみると橈骨神経41.2％，正中神経36％，尺骨神経22.8％であったが，本邦での前記報告からみると頻度は正中神経の方がわずかに多く，尺骨神経麻痺を伴うものは混合損傷も含めて8.1％と非常に少なかった。極めて稀な屈曲型では尺骨神経が損傷されやすいとの報告もある[216)]。

前骨間神経麻痺の報告は非常に少ないが，Cramerら[217)]は101骨折中6例が前骨間神経の単独麻痺，4例が他の神経麻痺に前骨間神経が合併し，小児では最も頻度が高く，報告が少ないのは見逃されているためと注意を喚起している。本邦でも玉井ら[218)]が1例報告している。この麻痺は運動麻痺であり，母指のIPと示指のDIPのみに屈曲障害が起こるだけで，知覚異常もなく，外傷直後には見落とされやすいと思われる。

骨片の転位方向と損傷神経は関連性があり，遠位骨片の後内側転位では橈骨神経が，後外側転位では正中神経が損傷されやすいと

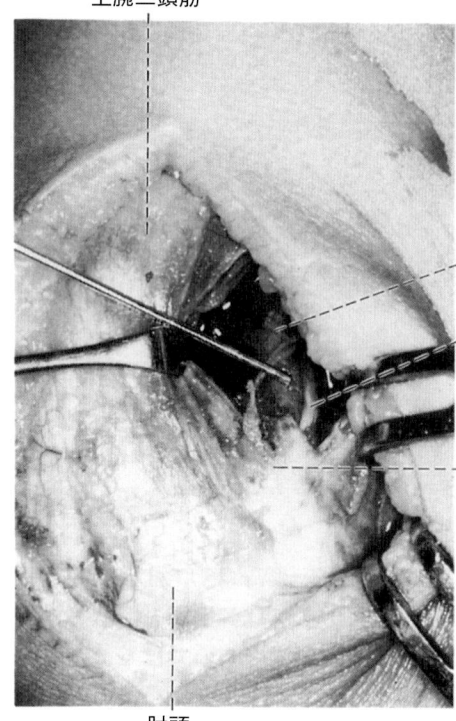

◆図94. 上腕骨顆上骨折による橈骨神経麻痺，5歳
橈骨神経は骨片間に介在し，中枢骨片の先端で鋭く圧迫されている。

の報告があり[97)219)〜222)]，最近Campbellら[203)]は正中神経損傷の87％は後外側転位に合併し，橈骨神経損傷はすべて後内側転位であったと報告している。また，和田ら[223)]も同様な傾向を報告している。皮下骨折に伴う神経の完全断裂は極めて稀である[216)224)]。筆者は橈骨神経の不全断裂を1例経験したに過ぎない。神経麻痺を伴う症例では徒手整復を繰り返すことは神経の損傷を増す危険性があり，観血的整復を行った方がよい（図94）。佐々木ら[209)]は神経麻痺があり整復できない10例に観血的整復を行い，神経を確認した9例中外膜下の出血を3例に，骨片間への神経嵌入を1例にみている。

神経損傷を少なくするためのステップとしてBrownら[225)]は，①術前のチェック（特に前骨間神経；長母指屈筋と深指屈筋のチェック），②尺側からのピン刺入が後方過ぎないことと，腫脹がひどい場合には小切開を加えること，③術後の神経のチェック，をあげている。

神経麻痺の多くは自然に回復する。平均回復開始時期を和田ら[223)]の調査でみると，橈骨神経で7.3週，正中神経で9.4週，完全回復まではそれぞれ5.5カ月と6.3カ月であった。神経麻痺の手術までの待機期間を3カ月とする考えは，本邦・海外を問わず広く定着している。その間に何らかの回復の徴候がみられるならば手術の必要はない。その徴候とは，橈骨神経では長橈側手根伸筋の回復（手関節背橈屈）であり，正中神経では深指屈筋の回復（示・中指IP関節屈曲）である。これが少しでも可能となれば回復が始まったことを意味しているので焦らずに待ってよい。この待機期間を過ぎても回復の徴候がまったくなければ神経に対する手術（剥離，縫合術）を行う。

術後に発生した麻痺，特に尺骨神経麻痺の場合には尺側からの鋼線刺入に際して損傷した可能性が高いので，鋼線抜去の際に神経をチェックしておくべきである。谷口ら[226)]は

表4. Flynnの評価基準

Criteria for Grading			
		Cosmetic factor	Functional factor
Result	Rating	Carrying angle loss（Degree）	Motion loss（Degree）
Satisfactory	Excellent	0〜5	0〜5
	Good	5〜10(6〜10)	5〜10(6〜10)
	Fair	10〜15(11〜15)	10〜15(11〜15)
Unsatisfactory	Poor	Over 15	Over 15

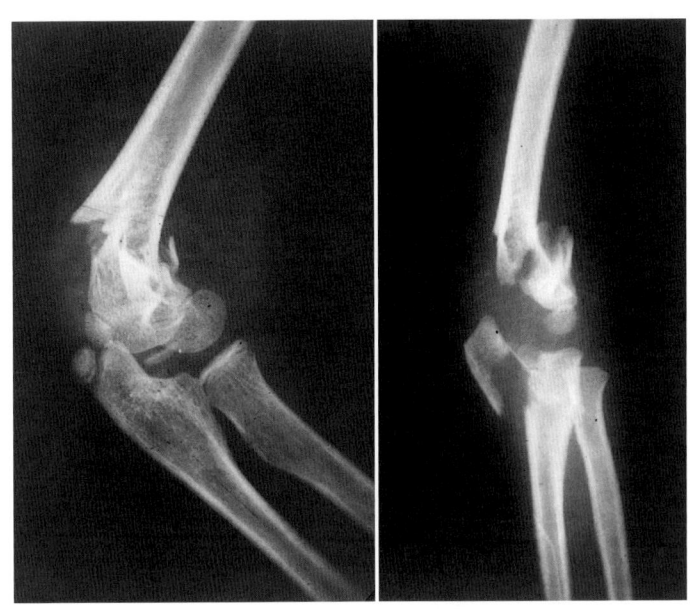

◆図95. 上腕骨顆上屈曲型骨折の種々
左：通常の後方凸変形を有する屈曲型
右：後述する"side swipe fracture-dislocation"で，遠位骨片は完全に前方に騎乗し，肘頭骨折を合併していて，"floating elbow"とも呼ばれる

術後に発生した尺骨神経麻痺例で1年3カ月後に神経縫合術を行った断裂例を経験している。

6. 運動訓練

いまだに頻繁に通院させて他動的訓練を行わせる施設を散見するが，特別な運動訓練は行わず患者の自由にまかせるべきである。極端に用心深い子供は最初はなかなか動かさないために運動回復が思わしくなく，心配した家族からリハビリテーションの必要がないかとの質問を受けることがある。このような子供に他動的運動を行うと恐怖心から余計に拮抗筋が働いて動かさなくなる。放置していても回復することを家族に十分納得させることが大切である。Blount[148]は"Strong arm methods will not straighten the elbow"と記載している。

7. 予後判定基準

国際的に最も用いられているのはFlynnの評価基準[151]であるが，境界が不鮮明であり，（ ）内のように修正して使用しているものが多い（表4）。

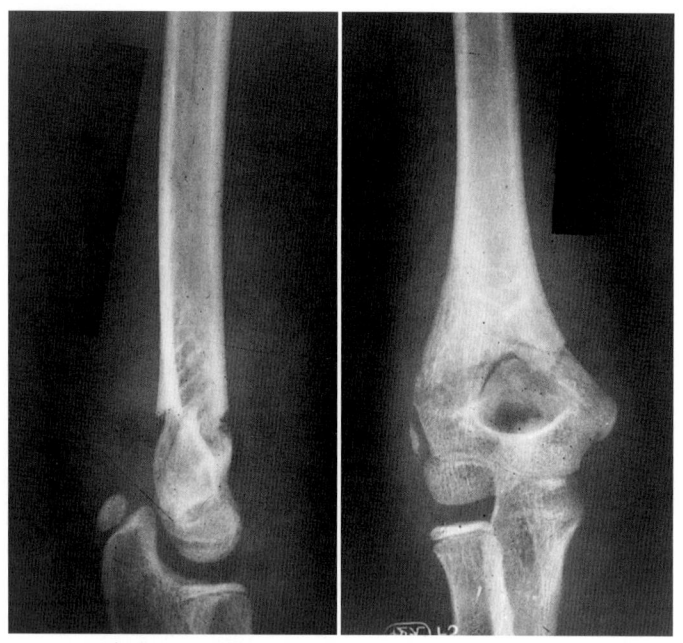

◆図96. 図95の左の症例，10歳，垂直牽引中

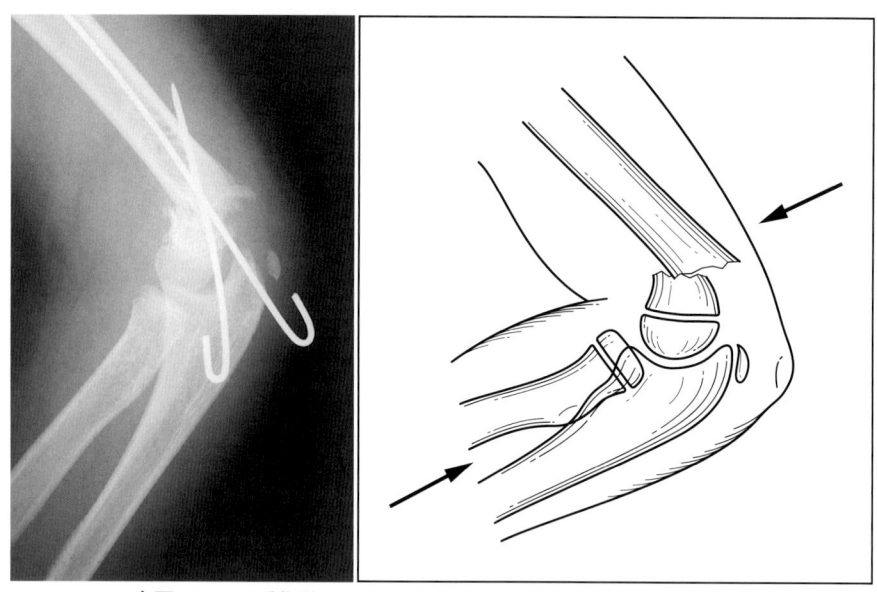

◆図97-1. 受傷後1週経過した上腕骨顆上屈曲型骨折，10歳
他医にて転位のまま経皮的固定を受け，1週後に初診。受傷後10日目に徒手整復施行（90°屈曲位で矢印の方向に圧迫を加えて整復し，経皮ピンニング）。

注1. 上腕骨顆上骨折屈曲型

　非常に稀な骨折型でWilkinsの集計[192)]では顆上骨折の2％であった。屈曲した肘を直接後方から打って発生することが多い。

　伸展型とは逆に後方凸の変形を呈し，はなはだしいときには遠位骨片が前上方に転位する（図95）。

　治療は転位の軽いものでは伸展位で後方から圧迫して後方凸変形を矯正し，安定性がよければ屈曲位で固定するが，不安定であれば

1. 上腕骨顆上骨折   83

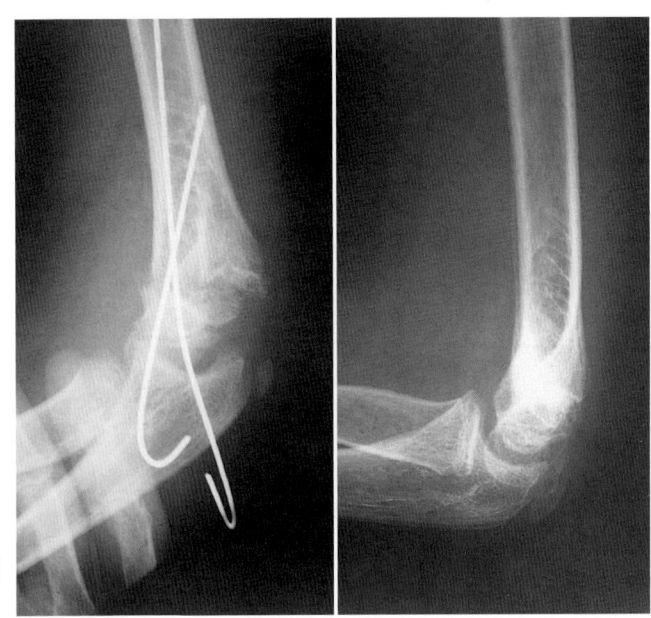

◆図97-2. 徒手整復後と7カ月後
（軽度の伸展制限残存）

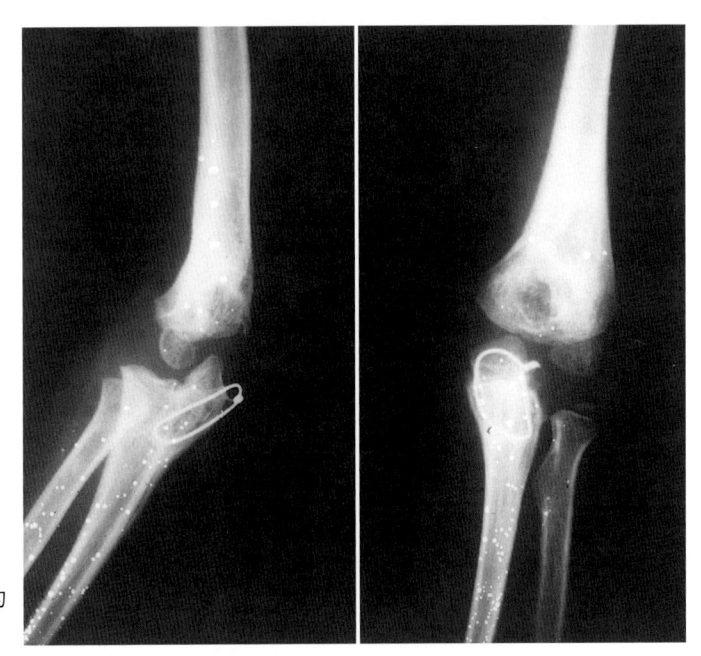

◆図98. 図95の右の症例，一次的
観血的整復術後

伸展位で固定する．屈曲転位が強い場合で安定性に固定するためには，損傷されてない前方骨膜をhingeとして利用するために過伸展とし，遠位骨片に前方から圧迫を加える必要があるが，これは神経血管を損傷する危険もある．また，伸展位で固定しても伸展型における過屈曲のように十分に骨膜をhingeとして利用できず，伸展位での外固定はずれやすいし，患者にとって苦痛である．むしろ伸展位固定が必要な症例は垂直牽引の方がよい（図96）．経皮的固定も一つの方法である．筆者が経験した症例は変形残存したまま経皮ピン固定された症例で，伸展位での操作にはまったく反応せず，中手骨頸部骨折整復の要

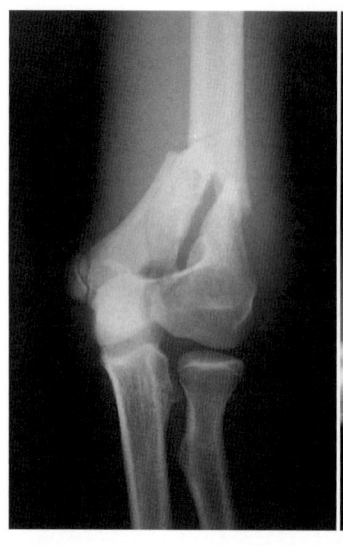

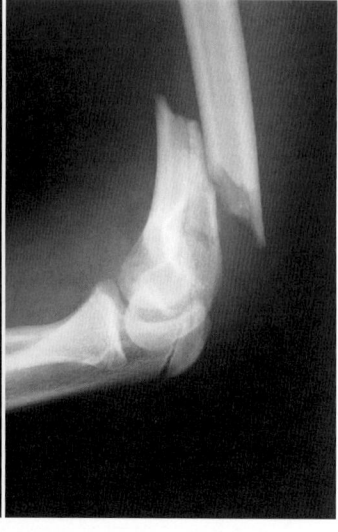

◆図99-1. 上腕骨顆部T状骨折, 13歳, 初診時

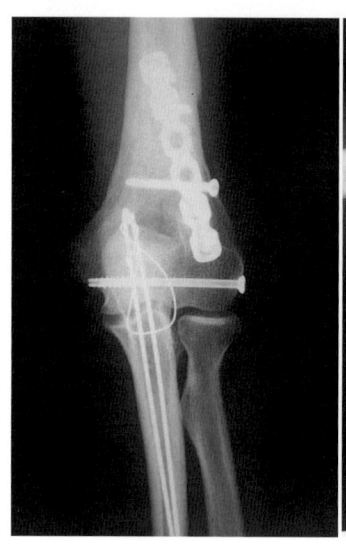

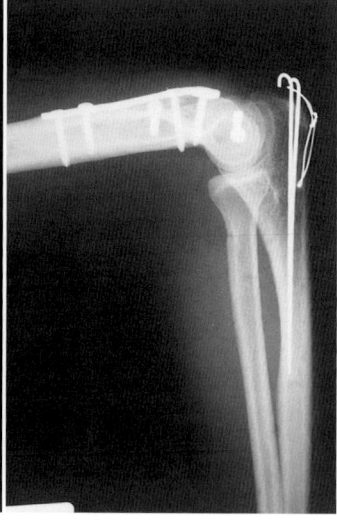

◆図99-2. 後方進入
肘頭を一次的に切離して関節内の転位を直視下に整復固定した。11カ月後。

領で90°屈曲として前腕長軸への圧迫力を介して許容範囲に整復し，経皮的固定を行った（図97-1,2）。骨片の騎乗転位を伴うものでは徒手整復は困難であり，過伸展での徒手整復を繰り返すよりもむしろ一次的に観血的整復を選択した方がよい（図98）。屈曲型の合併症では尺骨神経損傷が起こりやすいとの報告もあり[216]，後方あるいは前方進入どちらを選んでも尺骨神経には注意を払うべきである。

注2. 上腕骨顆部T状骨折

小児では非常に稀な骨折であり，遠位骨幹部あるいは骨幹端部骨折と顆部骨折が合併し，顆部は外側と内側骨片に二分される。関節面の適切な整復が必要であり，不確実な経皮的整復固定よりも直視下に行った方がよい。この際，肘頭を切離して進入すれば良好な視野が得られ，関節面の正確な配列と強固な固定を行うことができ，早期運動練習が可能となる。手技は成人と同じである（図99-1,2）。

2 上腕骨遠位骨端離開

稀な型としては分娩損傷があり[227)～229)]，後内方脱臼と診断されやすい[227)]。本骨折の特徴としては，① 低年齢に発生する，② 上腕骨外側顆骨折や肘関節脱臼と誤診されやすい[230)～232)]，③ 極めて不安定で整復位保持が困難[233)]（容易に再転位する），④ 内反肘を発生しやすい[234)235)]，⑤ 不適切な

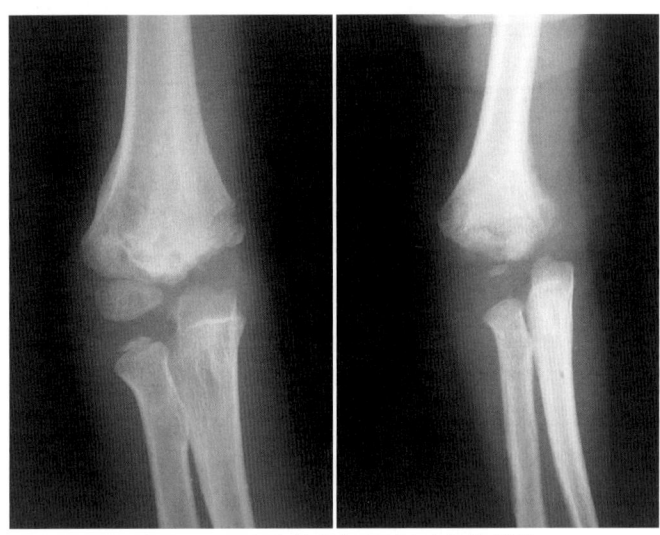

◆図100．上腕骨遠位変形治癒骨端離開
左：7歳，受傷後11カ月，滑車および骨幹端の壊死を認める
右：1歳，受傷後3週，その後内反変形は増強

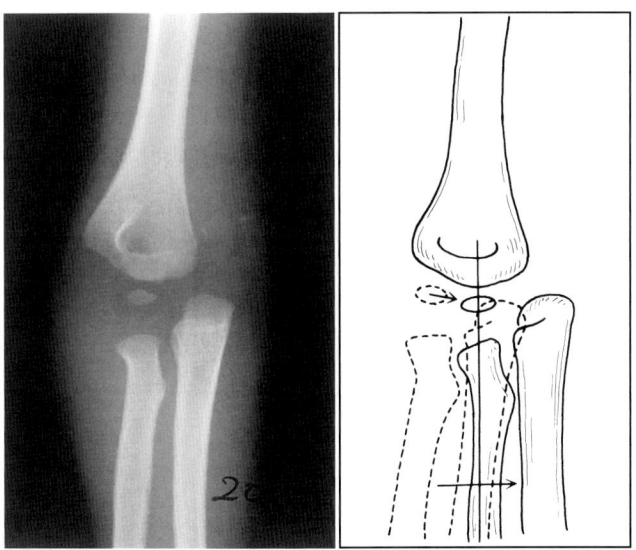

◆図101．定型的な上腕骨遠位骨端離開のX線像（2歳）と略図
　　左：橈骨長軸の延長上に正しく位置している外側顆骨化核は骨幹端部に対して尺側に移動している
　　右：正常では破線で描いた部にあるべき前腕と上腕骨化核が尺側に移動する

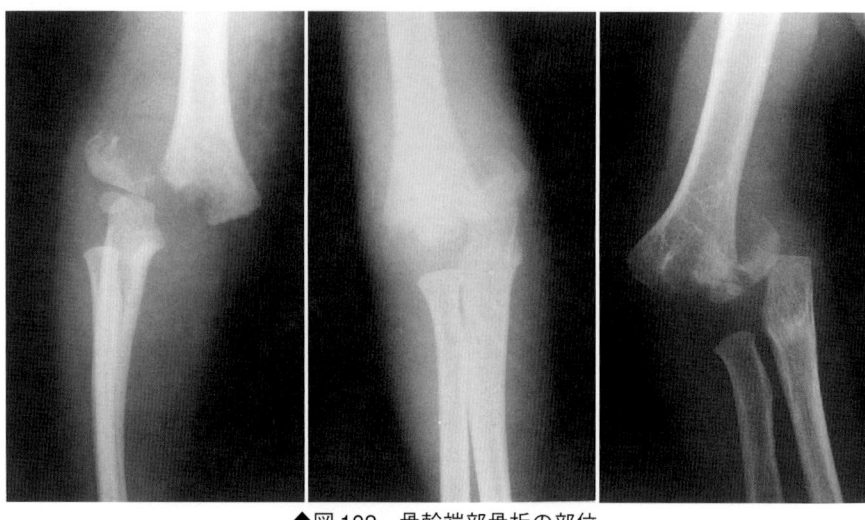

◆図102. 骨幹端部骨折の部位
左：外側（神中分類の外側斜走型）
中：尺側（神中分類の内側斜走型）
右：両側（複合型）

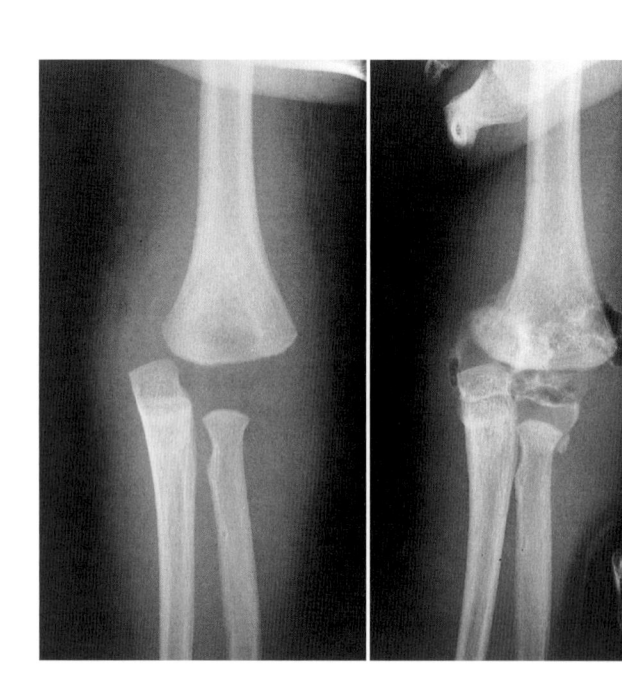

◆図103. 左上腕骨遠位骨端離開，1歳4カ月（柳川県立病院症例）
初診時と関節造影。

治療を受けたものの予後は極めて不良である，があげられ，重要な損傷の一つである。筆者は診断や治療のミスで著明な変形を伴って来院した複数の症例を経験している（図100）。

X線撮影，所見

外側顆骨化核が出現している場合の最も容易な診断法は，前腕が上腕に対して尺側に偏し，外側顆骨化核も尺側に移動し，しかも外側顆の中心は正しく橈骨長軸の延長上にあることである（図101）。骨化核に付着する

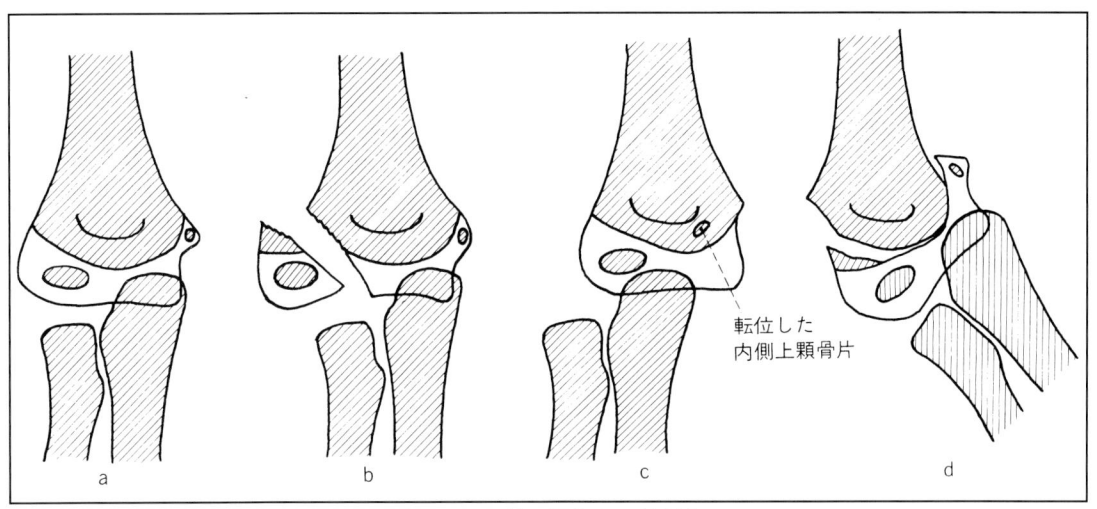

◆図104. 他の損傷との鑑別点
a：正常
b：外側顆骨折（外側顆は外側に移動し，橈骨の長軸の延長が外側顆の中心を通らない）
c：脱臼（外側顆の位置は骨幹端部に対して正常で，橈骨長軸の延長が外側顆中心を通らない。内側上顆骨折を伴うことが多い）
d：骨端離開

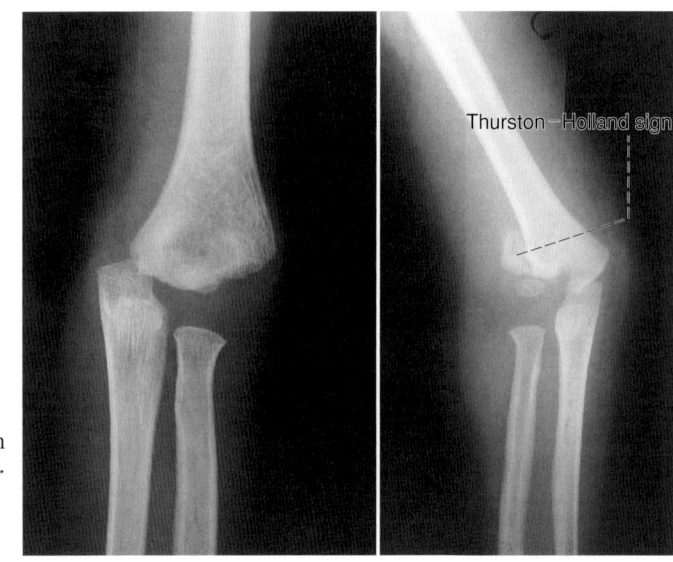

◆図105．SH分類
骨幹端部骨片は Thurston−Holland sign（T−H sign）と呼ばれ，SH−Ⅱ型の骨端離開のサインである。
　左：SH−Ⅰ型，右：SH−Ⅱ型

種々の大きさの骨幹端部骨片が外側あるいは内側にあることもあれば，内・外側に同時にみられることもある（図102）。いまだ骨端部の骨化が起こってない場合の脱臼との鑑別は困難であり，関節造影が診断の決め手となる（図103）。また，超音波による診断も非侵襲的であり，今後用いられるであろう有用な手段である。疑わしい場合は健側と比較することが大切である。

鑑別すべき損傷に次のものがあり，簡単に鑑別点を記す（図104）。

① 上腕骨外側顆骨折：上腕骨と前腕骨との位置的関係は正しい。多少とも転位のある外側顆骨折では橈骨長軸の延長上に外側顆が

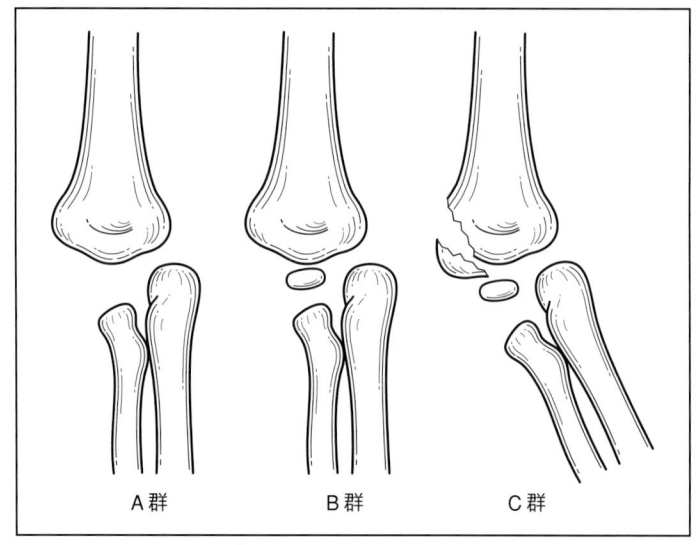

◆図106. DeLee の分類
A群：新生児〜9カ月。上腕骨小頭の骨化なし，骨幹端骨片なし
B群：7カ月〜3歳。上腕小頭の骨化あり，骨幹端骨片あり/なし
C群：3〜7歳。上腕骨小頭骨化十分，骨幹端骨片あり

なく，外側に偏している。また，外側顆骨片に多少とも回旋転位があるので注意すれば鑑別可能である。

②上腕骨内側上顆骨折を伴う肘関節脱臼：通常，内側上顆骨化核が出現した年代に発生するもので，骨端離開の好発年齢よりも年長児に多い。内側上顆が正常な位置になく大きく転位している。また，橈骨長軸の延長上に外側顆がない。

③純粋な肘関節脱臼：上腕骨に骨折を認めず，上腕骨と前腕骨の位置的関係の乱れがあり，特に橈骨長軸の延長上に外側顆の中心がないことで骨端離開との鑑別が可能である。

分 類

1. Salter-Harris (SH) 分類

Ⅰ型は非常に少なく，多くは骨幹端部骨片を伴うⅡ型であり，この骨幹端部骨片の存在は Thurston-Holland sign（T-H sign）と呼ばれる[236]（図105）。

2. DeLee らの分類[237]

年齢，上腕骨小頭の骨化の程度および骨幹端骨片の有無や大小により ABC の3群に分類した（図106）。

3. 神中の分類[238]

骨折線の走行に従って，①横走型，②外側斜走型，③内側斜走型，の3型に分類した（図102参照）。

4. 特殊な型としての顆部複合骨折（顆内骨折）

非常に稀なT状骨折で，SH-Ⅱ型に合併しT-H sign が内・外側にみられる（図102参照）。

治療方針

保存的治療が原則であるが，整復状態の把握が難しく，また，非常に再転位しやすい骨折であり，決まった治療パターンでは通せないことがあり，徒手整復，外固定，牽引，経皮的K-wire 固定，観血的整復など臨機応変

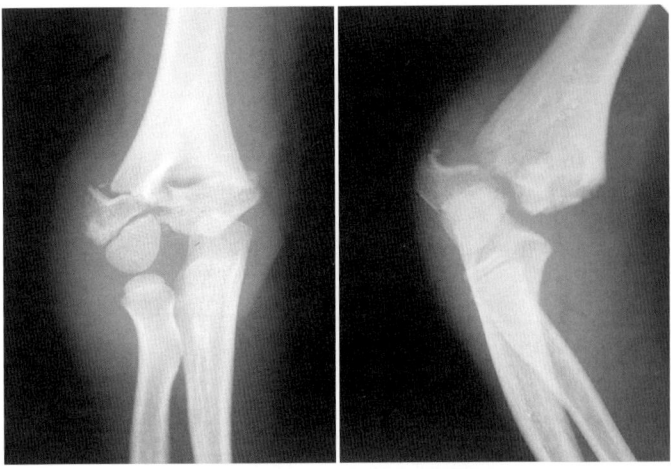

◆図107-1. T状骨折を伴う上腕骨遠位通顆骨折，10歳，初診時

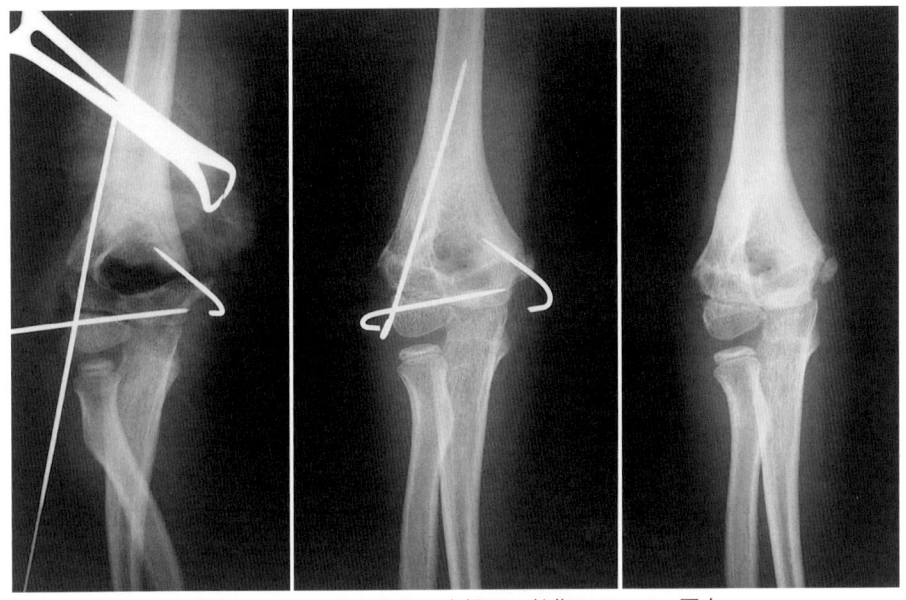

◆図107-2. 後方進入で直視下に整復しK-wire固定
左：術中，中：術後5カ月，右：術後8カ月

に使い分ける必要がある。De Jagerら[232]は年長児では整復と外固定，2歳以下では徒手整復と経皮的固定を勧めている。筆者はすべての年齢で麻酔の下で徒手整復を行った症例や，牽引下に容易に再転位する症例では積極的に経皮固定を行っている。

顆内骨折であるT字状通顆骨折は関節面の観血的整復の積極的あるいは絶対的適応となる（図107-1,2）。

家族への説明

基本的には上腕骨顆上骨折と同じであるが，特にこの骨折のもつ種々の問題点として，① 非常に再転位しやすいこと，② 内反肘を生じやすいこと，③ 整復に引き続く牽引，経皮的K-wire固定さらに観血的整復の可能性，について説明しておくことが必要である。成長障害や滑車あるいは骨幹端部の壊死による内反肘増強の可能性もある[234)239)]（図108）。

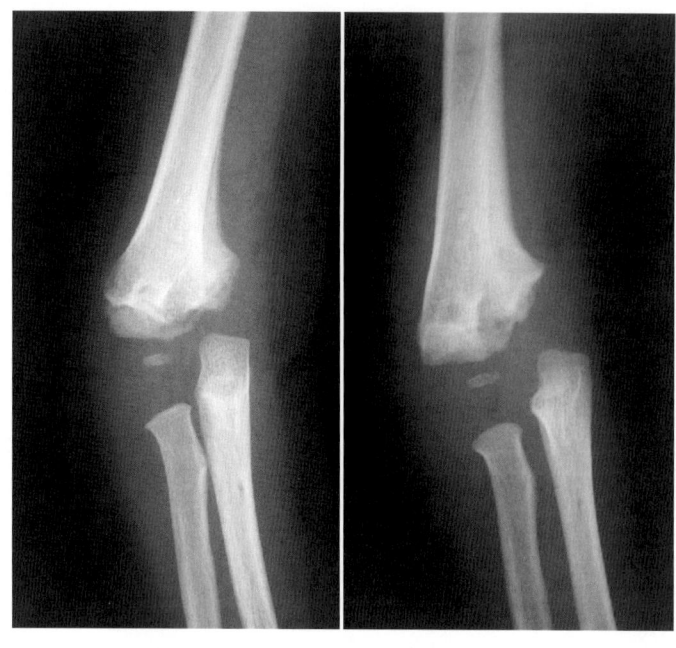

◆図108.（図100右提示例）
左：受傷後2カ月
右：5カ月後，滑車および骨幹端部の壊死状変化が進行し，変形が増強している

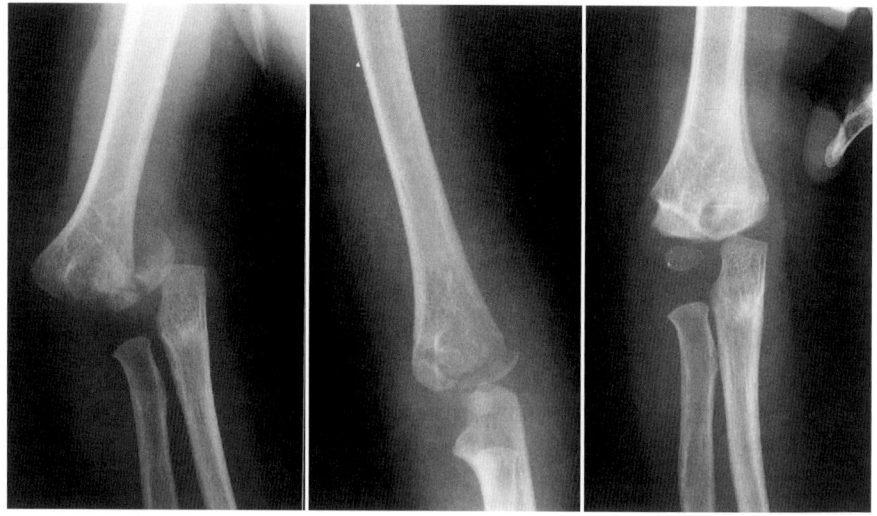

◆図109. 牽引を行った複合型の症例，1歳（図102右提示例）
左：初診時，中：徒手整復，牽引後3週，右：約2カ月後（軽度の内反肘遺残）

　保存的に治療した場合には，ある程度の整復位が得られれば機能的には問題ないが，観血的整復の場合には若干の運動制限が残るかもしれない．保存的治療を選択し内反肘を生じた場合には将来骨切り術により矯正可能であることも説明事項として大切である．

治　療

　基本的な方法は上腕骨顆上骨折と同様である．通常，整復は比較的容易であるが非常に再転位しやすい．整復後に外固定を行った場合はギプス内での再転位の有無のチェックが最初の1週は少なくとも2回は必要である．筆者は外固定では整復位保持が非常に難

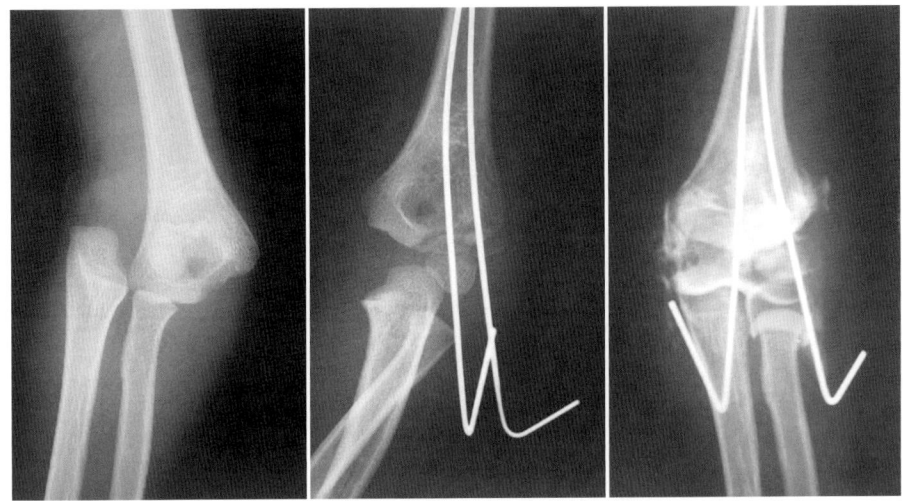

◆図110. 左上腕骨遠位骨端離開に対する徒手整復と経皮的固定
K-wire固定後関節造影にて整復が正しいことを確認。

しいとの印象をもっていて，むしろ整復位保持のためには牽引を勧める（図109）。牽引中にも頻回にX線コントロールを行わねばならない。再転位が発生すれば再整復して経皮的K-wire固定を行った方がよい。経皮的固定の手技は顆上骨折とまったく同様である。正しい整復が得られたか否かは判断が難しい。診断に有効な関節造影は整復位の適否の判定にも有用である（図110）。

固定期間，後療法は顆上骨折に準じて行う。

注1．陳旧例に対する処置

小児の顆上骨折に対する手術経験からみれば2～3週までが観血的整復の限界であろう。仮骨の成熟状態で決めるしかない。それを超せばもはや打つ手はなく，変形に対しては後日矯正骨切りを行う。水野[240]は回旋転位による機能障害のために骨折部での早期骨切りを勧めているが，適切な時期についての合意はいまだない。阿部ら[235)241]はこの損傷由来の内反肘に，平均6.9歳で矯正骨切り術を行っているが，大部分に肘外偏角の経時的変化はなく，早期に手術を行ってもよいと述べた。肘頭窩および橈骨窩を含めての関節内での骨切りは慎重に行うべきで，筆者は骨格的にある程度はっきりしてくること（少なくとも内側上顆の骨化が起こる），ROMの回復がプラトーに達することを条件としている。手技に関しては後述する上腕骨顆上骨折により発生した内反肘に準じる。

注2．Floating elbow

上腕骨骨折（主として上腕骨顆上骨折）に前腕骨骨折が合併するものはfloating elbowとも呼ばれる（図111-1）。発生頻度は上腕骨顆上骨折の項で記載したように，服部ら[104]の調査では2.0～9.9％，また，広松ら[242]の調査では3.1～13.0％であった。骨折部位についての村上ら[243]の調査では上腕では顆上骨折が15例と最も多く，前腕では橈骨遠位1/3骨折が21例と最も多かった。肘関節症状の陰に隠れて前腕骨骨折の見落としがないように，少しでも臨床症状があればX線撮影を行っておく必要がある。治療法は個々の骨折の状態によって適応と方法が決定されるが，どちらの骨折を優先して治療するかが問題となる。Templetonら[244]は顆上骨折を優先して徒手整復と経皮的固定で治療し，牽引治療を含めた保存的治療には反対している。また，前腕骨骨折に対しても経皮ピン固定の利点をあげている。反対に広松や村上ら

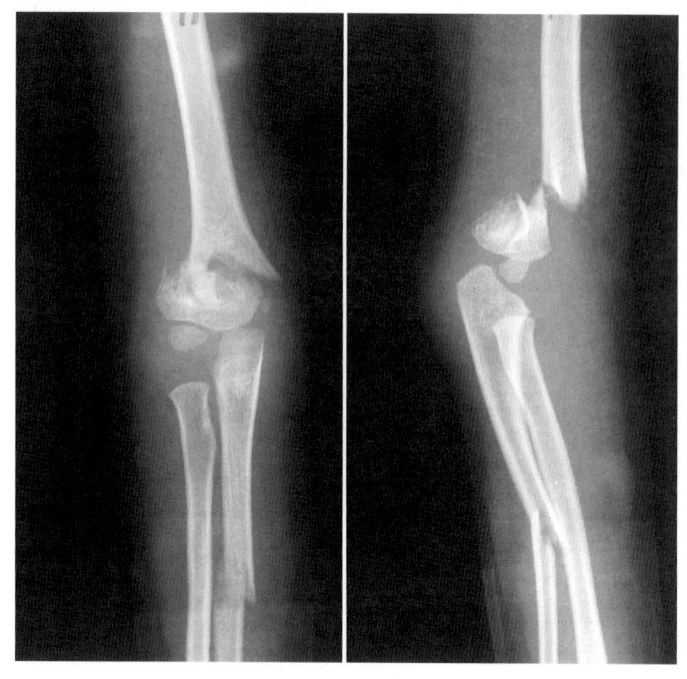

◆図 111-1. 右上腕骨顆上骨折＋尺骨骨幹部骨折（floating elbow）（図71 提示例）

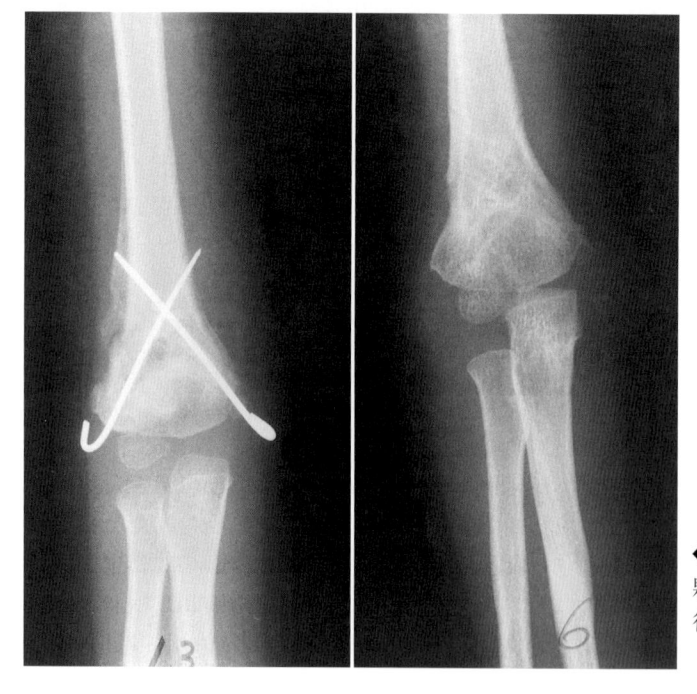

◆図 111-2.
顆上骨折に対してまず観血的整復術を行い，尺骨骨折は保存的に治療した。
左：術後5週，右：術後6カ月

は前腕骨を固定した後で顆上骨折の安定化に取り組むべきと述べている。筆者の経験した症例ではほとんどが上腕骨顆上骨折をまず徒手整復と経皮ピン固定し（あるいは観血的整復），その安定化が終了した段階で必要に応じて前腕骨骨折に対処した（図111-2）。し

かし，症例によっては前腕骨骨折の処置をまず行い，次に顆上骨折に対処したものもあり（図112），症例ごとに優先順位を決定して対処すべきであろう。村上らの報告では22例の治療として，上・前腕ともに手術7例，前腕のみ手術3例，上腕のみ手術5例であり，

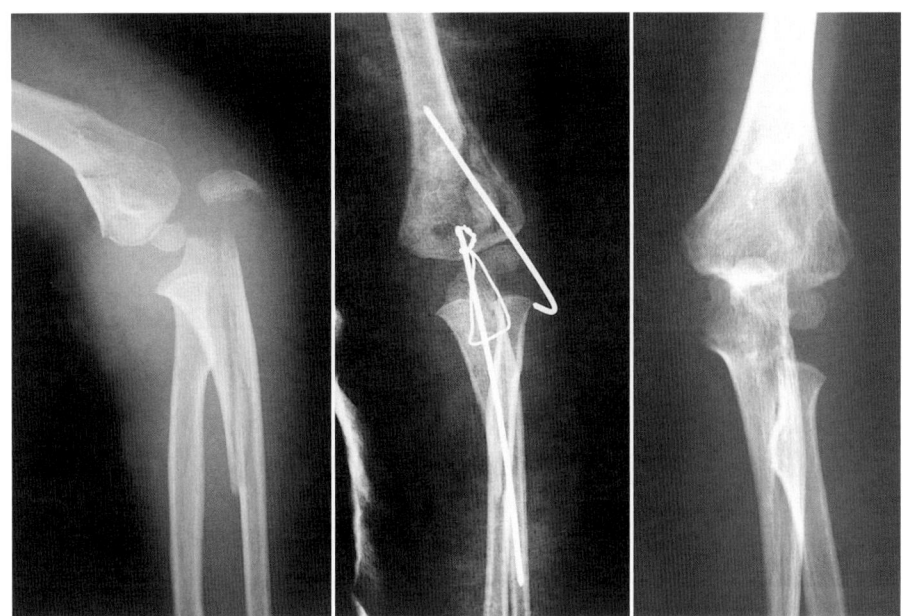

◆図112．左上腕骨顆上骨折＋肘頭骨折＋尺骨骨折
肘頭および尺骨骨折に対してまず観血的整復固定術を行い，顆上骨折は徒手整復と経皮的固定を行った．

左：初診時，中：術後，右：約6カ月後

上・前腕ともに保存的は7例であった．この骨折が特に神経血管に選択的に重度の合併症を伴いやすいとの報告はないが，Templetonは過去の報告よりも神経血管や軟部組織の損傷頻度が高いと記載している．問題は阻血が発生したときに，前腕骨折の症状の陰に隠れてそれを見逃すことであろう．顆上骨折由来の合併症に上腕動脈の障害とコンパートメント症候群の二つがあるが，特にコンパートメント症候群は遅れて出現し，前腕骨折にマスクされやすいし，また，増幅される可能性もある．Templetonは，上・前腕の安定化は疼痛の急速な解除と急速な減脹をもたらすが，前腕の保存的治療は血行障害や神経麻痺のチェックを困難にすると述べている．

Floating elbowは確かにひどい損傷であるが，個々の骨折の治療を正しく行い，血行障害のチェックを特に念入りに行って，それさえ防ぎ得れば結果は良好である．村上らは22例の結果はすべて良好であり，神経血管由来の後遺症を残したものはなかったと報告している．

3 上腕骨外側顆骨折

肘関節伸展位で手をついて倒れ，内反あるいは外反を強制されて発生することが多い．

小児肘関節部では上腕骨顆上骨折に次いで多発し，筆者らの前記宮城病院における調査では，1,699例中85例（5.1％）であったが[2]，本邦の報告としては鈴木ら（3.0％）[245]，長谷川ら（1.8％）[246]などがある．

好発年齢を筆者らの調査からみると5〜6歳にピークがあったが，阿部[247]の報告ではやや若年者に多かった（図113）．

臨床症状は主として外側部の腫脹，運動痛であり，外側顆骨折に特有な症状はなく，診断はX線撮影で確定する．

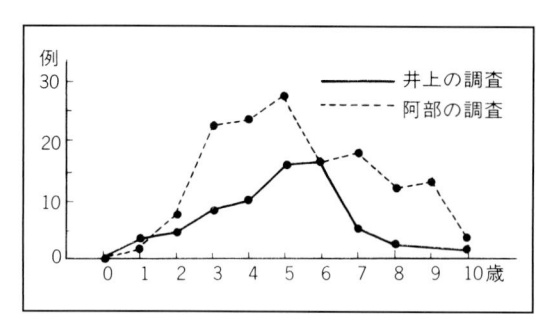

◆図113. 上腕骨外側顆骨折の年齢分布
（井上[2]，阿部[247]の論文を参考として）

X線撮影，所見

通常の前後・側面の2方向撮影のほかに斜位撮影を行い，転位の状態をよく把握する。また，骨折が疑わしい場合は fat pad sign をみるために適切な線量で健側を含めて側面像を撮影するのも診断のための一つの方法である（図114）。

注．Fat pad sign

上腕骨遠位の肘頭窩および鉤突窩にある脂肪塊が，骨折血腫や炎症性滲出液に圧迫され，X線上正常の位置と異なった部位に描写されることから，潜在性の骨折があるか否かの診断に利用されている。

分類

1. 解剖学的分類

a. Salter-Harris（SH）分類

解剖学的にみると，この骨折は従来はSH-IV型とされたが，現在は上腕骨小頭を横切る骨折がIV型とされ，この型に属するものは非常に少ない。骨折線が骨端線に平行に走って滑車に及ぶものはII型とされ，この型が外側顆骨折の大部分である。SH-IV型はII型に比べてより正確な整復を必要とするので，この認識は大切である（図115）。

b. Milch 分類[248]

I型はSH-IV型，II型はSH-II型に相当する（図116）。黒川ら[249]は60例の観察でI型は10%，II型は90%，Ippolito ら[250]はそれぞれ10.4%，89.6%と報告していて圧倒的にII型（SH-II型）が多い。肘関節の安定性に関してみると，II型は不安定性である。

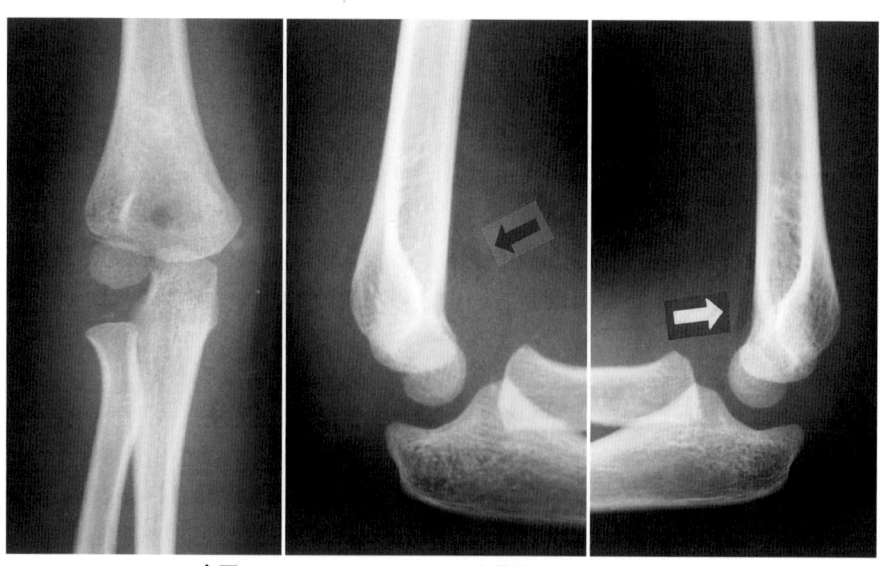

◆図114. Fat pad sign，上腕骨外側顆骨折，5歳
左：前後像，中：患側の fat pad は上方へ転位，右：健側の fat pad

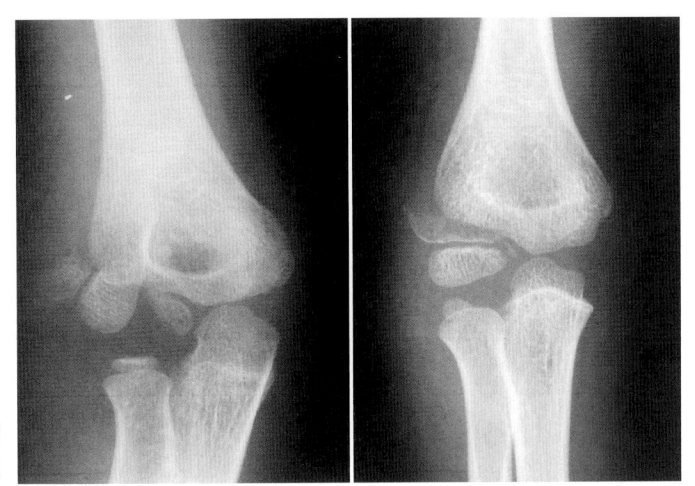

◆図 115. Salter-Harris 分類
左：SH-Ⅳ型，右：SH-Ⅱ型

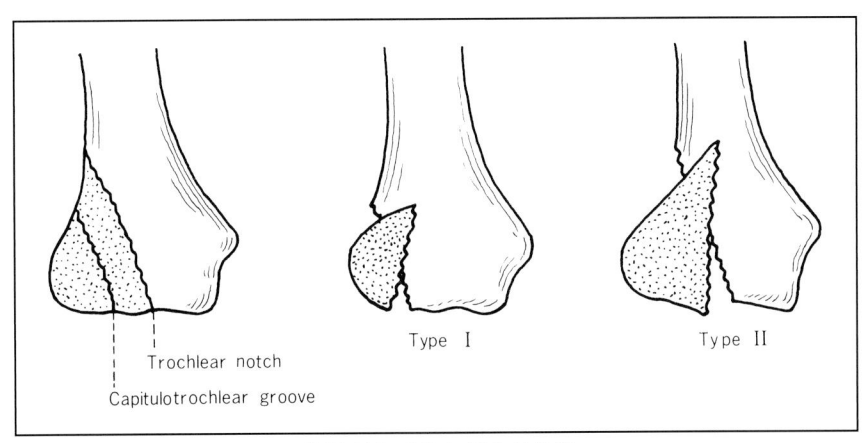

◆図 116. Milch による分類

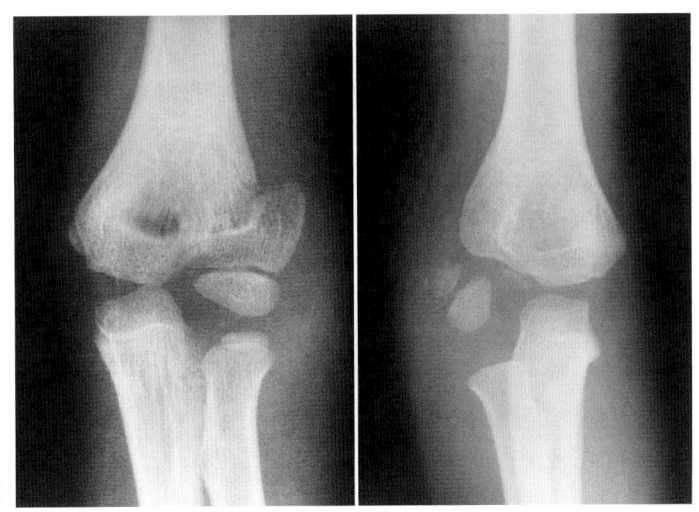

◆図 117. 外力による分類
左：push off 型，右：pull off 型

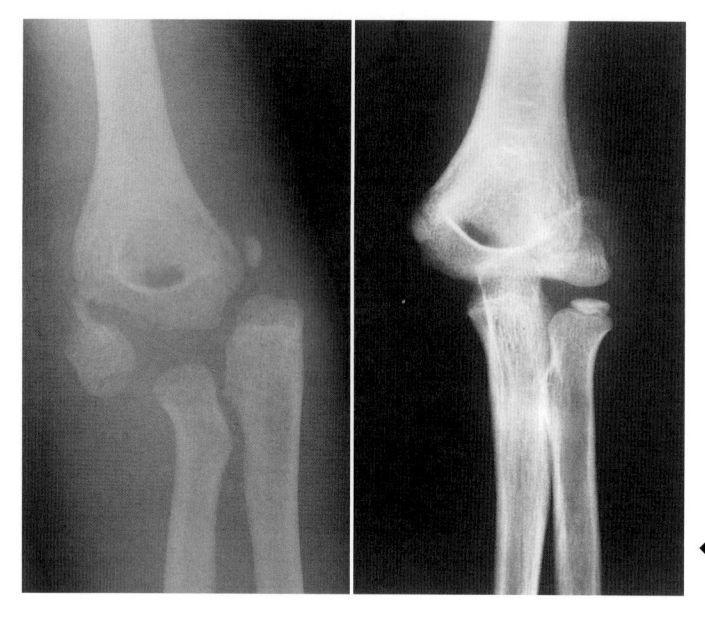

◆図118. 脱臼を伴う上腕骨外側顆骨折
左：pull off型，右：push off型

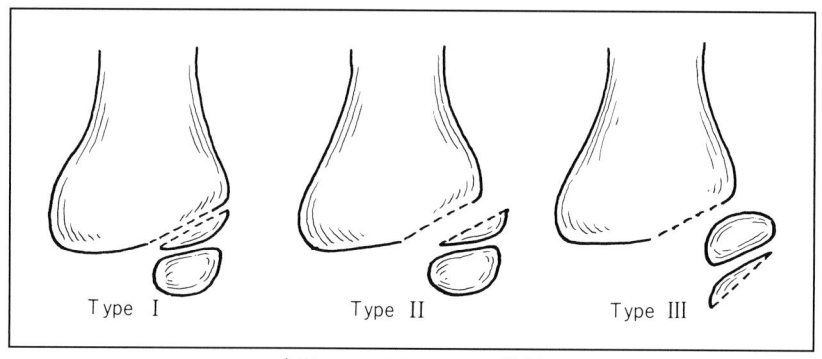

◆図119. Wadsworth分類

2. 外力による分類

　肘伸展位で内反が強制され，付着筋群の緊張で発生するpull off型と，外反が強制され，橈骨頭や尺骨滑車外側縁の突き上げによって発生するpush off型とに分けられる（図117）。筆者の経験では骨幹端部骨片の大きいものはpush off型に多く，小さいものはpull off型に多い傾向にあった。外力の強さや持続時間によっては脱臼（亜脱臼）へと進展する（図118）。

3. 転位の程度による分類

　種々の分類が用いられ，主なものとしてはWadsworth分類[251]（図119），Jacobらのstage分類[252]（図120）があげられるが，大同小異である。Rutherfordら[253]は不完全骨折（Ⅰ型），最初に転位のない完全骨折（Ⅱ型），完全骨折で最初より転位あり（Ⅲ型）に分類し，それぞれの治療に対する注意点を喚起している。また，Badelonら[254]はフランスにおける新しい分類として表に示すような分類を使用している（表5）。筆者はかって離開と回転転位の程度による分類を用いたことがあった[255]（表6）。近年Finnbogasonら[256]は転位の少ない外側顆骨折112例のprospectiveな観察から安定性に貢献する分類として次の3型を提唱した。①A型：骨幹端部骨折の橈側あるいは背橈骨側の骨折線の間隙がない

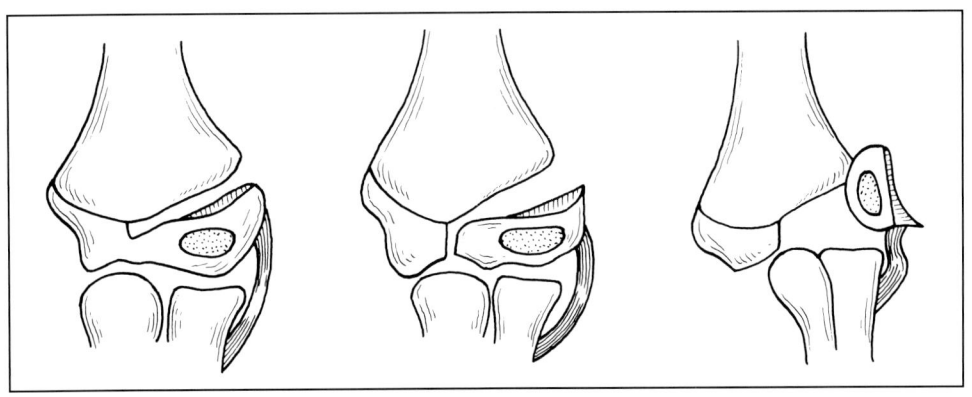

◆図120. Jacob の stage 分類
左：損傷されていない関節軟骨は hinge となる
中：完全骨折
右：骨片転位と脱臼

表5. Badelon の分類

I：一つの方向でのみみえる転位のない骨折	
II：転位が少なく，骨折線がみえる骨折（外側骨皮質の移動で区別）	
III：すべてのX線で2mmを超す転位	
IV：骨片の端が完全に離れた非常に強い転位があるもの	

表6. 井上の分類

I型：転位がないか，ごく軽度のもの	
II型：側方転位または離開4mm以内	
III型：側方転位または離開5mm以上	
IV型：回旋転位30°以内	
V型：回旋転位90°未満	
VI型：回旋転位90°以上	

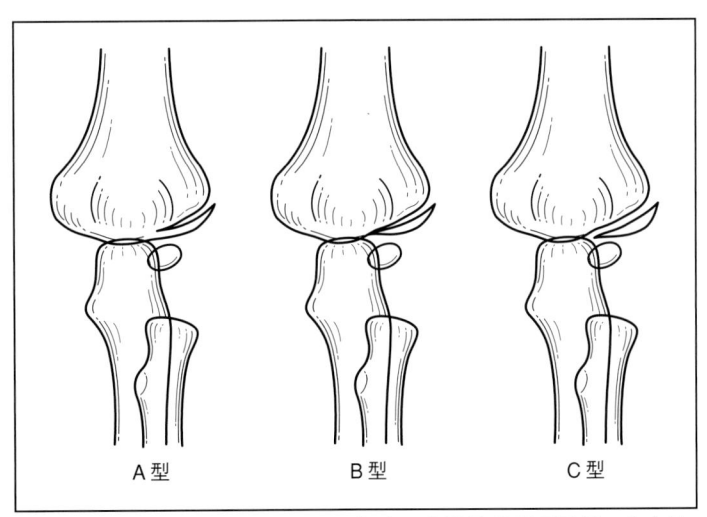

◆図121. 転位のない，あるいは軽度の上腕骨外側顆骨折の安定性からみた分類（Finnbogason, 1995）

か，ごくわずかであり，骨折線が骨端線に達しないもの，②B型：外側に間隙があり骨端線に及ぶもの，③C型：内側骨折線が外側骨折線と同じ間隙をもつもの，である．すべて保存的に治療し，A型の65例は安定性で，B型の35例中6例（17.1％），C型の12例中5例（42％）に転位が増強したと報告している（図121）．

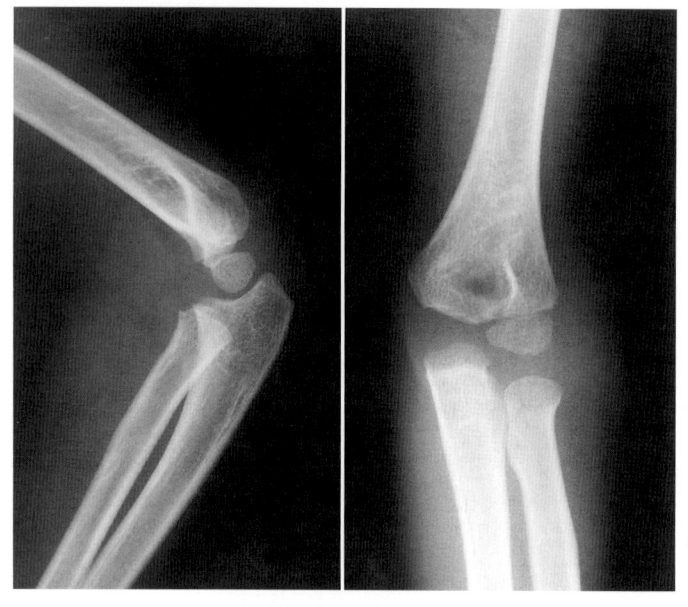

◆図122-1. 骨折が後日判明した例, 5歳, 初診時

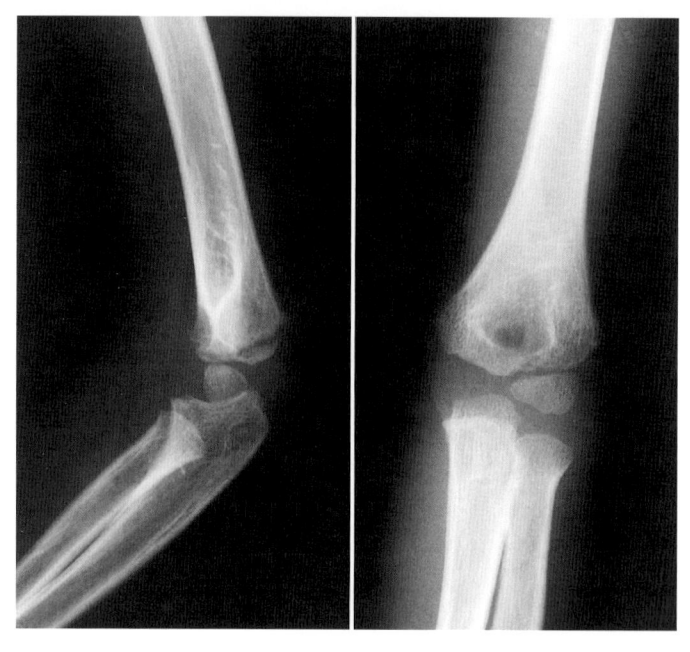

◆図122-2. 2週後
外側顆骨折であることが判明。

　上記分類によって撮影されたフィルムから骨折の部位と転位の程度を確認することができる。

X線診断の落とし穴

1. 後日骨折線が判明することがある
　初診時に骨折線がはっきりせず, 後日判明することがある。従って, 腫脹が取れにくいときや, 痛みが続く場合には骨折を疑って約1週後の再撮影が必要である。前後像よりも側面像や斜位像の方がよくわかることがある（図122-1,2）。

2. 上腕骨遠位骨端離開との鑑別
　外側顆骨折が上腕骨遠位骨端離開と誤診さ

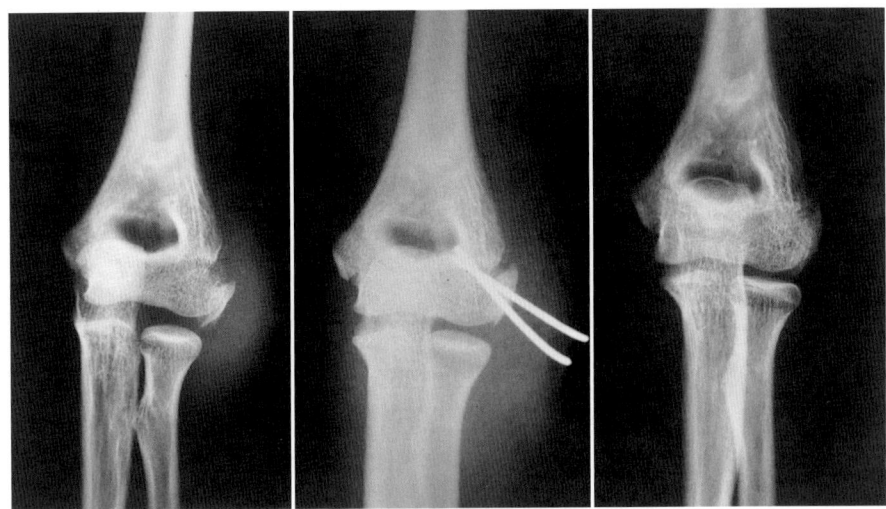

◆図 123. 左上腕骨外側上顆骨折，12 歳
左：初診時，中：経皮的整復 K-wire 固定，右：術後 7 週
（豊橋市　太田邦昭先生のご好意による）

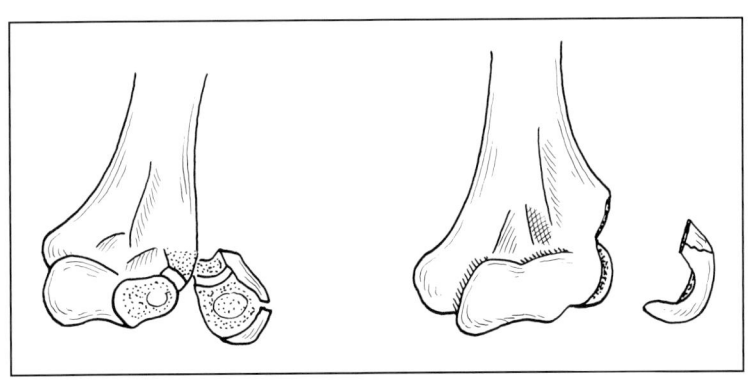

◆図 124. 関節軟骨 sleeve 骨折（Agins の論文[261]より）
上腕骨小頭の関節軟骨の 75％は骨片に含まれる。

れることはほとんどないが，骨端離開はしばしば外側顆骨折と誤診され，誤った治療が行われる。鑑別診断に関しては上腕骨遠位骨端離開の項で述べた。

3. 外側上顆骨化核を骨折と誤診しないこと

いまだに外側上顆の骨化核を外側上顆骨折と誤診されることがある。この骨化核は橈側の骨端と骨幹端部との間に 8〜13 歳頃に出現し，1〜2 年で遠位では骨端と，次いで骨幹端部と癒合して終了する。ときとして不整な形態を呈することもあるが normal variant であり，疑わしい場合は健側との比較が必要である。外側上顆骨折は極めて稀で，Chambers ら[257]の 14 報告の集計によれば，遠位上腕骨骨折 5,228 例中たった 1 例であったと記載し"本当に稀な損傷"と表現している。本邦で太田が経験した 1 例は純粋な外側上顆骨折といえる[258)259)]（図 123）。代田ら[260]は肘脱臼に合併した外側上顆骨折の 3 例を報告しているが，すべてが純粋な外側上顆部の骨折とはいい難い。一般的に骨折メカニズムを「外側側副靱帯の緊張で」と表現されること

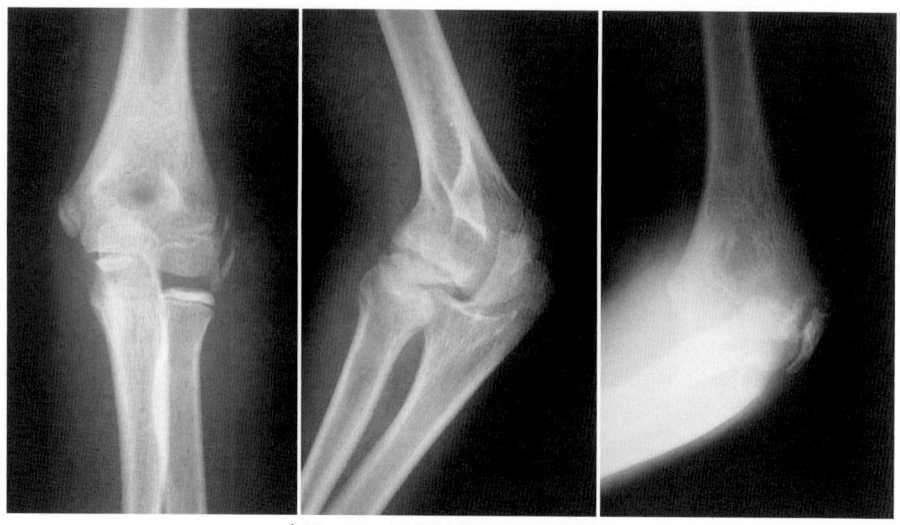

◆図125. 関節軟骨 sleeve 骨折
左：他医での初診時（8歳）外側顆の裂離骨折の診断で短期間の固定を受けた
中：1年9カ月後（10歳）に伸展障害の訴えで来院した。斜位像で上腕骨小頭の末梢関節面のかなりの部分に欠損がみられる
右：剝離した骨片は橈骨頭の後方にあり、伸展を阻害している。屈曲正常、伸展は-50°。骨片は骨軟骨を含み、外側顆に結合織で連結していた。骨片摘出術により術後30日で伸展は-10°に改善された

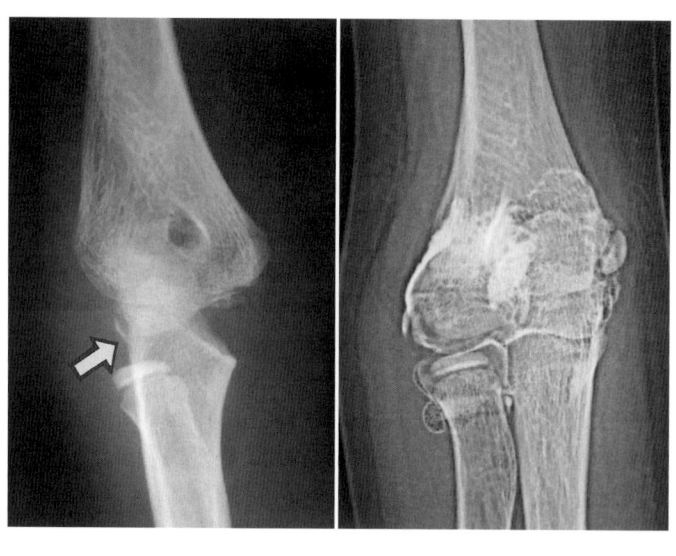

◆図126-1. 右上腕骨小頭 sleeve 骨折，10歳（聖マリア病院症例）
左：初診時（矢印は骨片）
右：関節造影（有用な情報は得られなかった）

があるが，上顆部には総指伸筋腱が付着し，側副靱帯はそのやや末梢側から始まっている。

4. Sleeve 骨折

Agins ら[261] は従来報告されてない外側顆の sleeve 骨折という名称で特殊の骨折型を報告し，特徴としては上腕骨小頭の軟骨の 75% を含み，骨端部と骨幹端部の軟骨下骨の薄い層を含んでいると記載している（図124）。有野ら[262] はこれに相当する1例を報告し，筆者はこの範疇に属すると思われる2症例を経

験した（図125）。また，吉田[263]は新鮮例の1例を経験している（図126-1, 2）。単純なX線像では小骨片としか描写されず，軟骨を含んだ骨片の真の大きさはわからない。有野は関節造影で骨片の大きさを確認しているが，必ずしも有用とはいえない。通常の上腕骨小頭骨折が前方前額面の骨折であるのに比べて，この骨折は後外方から下方に主として損傷が及ぶもので，小頭骨折とは別の項目として取り扱うべきものであろう。観血的整復の絶対的適応であり，このような骨折があるということに留意しておく必要がある。なお，Drvaricら[264]は骨片が前方に転位するもの（いわゆる上腕骨小頭骨折）を上腕小頭のanterior sleeve骨折として報告しているが，筆者や吉田の症例はlateralあるいはposterolateral sleeve骨折と呼べるかもしれない。

5. 橈側側副靱帯付着部の裂離骨折

X線では前記sleeve骨折を疑わせるもので

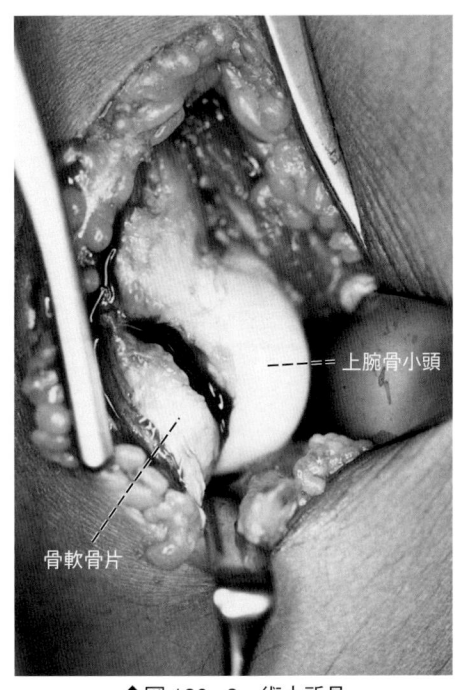

◆図126-2. 術中所見
外後側に骨軟骨片あり，Aginsの報告した関節軟骨のsleeve骨折に近い骨軟骨骨折であることが判明した。

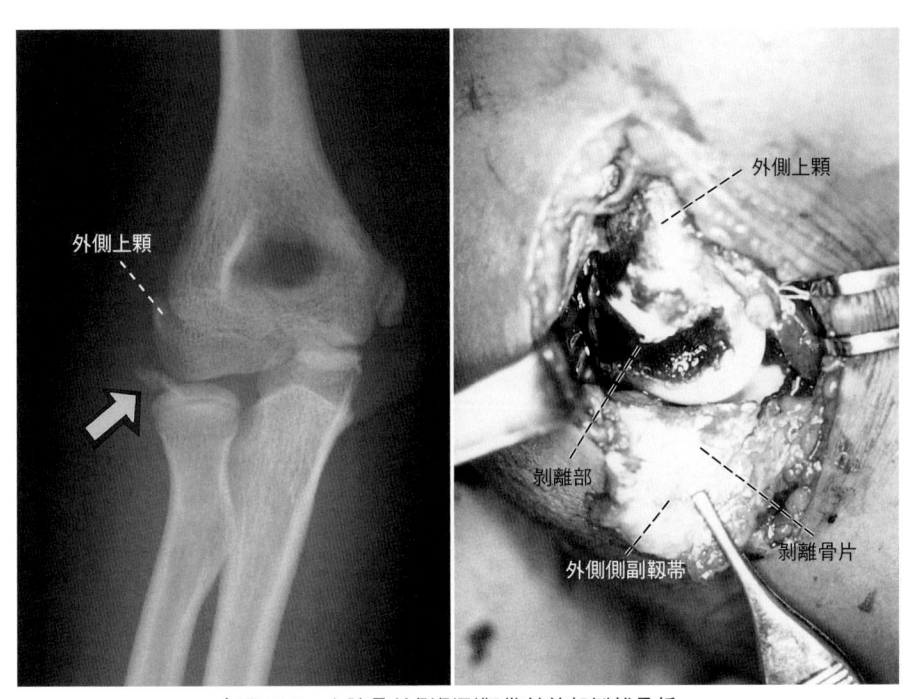

◆図127. 上腕骨外側側副靱帯付着部剥離骨折
術前の診断は外側顆部のsleeve骨折であったが，外側側副靱帯付着部の裂離骨折であり，広範な軟部組織損傷を伴っていた。外側上顆の損傷はなかった。

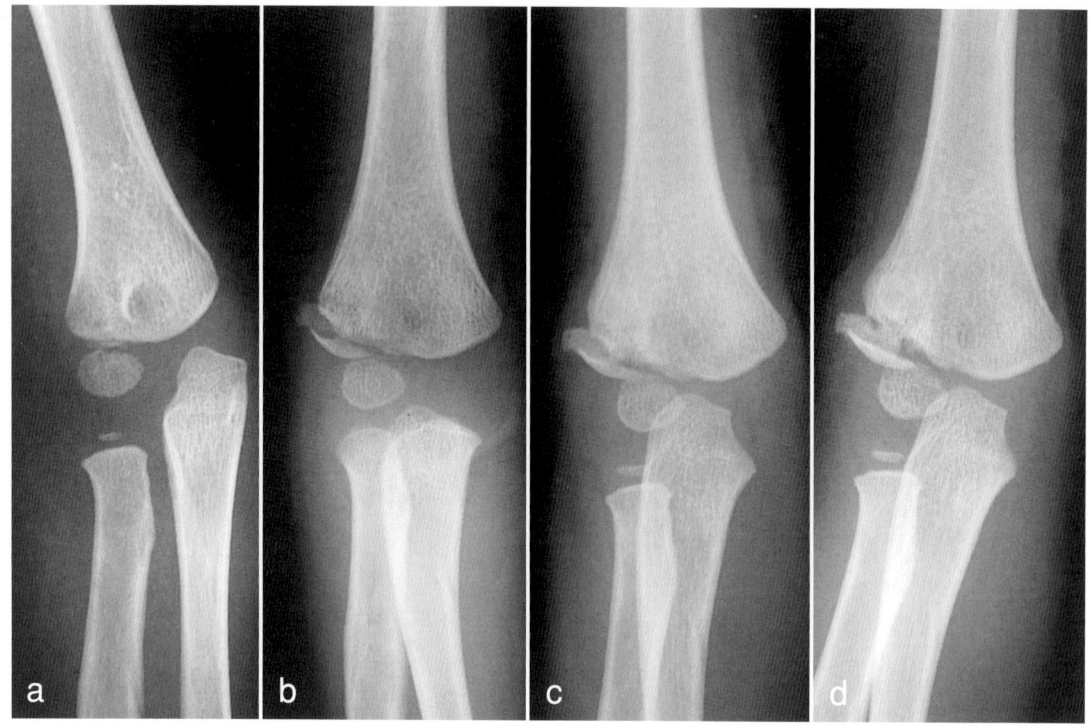

◆図128. 右上腕骨外側顆 impending nonunion，2歳
a：初診時，b：1カ月，c：2カ月，d：3カ月

あったが，手術所見で橈側側副靱帯の付着部の骨軟骨を含めた裂離骨折であることが判明した（図127）．骨片を含めた靱帯の末梢への退縮は著明であり，内反動揺性も明らかであった．前記 sleeve 骨折とともに手術の適応があり，このような損傷の存在の認識が必要である．

治療方針

手術の適応があるか否かを決定しなければならない．筆者らは1965年の報告以来一応転位が5mmを超すものを積極的手術適応としてきたが，現在ではこの数値を2～3mm前後と変更している．文献的には3mmを超すものは手術の適応としている場合が多い．Foster ら[265]は2mmを超せば整復してピンニング（経皮的でもよい）を提唱し，平井[266]は1～2mmで経皮的固定，3mm以上あるいは回旋転位では観血的整復の適応としている．Mintzer ら[267]は2mmを超す転位をもつ12例の経験から，術中の関節造影で関節面の不適合がなければ経皮的固定でよいと述べている．側方転位に回旋転位が合併すれば手術適応はより拡大されるし，亜脱臼あるいは脱臼を伴うものはより不安定であり，当然手術の適応となる．

Wilkins[97]は初診時の安定性に問題があれば，全身麻酔下に肘伸展・前腕回外位で内反ストレスをかけて，骨片が不安定であれば内固定を行うと述べているが，麻酔の点で気軽に行える方法ではない．

治療方針決定の落とし穴：最初は転位がないか非常に軽くても1週～10日以内に転位が急に増大することがある．このような場合は偽関節への移行の恐れがあり（impending nonunion），転位の程度によっては保存的治療を見限って手術に踏み切った方がよい（図128）．この骨折の治療上の失敗の多くは初診時の転位の少なさのためにそれ以後のX

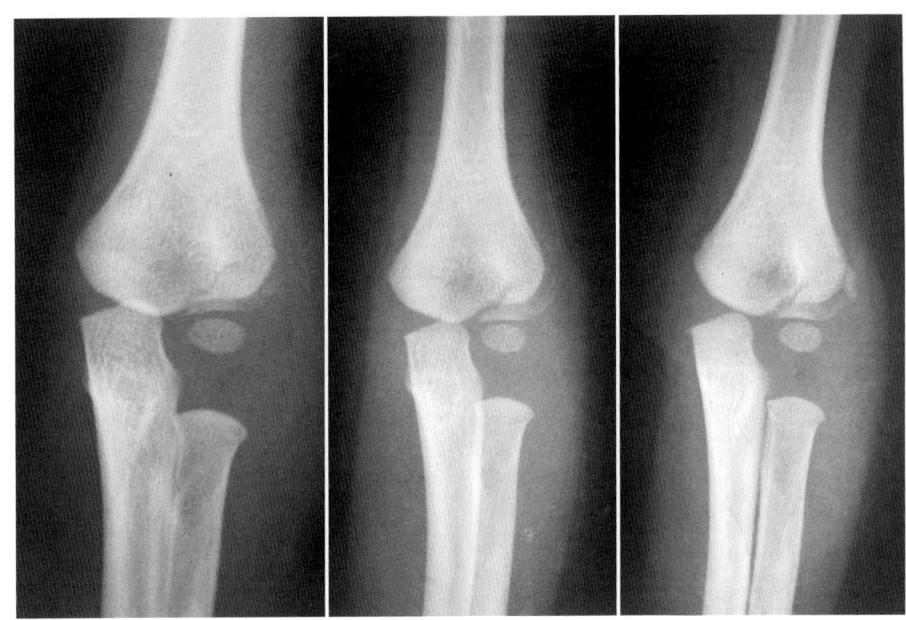

◆図129-1. 左上腕骨外側顆遷延治癒, 2歳
左：初診時, 中：1週, 右：3週（外側の骨折間隙にまたがる骨性架橋を認め, 外固定の継続でも骨癒合の可能性はあると説明し, 患者側は保存的治療の継続を選択した）

線撮影を省略したためか, 転位の経時的増大に気づいても手術に移行することをためらったために生じているものが多い. 西島ら[268]は転位が軽度な骨折では fat pad sign の有無がある程度参考となり, 陰性例では手術を行うと述べている. 経験ある整形外科医であればそれぞれの適応をもっているであろうから, 外固定を続けるか手術に踏み切るかは患者サイドとよく話し合って決定すべきであろう.

家族への説明

治療方針と予後についての説明事項として, ①小児で最も手術が行われる部位であり, なぜ手術を必要とするか,その理由（偽関節→外反肘変形→遅発性尺骨神経麻痺）, ②最初に保存的治療を行っても手術が必要となる可能性があること（impending nonunion に関しての説明）, ③保存的あるいは手術的治療によって骨癒合が得られても軽度の形態的変形（患部の突出や軽度の内・外反変形）が残る可能性があること, ④運動開始後しばらくは運動制限が続くことがあること, などがある.

治　療

1. 保存的治療

転位がないか軽度（2〜3 mm 以下）のものは肘90°屈曲位, 前腕回旋中間位あるいは軽度回内位で, 上腕より手部に至る背側ギプス副子固定を行い, 腫脹が減少すればギプス包帯に変更する. X線で転位が増大しなければそのまま固定を続ける. 期間は年齢, 転位の程度により若干の差があるが4〜6週は必要である. 外側の架橋仮骨がある程度しっかりしてくれば運動練習を開始する. 固定による拘縮はまず起こらないので少し長めに固定した方がより安全である.

骨癒合が遅延した場合に, 手術を行うべきか否かの判断に困惑することは誰しも経験することであろう. この所見があれば必ず骨癒合すると判断する材料に乏しい. 筆者は経験

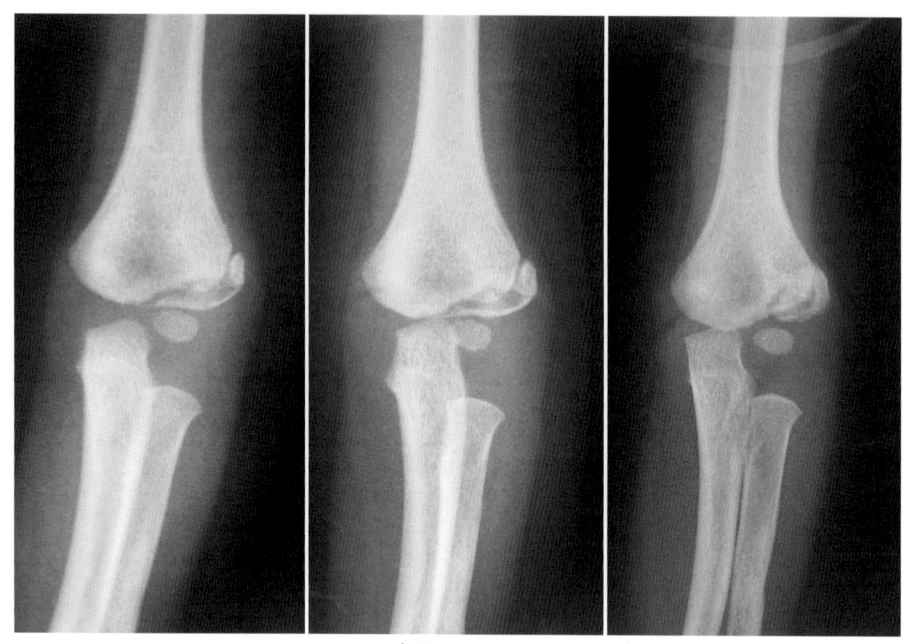

◆図129-2.
左：1カ月，中：6週，右：10週（癒合は遷延したが10週の外固定で骨癒合が得られた）

的に，外側の骨折間隙にまたがる骨性架橋が形成されはじめたら骨癒合の可能性ありと判断して外固定を続けることで多くの症例に骨癒合を得ている。ただ長期固定が必要であり，外固定の継続か骨接合術かの選択は，その得失を十分に説明して患者サイドにも選択させるようにしている（図129-1,2）。

2. 観血的治療

直視下で整復する。内固定法としてはK-wireや螺子による固定，tension band wiring法がある。螺子を用いる場合には成長を阻害しないために決して骨端線を貫通しない配慮が必要である。最近biodegradable material を使用した報告もあるが[269]，一般化していない。

Tension band wiring法：1971年以降一貫してこの方法を行い，良好な成績を収めている。外後方縦切開で入り，直ちに骨折部に達する。骨片間の凝血を取り除き，近位・遠位骨片の骨折面を確認する。遠位骨片は通常前額面のみならず，水平面での回旋も伴っているので，このことを念頭に置いておけば整復は比較的に容易であるが，やはり若干の要領が必要である。肘屈曲，前腕回内位で整復を行う。前方は伸展筋群に隠れて確認しにくいので不十分にならないように注意する。また，骨折が滑車に及んでいるときにはその部の確認が大切である。整復ができることを確認したら，まず近位骨片に締めつけ用の軟鋼線の穴を作製し，年齢に応じた大きさの軟鋼線（0.5〜0.8 mm）を通しておく。次に骨片を再度整復しK-wireで釘止めを行うが，刺入点はできるだけ骨幹端部とし，骨端線を貫通することを避ける。しかし，骨幹端部骨片が小さいときは骨端線の通過は避けられない。軟鋼線を釘止め用のK-wireに8字状に巻きつけておいて，先端を曲げた鋼線を打ち込むと骨折面が接触し，さらに締めつけ用の鋼線を締めつけると強固に固定される（図130）。

術後は約1週間外固定し，抜糸後直ちに自動運動を開始する。他動的運動が不要なことは小児の骨折に一般的なことである。

Tension band wiring法の予後について：

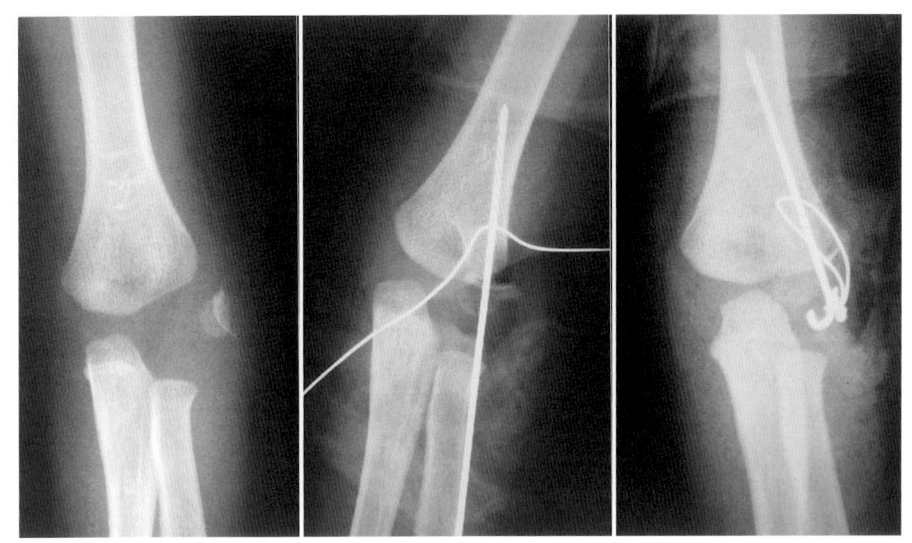

◆図130. Tension band wiring 法による骨接合術，1歳
左：術前
中：術中のコントロール。K-wire 1本の刺入では整復位
　　保持力は弱く，骨片の離開がある
右：鋼線の締めつけで骨片は密に接着し安定性となる。

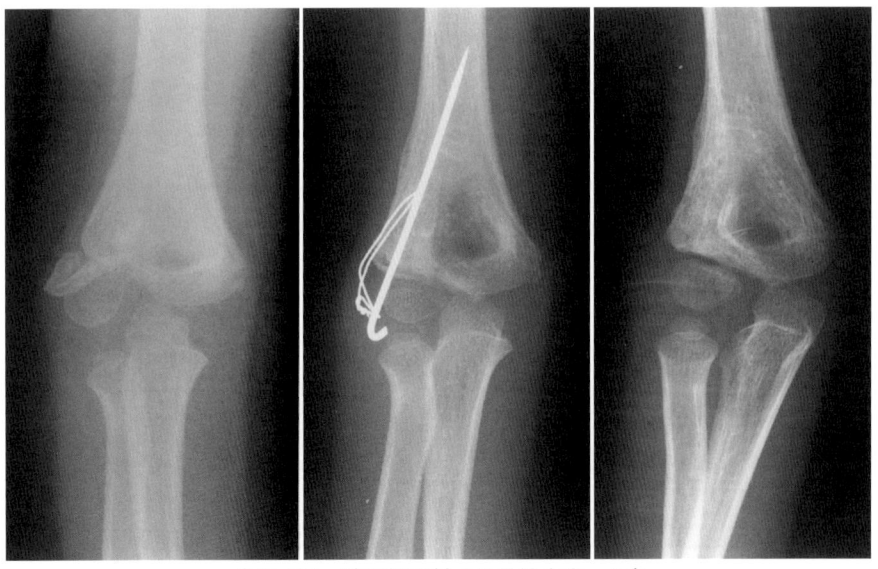

◆図131. 陳旧例に対する骨接合術，4歳
左：受傷後7週の初診時，中：術後6週，右：術後9週

固定力が強力であり成長障害が危惧される。たしかに津田[270]の幼若家兎を用いた実験で本法を骨端線にまたがって用いれば強い成長障害を示した。しかし，ヒトの場合はできるだけ骨端線を貫通しない配慮をし，平均4カ月での固定材料の抜去では成長障害はまったく起こらないことが判明した[271)272)]。

3. 陳旧例あるいは偽関節に対して

現在では impending nonunion を含めて陳

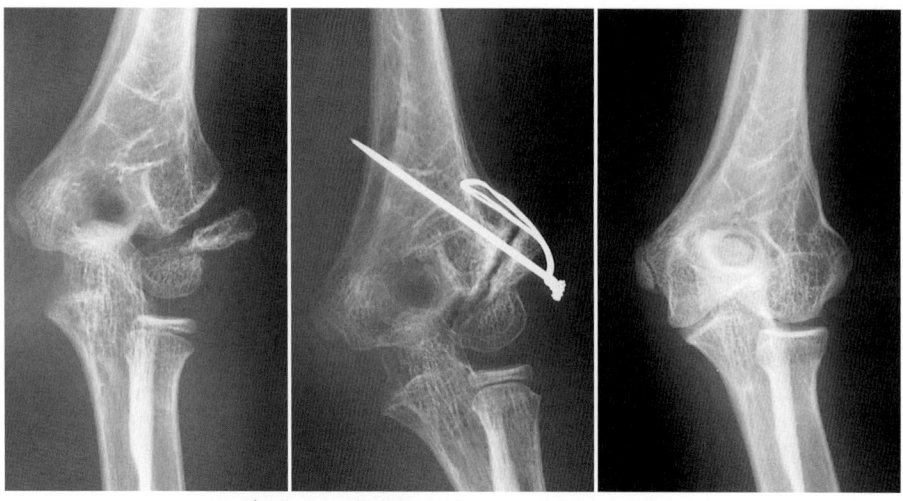

◆図132. 偽関節に対する骨接合術，6歳
左：初診時（受傷後2年経過）
中：tension band wiring による骨接合術後2カ月（骨移植なし）
右：術後4年（ROM 正常）

旧例に対しても積極的に観血的整復と内固定が行われる。進入路は新鮮例と同じである。回転転位を有する陳旧例では骨折面の新鮮化，骨片の周囲組織との癒着の剝離（特に内側）を十分に行って骨片を整復し，新鮮例と同様に tension band wiring 法で固定する（図131）。骨片の剝離に際し付着筋群を切離して骨片を裸の状態にすることは血行障害，ひいては壊死を発生するので禁忌である。

偽関節に対しては従来は機能障害がほとんどないとの理由で放置され，将来，美容的問題あるいは尺骨神経麻痺が出現したときに対策を考えていた。しかし，Shimada ら[273]が骨端線閉鎖前に手術を行った偽関節16例の検討では，術前の症状として疼痛7例，肘不安定感9例，尺骨神経麻痺4例，外反変形6例，可動域制限6例などであったと報告している。Flynn ら[274)275)]の手術基準は，①骨幹端部骨片が大きい，②関節面からの転位が1cm未満，③外側骨端線が十分に開存，と慎重であるが，本邦では欧米に比べてはるかに積極的に骨接合術が行われ，多くの良好な結果が報告されている。施行上の注意としては術前の運動機能を損なわないことであるが，

伊藤ら[276)]は受傷後平均1年6カ月の29例の手術経験から，1年未満では整復固定が可能，1年以上の4/5に骨移植が必要，腕橈関節に侵襲を加えないことを述べている。経過が比較的浅く，骨片の離開や変形が少ない場合は通常解剖学的に整復固定が可能である（図132）。筆者は骨折部の新鮮化は骨幹端部から成長軟骨の近傍までに止めて，それ以上は行ってない。伊藤ら[276)]は陳旧例の術後2年8カ月の経過で壊死発生率が24％と報告しているが，最近の報告例では6％前後である[273)277)〜279)]。離開や変形が著明な例に対しては，従来の関節関係を損なわないために骨移植が必要となる。手技上の注意としては，内固定を行う前に仮止めして，運動障害が発生してないことを確認する配慮が必要であろう。

偽関節即絶対的適応とは断言できないとしても，少なくとも小児期で発見され，運動機能を損なわないと判断した場合には行ってよい手術である。手術の押しつけではなくて，放置した場合の外反肘と尺骨神経麻痺の発生の可能性も含めての自然経過の説明によって得られた患者サイドによる選択は絶対に欠かせない事項である。また，外科医の手技も適

3. 上腕骨外側顆骨折　107

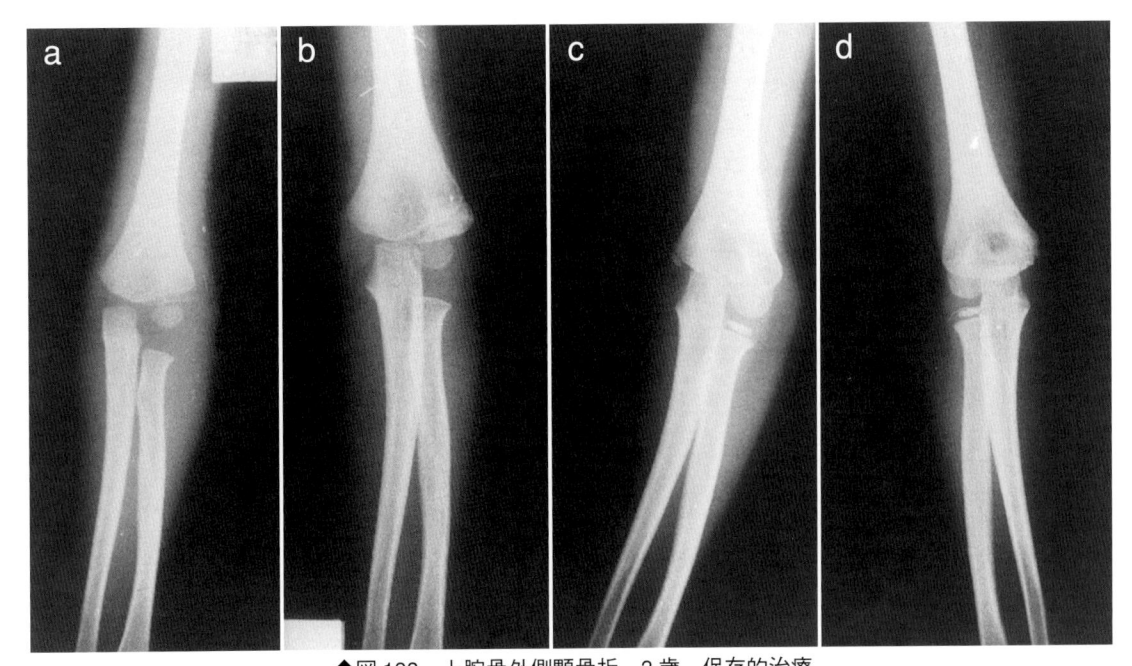

◆図133. 上腕骨外側顆骨折，3歳，保存的治療
a：初診時，b：6週後（すでに内反傾向あり），c：4年後（健側に比べて10°の内反肘），d：健側

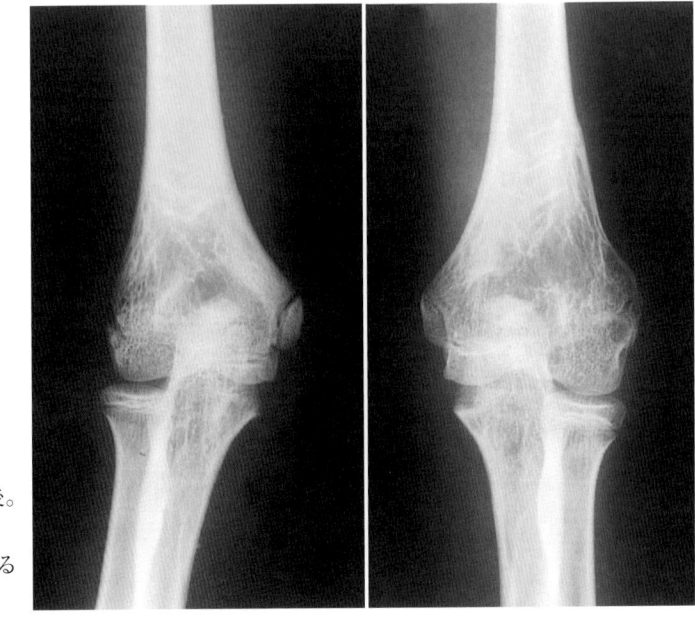

◆図134. 骨端線早期閉鎖例，14歳
6歳で tension band wiring，7年9カ月後。
左：健側
右：患側（橈側の骨端線は閉鎖しているが，尺側は若干残っている）

応決定の大切な要素である。

上腕骨外側顆骨折の一般的予後

順調に治癒すれば機能的にはまったく問題ない。軽い変形は避けて通れない問題である。

顆上骨折は内反肘，外側顆骨折は外反肘と従来はいわれてきたが，偽関節例を除けば，外側顆骨折は決して外反肘とはならない．むしろ初期には保存的治療例でも健側に比べて内反傾向をとるものがある[280]（図133）．このことはFosterら[265]も56骨折の経験より言及しているし，この事実に言及した最近の報告は多い[281]〜[287]．筆者の手術例の調査では成長するにつれて骨端線の早期閉鎖がみられ（図134），軽度ながら外反化が起こり，外顆骨折後の一般的傾向としての内反位を自然に矯正しようとする現象がみられた[272]．稲垣ら[285]は手術例では成長による内反位の自家矯正傾向は弱いが，外側顆の骨端線の早期閉鎖があれば矯正されていく傾向を認めている．

滑車部に発生するfish tail deformity（魚尾変形）も上腕骨外側顆骨折後の代表的変形であり，原因としては整復の不適切や骨端線の部分的早期閉鎖による成長障害があげられている．筆者の経験では中等度以上の変形が約40％にみられた[272]（図135-1, 2）が，しかし機能には影響はまったくなかった．同様な変形をIppolitoら[250]は約67％に，大森ら[287]は46.5％に認めている．

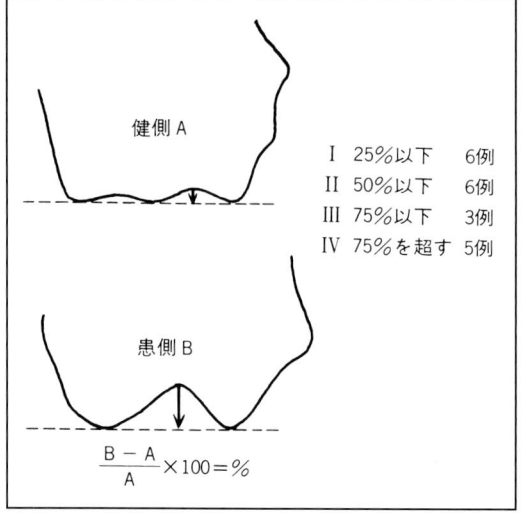

◆図135-1．Fish tail deformity の計測と予後
20例中8例が中等度以上の変形を示した．

I	25％以下	6例
II	50％以下	6例
III	75％以下	3例
IV	75％を超す	5例

$\frac{B-A}{A} \times 100 = \%$

4 上腕骨内側上顆骨折

9〜14歳に多発し，ピークは11〜12歳である．発生頻度は外側顆骨折に次いで多く，Chambersら[288]の集計からみると，肘周辺骨折中11.1％，上腕骨遠位の骨折中14.1％であった．男性が圧倒的に多いのは外傷に曝される機会が多いためである．

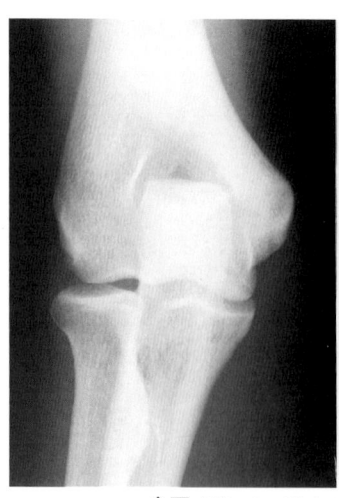

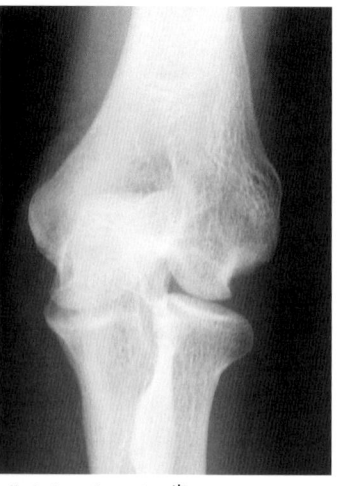

◆図135-2．Fish tail deformity，14歳
6歳でtension band wiring，7年8カ月後．
左：健側，右：著明な変形あり（井上のIV型）

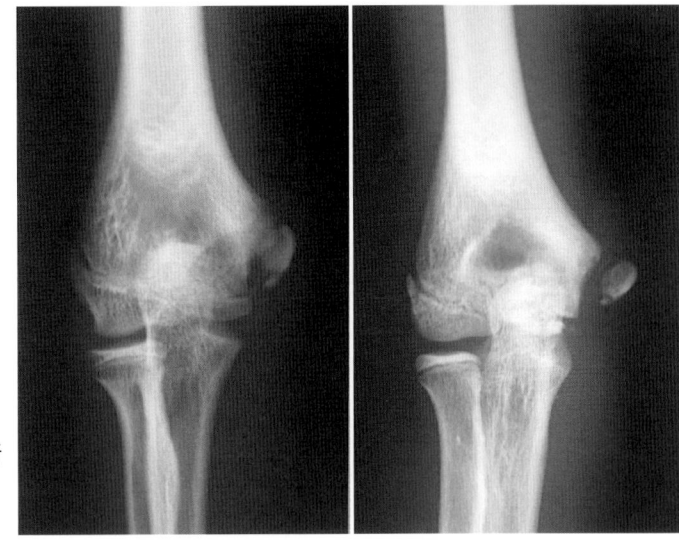

◆図136. 上腕骨内側上顆投球骨折
　　左：14歳，保存的治療
　　右：11歳，観血的治療

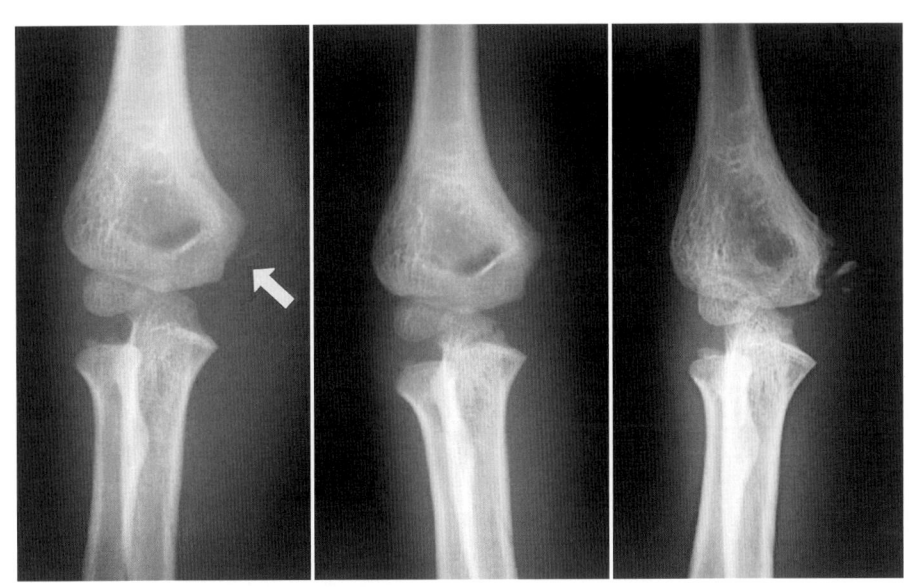

◆図137. 右上腕骨内側上顆骨折（骨化核未出現），5歳
　左：初診時（矢印は骨幹端骨片？）
　中：2週後
　右：3.5カ月後（骨幹端骨片のみ鮮明となり，内側上顆骨化核は未出現）

　骨折の発生メカニズムは肘伸展・手関節背屈位で転倒した場合に，肘に外反力が働くと内側上顆に付着する屈筋群によって牽引力が働き，さらに手関節背屈によって緊張は増幅され，内側上顆の裂離骨折が発生する。また，肘関節脱臼に合併するものも多い。この二つのメカニズムが大部分を占めている。稀に投球や腕相撲など純粋な筋肉の牽引力のみで発生することもある（図136)[289)〜291)]。年長児で転倒して肘関節内側に限局する腫脹や疼痛，肘関節運動制限を訴えて来院したものは本骨折を疑う。また脱臼があり，他医にてすでに整復を受けて来院したものもこの骨折を強く疑わね

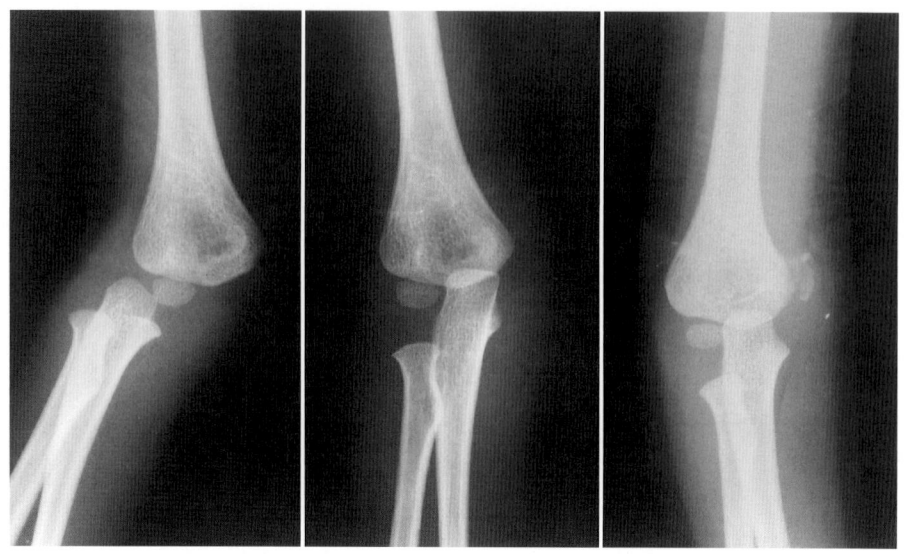

◆図138. 内側上顆骨折を合併した肘関節脱臼（内側上顆骨化核未出現例），3歳
　　左：初診時
　　中：徒手整復後
　　右：3週後，内側上顆の仮骨形成があり内側上顆骨折合併と判断した

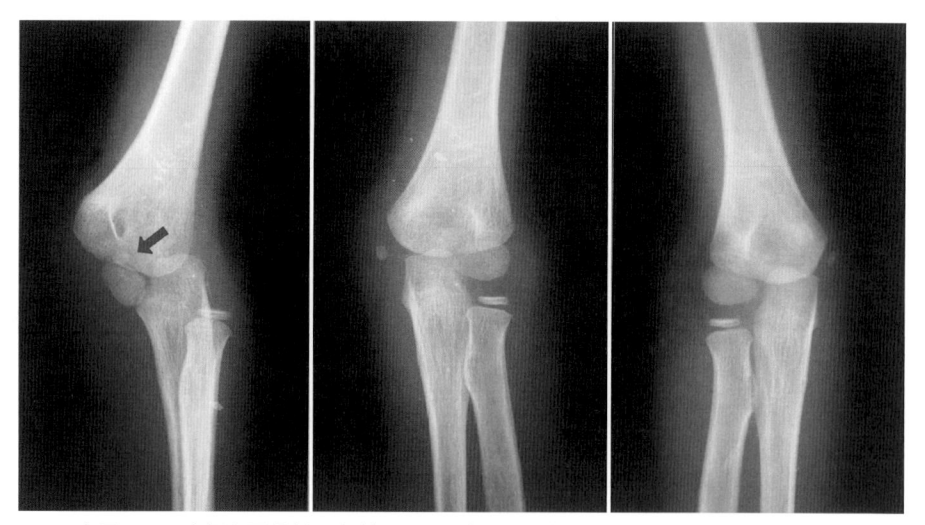

◆図139. 内側上顆骨折を合併した肘関節脱臼（内側上顆骨化核出現例），7歳
　　左：初診時（矢印は転位した内側上顆骨片）
　　中：整復後。健側と比較すると転位が残っているのがわかる
　　右：健側

ばならない。脱臼が未整復の場合は脱臼の症状のみが表面に出る。

X線撮影，所見

内側上顆骨化核が出現してない年齢ではX線で特別な所見はなく，診断は臨床所見に頼らざるを得ないし，誤診もやむを得ないこと

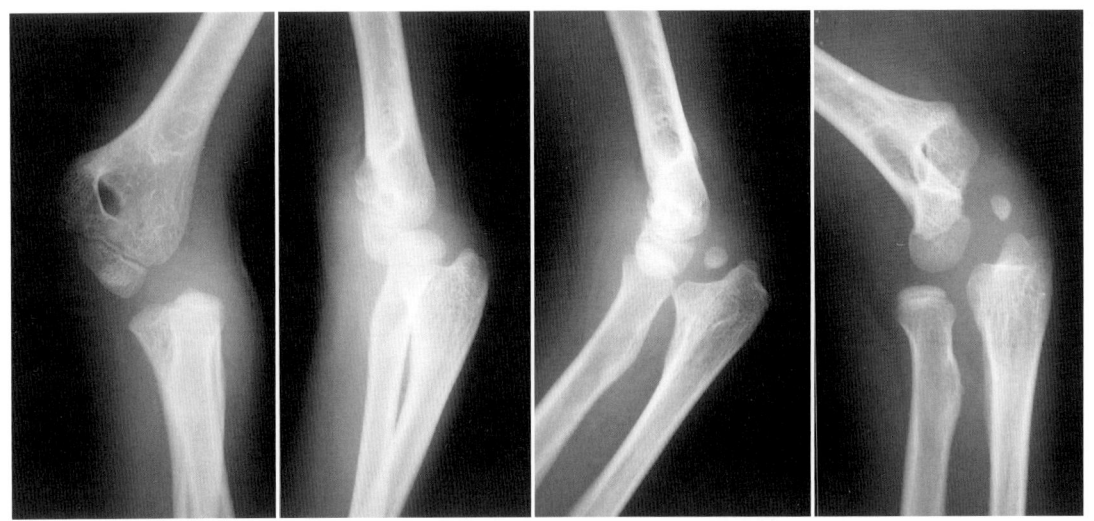

◆図140. 内側上顆骨折を伴う肘関節脱臼の4方向撮影，11歳
方向を変えて撮影すると内側上顆骨片がよく確認される。

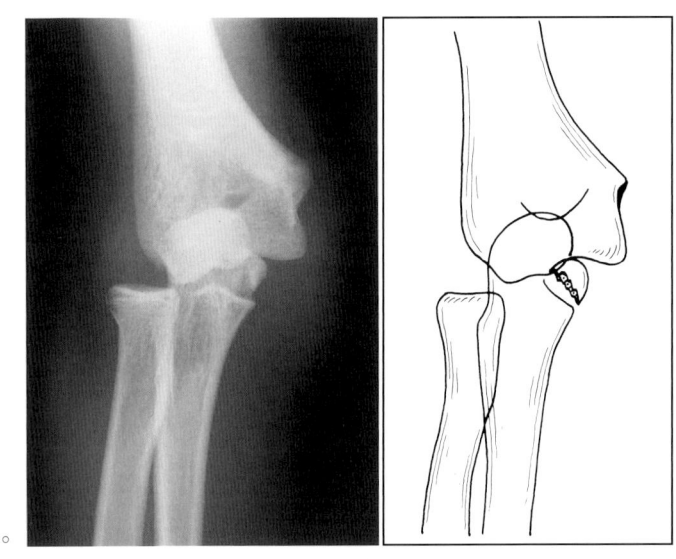

◆図141. 内側上顆骨片の嵌入，13歳
多くの症例で骨折面を下方に向けている。

もある（図137）。市川ら[292]は内側上顆骨化核出現前に生じ偽関節となった1例を報告し，ストレス撮影やMRI以外には確診は困難であると，診断の困難性を強調している。また，この年齢で肘関節脱臼がみられる場合に果たして内側上顆骨折を合併しているか否かは不明で，一応は骨折を疑うとしても，確実な診断は経過をみなければわからない（図138）。それに比べれば，どんなに小さくても内側上顆が出現していれば診断は容易である（図139）。単独骨折では転位の程度がそのままX線所見に反映する。転位が軽度の場合は健側と比較しなければわからないこともある。脱臼が整復されないで来院したときは本骨折を疑ってかかることを述べたが，そのためには内側上顆のあるべき位置に着目する。当然あるべき内側上顆がなければどこかに転位しているはずである。前後像では上腕骨に重なっているので，その目でみなければ見落とす。側面像あるいは斜位像で上・前腕

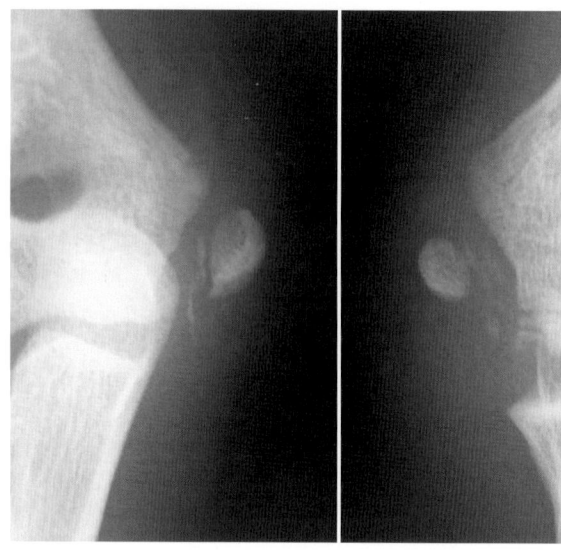

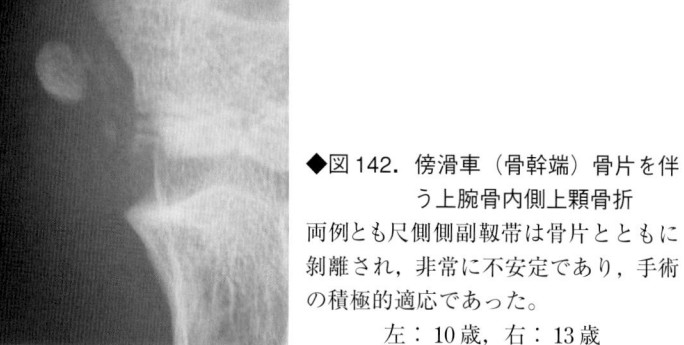

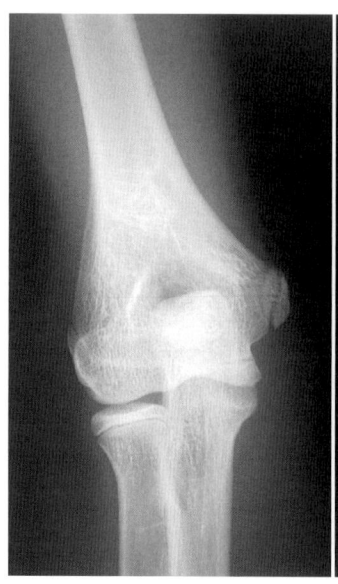

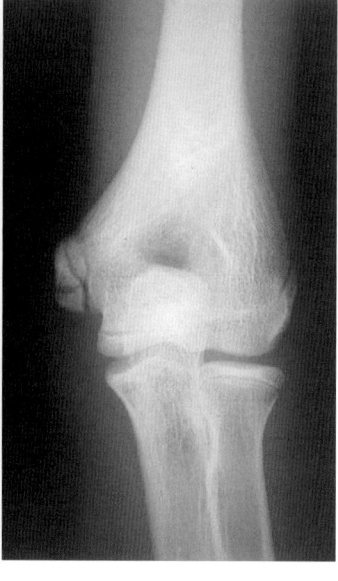

◆図142. 傍滑車（骨幹端）骨片を伴う上腕骨内側上顆骨折
両例とも尺側側副靱帯は骨片とともに剝離され，非常に不安定であり，手術の積極的適応であった。
左：10歳，右：13歳

◆図143. 上腕骨内側上顆を二分する骨折，13歳
投球動作で発生。
左：健側，右：患側

骨間に確認されることが多い（図140）。脱臼が整復されて，骨片が腕尺関節に嵌入しているときには前後・側面像で確認でき，多くの場合は骨折面を滑車に向けて嵌入している（図141）。

内側上顆骨片に骨幹端由来と思われる小骨片が付着している症例に遭遇することがある。筆者らは内側顆骨折の疑いもあるとして手術を行ったが，骨片は傍滑車の一部が剝離され軟部組織で連結して内側上顆骨片ととも に転位していたものや，滑車にかかるものもあり，骨片は一部軟骨を含み，X線でみられるより大きかった（図142）。内側上顆骨折と内側顆骨折の中間に位置する骨折（内側顆類似骨折）と解釈してよいであろう。

なお，滑車の骨化が進んでいない年代での内側顆骨折との鑑別は困難なことがある。稀に内側上顆を二分するような骨折型を呈することがある（図143）。

4. 上腕骨内側上顆骨折 113

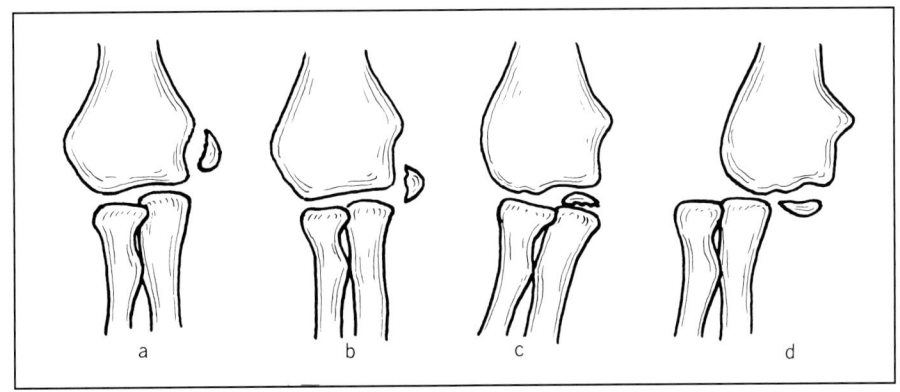

◆図144. Watson-Jones 分類
a：1度（軽い転位），b：2度（関節レベルまで骨片転位）
c：3度（関節内に嵌入），d：4度（肘関節脱臼を伴う骨折）

分類

Watson-Jonesの分類[293]は有名で多用されている（図144）。脱臼を伴わないで骨片が嵌入する3度の存在を報告したものもあるが[294]，筆者には確実にこの分類に属すると思われる症例の経験がなく，経験からみて脱臼に伴って転位した内側上顆骨片が自然整復される過程で嵌入を生じたものと解釈している。佐々木ら[295]は13年間の43例の観察でⅢ型は経験していないし，脱臼なしでの嵌入はあり得ないとの報告もある[296]。Chambersら[288]は脱臼なしで骨片が嵌入するかについては，Patrickらの強い外反が関節に加わると関節内真空が生じて骨片が取り込まれるとする説は広く受け入れられてなく，多くは自然整復を含めて脱臼に合併したものであろうと記載している。また，彼らは治療法に役立つ分類を記載しているが，骨片嵌入の項での"脱臼なし"の多くは整復されたものであろうとしている（表7-1,2）。

投球動作からの慢性の緊張（ストレス）による障害をBrogdonら[297]はLittle Leaguer's elbowと名づけた。特徴的X線所見としては内側上顆骨化核の濃淡不整や肥大，骨端線の不整と拡大である。健側と比較すればわかりやすい[297)298]（図145）。

表7-1. Wilkinsの分類[97]

I. Acute Injuries
　A. Undisplaced
　B. Minimally displaced
　C. Significant displaced
　　1. Elbow not dislocated
　　2. Elbow dislocated
　D. Entrapment of fragment in joint
　　1. Elbow not dislocated
　　2. Elbow still dislocated
　E. Fractures through the epicondylar apophysis
　　1. Without displacement
　　2. With displacement
II. Chronic Tension Stress Injuries
　（Little League elbow syndrome）

表7-2. Chambers, Wilkinsの分類[288]

Acute Injuries
　Undisplaced or minimally displaced
　Displaced fractures
　Incarcerated fractures（without dislocation）
　Incarcerated fractures（with dislocation）
Chronic tension（stress）injuries

治療方針

脱臼を伴う場合はまずその整復が必要であることは当然であり，ここでは徒手整復の操作以後について記す。

患者の多くは比較的年長児であり，今後も

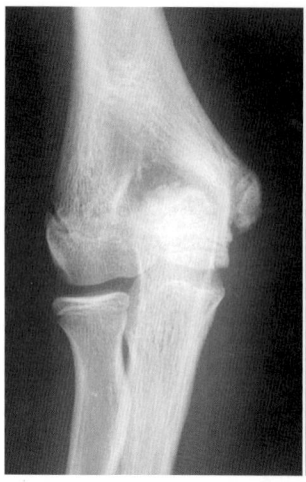

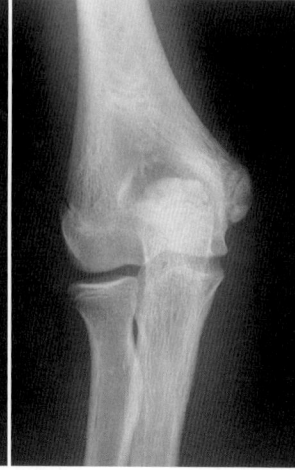

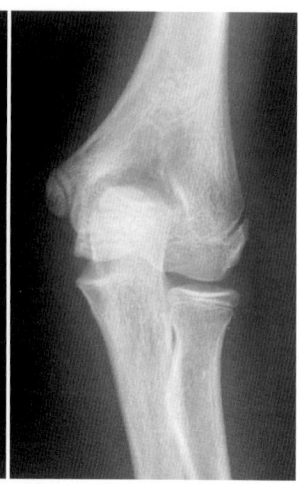

◆図145. Little League elbow, 12歳
野球歴3年, 発症後3カ月。
左:初診時, 中:2カ月後, 右:健側

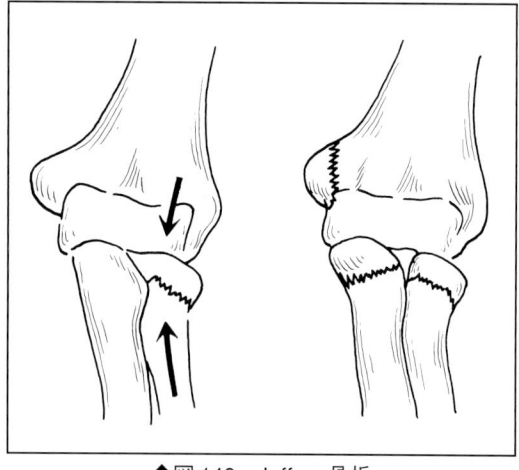

◆図146. Jeffery骨折
外反骨折。骨折の順序は橈骨頚部→肘頭→内側上顆
(Jefferyの論文[309]を参考として)

スポーツ活動など活発に行うものが多いとの認識に立って治療方針を決定する必要がある。

1. 骨片の転位の程度

まず骨片の転位の程度によって考えるべきであろう。確かに、この骨折はたとえ偽関節になったとしても最終的機能があまり損なわれないものもあり、Josefssonら[299]は転位のある56例の保存的治療で31例は偽関節となったが、12例に軽い愁訴と伸展制限があるけれども、機能的にはすべて良好であったと述べている。極端であるが骨片の嵌入がなければすべて保存的とするもの[300][301]もある。しかし、偽関節の後遺症の一つに遅発性尺骨神経麻痺があり、筆者ら[302]が経験した肘部管症候群手術例78例(82肘)中6肘は内側上顆偽関節に合併したものであった。転位の程度を手術の適応の指標とするものは多い。Hinesら[303]は2mmを超す転位をすべて手術の適応とし、好成績をあげたと報告している。Duunら[304]の報告からみても、3mmを超すもの[305]、5mmを超すもの[306]、1cmを超すもの[307]、骨片基部の1/2を超すもの[308]とさまざまである。筆者は以前は4〜5mm以上の転位を積極的な手術適応の指標としていたが、現在は若干転位の幅を狭くし3mm前後としている。しかし、スポーツ活動を行っている少年少女では保存的治療の適応範囲をよりせばめ、スポーツに関係のない女子では広くとっている。適応の境界にある場合には、手術と保存的治療の利点と欠点の説明を行って患者サイドに選択させることもある。

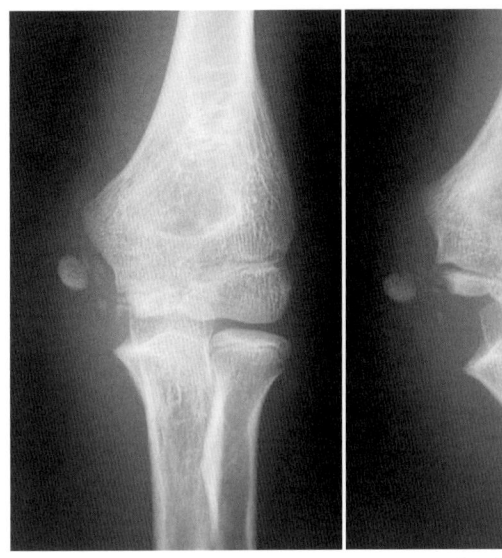

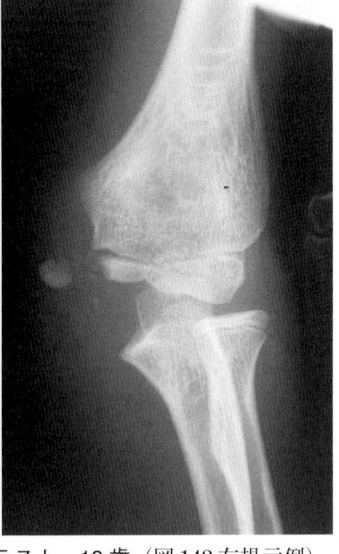

◆図147. 用手によるストレステスト，13歳（図142右提示例）
傍滑車（骨幹端）骨片を伴う骨折であり，極めて不安定である。

2. 骨幹端部骨片を伴うもの

内側上顆骨片に骨幹端部骨片が付着しているのは，尺側側副靱帯が傍滑車とともに断裂しているか，骨折が内顆に及んでいることを示していて，非常に不安定であり，観血的整復固定術の適応である（図142参照）。

3. 肘の安定性

安定性も適応選択の指標となる。骨折には単なる裂離骨折の場合もあるし，内側側副靱帯の断裂を伴うこともあるであろう。内側側副靱帯の断裂を伴う場合は外方動揺性が著明となるし，橈骨頚部および肘頭骨折を合併するJeffery骨折[309]と呼ばれる型をとることもある（図146）。ストレステストで手術の適応を決定する方法としてWoodsら[310]は外反テストを行った。背臥位で腕を90°外転，外旋し，肘関節を約15°屈曲して枕の上に置くと，不安定性があれば腕の自重で関節裂隙が開き，この状態はX線撮影で確認できる。筆者は痛みを少し我慢させて用手で外反ストレス撮影を行っている（図147）。外反不安定性を手術の適応にあげているものは多い。また，清水ら[311]は本骨折に遅発性尺骨神経麻痺を伴った5例の経験から，内側側副靱帯の機能不全による外反動揺性が麻痺に関与していると述べている。

4. 尺骨神経麻痺

尺骨神経麻痺を伴っている場合が稀にある[307)312)313]。骨片転位を伴えば手術の積極的適応となる。

5. 脱臼合併

外来レベルで簡単に整復できることが多いのでまず徒手整復を行う。その後の内側上顆骨片の転位の程度により観血的治療を行うべきか否かを決定するが，ほとんどの症例で骨接合術が必要である。

6. 骨片の嵌入

骨片の嵌入がある場合は筆者は絶対的手術適応としている。徒手で整復できた例もあるが，整復後も骨片の転位は大きく残り，不安定である。

7. 内側側副靱帯の修復は必要か

意見の一致はないが，筆者は行っていない。

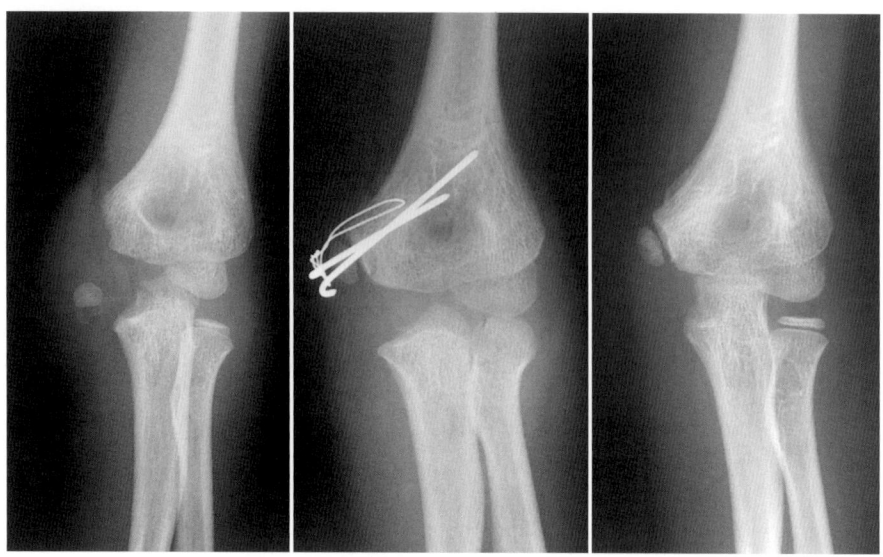

◆図148. Tension band wiring による骨接合術，10歳
左：初診時，中：術後5週，右：2.5カ月後

骨片転位が著明で断裂が疑われる，あるいは靱帯付着部の裂離骨折を伴い，術前に動揺性の強い例では骨接合術直後のテストで軽度〜中等度の外反動揺性がみられるが，その後の経過で消失していて不安定性を訴えて後日来院したものはない．現在までの結果からみて修復術の必要性は感じてない．

家族への説明

絶対的・積極的手術適応がある場合には治療法選択の説明には特別問題はないが，いわゆる境界線上にある場合には両親の判断材料に必要な事項の説明は大切である．特に保存的治療を選択した場合には，将来像；① 偽関節になるかもしれないこと，② その場合でも機能的にはあまり問題がないであろうこと，③ 非常に稀ではあるが遅発性尺骨神経麻痺発生の可能性があること，などについての説明が必要であろう．

手術的・保存的治療のいずれにしろ運動制限，特に伸展制限が残りやすいが，長期観察するとほとんどの症例のROMが正常に近づくことも前もって説明しておいた方がよい．

治　療

1. 保存的治療

転位がほとんどないか2 mm前後であれば，肘関節90°屈曲位，前腕回内位で背側ギプス副子を上腕より手まで2〜4週間行い，以後自動運動を開始する．

手術の適応はあるかもしれないが，あえて保存的治療を選んだ場合は靱帯が自動運動に耐え得るまでの治癒に要する約4〜5週前後の固定が必要であろう．もしこの期間で骨癒合が得られなくてもそれ以上の固定は行わない．なお，Little League elbowでは投球動作を禁止し，経時的X線撮影で内側上顆の不整像や骨端線の不整・拡大像の修復がみられ，疼痛が消失し，運動域が回復したら徐々に元に戻す（図145参照）．

2. 脱臼を伴う場合の徒手整復

新鮮例であれば無麻酔で軽度屈曲位で末梢方向へ牽引を加えて容易に整復できる．変形が矯正され，他動的に肘屈伸が容易となる．整復の途中で内側上顆骨片を関節内に取り込んでしまうことがある．

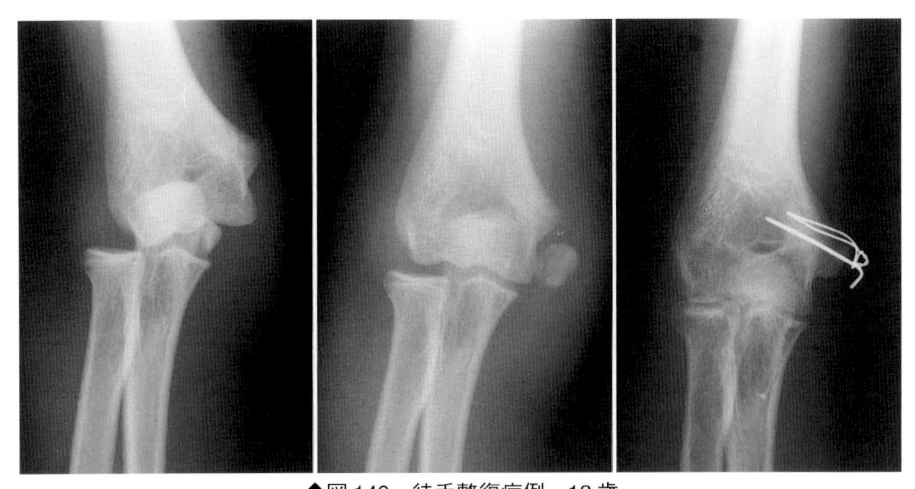

◆図149. 徒手整復症例，13歳
上腕骨内側上顆骨折を伴う肘関節脱臼の徒手整復後に骨片の嵌入を生じた。徒手整復は成功したが，内側上顆の転位著明であり，結局は骨接合術が必要であった。

3. 観血的整復と内固定

皮切は尺側縦切開を用い，尺骨神経を確認する。手術侵襲の邪魔になれば剥離して保護の必要があるが，邪魔にならなければ確認だけでよい。骨折面の凝血を除去して両骨片の骨折面の大きさ，向きを確認した上で，骨片を鋭の敷布鉗子で挟んで整復するが，整復は常に容易とは限らない。肘屈曲，前腕回内位でも整復に非常に強い力を必要とすることがある。骨片を整復し，K-wireで仮止めした段階でX線コントロールかイメージで整復状態をチェックする。以後は外側顆骨折で述べた処置と同じ要領で軟鋼線でtension band wiring法を追加する（図148）。小螺子で内固定する方法もあるが，経験的にみて螺子は大き過ぎる。Chambersらは圧着螺子固定を勧め，鋼線固定のみでは早期運動に不十分と記載しているが，tension band wiring の追加で固定性は十分となる。術後1〜2週で外固定を除去して自動運動を開始する。

4. 骨片嵌入に対する処置

a. 徒手整復法（Roberts法）[314]

前腕回外位で伸展させた肘に外反を加え，手関節を背屈，指を伸展させて前腕屈筋群を

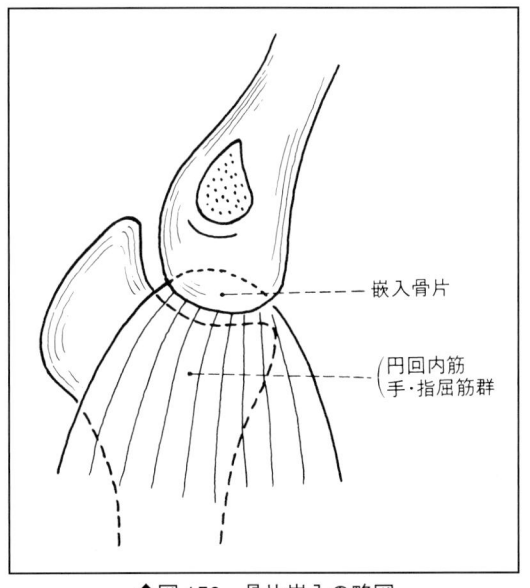

◆図150. 骨片嵌入の略図

緊張させて嵌入を解除する方法である。24時間以内なら有効とされている。しかし，たとえ本法で嵌入が解除されたとしても骨片の転位と不安定性は残り，引き続いての内固定が必要となる（図149）。

b. 観血的整復法

前述の皮切で入るとすぐに上腕骨内側上顆

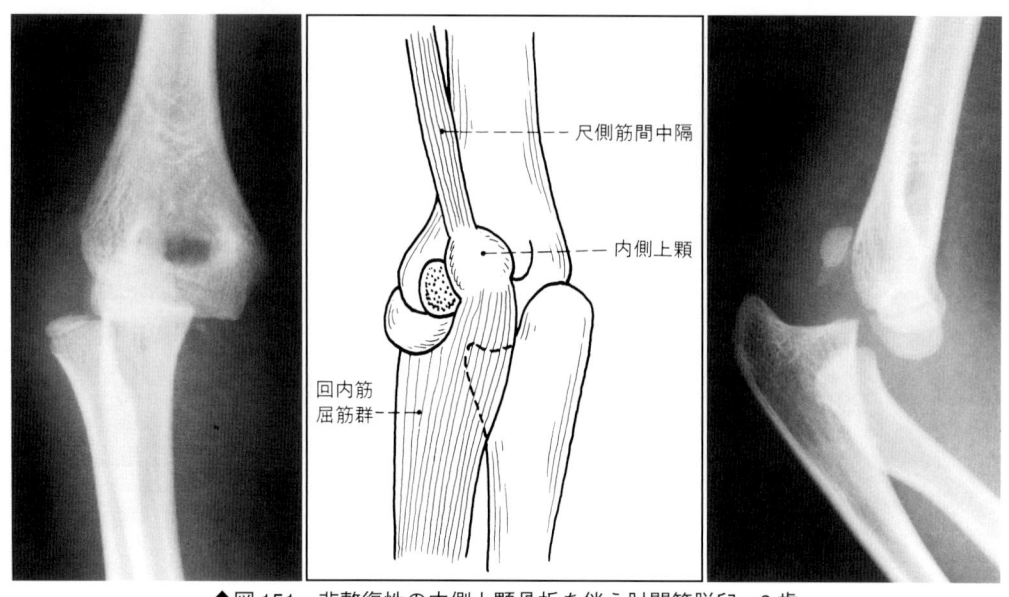

◆図151. 非整復性の内側上顆骨折を伴う肘関節脱臼, 9歳
内側上顆には中枢側では尺側筋間中隔, 末梢側では屈筋群が付着していて, これが整復を阻害していた.

の裂離骨片に付着した筋群（円回内筋など）が現れる. 尺骨神経は骨片とともに大きく偏位していることがあるので注意が必要である. 剥離は必要に応じて行う. 上腕骨滑車の下にその筋群が入り込んでいる（図150）. 外反を強制して尺側関節裂隙を広げ, エレバトリウムで筋群をこね出すと骨片は容易に関節外へ排出できる. 筆者は通常, 側副靱帯の修復は行わず, 前述の順序で骨接合術を行う. 盛谷ら[315]も靱帯修復は必要ないと述べている. 術後の固定は約3週とし, 緩徐な自動運動を開始する.

なお, 内固定材料の抜去は骨癒合が完成すればいつ行ってもよい.

5. 陳旧例に対する処置
a. 偽関節
数カ月以上も経過し, 転位が大きいものでは, たとえ愁訴があったとしても観血的整復と内固定を行うかどうかは疑問である. 退縮した屈筋群に抗して元の位置に整復可能かどうかが鍵となるし, たとえ整復固定できたとしても骨癒合が得られないこともあるし, 同時に伸展制限を残す可能性もある. 手術の適応は慎重に決定すべきであろう.

b. 嵌入例
陳旧性嵌入例では骨片を付着筋群とともに剥離して骨接合術を行うか, あるいは, 骨片を摘出して筋群を可能な限り元の位置に再縫着するが, 経過が長ければどちらも不可能なこともあり得る. Wilkins[97]は4週を超す陳旧例の摘出の成績は悪いと記載し, Blount[306]は6週過ぎれば放置を勧めている. しかし, 嵌入のままで運動制限が強ければ予後に疑問があっても摘出せざるを得ない. 受傷後平均14週経過した症例の摘出で80％以上の運動域の回復を得たとの報告もある[316].

いかなる手術を行うにしろ, 術前に予後は決してよくないことを十分に説明しておくことが大切である.

6. 非整復性脱臼について
極めて稀であるが転位した骨片によって脱臼の徒手整復が障害されることがある. 筆者[317]が経験した例では内側上顆骨片の中枢

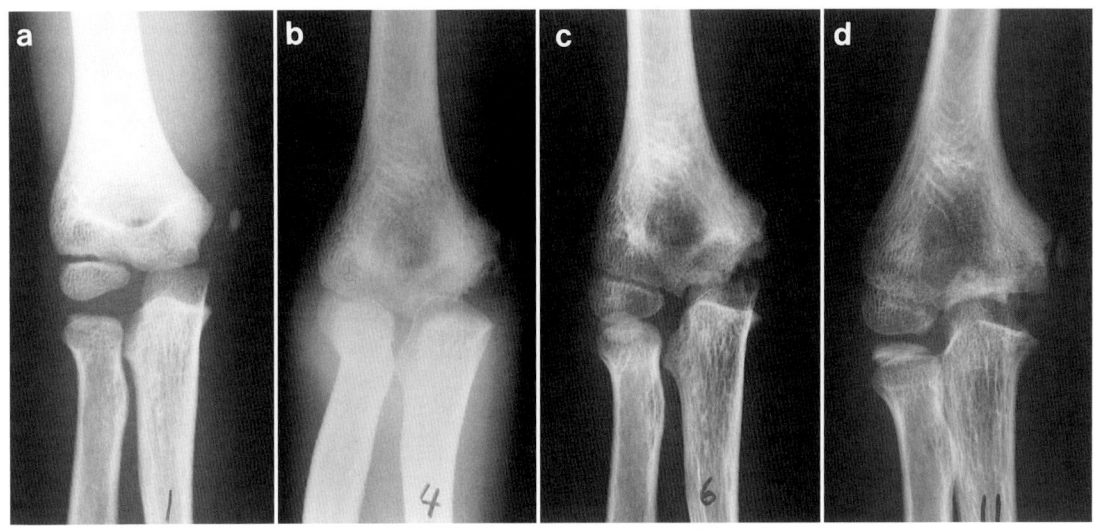

◆図152. 滑車壊死発生例，8歳
a：初診時，内側上顆骨化核は側方に転位している
b：3カ月後，内側上顆周辺の仮骨形成と内側顆より滑車にかけての壊死像あり
c：6カ月後，再構築が起こりはじめている
d：1年後，再構築はほとんど完成

側では筋間中隔が，末梢側では屈筋群が付着したまま一体となって整復を阻害していた（図151）。これはWatson-Jones分類のいずれにも属さない。X線所見としては通常の内側上顆骨折では内側上顆骨片が末梢側に転位するが，この場合には元のレベルにあるのが特徴的である。徒手整復操作に対してまったく反応しないような症例では何らかの整復阻害因子があるものとみて，繰り返して徒手操作を行わずに観血的整復に切り替えるべきである。文献的にはこのような病態を呈する内側上顆骨折を伴った症例の報告は渉猟し得た範囲ではなかったが，最近，後藤ら[318]がまったく同じ症例の報告を行っている。

後療法と予後

他動運動は不要で，あくまで自動運動が主である。屈曲制限より伸展制限が残りやすく，特に脱臼を伴うものでは回復により長期を要するが，長期観察ではほとんど改善されている。清永の報告でもそれを裏づけている[319]。

骨化性筋炎は非常に少ないが一応注意は必要で，出現すれば安静をとらせる。

その他の後遺症としては偽関節，滑車壊死，関節症，外反動揺性，尺骨神経麻痺などがあげられる。偽関節は転位の大きい例に保存的治療を選択した場合にみられやすく，前記Josefssonら[299]は転位のある56例の保存的治療で31例が偽関節となったことを報告している。内固定例では発生は少ない。Duunら[304]は33例の手術例中3例が偽関節となったが機能には問題がなかったと述べている。また，渋谷ら[320]は16例中11例に予後調査を行い，偽関節を形成したのは観血的整復を行った9例中1例のみであり，機能的には30°の運動制限を残した1例を含めて疼痛や不安定感を自覚する症例はなかったと報告している。

筆者らは内側上顆骨折後に滑車および骨幹端部に壊死を発生し，内反肘を呈した稀な1例を経験した（図152）。

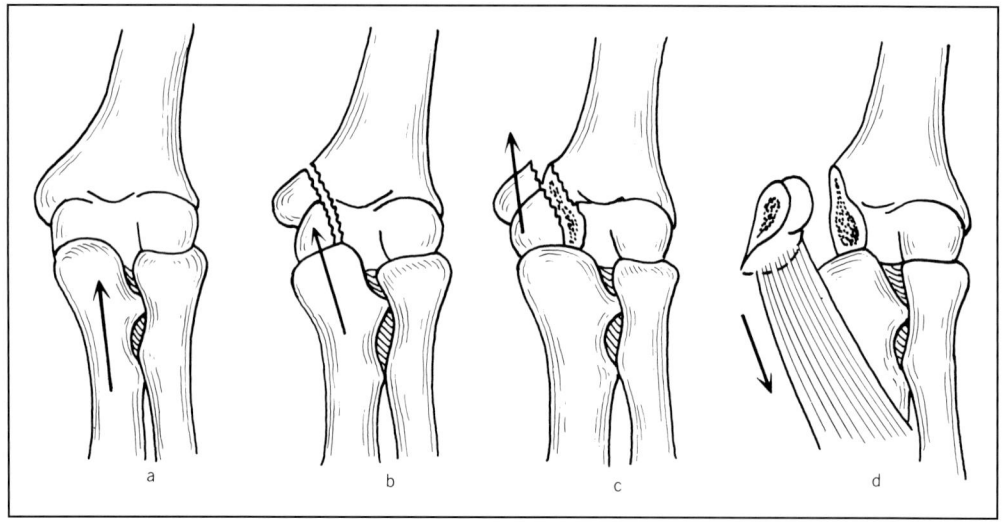

◆図153．上腕骨内側顆骨折発生のメカニズム
a：内反力が加わる
b：尺骨の突き上げにより内側顆の剪断骨折発生
c：上方への転位
d：外反力で内側顆の裂離骨折発生

5 上腕骨内側顆骨折

　小児の上腕骨内側顆骨折は極めて稀であり，Wilkins[97]によると上腕骨遠位部骨折4,051例中わずか14例のみであった．またBensahelら[321]は27例を経験し，19例（70％）が男子であり，これは小児肘周辺骨折中の2％であったと述べている．好発年齢はやや年長児（8〜14歳）であるが，内側上顆骨折に比べて低く，Bensahelの症例の平均は6歳7ヵ月，Papavasiliouら[322]の例では平均9.5歳であった．Boeckら[323]は6カ月の乳児例を報告している．本邦の最近の報告としては，長谷川ら[324]は25年間に6例，徳永ら[325]は15年間に4例，加藤ら[326]は2例を経験している．筆者の現在までの46年間の経験は4例である．

　受傷メカニズムとしては外反強制による裂離骨折と肘頭滑車切痕の滑車に対する直達外力による剪断骨折が考えられている（図153）．

　臨床症状としては内側上顆骨折との区別がしにくい．尺側脱臼を伴えばその症状が優位となる．骨片が反転して転位が強ければ尺側に突出をみることがある．内・外側いずれにも不安定性を生じ得る．また，尺骨神経麻痺を合併することもある[327]．

　この骨折はかつては上腕骨内側上顆骨折と混同されていたが，厳密に区別しなければならない．これは本骨折が，①関節面（滑車）にかかるSH-Ⅳ型であり，②手術の適応となることが多く，③適切な治療がなされないと機能障害を残す，からである．

X線撮影，所見

　診断の唯一の決め手はX線である．定型的骨折では骨折線は滑車関節面から骨端線を通り，内側上顆を過ぎて骨幹端部に及ぶ（図154）．骨片は反転して尺側へ転位したり，前腕骨とともに尺側へ脱臼（亜脱臼）することもある．滑車がいまだ骨化してないか，あるいはわずかのときにはX線での診断は困

難である。Wilkins[97]は鑑別のための指標として骨幹端部骨片を伴った内側上顆骨折がみられるときには内顆骨折を疑うとしている。この認識は非常に重要であり，筆者らは関節造影により骨化してない滑車を含む内顆骨折であることが判明した同様な症例を経験した（図155）。Boeckら[323]が報告した6カ月の乳児症例のX線所見では内側骨幹端部に小さな骨片があり，骨折の程度ははっきりしなかったので観血的整復の際に確認している。脱臼を伴う場合には脱臼の方向も鑑別の参考となり，内側上顆骨折を伴うものはほとんどが後外側へ転位するのに対して，内顆骨折に伴うものは後内側へ転位しやすい。しかし絶対的ではない。

分　類

部位によるMilchの分類[248]（図156-1）とKilfoyleの転位の程度による分類[328]（図156-2）とが通常用いられている。また，Bensahelら[321]は27例の経験からI～Ⅲ型に分類したが（表8），年齢と骨折型とは関係があり，I型は5歳までの小児にみられ，Ⅱ型は年齢に特徴なく，Ⅲ型は年長児で平均7歳と報告している。徳永ら[325]はBensahelの分類の有用性を述べている。

治療方針

関節面にかかる骨折であり，より正確な解

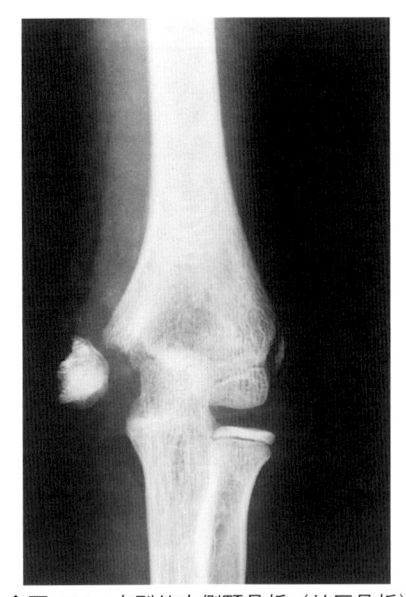

◆図154．定型的内側顆骨折（外反骨折）のX線像
MilchのI型，KilfoyleのⅢ型，BensahelのⅢ型に相当する。

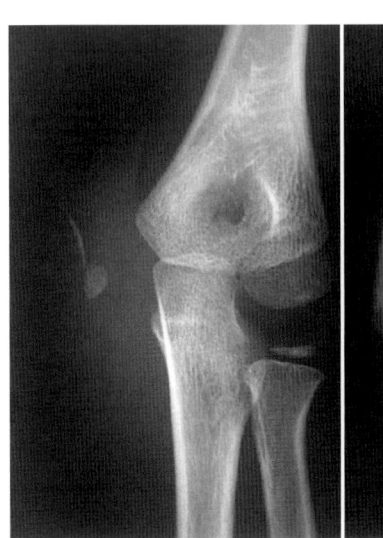

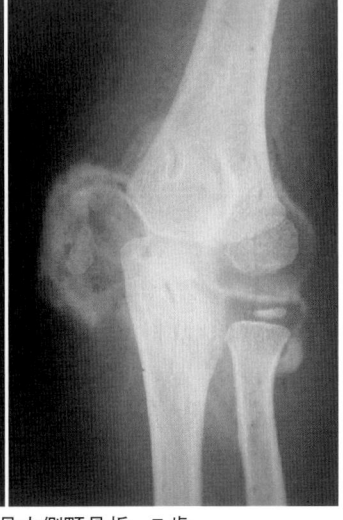

◆図155．左上腕骨内側顆骨折，7歳
単純X線と関節造影。

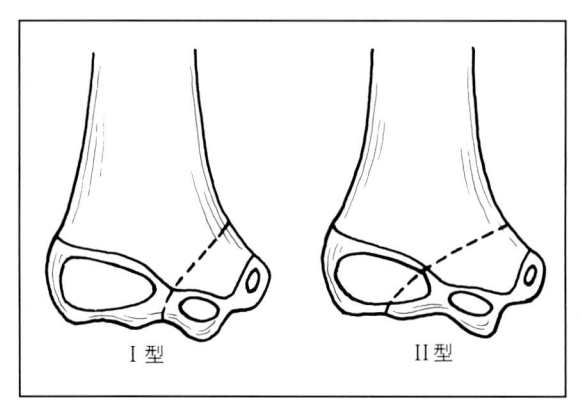

◆図156-1. Milch による骨折パターンの分類
Ⅰ型：骨折線は trochlear notch に終わる
Ⅱ型：骨折線は capitulotrochlear groove に終わる

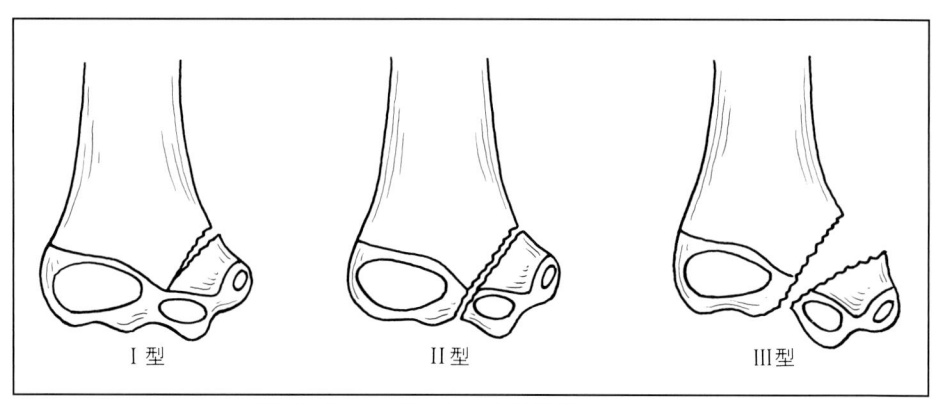

◆図156-2. Kilfoyle による転位のパターン
Ⅰ型：骨折線は骨端線まで
Ⅱ型：骨端部に及ぶ骨折で転位なし
Ⅲ型：回転をも伴う転位

表8. Bensahel の分類
Ⅰ型：骨折線は骨端線のすぐ中枢側まで，転位なし（44.4％）
Ⅱ型：内側・中枢に著明に転位，回旋なし（33.3％）
Ⅲ側：回旋を伴う著明な転位。関節面は内方を向き，関節内に嵌入することあり（22.2％）
（　）内は彼の症例の頻度

剖学的整復が必要である。従って転位がないか，ごく軽度のものを除いては観血的整復と内固定の適応となる。分類からみると，KilfoyleのⅢ型，BensahelのⅡ・Ⅲ型がこれに相当する。転位の程度が疑わしいときには観血的整復を行った方がよい。

家族への説明

① 関節面にかかる骨折であること，② 転位がないかごく軽度の場合は予後はよいが，手術を必要とするような症例ではそれだけ強い外力を受け発生したものであり，術後に運動障害が残る可能性があること，③ 滑車の虚血性壊死および変形発生の可能性，について説明しておく必要がある。

治　療

1. 保存的治療

転位のない，あるいはごく軽度のものでは上腕より手までのギプス副子固定を肘90°屈曲，前腕中間位で行うが，期間は外側顆骨折

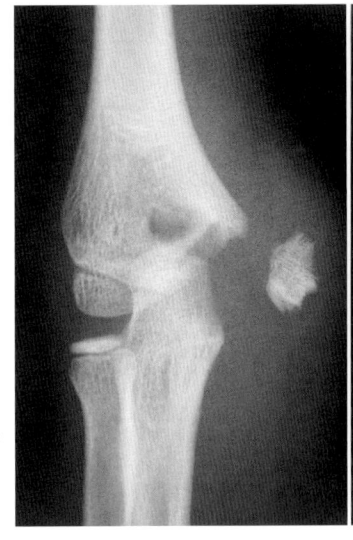

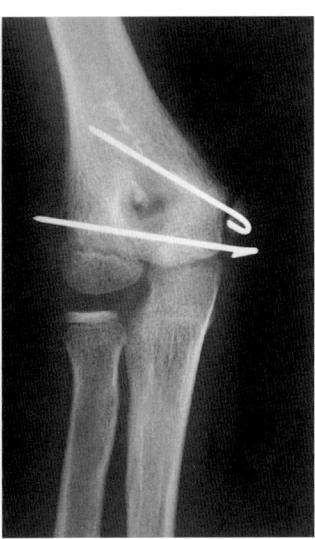

◆図157. 上腕骨内側顆骨折観血的骨接合術例
11歳，Milch Ⅰ型，Kilfoyle および Bensahel のⅢ型
左：初診時，右：術後3カ月

と同様にやや長めに行う必要がある。

2. 観血的整復と内固定

内側上顆骨折に対する内側縦切開をより大きくして用いる。まず尺骨神経を確認，必要な場合は剝離して保護する。骨折面の凝血を除去し骨折面，特に滑車部を十分に確認する。滑車の血行を温存するためには骨片の後面と滑車内側稜の内側の剝離を避ける[329]。骨片は付着筋群により矢状面と水平面で回転している。そのことを念頭に置いて注意しながら整復するが，骨片には円回内筋や屈筋群が付着しているので，整復すると骨片がこれらの筋群に隠れてみえにくくなる。整復後にK-wireで仮止めしてX線コントロールにより整復状態（特に滑車面の整復）を確認した後にK-wireや螺子による内固定を行う（図157）。なお術後の外固定は2週間前後行う。

3. 陳旧例に対する処置

筆者は陳旧例の経験はない。手術の結果は非常に悪いとされ，Fowlesら[330]は放置を勧めていて，未治療で4年経過し，完全なROMを有した症例を報告している。しかし，受傷後数カ月の経過であれば，著明な転位のある症例に対しては運動制限を残す可能性があっても，将来の変形や不安定性を防ぐために滑車の解剖学的な観血的整復を試みてもよいと思っている。

後療法と予後

外側顆骨折と同様にやや長めの外固定が必要であるので，後療法開始の初期には運動制限が続く。特に手術を行った場合はその傾向が強い[304]。あせらず自動運動を行わせる。最もひどい合併症は滑車壊死であり，この場合には変形や運動制限発生の可能性が大きい。筆者は術前の診断が非整復性の内側上顆骨折を伴う肘関節脱臼であった13歳の症例に対して骨接合術を行い，骨片は内側上顆でなく内側顆であり，しかも骨片が二つに分かれていて，術後に滑車の虚血性壊死と著明な運動制限を残した1例を経験し，徳安らとともに報告した[331]。徳永ら[325]も4例中1例に壊死発生を認めている。このような変化は後日滑車形成不全の像を呈し内反肘となる。

6 上腕骨小頭・滑車骨折

この骨折は上腕小頭の前方関節面のみを

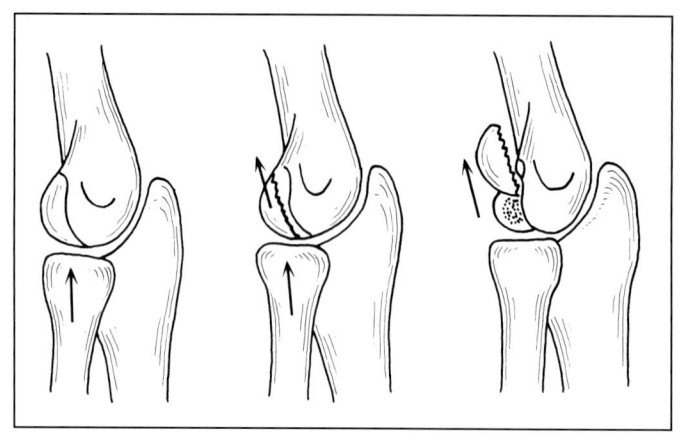

◆図158. 上腕骨小頭骨折の発生
　　　　メカニズム
橈尺骨の突き上げで剪断骨折が
発生する。

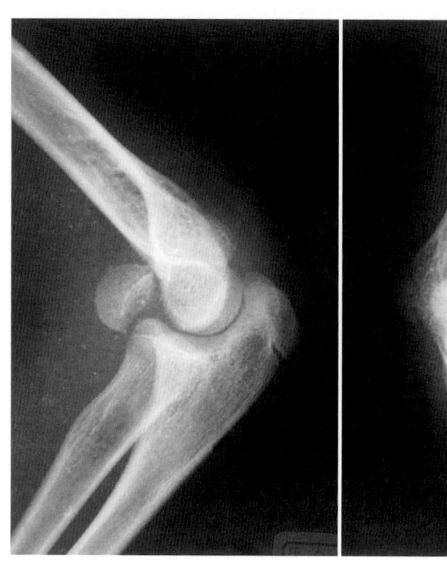

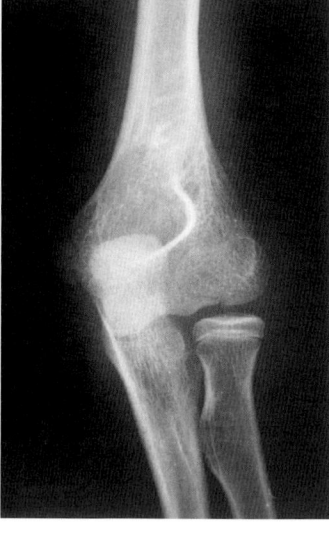

◆図159. 上腕骨小頭骨折，13歳
Lansinger分類：Ⅱ型（Hahn-Steinthal
骨折），筆者の分類：Ⅱ型

含むものであり，上腕骨外側顆sleeve骨折とは区別されていて，外側顆sleeve骨折をposterior sleeve骨折とすれば，この骨折はanterior sleeve骨折とも呼べる[264]。小児では極めて稀であり，上腕骨小頭については西島[332]は8例中1例（15歳），佐々木ら[333]は3例中1例（15歳），安藤ら[334]は6例中1例（14歳），加藤ら[335]は3例中2例（14歳，12歳），今泉ら[336]は2例中1例（13歳）の小児例を経験している。滑車のみの骨軟骨骨折は極めて稀で，堀内ら[337]は5例中3例（11歳2例，14歳1例）が小児であったと報告し，ごく最近では佐藤ら[338]の滑車単独骨折の1例がある。筆者は上腕小頭・滑車骨折の数例の経験があるが，年齢的には小児であっても，骨格的にはすでに成人に近いのが特徴的であった。また，滑車骨折はすべて上腕小頭骨折に合併し，滑車単独骨折は経験していない。

受傷メカニズムとしては肘軽度屈曲あるいは伸展位で手をついて倒れたときに，橈尺骨の突き上げにより前額面での剪断骨折が発生する（図158）。Kocher骨折とも呼ばれ，橈骨頭・頚部骨折を合併することもある。

症状に特徴的なものはなく，腫脹，運動痛があるが一般的に軽い。診断の決め手はX線である。

X線撮影，所見

前後像での上腕骨小頭部の不整像，側面像あるいは斜位像で上前方に転位した骨片を認めるが，前後像ではわかりにくいこともある（図159）。CTは骨片の大きさや転位の程度をみるのに有用な検査であろう。また，関節造影も有用である。

分類

小児に特有な分類はなく，成人を含めた分類である。

1. Lansinger 分類[339]

第Ⅰ型（Kocher-Lorenz 骨折）：薄い軟骨下骨を含んだ上腕骨小頭の関節軟骨殻のみ。

第Ⅱ型（Hahn-Steinthal 骨折）：上腕骨小頭の全関節面を含み，骨折線は前額面。外側顆に損傷なし。しばしば滑車の外側1/3を含む。転位はしばしば橈骨窩まで。

2. Grantham 分類[340]

治療および予後的因子からⅠ～Ⅲ型へ，骨折の範囲によりA～Cの三つの型に分類した。なお，この分類の基礎となった29例中15歳以下は1例のみである（表9）。

3. 筆者の分類（成人を含む）

骨折の部位と転位の状態でⅠ～Ⅳ型に分類した（図160）。

表9．上腕骨小頭骨折の Grantham 分類

治療および予後的因子から
Type Ⅰ： osteochondral fracture or slice of the capitellum （2例）
Ⅱ： typical superior, anterior and usually rotational displaced fracture of the capitellum （19例）
Ⅲ： comminuted fragmented fracture of the capitellum （8例）
上腕骨滑車に及ぶ範囲から
A： non （12例）
B： some （12例）
C： significant （5例）

（　）内は症例数

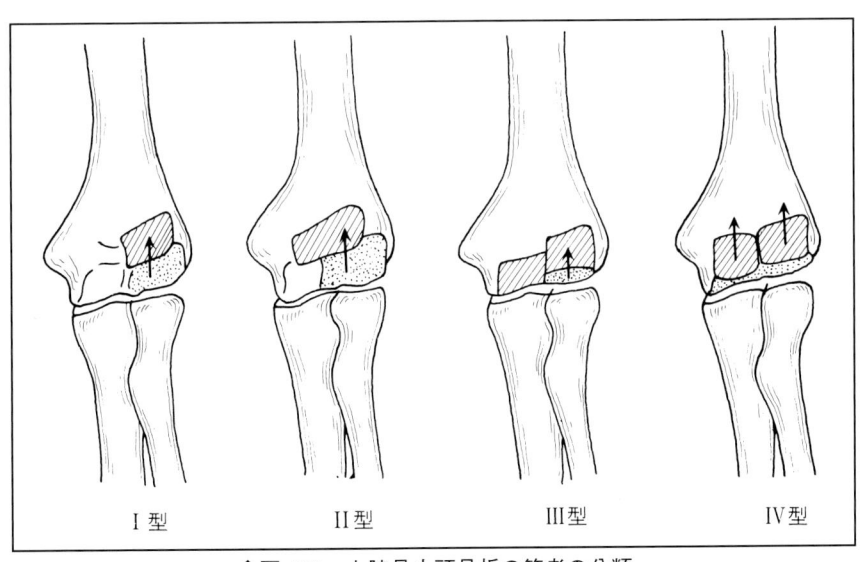

◆図160．上腕骨小頭骨折の筆者の分類
　Ⅰ型：骨折は上腕骨小頭のみ
　Ⅱ型：骨折は滑車に及ぶ
　Ⅲ型：上腕骨小頭，滑車別々に骨折し，どちらか一方が転位する
　Ⅳ型：両者とも転位

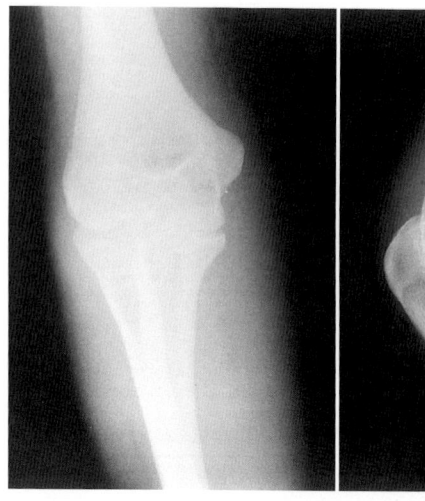

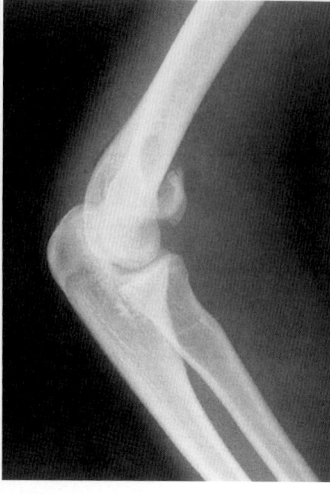

◆図 161-1. 観血的整復例，14歳初診時。骨格的には成人に近い。単純X線では上腕骨小頭のみと思われたが，手術所見では骨折は小頭のみならず滑車にも及び，井上の分類Ⅳ型であった。

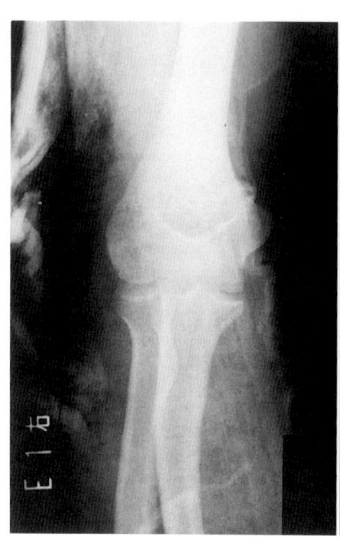

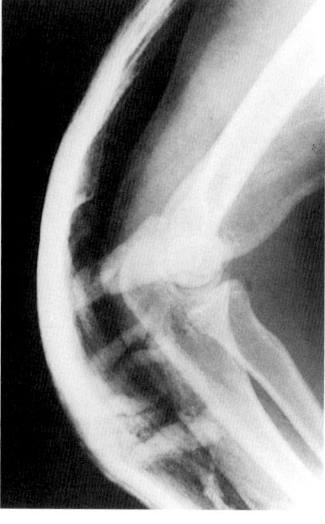

◆図 161-2. 術後のX線像
内固定は行っていない。術後2年4カ月の調査で軽度の屈曲，伸展制限がある。

治療方針と説明

　骨片の大きさと転位の程度，受傷後の経過によって決定する。成人を含めて多くの例で転位が著明であり，手術の適応となることが多い。徒手整復が成功することは少ない。小骨片や粉砕骨片は摘出せざるを得ないが，成長期の大骨片摘出は禁忌であり，整復が必要である。

　重要な関節軟骨を含む骨折であり，観血的整復を行った場合には運動制限が残る可能性があること，骨片の摘出を余儀なくされるような症例では不安定性とそれに由来する脱力などが起こる可能性があることを説明しておく。

治　療

　観血的整復は外側縦切開で行う。関節を広く展開し，前方が十分に視野に入るようにする。骨片は前上方へ転位しているが，この骨片だけでなく，別に滑車骨片の有無を確認する必要がある。骨片に滑膜などの軟部組織が付着していることは少ない。関節軟骨を損傷しないように注意しながら骨片を整復した後

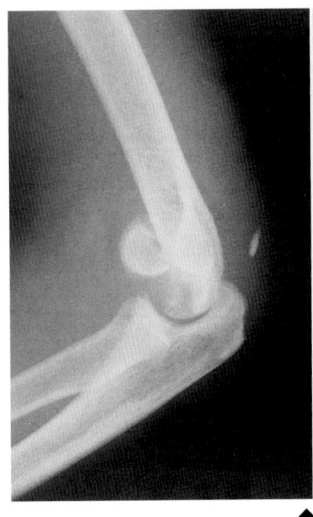

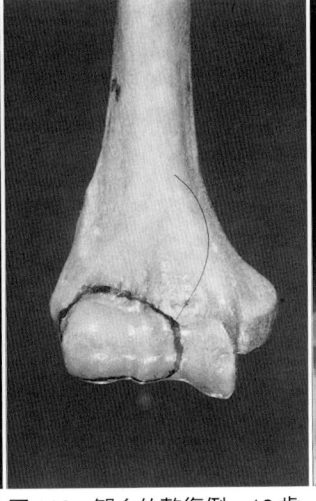

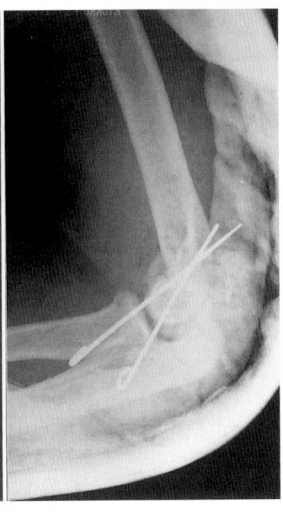

◆図162. 観血的整復例, 13歳
骨格的には成人に近い。
左：初診時
中：術中に確認した骨折部位（井上の分類ではⅡ型）
右：外側からK-wire 2本で固定

に，肘関節を屈伸させて骨片の安定性を確認し，よければそのまま創を閉鎖して外固定する（図161-1,2）。もし不安定であれば，外側より，あるいは後方から骨片に向かってK-wireあるいはHerbert screwで固定する（図162）。しかし，これには骨片の固定に十分な骨質を含んでいることが必要である。骨質が不足する場合には関節軟骨面から吸収性のピンを用いて固定する方法があり，佐藤らはPLLAピンを用いて固定している[338]。この場合にはピンの先端を関節軟骨内に埋没することが必要である。なお，骨片が粉砕され内固定に適さない場合には摘出するしかない。

後療法と予後

内固定を行わなかった場合は4～5週の外固定が必要である。内固定の場合は安定性にもよるが1～2週で運動を開始する。

小児の症例の報告は少なく，筆者らが経験した症例は幸いROMが比較的に良好であったが，報告では必ずしもすべてよいとは限らない。骨接合術の結果は佐々木ら[333]の1例ではROMは－10～120°，安藤ら[334]の1例では良好であった。また堀内ら[337]の報告をみると，陳旧例で部分切除した第1例では－20～140°のROMと滑車の部分欠損，橈骨頭の肥大があり，同じく部分切除した第2例では－45～120°とROM制限があり，受傷後4週で内固定した1例は－5～125°のROMを有していた。最近では今泉ら[336]はHerbert screw固定した1例は術後11カ月で伸展制限20°であったと報告し，加藤ら[335]は12歳で骨片切除した症例で7年9カ月の経過で関節症を呈したと報告している。運動障害，壊死および関節症が危惧される不良な予後であり，慎重な追跡が必要である。

7 Monteggia 骨折

古典的には尺骨近位1/3の骨折を伴う近位橈尺関節障害（橈骨頭前方脱臼）をMonteggia損傷と呼ばれたが，ここではTheodorouら[341]が勧め，すでに一般的に定着しているところの，橈骨頭脱臼を伴う

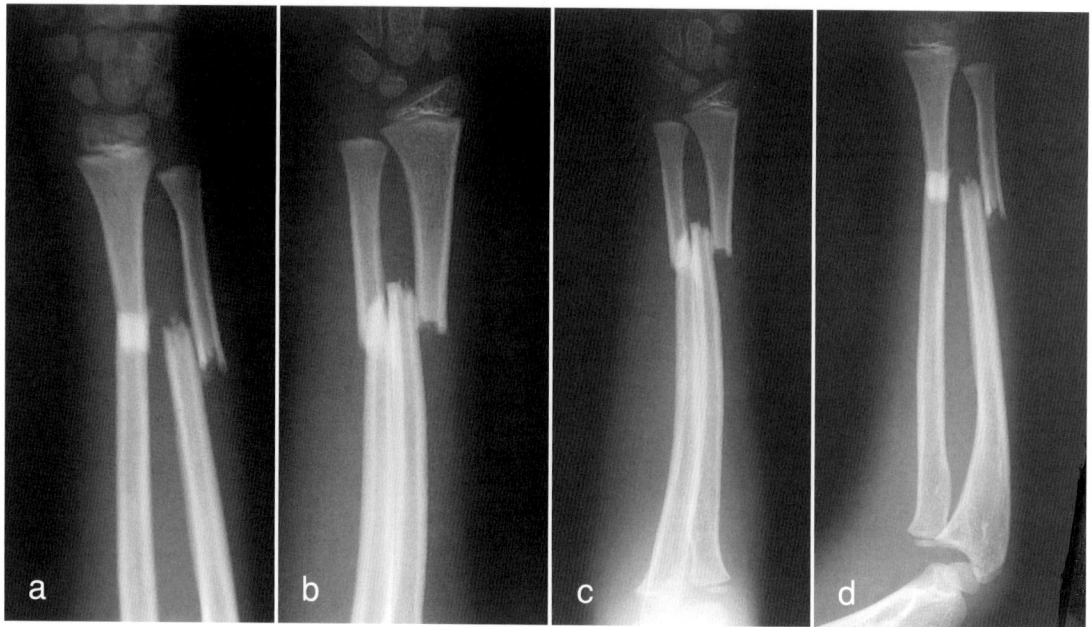

◆図163. 見逃された Monteggia 骨折（Babo Ⅳ型），9歳
側面像での橈骨頭の前方脱臼を見落とし，橈尺骨骨折に対してのみ
徒手整復と経皮的 K-wire 固定が行われた。
a・b：初診時のＸ線，c・d：翌日のＸ線

尺骨のいかなるレベルの骨折あるいは屈曲を総称して Monteggia 骨折とする。なお本邦では Monteggia 骨折か Monteggia 損傷が使われているが，圧倒的に Monteggia 骨折が多い。なお英語文献では fracture, fracture-dislocation, injury と 3 種類が使用されている。

この骨折はそれほど多くはないが，稀でもない。嶋村ら[342]は 21 年間の骨折 6,091 例中 Monteggia 骨折は 42 例であり，うち 15 歳以下の小児は 33 例と報告している。また，上村ら[343]は肘関節外傷 751 例中 16 例と記載している。筆者らが 1964 年 1〜12 月までの 1 年間に宮城病院で行った，成人を含めた肘関節周辺外傷の統計では，骨折・脱臼 313 例中 Monteggia 骨折は 9 例（2.8％）であった[344]。

受傷メカニズムは骨折型別に論じられている。最も多い Bado Ⅰ型では，①肘伸展，前腕回内位で転倒し，さらに回内力が働いて橈骨頭の脱臼と尺骨骨折を起こす（過回内説），②前方へ手をついて転倒して肘は過伸展し，橈骨頭が上腕二頭筋の反射的緊張で前方に脱臼し，次いで尺骨骨折を生じる（過伸展説），および後方からの直達外力（直達外力説），があげられている[345]。さらにⅡ型では直達外力，回旋，長軸負荷など，Ⅲ型では肘内反力などである。なお，Ⅳ型はⅠ型に引き続いて起こるとする考えがある[345]。

臨床症状としては尺骨骨折の症状に加えて，肘関節周辺の疼痛，腫脹，運動障害と運動痛が出現し，脱臼した骨頭を前方や外側に触れるが，軽度の場合にはわかりにくい。尺骨骨折の症状が優位に出現して橈骨頭脱臼の症状が隠れてしまうこともある。より大切なことは橈骨頭脱臼を見逃さないことである（図163）。

神経麻痺のチェックは必ず行っておく。後骨間神経麻痺が最も多く，脱臼した橈骨頭

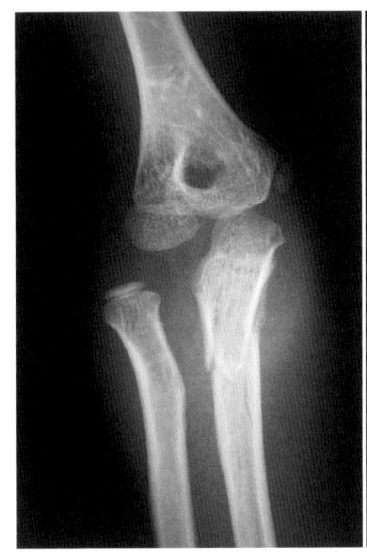

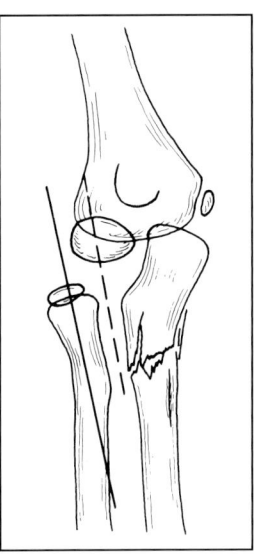

◆図164. 橈骨頭脱臼の方向の確認
橈骨長軸が上腕骨小頭に対してどちらに偏しているかをみる。

の背側に嵌頓した例も報告されている[346]。この場合の症状は drop hand ではなく drop finger となる。稀に尺骨神経麻痺[347)〜349)]，極めて稀に前骨間神経麻痺[350]を伴うものもある。なお，これらの症状については 56 頁に述べた。

X 線撮影, 所見

最も望ましいのは肘および手関節を含めた正しい側面像と前後像の撮影であるが，肢位の保持は疼痛のためになかなかできない。また，尺骨骨折の症状が優位である場合に肘関節が含まれず，肘の症状が優位である場合には尺骨骨折部が含まれてないことがある。X 線判読ミスとともに誤診の原因となっている。尺骨単独骨折があれば橈骨頭脱臼がないか，橈骨頭脱臼があれば尺骨骨折がないかと疑ってかかるのは整形外科医の常識であろう。再度述べるが，前腕骨骨折の場合は肘および手関節を撮影しておくことが必要である。なお，Theodorou[341]は Monteggia 骨折 46 例中 11 例，阿部[351]は 46 例中 4 例に橈骨遠位端骨折を合併していたと述べている。

尺骨はいずれのレベルでも骨折するが，多くは近位 1/3 である。肘頭の骨折に橈骨頭脱臼を伴うものもある。また，稀な型として尺骨に骨折がない，ただ弯曲しただけのものに伴うものもある。橈骨頭の脱臼方向は多くの症例で尺骨の変形の凸側であり，いずれの方向へも起こり得るが，前方脱臼を伴うものが最も多く 70 〜 80％を占めている。前後像では側方転位，側面像では前後方向への転位を読み取る。転位が著明であれば判読は容易であるが，軽度の場合は見逃されやすい。正常では橈骨の長軸は，いかなる肢位，また，いかなる方向からの撮影でも上腕骨小頭に向かうので[345)352)]，脱臼方向のチェックは橈骨長軸の延長線が上腕骨小頭の中心からどちらに偏位しているかを確かめることである。厳密には橈骨の近位は骨幹部と比べて前後像では 10°前後，側面像では 3°前後の傾斜があり，この傾斜に沿って計測する（図164）。

分　類

多くの報告があるが，本邦では Bado の分類[353]が最も用いられている（図165, 166）。純粋なⅡ型は少なく，Ⅲ型と合併して外後方へ転位する（図167）。Letts ら[354]は未熟な骨では骨折ではなく屈曲を生じる "Monteggia 類似" があることから新しい分類を提唱した

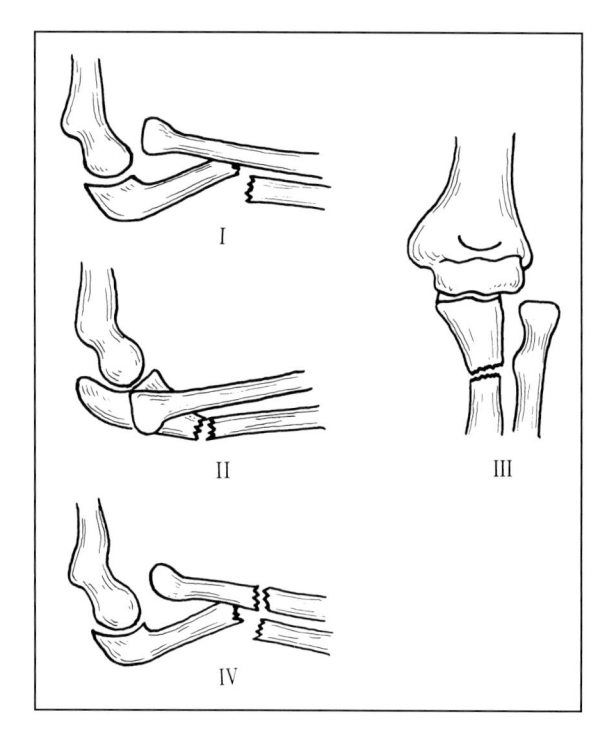

◆図 165. Monteggia 骨折の Bado 分類
Ⅰ型：尺骨は前方凸，橈骨頭は前方脱臼（65％）
Ⅱ型：尺骨は後方凸，橈骨頭は後方脱臼（11％）
Ⅲ型：尺骨は外側凸，橈骨頭は外側脱臼（24％）
Ⅳ型：橈尺骨骨折，橈骨頭は前方脱臼
（　）内は阿部の頻度に関する統計[351]より。

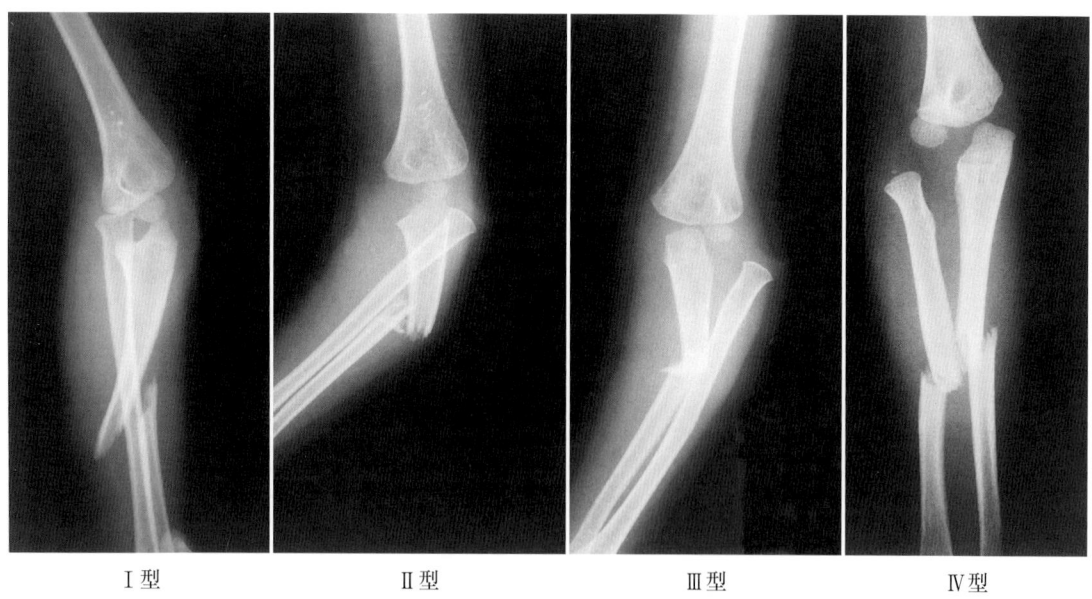

◆図 166. Bado 分類に該当する定型的 X 線像

（図168）。A 型は尺骨の前方への弯曲（いわゆる塑性変形）に伴う橈骨頭の前方脱臼であり，Bado Ⅰ型に属する重要な一つの型として理解しておく必要がある（図169）。この A 型は近年 Lincoln[355]により尺骨の弯曲の度合に応じて minimal bow および anterior bend と二つの型に細分されている（図170）。最近では特に診断と治療の面から尺骨の塑性変形を伴うこのタイプの Monteggia 骨折は注目を集めている[355]〜[360]。なお Lincoln の分類

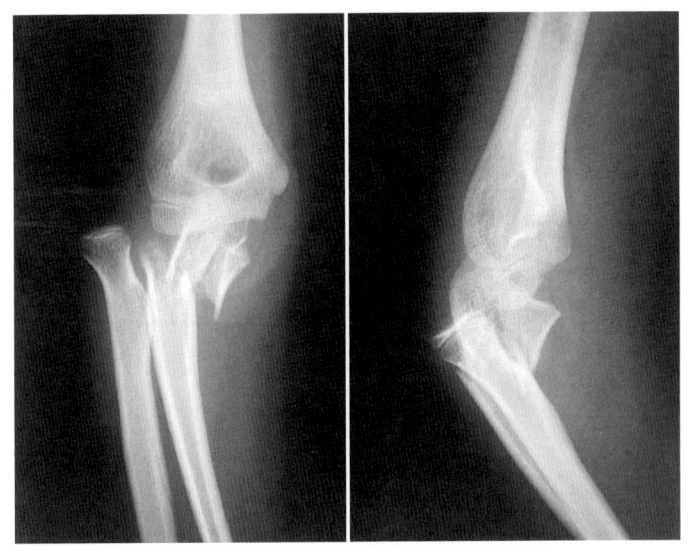

◆図 167. 後外側に転位する混合型（Bado Ⅱ＋Ⅲ型），11 歳

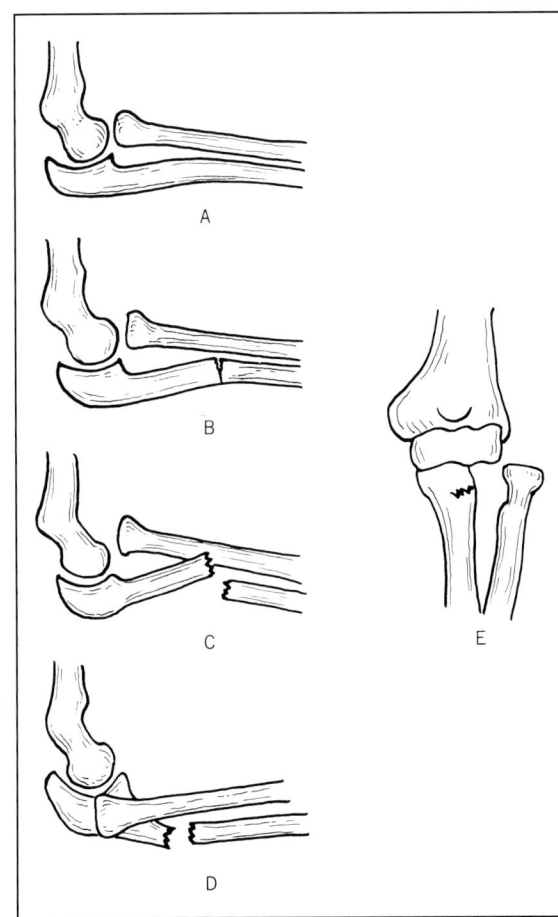

◆図 168. 小児 Monteggia 骨折の Letts の分類
　　　　（Letts の論文[354]より）
　A：尺骨の前方への弯曲
　B：尺骨の前方の若木骨折
　C：尺骨の前方屈曲で完全骨折
　D：尺骨の後方屈曲
　E：外側

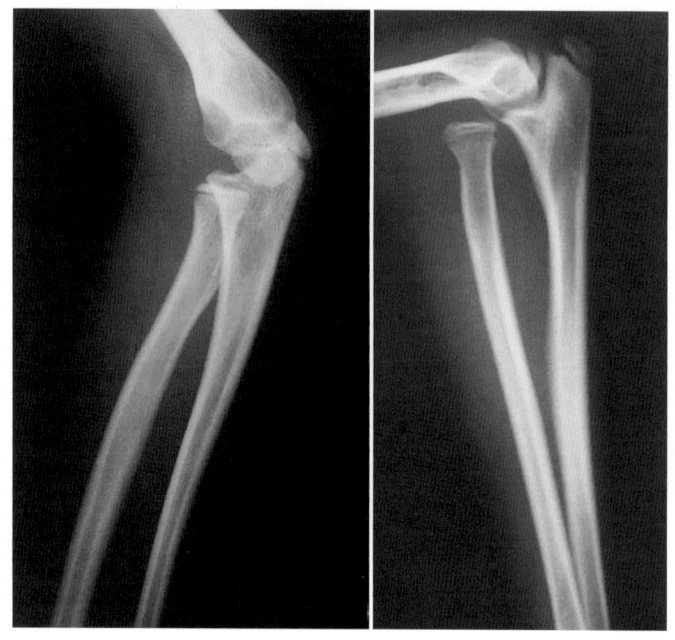

132   Ⅲ—肘関節周辺骨折・脱臼

◆図169. 尺骨塑性変形を伴う橈骨頭前方脱臼（LettsのA型，Lincolnのanterior bend type），9歳
左：他医での初診時（脱臼の見落とし）
右：6カ月後

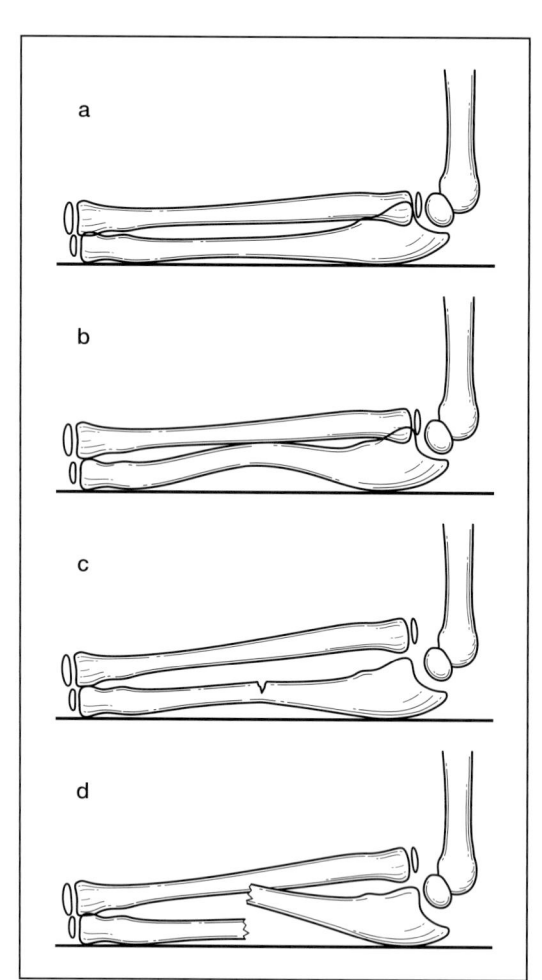

◆図170. Spectrum of anterior（typeⅠ）Monteggia fracture-dislocation（Lincoln, 1994）
　　　a：minimal bow
　　　b：anterior bend
　　　c：anterior greenstick
　　　d：anterior complete

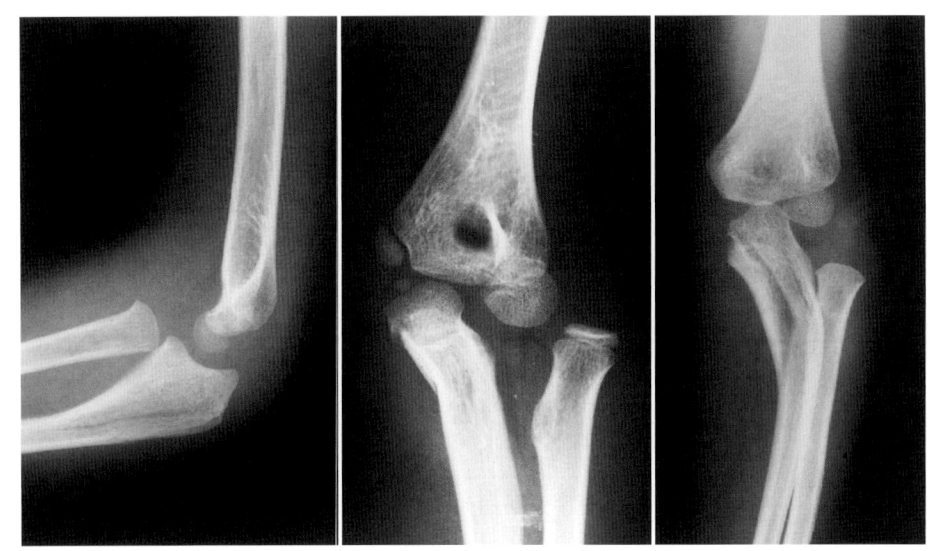

◆図171. 尺骨近位端骨折に伴う橈骨頭脱臼
左：縦骨折と前方脱臼, 中：横骨折と外側脱臼, 右：縦骨折と外側脱臼

表10-1. StanleyらのMonteggia脱臼骨折（真の損傷）の分類

型	脱臼	骨折
I	前方	骨幹端部—骨幹部
II	後方	骨幹端部—骨幹部
III	外側	骨幹端部
IV	前方	橈尺骨とも骨幹部
複合損傷	前, 後, 外側	骨幹端部あるいは肘頭

表10-2. Stanleyらの類似損傷の分類

型	説明
I	橈骨頭の単独脱臼, 橈骨頚部骨折（単独）, 尺骨骨幹部骨折に合併する橈骨頚部骨折, 橈尺骨骨折で橈骨は近位中央1/3境界の上での骨折, 橈骨頭の前方脱臼と肘頭骨折を伴う尺骨の骨幹部骨折
II	肘の後方脱臼, 外側顆転位骨折を伴う尺骨骨折
III, IV	記載なし

などについては橈骨頭単独脱臼の項でも述べる。Lettsら[354]のE型は小児に特有であり成人ではほとんどみられない。

Theodorouら[341]は尺骨近位端骨折に伴う橈骨頭の脱臼を3型に分類した。すなわち,

I型：骨膜下骨折で縦に数本の骨折線が末梢に向けて走り屈曲が起こる。橈骨頭の転位方向は通常外側である。

II型：斜骨折。骨折線はsemilunar fossa中にあるが, しばしば肘頭の末梢へ延びる。若干例で粉砕あり。骨幹端部の横骨折もこの中に含む。

III型：縦の骨折線が骨幹端部から肘頭末端に向けて走る
である。なお, 橈骨頭の脱臼方向は46例中36例が外側あるいは後外側であった。筆者の経験では小児のMonteggia骨折はこの肘頭骨折に伴うものが多い（図171）。

その他の分類として, Stanleyら[345]はBado分類に複合型を加えた。また, 彼は多くの損傷型を類似損傷としている（表10-1, 2）。また, Olneyら[361]は25年以上にわたって経験した102例の新鮮Monteggia骨折の観察で, 三つの型の類似骨折について述べている。すなわち, ①尺骨の弯曲を伴った橈骨頭の脱臼, ②尺骨骨幹部骨折と橈骨頭・頚部骨折, ③尺骨骨幹部骨折に橈骨頭の外側脱臼+肘頭骨折, である。筆者も類似骨折とも呼べる, 肘頭骨折に橈骨頭脱臼と上腕骨外側顆骨折を伴ったもの, および肘頭骨折に上腕

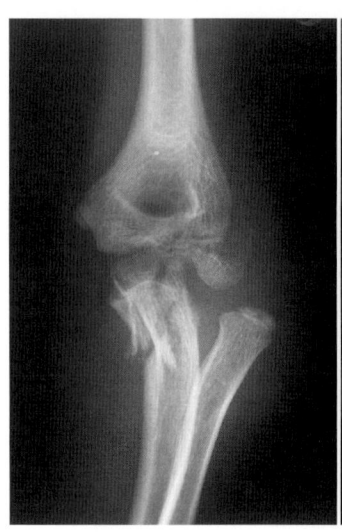

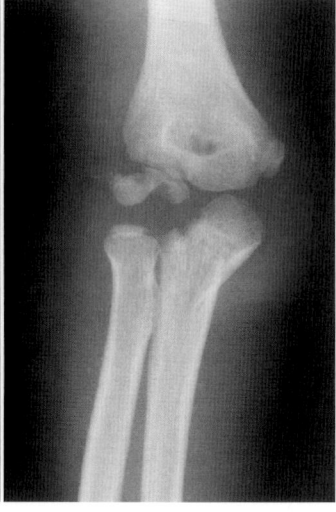

◆図172. Monteggia 類似骨折
左：肘頭骨折＋橈骨頭脱臼＋上腕骨外側顆骨折
右：肘頭骨折＋上腕骨外側顆骨折

骨外側顆骨折が合併し橈骨頭外側偏位を伴った症例を経験した（図172）。小山ら[362]も肘頭骨折を合併した上腕骨外顆骨折の1例を報告している。Bhandariら[363]はBado Ⅳ型を尺骨屈曲変形の方向と橈骨頭脱臼方向からA～Dと4型に分類した。

治療方針

第一選択は保存的治療である。徒手整復後に尺骨の安定性が悪くて再脱臼の恐れがある場合には，肘頭からの経皮的K-wireあるいはRush pin固定が有効である。保存的に整復できないもの，あるいは整復位保持不安定なものでは観血的整復の適応となる。阿部[133]は整復障害因子の多くは輪状靱帯の介在であり，直ちに観血的整復を行うと述べ，Ogden[364]によれば輪状靱帯が完全に介在する型が最も多いと記載している。神経麻痺の存在そのものは治療方針に直接影響しない。Monteggia類似骨折では個々の損傷に対する適切な適応を決定する必要がある。

急性塑性変形に伴う橈骨頭脱臼ではまず橈骨頭脱臼に対して徒手整復を試みるが，簡単に整復できない場合には尺骨の弯曲の矯正を徒手あるいは観血的に行わねばならない。

家族への説明

① 本脱臼骨折の病態，② 尺骨を整復して自動的に橈骨頭を整復させるという治療の原則，③ 橈骨頭が完全に整復されれば尺骨の若干の屈曲は自家矯正され，機能的に問題を残さないこと，④ 手術を必要とする場合にはその理由（例えば，尺骨の整復，内固定の必要性あるいは介在輪状靱帯の排除など），⑤ 保存的，手術的とを問わず，早期に適切に治療されれば予後は良いこと，⑥ 経過観察中の治療方針の変更の可能性（固定中に再脱臼が起こる可能性がある），⑦ 神経麻痺は自然治癒する可能性が大きいこと（手術が必要か否かの待機期間は約3カ月），⑧ 発生の可能性がある後遺症について（予後の項参照），などを説明する。

治療

Ringら[365]は論文の中で"脱臼の遺残は前腕の回旋のロス，外反肘，不安定，疼痛を起こす。ある人は楽天的な態度を取るが，遅れての再建手術はいくらよくても予知できない。良い成績の鍵は早期認知と近位橈尺関節の安定性整復で，尺骨の強固な解剖学的整復

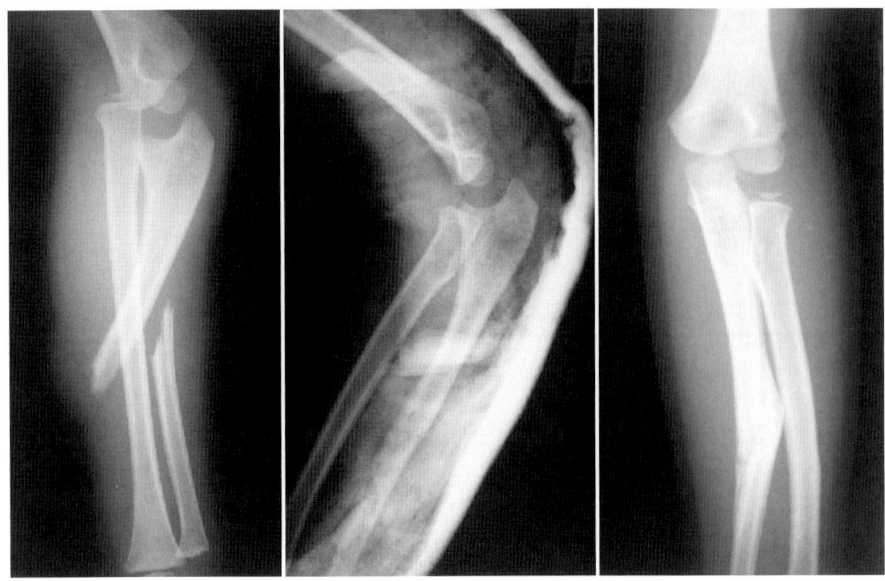

◆図173. Bado Ⅰ型に対する保存的治療例，3歳
左：初診時
中：徒手整復後。橈骨頭を整復することで，これが副子の働きをして尺骨の配列が保たれた
右：約7週後

を必要とする"と述べ，Rodgersら[349]は"新鮮例の適切な治療はいかなる再建術よりもより簡単でより成功する"と記載している。

1. 新鮮例に対する治療
a. 保存的治療

麻酔の種類は転位の程度や年齢にも左右されるが，原則としては全身麻酔が望ましい。徒手整復と外固定が基本であるが，筆者は不安定な場合や，再転位が懸念されるときには尺骨骨折に対しては後述する経皮的固定を積極的に行っている。徒手整復は骨折型を理解した上で行わねばならない。すなわち，尺骨骨折の屈曲方向と橈骨頭脱臼の方向の確認である。Badoの骨折型別に述べると，

1）Ⅰ型（尺骨前方凸屈曲と橈骨頭前方脱臼）
前腕回外位で前腕に長軸牽引を加えて尺骨の配列を整え，橈骨頭に前方より圧迫を加えながら肘関節を鋭角に屈曲する。繰り返す圧迫は橈骨神経麻痺の原因となるので避ける。指による橈骨頭への圧迫を解除すると容易に再脱臼するのは輪状靱帯などの軟部組織の嵌入を意味している。固定肢位は整復肢位をそのまま維持する（図173）。肘関節屈曲角度にはいろいろな意見があるが骨折転位の程度や安定性により決定すべきである。大方の意見としては100°前後である。上腕からのギプス固定の期間も年齢や骨折型により異なるが4～6週である。

2）Ⅱ型（尺骨後方凸屈曲と橈骨頭後方脱臼）
この型は小児では少ない。肘伸展位で長軸牽引を加え，橈骨頭に指圧を加えて整復する。原則として固定は伸展位で行うが，安定性がよい場合は90°屈曲位でもよい（図174-1，2）。整復を回内位で行うと記載しているものもある。

3）Ⅲ型（尺骨近位部骨折で外側凸，橈骨頭は外側に転位。LettsのE型）
尺骨の整復の正確さが橈骨頭の整復に関係する。この部の骨折は大部分が不全骨折であり，正確な整復が意外に難しい。矯正力を加えても力は関節に及び，骨折部位に直接及びにくい。また凸側には橈骨があり，直圧が加えにくい。筆者はまず肘伸展回外位で長軸牽

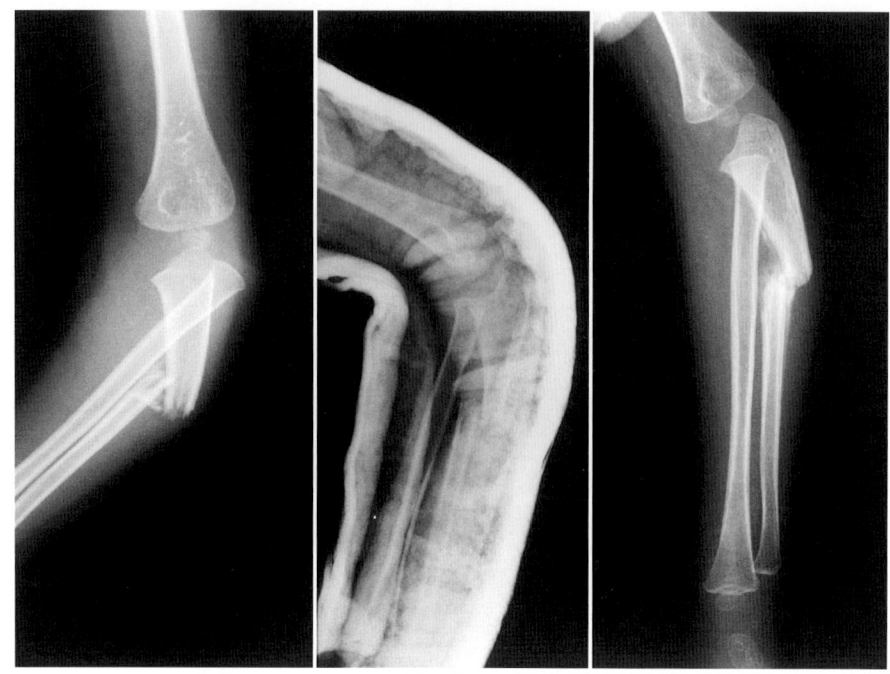

◆図174-1. Bado II型に対する保存的治療例，3歳
左：初診時
中：徒手整復後。尺骨の屈曲転位が残っているが，自家矯正を期待した
右：4週後

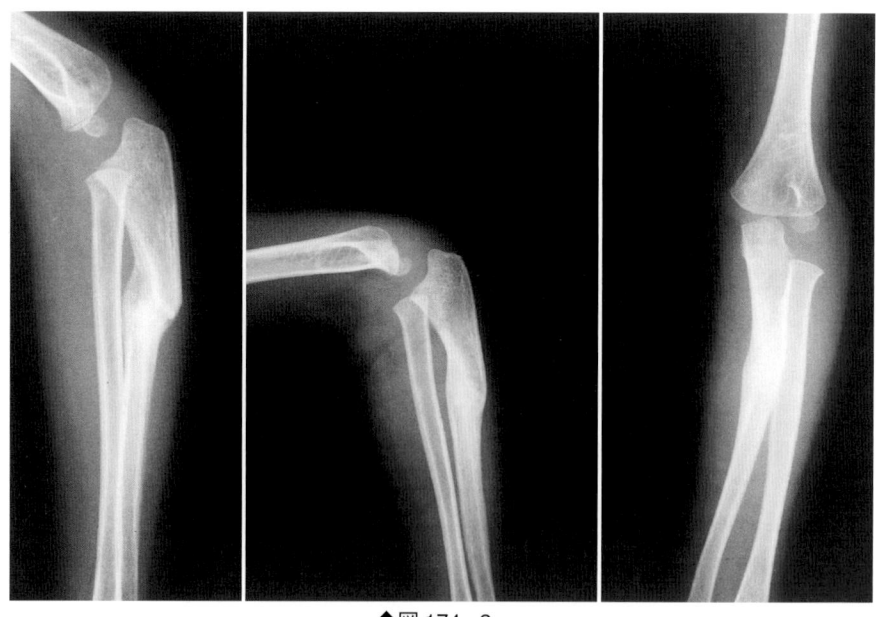

◆図174-2.
左：7週後，中・右：4カ月後，自家矯正が着実に進行している

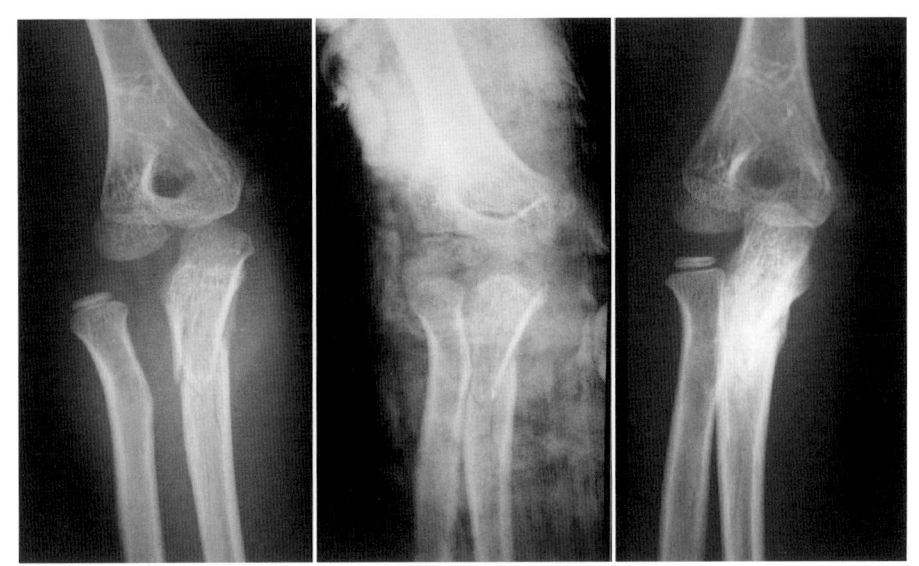

◆図175. Bado III型に対する保存的治療例，7歳
　　　左：初診時，中：徒手整復後，右：2カ月後

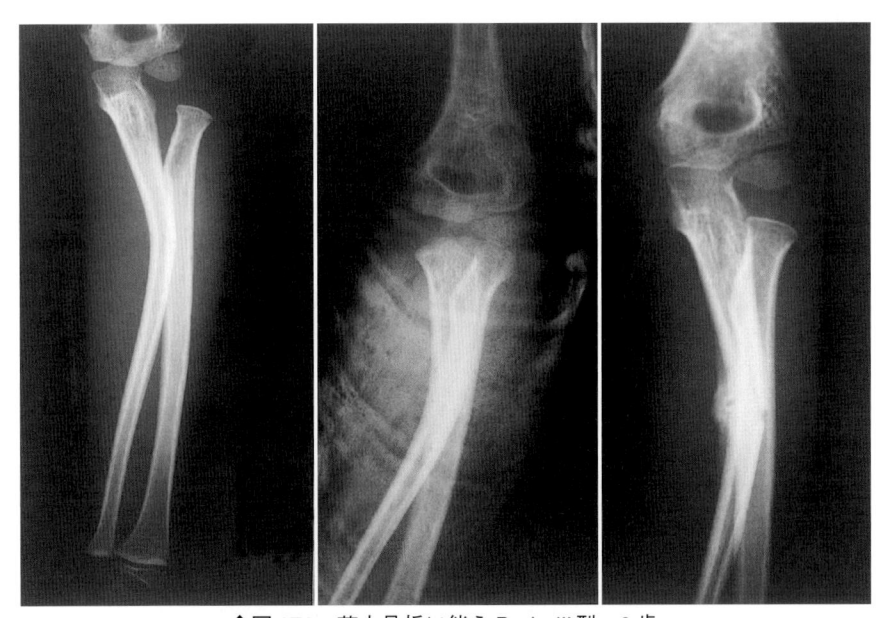

◆図176. 若木骨折に伴うBado III型，6歳
　　左：初診時
　　中：徒手整復後（完全骨折としていないので整復不十分）
　　右：1カ月後，橈骨頭の外側亜脱臼残存

引を加え，次いで肘頭の橈側に直圧を加えながら前腕を橈屈させる。これで不十分な場合は橈骨頭の外側に直圧を加えながら肘を橈屈させる（図175）。整復後は肘90°屈曲，前腕回外位でギプス固定を行う。

尺骨中央部の若木骨折に伴う橈骨頭の外側脱臼症例を経験したが，完全骨折として矯正しなかったので整復不十分であった（図176）。このような例では必ず完全骨折とすべきで，また，肘頭から経皮的にK-wireを

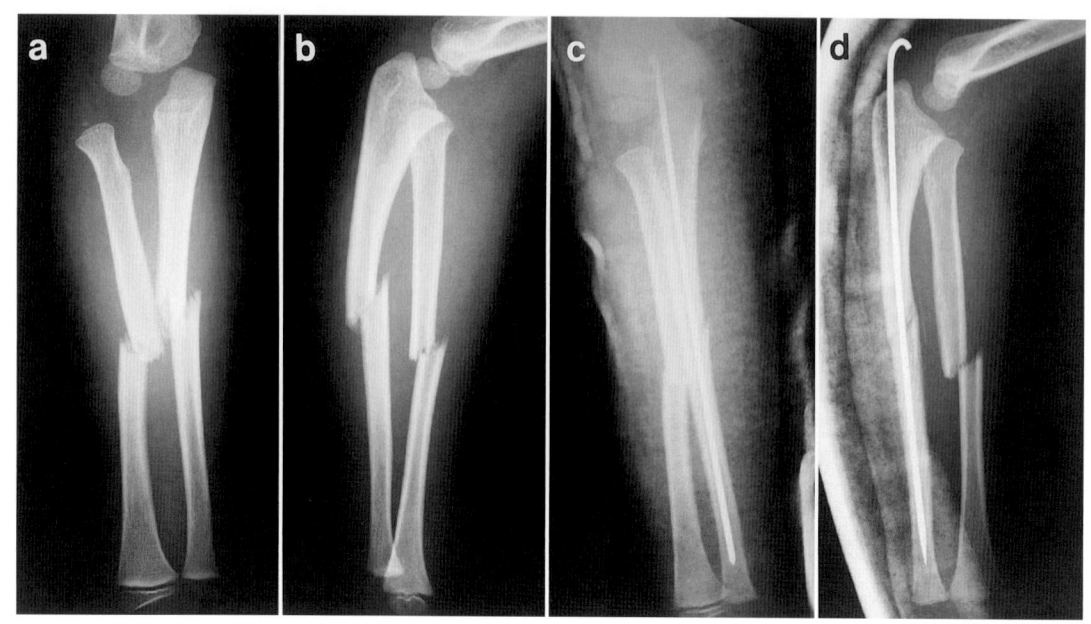

◆図177. Bado Ⅳ型，6歳
a・b：初診時
c・d：徒手整復，肘頭からのK-wire経皮的固定後10日

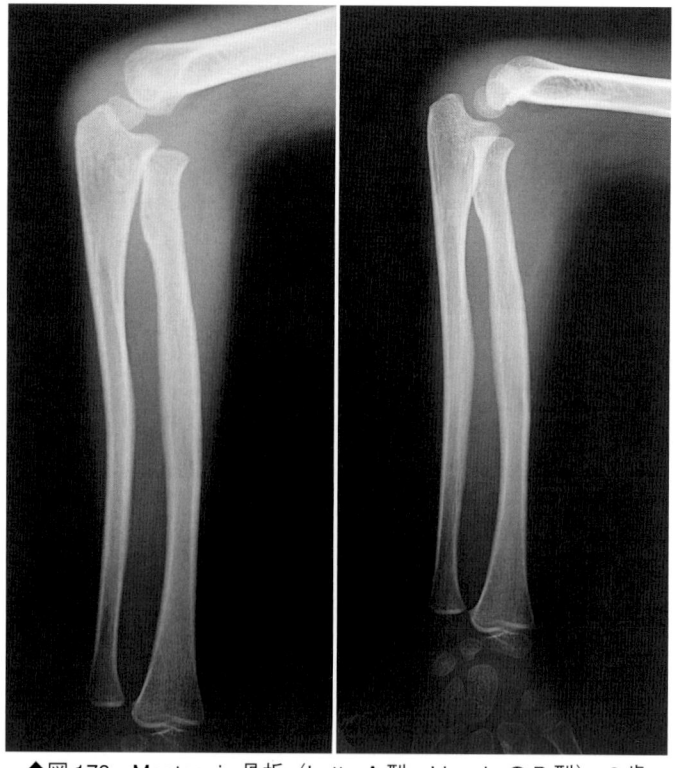

◆図178. Monteggia骨折（Letts A型，LincolnのB型），8歳
（聖マリア病院症例）
尺骨塑性変形の矯正なしに橈骨頭脱臼を整復。

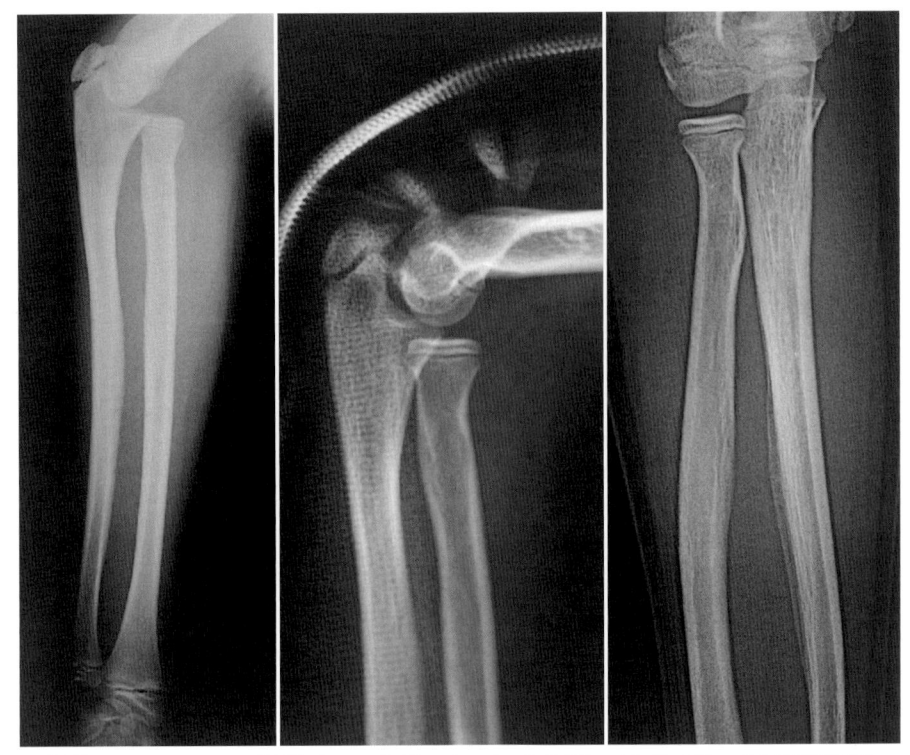

◆図179．Monteggia骨折（Letts A型，LincolnのB型），12歳（聖マリア病院症例）
全身麻酔下に棒を下敷きとして尺骨塑性変形を矯正して橈骨頭脱臼を整復した．
左：初診時，中：徒手整復直後，右：術後6週（尺骨に仮骨形成）

刺入して矯正するのも一つの方法であろう．

4）Ⅳ型（橈尺骨骨折を伴う橈骨頭脱臼）

極めて稀な骨折型で，最近では数例の報告がある[363)366)]．筆者らが経験した症例は骨折に対して徒手整復を行うときに橈骨頭は整復されたので，不安定な尺骨に対してK-wireによる経皮的固定を行った（図177）．徒手整復の操作で骨頭の整復位が得られない場合は，まず両前腕骨骨折治療に準じて整復安定化させた後で二次的に骨頭整復のための処置を考慮すべきであろう．Rodgersら[367)]は再転位した尺骨をSteinmann pinで髄内固定し，仲尾ら[366)]の症例では橈尺骨の観血的整復K-wire固定により骨頭は自動的に整復されている．また，Bhandariら[363)]の症例では若木骨折である尺骨の骨切りと鋼線固定の後で骨頭に対しては徒手整復を行っている．

5）尺骨の塑性変形を伴うもの

矯正なしでも成功することがあるが[356)358)]（図178），一般的には骨頭の整復には弯曲した尺骨を徒手矯正することが必要である．矯正は全身麻酔の元でイメージ透視下に行う．棒状のものを敷布で包んで，これを支点として行う方法や（図179），膝を支点として矯正する[359)]．矯正力は緩徐に，しかし，力強く働かせる．Borden[368)]の実験では体重の100〜150％の力で発生し，整復には同じ力が必要としている．尺骨が矯正されても橈骨頭の整復ができない場合には観血的整復を行う．尺骨の矯正を骨頭の整復より先行させるという意見もある[356)365)]．経時的X線撮影が必須である

b．経皮的固定あるいは経皮的整復固定

尺骨の徒手整復は可能であるが不安定な場

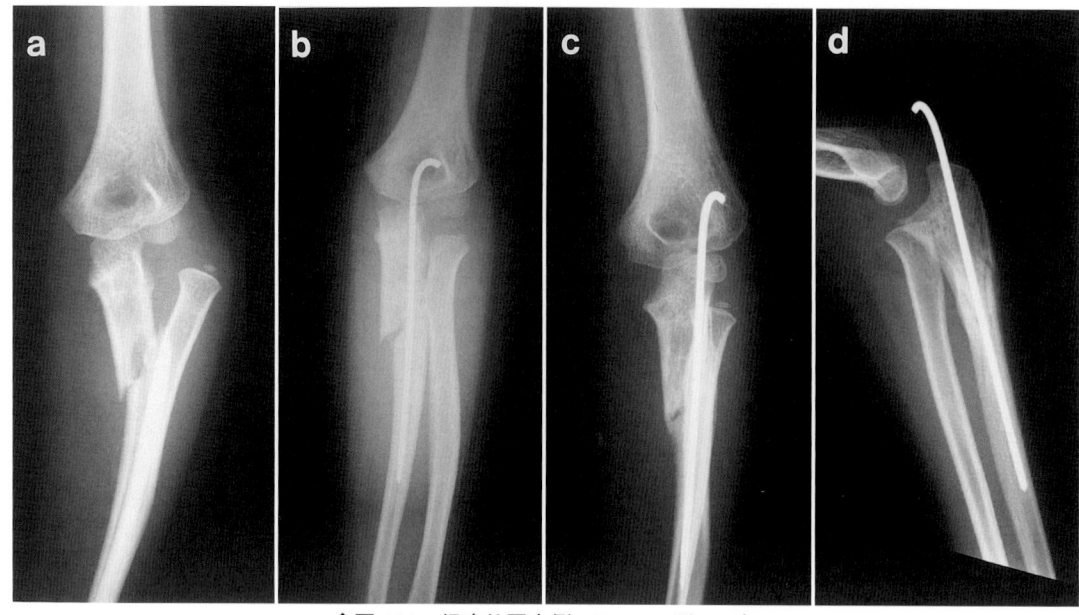

◆図180. 経皮的固定例，Bado III 型，5歳
a：初診時
b：徒手整復したが非常に不安定であり，肘頭から K-wire で経皮的固定を行った（術後2週）
c・d：術後5週

合は肘頭に小切開を加え，イメージ透視下に K-wire あるいは Rush pin を用いて経皮的髄内固定を行う．最近では麻酔下での徒手整復の際には尺骨に対してルーチンに K-wire 固定を行っている．ワイヤーやピンの先端は皮下に埋没した方が感染の危険もなく，管理の点でも安全である．また強固な固定である必要はなく，単に配列を正しく維持できるだけでよい．徒手整復ができない場合には小切開を介してエレバトリウムで整復し，前記経皮的固定を行うことも可能である．骨癒合および靱帯修復に要する4～6週間の外固定が必要である（図180）．

c．観血的整復と内固定
1）尺骨に対する観血的整復固定術
後方縦切開で進入し，直視下に整復する．また，縦骨折で徒手整復できないときには小切開で入り，屈曲部に横骨切りを加えて尺骨の軸を矯正する．内固定は年齢により異なるが，多くは K-wire あるいは Rush pin 固定で十分である（図181-1,2）．思春期では成人に準じて内副子固定を行ってもよい．尺骨の正しい整復固定によって橈骨頭脱臼は自然に整復されるものが多い．整復状態を少なくとも2方向のX線撮影で確認する．

外固定肢位は通常肘90～100°屈曲，前腕回旋は回外位とするが，安定性が良好であれば中間位でもよい．

橈骨頭の自然整復ができないときは徒手整復を行ってみて，これが成功しないときは次の橈骨頭に対する処置に移る．

2）橈骨頭に対する観血的整復術
尺骨骨接合術に引き続く場合：
尺骨骨折の多くは近位1/3であり，この切開を中枢側に向けて Boyd 法に準じて延長する．外側関節包靱帯を縦切して上腕骨小頭と橈骨頭を露出する．整復を障害している因子は主として輪状靱帯の嵌入であり，これを排除して橈骨頭を整復する．新鮮例ではこの操

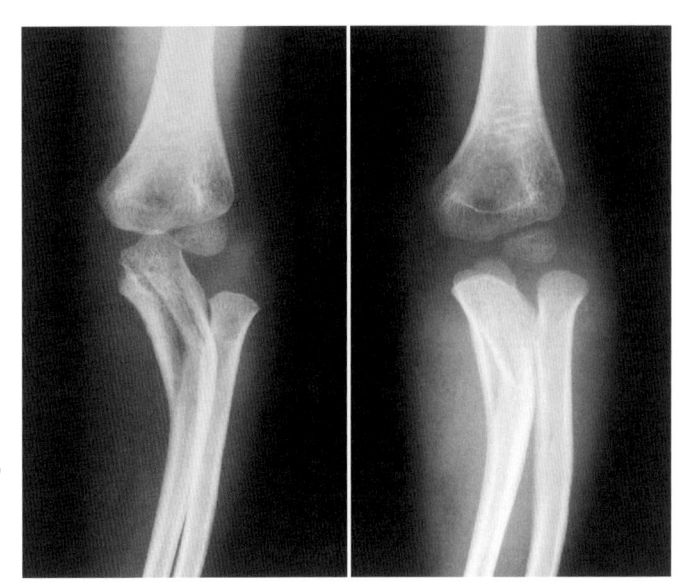

◆図181-1. 新鮮例における観血的整復，Bado Ⅲ型，5歳
左：初診時
右：徒手整復を行うも不十分

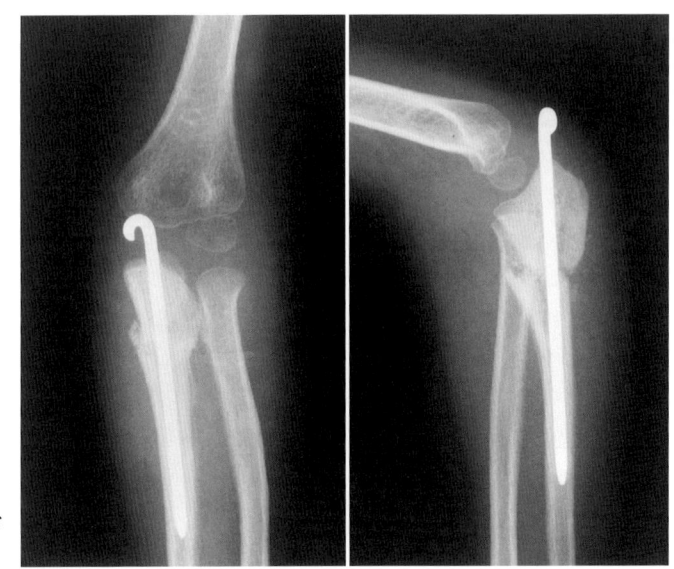

◆図181-2. 術後約3週
尺骨骨幹端部での骨切りで屈曲変形を矯正して橈骨頭の脱臼は整復された。

作でほとんど安定となる。可能な限り輪状靱帯の縫合を行う。外固定肢位は回外とする。

骨頭の整復のみを行う場合：
後外側縦切開で関節を開き，以後は前記処置に準じて整復し，可能な限り輪状靱帯の縫合を行う。

3）Monteggia類似骨折
それぞれの骨折に対する適切な治療が必要であり，筆者の症例では1例は外側顆に対して，1例は外側顆と肘頭に対して観血的治療を行った（図182）。

2. 陳旧例に対する処置

陳旧例はほとんどが初診時の見落としか，整復良否の判断の誤りにある（図163参照）。陳旧例に対して解剖学的治癒を期待するためには手術しかない。しかし，症例によってはもはやそれを期待できないものもあるし，解

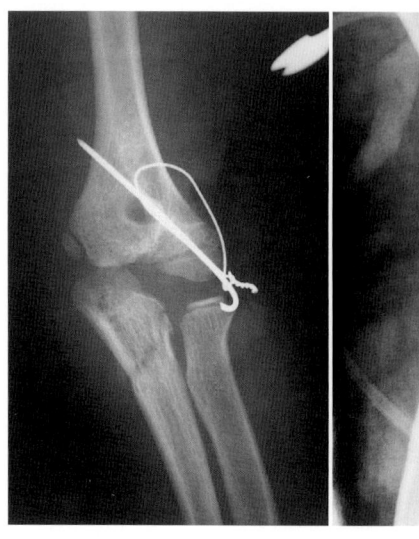

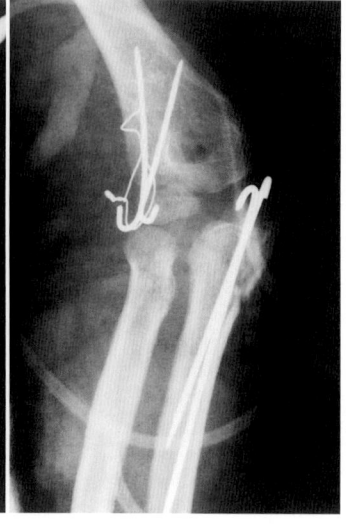

◆図182. Monteggia 類似骨折の治療
左：図172左の症例に対する観血的治療
右：図172右の症例に対する観血的治療

剖学的治癒が機能的治癒につながらない場合もある．従って，現状をよく把握し，いかに対処すべきかを慎重に考えねばならない．

陳旧例に対して手術を行った報告は多いが，術前の症状についての詳細な報告は少ない．吉津[369]は陳旧例23例（成人2例を含む）の手術経験を報告したが，術前の症状についてはBadoのI型7例中5例に平均20°の屈曲制限，III型8例では3例に平均27°の屈曲制限，3例に平均50°の回内制限をみている．最近，仲尾ら[370]は31例の経験から5年以内の経過例では変形の訴えが多く，5年を過ぎると疼痛が主な訴えとなり，可動制限や動揺性は3例，後骨間神経麻痺は3例であったと報告している．これに対して土井ら[371]の手術例5例では局所の膨隆が主訴で，脱力が2例，軽度の疼痛が1例であった．筆者の経験と文献からみると，陳旧例の症状は変形（橈骨頭の突出，外反肘），肘関節の不安定性，易疲労性，軽度の運動痛，屈曲制限が主である[370)372]．また，稀に尺骨神経や後骨間神経の遅発性麻痺の出現も報告されている[370)372]．筆者も後骨間神経と正中神経の遅発性麻痺の2例を経験した[373]．これらの訴えに加えて，患者の年齢，受傷後の経過期間，およびX線所見（変形の程度）など現状を十分に把握すべきである．

a. 適応の決定
1）手術を行うか否か

楠ら[374]は観血的整復の適応として，①機能障害，②外反不安定性，③成長に伴う二次的変化，④遅発性橈骨神経麻痺，をあげた．飯田ら[375]は運動障害がなくても将来外反肘や不安定性を必発し，成長に伴って関節症や遠位橈尺関節障害を起こすので積極的に観血的整復を行うと述べている．阿部ら[376]は観血的整復に積極的であるが，成績に悪影響を与える因子は受傷後の経過と年齢で，1年以上の経過例では再脱臼しやすく，高年齢ほど成績が落ち，特に長期間脱臼位にある橈骨頭の整復は極めて難しい手術であり，受傷からの経過，尺骨の変形の状態，橈尺骨の長さの不均衡の有無などにより手術法が異なることなどを十分念頭に置いて手術に臨むべきと記載している．一方，辻ら[377]は放置例4例を観察し，2例に外反肘と側方動揺性をみたが機能障害は認めず，陳旧例の手術に懐疑的である．また，石井ら[378]は放置例9例の検討でexellent 5例，good 4例であったと報告し，平山ら[372]は放置例9例の検討からみて，手術は残存機能障害の程度により慎重に

行うよう述べている。筆者の手術適応を経験的，文献的に要約すると，①手術するに妥当な症状があること，②経過は短ければ短いほどよいこと（大体6カ月が一つの目安），③年齢が高くないこと，であり，さらに大切なことは，④術者が技術的に優れていること，である。

2）手術法

方法としては，①変形治癒した尺骨に対する矯正骨切り術と，②橈骨頭の観血的整復術の単独あるいは併用，がある。尺骨骨切りがもたらす効果は変形短縮した尺骨の矯正と延長だけではなく，過度の矯正による骨間膜の緊張を骨頭の整復力あるいは保持力に利用するものである。森久[352)379)]は橈骨頭周囲の帽子状の瘢痕摘出を加えた尺骨骨切り術に重点を置き，阿部ら[376)]は輪状靱帯修復あるいは再建に重点を置いているが，尺骨骨切りと橈骨頭の観血的整復に必要に応じて輪状靱帯修復あるいは形成術が追加されるなど，ケースバイケースに手術がなされ，決して一つの方法には固執されてないのが現状である[349)350)370)372)380)～384)]。橈骨頭骨切り術が行われたものもあるが，成績は不良であった[370)]。

なお，成長期における橈骨頭の切除術は絶対に行うべきでなく，このことはほとんど一致した見解である。

b. 家族への説明

どの報告をみても不成功例がある。従って，手術の利点（愁訴の改善）と欠点（手術瘢痕），改善の可能性（年齢，受傷後の期間，変形の程度よりみて大方の見当がつくはず），起こり得る手術の合併症（後遺症）を十分に説明しておくことは不可欠である。阿部ら[380)]は30例中運動域が術前より悪化したものが11例，疼痛が術前より悪化したものが4例あったと報告している。Rodgersら[349)]は手術のもつリスクと合併症のすべてを説明し，サルベージ手術であることを強調すべきと記載している。

c. 手術手技

1）皮膚切開

Boydの切開（上腕骨外側上顆より始まり腕橈関節後方を斜めに通り，尺骨に達した後は尺骨骨幹部に沿って末梢に延びる切開）が広く用いられている。また，外後方への縦切開で橈骨近位端を，尺骨骨幹部に沿う縦切開で尺骨を展開することもできる。輪状靱帯のみの修復にはHenryの前方切開も用いられる。橈骨神経が橈骨骨頭により前方へ押し上げられているので前方侵入では損傷しないように注意を払う。

2）橈骨頭周辺の処置

関節包靱帯を縦切して橈骨頭を展開し，輪状靱帯の損傷の程度を観察し，残せるものは残して後で修復するのに使用し，これが瘢痕化していれば周囲の瘢痕組織とともに切除して橈骨が整復できるスペースを用意する。

3）尺骨骨切り術

骨切り部位はできるだけ最初の骨折に近い部位で行うのが原則である。肘頭で骨折したような場合や，再構築が完成しているときには近位中央1/3境界からやや中枢寄りが骨切りの部位となる。受傷後経過の短いものでは骨切りでストレートにするだけで整復できるが（図183-1, 2），過矯正を必要とすることもある。この場合，前方脱臼であれば後方凸，外側脱臼であれば尺側凸とし，必要があれば延長術を追加する。骨切りの手技としては単純な横骨切り，斜骨切り，step-cutする方法などがあり，延長を必要とするときは骨移植を行うこともあれば，旺盛な骨形成能を期待して移植しないこともある。この操作で橈骨頭が整復位にもってこられることを確認しておく。固定には螺子，髄内釘，内副子が用いられる（図184）。なお，Best[385)]は術中に尺骨の骨切り最良の肢位が不明であるために橈骨頭の整復固定が完了するまで骨切りをしたまま放置しておき，後に固定することを勧めている。尺骨骨切りした後で創外固定器を用いて仮固定し骨頭の最も安定する位置を決め

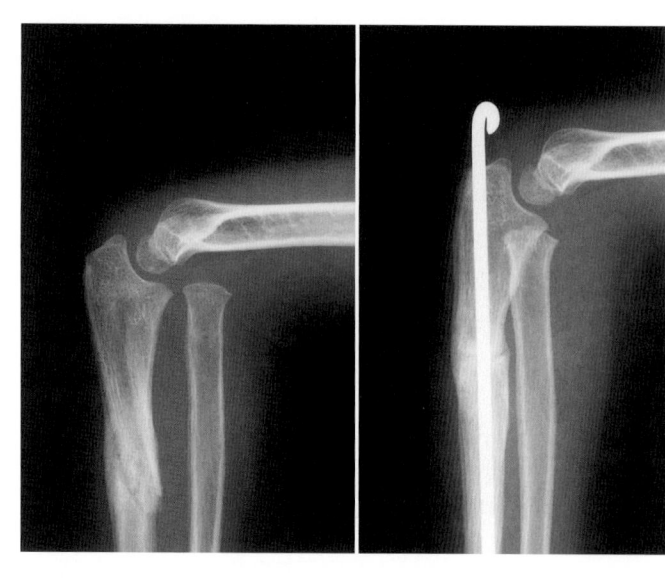

◆図183-1. 陳旧例に対する観血的治療，Bado I型，3歳
左：受傷後6週経過例，初診時
右：骨切りで尺骨前方凸を矯正し前方脱臼は容易に整復された（術後約2カ月）

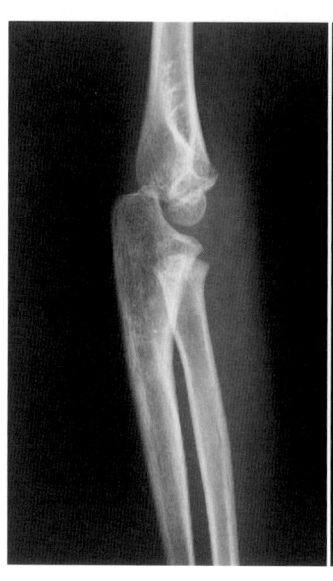

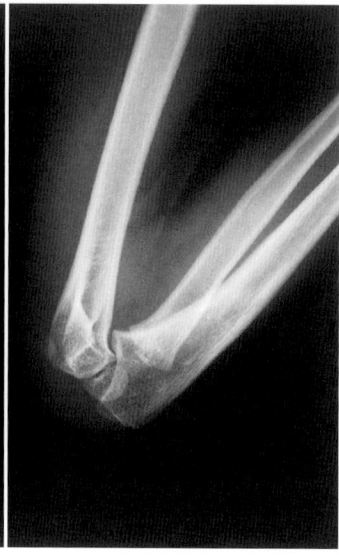

◆図183-2. 術後1年3カ月。

　　4）輪状靱帯修復および再建術
　受傷後経過が短い場合は輪状靱帯は修復可能であり，阿部ら[376]は受傷後6カ月以内の例に本法の適応があると述べ，Kalamchi[386]も2例の経験ではあるが形成術より修復を勧めている。しかし，瘢痕化が著明なときにはスペースを作製するためにすべて切除せねばならない。従って，骨頭の安定性が悪ければ輪状靱帯の再建が必要となる。このためには種々の方法が用いられる[387]。

　Speed & Boyd 法：前腕からの筋膜片を有茎として用いる方法でCampbellの手術書に詳細に記載してある[388]。

　Bell-Tawse 法：上腕三頭筋の筋膜の中央部からの筋膜片を有茎として用いる方法である（Lloyd-Robertsは外側筋膜片を用いた。また，阿部ら[376]はHohmann変法として中央よりやや外側寄りの幅1.0〜1.5 cmの筋膜片を用いている）。阿部らも指摘しているごとく緊張はあまり強くせず，軽く保持するにとどめる。この際，前腕の他動的回内がスム

郵　便　は　が　き

１１３-８７９０

料金受取人払郵便

本郷局承認

5161

差出有効期間
2023年
12月31日まで

（切手不要）

（受取人）
東京都文京区湯島２丁目31番14号

金原出版株式会社　営業部行

フリガナ		年　齢
お名前		歳
ご住所	〒　　－	
E-mail	＠	
ご職業など	勤務医（　　　　　　　　　　科）・開業医（　　　　　　　　科） 研修医・薬剤師・看護師・技師（検査/放射線/工学） PT/OT/ST・企業・学生・患者さん・ご家族 その他（　　　　　　　　　　　　　　　　　　　　　　　　）	

※このハガキにご記入頂く内容は、アンケートの収集や関連書籍のご案内を目的とするものです。ご記入頂いた個人情報は、アンケートの分析やデータベース化する際に、個人情報に関する機密保持契約を締結した業務委託会社に委託する場合がございますが、上記目的以外では使用致しません。以上ご了承のうえご記入をお願い致します。

◆ 弊社からのメールマガジンを □希望する □希望しない
「希望する」を選択していただいた方には、後日、本登録用のメールを送信いたします。

金原出版　愛読者カード

弊社書籍をお買い求め頂きありがとうございます。
皆さまのご意見を今後の企画・編集の資料とさせて頂きますので，下記のアンケートにご協力ください。ご協力頂いた方の中から抽選で**図書カード1,000円分(毎月10名様)**を贈呈致します。
なお，当選者の発表は発送をもって代えさせて頂きます。
WEB上でもご回答頂けます。
https://forms.gle/U6Pa7JzJGfrvaDof8

① **本のタイトルをご記入ください。**

② **本書をどのようにしてお知りになりましたか?**
- ☐ 書店・学会場で見かけて
- ☐ 宣伝広告・書評を見て
- ☐ 知人から勧められて
- ☐ インターネットで
- ☐ 病院で勧められて
- ☐ メルマガ・SNSで
- ☐ その他（　　　　　　　　　　　　）

金原出版キャラクター　けーたくん

③ **本書の感想をお聞かせください。**
- ◆ 内　容〔満足・まあ満足・どちらともいえない・やや不満・不満〕
- ◆ 表　紙〔満足・まあ満足・どちらともいえない・やや不満・不満〕
- ◆ 難易度〔高すぎる・少し高い・ちょうどよい・少し低い・低すぎる〕
- ◆ 価　格〔高すぎる・少し高い・ちょうどよい・少し低い・低すぎる〕

④ **本書の中で役に立ったところ，役に立たなかったところをお聞かせください。**
- ◆ 役に立ったところ（　　　　　　　　　　　　　　　　　　　）
  - → その理由（　　　　　　　　　　　　　　　　　　　　　）
- ◆ 役に立たなかったところ（　　　　　　　　　　　　　　　　）
  - → その理由（　　　　　　　　　　　　　　　　　　　　　）

⑤ **注目しているテーマ，今後読みたい・買いたいと思う書籍等がございましたらお教えください。また，弊社へのご意見・ご要望など自由にご記入ください。**

ご協力ありがとうございました。

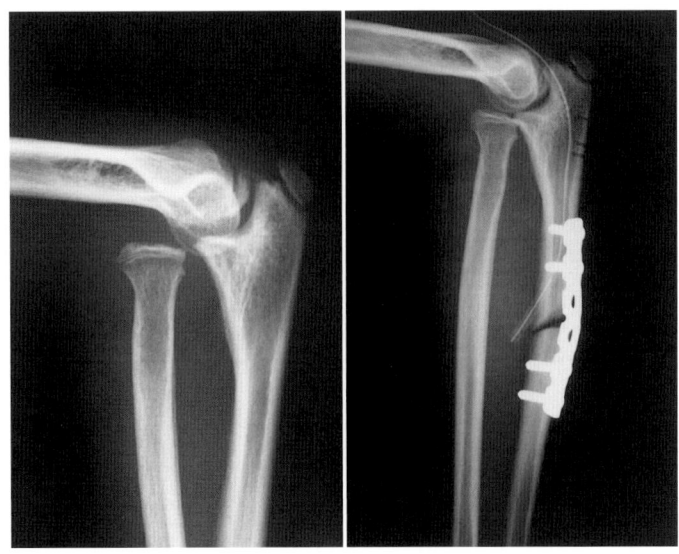

◆図184. 陳旧性 Monteggia 骨折（図169提示例）
受傷後6.5カ月で尺骨骨切り術＋観血的整復術施行。

　5）整復位での内固定
　一時的に橈骨頭を整復位に保持するために上腕骨小頭より経関節的に橈骨頭に向けてK-wireで固定する方法が広く用いられているが，K-wireが折損することがあり注意深い観察が必要である。Lettsら[354]は折損を防ぐために橈骨近位から尺骨に向けてK-wireで固定する方法を推奨している。K-wireの抜去は4～6週で行い，以後，肘屈曲や前腕回旋運動を開始する。

3. 神経麻痺に対して

　新鮮例の場合では，ほとんどの症例で橈骨頭脱臼が整復されると自然に回復するが，稀に永続することがある。もし，3カ月を経過してもまったく回復の徴候がなければ神経剝離術を行う。

後療法と予後

1. 新 鮮 例

　保存的，手術的とを問わず原則的には肘関節90°屈曲，前腕回外で4～6週の外固定を行うが，期間は骨折部や橈骨頭の安定性に左右される。肘関節運動練習では特に前腕回旋運動の改善に努めるよう指導する。なお運動練習はあくまでも自動運動が主である。

2. 陳 旧 例

　術後の固定は肘関節90°屈曲とし，橈骨頭の安定性がよければ前腕の回旋は中間位でもよいが，多くの場合は回外位で行い，期間は4～6週は必要である。運動練習は自動運動が主であり，前腕回旋運動練習に主眼を置く。以上は一応の標準であり，個々の症例がもつ因子（年齢，受傷から手術までの期間，橈骨頭や尺骨の安定性および，輪状靱帯の処置の有無など）を考慮して決定すべきであろう。
　予後に関してはいずれの報告でも不良例がある。それらは機能的には運動制限（特に回旋制限）であり，X線的には骨化性筋炎，異所性骨化，橈骨頭の肥大，骨頭傾斜，頸部の絞扼像，頸部骨皮質の菲薄化である（図185）。骨化性筋炎や異所性骨化は運動制限の原因となり，この予防としては粗暴な手術を慎むことであり，その所見が経過中に発生したときには運動練習を控える。それ以外の骨の変化

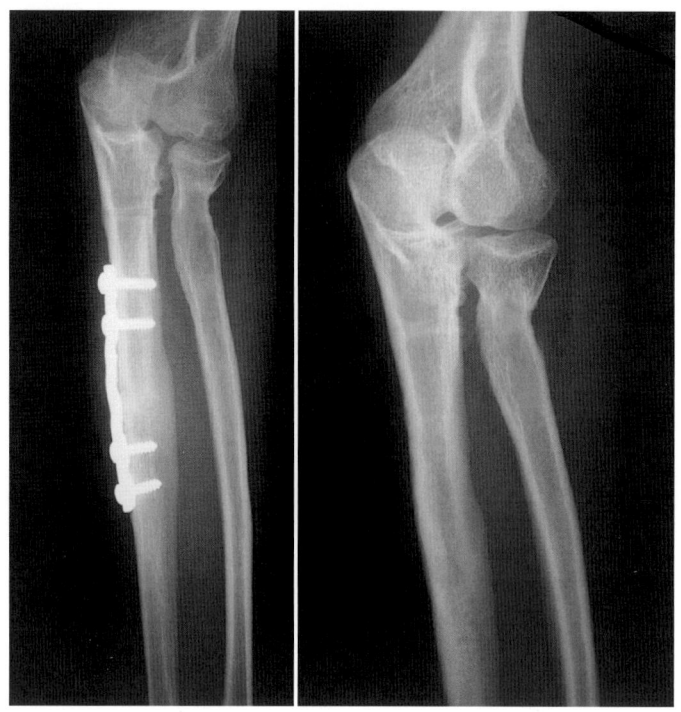

◆図185．（図178，184提示例）
骨頭の変形，頚部の絞扼，近位橈尺関節の不整，上腕小頭関節症変化を認める．肘関節の屈伸はほとんど正常であるが，前腕回内，回外ともに40°と著明に制限．
左：術後8カ月，右：術後2年

と成績との関連性は少ないとの報告がある[351)389)]。

小児 Monteggia 脱臼骨折処置の基本的原則

Stanleyら[345)]はMonteggia脱臼骨折の処置に関して次のように記載している．

1. もし一方の骨が重なる，あるいは弯曲していればどちらかの橈尺関節の亜脱臼を考慮すべき
2. 橈骨頭の位置の判定には前後と真の側面像が必要
3. 前後側面像とも橈骨小頭線は正常であるべき
4. 尺骨の長さと屈曲は橈骨頭整復のために確立すべき
5. 徒手，観血いずれも骨頭の求心性，適合性整復がまず重要

6. Ⅳ型では橈骨骨折を骨頭整復前に安定させるべき
7. 尺骨の整復の安定化は橈骨頭の整復保持に必要．安定は骨折パターンにより影響され内固定により達成される
8. 橈骨頭整復の安定化追加は必要であろう．これは輪状靱帯再建で達成
9. 整復骨頭と尺骨の最も安定した肢位での固定
10. 早期運動，特に回旋が拘縮予防に大切
11. 繰り返すX線チェックが必要

8　橈骨頭単独脱臼

橈骨頭の単独脱臼は軽度の場合は誤診されやすい．Hudsonら[390)]は普通考えているほど稀ではないと述べている．Wileyら[391)]

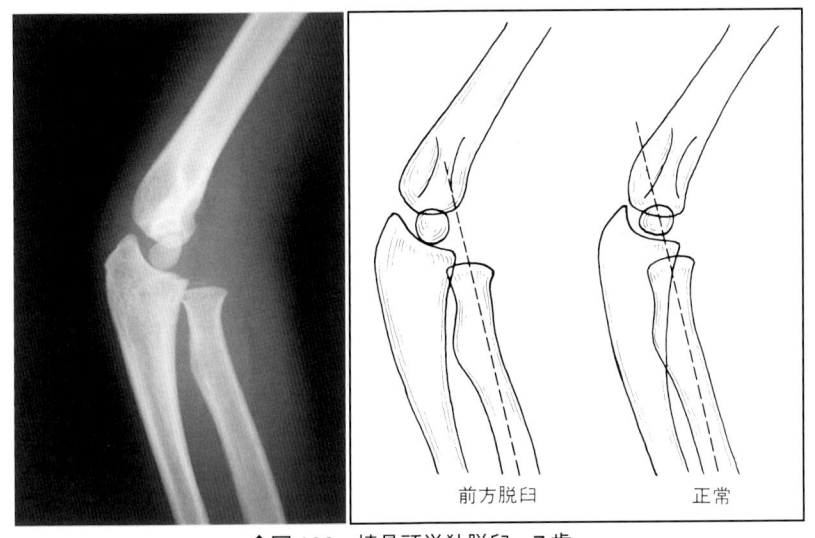

◆図186. 橈骨頭単独脱臼，7歳
初診時のX線側面像。正常では橈骨長軸の延長は撮影方向にかかわらず上腕骨外側顆骨化核の中心を通るが，脱臼では通らない。

の報告10例中，小児は8例であり，年齢は5〜10歳，脱臼方向は前方4例，外側4例であった。筆者らの経験からみると前方脱臼が多い。

近年，Lincoln[355]は尺骨骨折のない4例の橈骨頭脱臼のretrospectiveな観察で，健側と比較して尺骨の前方弯曲（塑性変形）が認められ，単独脱臼ではなくMonteggia骨折の一つに過ぎないとし，単独脱臼は存在しないと述べた。これはMonteggia類似骨折とも呼ばれ，また，Monteggia骨折のLettsの分類のA型に相当する（図168，169参照）。従って，純粋な橈骨頭脱臼の頻度については今後の新しい観察結果を待つ必要がある。

受傷メカニズムとしては，Hudsonらは，①完全回外位での過伸展，②部分的伸展位での過回内力を想定し，Wileyらは屍体を用いた実験で，①外側脱臼は回内損傷，②前方脱臼は回外損傷，であると述べている。また，塑性変形を伴った脱臼ではBadoⅠ型の過伸展損傷と同じメカニズムが考えられる。いずれも輪状靱帯が断裂し，橈骨頭は断裂部より逸脱する。橈骨頭の支持機構の中で最も重要なものは輪状靱帯で，その他に骨間膜，方形靱帯，斜索がある。骨間膜は温存されることが多い。

来院時の所見として特徴的であるのは回旋に対しては非常に抵抗性で，疼痛も激しいことである。外見上変形はあまり認められない。

X線撮影，所見と分類

著明な脱臼であればX線上の判読は容易であるが，軽度の場合が見逃される。診断の唯一の決め手は，正常では橈骨の長軸の延長線が上腕骨小頭あるいは骨端核の中心を通るが，脱臼では通らないことである（図186）。多方向の撮影で確認することが必要である（図187）。

Lincolnは尺骨側面像で尺骨後縁に引いた線と一致しない尺骨の弯曲をulnar bow signと呼び，これが1 mmを超せば尺骨に塑性変形ありとした（図188）。結局彼は小児のBadoⅠ型のMonteggia骨折を図170のごとく進行の順序として4段階に分けたわけである。図187の症例は尺骨に前方凸の軽度の

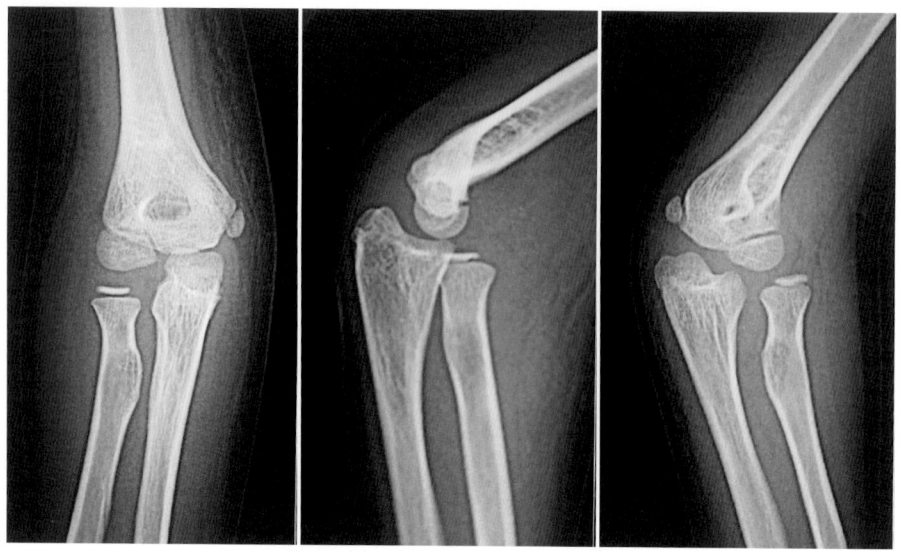

◆図187. 橈骨頭単独脱臼，8歳

初診時のX線像。前後，側面像では脱臼はわからないが，斜位像で判明した。疑わしい場合は4方向撮影が必要である。

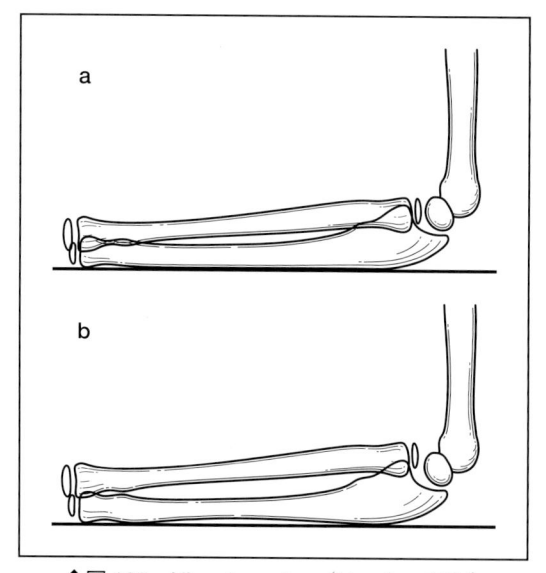

◆図188. Ulnar bow sign（Lincoln, 1994）
a：正常では尺骨の後縁は直線的である（0.01 ± 0.1 mm）
b：橈骨頭前方脱臼/亜脱臼を伴うものでは最大尺骨弯曲（maximum ulnar bow；MUB）は平均3.9 ± 0.4 mm。1 mmを超えれば病的とした

弯曲が疑われ，minimal bowに伴った脱臼であろう。しかし図189の症例は尺骨の弯曲は正常であり，単独脱臼の可能性が高いが尺骨の全体像がないので確言できない。受傷メカニズムが過伸展であれば，まず橈骨頭の前方脱臼が発生し，次の段階で尺骨骨折が起こるので[345]，筆者は理論的には単独脱臼は存在してもよいと思っている。いずれにしろ橈骨頭脱臼の場合には尺骨の弯曲が計測可能な側面全体像を撮影した方がよい。

脱臼方向により前方，外側，前外側などと分類する。

治療方針

新鮮例では徒手整復が第一選択であり，経験したすべての症例が整復可能であった。脱臼は整復されるが非常に不安定の場合，あるいは徒手整復が不可能の場合は介在物の存在が疑われるので観血的整復の適応となる。

家族への説明

新鮮例で徒手整復が可能な場合は予後に問題はないが，観血的整復を必要とする場合に

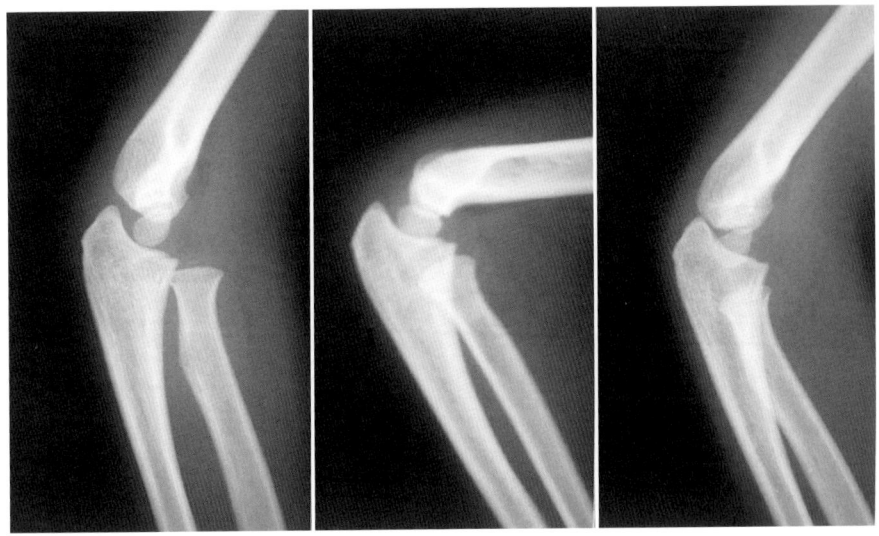

◆図189. 徒手整復と固定，7歳（図186 提示例）
左：初診時，中：徒手整復，右：鋭角位固定3週後

は術後回旋制限がしばらく続く，あるいは若干残る可能性があることを説明しておく．陳旧例では陳旧性 Monteggia 骨折と同じである．

治　療

1. 保存的治療

麻酔は年齢や脱臼の程度により異なり，非常に軽い場合には各年齢とも麻酔の必要はない．もし必要であれば腕神経叢ブロックか全身麻酔を行う．

徒手整復と外固定が基本であり，徒手整復は肘関節伸展位で長軸牽引を加え，前腕を回外して橈骨頭脱臼方向から（通常は前方から）母指による直圧を加えながら肘関節を屈曲させる．整復時に轢音を伴うことがある．固定は前腕回外位，肘90°屈曲位で長腕ギプス固定を3～4週行う．Hudson ら[390]はこの肢位は上腕二頭筋の緊張を取り，骨間膜，方形靱帯を緊張させることで安定性に貢献すると述べている．しかし90°では不安定なので鋭角位に屈曲したものもある．整復固定後，翌日，1週後，2週後および除去時にＸ線チェックして橈骨頭と上腕骨小頭の関係が正しいことを必ず確認する（図189）．徒手整復が可能であった新鮮例の予後は良好で特に問題を残さなかった．

Monteggia 骨折の場合と同様に，前方に脱臼した橈骨頭を前方から強い圧迫を加えて整復する操作で後骨間神経麻痺を生じることが稀にある．繰り返す操作が原因となるので注意が必要である．しかし，これらの麻痺は通常3カ月以内に回復することが多い．

2. 観血的整復

新鮮例で観血的整復を必要とすることは少ないが，治療方針の項で述べたような場合は観血的整復を行う．

手術方法，後療法は Monteggia 骨折の項で述べたごとく，橈骨頭の処置に準じて行う．

3. 陳旧例に対する処置と予後

Monteggia 骨折に合併し経過とともに尺骨が自家矯正されて橈骨単独脱臼の像を呈したのか，単独脱臼かを鑑別することは困難であるが，病歴をよく聞き，また，前医に問い合わせるなどして確かめる必要がある．

手術の適応，方法および予後については陳

旧性のMonteggia骨折の場合とまったく同様であり，慎重に対処する必要がある。

9 肘頭骨折

骨折の発生メカニズムとしては肘関節伸展位で外反，内反を強制されて起こる伸展骨折と，肘関節屈曲位で上腕三頭筋の急激な緊張により発生する裂離骨折がある。稀に直達外力が肘頭に及んで剪力により骨折を起こすこともある。なお，外反により橈骨頚部→肘頭→内側上顆の順序で骨折するものはJeffery骨折[309]，橈骨頭前方脱臼に合併する転位を伴わない肘頭骨折はHume骨折[392]と呼ばれる。このように単独骨折としてより，むしろ複合損傷の一部としての肘頭骨折に注意する必要がある[393]。

そのほか，体操や野球などでの上腕三頭筋収縮の繰り返しによって発生する骨端離開や骨端線癒合不全が報告されている[394)～397)]。

特徴的臨床症状はない。幼小児の若木骨折の軽度のものでは軽度の腫脹，自発痛および運動痛以外に症状がない。橈骨頭脱臼や橈骨頚部骨折を伴うものでは橈側にも腫脹があり，他動的前腕回旋運動に対して有痛性の抵抗がある。近位骨片の転位が大きい場合には肘頭に陥凹を触れる。確実な診断はX線に頼るしかない。

X線撮影，所見

骨端核の出現が大体8～11歳であり，正常では加齢とともに次第にX線的形態が異なってくることを知っておかねばならない（図190）。初診時のX線では骨折を認めず，後日骨折を認めた例もあるので，最初に骨折がないからといってそのままにせず，症状が

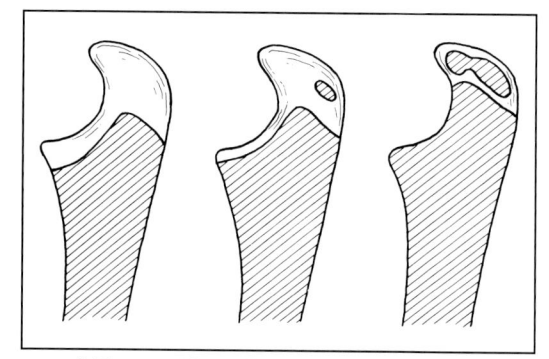

◆図190．肘頭骨化核の出現の経年的状態
　8～11歳で出現し，13～17歳で癒合する。

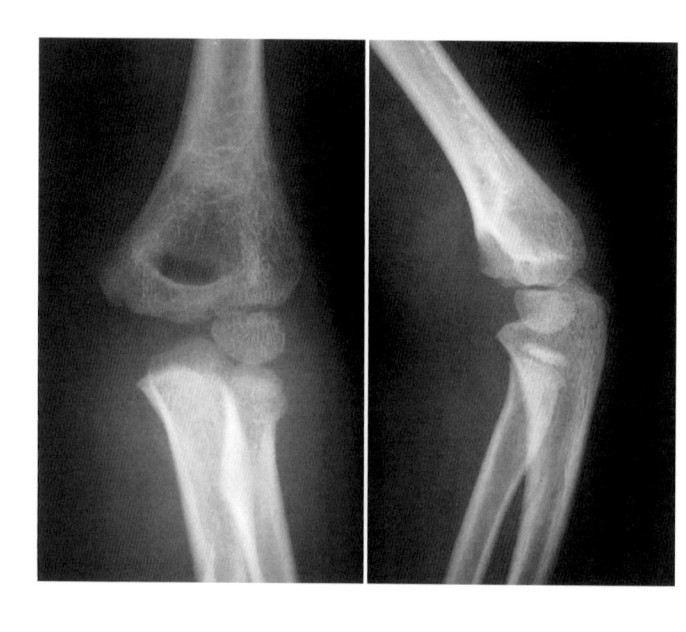

◆図191-1．骨折が後日判明した症例，6歳
　初診時には骨折は不明であった。

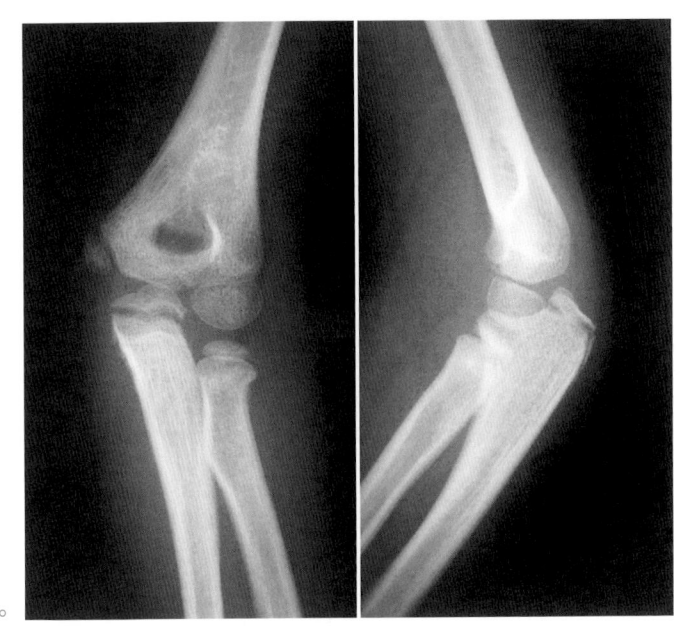

◆図191-2.
1カ月後には骨折ははっきりしている。

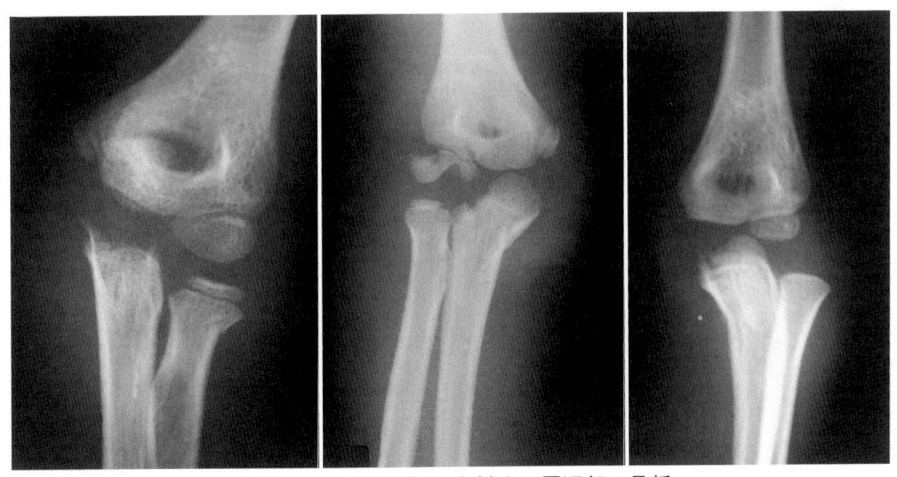

◆図192. 肘頭骨折に合併する周辺部の骨折
左：橈骨頚部骨折，6歳，中：上腕骨外側顆骨折，8歳，右：橈骨頭脱臼，5歳

持続するときには経時的にX線撮影を行う配慮が必要である（図191-1,2）。

骨折のレベルや骨折線の走行は種々であり，また，橈骨頚部骨折や橈骨頭脱臼（Monteggia骨折）が合併損傷としてみられ（図192），非常に稀に上腕骨外側顆骨折（Monteggia類似骨折）が合併する[362)398)]。橈骨頭の軽度な脱臼は見逃されやすい。

撮影は前後・側面像だけでなく斜位撮影も望ましい。また，判読に困難を生じた場合は同じ条件で撮影された健側と比較することも必要である。

なお，スポーツによる骨端離開や癒合不全では種々の程度の骨端線の拡大，不整，骨幹端部の硬化がみられ，健側との比較が必要である（図193-1,2）。

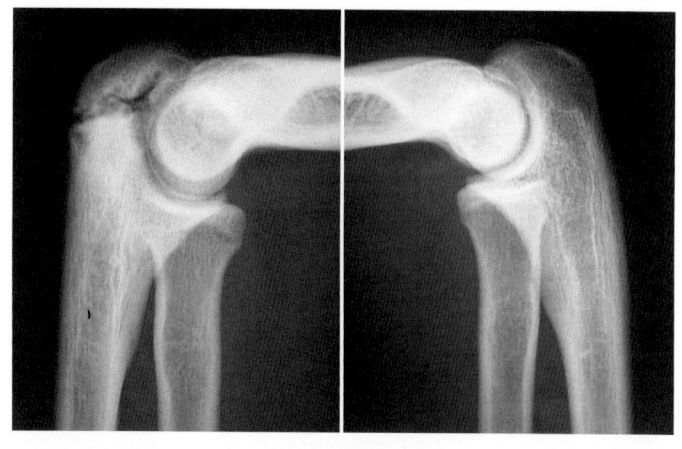

◆図193-1. 肘頭骨端線癒合不全，14歳
8歳より野球。投球で疼痛発生し，3カ月後に来院。
　　左：初診時の患側，右：健側

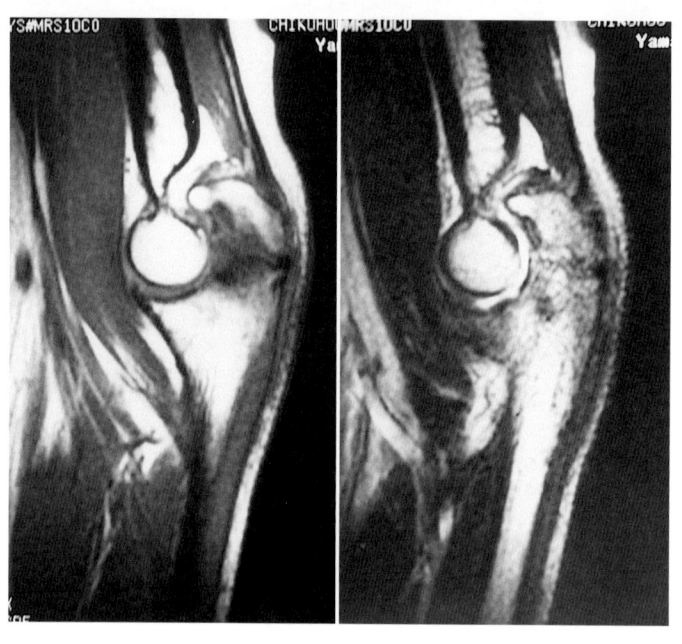

◆図193-2. MRI
T1強調像で低信号，T2強調像で高信号。

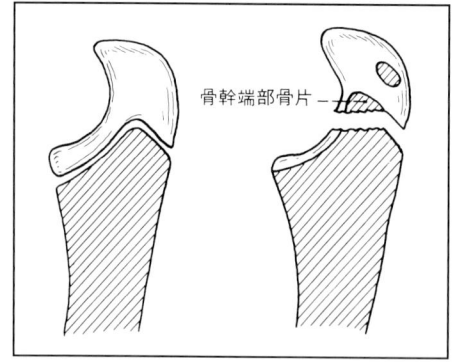

◆図194. 骨端離開の二つの型
左：SH-Ⅰ型に相当
右：SH-Ⅱ型に相当，この型が多い

骨幹端部骨片

分　類

解剖学的分類と転位の程度に分類される。

1. 解剖学的分類
a. 骨端線損傷

　純粋な SH-Ⅰ型はいまだ骨端部の骨化が不十分な幼小児に起こり，前方の鉤状突起を含むものであるが，この損傷は極めて稀であり，筆者には経験がない。通常経験するのは大小さまざまの骨幹端部骨片を含んだ骨折である（図194）。これらの骨端離開は上腕三

頭筋の緊張により種々の程度に中枢へ転位する。

b. 骨幹端部骨折

Wilkins[399]は骨幹端部骨折を受傷メカニズムによりA〜C群に分類した（表11）。

屈曲損傷の多くは横骨折であり，筋力による裂離力や直達外力で発生し，剪力で発生する場合には遠位骨片が橈骨とともに前方へ転位することもある（図195）。また，後方からの激しい直達外力によって発生し，上腕骨骨折，肘頭骨折を伴う肘前方脱臼，などを主

表11. 骨幹端部骨折のWilkins分類

A群：屈曲損傷
B群：伸展損傷
1. 外反パターン
2. 内反パターン
C群：剪力損傷

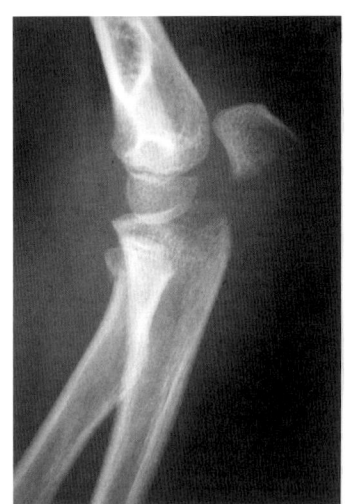

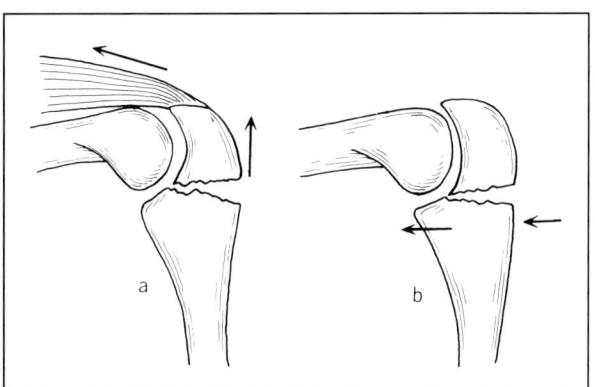

◆図195. 骨幹端部屈曲損傷，6歳
二つのメカニズムが考えられる。
a：屈曲位での上腕三頭筋の強い緊張による裂離骨折，b：屈曲位での直達外力による剪断骨折

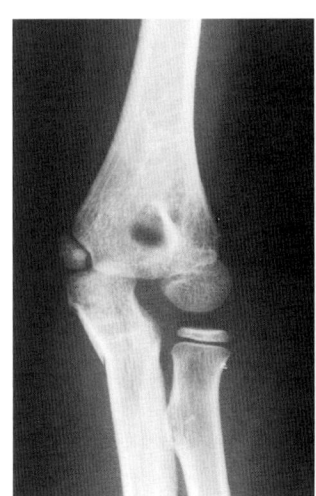

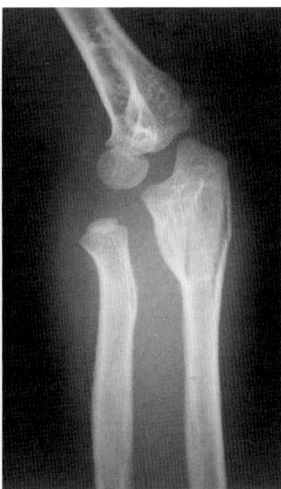

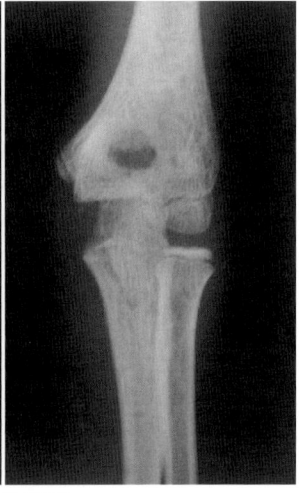

◆図196. 伸展骨折における種々の骨折型
左：横骨折，10歳，中：縦骨折，7歳，右：斜骨折，10歳

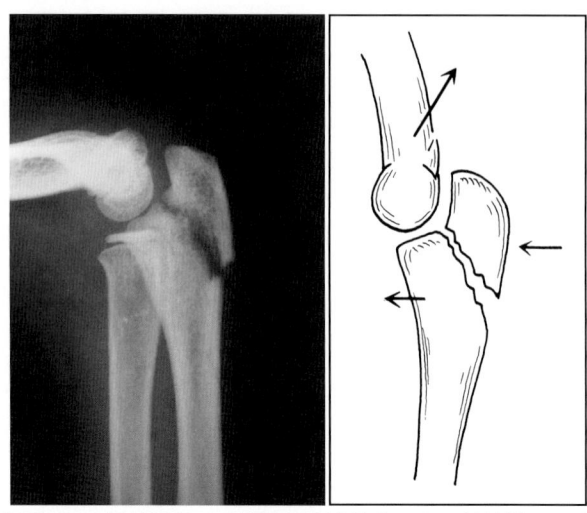

◆図197. 骨幹端部での伸展位直達外力による斜骨折，10歳

な損傷とするところの sideswipe fracture (car window fracture, baby car injury) もある（図95参照）．伸展損傷の骨折型は横，縦，斜めと種々であり（図196），外反パターンでは橈骨頚部や上腕骨内側上顆の骨折，極めて稀に上腕骨外側顆骨折を，内反パターンでは橈骨頭の外側あるいは前方脱臼を伴うことがある．この尺骨近位端の骨折で橈骨頭脱臼を伴うものについては Monteggia 骨折分類の項で Theodorou の論文[341]を引用して説明しているので参考とされたい．また，この内反パターンは Letts の E 型に相当する（図168参照）．伸展型の亜型として斜骨折があり伸展時に肘頭後方に直達外力が加わって発生するとしている[399]（図197）．

2. 転位の程度による分類

Graves ら[400]は5mm未満をⅠ型（33例），5mm以上をⅡ型（9例）とし，Gaddy ら[401]は3mm未満をⅠ型（23例），3mm以上をⅡ型（12例）とした．

治療方針

骨端離開と骨幹端部骨折とを問わず骨片の離開の程度により治療方針を決定する．筆者は保存的治療の限界を4～5mmとしてきた．Graves らは5mm未満，Gaddy らは3mm未満を保存的治療の適応としている．徒手整復は困難であるが，もし可能なら経皮的K-wire固定を行ってもよい．伸展位で整復できればその位置で外固定をしてもよい．

橈骨頭脱臼を伴う骨幹端部では，Monteggia 骨折と同様に橈骨頭安定のために肘頭骨幹端部の解剖学的整復が要求される．合併骨折の治療はそれぞれの治療方針に準じる．

ストレス損傷では原因スポーツの制限もしくは禁止からスタートするのが一般的であるが，田中ら[394]は保存的治療に抵抗しやすい理由で積極的手術を勧めている．筆者らの症例（図193）は投球の禁止だけでは骨癒合を得られなかった．

家族への説明

保存的治療に終始する場合には特に重要な説明事項はない．合併損傷がある場合にはむしろその損傷についての説明の方が重要である．単純な骨折では保存的あるいは手術的治療によらずADLを障害するほどの機能障害を残すことはない．しかし，剪力で発生する

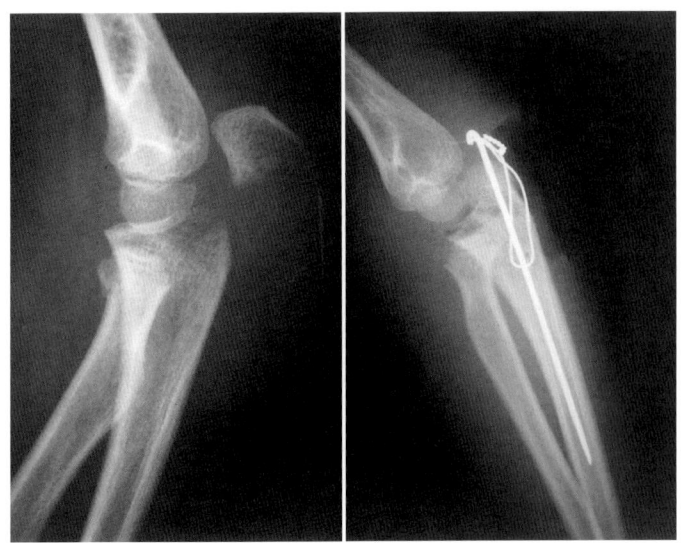

◆図198. 骨幹端部骨折に対する tension band wiring 法，6歳
左：術前，右：術後

両前腕骨前方脱臼型では骨化性筋炎を含めた軟部組織の変化が発生することもあり，その場合は若干の運動制限が残る可能性もあることを前もって説明しておいた方がよい。

治　療

1. 保存的治療

肘関節 90°屈曲位で 3〜4 週の外固定を行う。屈曲位で骨片の離開が増加するような場合にはやや伸展位での固定が必要となる。固定後の X 線チェックは欠かせない。

2. 徒手整復と固定（経皮的固定を含めて）

骨幹端部の不全骨折に橈骨頭脱臼を伴うものでは Monteggia 骨折に準じて治療を行う（135 頁参照）。

3. 観血的整復と内固定

肘頭を通る縦切開で進入すると骨折部位が容易に確認できる。凝血を除去し骨折面を確認し，肘関節伸展で骨片を整復するが，その際，単鋭鉤を用いて近位骨片を引き寄せるか，鋭の敷布鉗子で保持すると整復位に保ちやすい。肘頭から K-wire 1〜2 本で釘止めし，あらかじめ尺骨骨幹部に横に通しておいた軟鋼線で tension band wiring を行う（図 198）。固定力が強固であり，他の合併症がない限り，早期に運動練習を開始する。Tension band wiring は成長帯をまたがって行われるので骨癒合が完成したら早期に抜去した方がよい。

後療法と予後

特別な後療法を必要とせず，患者の自主性にまかせておけばよい。日常の肘使用の中で自然と回復していく。他動的運動は行わない。運動の回復が遅い場合もあるが，必ず回復する。もし骨化性筋炎が発生すれば運動を中止してその経過を観察する。Graves ら[400]は保存的手術的治療例 41 例の平均 26 カ月の追跡調査で 90％に満足すべき成績であり，成績不良の主な原因は運動制限であったが機能に影響を及ぼさなかったと述べている。

10　橈骨近位端骨折

小児の橈骨近位端骨折のほとんどは頚部骨折である。筆者らの宮城病院における調

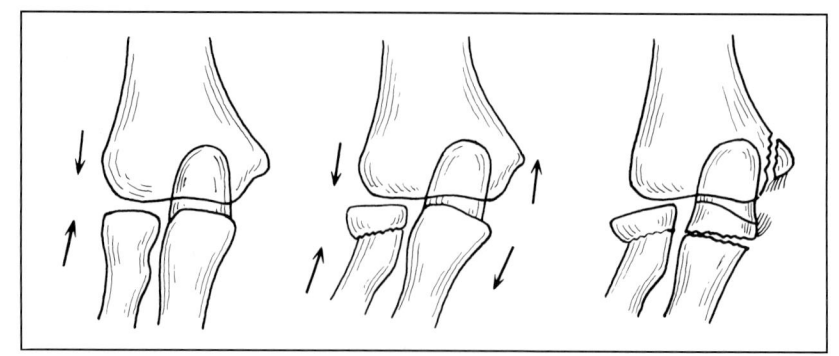

◆図199. 橈骨頚部骨折受傷メカニズム
左：外反力が働き橈骨頭に衝撃が加わる
中：橈骨頚部骨折が生じ，さらに外反力が続く
右：合併症として尺骨近位部骨折，上腕骨内側上顆骨折，内側側副靱帯損傷が発生する。

査では約3年間に経験した橈骨近位端骨折62例中頚部の成長軟骨帯が存在したものは18例（29%）であった[402]。海外での報告をみると，全橈骨近位端骨折中の小児の占める比率が14〜20%であるので，いくぶん高い[403]。前記18症例の平均年齢は7.5歳（1〜14歳）であった。

受傷メカニズムで最も多いのは肘伸展位で手をついたときであり，これによって外反力が生じ，上腕骨小頭を通して衝撃が構造上比較的弱い骨端線か骨幹端部に及んで骨折を生じさせる（図199）。筆者らの18例中17例がこのメカニズムで発生していた。この骨折を起こしやすい解剖学的特徴として，Henrikson[404]は carrying angle が大きいことをあげているが，前記62例の健側を，同じようなメカニズムで受傷し橈骨近位端骨折のないものと比べてみると，骨折群の方が3.4°外反位であり有意差があった[402]。

外反力は肘周辺の合併症を起こしやすい。Jeffery[309]は肘頭，上腕骨内側上顆骨折が起こりやすいことを述べているが，阿部ら[405]は74%に合併症を経験し，肘頭骨折は7例，さらに尺側側副靱帯損傷を7例にみている。小倉ら[406]はJeffery型骨折として15例を報告しているが，屍体を用いての実験から，強い不安定性を生じるには内側側副靱帯の損傷が前提となると報告している。筆者らの症例[402]では9例（50%）に合併骨折（尺骨近位端7例，上腕骨外側顆1例，上腕骨内側上顆1例）がみられたが，靱帯損傷については調査していない。最近では松浦ら[407]は橈骨頚部および骨頭骨折27例中肘頭骨折3例，肘頭＋尺側側副靱帯損傷1例，尺側側副靱帯損傷4例の合併を報告している。

臨床症状としては外側に限局する疼痛，腫脹，運動痛（特に回旋制限と疼痛）であるが，合併症があれば当然その症状も出現する。なお，非常に軽度の骨折であれば腫脹もほとんどなく，肘内障との鑑別が困難なこともある。

X線撮影，所見

通常の前後・側面像のほかに斜位撮影も行う。それによって骨片の傾斜，転位の方向をよりよく確認できる。また，肘を完全伸展できないとX線は橈骨に対して直角に入らず，斜めに撮影されるので骨片の傾斜が正しく判断できない。疑わしいときには健側との比較も行う。また，経時的撮影で初めて骨折であることが判明することもある[408]（図200-1，

10. 橈骨近位端骨折　　157

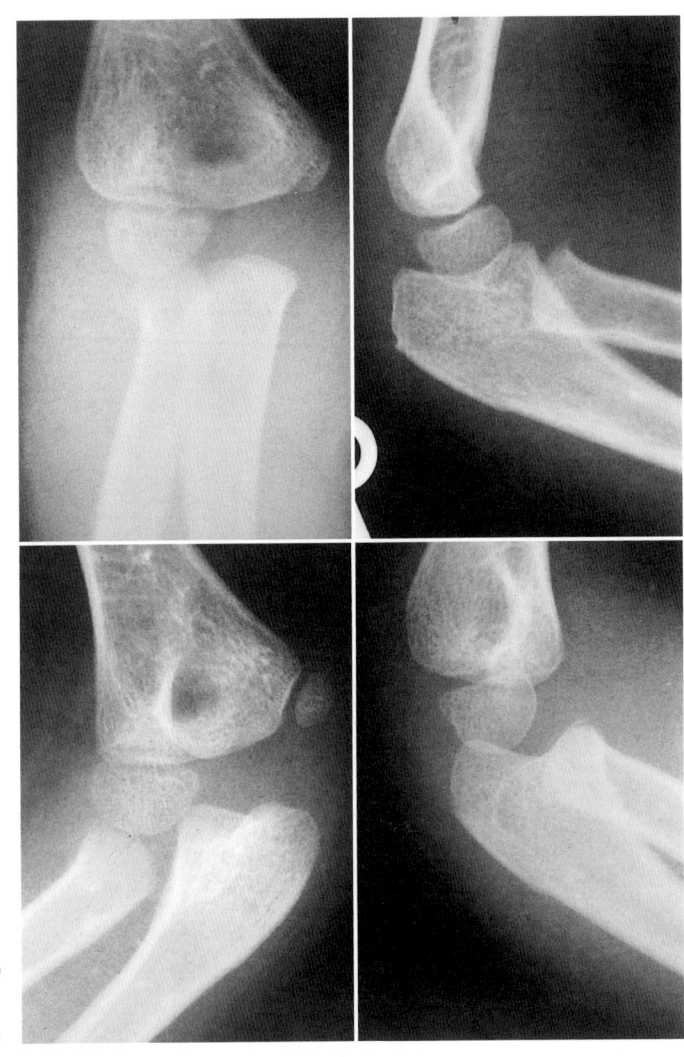

◆図200-1. 肘屈曲位での4方向撮影，
　　　　　5歳
初診時には骨折線の確認ができなかった。

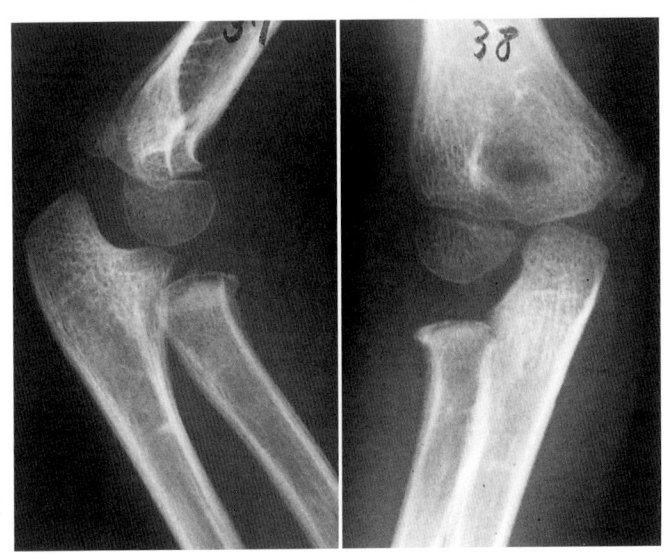

◆図200-2.
2週後のX線像で骨幹端部の骨折線と仮
骨形成が確認され，骨折と診断された。

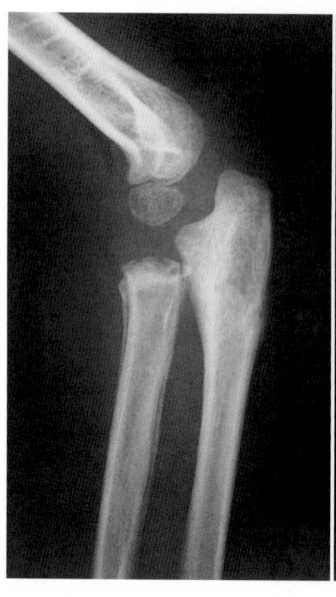

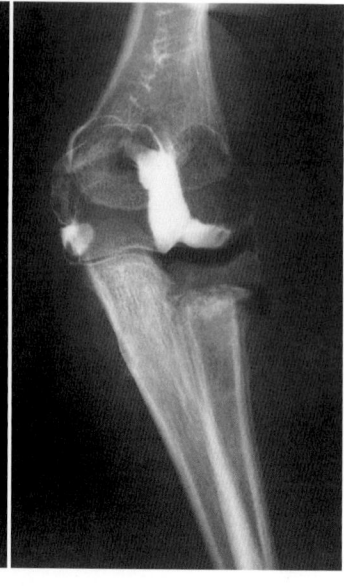

◆図201. 橈骨頸部骨折，6歳（県立柳川病院症例）
骨化してない骨頭が正しい配列にあることは関節造影で確認された。

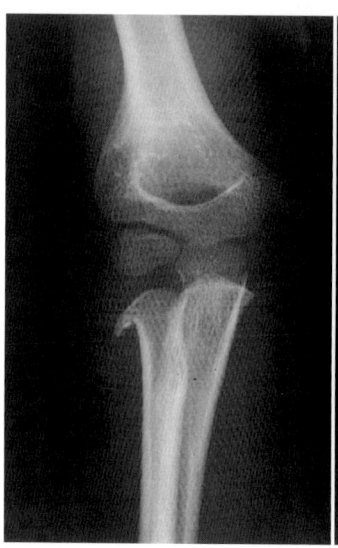

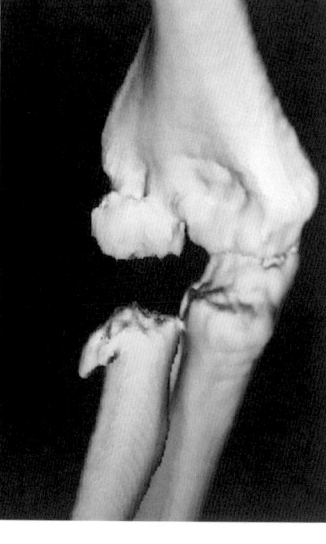

◆図202. 右橈骨頸部骨折（O'Brien-Ⅲ，Judet-4），5歳
初診時と三次元CT。この年代では骨幹端以外は軟骨であり，あまり参考にはならない。

2)。骨端核が未出現あるいは未熟の場合には関節造影は真の転位の状態を描写する（図201）。CTは補助的診断として参考になる程度である（図202）。

分類

損傷メカニズム，骨折パターン，および転位の方向や程度による分類がGaston[409]，Vostal[410]，Newman[411]，Jeffery[309]，O'Brien[412]，Judet[413]などによって報告されているが，治療と予後に関連したものが有用である。

1. 部位別分類

まず部位でみると，SH分類による骨端線損傷と骨幹端部骨折に分類できる（図203）。骨端線損傷よりも骨幹端部骨折の方が多く，SH-Ⅲ，Ⅳの経験はない。

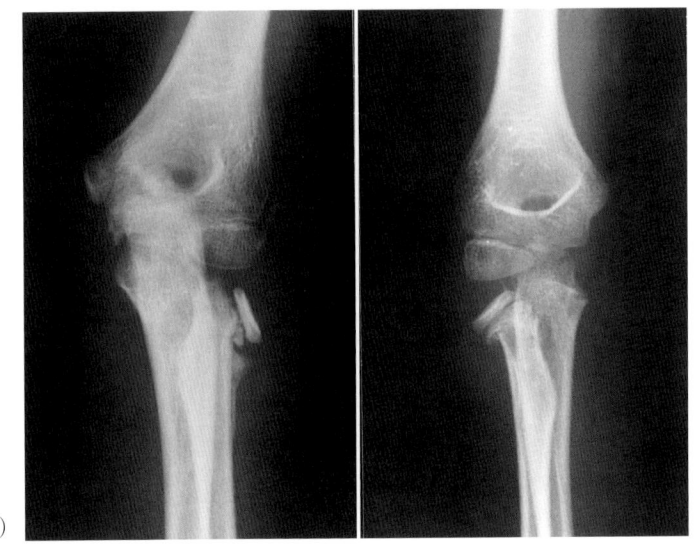

◆図203. 骨折部位による分類
左：SH-Ⅱ型（WilkinsのⅠ-Aに相当）
右：骨幹端部骨折（WilkinsのⅠ-Cに相当）

表12. Wilkinsの分類

Ⅰ. 外反骨折		
	A. Type A	Salter-Harris Ⅰ-Ⅱ
	B. Type B	Salter-Harris Ⅳ
	C. Type C	橈骨近位骨幹端部での骨折
Ⅱ. 肘脱臼に伴うもの		
	A. Type D	整復損傷
	B. Type E	脱臼損傷

表13. O'Brienの分類

Ⅰ. 傾斜	30°未満	
Ⅱ. 傾斜	30～60°	
Ⅲ. 傾斜	60°を超す	
Ⅳ. Unusual type		
	Aitken Ⅱ	
	True slip	
	Reduced dislocation	

2. 外力による分類

外力からの分類では，Wilkins[399]の分類があり，これはJeffery[309]とNewman[411]の分類を統合したものである（表12）。C型（骨幹端部骨折）が最も多く，B型は経験がない。阿部ら[405]の報告でも13例（68％）はC型であり，残り6例はA型（SH-Ⅱ型）であった。

3. 転位の程度による分類

転位の程度による分類としてはO'Brien[412]の分類がよく用いられる（表13）。これは治療の適応決定のためには非常に参考になるものである。正常な橈骨の頸部は長軸に対して10°前後の傾斜があり，橈骨の長軸に合わせて計測するとその分だけ過度に評価される。頸部の傾斜に合わせて計測すべきである（図204）。筆者らの症例をO'Brien[412]およびWilkins[399]分類にあてはめてみると表のごと

表14. 筆者らの症例の骨折型別頻度

Wilkins\O'Brien	Ⅰ	Ⅱ	Ⅲ	計
A	1		3	4
B				
C	10	3	1	14
計	11	3	4	18

くであった（表14）。

4. その他の分類

側方転位と傾斜度を一緒にしたJudet[413]分類も用いられ，治療の適応決定のために有用である（図205）。側方転位の重要性については，Wedgeら[414]はこの転位は橈骨回旋に際して"cam"効果を生じて回旋運動を制限すると述べている。

最近Chambersら[403]は従来の頸部骨折は近

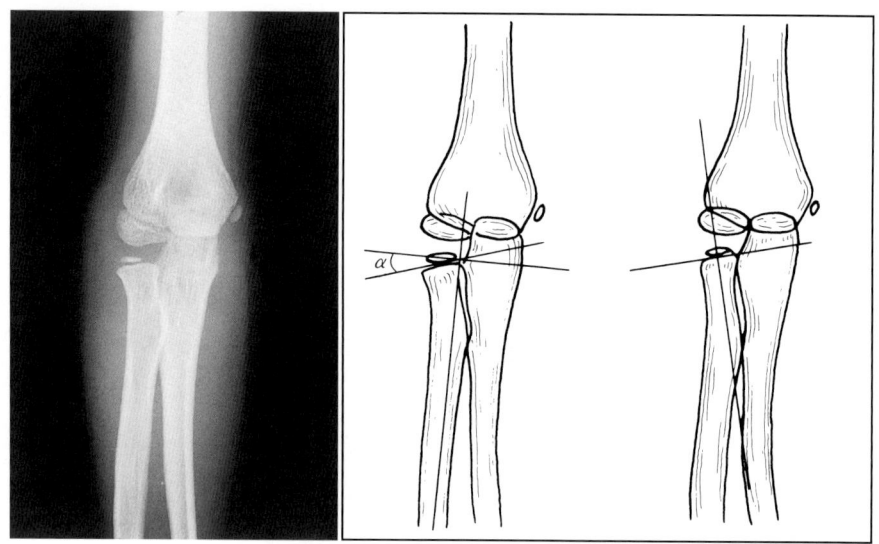

◆図204. 橈骨頭傾斜角の測定

長軸に対して頸部は約10°の傾斜を有するので，骨片の傾斜を長軸から計測すると過度になりやすい．頸部の軸から計測すべきである．

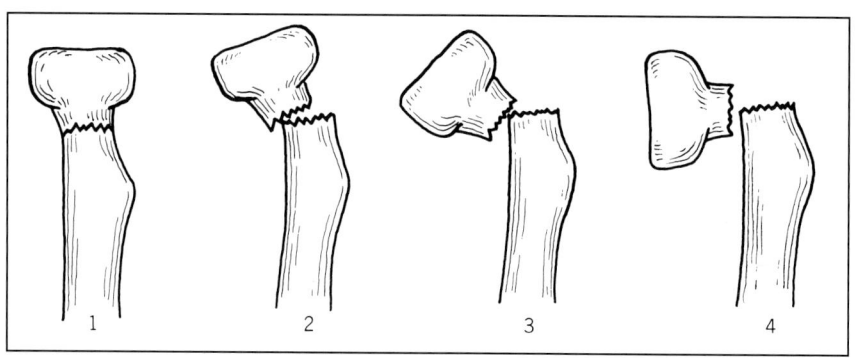

◆図205. Judetの分類 (van Vugt[413]の論文より)
1：転位，傾斜なし
2：横径1/2までの転位，あるいは30°までの傾斜
3：横径1/2を超す転位，傾斜30〜60°
4：完全転位，傾斜60〜90°

表15．橈骨頸部骨折の転位パターン
(Chambers, 1996)

| A：骨頭の一次的転位 |
| B：頸部の一次的転位 |
| C：近位橈骨の一次的慢性ストレス |

位骨片が遠位骨片に対して一次的に転位する型であるのに対して，肘伸展位で内反を強制されたときに橈骨骨頭は正常な部位に残って正常な腕橈関節を維持し，遠位骨片（骨幹端）が一次的に外側に転位したまま残る特殊な骨折型について記載した（表15）．筆者ら[415]は反対に外反を強制され，骨幹端が一次的に尺側に転位した症例を経験した（図206）．これはまったく新しい概念である．

なお，筆者らは肘関節交差脱臼に伴う橈骨頸部骨折で，近位骨片が尺骨の内側に残った

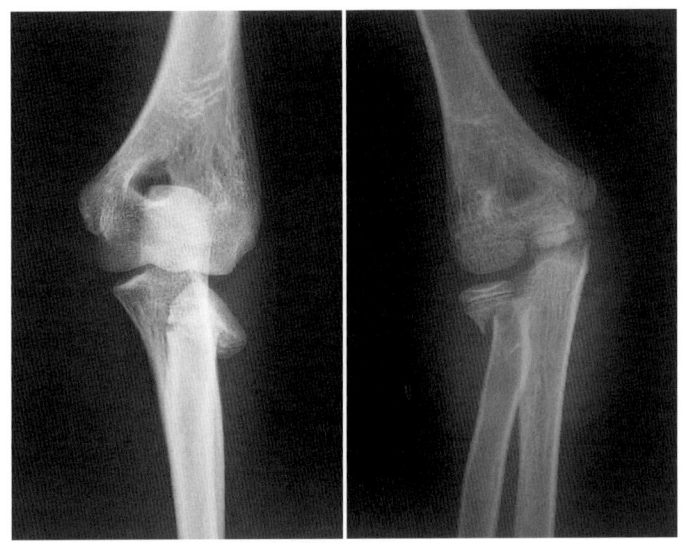

◆図206. 橈骨頚部骨折のパターン
左：骨頭の一次的転位，12歳（ChambersのAパターン）
右：頚部（骨幹端）の一次的転位，13歳（ChambersのBパターン）

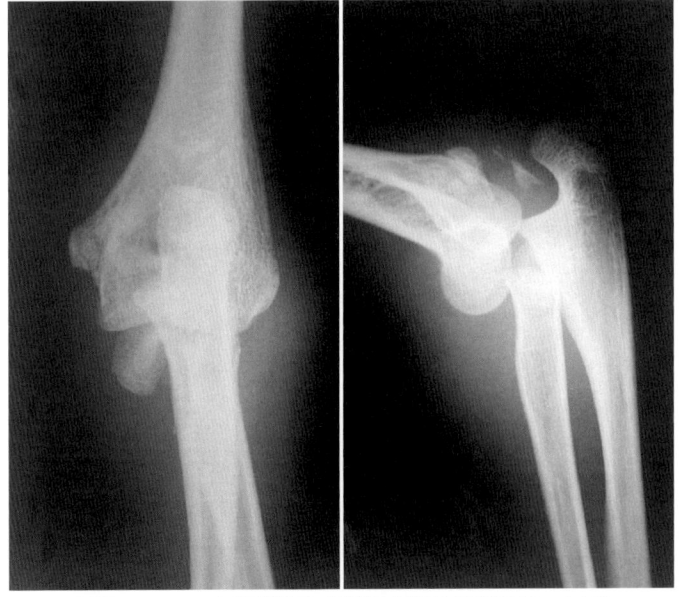

◆図207-1. 左肘関節交差脱臼＋橈骨頚部骨折，14歳
転倒受傷，初診時。

希有の症例を経験した（図207-1,2）。

治療方針

どれくらいの転位があれば整復が必要か，保存的に行うか観血的整復を行うかが問題になる。転位には傾斜と側方転位があり，その程度によって適応が決定されている。筆者の経験からみると，思春期を除けば傾斜角は30°まで，側方転位が1/2横径未満であれば

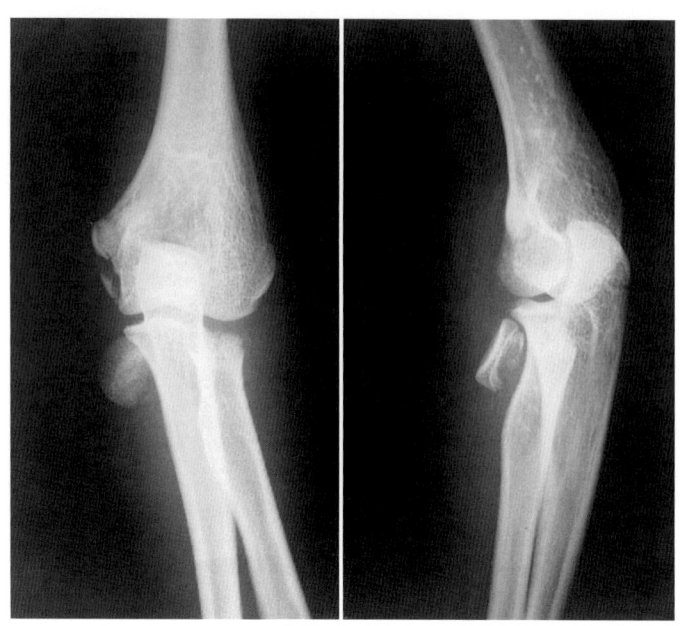

◆図207-2.
回外牽引で容易に整復できたが，橈骨頭は尺側に残る．

整復の積極的適応ではない．すなわち，O'Brien の分類ではI，Judet の分類では1，2 がこれに該当する．それを超せば徒手整復の積極的適応としている．しかし，これらは絶対的指標ではなくて一つの目安である．許容範囲の転位であっても前腕の回旋制限が著明であれば当然整復の適応となるし，45°ぐらいの傾斜がある症例を麻酔下で徒手整復し，満足すべき整復位が得られなかった場合でも，回外と回内がともに 70°以上にスムースにできるようであれば，強いて整復操作を繰り返す必要がないこともある．年長になればなるほど転位度の許容範囲は狭くなると考えてよい．

筆者の手術（経皮的整復を含めて）の適応は，①徒手整復で許容範囲まで整復できないもの，②麻酔下でも回旋制限が著明なもの，③ Wilkins 分類の肘脱臼に伴う完全転位のもの，であるが，経皮的整復を第一選択とし，それで整復できない場合にのみ観血的整復を行っている．D'souza ら[416]は 19 年間の 100 例の経験から徒手整復例ではコンスタントに良い成績であり，観血的整復例はしばしば成績不良例があり転位が 45°を超さねば手術すべきでないとした．また，Radomisli ら[418]は経皮的整復を組み入れた新しい治療指針を報告しているが，整復の適応を 30°を超すものとしている．田中ら[417]は適応に関する過去の論文を整理して報告しているが，許容範囲についての論文 20 編中 4 編が 30〜45°以下，9 編が 30°以下で，30°未満に設定したものは 4 編である．また，徒手整復の適応としては 16 編中 13 編が 30°を超すものであった．

なお筆者らが経験した Chambers[403]の述べる頚部一次的転位型では骨頭は正常な位置に留まり，遠位骨片が尺側に転位し，回旋制限著明であり，徒手整復不可能と判断し観血的整復を行った（図208）．従来の骨頭が一次的に転位する型では骨頭を頚部に合わせて整復するが，頚部が一次的に転位する型では逆に遠位（頚部）を近位（骨頭）に合わせる必要があり，この病態の理解がないと整復できない（表16）．手術の決定はできるだけ早く

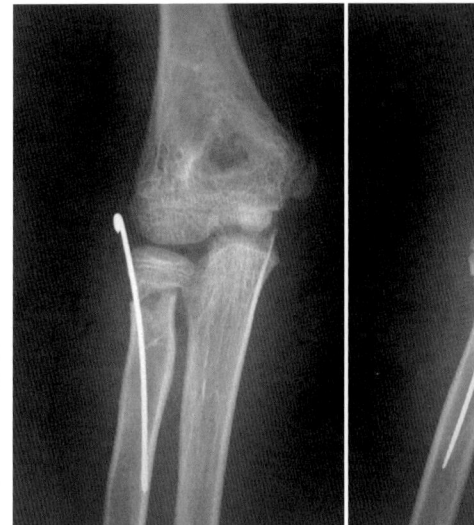

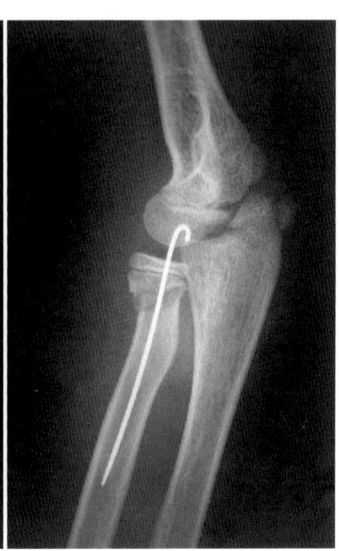

◆図208. 頚部（骨幹端）の一次的転位に対する観血的整復（図206右提示例）
外後方進入。遠位骨片（骨幹端）を内側軟部組織中から解離して整復し、K-wireで内固定した。

表16. 整復適応の決定と整復法

骨頭の一次的転位	適 応：骨頭の傾斜角と側方転位の程度
	整復法：近位骨片→遠位骨片
頚部の一次的転位	適 応：回旋制限の有無
	整復法：遠位骨片→近位骨片

表17. 保存的治療と観血的治療の成績の比較（González-Herranz[420]より）

著　者	徒手整復（%）	観血的整復（%）
Bernstein ら（1988）	87	
Galan-Labaca ら（1987）	86	45
Gonzalez-Herranz ら（1990）	94	57
Jones ら（1971）	78	66
Metaizeau ら（1993）	87	
Newman（1997）	73	42
Pennecot（1987）	83	56
Pesudo ら（1982）	92	60
Reidy ら（1963）	80	54
Steiberg ら（1988）	68	57
Tibone ら（1981）	80	62

（数字は優良成績の占める比率）

する。いたずらに経過をみてなどと遅れて手術を行うと骨化性筋炎の出現する可能性が増す[419]。

家族への説明

説明事項としては、①骨折の程度、②治療の順序、③この骨折のもたらす最大の障害は回旋制限であること、④回旋がある程度可能であれば若干の転位が残っても問題がないこと、⑤観血的整復を必要とする症例では経皮的整復を含めた保存的治療例に比べて成績が劣る可能性があること[420]（表17）、⑥観血的整復術の合併症として橈尺癒合症、虚血性壊死あるいは骨頭肥大発生の可能性があること、である。

治　療

1. 外 固 定

年齢や転位の程度により若干の違いはあるが、肘直角位、前腕中間位でのギプス副子を1～3週ぐらい行う。長くても4週は超さない。

2. 徒手整復

Patterson法[421]：麻酔法はその年齢に応じた方法を用いればよい。イメージ下に前腕を

回旋させて，前後像で最も傾斜が強くなる肢位を確認しておく．長軸牽引と内反を肘関節に加え，前腕を前記肢位にもってきて，術者の母指で転位した骨頭骨片を外下方より強く圧迫して整復する（図209-1, 2）．前方より圧迫すると後骨間神経麻痺を起こす危険性があるので注意が必要である．

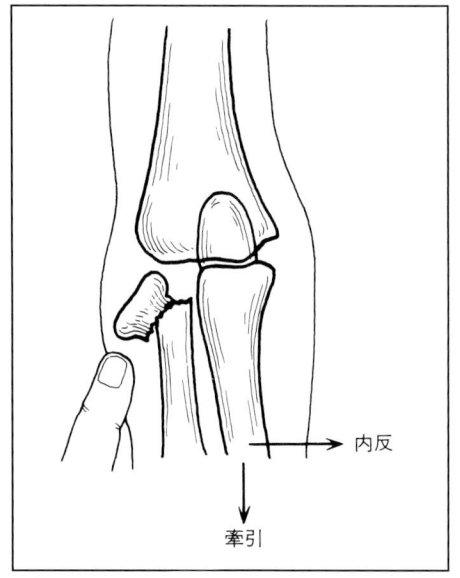

◆図209-1．Pattersonによる徒手整復法

Israeli手技：Kaufmanら[422]の方法をChambersらがIsraeli手技と名付けた[403]．全身麻酔下に助手は上腕を保持し，肘90°屈曲させる．右が患側の場合では術者は右手で患者の前腕を保持して最大回外させる．術者の左手の母指で橈骨頭の前外側をcubital fossaのすぐ末梢外側から圧迫を加えて，同時にゆっくりと中間位まで回旋させ，それから完全回内へともってくる．この操作は転位傾斜した骨頭を外圧により回旋させ，肘屈曲は関節包を弛緩させ，橈骨頭を整復させる．外固定は3週行う．

Wilkins[399]は徒手整復が成功したか否かの指標として回旋テストをして，回外，回内，いずれも60～70°できればX線に関係なく良しとしている．筆者の経験では，完全に整復するのはなかなか難しいので，少なくとも許容範囲内，すなわち30°以内までにもってくることに目標を置いた方がよい．ただ，腫脹が非常に強いときには整復力が及びにくい．Wilkins分類のIIに相当し90°転位を有する症例で整復中に180°転位となった症例の報告があり[423)～425)]，Fraser[423]は整復後の良質なX線撮影の重要性を強調している．外

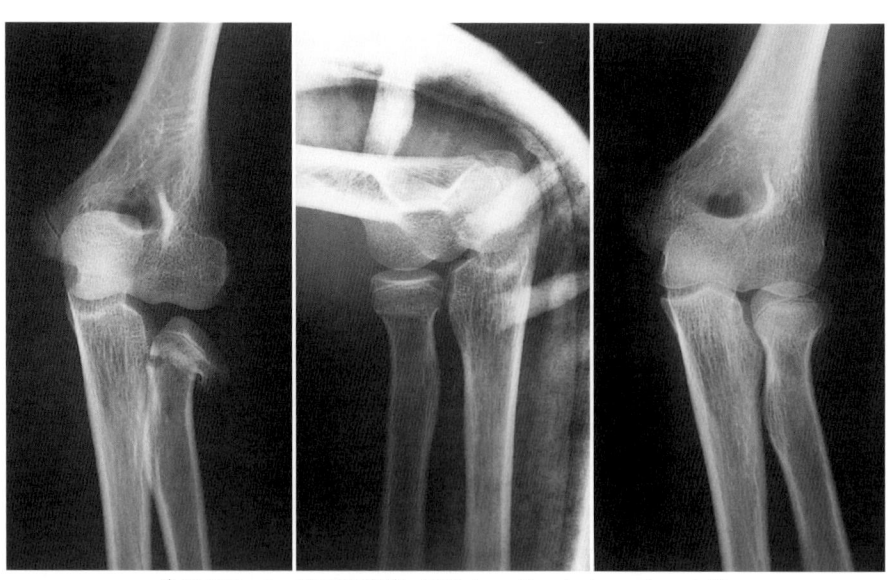

◆図209-2．徒手整復例（O'Brien-II，Judet-3），13歳
左：初診時，中：徒手整復後，右：7週（ROM正常）

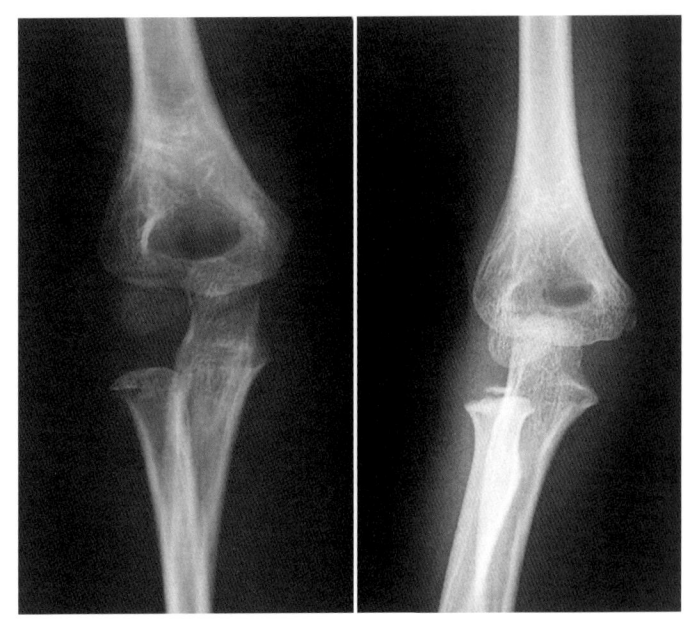

◆図210. 経皮的整復例（図202提示例）
左：経皮的整復直後，右：術後1年3カ月（ROM正常）

固定の肢位については過去に種々の方法が述べられたが，屈曲は90°，回旋は中間位か軽度回内位とするのが一般的である。X線チェックは外固定後，翌日，1週後はルーチンに行う。

外固定の期間は年齢によっても異なるが，通常3〜4週で十分である。

3. 経皮的整復法

Böhler[426]がすでに1950年に経皮的整復を行い，本邦では赤津ら[427]がピンを用いて完全に転位した頚部骨片を整復している。イメージの普及と経皮的整復法の応用の拡大で，現在では徒手整復不可能な症例に対する第一選択となった。方法には直接局所から整復する直達法と遠隔部から操作する方法に大別できる。

a. 直達法

方法は大同小異であり，整復には筆者はK-wireを用いるが，これが一番多い。そのほかにはエレバトリウム[428][429]やSteinmann pinが使用される。ピンの刺入にあたっては後骨間神経や橈骨神経知覚枝を損傷しない配慮が必要であり，前外側からの刺入を避ける。イメージ下に外側で転位が最大となる肢位を確認しておき，その肢位で外側から年齢に応じて2mm前後のK-wireを骨折部に刺入し，それをこねあげるようにして整復する。第2のピンを刺入して骨頭の側方転位の整復に供することもあり，これらは臨機応変に行う（図210）。整復完了後は肘の回旋運動をゆっくり行い安定性を確認して外固定を追加するが，前腕回旋は中間位か軽度回内位とする。不安定であれば経皮的にK-wireで固定する（図211）。Bernsteinら[430]は35°以上の屈曲があり徒手整復に失敗した18例にSteinmann pinによる経皮的整復を試み15例に成功している。最近の本邦の報告をみると，宮原ら[431]は5例に試みて3例に，堀口ら[432]は6例に施行して5例に成功し，いずれも予後は良好であった。類似の報告は多い。

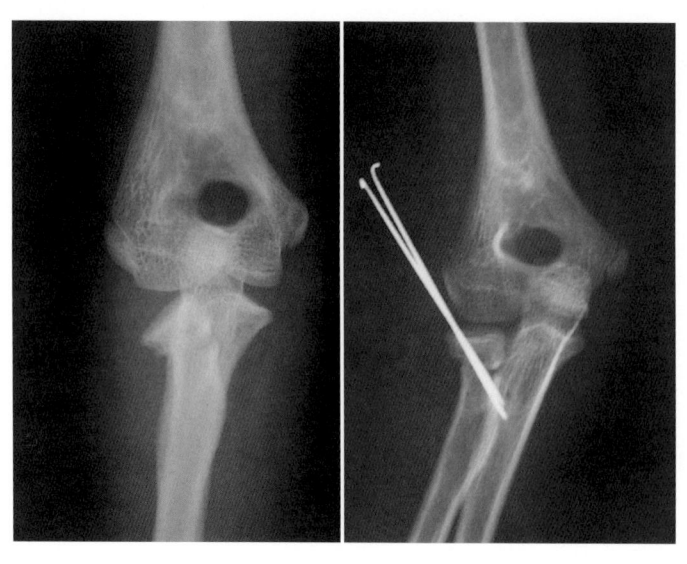

◆図211. 経皮的整復＋経皮的 K-wire 固定例（O'Brien-II, Judet-3）
左：初診時，右：術直後

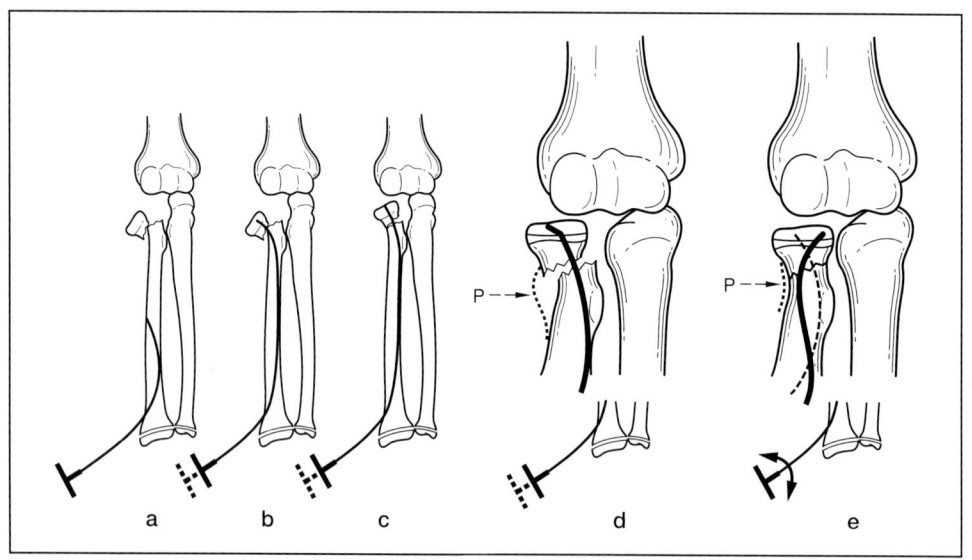

◆図212. 橈骨頸部骨折に対する Metaizeau 法（Metaizeau[434]を参考として）
K-wire を橈骨遠位骨幹端から Ender pin の要領で橈骨頭内に刺入し（a～c），上方に温和にハンマーで叩き上げて関節面が水平になるまで傾斜を矯正し（d），次にワイヤーを180°回旋させて横方向への転位を整復する（e）。損傷されずに残った骨膜（P）が過矯正を防ぐ。

b. 髄内ピン整復法

Metaizeau の方法[433)434)]として知られている。橈骨遠位骨幹端部に小切開を加え，年齢に応じて 1.2～2 mm の K-wire を刺入する（全体的に弯曲させているが，特に先端部の 3 mm はより鋭く曲げておく）。Ender pin 刺入の要領で適当に回旋させながら骨折部を通して近位骨片に刺入し，ピンの刺入と回旋で骨片を整復させる（図212）。損傷されない外側の骨膜は骨片の過矯正を防ぐと Metaizeau は述べている。術後外固定2～3週，ピン抜去は骨癒合後（8週過ぎ）とした。彼は Judet 分類の Grade 3, 4 の 47 例に行い，47例中41例に良好な結果を得たが，リスク

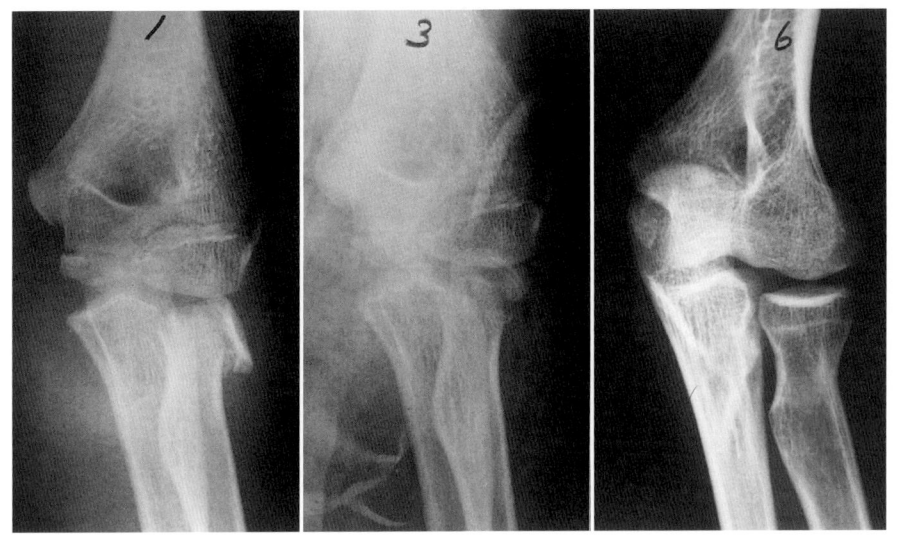

◆図213. 観血的整復例（内固定なし），14歳，O'Brien-Ⅲ，Judet-4
　左：初診時
　中：観血的整復後
　右：3年8カ月後（健側に比べて外反10°，回内制限10°）

ファクターとして転位のひどいもの（80°以上の傾斜）と合併症をあげた．本法の追試者は次第に増加しつつあり有効性が発表されている[420)435)436)]．

4．観血的整復

　後外側縦切開を用いるが，広い展開が必要と判断したときはBoydの切開を行う．輪状靱帯の切離はできるだけ避ける．必要があれば再縫合を前提として切離する．完全に転位してない限り，骨片は軟部組織で一部連結していることが多く，この連結を遮断しないようにそっと整復してやる．多くの場合は嵌入型であり，小さなエレバトリウムでゆっくりこねるようにして整復する．完全に90°屈曲転位したものでは軟部組織による連結がないので，骨片の回旋が正しい位置に整復されるように注意しなければならない．整復が完了したら前腕を回旋させて骨片の安定性をみる．内固定はできるだけ避けた方がよい（図213）．Wedgeら[414)]は内固定例よりも非内固定例の方が成績が良かったと述べている．内固定を行わない場合の外固定期間は4週前後とする．

　安定性が不良であれば内固定が必要となり種々の方法が勧められている．最も広く用いられたのはK-wireを用いて上腕骨外側顆部より関節を貫通して，橈骨頭を串刺しにして固定する方法である．しかし，この方法はワイヤーが折損したり，関節表面のびらんを起こしたりするので，現在はあまり勧められていない．Fowlesら[437)]はK-wireで経関節的に固定した23例の観察で2例に関節破壊をみている．経関節でなくても，骨頭外側より骨幹部へ刺入する方法もあるが（図214-1,2），多少とも軟骨を損傷する．最近では遠位骨片より斜め上方に骨頭に向かってK-wireを刺入する方法が勧められている．仲川ら[438)]はMetaizeau法を固定手段として用いているが有用な方法であろう（図215）．ワイヤーの先端を皮膚の外に出しておけば簡単に抜去できる．損傷された，あるいは切離した輪状靱帯は注意深く修復する．輪状靱帯は骨頭のstabilizerの役をする．次に前腕を回旋させて骨頭が上腕骨小頭とよく適合していることを確かめた後で創を閉じる．術後固

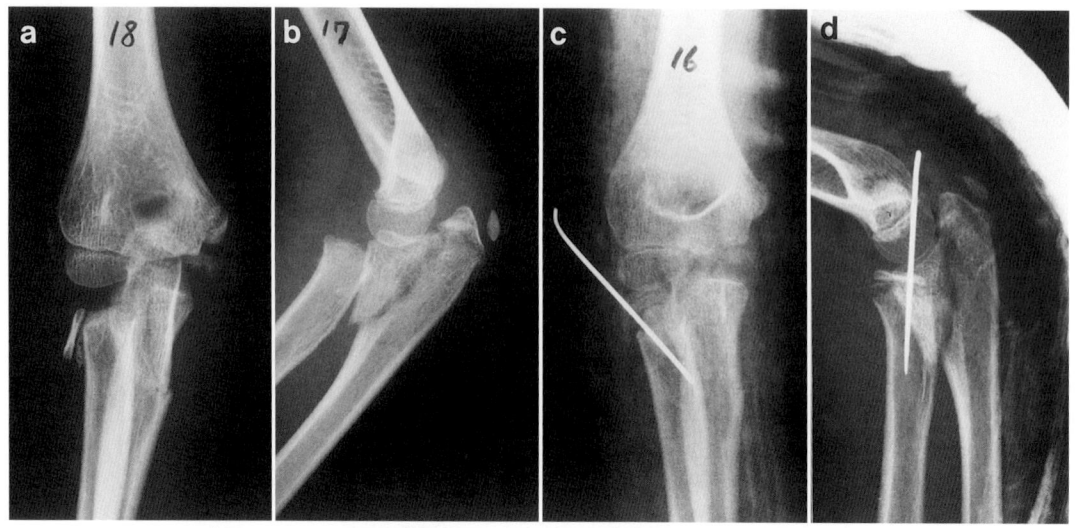

◆図214-1. 観血的整復例（内固定），9歳，O'Brien-Ⅲ，Judet-4
a・b：初診時，c・d：観血的整復+K-wire固定後

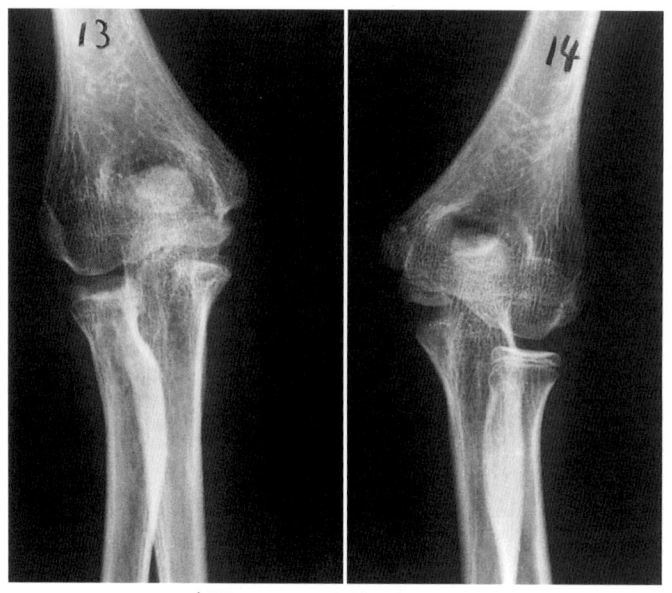

◆図214-2. 術後1年7カ月
橈骨のみならず上腕骨遠位の骨端線すべての早期閉鎖がみられる。
屈曲制限15°，回内制限30°，回外制限35°。
　　　　　　左：患側，右：健側

定は前記肢位で行い，術後の経時的X線チェックは前述のごとく行う。ワイヤーの抜去は約3週で行い，運動練習は1～2週ぐらい遅れて開始する。

保存的，手術的とを問わずROM訓練はあくまでも自動的に行い，まず屈伸，次いで前腕回旋運動に入る。

5. 陳旧例に対する処置

陳旧例に対する手術成績は悪い。McBrideら[439]は3～5週経過した3例に骨切りを行い中枢部にcross-unionを生じている。Blount[440]

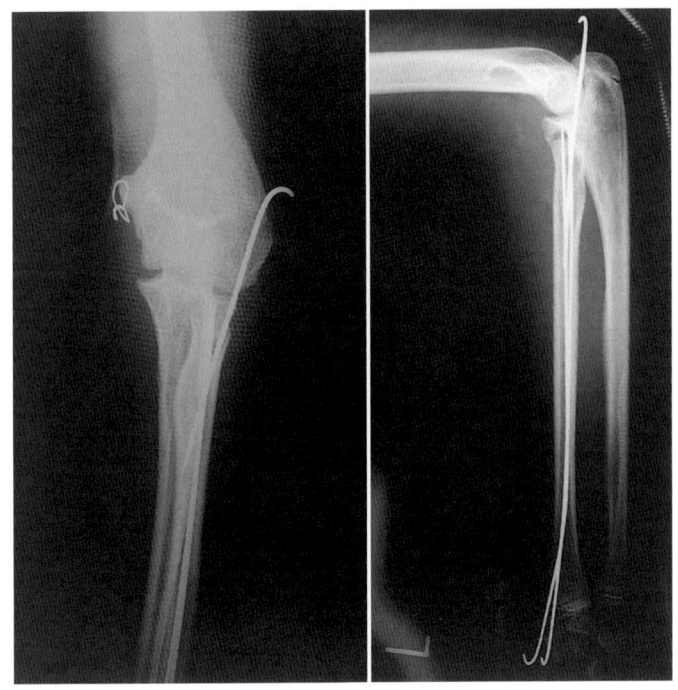

◆図215．（図207提示例）
尺側切開で橈骨頭骨片を取り出し，外側進入で骨頭骨片を整復し，まず遠位橈骨から逆行性にK-wire 2本で固定し，順行性に1本のK-wire固定を追加した（順行性のワイヤーは1週間で抜去）。尺側側副靱帯付着部を含めて裂離骨片を内側上顆に縫合した。

は数日以内であれば短期・遠隔成績もよいと述べ，愛護的に扱うことを強調した。Wilkins[399]は4日以上たっていれば90°に達していようとも放置するとさえ記している。Canale[441]は受傷後5〜7日以内と一応の目安を置いているが，骨化性筋炎を起こさない努力のもとでと断っている。筆者は仮骨の状態からみて約2週を陳旧の目安としている。陳旧例に遭遇したら，まずこのような過去の報告があることを思い出さねばならない。筆者は著明な回旋制限を有する変形治癒で，自動的ROM訓練でADLに支障のないほどまでに機能回復した症例を経験し[408]（図216-1，2），稗田ら[442]も6歳の変形治癒例で，経過とともに驚くほどの再構築を示し機能も回復した症例を報告している。変形治癒し著明な運動制限がある場合が問題である。Ogden[419]はopen wedge osteotomyと骨移植で治療す

ると記しているが，よほどの自信と，失敗する可能性についての家族の同意がない限り行うべきではないと思う。

小児期では骨頭切除が禁忌であることは一致した見解である。切除により遠位橈尺関節の進行性の亜脱臼が発生してくる[443]。筆者らの1961年の調査で，11歳の完全転位型に骨頭切除が行われ，1年後で回内5°，回外50°のROMしかなく，外反肘と外反手を示し，手関節はplus variantを呈していた1例があった[444]。また，ここに示した1981年の経験例も同じ適応の過ちを繰り返したものであり，あえてここに示した[373]（図217）。阿部らは陳旧の2例（cross-union 1例，高度の拘縮1例）に骨頭切除を行ったが，運動制限（屈伸2例，回旋1例）をみている[405]。

人工骨頭置換術についての報告はほとんどない。Trägerら[445]は12歳で受傷し1年経過

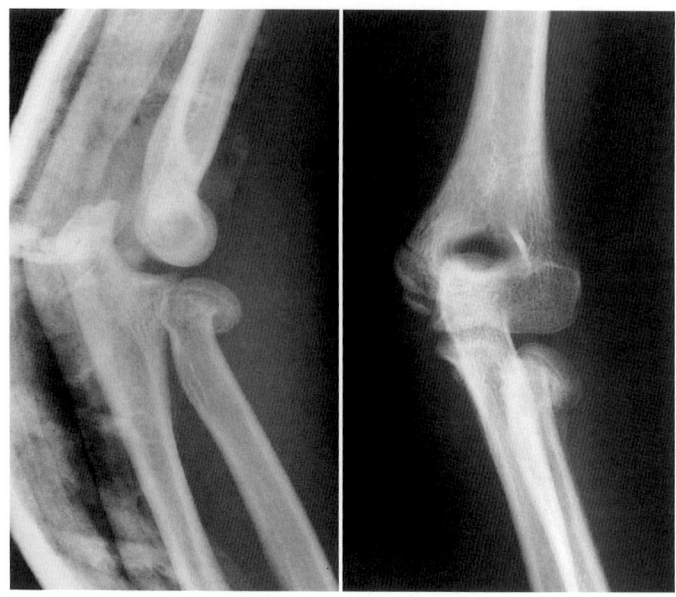

◆図216-1. 変形治癒例，11歳，O'Brien-Ⅲ, Judet-4
左：初診時，多方向撮影がなされず，屈曲転位の判断の誤りで整復操作が行われなかった
右：6週後

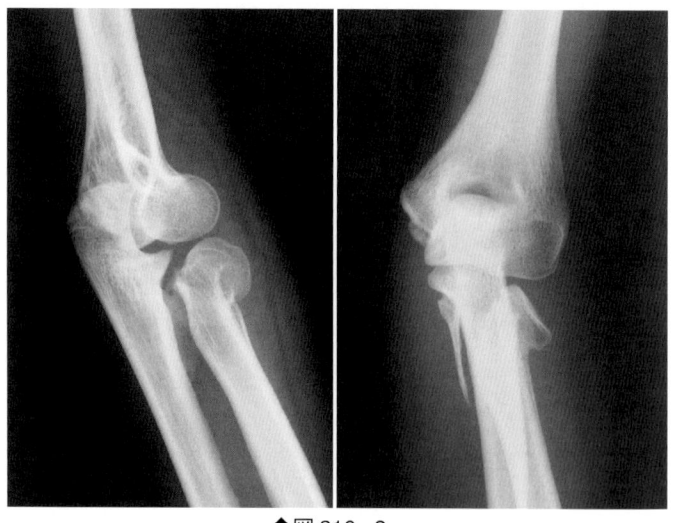

◆図216-2.
4カ月後，回外70°，回内60°可能で，ADLにはさほど障害はない。

した粉砕骨折でROM不良の1例に骨頭置換術を行い4年の経過で成績良好と報告しているが，確立された方法ではない。

経験と文献的考察からみて，小児の変形治癒例ではたとえ症状があっても放置して骨格的に成熟するまで待ち，成長終了後に症状が固定した時点で患者の環境などを考慮して適応を考えるべきである。

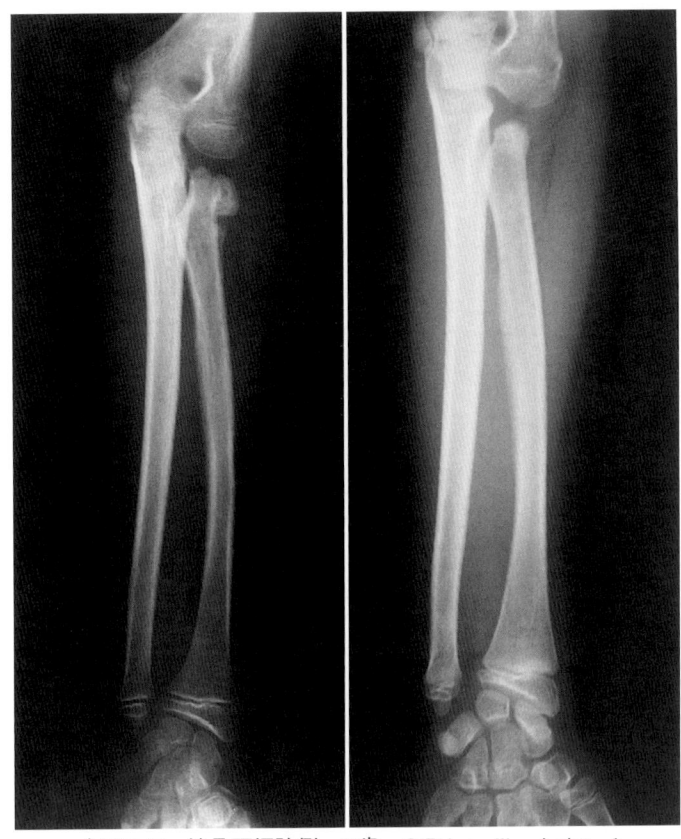

◆図217. 橈骨頭切除例，8歳，O'Brien-Ⅲ，Judet-4
肘不安定性と手関節の著明な plus variant がみられる。
　　　左：初診時
　　　右：橈骨頭切除後10カ月

合併症

1. 運動制限

重篤な合併症がない限り屈伸制限は少なく，起こるとすれば回旋制限で，特に回内が制限されやすい。筆者らの症例中予後の判明した13例中5例に回旋6°以上の制限がみられた[402]。阿部の報告[405]も類似している。

2. Carrying angle の変化

筆者らの症例では2例に健側に比べて6°以上の増大があった。宮岡ら[446]は11例中3例に，Jonesら[447]は平均10°の増大，Reidyら[448]は50％に増大をみている。美容的にはさほど問題なく，機能に影響ないことは意見が一致している。

3. その他の合併症

最も重篤な合併症は橈尺癒合であるが，幸いにも筆者は経験がない。橈骨頭の無腐性壊死は完全転位例で手術を行ったものに発生するとの報告があり，筆者にも経験がある。しかし再構築される可能性がある。そのほか橈骨頭の肥大や骨端線の早期閉鎖が報告されている。骨端線早期閉鎖は筆者らもしばしば経験したが，成績に大きな影響は与えなかった[408]。

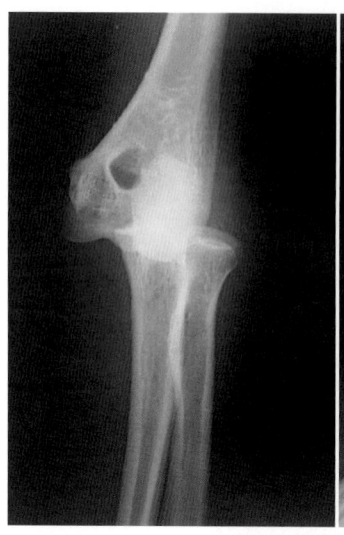

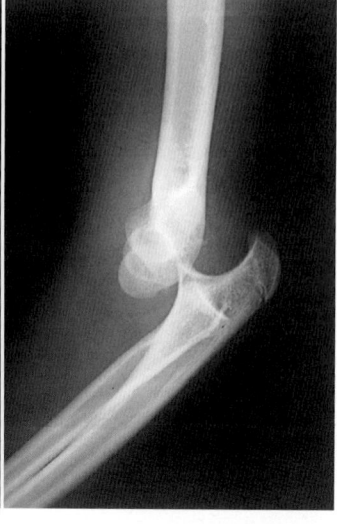

◆図218. 肘関節後方脱臼，13歳

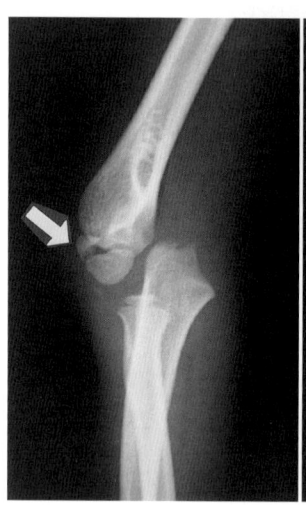

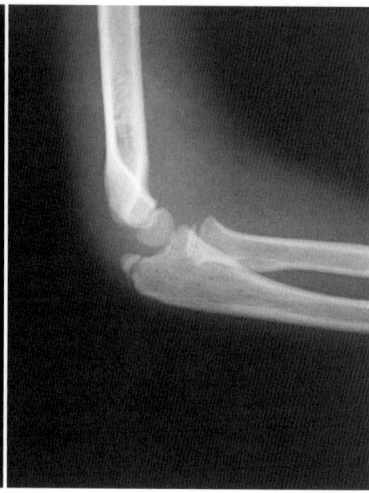

◆図219. 肘頭骨折を伴う肘関節前方
　　　　脱臼，9歳
左：初診時，矢印は肘頭骨片（肘軽度
　　屈曲位で牽引を加えながら前腕近
　　位に前方から圧迫を加えて整復）
右：徒手整復後

11　肘関節脱臼

　小児における純粋な肘関節脱臼は少なく[449]（図218），多くは他部の骨折を合併する[450)~452)]。合併骨折で最も多いのは上腕骨内側上顆骨折であり（図140参照），その他の合併骨折としては尺骨鉤状突起骨折や肘頭骨折がある。田嶋[453]が報告した小児の脱臼24例中純粋な脱臼は8例であったが年齢が15～17歳で，小児というより思春期後半に近い年代である。しかし，

Josefssonら[454]は52例のうち28例が小児（16歳未満）であったと記載し，Carliozら[455]は5年以上の期間で肘関節後方脱臼58例中骨折の合併は64％であったことを記載している。また，Fowles[456]が報告した未治療の陳旧性肘関節脱臼19例中14例が骨折を合併していなかったと推測される。これらの報告のように骨折を合併しない脱臼は，筆者らが従来考えていたよりも多いかもしれない。また，極めて稀な例として分娩麻痺に続発した肘関節脱臼の報告もある[457]。
　発生メカニズムは過伸展や伸展位での外

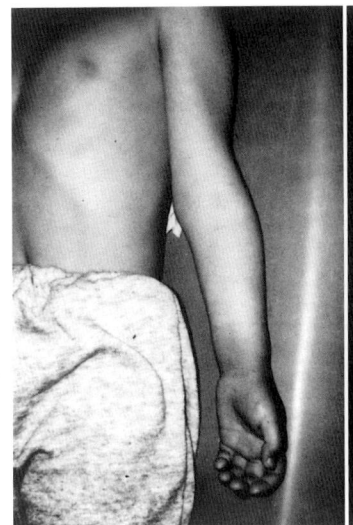

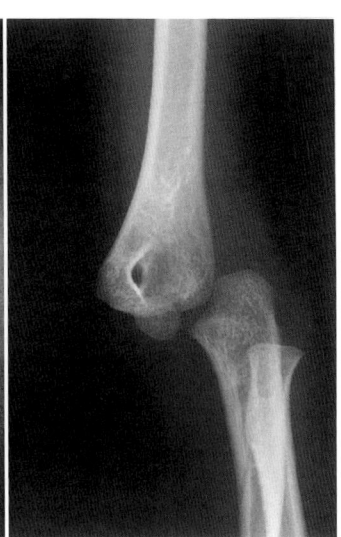

◆図220．肘関節脱臼，6歳
内側上顆の骨化が起こっていないので内側上顆骨折合併との鑑別がつきにくいが，後日の経過で骨折なしと判断した。
左：初診時の局所所見
右：X線像

反強制である。また，後方からの直達外力で発生する肘頭骨折を伴う脱臼は前方脱臼の型をとる（図219）。

症状は一般的な骨折や脱臼にみられる症状のほかに，後方脱臼では定型的上腕骨顆上骨折の伸展型と同じくフォーク状変形がみられる（図220）。また，前方脱臼では後方に陥凹を触れる。

脱臼に伴う神経麻痺の多くは骨折，特に内側上顆骨折を合併した場合に生じ，純粋な脱臼では少ない。また血管損傷の報告も非常に少なく，合併例のほとんどが開放骨折に伴うものである。Hofammannら[458]は後方脱臼例で上腕動脈の修復を必要とした皮下脱臼の1例を報告し，このような障害は英語文献では初めてと記載し，Manouelら[459]は8歳の上腕動脈断裂を伴った皮下脱臼例を報告している。彼の論文からみると，15歳未満で上腕動脈損傷を伴った純粋な肘関節脱臼が7例報告され，うち皮下脱臼は彼の症例を含めて3例であった。なお，この報告にはHofammannの症例は含まれていない。

X線所見と鑑別診断

純粋な脱臼は少ないとの認識に立って，肘関節脱臼がある場合には，どこかに骨折がないかを探すことが大切である。合併骨折としては上腕骨内側上顆が最も多く，そのほかには上腕骨外側顆，橈骨頚部，鉤状突起，肘頭がある。上腕骨外側上顆骨折を伴う脱臼の報告もあるが[260)460)461]，正常な外側上顆の骨化核を骨折と誤診しないように注意する必要がある。交差脱臼では橈骨頭と滑車，肘頭と上腕骨小頭とが接していて，あたかも正常の関節関係のようにみえるために誤診される。回外が強く制限されることも鑑別点の一つである。鑑別すべき損傷と鑑別点については上腕骨遠位骨端離開の項で述べたので参照されたい。

分類

脱臼方向からみるとほとんどが後方あるいは後外側脱臼である。岩部ら[462]は上腕骨内側上顆骨折を合併した前方脱臼の1例を報告している。筆者は肘頭骨折を合併した前方脱臼を経験した（図219参照）。また稀な型として分散脱臼（divergent dislocation）と橈

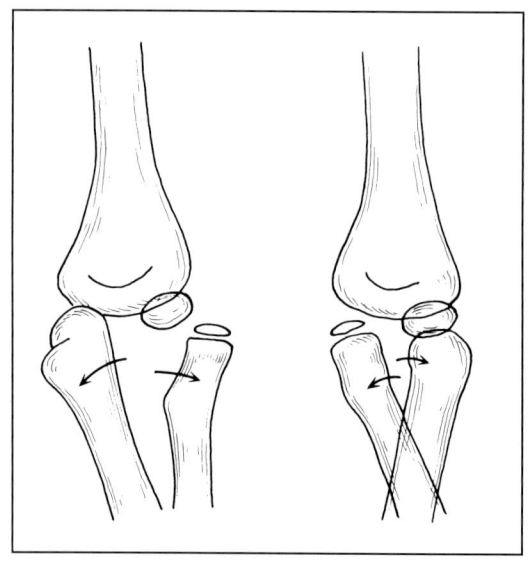

◆図221-1. Divergent dislocation（分散脱臼）と convergent dislocation（交差脱臼）
左：分散脱臼。橈・尺骨がそれぞれの方向へ脱臼する
右：交差脱臼。橈骨は尺側へ，尺骨は橈側へ脱臼する

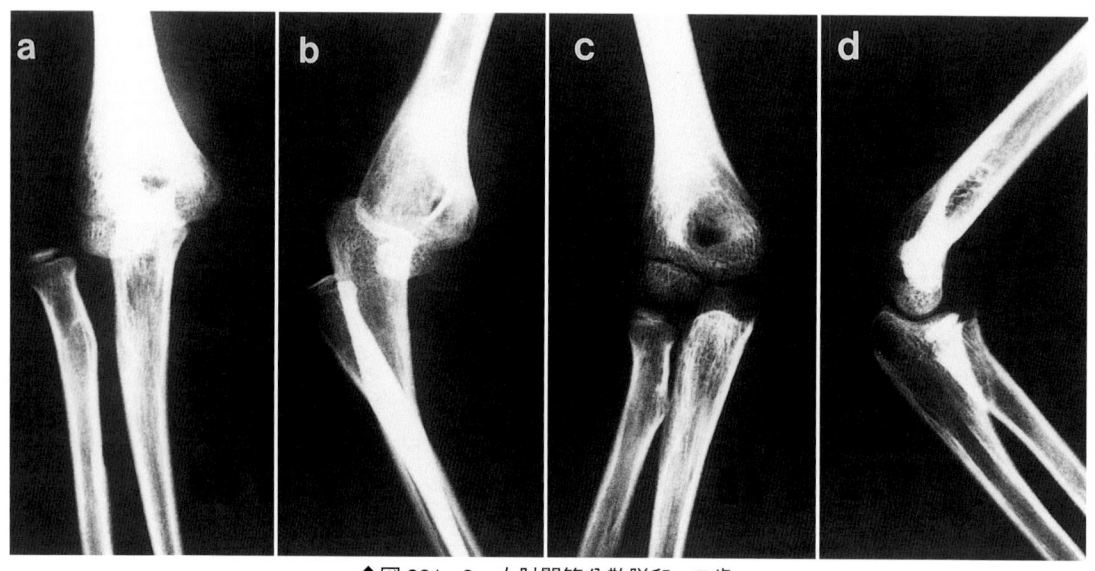

◆図221-2. 右肘関節分散脱臼，7歳
a・b：初診時（上腕と前腕，橈骨と尺骨の位置的関係はそれぞれ乱れている）
c・d：徒手整復後（星らの経験によれば徒手整復は容易であった）
（岩手医大，星教授のご厚意による）

骨尺骨の位置が逆転する交差脱臼（convergent dislocation）の報告がある[463)～476)]（図221-1, 2および図207-1参照）。なお，Blasierら[477)]は尺骨滑車の骨軟骨片がめくれこみを起こした症例を報告し，脱臼が自然整復される過程で発生したと推論した。筆者が経験した症例は脱臼時のX線では発見されず，整復後のX線で骨片の嵌入が発見され，手術所見ではBlasierの述べるflap骨折であることが判明した（図222-1,2）。最近では同様な症例の報告がある[478)479)]。

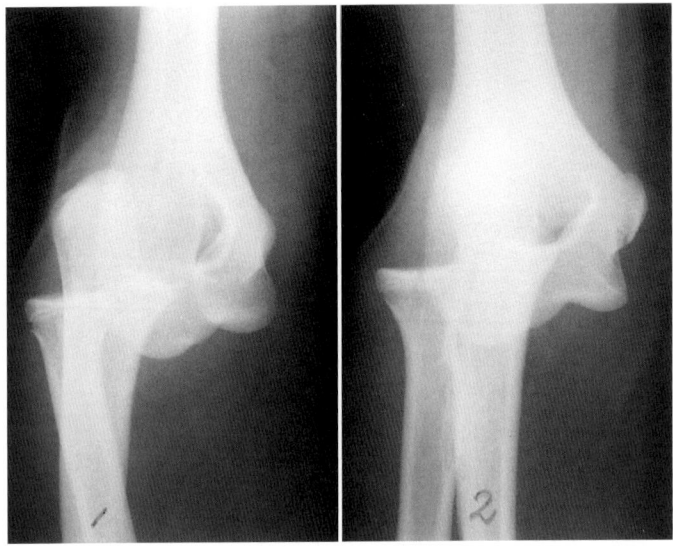

◆図 222-1. 尺骨滑車骨軟骨片の剥離を伴った脱臼，13 歳
受傷後の他医院における初診時。

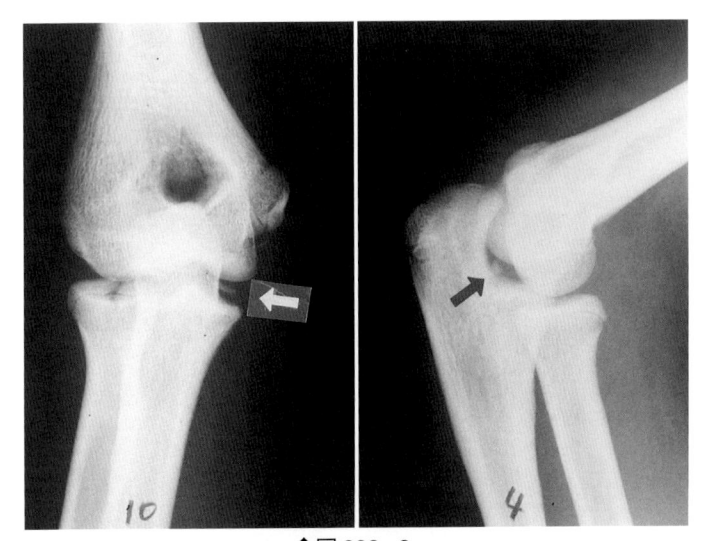

◆図 222-2.
同医院にて徒手整復を受けた後で来院した。腕尺関節に薄い骨片が介在している。手術所見で尺骨近位関節面の骨軟骨剥離骨片が一部連絡性を有してまくれ込んでいることが判明した。

治療方針と家族への説明

　単純な後方脱臼は徒手整復と外固定で治療する。分散脱臼や交差脱臼では観血的整復を必要とするものが報告され，特に陳旧性では観血的整復の準備を行って治療を始める必要がある。

　家族への説明は後遺症についてが主であり，新鮮例では関節周囲骨化や骨化性筋炎が起こらない限り予後は良好であるが，陳旧例では関節周囲の骨化がすでにみられ，予後は期待できないことを十分に説明しておく必要がある。

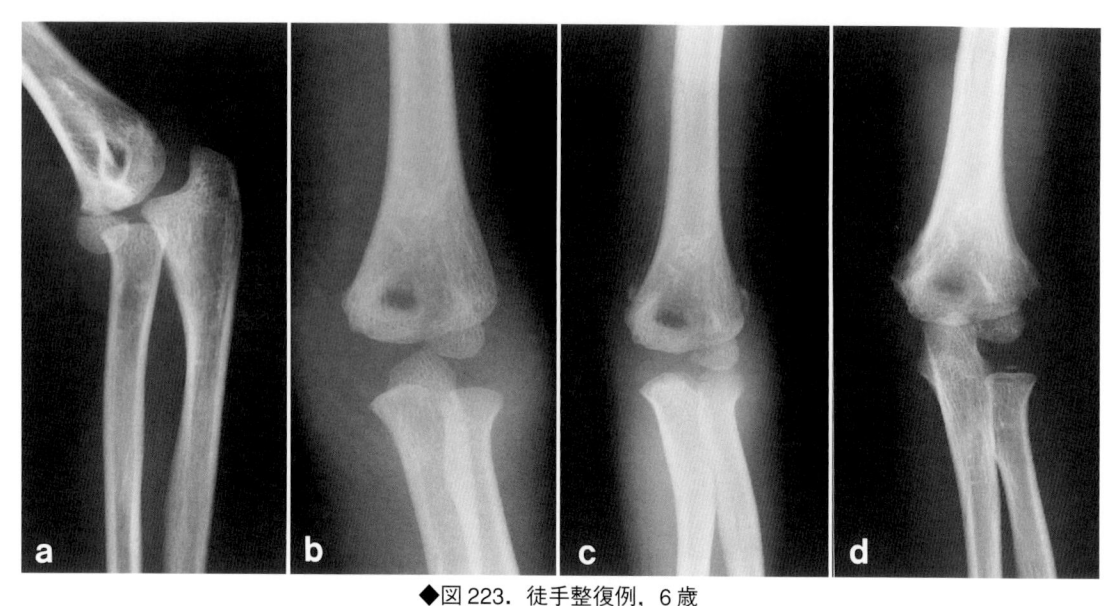

◆図223. 徒手整復例，6歳
a：初診時，b：徒手整復後，c：整復後4週，両側に仮骨形成がみられる，d：8カ月後

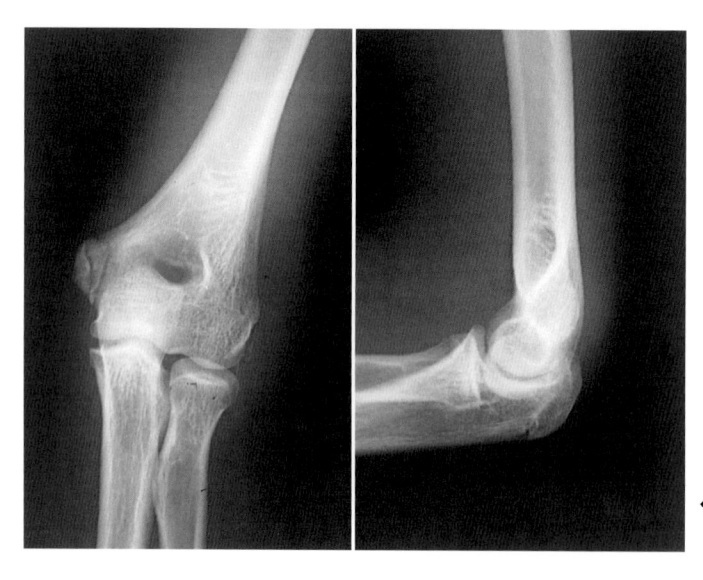

◆図224. 後方脱臼徒手整復例
（図218提示例）

治　療

1. 徒手整復と固定

　新鮮例では無麻酔で整復できることが多い。もし行うとすれば，年少児では全身麻酔，年長児では腕神経叢ブロックが適当である。

　後方脱臼では肘関節軽度屈曲，前腕回外位で末梢方向へ長軸牽引を加えながら肘関節を屈曲させ，上腕末端には前方より，肘頭には後方より前方へ向かう圧迫を加えて整復する（図223，224）。文献的には前腕を引っ張る方に主力をおく"puller"手技，肘頭を圧迫する方に主力をおく"pusher"法があるが[480]，麻酔が比較的容易に実施できる現在では，除痛や筋の弛緩が得られればこのような特殊な体位にこだわらなくても原則さえ理解していれば整復は比較的容易である。

　新鮮な横分散脱臼は牽引と近位橈尺骨の圧

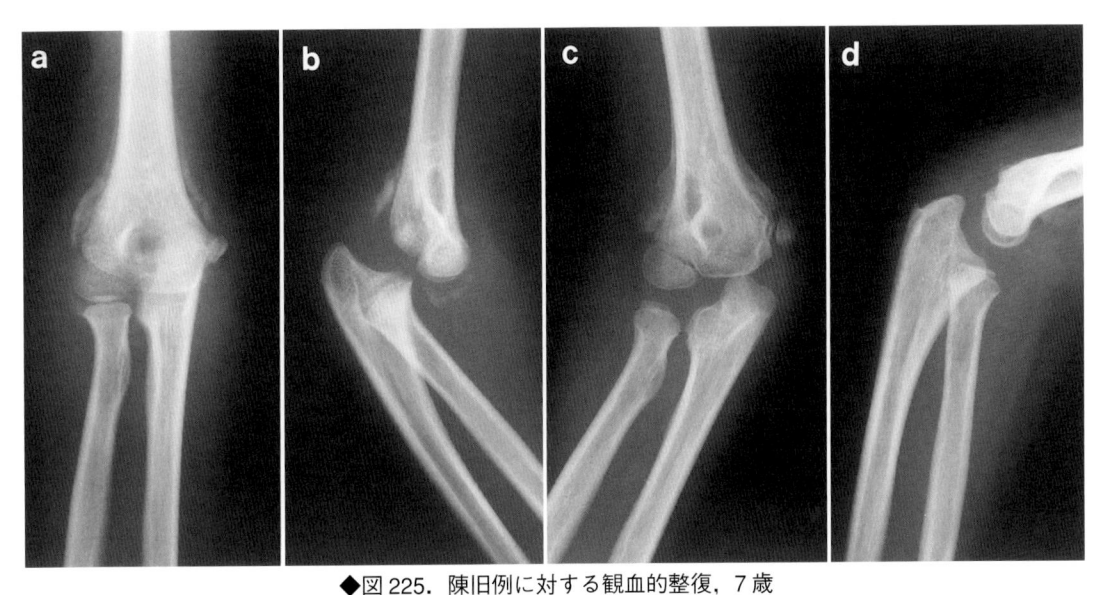

◆図225. 陳旧例に対する観血的整復，7歳
a・b：初診時（受傷後3週），c・d：観血的整復後7週．ROMは高度に制限．以後追跡調査できず

迫により整復される．城ら[472]の集計では横分散脱臼12例中11例は徒手整復され結果は優であった．交差脱臼の整復は過回外でまず交差を整復し，次いで通常の操作で肘脱臼を整復するとの報告がある[481]．

術後は肘関節90°屈曲，前腕中間位で3週前後の外固定を行う．早期運動は関節周囲の骨化など不快な合併症を起こす危険があるし，また，稀に再発性の脱臼の原因ともなる[482)483]．

2. 観血的整復

徒手整復が成功しないのは麻酔の不備，手技のまずさもあろうが，整復阻害因子があることも念頭に置いておく必要がある．麻酔下で数度の整復操作で整復できない場合はそれ以上の暴力的徒手整復は行わず，観血的整復を行った方がよい．しかし，このような症例は極めて稀であろう．整復阻害因子として橈骨動脈[484]や正中神経[485]の嵌入も報告されている．手術手技は成人と同じであり，術後の外固定は保存的治療と同様に3週前後必要である．

3. 陳旧例について

2週を過ぎればもはや陳旧例となり，保存的治療の成功する可能性は減少する．脱臼のままでは関節運動は大きく障害される．Fowles[456]は未治療の後方脱臼15例を観察し，3例は疼痛もなくROMも良好であったので手術は行わなかったが，12例は硬直肘で受傷後3週から3年で手術し，すべてに90°を超す有用なROMが得られたことを報告している．Wilkins[480]も放置するより観血的整復を勧めている．しかし経過が長く，脱臼の程度が強いものでは正常なROMを得ることは困難である．筆者らが経験した症例もROMの回復は不十分であった（図225）．

予　後

新鮮例では早期の整復と固定が行われれば，関節周囲の骨化が起こらない限り予後は良好である．合併症としての骨化性筋炎は少ないが，起これば予後を左右しかねない．神経麻痺は数週間の観察で治癒する．極めて稀に反復性脱臼や随意脱臼へ移行した例の報告がある[486)487]．

12 内・外反肘の矯正手術

上腕骨顆上骨折あるいは骨端離開の変形治癒の結果として内反肘が，上腕骨外側顆偽関節の後遺症として外反肘が発生する。発生頻度は内反肘の方がはるかに多く，また，この変形は骨折後速やかに発生するので，小児期に問題となるのはほとんどが内反肘である。外反肘は遅れて発生し，また，遅発性尺骨神経麻痺を起こして初めて外来を訪れることもあり，思春期以後になるものもある。筆者らの調査では手術時平均年齢は内反肘では11歳（3〜25歳），外反肘では29歳の1例を除くと14歳6カ月（11〜15歳）であったが[488]，最近の報告でもほとんどが10歳前後で手術が行われていた[489)〜496)]。

なお，従来は内反肘は美容的問題のみが取り上げられていたが，最近では遅発性尺骨神経麻痺や不安定性も合併症として問題とされはじめている[497]。また，Davidsら[498]は内反肘は上腕骨外側顆骨折を起こしやすいので美容的問題のみでとらえるべきでないと述べ，佐々木ら[499]も上腕骨顆上骨折後に続発性骨折として骨端線損傷が起こりやすいことを報告している。有野ら[262]が報告した上腕骨外側顆のsleeve骨折も内反肘に続発したものであった。

A 内反肘の矯正骨切り術

1. 手術の時期

上腕骨顆上骨折後の内反肘は一次的には変形治癒に起因し，発育障害として遅発するものではないこと，自家矯正が期待できないとの二つの理由によって，骨折後に骨癒合と再構築が完成し，ROMがプラトーに達してさえいればいつでも手術を行うことができる[488)500)]。しかし，年齢制限を設けるものもあり，村上[501]は7〜13歳頃を勧め，その理由として，①6歳以下では矯正角度を決定しにくい，②患者の理解と意欲が必要，③再構築の残り年齢，をあげている。筆者らの症例では手術は受傷後平均5年3カ月（最短3カ月，最長22年）で行われていた[488]。最近の報告をみると若干のバラツキはあるが，受傷後3〜6年ぐらいが多い。Wongら[502]は閉じ合わせ楔状骨切りの27例の観察で22例に良以上の成績を得たが，14例に外側に突出を認め，若い時期に手術したものにはこの変形は少なく，成熟に近いものでは著明であり，この差は再構築の差に由来すると述べている。

上腕骨遠位骨端離開で発生する内反肘は程度が強く[493]，滑車や骨幹端部の壊死状変化により経時的に増大する傾向がある（図108参照）。従って，1〜2歳の幼児では骨格的に形態がはっきりしないことと，骨切りの部位の決定や手技的な問題もあり，また，内反肘の再発も報告されているので[490)495)503)]，形態的に安定するまで待った方がよく，少なくとも数年間の待機が必要であろう。

2. 計測法と矯正角度の決定

計測には種々の方法がある。代表的なものとして，① humeral-ulnar angle，② Baumann角，③ humeral-elbow-wrist angle，があるが，Oppenheimら[504]は，①は尺骨は弯曲していて過度に評価され，③の計測法が外見に最も近いとしている。尺骨の外側縁を前腕の軸として計測する方法もある[501]。いずれの計測法にしろ健側との比較が原則であり，方法にこだわる必要はない（図226）。

矯正角は健側と同じになれば申し分ないが，筆者らの調査では内反5°以内に矯正された症例はすべて満足していたので，内反5°以内になるように矯正角度を決定する。また，前方凸変形が強くて肘関節の伸展制限があれば，その角度を矯正するように，その分だけ前方を幅広く切るように作図しておく（図227，228）。回旋変形の矯正を重視するものもあるが[505)〜509)]，筆者は遠位骨片の内

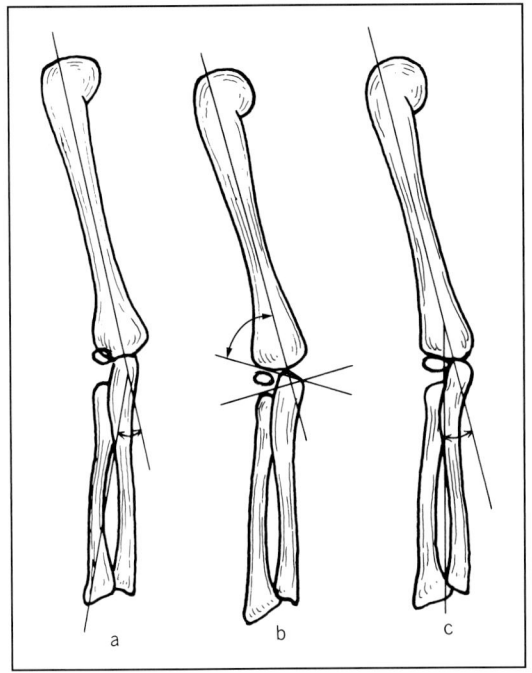

◆図226. 反肘の計測法の種々
a：humeral-ulnar angle。尺骨中枢は弯曲しているので過度に評価される傾向あり
b：Baumann角
c：humeral-elbow-wrist angle。外見に最も近い

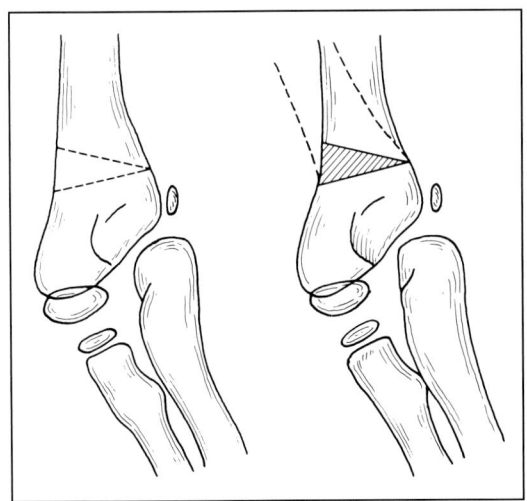

◆図227. 内反肘における骨切り部と矯正角度の設定
骨切り部位は肘頭窩の少し上とする。健側と比べて5°以内の内反に収まる角度を求め、底辺を外側に有する楔状の二等辺三角形の骨切りを行う。

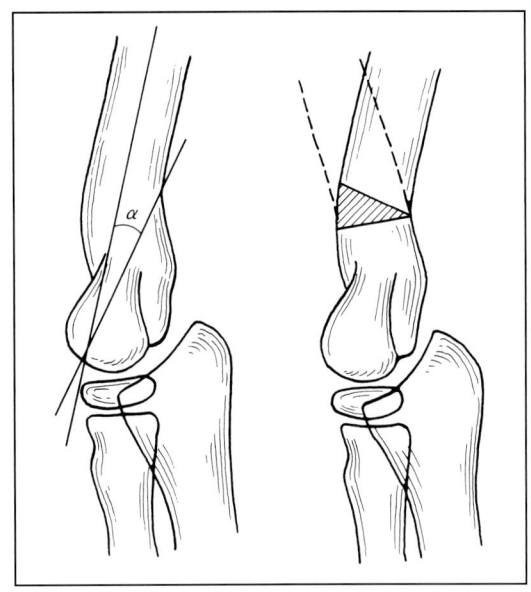

◆図228. 屈曲制限を伴う前方凸変形の矯正角の測定と術前の作図
上腕長軸に対する上腕小頭の傾斜角（tilting angle）が40°前後となるように前方に底辺を有する楔状骨切りを追加する。

旋が著明で屈曲が制限されているような症例のみに限定して回旋を戻すことを併せて行っている。なお、高橋ら[510]は超音波で計測した平均19°の内旋変形を有する8例の観察では肩の運動で代償されると述べている。三次元骨切り術ではそれぞれの矯正角決定法がある。

3. 手術法

手術法には一次元あるいは二次元骨切り術と三次元骨切り術とがある。

a. 閉じ合わせ楔状骨切り術（closed wedge osteotomy）

顆上部を中心とする外側縦切開を加え、上腕三頭筋の前縁より上腕骨に達し、骨膜を剥離して骨切り部を展開する。作図に従い、イメージ下に骨切り部を決定する。K-wireを骨切り部に刺入して、角度が正しいことをイメージにて確認する。電動鋸にて内側皮質を少し残して楔状骨切りを行い、外反を加えて

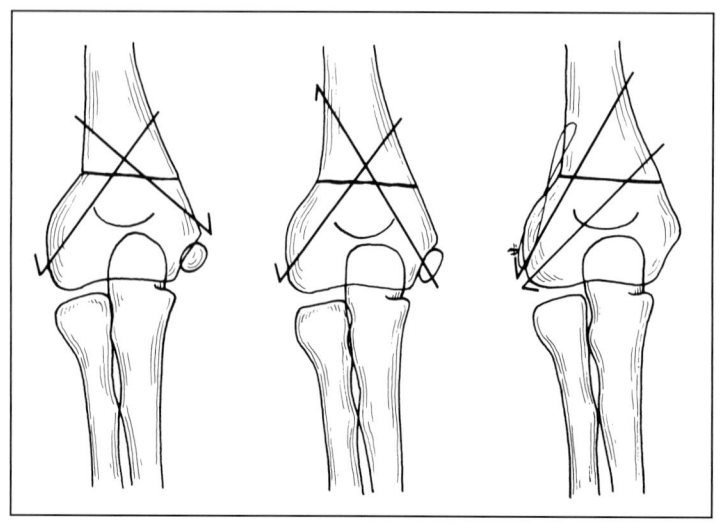

◆図229．種々のK-wire固定法

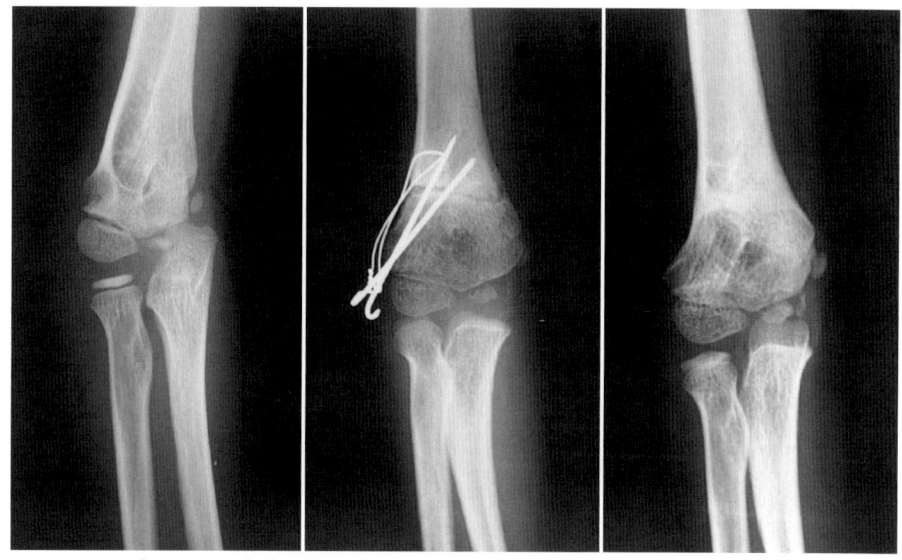

◆図230．右内反肘に対する顆上閉じ合わせ楔状骨切り術，10歳
左：初診時，中：術後2カ月，右：術後8.5カ月

矯正する．Tilting angleの矯正を同時に行う場合にも作図通りに前方開きの骨切りを同時に行うが，この場合には内側の皮質も完全に切り離す必要がある．矯正位を保持しておき内固定を行う．内固定法は種々であり，術者の好みにより異なるが，K-wire固定法が最も多く用いられている．交差法，外側より複数のピンを刺入する方法などがあり（図229），症例によってtension band wiringが追加される（図230）．French法は骨切り部の上下に螺子を刺入しておき，矯正後に螺子にかけた鋼線を締め上げて固定する[511)512)]．なお，回旋を同時に矯正する場合には前後にずらして螺子を刺入し，それを合わせることで回旋が矯正される（図231）．筆者は過去に固定にRush pinを用いたことがあった（図232）．内固定材料の発達は目まぐるしいものがあり，今後はミニプレートの使用も当

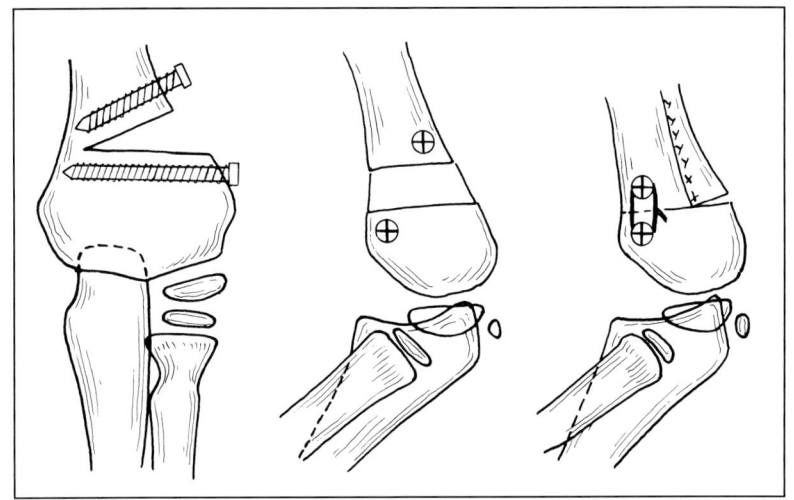

◆図231. French法による矯正骨切り術
回旋変形を矯正するために螺子をずらせて刺入し，それを鋼線で
締め上げて回旋をもどしている（Bellemoreの論文[511]より）。

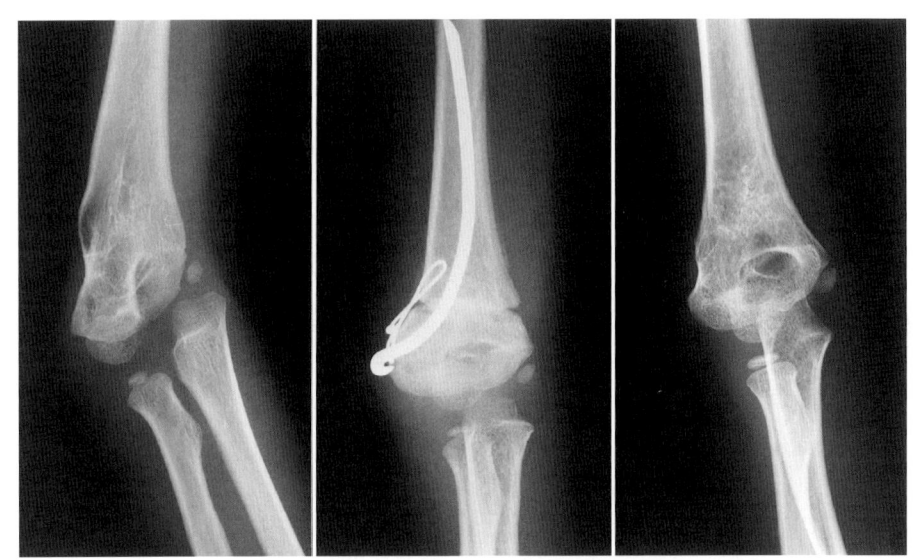

◆図232. 矯正骨切りを行った変形治癒顆上骨折例，5歳
左：術前，中：骨切り後2週，右：1年後

然考慮されてくるであろう[513]。稀な固定法として創外固定も行われている[514)515]。

b. ドーム状骨切り術

内反変形が著明であると単純な矯正骨切り術では銃剣状変形が著明となることがある。その術後の変形防止のために考案された。後方切開で上腕三頭筋を縦割りして顆上部に達し，ドーム状の骨切りと矯正を行う。固定にはK-wireが用いられる[516]（図233）。なお，徳永はその変法としてcurved wedge osteotomyを行い，矯正角度が30°を超すものに用いている[493]（図234-1,2）。

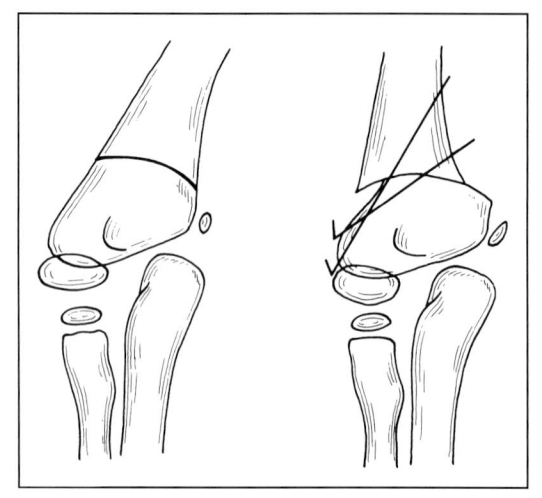

◆図233. ドーム状骨切り術

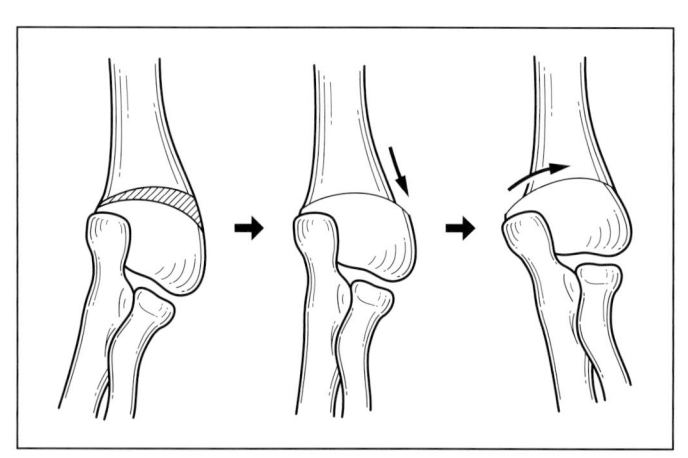

◆図234-1. Curved wedge osteotomy
（徳永[493]より）

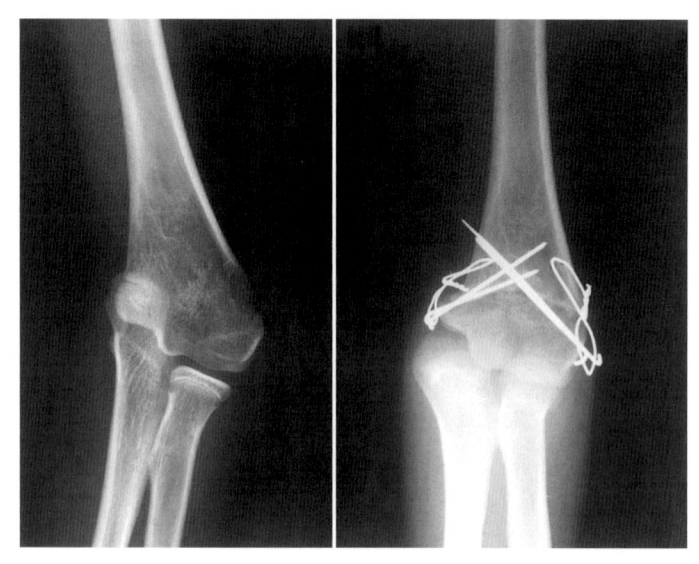

◆図234-2. 左上腕骨遠位骨端離開後の内反肘に対する curved wedge osteotomy, 12歳, 受傷後10年（徳永純一先生のご厚意による）
左：術前, 右：術後

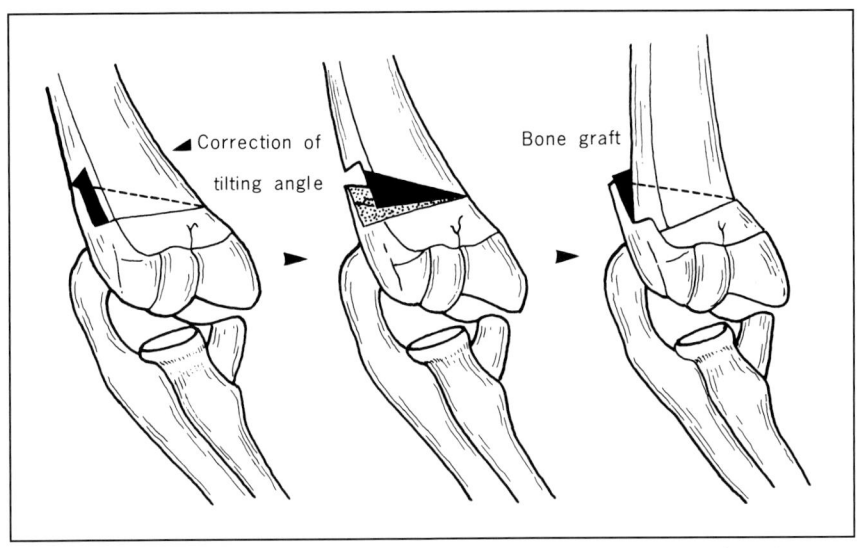

◆図235. 内田らの interlocking wedge osteotomy （内田の論文[506]より）

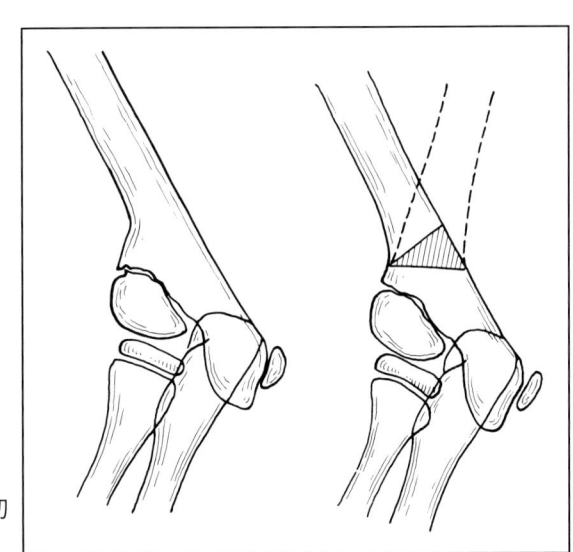

◆図236. 外反肘における矯正骨切り部位と角度の作図

c. 三次元矯正骨切り術

　作図法，骨切り法，固定法に若干の違いがあるが，内反，伸展，回旋の三つの変形と同時に，フォーク状変形をも防止する目的で行われる[500)505)506)517)518]。作図や骨切り手技に複雑なもの，理論の理解や作図法にやや困難なこともあり，簡単ではない（図235）。

B 外反肘の矯正骨切り術

1. 矯正骨切り術の時期，矯正角度の測定と決定

　10歳以降に行われることが多く，筆者らの症例では前述のごとく1例を除く9例の平均年齢は14歳6カ月で，2例を除く8例の受傷から手術までの期間は平均8年11カ月であった。従って，① 完成された外反肘で美

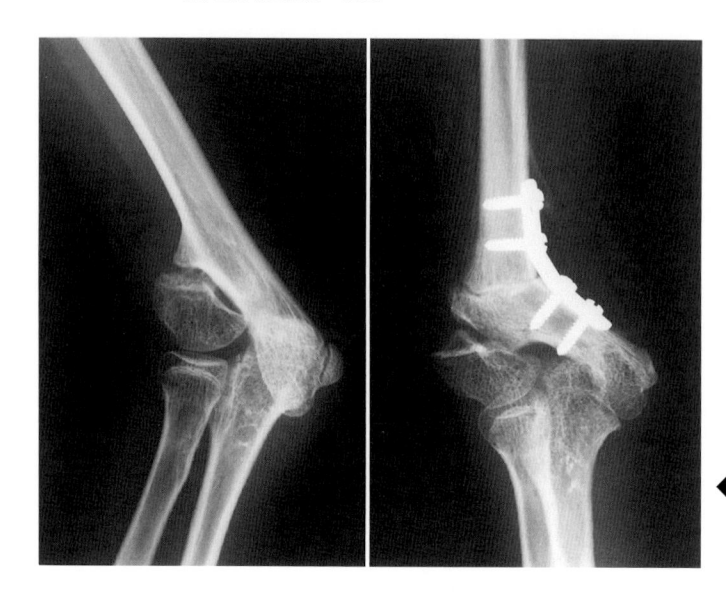

◆図237. 外反肘に対する矯正
骨切り術，11歳
左：術前，右：術後3週

容問題を有する症例，②尺骨神経麻痺を合併し，その治療のために矯正が必要な症例，ではいつでも適応がある。

なお，測定法は内反肘と同じである（図236）。矯正角度については内反肘と同様に正常肘と同じまで矯正できれば申し分ないが，筆者ら[488]の経験から，外反10°以内に矯正されたものではすべて満足していた事実から10°以内を一つの目標としている。

2. 手術手技

骨切りのレベルを中心とする内側の縦切開で進入し，尺骨神経を剥離保護して上腕骨に達する。骨膜下に剥離し，作図通りに楔状の骨切りを行い，内副子固定を行う（図237）。固定性が良好であれば術後早期に運動練習を開始する。なお，尺骨神経麻痺合併例では神経剥離術とともに内側上顆切除術や，深部前方移動術を併せて行うこともある。

上腕骨外側顆偽関節の処置はそれに起因する症状の有無で決める。

Upper extremity

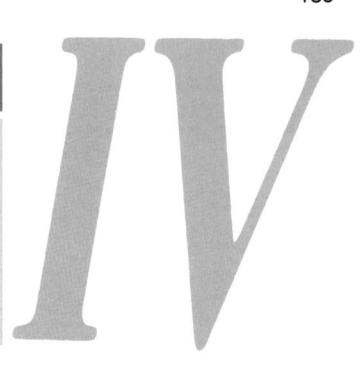

IV 前腕骨骨折

1 前腕骨骨幹部骨折

　極めて稀な例として分娩骨折があるが（図238），通常は転倒や転落の際に手をついたり（介達外力），硬いもので腕を直接打撲して発生する（直達外力）。従って，未歩行児で発生する機会は非常に少なく，Creasmanら[519]の報告では17歳以下の69例中1歳代は1例であった。最近の筆者の経験では1歳未満の症例は2例であり，ともに伝い歩きが可能であった。従って，もし家族の述べる発生原因に不審な点があれば被虐待児症候群を疑って詳細に問診する必要がある。また，尺骨骨幹部の単独骨折はnightstick fractureとも呼ばれ，棒でたたかれるのを避けようとして前腕尺側でかばうときに発生することもある（図239）。

　思春期以降ではスポーツ障害としてストレス骨折が発生することがあり[520)〜523)]，筆者らも剣道による尺骨ストレス骨折を経験したことがある[524]（図240）。

　症状は変形，自発痛，運動痛であり，転位が強い場合は変形が強く，前腕骨骨折を容易に疑うことができる。Rang[525]は最初の変形に注目することを強調している。すなわち，前腕が回内していれば背側凸，回外していれば掌側凸変形を現すと述べている。しかし，筆者の経験では必ずしも一致をみない（図241-1,2）。稀ではあるがコンパートメント症候群が発生した報告もあるので[526]，腫脹の程度と知覚障害の訴えには十分注意を払う。なお，遠位1/3については手関節周辺の項に記載するのでここでは省略する。

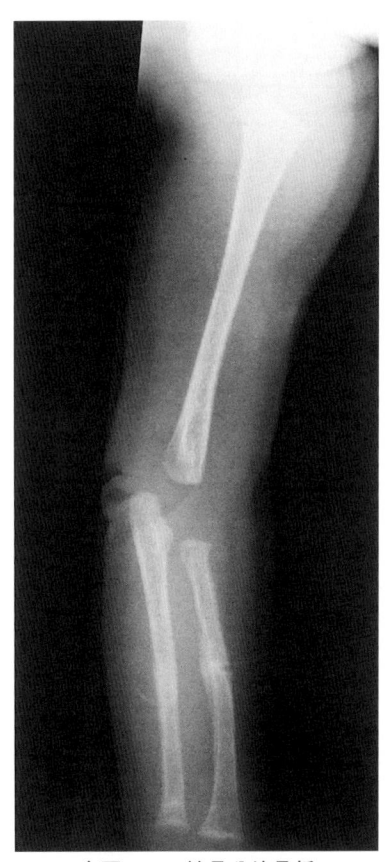

◆図238. 橈骨分娩骨折

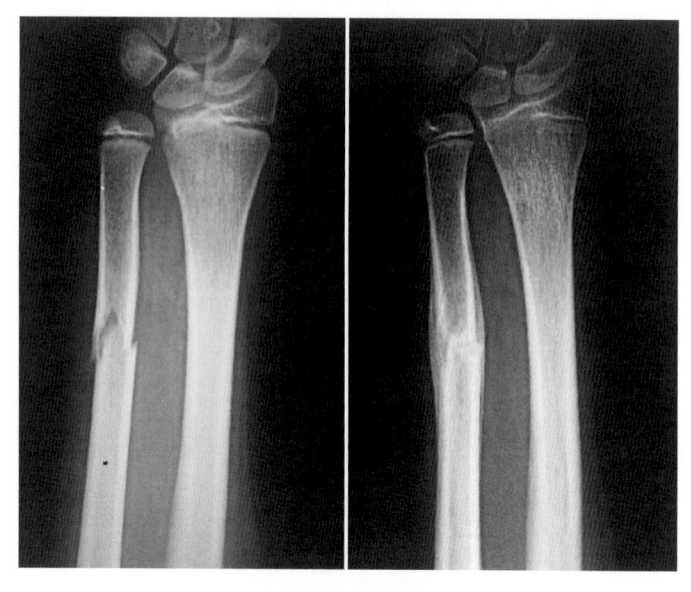

◆図239. 左尺骨骨幹部単独骨折（nightstick fracture），11歳
初診時と2カ月後。

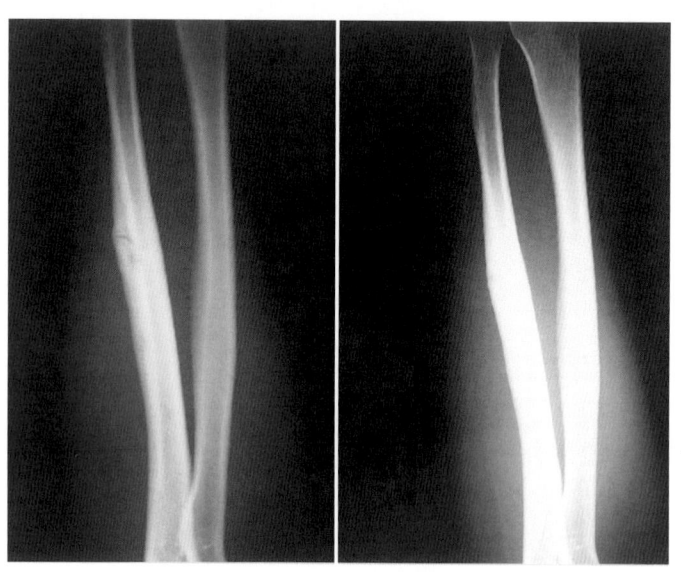

◆図240. 尺骨ストレス骨折，16歳，剣道歴4年
左：初診時（発症後1カ月）
右：発症後3カ月

X線撮影，所見

　通常の前後・側面像の撮影をまず行う。この際，正確な前後・側面像撮影が望ましいが，疼痛のためにできないことが多い。また，できるだけ隣接関節（肘・手関節）を含むように撮影する。これはMonteggia骨折や後述するGaleazzi骨折などの合併損傷を見逃さないためである。骨片回旋の状態を知るために上腕二頭筋付着部の橈骨結節（bicipital tuberosity）の撮影を強調する報告がある[527]。この結節は橈骨の外旋では内側を向き，中間位では後方，内旋では外側にあり，これを近位骨片の回旋転位の程度の判定，遠位骨片の整復の指標にすると述べている（図242）。しかし，骨格の発育が未熟な年代では輪郭がはっきりしておらず，正確な読影が困難なことが多い。Kayら[528]はこの考えに懐疑的である。

　明らかな骨折線は認めないが異常な弯曲が

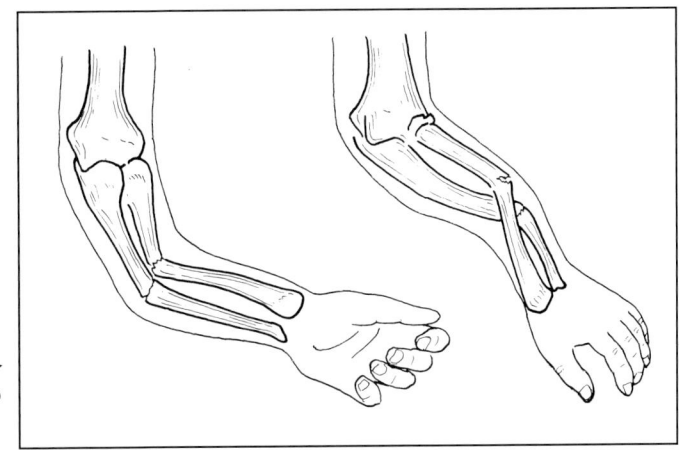

◆図241-1. 回外変形と回内変形
掌側凸の場合は回外変形，背側凸の場合は回内変形を示している（Rangの著書[525]より）。

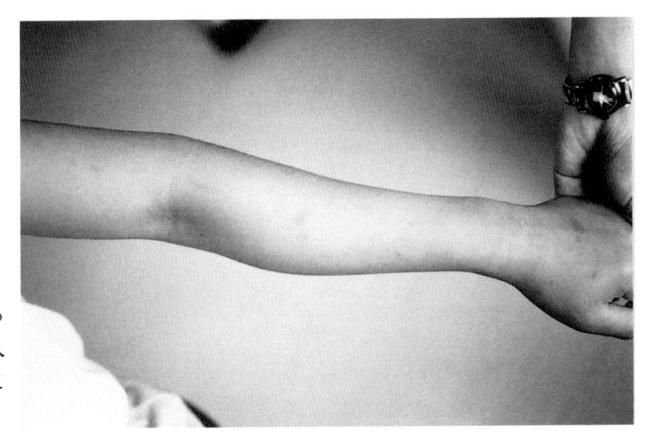

◆図241-2.
掌側凸を呈しRangの述べる回外変形であるが，この症例では回内位を呈している。人為的要素が加わったのかもしれないが，このような違いはしばしば経験する。

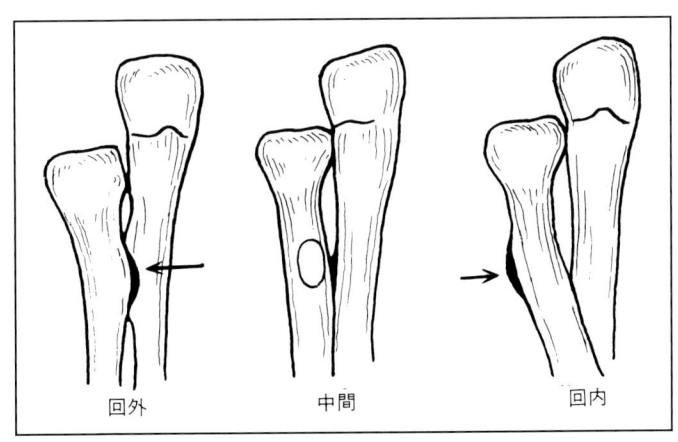

◆図242. 橈骨結節のＸ線像の回旋による変化
左：回外位では内側に位置し，中：中間位では消失，右：回内位では外側にある（Rangの著書[525]より）。

回外　中間　回内

疑われる場合は，塑性変形を見逃さないためにも，同じ条件で撮影された健側との比較が大切である。

分　類

Ｘ線写真を次の項目について観察し，骨折の状態を把握する。

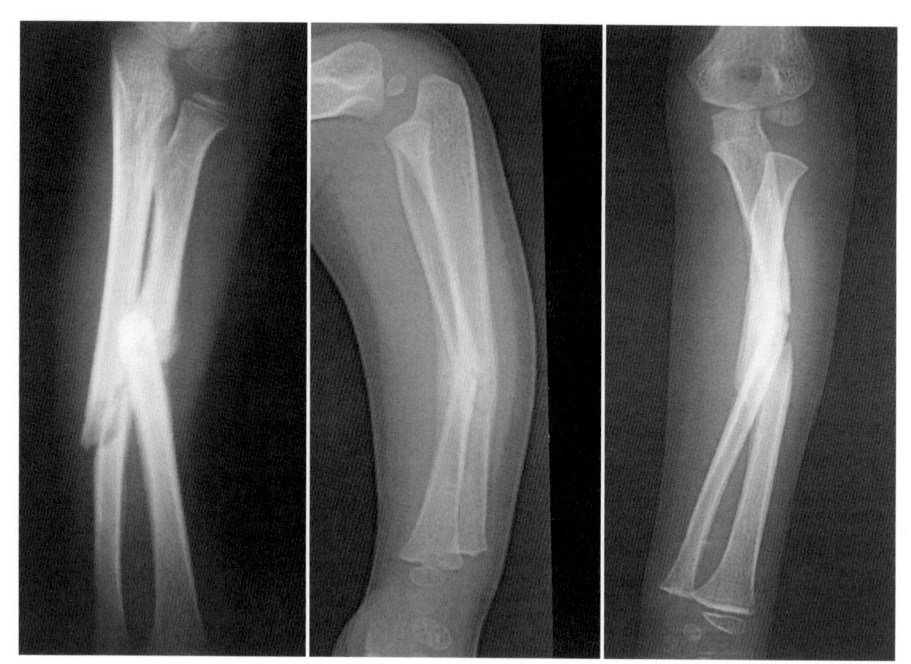

◆図243. 矯正手術を必要とした前腕骨骨幹部変形治癒骨折症例
左：8歳, 中：2歳, 右：4歳（すべて著明な回旋制限を有していた）

① 骨折の部位（近位1/3, 中央1/3, 遠位1/3）
② 橈・尺骨単独あるいは両骨骨折
③ 隆起骨折, 若木骨折, 完全骨折あるいは異常な弯曲（塑性変形, plastic bowing）
④ 転位（側方, 屈曲, 短縮, 回旋）の程度

治療方針

　治療の目的は前腕回旋機能の保持であり，このためにはできるだけ保存的方法で解剖学的整復を得ることが第一である．従って，整復の必要があるか，どこまで整復すれば許容範囲であるのかが問題となる．これには諸説があって完全な一致をみていないが，大体の目安がわからねば治療方針の決定ができない．成績に影響を与えるものは年齢，部位および転位の程度であり，要約すると次のごとくである．

1. 年齢と許容度

　8〜10歳を超す症例の遺残変形は機能障害を起こしやすいので，できるだけ正確な整復を必要とする[528)〜533)]．10歳を超すと自家矯正能は劣り屈曲転位の許容範囲は非常に狭いと考えねばならない．Roberts[529)]の変形治癒例の調査では，中央部骨折で10歳を超す4例はすべて15°を超す回旋制限がみられている．また，Kayら[528)]は10歳を超す小児の両前腕中央部骨折の遺残変形は通常考えられるよりしばしばで，10°を超す変形は許容すべきでないと記載している．Price[530)]は限界を8歳未満では15°, 8〜14歳では10°としている．筆者は著明な回旋制限を伴い，矯正手術が必要であった変形治癒の3症例を最近経験した（図243）．

2. 部　位

　中央1/3の骨折は遠位1/3よりもより正確な整復を必要とする．その理由は遠位1/3の方が再構築されやすいこと，中央1/3における変形の残存の方が機能障害を残しやすいからである（図244-1,2）．小林ら[534)]は橈骨遠位骨折では17.5°の自家矯正が得られたが，

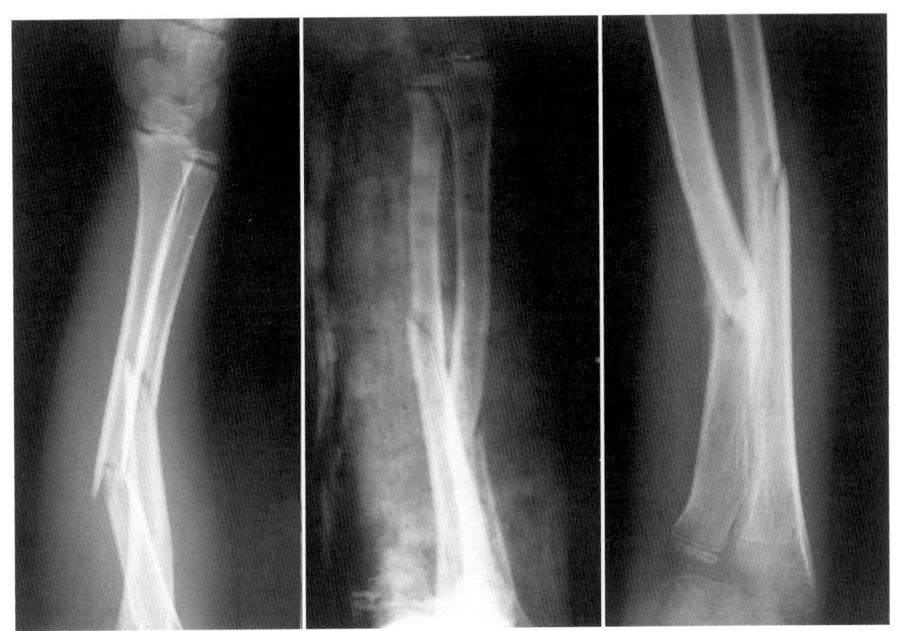

◆図 244-1. 中央 1/3 骨折における自家矯正と機能的予後，10 歳
保存的治療を行い，橈骨は尺側凸 20°の変形治癒。
左：初診時，中：徒手整復後，右：1 カ月後

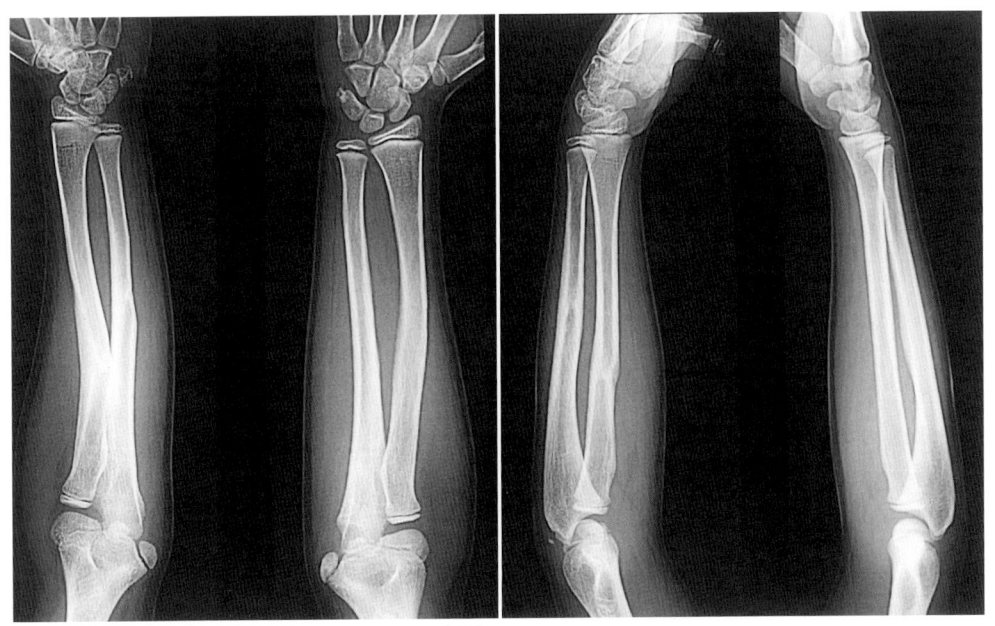

◆図 244-2.
9 カ月後，尺側凸変形は残存し，30°の回内制限あり。

骨幹部では平均 3.4°であったことを報告している。

3. 転位の方向と程度

成長の盛んな年齢では側方転位は矯正される。橈骨の回旋転位と橈屈（尺側凸変形）は

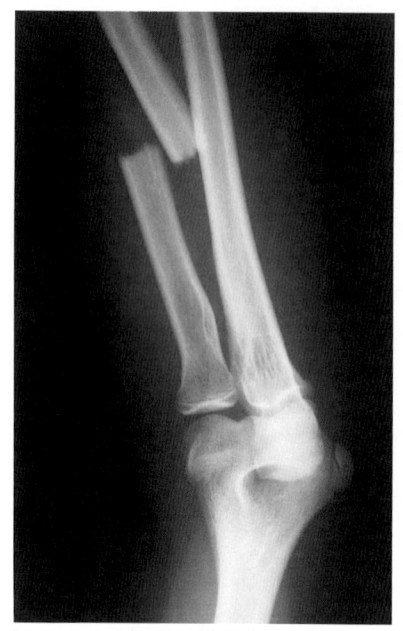

◆図245. 年長児の橈骨単独骨折, 15歳
遠位骨片は尺側に著明に転位している。

その他の変形に比べて機能障害が残りやすいとの報告もあり[528)529)535)]，できるだけ整復する。

上記の因子を考慮して整復が必要か否か，必要ならばその手段，固定の方法を決定する。筆者は麻酔下に徒手整復を行ったものではルーチンにK-wireによる経皮的固定を行っている。また，徒手整復が困難な症例には小切開を介しての経皮的整復を行い，経皮的K-wire固定を追加している。思春期以降では成人に準じて解剖学的整復を心がけているので骨接合術を行うことが多い。手術の適応としてあげられているものには，①整復不良，②保持不能，③開放骨折，④多発外傷，⑤コンパートメント症候群などがある[536)537)]。

家族への説明

治療の目的が前腕回旋機能の保持であり，勧められる治療の理由について説明する。そのほか，特に注意を払う点としては，①幼小児では若干の屈曲転位や側方転位が残っても，それが目標の範囲内であれば再構築が期待され，機能的に問題がないこと，②固定中の転位の発生とそれに対する処置（例えば再整復や経皮的固定），③経皮的手術を含めて手術が必要と考えた場合はその利点（解剖学的整復と早期運動）と欠点（手術の一般的欠点のほかに近位1/3では後骨間神経麻痺発生の危険性について），④運動，特に回旋運動の回復には若干の期間が必要であること，を説明しておく。

治　療

1. 保存的治療
a. 橈骨骨幹部単独骨折

幼小児では幸い著明な転位を伴うことは少ない。従って，肘90°屈曲，前腕回外位ないし中間位で上腕より手部までギプス副子固定を行う。期間は年齢により異なるが3〜4週で十分である。なお，定期的X線チェックは必要である。

年長児の完全骨折ではしばしば骨間膜に牽引されて橈骨は尺側凸変形を呈する（図245）。徒手整復法としては前腕回外位で橈骨に内反を加え，母指で骨折部に圧迫を加える方法があるが，尺骨が副子の役をしているので牽引や屈曲などの整復操作を加えてもなかなか整復できない。このような例では観血的整復術か経皮的整復固定術を行う。

b. 尺骨骨幹部単独骨折

幼小児では通常橈骨が副子の役をするので転位はあまり著明とはならず，少々の転位の整復は不必要である。

10歳を超す年長児では成人に準じて適応を決定し，短縮転位は長軸牽引で，屈曲転位は凸側に圧迫を加えた屈曲力で，側方転位は遠位骨片に圧迫を加えて整復する。回旋の整復は近位に遠位を合わせればよく，回外位での肘・手関節を含んだX線像で両関節が正しい前後像を呈していれば回旋に誤りがない

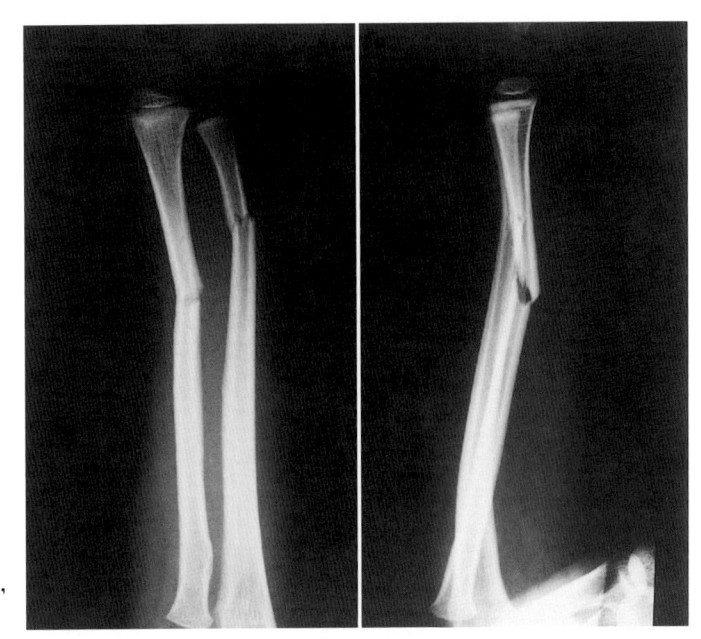

◆図 246-1. 両前腕骨骨折再転位例，5歳，初診時

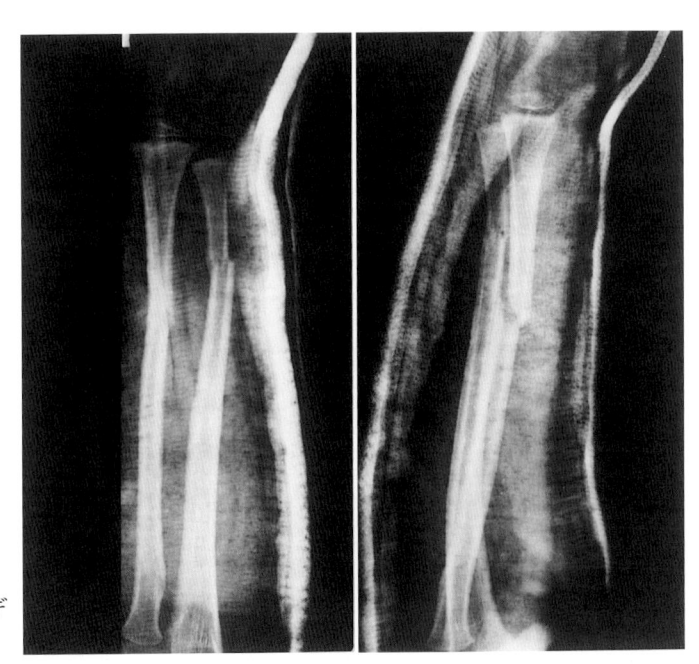

◆図 246-2. 徒手整復とギプス副子後，数日後にギプス包帯に変更。

ことになる。許容範囲を超えていれば観血的整復を行う。

c. 両前腕骨骨幹部骨折
1）幼小児（10歳未満）
a）若木骨折
解剖学的整復は正常な機能の獲得に通じているので正常の形まで徒手で整復できればこれに越したことはない。しかし，自家矯正の許容範囲を 10～15°くらいとすると，その程度まで整復できれば無理をする必要もない。

徒手整復：理想的には麻酔下に行うのが望ましいが，瞬間的操作で整復可能と判断した

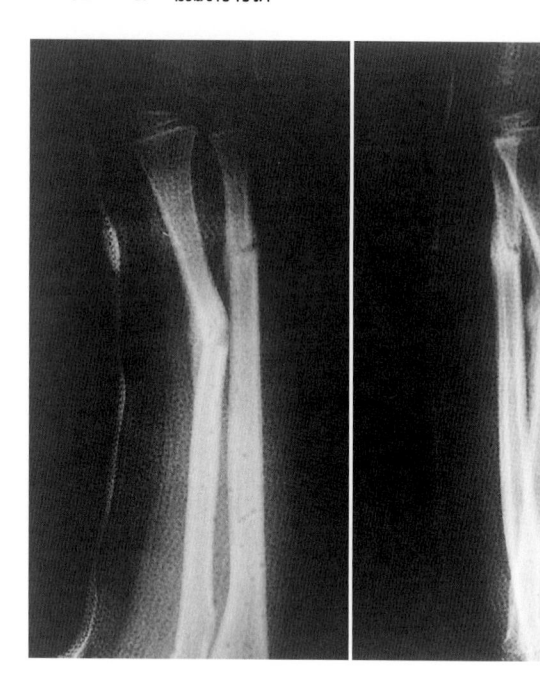

◆図246-3.
橈骨はギプス内で背橈屈変形発生。

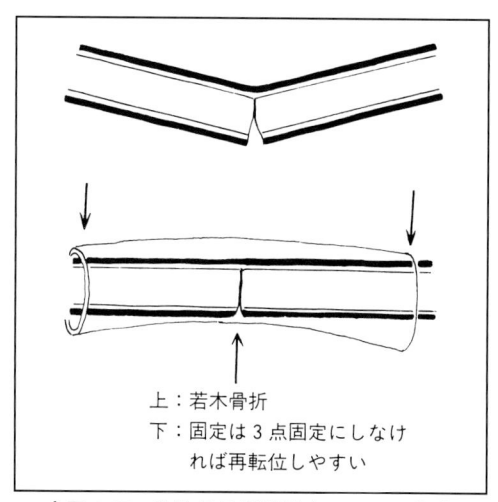

◆図247. 前腕骨骨折外固定における注意
3点固定で再転位を防ぐ。

上：若木骨折
下：固定は3点固定にしなければ再転位しやすい

ときは無麻酔で行うこともある。
　従来は屈曲転位のみを問題とすればよいとの考え方が支配的であったが，最近では回旋転位をも考慮し，背側凸変形の場合は回内変形要素が加わっているので回外を加えて整復し，反対に掌側凸変形がある場合は回外変形要素が加わっているので回内を加えて整復するとの考え方がある[525)538)539)]。完全骨折にすべきかが問題となる。一方の骨皮質の連続性が残っていると再転位を起こしやすいことをしばしば経験する。完全骨折として整復した方がよいと一般的にいわれているが，完全に一致した意見ではない[530)]。また，後述する再骨折の問題からみて完全骨折にすべきとの意見もある[540)]。von Laer[541)]は再骨折予防の点から20°を超す屈曲は完全骨折とし，20°未満ではギプスの楔状カットにより骨片間の間隙を閉じることで対処すると述べた。しかし，どのような場合でも再転位が発生する可能性があることを十分に知っておかねばならない（図246-1〜3）。
　整復不足あるいはギプス内での再転位が発生すれば，再整復するか，あるいは前述の楔状にギプスをカットして整復し，固定を追加する。Kramhøftら[542)]は整復後あるいは1週後の整復状態と骨癒合時のX線の状態は一致せず，整復後，1週，2週でX線撮影をすべきと述べている。
　ギプス副子固定は固定性が不十分で，ギプス包帯を上腕中央から手掌まで行い，前腕の肢位は前述の整復時の肢位とするが，回旋要素が関係ない場合は中間位でもよい。もし減脹して緩くなるようであれば，ストッキネッ

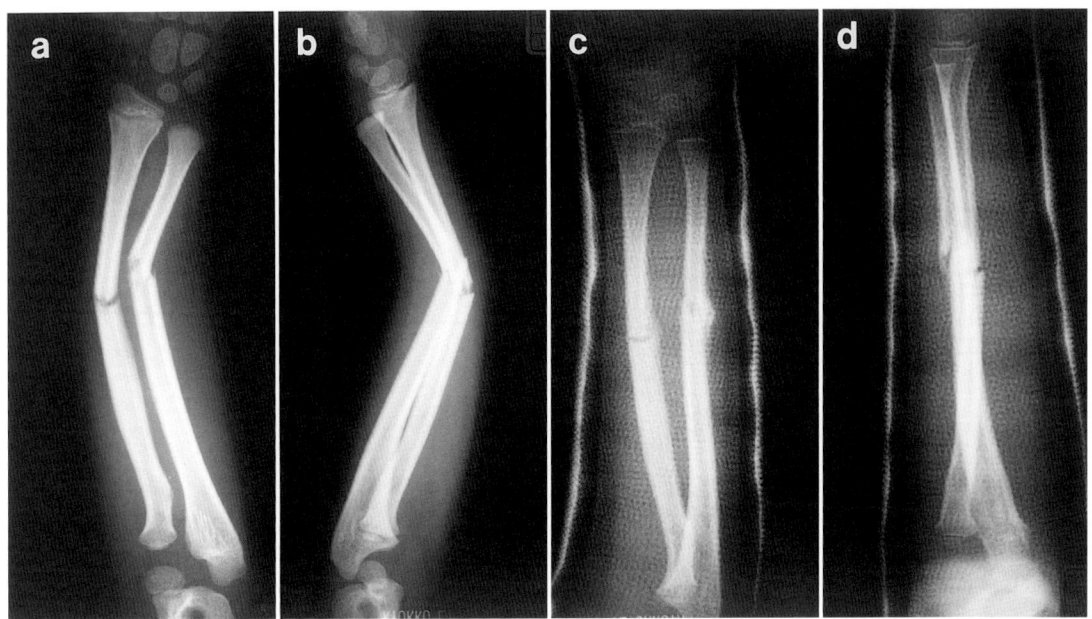

◆図248. 保存的治療例, 橈尺骨完全骨折, 6歳
a・b：初診時, c・d：徒手整復, ギプス固定後4週（前腕は中間位）

トを下巻きとして, ギプス包帯を巻き替える。この際, 十分に皮膚に密着するように採型し, また, 再転位を防ぐためには3点固定が必要である（図247）。経時的にX線撮影し, また, ギプスによる圧迫症状について細心の注意を払う。

固定期間は年齢にもよるが, 仮骨の十分な硬化のためには4～6週は必要であろう。Price[530]は6週固定後にさらに再骨折予防のために6週間の副子使用を勧めているほどである。

b）完全骨折

徒手整復のためには筋の弛緩を伴う麻酔が必要で, 全身麻酔か腕神経叢ブロックが望ましい。欧米では静脈麻酔[543)～546)]が多用されているが, 本邦では普及していないようである。

整復の第一の目標は屈曲転位と回旋転位の矯正である。それが達成できるなら若干の側方転位が残っても問題とはならない。短縮転位は幼小児では自家矯正される

徒手整復：屈曲転位のみの整復は若木骨折と同様に行う（図248）。短縮転位の矯正は簡単ではない。助手が上腕をしっかり保持し, 術者は前腕の末梢を保持して, 近位1/3では回外位, 中央1/3では中間位でゆっくりと, しかも, しっかりした長軸牽引を行う。短縮転位が矯正されたら長軸を合わせる。個々の骨の側方転位の整復は遠位骨片を圧迫して近位骨片に合わせるように操作するが, 簡単にはいかない。長軸牽引のみで整復ができないときには, まず変形を増強させながら牽引を加えて骨片をかみ合わせ, その後真っすぐに戻して整復するaccrochage法がある（図249）。

Finger trapを用いて牽引整復する方法：finger trapを示・中指にかけて, 肘90°屈曲位で6～7kg前後の重錘をかけて牽引し, 整復が大体できたことをイメージで確認すれば, そのままギプス包帯を行う（図250）。Finger trapの長時間使用による指圧迫症状の出現に注意する。

これに似た方法として, Rang[525)]は徒手整復を行った後でストッキネットを用いて吊り上げておき, 最初に肘を90°屈曲位でギプス

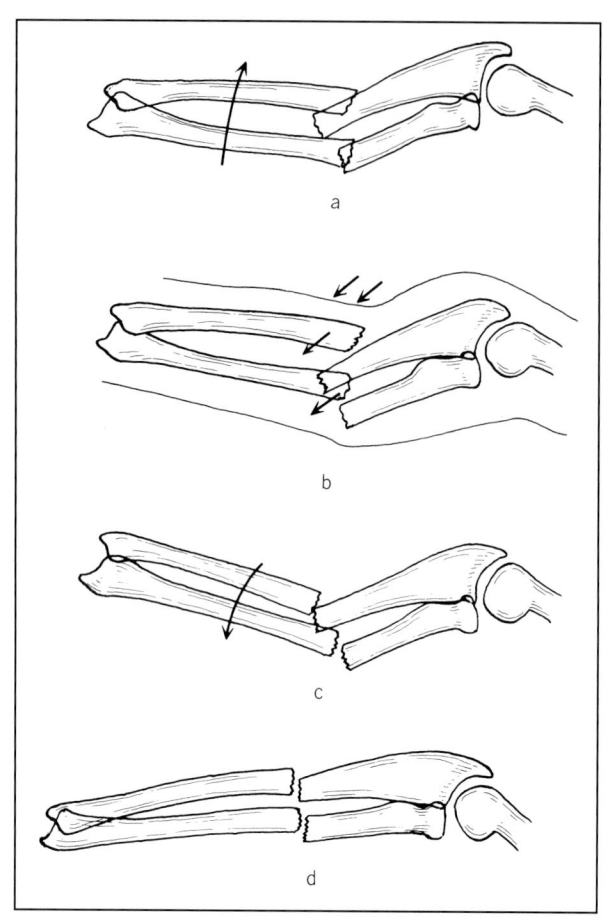

◆図249．短縮転位を伴う両前腕骨骨折に対するaccrochage法による整復
a：過屈曲で背側の骨膜や軟部組織の緊張をとる
b：過屈曲のまま遠位骨片の中枢部に末梢方向への圧迫力を加えて短縮転位の整復を行う
c：端端がかみ合ったところで屈曲を戻す
d：短縮転位が矯正される．若干の側方転位はかまわない

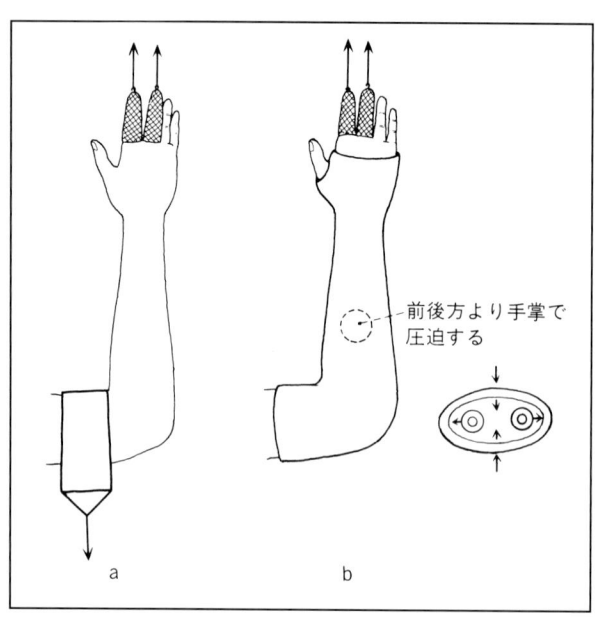

◆図250．Finger trapを用いての牽引整復とギプス固定
a：肘90°屈曲，上腕に対抗牽引を加え，指からfinger trapで牽引する
b：整復できたところで上腕よりギプス固定を行うが，中央部で前後方向から圧迫して両骨の間隔が正常に保たれるようにする

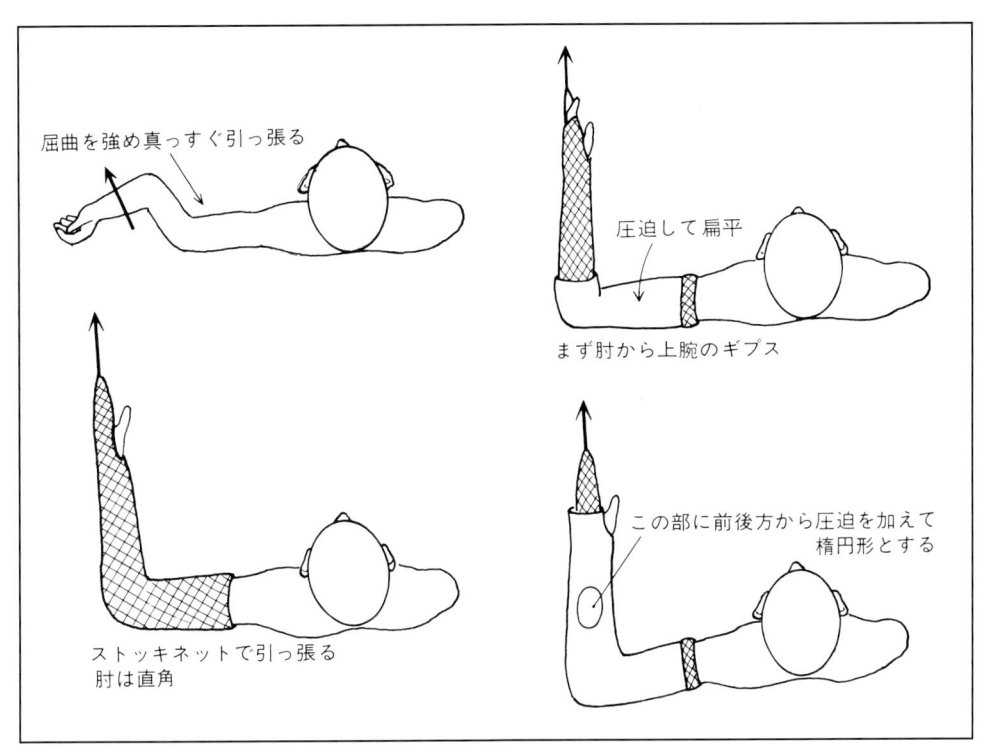

◆図251. Rang の整復法（Rang の著書[525]を参考として）

固定し，次いで前腕にギプスを追加して固定する方法を記載している．なお，ギプス固定の手技としては固まるときに前後方向から圧迫を加えて，ギプスが円形ではなく楕円形となるように採型して骨間膜による橈尺骨の接近を防ぐようにする（図251）．最近は従来のギプスよりプラスチックギプスが好んで用いられているが，これは採型に不向きであり，採型のためには従来のギプスの方がよい．外固定の期間は4～6週は必要であり，仮骨の硬化の程度が指標となる．

なお，肘90°屈曲位固定では骨片の安定化が得られず，容易に後方凸変形が再発する症例がある．特に幼小児で脂肪の多いものに起こりやすい．このような例では肘伸展位固定が有効である（図252-1,2）．Gainor ら[547]は130例中8例に伸展固定を必要とし，Walker ら[548]はこの肢位で15例を治療し，1例のみ15°の変形治癒であり，運動開始後2週で屈伸や回旋は正常となったことを報告している．

斜骨折や粉砕骨折では整復位保持が困難であり，また幼児は脂肪が多く，腕も短いので固定性が不良となりやすい．筆者らはこの対策として介達牽引療法を用いている．

牽引療法：図に示すような介達牽引療法を行う（図253）．本法の利点は屈曲変形がよく矯正されることであるが，欠点は入院を必要とすることである．ベッドに安静にしておくことの困難性が危惧されるが，筆者らの経験では意外に問題は少なかった．外仮骨がX線でみられ，他動的運動で疼痛もなく，異常可動性が軽くなればintrinsic stability の出現とみなし，通常の外固定に変更する．筆者らは本法を1歳未満から7歳の9例に行い，すべての症例に良好な結果を得た[549]（図254）．

2）年長児（10歳以上）

ほとんどが完全骨折であり，整復の手技は幼小児と同じであるが，さらに困難である．

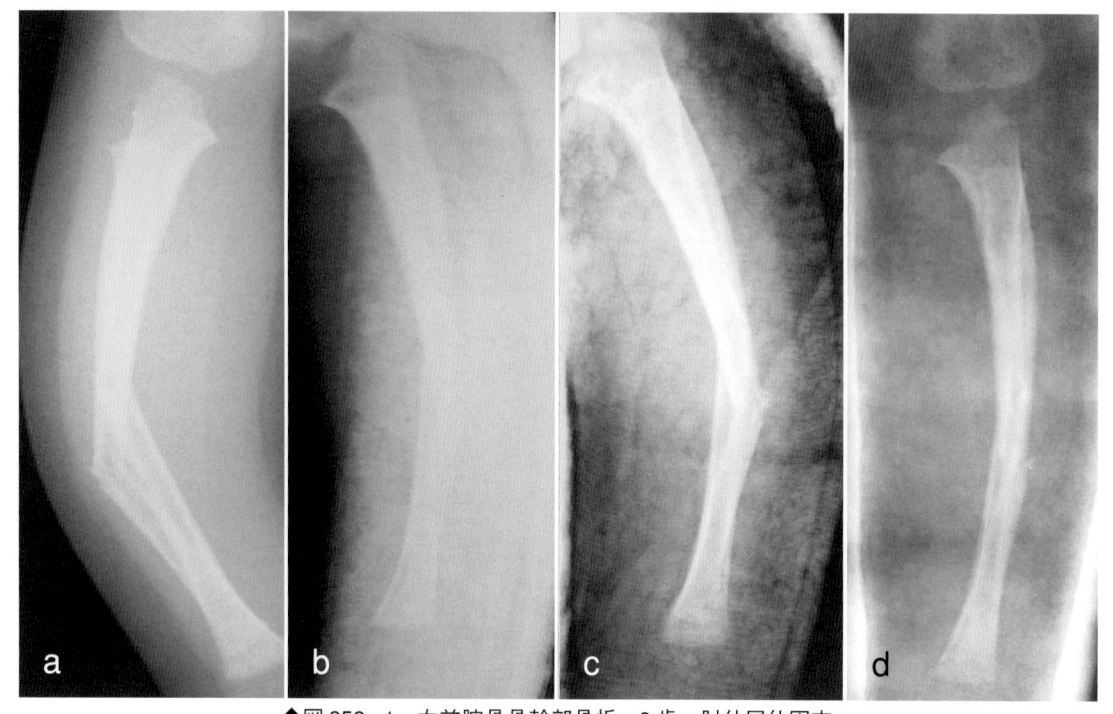

◆図252-1. 左前腕骨骨幹部骨折，3歳，肘伸展位固定
a：初診時，b：肘90°屈曲固定，c：1週後にギプス内で再転位，d：再整復と肘伸展位固定

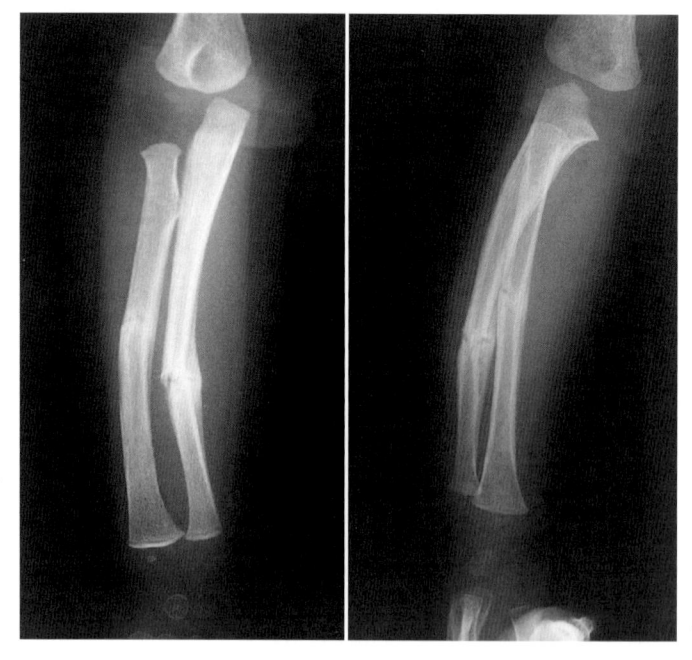

◆図252-2. 受傷後1カ月

外固定の期間は6〜8週が必要である。
　徒手操作で求める整復位が得られないとき，あるいは安定性固定が得られないときには経皮的整復，経皮的固定あるいは観血的整復術の適応となる。

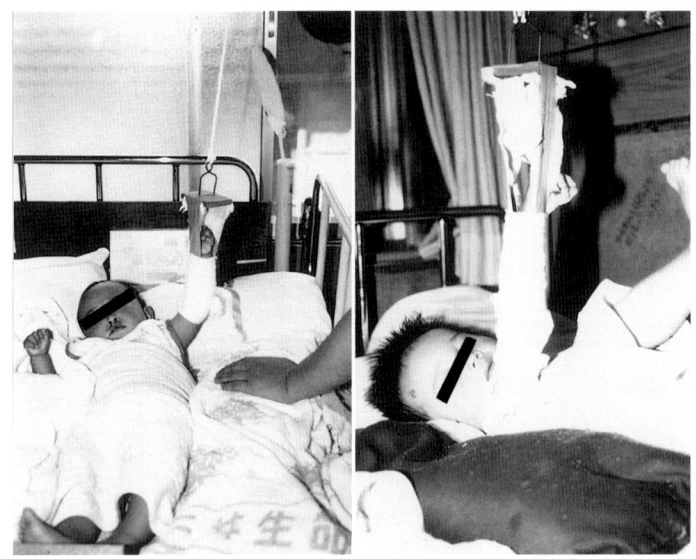

◆図253. 両前腕骨骨折の牽引治療
　　左：生後8カ月
　　右：生後11カ月

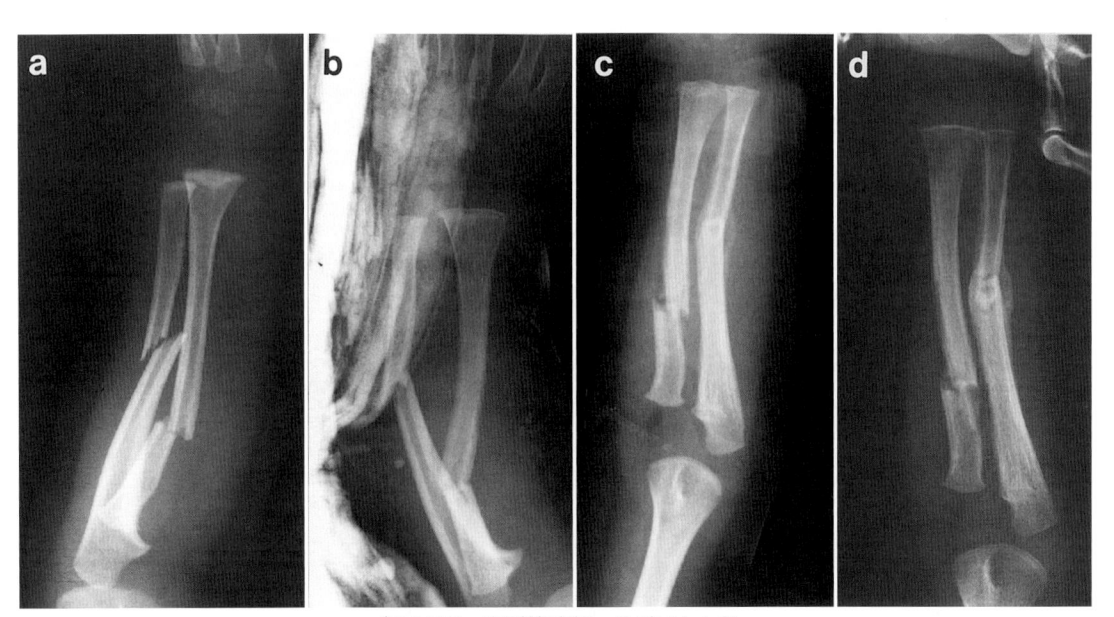

◆図254. 牽引治療例, 生後11カ月
a：初診時, b：ギプス内で容易に再転位, c：牽引1週後, d：2週後

2. 観血的治療

　橈骨, 尺骨いずれを強固に固定すべきかは成人の場合, 常に問題とされた。あるものは回転する橈骨を強固に固定する必要があるので内副子固定を行い, 尺骨は髄内釘固定で十分とした。反対に回転の軸となる尺骨を強固に固定すべきで, 橈骨は髄内釘固定でもよいと述べるものもある。両骨を内副子固定すべきと主張するものがある半面, 両骨とも髄内釘固定でもよいとするものなど, 種々の固定法がとられている。Van der Reiss[536)]は髄内固定23例と内副子固定18例の比較を行い, 両群の成績に差がなく, 従って, より簡単な髄内固定を推奨している。また, 両骨骨折の場合に両方とも内固定すべきか単骨固定でもよいかが問題となるが, 安定性が決め手とな

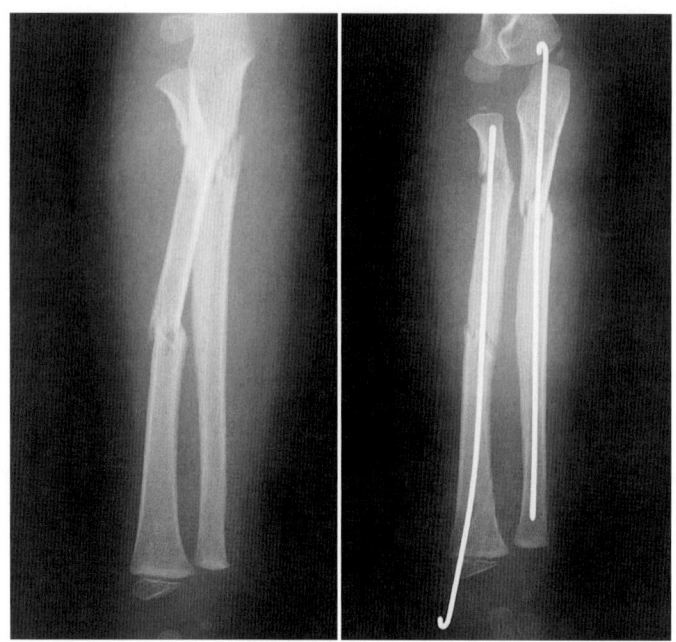

◆図255. 右橈尺骨骨幹部骨折に対する経皮的K-wire固定, 3歳
初診時と術直後。橈骨の二重骨折もワイヤーの刺入により整復固定された。

ろう[550]。筆者は閉鎖性髄内釘固定が可能な場合はK-wireによる髄内釘固定を，観血的整復を行った場合には小児ではK-wireによる髄内釘固定を，思春期では内副子固定を用いている。

a. 経皮的固定

経皮的K-wire固定には整復位の保持のみならず，徒手整復が困難な症例でピンを刺入することにより自然に整復される利点も併せもっている（図255）。

Jaschke[551]は126例の小児の前腕骨骨折中58例に経皮的K-wire固定を行い，Amitら[552]はこの方法の利点として，①正確な整復の保持，②合併症率の減少，③美容的欠陥の除去，④局所麻酔での内固定材料の抜去可能，をあげている。橈骨骨折では，成長軟骨帯を損傷しないように骨幹端部よりの刺入を勧めるものもあるが，筆者ら[553]の経験ではK-wireの短期間使用で成長障害をきたす危険はなく，最近行った調査（20例，31骨折，使用K-wireのサイズはほとんどの症例で1.4〜1.8 mm，内固定期間は平均9.8週，追跡期間は平均2年6カ月）では骨端線早期閉鎖や成長障害を起こしたものはなかった。Lister結節あるいはその内側からの刺入を勧めるもの[554]もあるが，結節の尺側には長母指伸筋腱が密接して併走していて，この腱を損傷したり，また，ピンの刺激で特発性断裂を起こす危険があり注意を要する。筆者はsnuffboxからの刺入を好んで用いている（図256）。ワイヤーの先端を少し曲げておいて，先端が中枢骨片に入ったときにワイヤーを回転させて骨片を整復することも可能である[555]。Richterら[556]は弾性ピン（径は髄腔の1/3，2〜3 mm）を骨膜が緊張するような3点固定となる使用によって30例中29例に良好な成績を得たと報告している（図257）。

尺骨骨折に対しては肘頭から容易に刺入できる。尺側に尺骨神経があるので釘の先端は尺側に向かわないようにする。この部分からの刺入は骨端線を通るけれども成長障害は問題とならない（図258）。ワイヤーの端は骨内へ埋没しないように屈曲させて皮下にお

く。あまりしっかり叩き込むと抜去時に苦労する。経皮的固定は回旋に対してさほど強固ではないので4週前後の外固定を行う。また仮骨の硬化も遅れる傾向があり，前述の筆者らの調査では経皮的固定，特に経皮的整復を併用した症例に仮骨の硬化が遅れる傾向があった。また再骨折を起こした症例もあり，約6週でK-wireを抜去した後も慎重にX線観察を行い，仮骨の硬化が遅れる場合にはさらに外固定を追加する配慮が必要である。

b．経皮的整復

透視下に行う。約2cmの小切開を加え，鈍的に剥離して骨折部に達し，エレバトリウムを骨折部に挿入し，遠位骨片をこねあげて

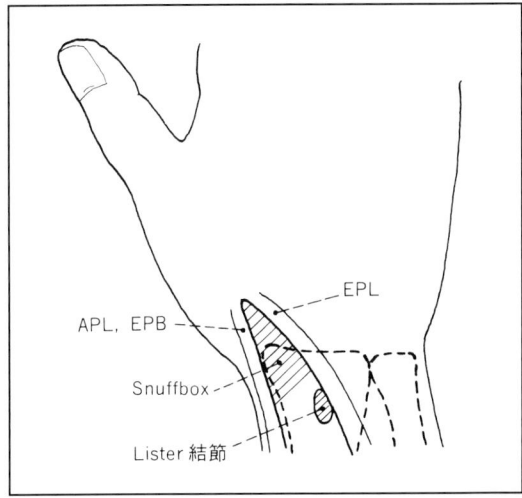

◆図256．橈骨の経皮的鋼線刺入点（anatomical snuffbox）
EPL：長母指伸筋腱
APL：長母指外転筋腱
EPB：短母指伸筋腱

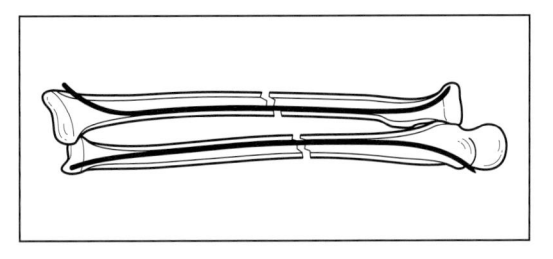

◆図257．不安定前腕骨骨折の弾性釘による3点固定（Richter，1998より）
釘の両端と釘の皮質への接触により3点固定され，同時に二つの骨により骨間膜は伸張される。

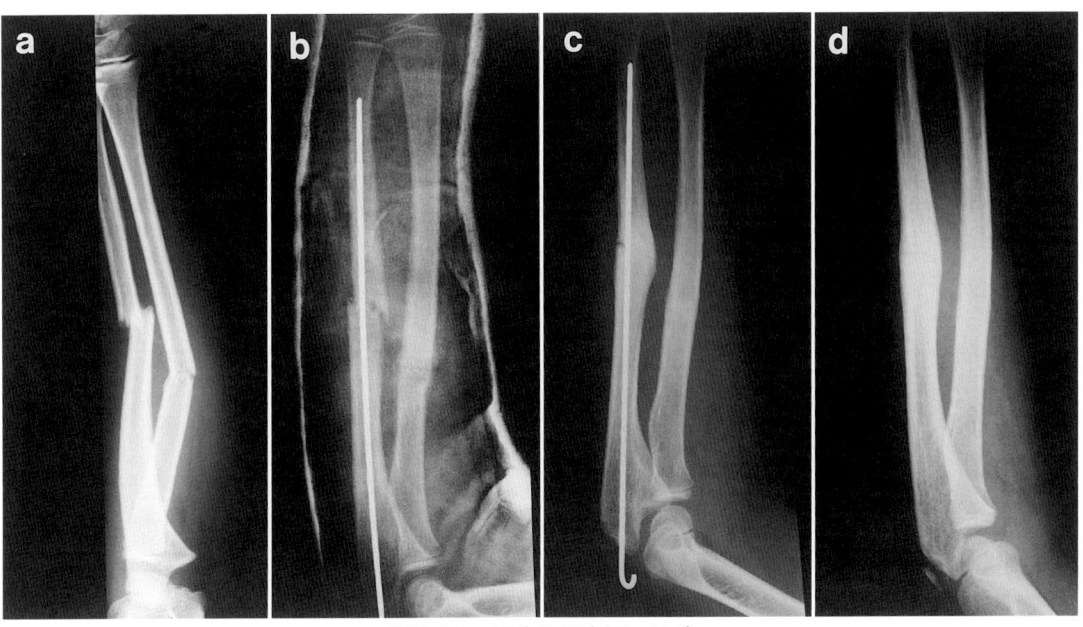

◆図258．経皮的固定例，11歳
a：初診時，b：肘頭よりのK-wireによる経皮的固定術後，c：術後約3カ月，d：術後6カ月

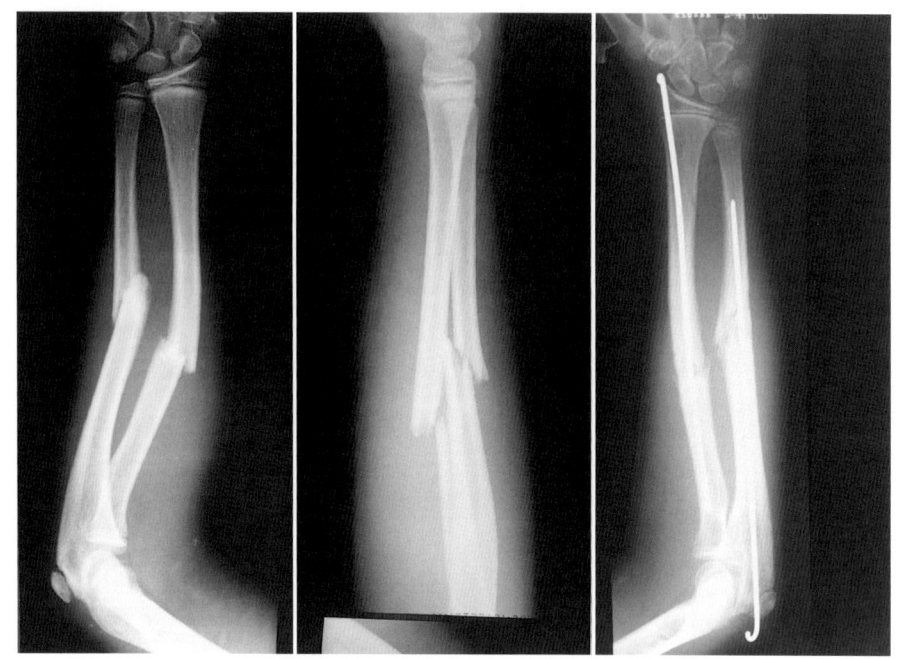

◆図259. 経皮的整復固定例, 11歳
左：初診時, 中：徒手整復後に極めて不安定, 右：尺骨を肘頭から経皮的に鋼線固定し, 次に橈骨を小切開を介してエレバトリウムで整復し, 遠位端から経皮的に鋼線固定した。術後6週。

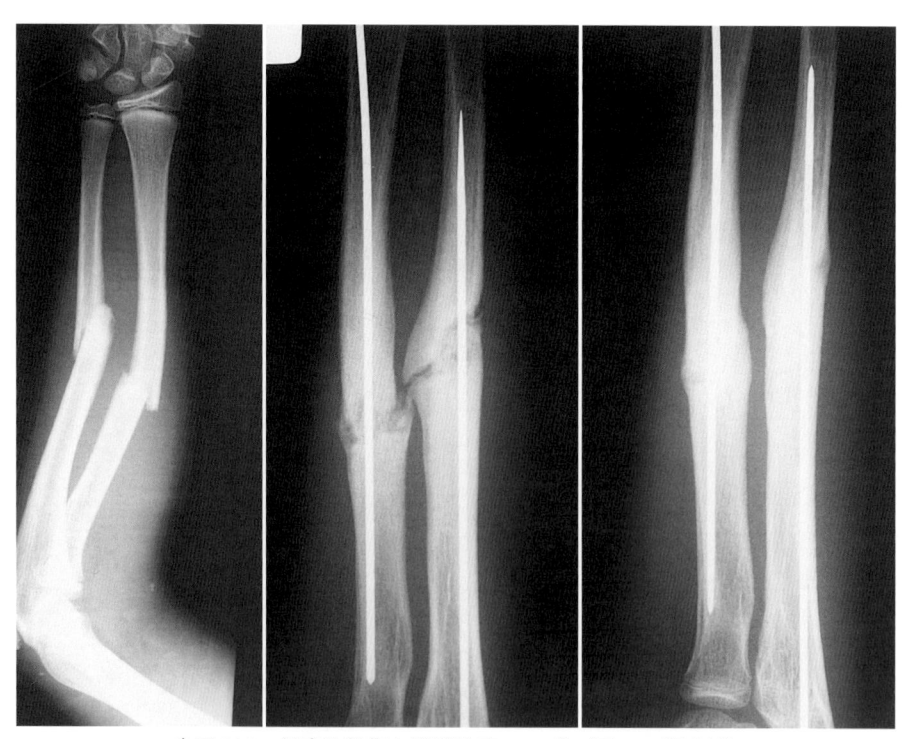

◆図260. 経皮的整復と遷延治癒, 11歳（図259提示例）
左：初診時, 中：経皮的整復と経皮的固定後12週（橈・尺骨とも骨癒合は明らかに遷延している）
右：18週後

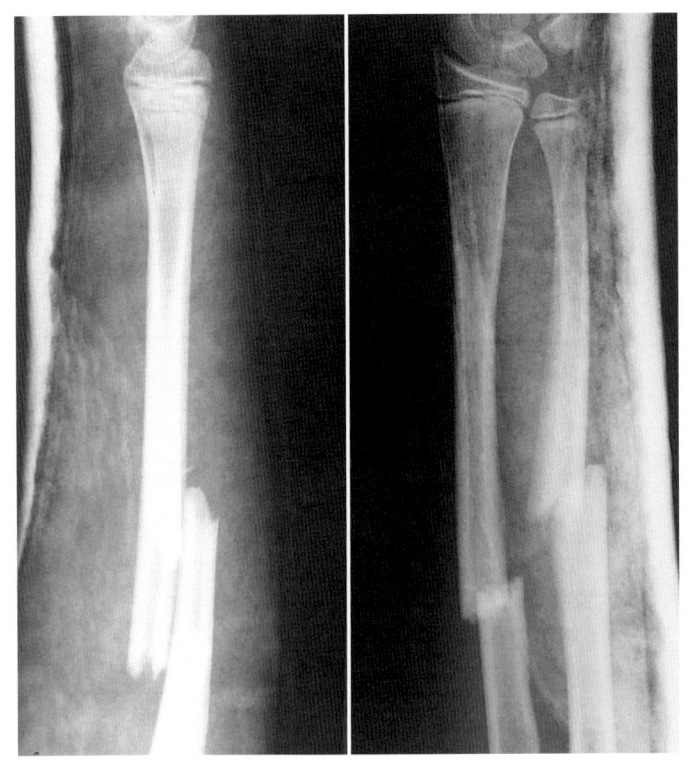

◆図261-1. 観血的整復固定術施行例，15歳
初診時と徒手整復後。

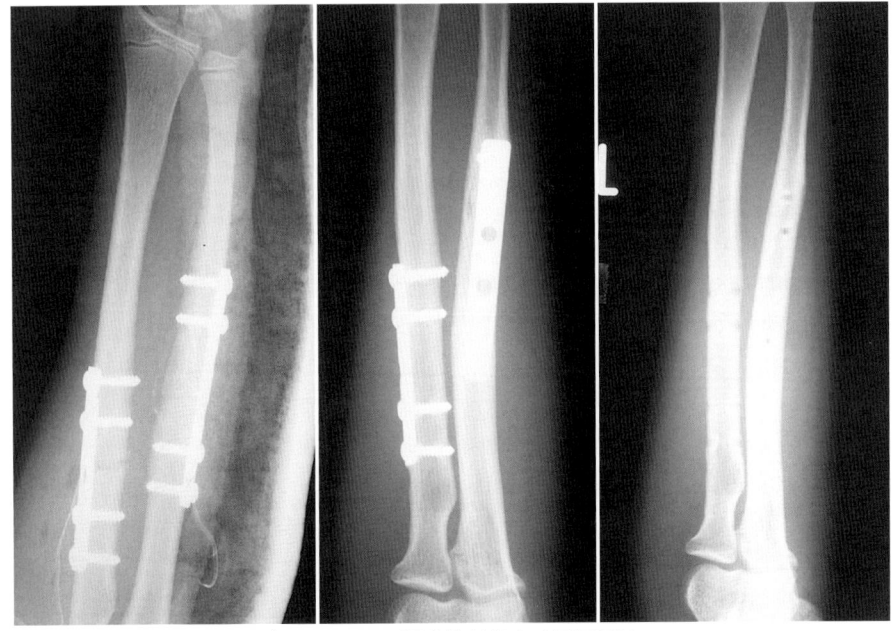

◆図261-2. 観血的整復と内副子固定
左：術直後，中：術後6週，右：術後1年2カ月

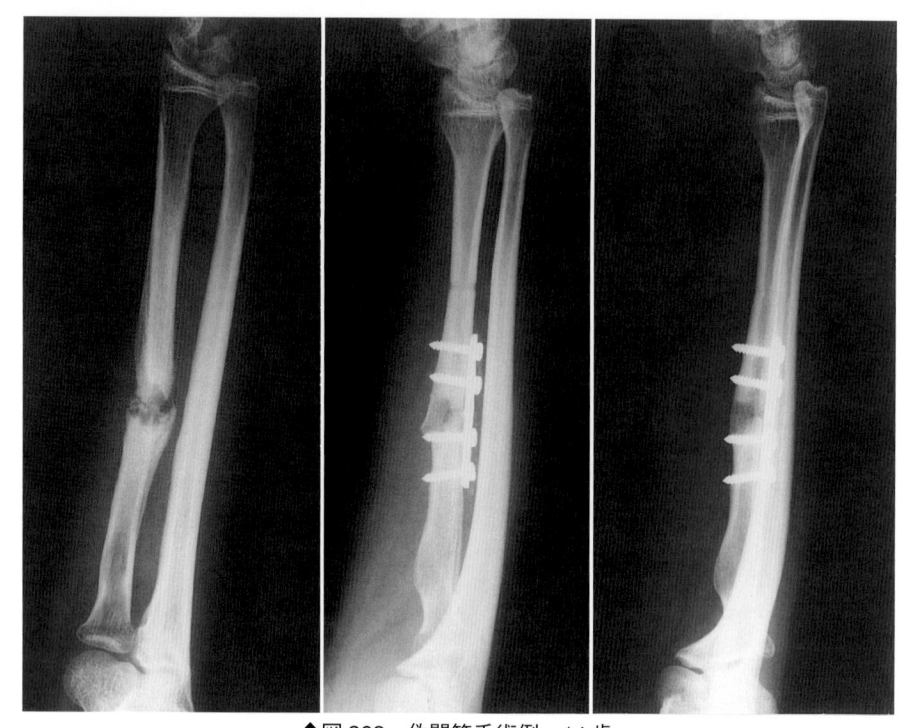

◆図262．偽関節手術例，14歳
左：初診時，中：内副子固定と腸骨片移植術後5週，右：術後約7カ月

整復する方法である。内固定は前述のK-wireによる経皮的固定を行う（図259）。前述のごとく仮骨の硬化が遷延する傾向があり，X線で観察しながらピンの抜去を遅らせたり，抜去後にさらに外固定を追加することで対処する（図260）。

c. 観血的整復と内固定

進入路については成人と同様であるが，両骨の場合は交差癒合を防ぐために別々の切開から進入する。思春期以後では内副子固定が最も安定性があり現在では多くの種類が作製されているので，年齢，骨折の型，程度に応じて選択すればよい（図261-1,2）。内副子固定の場合は原則的に術後の固定は不必要であり早期に運動練習を開始する。

d. 偽関節に対して

小児といえども適切な治療が行われないと偽関節あるいは遷延治癒となる。成人と同様に骨移植術を含めた観血的手術が必要である（図262）。

合併症と後療法

1. 再骨折

骨折癒合後数カ月して再骨折を起こすことが稀にあり，頻度は5％との報告があり[532]，Schwarzら[533]は9施設での28例の観察で，受傷後平均14週で発生し，その原因の多くは若木骨折の部分的硬化障害で，完全骨折では稀と述べている。筆者らは徒手整復あるいは経皮的整復に引き続いて経皮的K-wire固定を行った20例中2例に，受傷後6カ月および5カ月で軽微な外傷により再骨折をきたした2例を経験した。2例とも初回骨折は完全骨折で，経過の途中で再骨折発生を危惧させる所見はなく，順調に経過していたと思われた（図263-1,2）。

1. 前腕骨骨幹部骨折　203

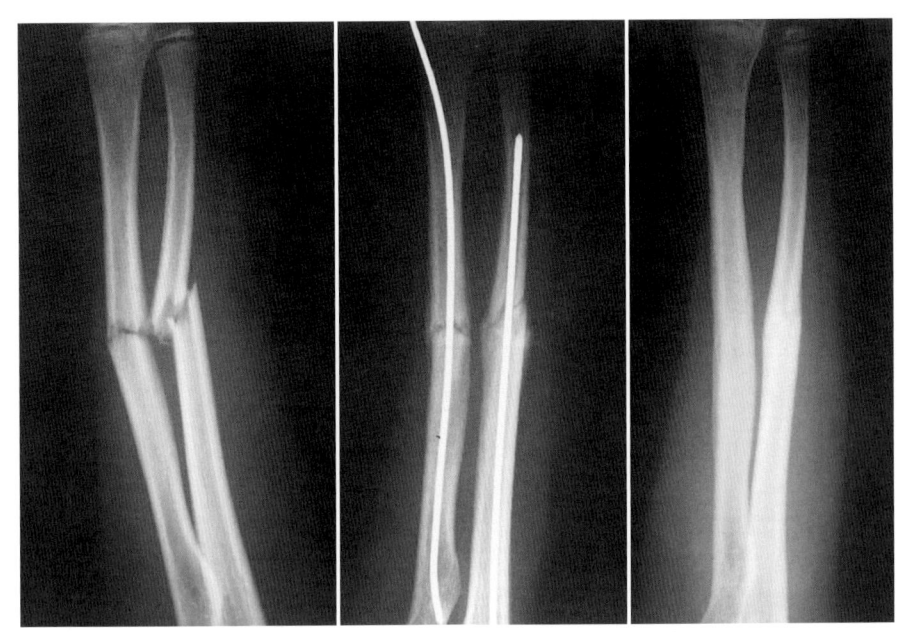

◆図263-1. 左前腕骨骨幹部再骨折例，10歳
左：初診時，中：術後4週，右：術後約3カ月

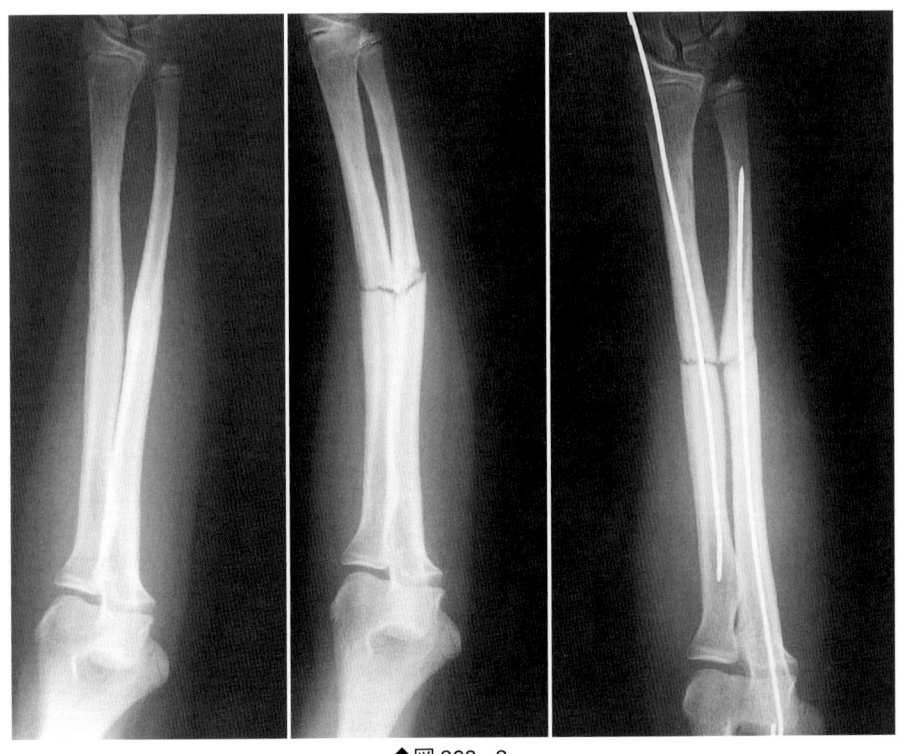

◆図263-2.
左：術後5カ月，中：術後6カ月，軽微な外傷で再骨折発生，右：再経皮的K-wire固定術後

2. その他の合併症

Ponetら[557]は44例に弾性髄内釘を使用し，1例に長母指伸筋腱断裂を報告している。また，稀ではあるが小児でも前腕骨骨接合術後の橈尺骨癒合症が発生し，Vinceら[558]は10例を骨折部位により3型に分類したが，中央および遠位1/3では成人同様に高エネルギーで発生するので注意が必要と述べている。また，彼は治療として，近位では橈骨骨頭の切除，骨幹部では癒合の切除を行った。

3. 後療法

後療法としては小児では特別なものはない。保存的，観血的とを問わず自動運動が主で他動的運動は行わない。思春期以後の者では成人に準じて回旋運動の回復に努める。

2 Galeazzi 骨折

橈骨骨幹部骨折（遠位橈骨1/3骨折を含めて）に遠位橈尺関節脱臼を伴うものはGaleazzi骨折と呼ばれるが，この損傷は成人に多くて小児では稀であり，Wilkinsら[559]の集計では全Galeazzi骨折205例中23例（11.2％），Lechnerら[560]の報告では20例中2例（10％）が小児であった。Lettsら[561]は16年間に4例を経験しているのみである。本邦での報告は少なく，太田ら[562]は成長期の5例について，桜木ら[563]は3例を報告している。そのほかには若干例が報告されているに過ぎない[564〜568]。しかし，Walshら[569]は15歳以下の橈骨骨折1,453例のX線を再検討し，41例に遠位橈尺関節の損傷を認めたが，損傷時に確定診断されていたのは17例（41％）であったと報告しているし，後述するGaleazzi類似を含めると頻度はもっと多いかもしれない。受傷年齢をWalshらの報告からみると10〜13歳までが多く，Lettsの類似損傷を含めての報告では7〜14歳であった。

表18. Galeazzi骨折における橈骨の骨折部位と脱臼方向

橈骨骨折部位 橈骨の転位方向	遠位1/3	中央・遠位1/3境界
前　方	8	13
後　方	13	7

（Walshの論文[569]より引用）

損傷メカニズムは転倒して手をつくことで発生し，前腕回外位であれば後述する伸展型，回内位であれば屈曲型が発生するものと思われる[559]。症状としては，橈骨骨折の症状のほかに，尺骨遠位端の背側あるいは掌側突出が出現する。橈骨骨折の症状に目を奪われて遠位橈尺関節脱臼の症状は見逃されることもある。

X線撮影，所見と分類

橈骨の中央1/3以下の単独骨折で転位が強い場合には尺骨遠位端の脱臼を疑って手関節の正確な前後・側面像の撮影が必要である。誤診の最も多い原因はこの撮影がなされていないためと，正確な判読がなされないことである。尺骨遠位端が橈骨遠位端と正常な位置関係にないようであれば同じ肢位で健側を撮影して比較することが必要である。

撮影されたフィルムから骨折と脱臼の状態を把握する。橈骨骨折のレベルは中央・遠位1/3境界から遠位1/3にかけてであり，尺骨遠位端の脱臼方向は橈骨骨折の屈曲方向に関連し，背側凸であれば背側へ，掌側凸であれば掌側へ転位する。転位の頻度をWalshの報告からみると，背・掌側ともにほとんど同じであった（表18）。

分類としては，筆者は伸展型（橈骨骨折が掌側凸を呈する伸展型で，遠位尺骨は掌側に転位する），屈曲型（橈骨骨折が背側凸の屈曲型で，遠位尺骨は背側に転位する）に単純に分類している（図264，表19）。WalshやLettsは橈骨骨折の転位方向，骨折パターン，

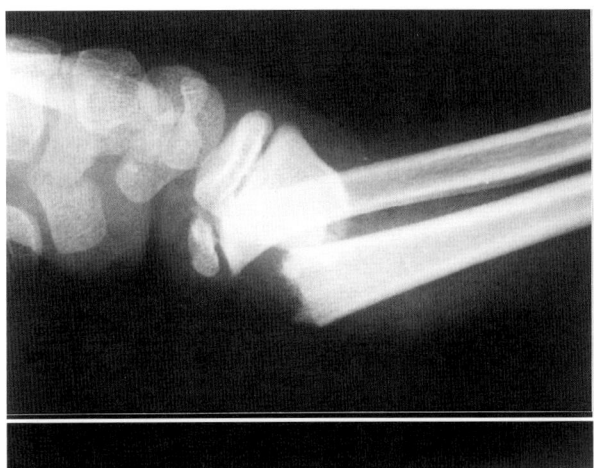

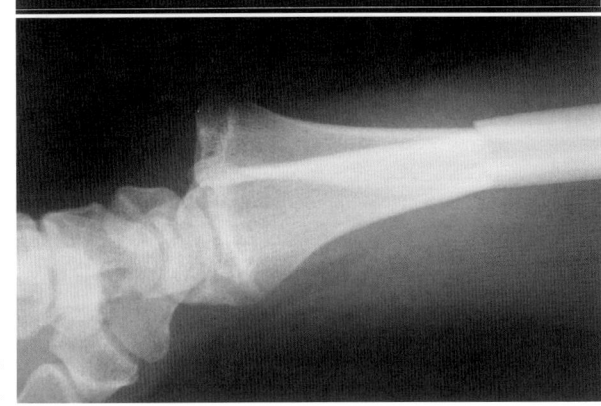

◆図264. Galeazzi 骨折
上：伸展型（尺骨遠位端は掌側に脱臼），10歳
下：屈曲型（尺骨遠位端は背側に脱臼），15歳

表19. Galeazzi 骨折（類似骨折）井上の分類

伸展型	橈骨：伸展型骨折
	尺骨遠位端（尺骨遠位骨幹端）：掌側に転位
屈曲型	橈骨：屈曲型骨折
	尺骨遠位端（尺骨遠位骨幹端）：背側に転位

（　）内は類似骨折

表20. 小児 Galeazzi 骨折の分類（Letts, 1993）

A型：橈骨骨折は中央・遠位1/3の境界で，
　i）遠位尺骨の背側脱臼
　ii）尺骨骨幹端の背側転位を伴う遠位尺骨骨端線骨折
B型：橈骨骨折は遠位1/3で，
　i）遠位尺骨の背側脱臼
　ii）尺骨骨幹端の背側転位を伴う遠位尺骨骨端線骨折
C型：背側弯曲を伴う橈骨の若木骨折と，
　i）遠位尺骨の背側脱臼
　ii）尺骨骨幹端の背側転位を伴う遠位尺骨骨端線骨折
D型：掌側弯曲を伴う遠位橈骨の骨折と，
　i）遠位尺骨の掌側脱臼
　ii）尺骨骨幹端の掌側転位を伴う遠位尺骨骨端線骨折

表21. 小児 Galeazzi 骨折の分類（Walsh, 1987）

I型：遠位橈骨の背側（掌側凸）転位
　　橈骨骨折パターン
　　　若木
　　　完全
　　尺骨遠位骨端線
　　　正常
　　　遮断（equivalent）
II型：遠位橈骨の掌側（背側凸）転位
　　橈骨骨折パターン
　　　若木
　　　完全
　　尺骨遠位骨端線
　　　正常
　　　遮断（equivalent）

および遠位橈尺関節の破綻か遠位尺骨の骨端線損傷（後述する Galeazzi 類似損傷）かを総合的にまとめて分類しているが，Letts の分類は橈骨の屈曲型骨折にあまりにもこだわ

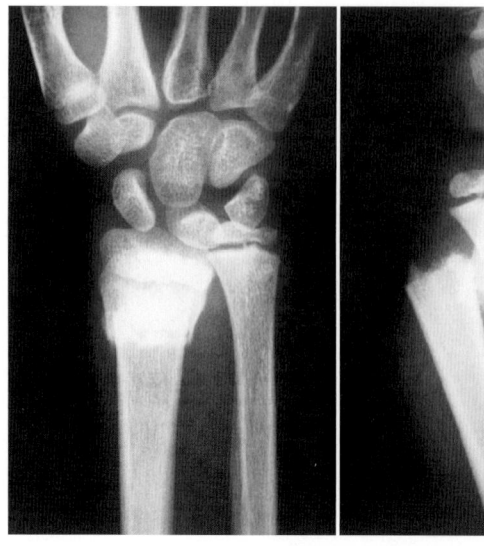

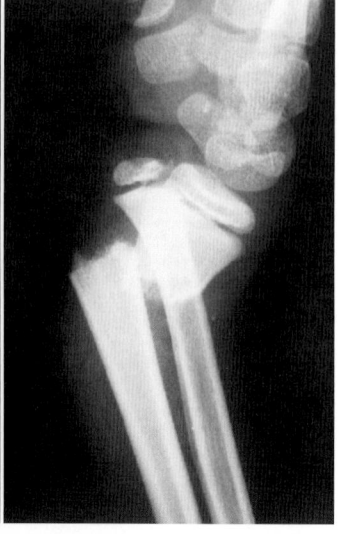

◆図265-1. Galeazzi骨折の保存的治療，12歳，初診時

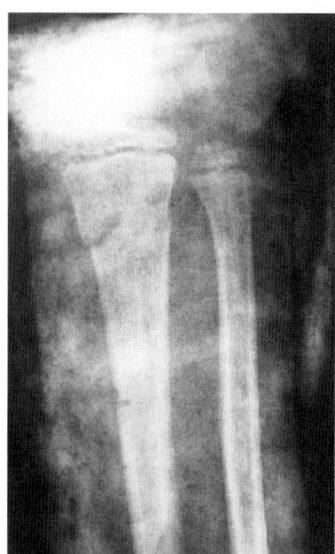

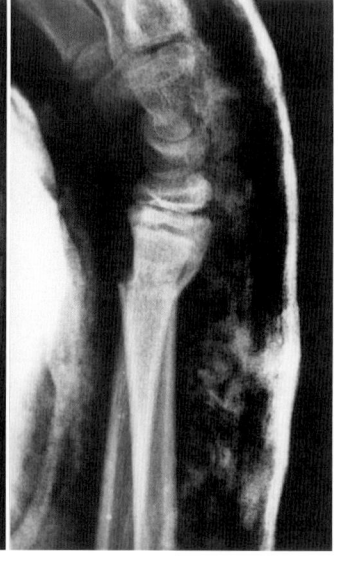

◆図265-2. 徒手整復後

り過ぎていて，Walshの分類の方が使いやすい（表20，21）。

治療方針

Monteggia骨折の治療の場合と同様に，屈曲変形した骨折が整復されると脱臼は自動的に整復されることが多い。従って，橈骨の整復が第一選択である。橈骨および橈尺関節の整復はまず保存的に行い，それが成功しなければ観血的整復を行う。術後に外固定，経皮的固定あるいは内固定を選ぶかは橈骨自身あるいは橈尺関節の安定性によって決定するが，Walshら[569]の41例の治療の内訳をみると，39例が徒手整復と外固定であり，内固定が行われたのは2例のみであった。

陳旧例でもまず橈骨を整復し，尺骨遠位端の整復をできるだけ徒手で行うという原則は同じである。橈尺関節が非整復性の場合に，成人に対して行うような靱帯形成術，あるいはDarrach法やKapandjiのごとき尺骨遠位端に対する手術を直ちに小児に行うべきか否

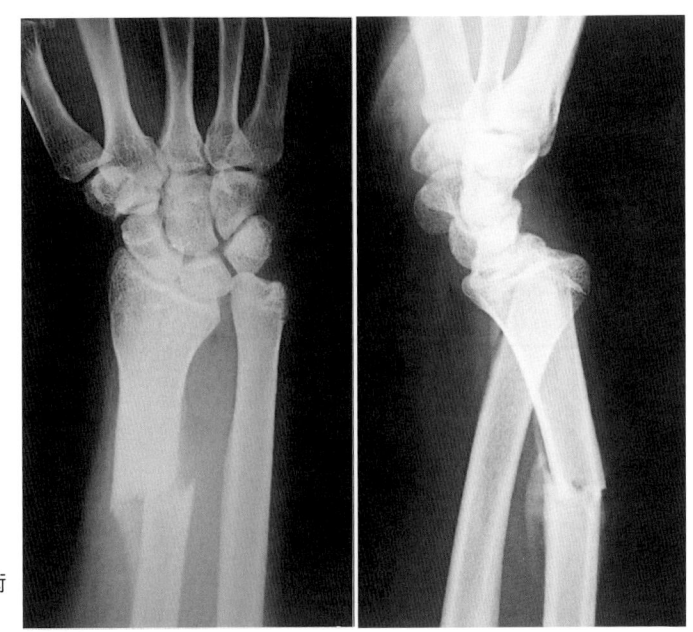

◆図266-1. 陳旧性 Galeazzi 骨折の手術例, 15歳, 術前（受傷後3週）

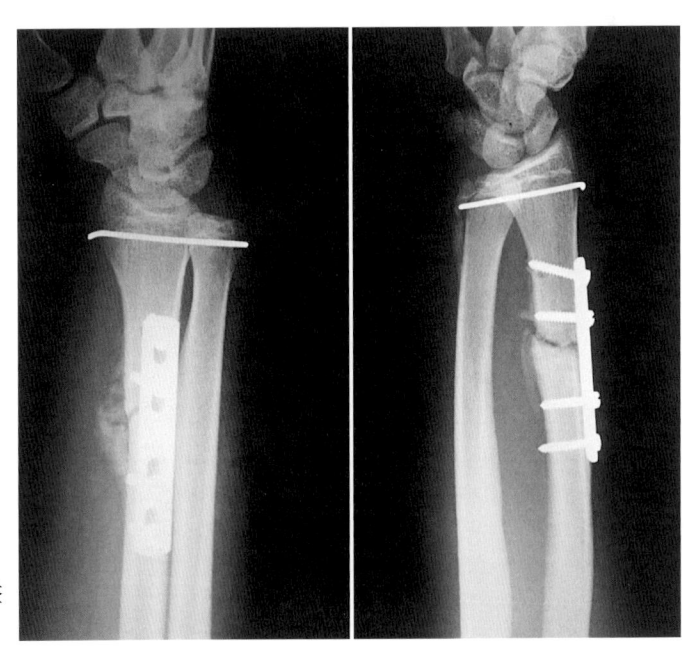

◆図266-2. 観血的整復術直後
橈骨は内副子固定, 尺骨遠位端は徒手整復し経関節的に K-wire 固定を行った。

かは問題が多く, 経過をまずみて, 愁訴の推移によって適応を決めても遅くはないと思う。

家族への説明

① この損傷が骨折のみならず関節の損傷もあるという特殊の病態, ② 治療の順序（保存的治療が優先し, 必要によっては手術）, ③ 固定は若干長くなること, ④ しばらくは回旋運動の制限と疼痛が持続すること, が一般的な説明事項である。

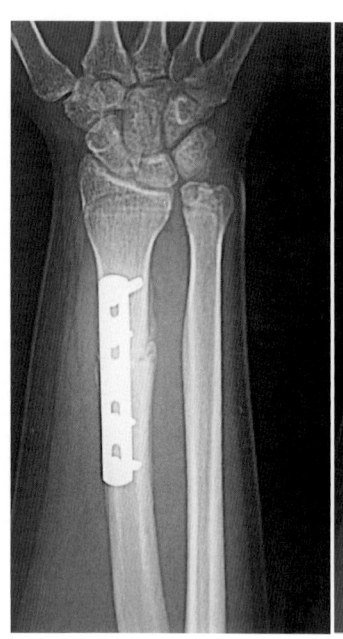

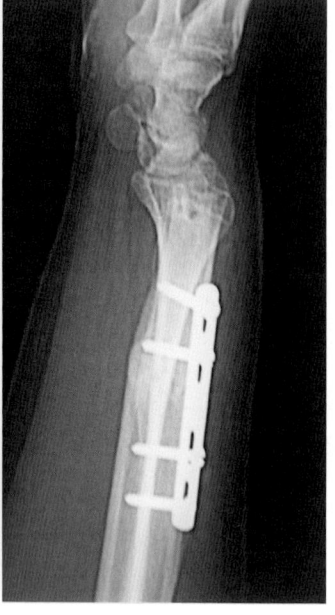

◆図266-3.
術後7週。遠位橈尺関節の軽度の離開がみられる。

治　療

1. 徒手整復と内固定

　橈骨の徒手整復法は前腕骨折におけると同様で末梢方向への牽引と凸側の圧迫である。前腕の回旋肢位は重要であり，尺骨遠位端が背側脱臼（井上分類の屈曲型，Walsh分類のⅡ型）であれば回外位で，掌側脱臼（井上分類の伸展型，Walsh分類のⅠ型）であれば回内位で整復操作を行う。イメージで整復状態を確認するが，この確認に際しての落とし穴がある。整復後に側面像で橈尺関節の配列をみようとして前腕を回旋させると，整復位保持に必要な回旋肢位が失われてくる恐れがある。腕を回旋させずにイメージを回転させるべきである。外固定肢位は屈曲型では完全回外位，伸展型では回内位とし，固定期間は橈骨癒合と尺骨遠位端安定化のために少なくとも4～5週は必要であろう（図265-1, 2）。

2. 経皮的固定

　不安定な橈骨骨折に対しては橈骨骨幹部骨折と同様に橈骨遠位端からK-wireによる固定を行う。また，不安定な橈尺関節に対しては尺骨から橈骨に向けてK-wireによる一時的固定を行う。肢位は前述のごとく脱臼方向により決定する。橈骨および橈尺関節を固定したK-wireは5週前後で抜去する。

3. 観血的整復

　橈骨の徒手整復が成功しなければ経皮的あるいは観血的整復と経皮的固定あるいは内固定を行う。内固定の方法は年齢や骨折部位によって内副子や髄内固定を選択する。遠位橈尺関節が非整復性の場合には介在物を疑い観血的に処置する必要がある。

4. 陳旧例に対する処置

　陳旧例における治療でもまず橈骨の整復が第一であり，観血的に橈骨を整復し，次いで尺骨遠位端の整復の状態をみて次の処置を考えねばならない。橈尺関節の経皮的固定の必要性が新鮮例に比べて増すであろう（図266-1～3）。

後療法

　手関節の運動を最初に行い，回旋運動は控

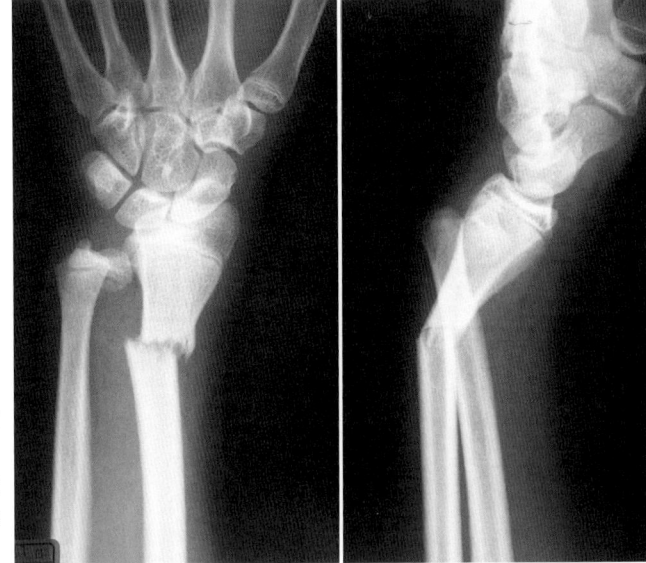

◆図267-1. Galeazzi類似骨折，屈曲型，13歳
遠位橈尺関節の脱臼のかわりに尺骨遠位骨端離開が起こり，遠位橈尺関節は損傷されない。

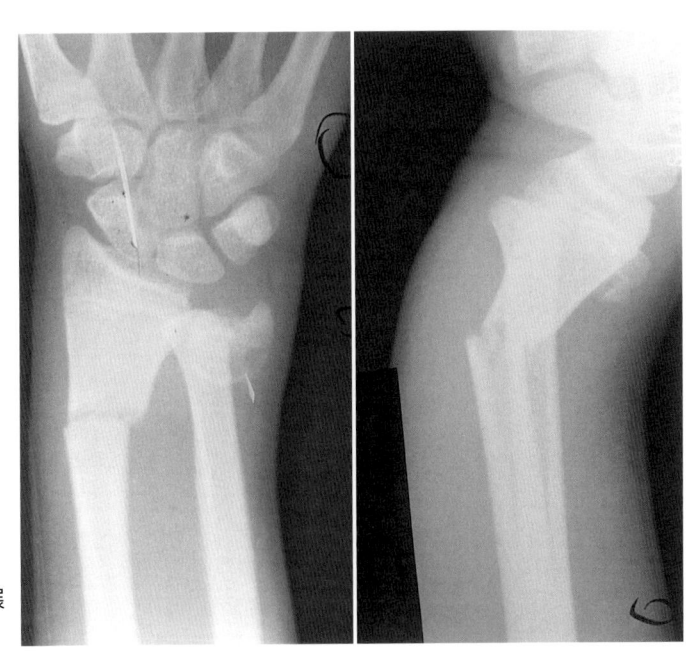

◆図267-2. Galeazzi類似骨折，伸展型，13歳

えめに始める．運動はあくまで自動運動である．新鮮例で正しく整復された例の予後は一般的に良好である．もし，回旋運動で尺骨遠位端の再転位の傾向があれば整復位の保持できる肢位で再固定する必要がある．陳旧例で橈骨に対して観血的整復，遠位橈尺関節に対して経皮的固定を行わざるを得なかった症例の回旋運動の回復は非常に遅く，若干の制限が残った．

3 Galeazzi類似骨折

尺骨遠位端脱臼の代わりに尺骨遠位骨端離開を起こすことがあり，これはGaleazzi類似骨折と呼ばれていて，Galeazzi骨折と同様に小児では稀であり，Reckling[570]は47例のGaleazzi骨折中4例が小児の類似骨折であったと報告している．筆者はGaleazzi骨折と

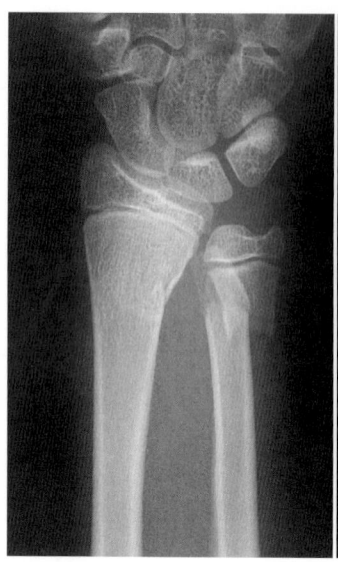

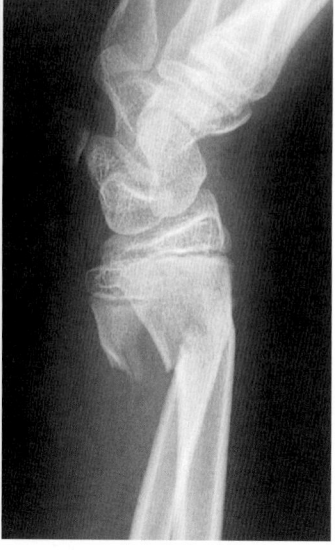

◆図268-1. 小児Galeazzi類似骨折
（井上分類：屈曲型，
Letts分類：C-ⅱ，
Walsh分類：Ⅱ型），
14歳，初診時

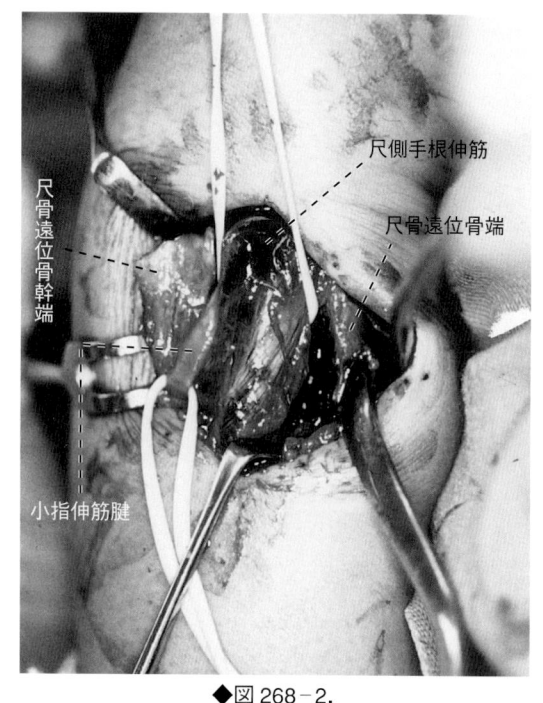

◆図268-2.
術中所見。尺骨遠位骨幹端と尺骨遠位骨端との間に小指伸筋腱と尺側手根伸筋の介在あり。

（図中ラベル：尺骨遠位骨幹端，尺側手根伸筋，尺骨遠位骨端，小指伸筋腱）

　小児では古典的Galeazzi骨折より類似骨折の方が多いようであり，Lettsら[561]の16年間の経験では前者は4例，後者は6例であった。本邦でも散発的に症例報告がある[571〜575]。最近，麻生ら[576]の報告では遠位尺骨骨端線損傷7例中5例が遠位橈骨骨折に合併していた。

　この類似骨折の中には非整復例の報告があり，Reckling[570]の4例中1例，二田水ら[573]の両側例，若狭ら[574]の例もともに尺側手根伸筋が嵌入し，尺骨遠位骨端離開の整復を阻害していた。筆者らが最近経験した例は尺側手根伸筋に加えて小指伸筋腱が介在していた[577]（図268-1〜3）。

　Galeazzi骨折では橈骨の整復を行えば橈尺関節の整復も自然と行われることが多いが，この類似骨折では，橈尺骨をそれぞれ確実に整復しなければならない（図269-1,2）。徒手整復後の外固定は，屈曲型では回外位に，伸展型では回内位に行う。今村ら[575]は回内固定を強調しているが，これは報告例がすべて掌側転位例（井上分類の伸展型）であったからであろう。徒手整復ができない場合は整復阻害因子を想定して観血的整復を行った方がよい。Landfriedら[578]は3例を経験し，す

同様に背側に転位する型（屈曲型）と掌側へ転位する型（伸展型）とに分類しているが（図267-1,2），Letts[561]やWalsh[569]も古典的なGaleazzi骨折と一緒にして分類している。

3. Galeazzi 類似骨折   211

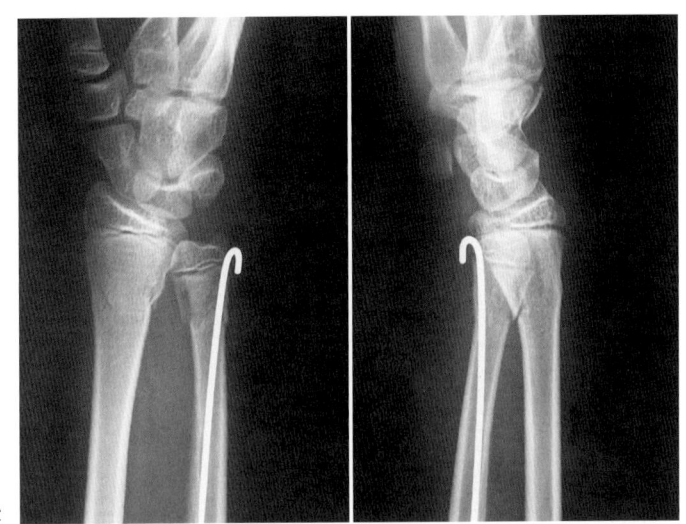

◆図 268-3. 整復固定後

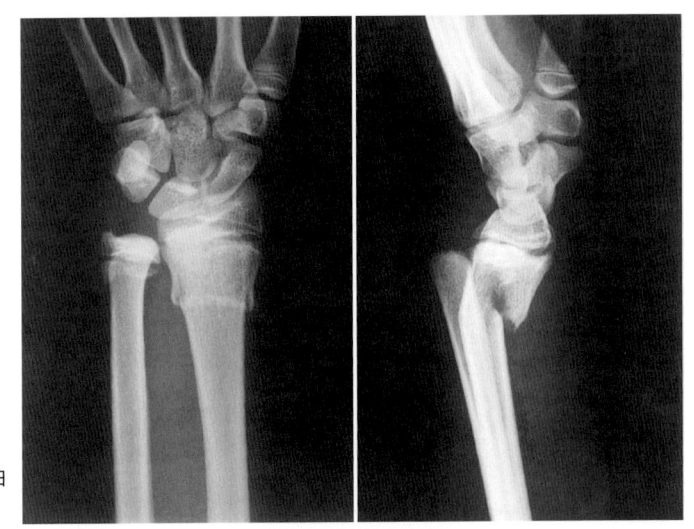

◆図 269-1. Galeazzi 類似骨折，屈曲型，13歳，初診時

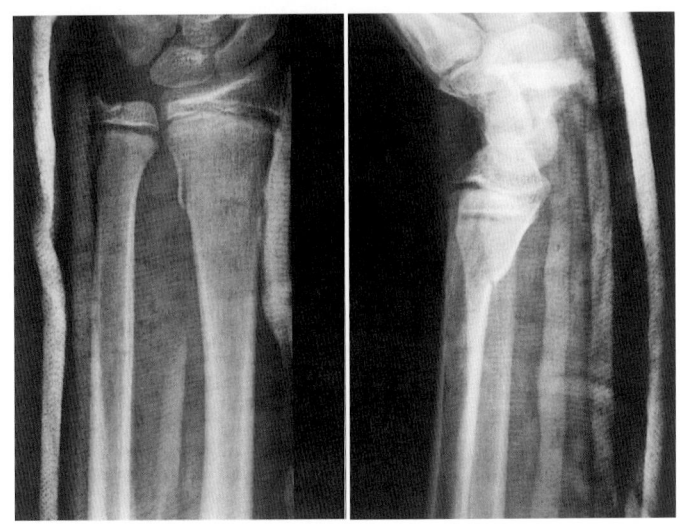

◆図 269-2. 徒手整復，固定後

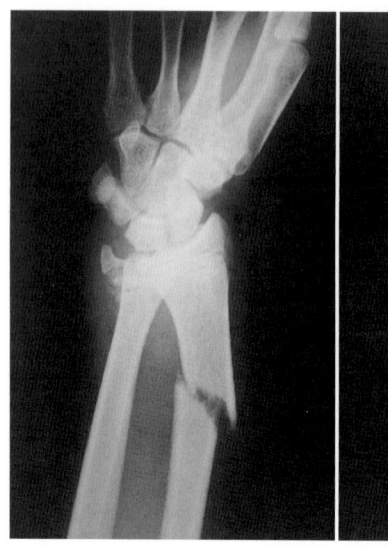

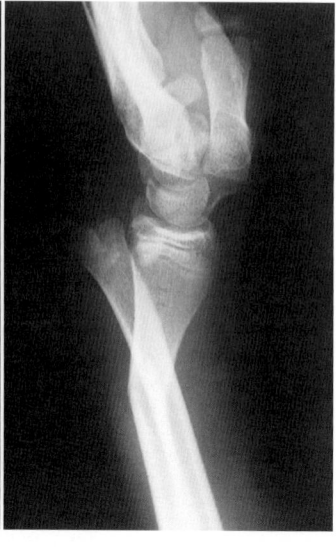

◆図270-1. 尺骨成長障害を発生したGaleazzi類似骨折（井上分類：屈曲型），15歳，初診時

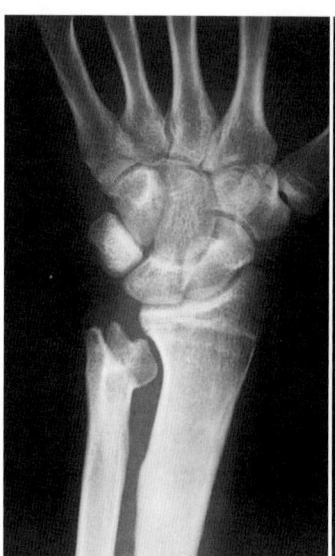

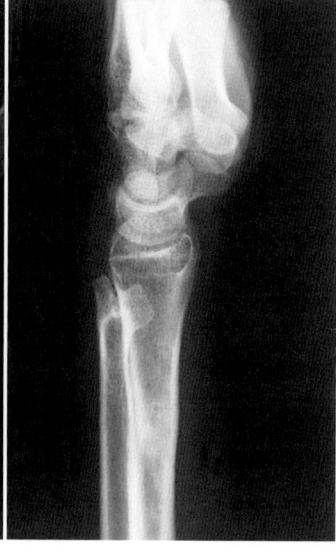

◆図270-2．2年7カ月後
尺骨は著明な成長障害を発生
（後述するRayのⅡ型[633]に相当？）

べて観血的整復術を行い骨膜の介在を認めている。筆者の症例では著明に転位した遠位尺骨骨幹端部を介在する軟部組織の下を通して整復したが非常に不安定でありK-wireで固定を行った（図268-3参照）。

尺骨遠位端の骨端離開が確実に整復固定され，成長障害が発生しない限り，遠位橈尺関節の関節関係は正常に保たれているので予後は良好であるが，成長障害が発生すれば著明な変形を発生する[579]ので十分な経過観察が必要であり，また，治療前の説明事項として

は欠かせない。筆者らも予期しなかった成長障害をきたした1例を経験した（図270-1，2）。Lettsら[561]も6例の類似骨折中遠位尺骨成長帯の完全抑制を起こした1例を経験している。

4 前腕骨急性塑性変形

1974年Borden[368]により初めてacute plastic bowing deformityという臨床的概念

が報告されて以来，本邦では急性塑性変形（acute plastic deformation, acute plastic bowing）という言葉で症例報告がなされるようになった[580]。Chamay[581]はイヌを使った実験で，長管骨の長軸に強い圧迫が加わった場合に，骨に弾性（elastic）と可塑性（plastic）の2期に分けられる反応が生じ，圧迫力が弾性の限界内で消失すると骨は元の状態に戻るが，それを超えて続く（plastic phase）と骨は弯曲したまま元に戻らなくなることを示した（図271）。この状態の局所の病態は骨膜から皮質を通って髄腔に達する微小骨折であり，この変形を起こさせるためには体重の100〜150%の力が必要と記載している。Curreyら[582]の研究では小児のplastic phaseは成人よりも長く，ゆえに，小児においては骨折が起きる場合，成人より大きな力が必要であり，また，塑性変形が起こりやすくなるわけである。この変形は単に橈尺骨のみならず腓骨や大腿骨にもみられているが前腕骨が最も多く，Demos[583]の調査では塑性変形74例中58例が前腕骨骨折であった（尺骨単独：26例，橈骨単独：15例，両骨：11例，非特定：6例）。最近では橈骨頭脱臼に関連しての尺骨の塑性変形の報告が次第に増加していることは既述した。

Sandersら[584]の症例で年齢分布をみると，橈尺骨の塑性変形14例中13例は15歳以下で，成人は1例であったと記載している。

特徴的な症状は前腕の弯曲である。

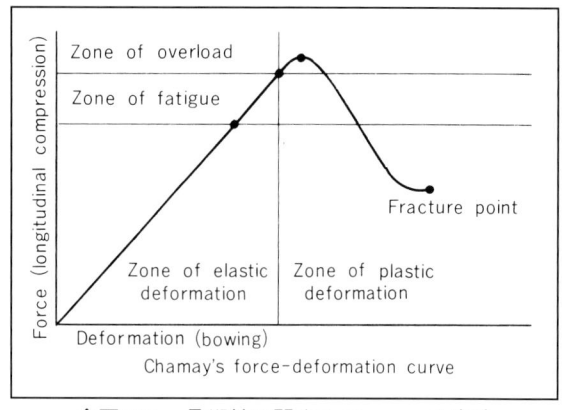

◆図271．骨塑性に関するChamayの実験
（Sandersの論文[584]を参考として）

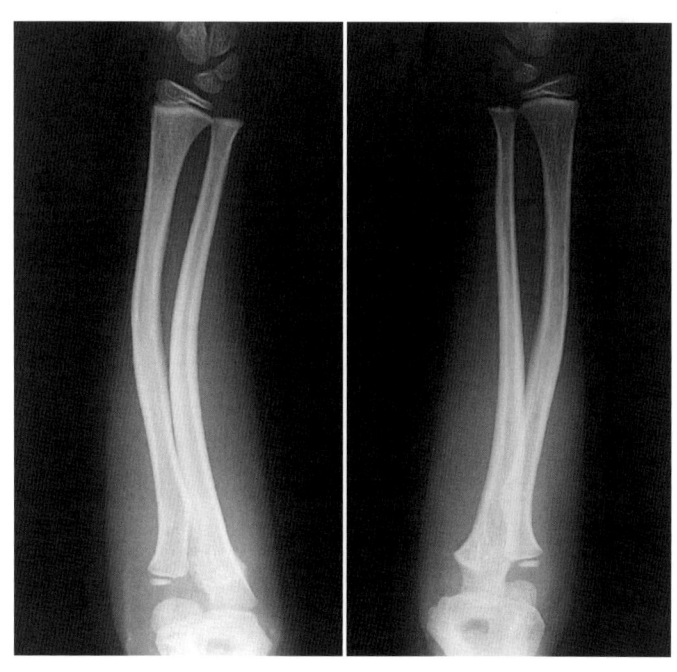

◆図272．左橈尺骨急性塑性変形，8歳
（聖マリア病院症例）
健側と患側。

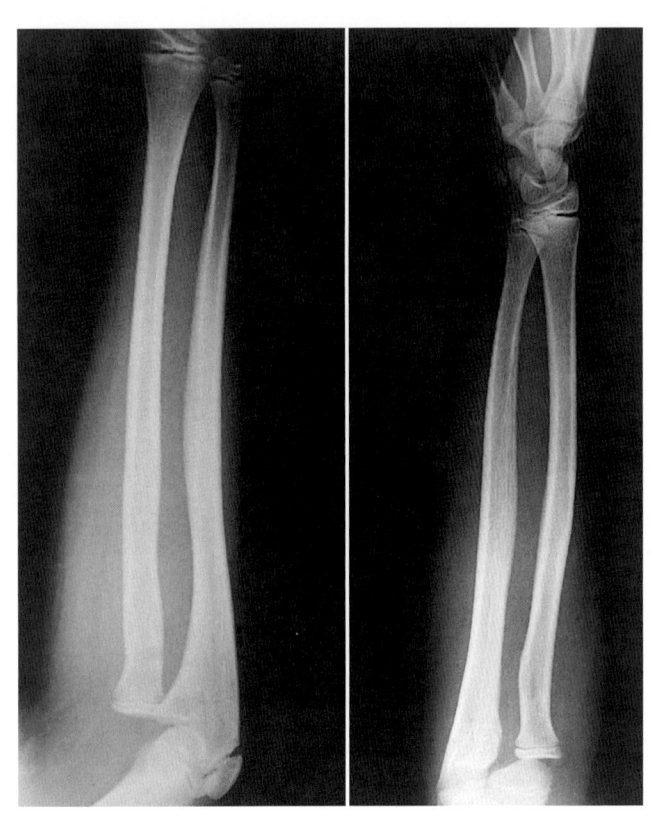

◆図273. 右尺骨塑性変形を伴う橈骨頭脱臼（Letts：A型．Lincolnのanterior bend type），12歳，初診時

X線撮影，所見

　骨折線を認めず，ゆるく長く弯曲している（図272）。軽い場合には健側と比較しなければわからない。尺骨単独が最も多く，次いで橈骨単独，以下，両前腕骨の順との報告がある[583]。一方の骨に骨折があり，その屈曲転位が大きい場合には骨折のない方の骨の弯曲に注意する必要がある。また，単独の骨の塑性変形の場合には肘・手関節における両骨の関節関係が正常か否かを確認しておく必要がある（図273）。尺骨の塑性変形を伴った橈骨頭の前方脱臼（いわゆるMonteggia類似損傷）については既述した。

治療方針と家族への説明

　Price[585]は4歳以下では完全な機能の回復が得られるまで矯正されるであろうと述べているが，Sandersら[584]は整復の適応として，① 4歳未満では20°を超す屈曲，② どの年齢でも一方の骨の塑性変形が他の骨の変形の矯正の妨げになっている場合，をあげている。また，麻酔下でも前腕の回旋制限があるような弯曲は整復の適応である。

　整復の順序としては一方の骨に骨折，一方に塑性変形がある場合は塑性変形をまず整復する。また，両骨とも塑性変形の場合は変形の強い方から整復する。

　King[586]は説明事項として再構築に時間がかかることをあげているが，特殊な病態も当然説明しておかねばならない。また，Priceは術前に保護者に骨折を起こさせることが必要かもしれないことを説明しておくように述べている。

治　　療

　Borden[368]のイヌを使った実験で，矯正には変形を起こしたと同じ力（すなわち体重の

4. 前腕骨急性塑性変形　215

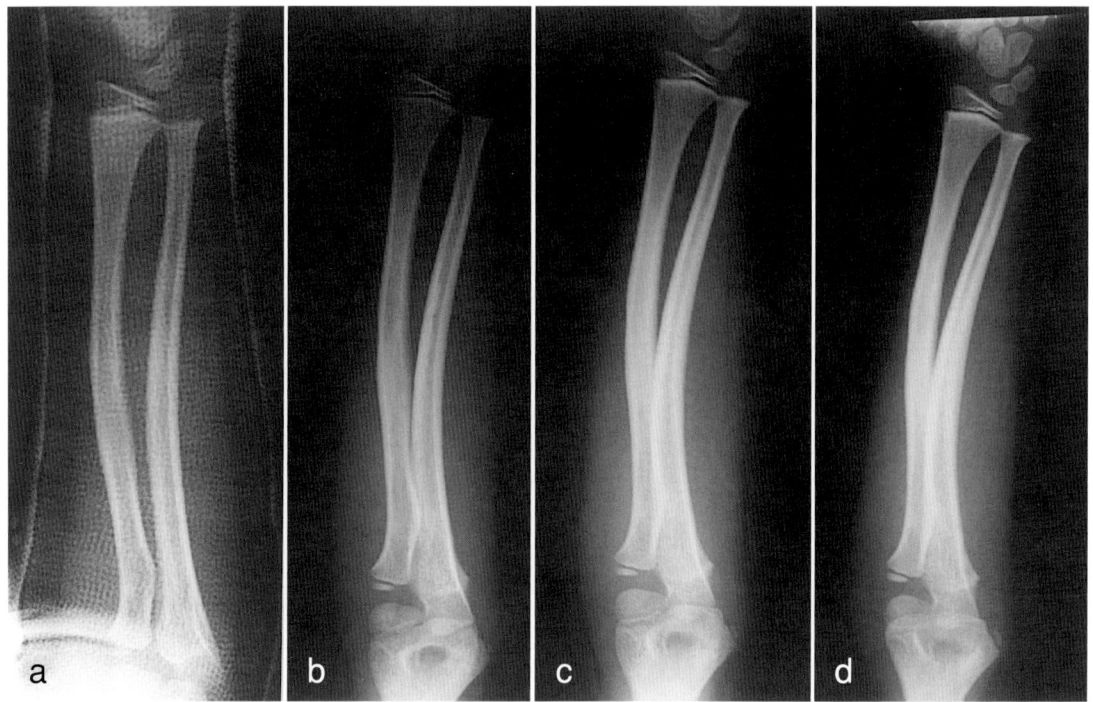

◆図274. 急性塑性変形の徒手矯正, 8歳（図272提示例）
a：棒を下敷きにして徒手整復, b：2週後（仮骨形成なし）
c：8週後, d：4.5カ月後（尺骨の内側の骨皮質の肥厚あり）

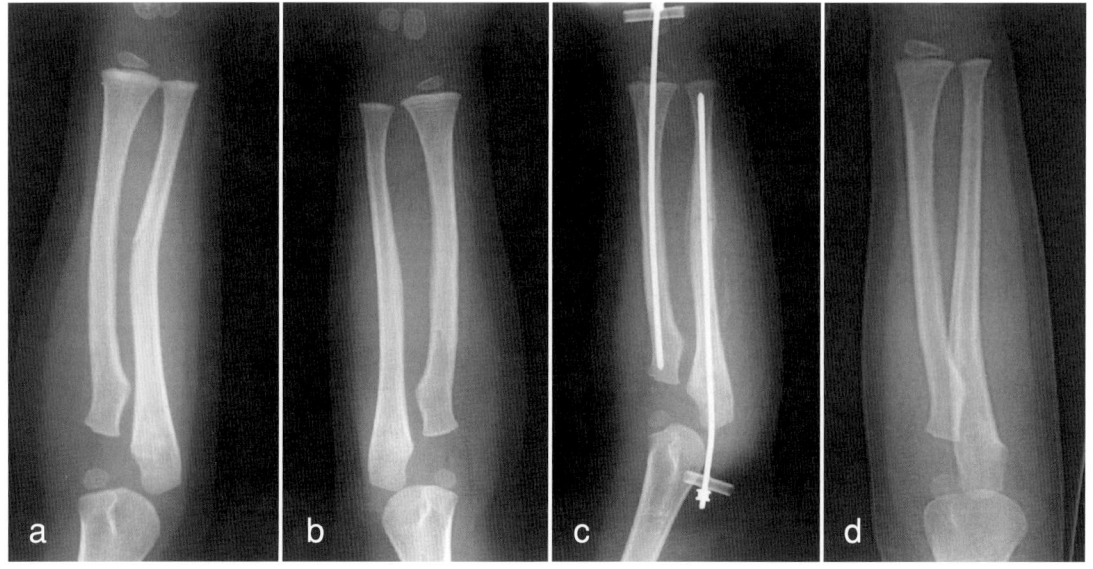

◆図275. 左尺骨若木骨折, 橈骨急性塑性変形, 2歳（聖マリア病院症例）
回内回外ともに60°と制限。徒手整復を行うも尺骨は容易に再変形す。
徒手整復し, K-wireを刺入して変形の再発を防ぐ。
a：初診時, b：健側, c：術後2週, d：10カ月後

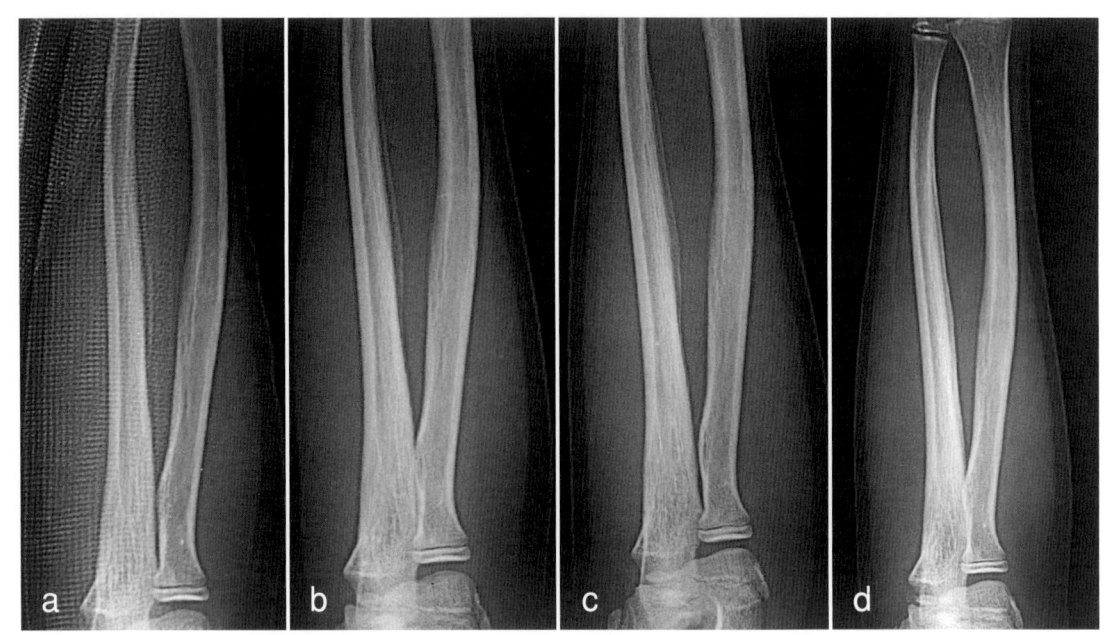

◆図276．仮骨形成を伴う尺骨急性塑性変形（図273提示例）
a：3週後，b：4週後，c：6週後，d：4カ月後

100〜150％の力）が必要と述べたように，強い力とある程度の時間が必要であり，麻酔が不可欠である．Sandersら[584]はタオルに包んだ丸い棒を支点として使用したが，術者の膝を用いてもよい．いずれにしろ簡単ではなく，苦労することを銘記しておくべきである（図274）．Kingはその際に骨端線に力を加えないように注意を喚起している．また，整復後に前腕回旋が良好であることを確認しておく．変形はさほど著明ではないが，麻酔下で回外回内ともに60°と制限されていた症例では徒手整復と経皮的ピン固定を行った（図275）．

固定や再転位防止の手段は前腕骨骨折の場合と同様であるが，7週前後の固定期間が必要である．

再構築について

Bordenが前腕骨の外傷性弯曲を伴った8例では反応性骨膜性新骨形成がなかったことを報告しているので，仮骨形成に乏しいという見解は一般的となっているが[585)587]，稀に報告例に仮骨形成をみることがある[588]．再構築は凹側の皮質骨の肥厚を伴って出現するといわれているが[585)587]，短期間の仮骨形成の時期を経て皮質肥厚と移行していく症例もあり，二つの過程があるものと思われ，筆者らもこれらの症例に遭遇した（図274, 276）．変形の自家矯正の過程や量に関してはいまだ一致した見解はなく，林ら[589]は尺骨の背側凸変形は再構築されやすく，前方凸変形は遅れると述べている．篠原ら[590]の尺骨塑性変形を伴った橈骨頭脱臼の5例中1例は，Lincolnら[355]の述べるMUBが2年で2 mm，1例は10年で5 mmの矯正が得られていた．今後注意深い観察を重ねることで解明されていくであろう．

V

Upper extremity

手関節周辺骨折・脱臼

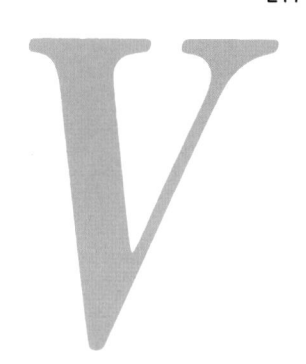

　主な骨折や脱臼としては橈・尺骨遠位1/3部の骨幹部・骨幹端部骨折，骨端離開，手根骨の骨折や脱臼がある（図277）。最も多いのは橈骨遠位1/3部の骨折（骨端離開を含む）であり，小児の前腕骨骨折中最も頻度が高い。星[591]は小児前腕骨骨折1,090例中，遠位1/3骨折は833例（遠位1/3：267例，末端：566例）であったと報告しているが，諸家の報告を総合してみると大体80％前後のようである[592]。

　主な受傷メカニズムは転倒，転落して手をつく動作であり，手の肢位や外力の状態で骨折型は異なるが，最も多いのは手掌をついて起こる橈骨遠位端の伸展型骨折である。

　手関節周辺に疼痛，腫脹，変形などの症状が出現し，何かが起こったことは容易に疑うことができる。ただし，乳幼児の若木骨折あるいは隆起骨折の非常に程度の軽いものでは腫脹も変形もなく，自発痛と限局性の圧痛のみのことがある。変形から骨折型を判断できることがある。フォーク状変形は伸展型骨折（いわゆるColles型）あるいは骨端離開に特

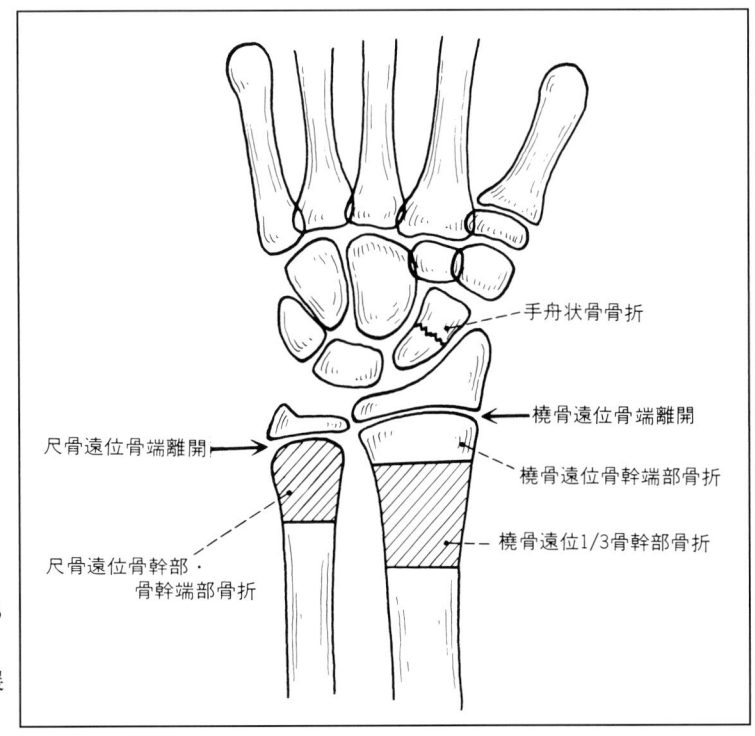

◆図277．手関節周辺における主な骨折
（橈・尺骨骨折にはそれぞれ伸展型と屈曲型がある）

- 手舟状骨骨折
- 橈骨遠位骨端離開
- 橈骨遠位骨幹端部骨折
- 橈骨遠位1/3骨幹部骨折
- 尺骨遠位骨端離開
- 尺骨遠位骨幹部・骨幹端部骨折

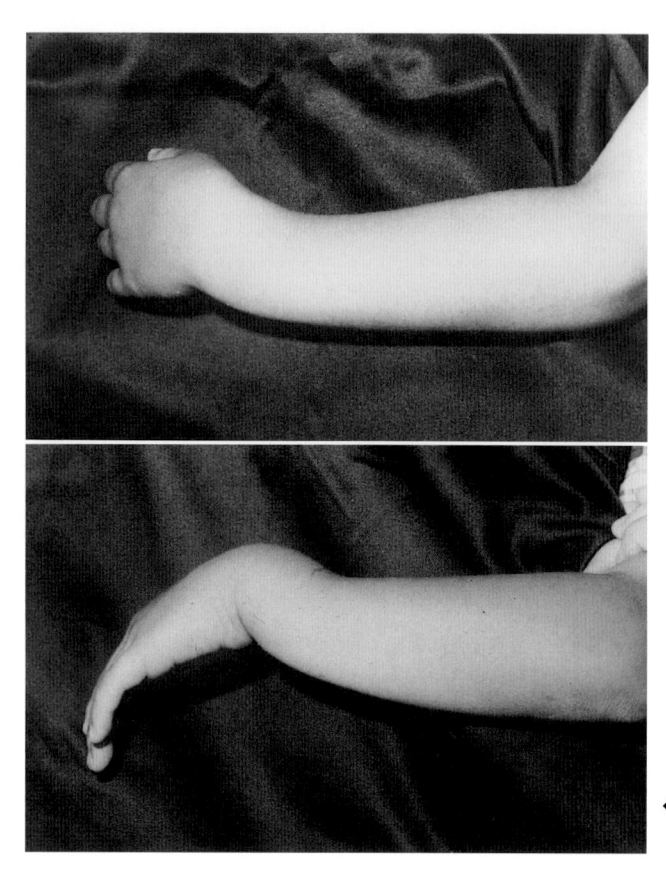

◆図278．伸展型骨折に特有なフォーク状変形

徴的であり（図278），背側に突出を有する変形は屈曲型（Smith型）骨折あるいは骨端離開の特徴がある。

橈骨遠位1/3部では骨端線が損傷されない骨幹部・骨幹端部の骨折と損傷される骨端離開は区別して考えねばならない。

稀に正中神経麻痺を合併することがあり，Watersら[593]は遠位橈骨骨端離開で正中神経麻痺を伴った8例を報告し，その発生原因として骨幹端部と骨端との間の圧迫をあげ，また，横手根靱帯の締めつけや骨折血腫も発生に貢献するとしている。自覚症状としては母指，示指のしびれであり，運動麻痺の型をとることは少ない。

手根骨の骨折や脱臼では変形や疼痛は意外と少ないことがある。多くの骨で構成されている同部の骨折・脱臼の診断には解剖学的知識とX線判読力が必要である。初回のX線検査で異常がなくても疼痛が持続すれば経時的検査が必要となる。特にsnuffboxに圧痛がある場合は舟状骨骨折の疑いがあり，要注意である。

1 橈・尺骨骨幹部遠位1/3および骨幹端部骨折

X線撮影，所見

撮影は前後・側面像のほかに適宜斜位撮影を行い，必要な場合は健側を撮影して比較する。側面像は橈骨と尺骨が重なり合っているので注意深く各骨の輪郭をたどって判読する。撮影されたX線から，①どの骨が骨折しているか，②骨折の部位は，③完全骨折か不完全骨折か，④転位の程度，を読み取る。

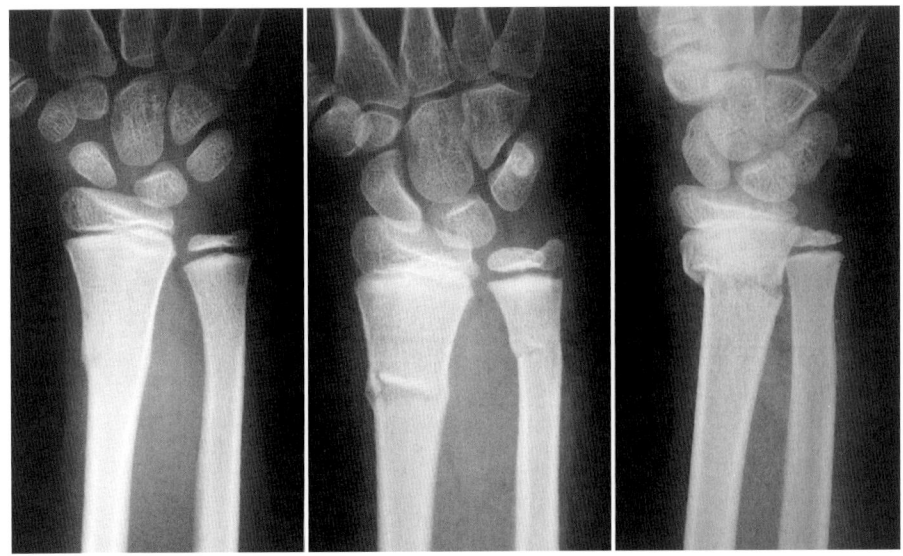

◆図279. 骨幹部および骨幹端部骨折の型による分類
左：隆起（膨隆）骨折，中：若木骨折，右：完全骨折

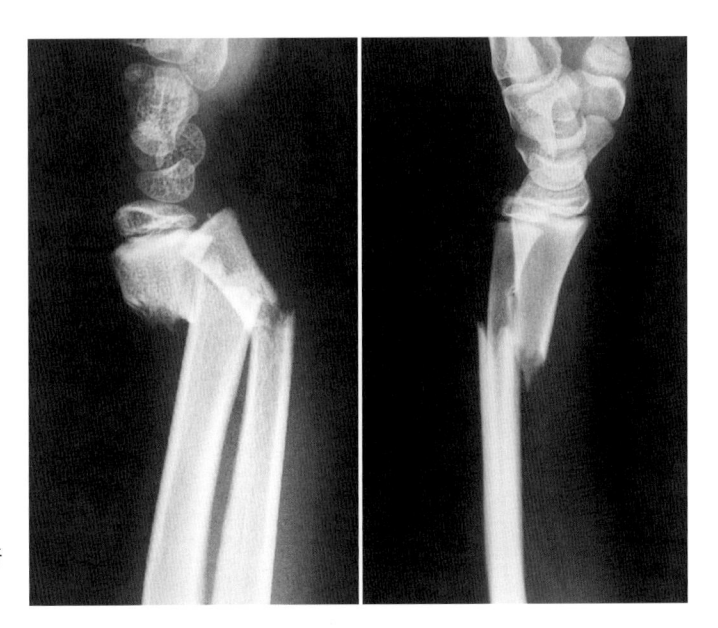

◆図280. 橈骨遠位端骨折
伸展型と屈曲型。

分　類

1. 骨折骨による分類
橈骨あるいは尺骨の単独骨折と，両骨骨折に分類される。

2. 骨折のレベルによる分類
骨幹部遠位1/3と骨幹端部に分類される。

3. 骨折型による分類
① 隆起（膨隆）骨折（前腕骨に主としてみられる特徴的骨折であり，側面像では骨皮質の一方に，前後像では一方あるいは両側に隆起がみられる。屈曲などの変形を伴うことは少ない），② 若木骨折，③ 完全骨折，に分類される（図279）。

表22. 橈骨遠位1/3部位骨折における転位の許容度

報告者	年齢	許容度
金田ら	13歳以下	橈屈24°以下 背屈25°以下
Cave*		35°まで
Hugston*	10歳未満	30〜40°まで
Daruwalla*	5歳未満	20°まで
Fuller*	14歳以下	20°まで
Cooper*		20°
糟谷	10歳未満 10歳以上	多少の変形は矯正 手術の適応増大
谷口	10歳以下	20°まで

(*Robertsの論文[529]より引用)

4. 転位の方向による分類

①伸展骨折（背側に屈曲し掌側凸変形を呈する，あるいは遠位骨片は背側に転位する骨折）と，②屈曲骨折（掌側に屈曲し背側凸変形を呈する，あるいは遠位骨片が掌側に転位する骨折），に分類され，通称として前者は Colles 型，後者は Smith 型とも呼ばれる（図280）。

治療方針

転位があれば徒手整復をまず試みなければならない。徒手整復により解剖学的整復が得られるのが理想的であることはもちろんであるが，小児には自家矯正能力があるので，完全整復にこだわる必要はない。許容範囲については報告者によって若干の差があるが，20〜25°までは許容範囲とみてよい[594)〜597)]（表22）。Wilkins ら[598)]は成長が後5年残っていれば矢状面での屈曲は30〜35°許容できるが，前額面では10°のみと述べている。しかし，初めからこのくらいの転位は整復しなくてもよいという意味ではなく，徒手整復後に残った転位が許されるかどうかの範囲の意味とみるべきである。年齢が低ければ低いほど矯正能が旺盛で許容度は大きくなる。

徒手整復が成功しなければ経皮的整復や観血的整復が必要となる。整復阻害因子として方形回内筋の介在も報告されている[599)]。固定性に問題があれば経皮的固定か内固定を行う。筆者らは麻酔下に徒手整復を必要とした症例ではほとんどの症例で K-wire による経皮的固定を行っている。外固定のみでは再転位を起こすこともあり，その場合は再整復と経皮的固定を行う。Proctor ら[600)]は68骨折中再転位をきたした23骨折の分析から，再転位の危険因子として受傷時の完全転位例と不完全整復例をあげ，完全整復ができない症例では経皮的固定を推奨している。また，Gibbons ら[601)]は橈骨単独骨折では外固定のみでは再転位の頻度（91％）が高く，経皮的固定の併用を推奨した。

最も頭を悩ますものは，麻酔なしで徒手整復を行って整復が不十分であるが，自家矯正できるかもしれないぎりぎりの境界にある場合である。そのままで経過をみるか，あるいは麻酔下に再度整復を行うか，治療側にこの二つの選択肢がある場合には，同じように患者サイドにも選択肢があり，よく話し合って決定すべきであろう。

家族への説明

1. 骨折の状態と治療方針

徒手整復の必要性とその根拠についての説明には特に問題はないが，徒手整復が困難で手術に移行する可能性があると判断した場合は，その了解を取っておくことが必要である。

2. 再転位とその処置

再転位の多くは1週間以内に発生するが，その可能性について説明しておく。発生前と後では説得力が異なる。

3. 自家矯正能について

整復が常に完全にいくとは限らない。また，整復操作を行う必要がない軽い転位の場合にも，この自家矯正についての説明は欠かせな

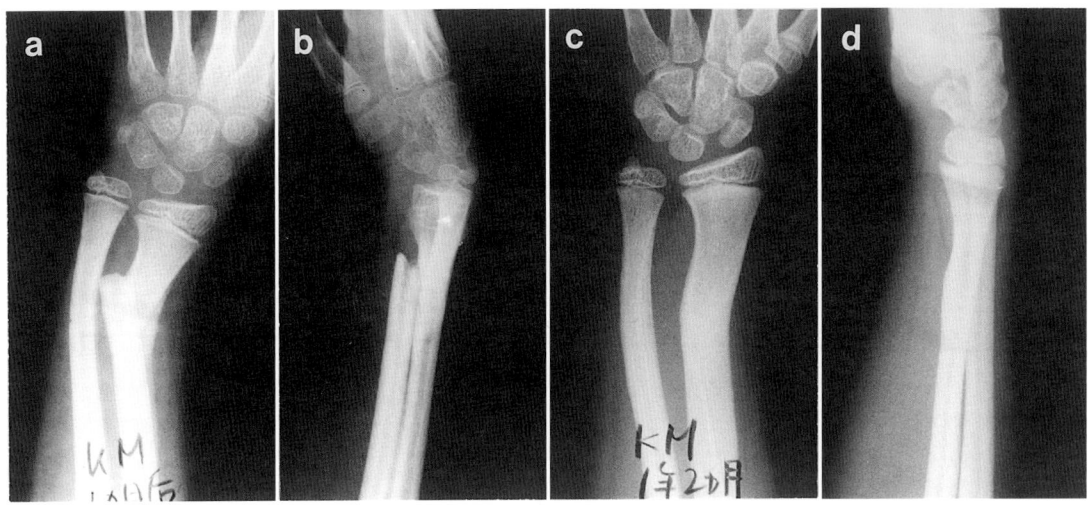

◆図281. 自家矯正例，10歳
短縮転位，関節面の傾きも同時に矯正されている。
a・b：受傷後1カ月，c・d：受傷後1年2カ月

い（図281）。家族の最大の関心は変形が残った場合の将来像についてであり，この点に関しての家族の無用の心配を取り除いておかねばならない。そのためには自家矯正能力を示す資料（X線写真あるいはそのことを記載した教科書でもよい）をみせながらの説明が最も説得力がある。

治　療

1. 隆起（膨隆）骨折

整復を必要とするほどの屈曲転位を伴うことはまずない。そのままの状態で前腕より手までの副子による外固定を回旋中間位で2～3週行えば十分である。

2. 若木骨折

a. 屈曲転位が軽度な場合

隆起骨折と同様に処置するが，固定後，1週後，2週後にX線撮影して転位の増強がないかを確認する必要がある。固定は年齢にもよるが，隆起骨折と同様に通常2～3週で十分であろう。

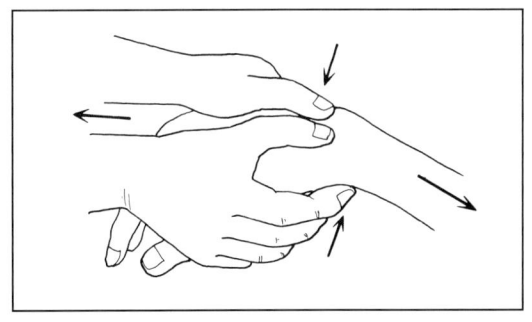

◆図282. 骨片騎乗のない伸展型骨折の徒手整復手技

b. 整復を必要とする場合

麻酔下で行うのが理想的であろうが，新鮮例では瞬間的操作で行えるので，筆者は無麻酔で行うことが多い。もし，最初の試みが疼痛のために成功しなければ，全身麻酔などに変更すべきである。

整復：症例の多くは伸展型骨折（掌側凸）であり，助手に前腕中枢部をしっかりと保持させ，術者は両手で手関節のやや末梢を握り，母指でもって遠位骨片に強い屈曲力を加えて整復する（図282）。筆者の経験では無麻酔下でのこの操作でトラブルを発生したことはない。軋音を伴って完全骨折となって整復さ

れることもあるが，軋音なしに不完全骨折のままで整復されることの方が多い。

整復操作が完了したら必ずイメージ透視かX線コントロールを行って整復状態を確認した後に，上腕からの長腕ギプス副子固定を整復が完了した肢位（手関節掌屈，前腕回内位）で行うが，前腕では掌側に当てるようにしている。これは経験的にみて，背側に当てるよりも掌側の方が手関節屈曲位での固定性に優れているからである。安定性にまったく問題がない場合には短腕副子でもよい。前腕の回旋肢位については意見が分かれているが，肢位による差はなかったとの報告もある[602]。経時的X線チェックを行い，そのまま副子固定で通すこともあるし，ギプス包帯に変更することもある。安定性によって使い分ける。屈曲型骨折は掌側屈曲（背側凸）であり整復は回外位で手関節は背屈し，遠位骨片に掌側より圧迫を加える。経験からみて整復は伸展型よりやや困難である。長腕副子固定は手関節背屈，前腕回外位で掌側に行う。

X線チェックは外固定直後，翌日，1週後，2週後，および除去予定日に行い，もし途中で許容しがたい再転位が発生すれば再整復を行わねばならない。

Wilkinsら[598]はこの若木骨折に関して四つの問題点，すなわち，屈曲の許容度，完全骨折にする必要性，固定の肢位および再転位をあげている。

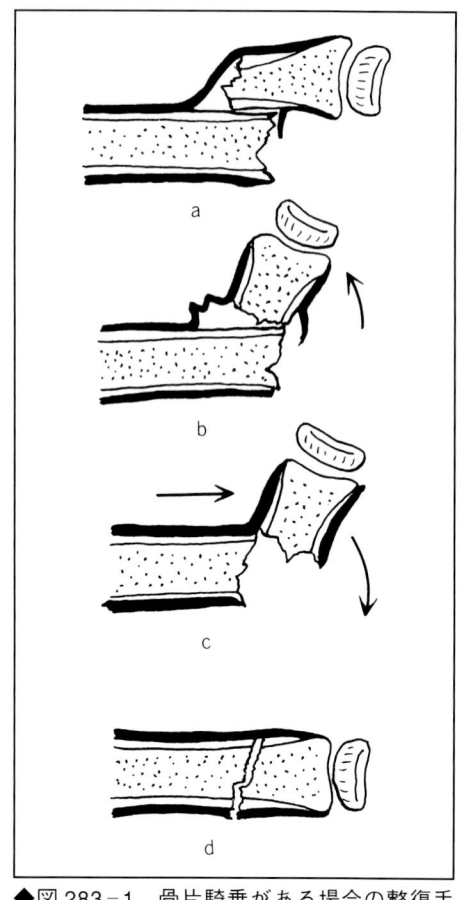

◆図283-1. 骨片騎乗がある場合の整復手技（accrochage）
a：背側骨膜が損傷されていないのでそのまま牽引を加えても整復できない
b：背屈を強めて背側の骨膜を弛緩させる
c：遠位骨片を背屈させたまま末梢方向へ牽引を加えて骨片を噛み合わせる
d：軸を矯正して整復を完了する

3. 完全骨折
a. 保存的治療
転位がない，あるいは非常に軽度の場合には固定中の転位の発生に注意しつつ前述の外固定を行う。腫脹がとれたらギプス副子からギプス包帯に変更する。

屈曲転位があれば当然，徒手整復が必要となる。整復後のギプスに関しては若木骨折に準じる。

短縮転位を伴う伸展型の徒手整復：

麻酔にはいくつかの方法がある。筆者は以前は年長児では血腫麻酔（麻酔液のテストの後，1％のxylocaine，あるいはcarbocaine約5 mlを血腫より血液が逆流するのを確かめた後で注入する。約5分くらいで疼痛はかなり軽減する），あるいは腕神経叢ブロックを主として用い，幼小児では全身麻酔を行っていた。しかし，現在では徒手整復に引き続いて経皮的K-wire固定を行うことが多く，また経皮的整復あるいは観血的整復に移行する可能性もあり，ほとんど全身麻酔を行っている。国外で用いられている静脈麻酔（Bier-

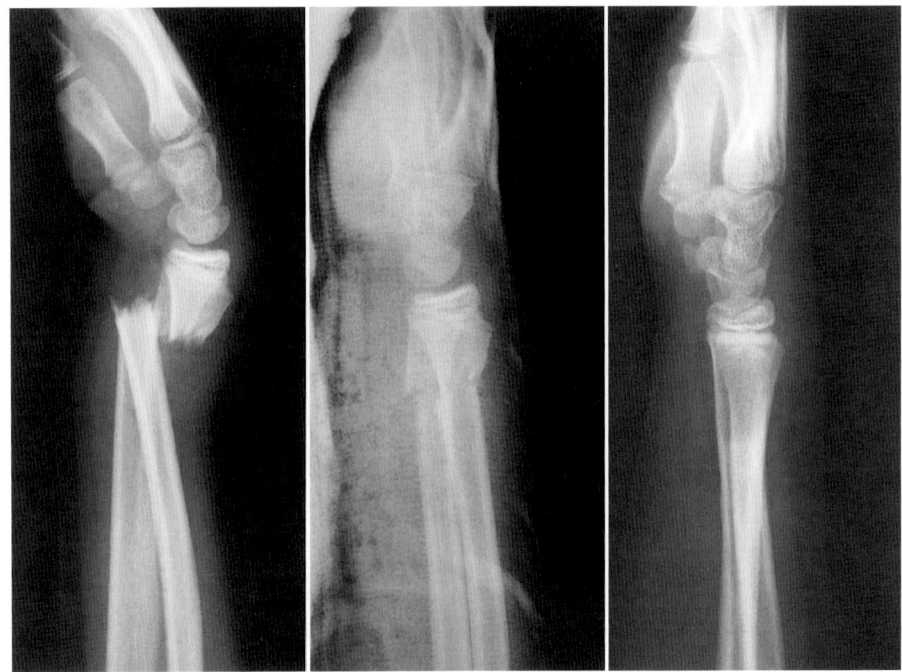

◆図283-2. Accrochage での徒手整復例，9歳
左：初診時，中：accrochage による徒手整復後，右：11カ月後

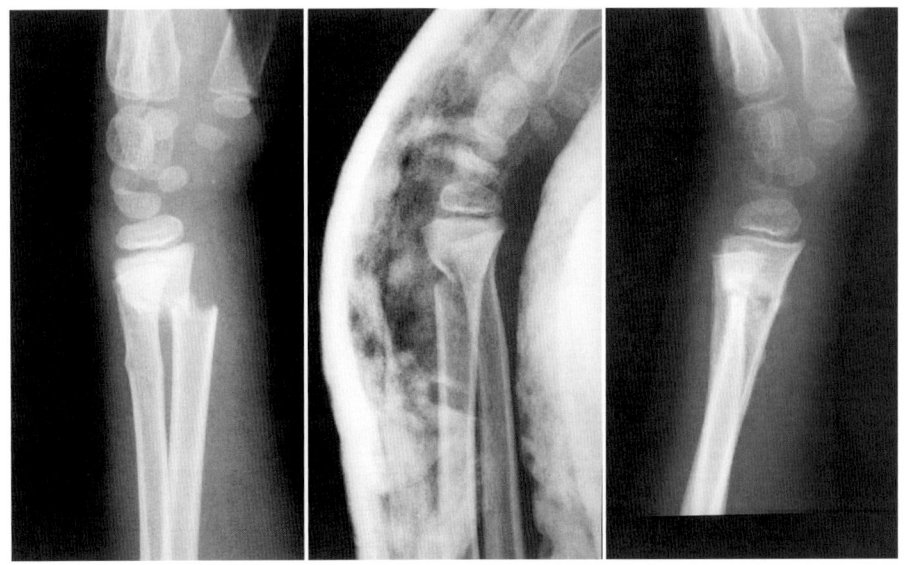

◆図284. 整復後のギプス副子固定，7歳
牽引と掌屈による整復後に掌側副子を当て，さらに背側に短い副子を追加した。

block)[543)~546)603)~605)]は有用な方法であるが，本邦では多用されてない．いずれの麻酔法を選ぶにしろ，徒手整復に引き続いて経皮的固定，あるいは観血的整復に移行する可能性がある場合にはそれに対応できる麻酔の準備が必要である．

徒手整復は回内位で行う．まず，長軸牽引を加えてみて骨片が十分下がってくれば背側

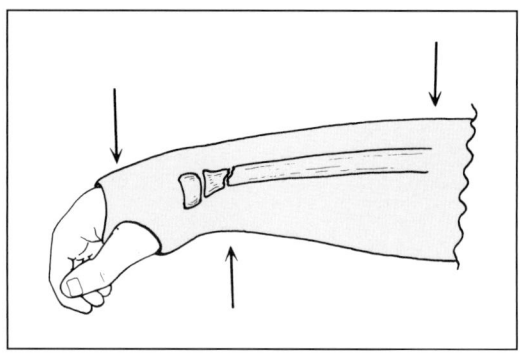

◆図285. 伸展型骨折における3点固定ギプス包帯
骨折部では掌側から，手背と前腕中枢では背側から圧迫して3点固定として再転位を防ぐ。

から遠位骨片を押し込んで整復できるが，背側の骨膜が損傷されていないために長軸牽引を加えても短縮転位は矯正されないことがある。この場合は遠位骨片を背屈させたまま長軸方向に強く牽引し背側の骨折端を噛み合わせた後に伸展させて整復する（図283-1，2）。尺骨が正常あるいは完全骨折でない場合の方が両骨完全骨折の場合よりも整復は難しい。尺骨の整復も同じ要領である。整復状態をイメージあるいはX線撮影で確認後に，整復が完了した肢位（手関節掌屈位，前腕回内位）で肘上からMP関節までの掌側ギプス副子固定を行う。背側に短いギプス副子を前腕中央からMPレベルまで追加して再転位防止に役立てることもある（図284）。

固定肢位に関しては種々の意見がある。文献的にはBlount[606]とDePalma[607]は回内位，Tachdjian[608]とMcLaughlin[609]は中間位，Pollen[610]とO'Brien[592]は回外位を用いている。また，Guptaら[602]は橈骨末端の単独若木骨折の固定性に関して，回内，正中，回外の三つの肢位で固定した各20例の予後調査を行い，回外群に再転位が少なかったが，臨床的には有意な差はないと述べた。筆者は完全骨折時の骨片の転位について記載したLanzら[611]の"Praktische Anatomie"から学んで慣習的に回内位固定を用いている。

腫脹が減少すればギプス包帯に替えること

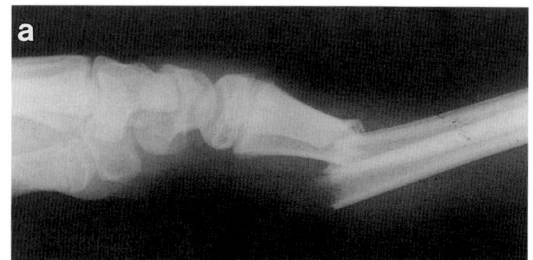

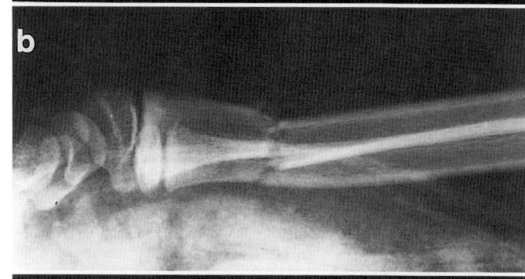

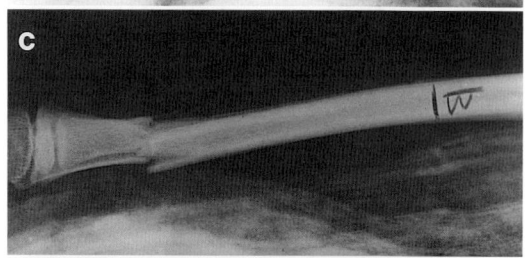

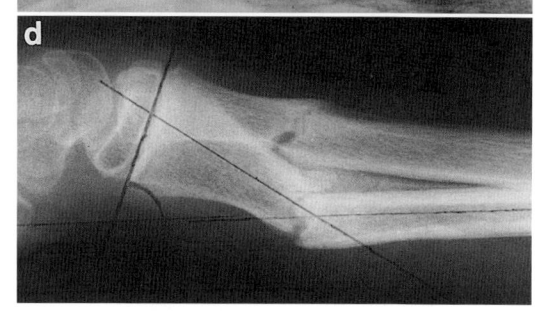

◆図286. 再転位例，12歳
a：初診時，b：徒手整復後，c：1週後
d：4週後（著明な再転位が発生している）

もあるし，副子のまま通すこともある。副子のまま通す利点は術者自身が数日おきに包帯を巻き替えることにより，常に局所をチェックできることである。ギプス包帯の場合には数週間主治医の目から遠ざかったり，あるいは再転位のチェックがX線しかないので，ギプスを除去して初めて再転位に気がつくことがある。ギプス包帯の場合には再転位防止のために3点固定に留意する（図285）。

術後のX線チェックは外固定直後，翌日，

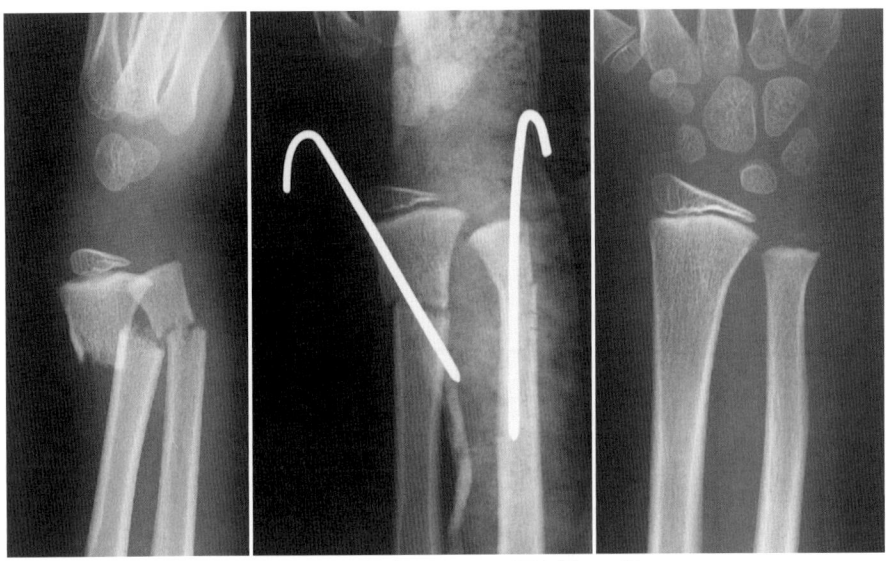

◆図287. 経皮的 K-wire 固定例，5 歳
左：初診時，中：徒手整復 K-wire 固定後，右：4 年後

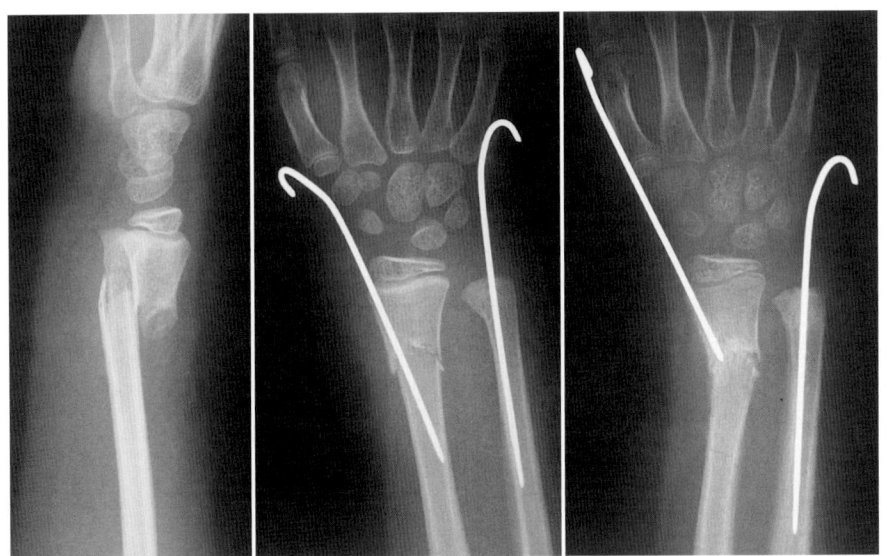

◆図288. 経皮的 K-wire 固定後のピン脱落例
左：初診時，中：徒手整復 K-wire 固定後，右：1 週後にピン脱落し変形発生

1週後，2週後，4週後とするが，もしギプス副子からギプス包帯に変更した場合でもこのX線コントロールを行って整復状態を確認しておくことが必要である．

注意深い固定にもかかわらず再転位が発生しやすい．橋川，筆者らの調査ではいわゆる"上位型"における6°を超す再転位の頻度は65例中22例（33.8％）であった[612]．また，この再転位の多くは1週以内であった．しかし1週で再転位がなく，そのまま固定を続けて著明な再転位が発生した症例があり，2週後にもX線チェックが必要である（図286）。Proctorら[600]は徒手整復とギプス固定で治療した転位の著明な68骨折中23骨折（34％）

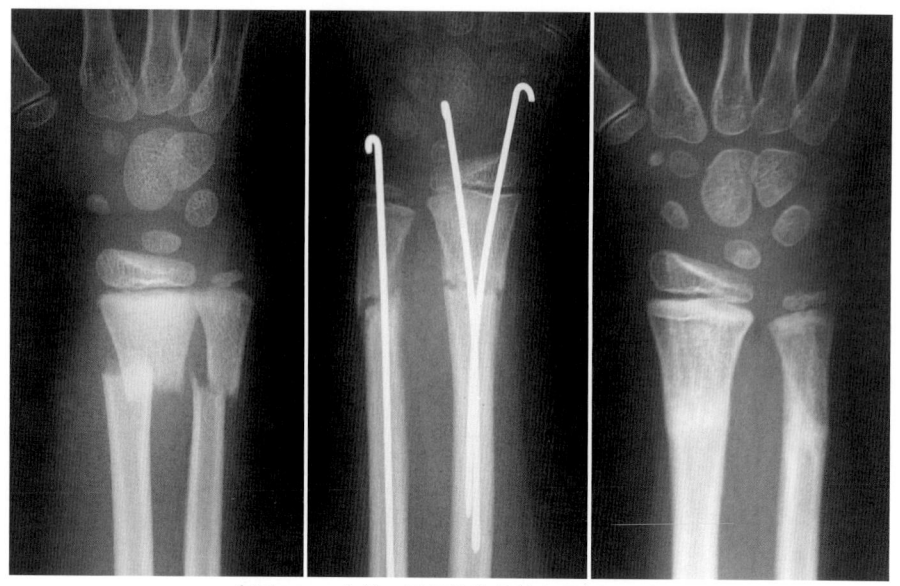

◆図289. 右橈・尺骨遠位骨幹部骨折，9歳
左：初診時，中：徒手整復K-wire固定後（橈骨には2本のK-wire使用），右：約3カ月後

に再転位をみている。もし許容以上であれば遅滞なく再整復しなければならない。

固定期間は年齢にもよるが3～5週は必要である。

短縮転位を伴う屈曲型の徒手整復：

伸展型と反対の操作で整復する。すなわち，回外位で掌屈を強めて牽引し，掌側の骨折端を噛み合わせた後で伸展させて軸を合わせる。経験的にみて屈曲型の方が伸展型より整復が難しい。術後の処置は伸展型に準じて行う。

b. 経皮的固定

麻酔下に徒手整復を行った症例で不安定と判断したら経皮的固定を行った方がよい。筆者らはほとんどの症例にsnuffboxから骨端線を貫通させて1～2本のK-wireを用いて経皮的固定を行っているが，先端は対側の骨皮質を貫通することが望ましい（図287）。ピン刺入が短い上に対側を貫通しなかったためにピンが脱落して変形を起こした苦い経験がある（図288）。ピンが対側の骨皮質を貫通しない場合には長く刺入する（図289）。鋼線の先端は多くの症例で皮膚外に出しておき，3～4週で抜去し，さらに1～2週の外固定を追加する。なお，本法を用いた症例で外仮骨の形成が遅延するものがあり，その場合は外固定追加期間を延長する必要がある。骨端線を貫通しての経皮的固定は骨端線早期閉鎖を危惧して骨幹端部から刺入するものもあるが，筆者らは骨端線を貫通しての使用で合併症をみていない[553]。Choiら[613]は16歳以下の157例に橈骨茎状突起から刺入して骨端線の早期閉鎖をみていない。

c. 経皮的整復

徒手整復ができない場合に行う手技である。イメージ下に部位を確認し，背側に小切開を加え，整復用エレバトリウムを挿入して重なり合った骨片をこねあげて整復する。徒手整復ができない症例の多くは骨折部を大きく展開しなくてもこの手技で整復が可能である。整復後経皮的にK-wire固定を行う（図290-1，2）。近年，田嶋ら[614)615]は本法を11例に追試し推奨している。また，Guichetら[616]は屈曲型骨折に対して背側からintrafocal pinning（Kapandji）により整復固定した6例

を報告している（図291）。

d. 観血的整復

伸展型の場合は背側縦切開を用いる。伸筋群を分けて骨折部に達し，整復用エレバトリウムで整復，前記経皮的固定に準じてK-wire固定を行う。もし尺骨の整復も必要な場合は別の切開を用いて行い，尺骨茎状突起からK-wire固定する。また，遠位骨片の長さに余裕があれば肘頭から刺入する（図292）。仮骨の形成は保存的治療例に比べてかなり遅れる場合がある。釘の抜去と運動開

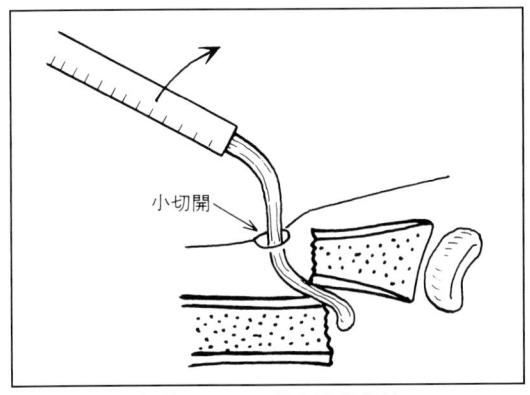

◆図290-1. 経皮的整復法
背側小切開でイメージ下にエレバトリウムを骨折部位に挿入し，こねあげて整復する。

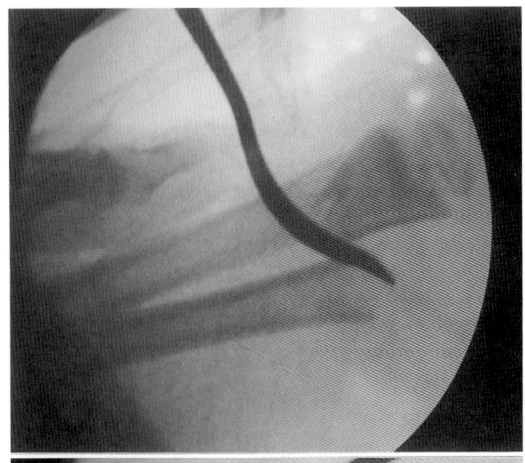

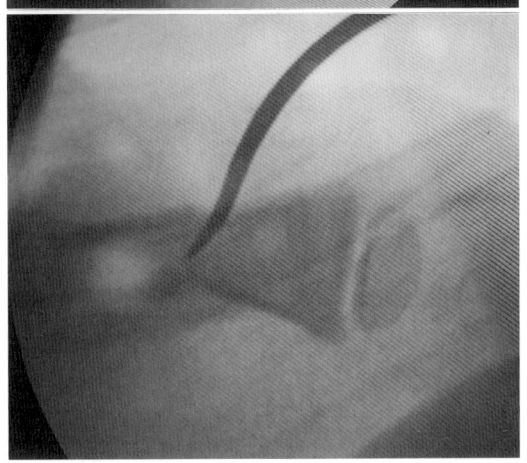

◆図290-2. 橈骨遠位1/3部骨折，5歳
徒手整復成功せず，背側小切開でエレバトリウムを用いて容易に整復できた。

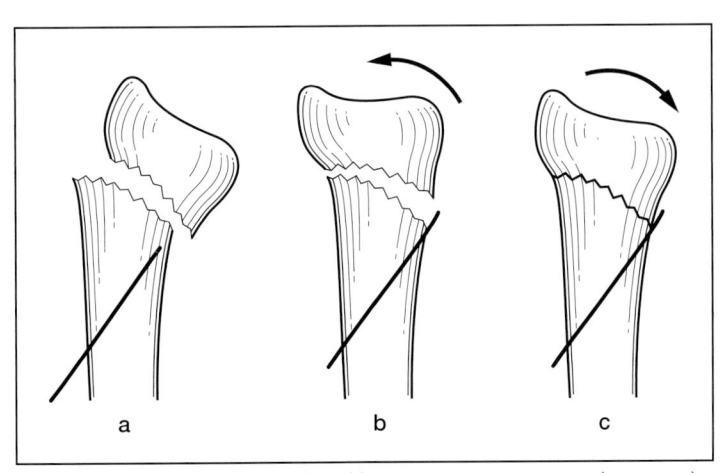

◆図291. 前腕遠位屈曲型骨折に対するintrafocal pinning（Kapandji）
（Guichet[616]より）

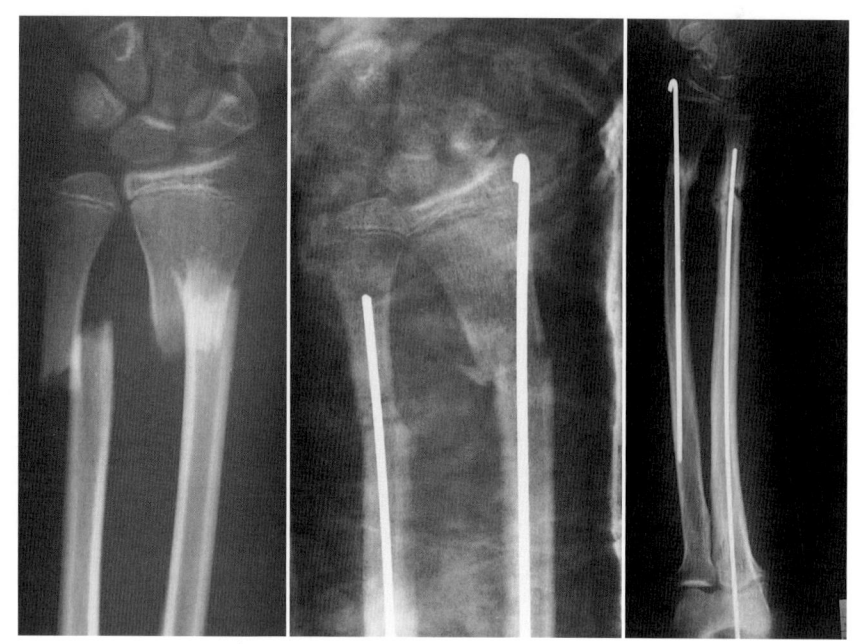

◆図292. 観血的整復, 内固定例, 15歳
左：初診時, 徒手整復不成功
中：それぞれの切開で直視下に整復し, 橈骨は末梢から, 尺骨は肘頭から鋼線固定を行った
右：約3カ月後, 仮骨の形成は保存的治療例に比べて遅い

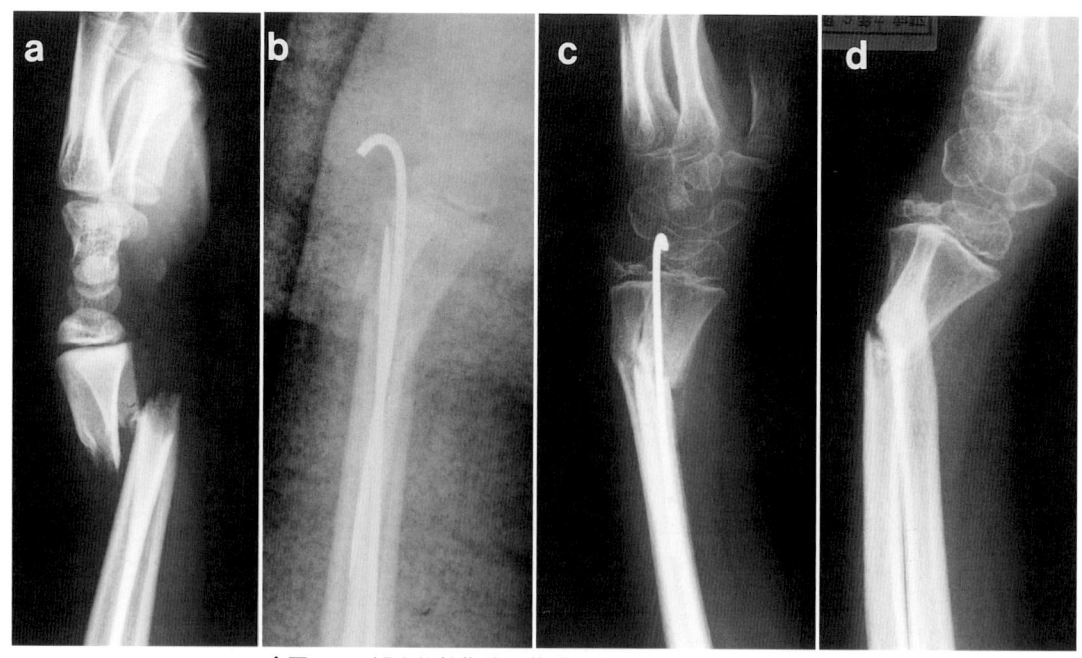

◆図293. 観血的整復後に著明な変形を生じた例, 12歳
a：初診時, b：観血的整復後, c：術後5週, ここで抜釘
d：抜釘後1週で著明な掌屈変形を生じ, 家族とのトラブル発生, 以後来院なし

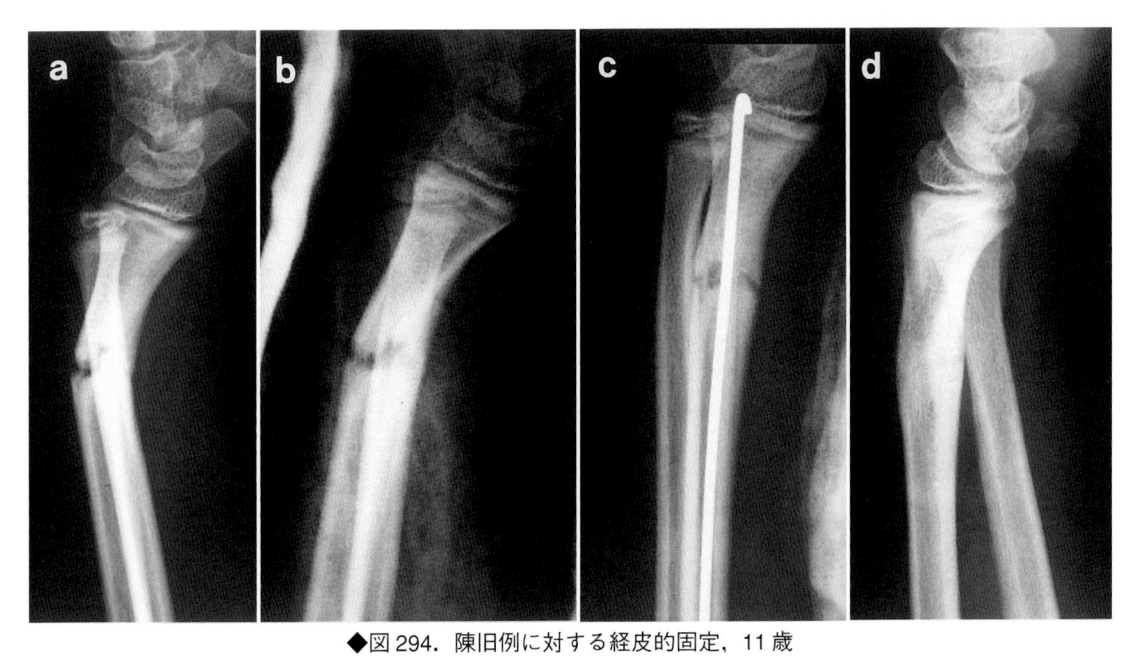

◆図294. 陳旧例に対する経皮的固定，11歳
a：初診時（受傷後4週），b：徒手整復後，c：再転位傾向あり経皮的固定を行う，d：術後3カ月

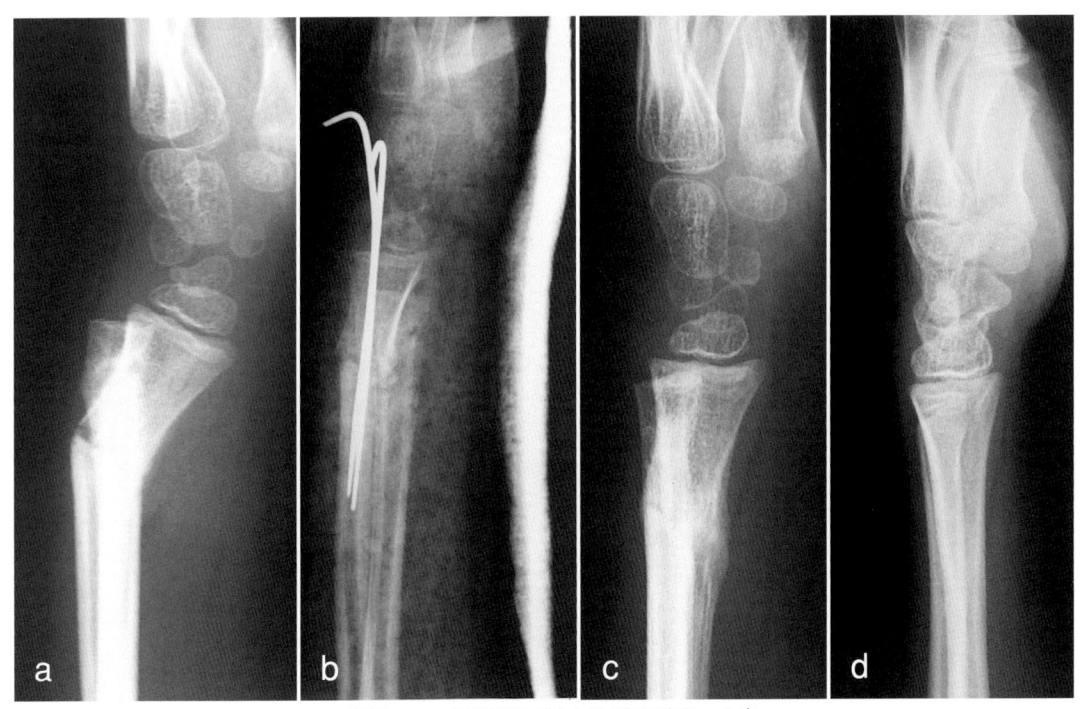

◆図295. 陳旧例に対する矯正手術，6歳
a：術前
b：背側より小切開を介してドリリングを数カ所に行った後で徒手矯正しK-wireにて固定した
c：術後6週
d：3年6カ月後

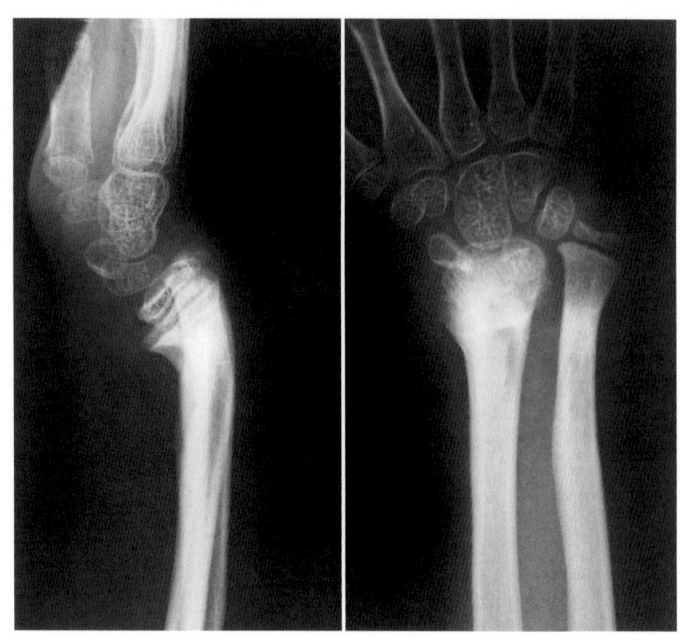

◆図296-1. 開放骨折後の変形治癒例, 9歳
矯正骨切り術前（受傷後1年），前腕回旋運動は中等度制限され，外見上尺骨遠位端の背側突出が著明である。

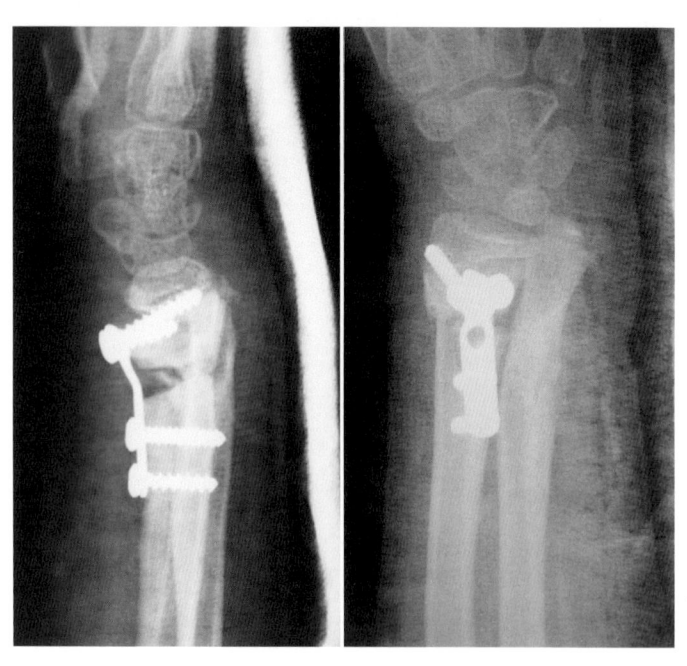

◆図296-2. 術　後
掌側進入で骨切りと腸骨片移植を行った。

始は単純に日数だけで決めず，仮骨が十分に形成された後で行わないと再びひどい変形を起こすことがある（図293）。

屈曲型の場合は掌側より正中神経に注意しつつ進入し，方形回内筋を橈骨起始部から剥離するか縦切して局所を展開して直視下に整復し，K-wireかbuttress plateを用いて固定する。

4. 陳旧例に対して

4〜5週間経過した症例で，仮骨形成の遅れた症例に徒手整復を試みて成功した経験があるが（図294），このような症例は稀であり，手術の準備をして行った方がよい。また，

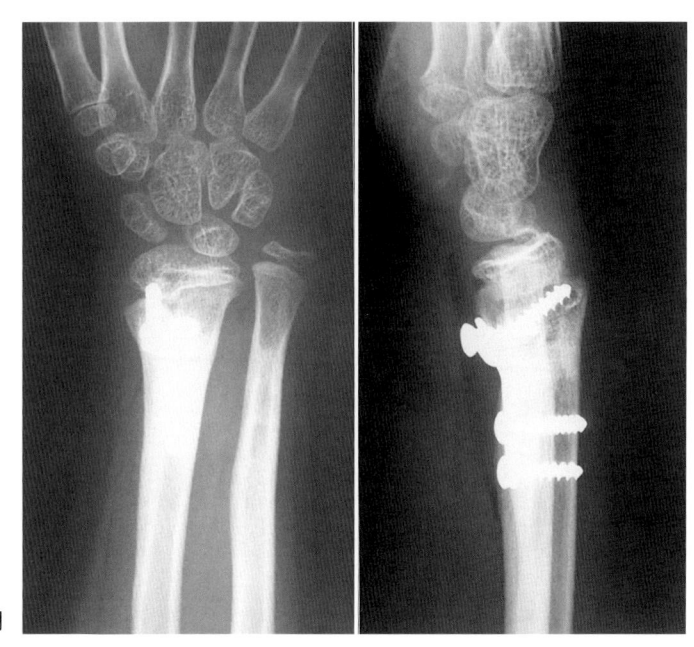

◆図296-3. 術後2.5カ月

暴力的に整復して骨端線に損傷を加えないように注意すべきである。小切開でドリリングあるいは骨切りをして矯正した方がよい（図295）。いずれにしろK-wireによる固定は必要である。

5. 変形治癒例に対して

変形が著明でROM制限が中等度以上であれば漫然と自家矯正を待たずに矯正手術を行った方がよい。ここに示すのは筆者らの施設において治療された開放骨折の症例であるが，骨切りと骨移植により何とか改善し得た。より早期に適切な対策を講じるべき症例であった（図296-1〜5）。

後療法と予後

固定を除去したあとは特別な治療を必要としない。患者の自由に任せておけばよい。ただ再骨折を起こす可能性はあるので，聞き分けのできる年齢では過激な行動は控えさせる。変形が残らない限り予後に問題となるようなものはない。

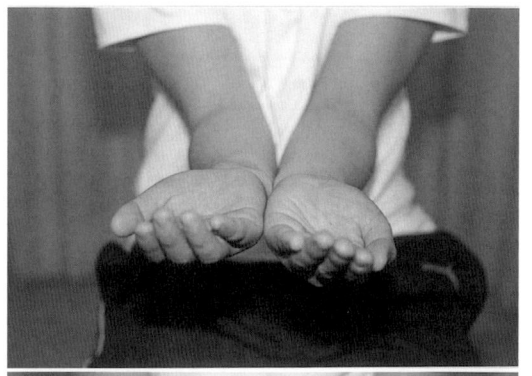

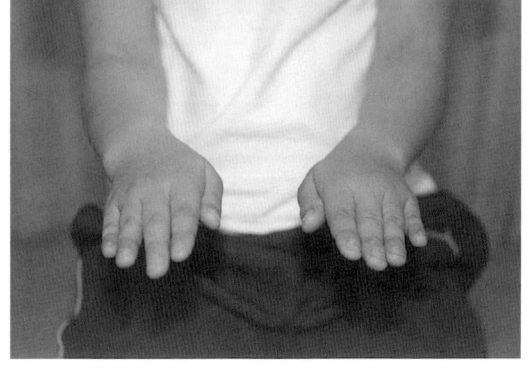

◆図296-4. 術後6カ月
外見と前腕回旋は著明に改善された。

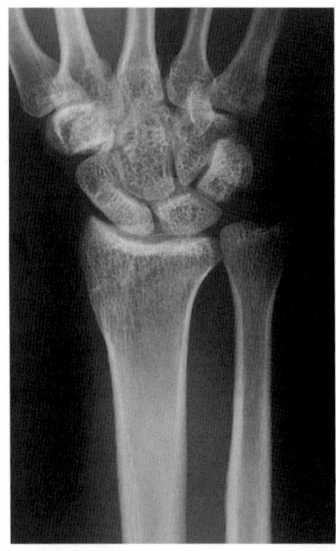

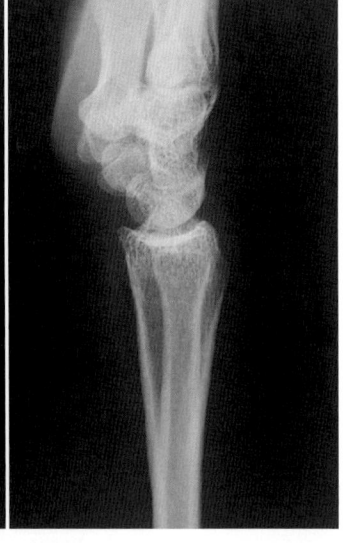

◆図296-5. 術後6年8カ月

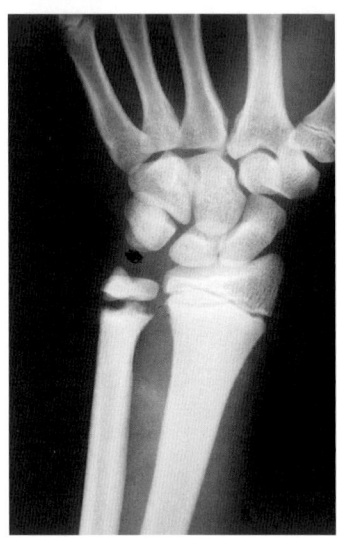

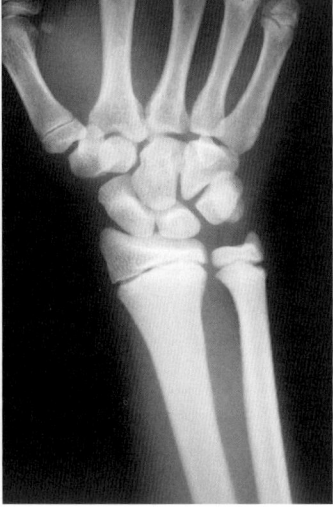

◆図297. ストレスによる左尺骨遠位骨端離開，13歳
剣道歴5年，break dancer's wrist に匹敵する損傷。

2 橈・尺骨遠位骨端離開

6～12歳で最も起こりやすい。橈骨遠位骨端線損傷は小児の骨端線損傷中最も発生頻度の高い部位であり，Wilkinsら[598]のまとめによれば，すべての骨端離開の39％を占めている。尺骨遠位骨端離開は少なく5％である[598]。発生メカニズムは橈骨遠位端骨折と同じである。橈・尺骨ともに骨端離開のこともあれば，尺骨は骨幹端部あるいは遠位骨幹部のこともある。反対に尺骨は骨端離開で橈骨が骨幹部や骨幹端部のこともある。成長障害を起こす可能性があり，Wilkinsのまとめからみると橈骨遠位骨端離開では4％であるが，尺骨では60％と頻度が高い。

なお，高度の技術を用いる体操競技者で橈骨末端にストレス変化が起こったり[617)618]，ブレイクダンスで尺骨遠位骨端離開を起こした報告もある[619]。類似した損傷として剣道選手で尺骨遠位の骨端離開を

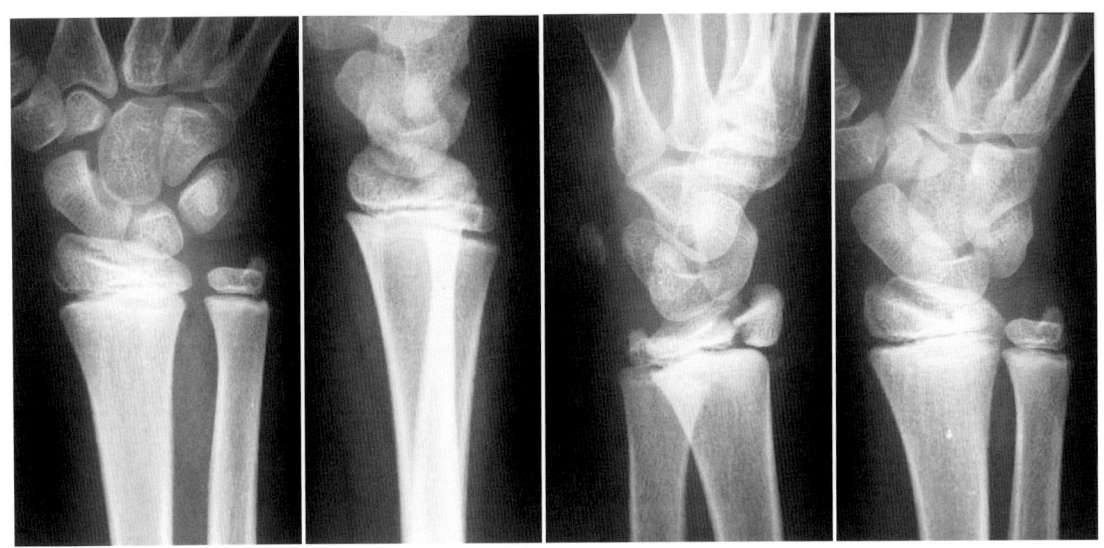

◆図298. 手関節の4方向撮影, 10歳
軽度回外位撮影で橈骨遠位 SH-Ⅲ型骨端離開の診断がついた。

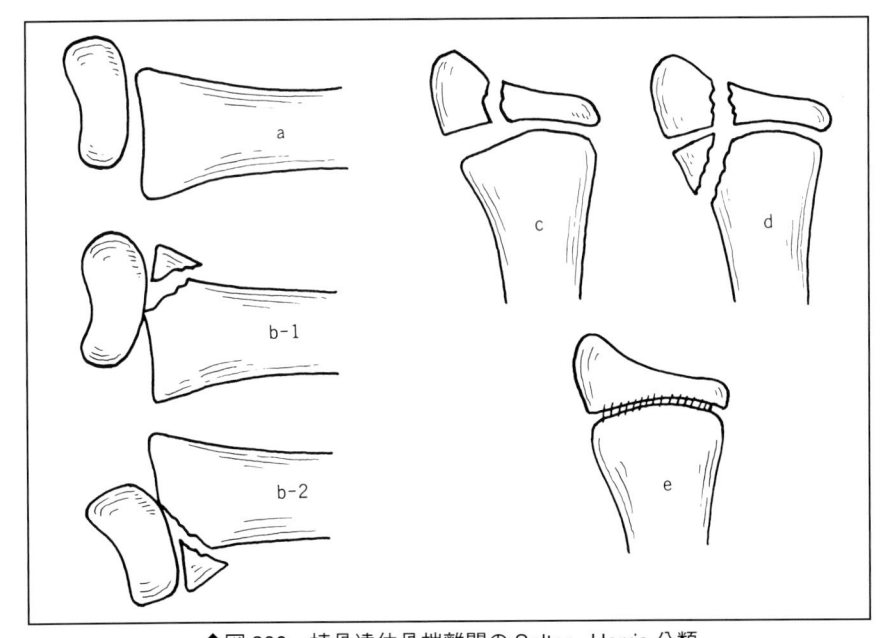

◆図299. 橈骨遠位骨端離開の Salter-Harris 分類
a：Ⅰ型, b：Ⅱ型（1：伸展型, 2：屈曲型）, c：Ⅲ型, d：Ⅳ型, e：Ⅴ型

起こしたものもある[620]（図297）。

X線撮影，所見

正確な前後・側面像が必要であり，見逃される原因の多くは撮影の方向の不備に由来している。骨化核の位置に注意して読影する。ときとして斜位撮影で骨折状態をよく把握できることもある（図298）。判然としないときは同じ条件で撮影した健側と比較する。骨幹端部の陰影にも注意しなければならない。側面像は橈・尺骨が重なって写るので中枢よ

表23. 橈骨遠位骨端線損傷のSalter-Harris分類別の発生頻度

Ⅰ型	110例（22.0%）
Ⅱ型	288　（58.0%）
Ⅲ型	13　（ 2.6%）
Ⅳ型	10　（ 2.0%）
Ⅴ型	2　（ 0.4%）
分類不能	76

り輪郭をたどって判断する。橈・尺骨遠位骨幹端部に対しての骨端部の位置の異常の有無をみることが大切である。

分　類

1. 型別分類

最もポピュラーな分類としてはSalter-Harris（SH）分類が用いられる。Ⅰ型は純粋な骨端離開，Ⅱ型は骨幹端部骨片を伴うもの，Ⅲ型は骨端部を通る骨折，Ⅳ型は骨端部と骨幹端部を縦断する骨折，Ⅴ型は骨端線の圧挫である（図299）。しかしⅤ型は最初はX線では不明であり，後日成長障害を起こして初めて判明するものである。最も多いのはⅡ型であり，Ⅰ型と診断されたものでも注意してみると骨幹端部の小さな骨片が付着していてⅡ型のことが多い。

発生頻度について，Leeら[621]は499例の橈骨遠位骨端離開を観察し，58%がⅡ型であったと報告し（表23），本邦では亀山ら[622]が199例，204骨折を調査し，Ⅱ型が181骨折，Ⅰ型は9骨折，Ⅲ型は4骨折，Ⅳ型は8骨折と報告している。筆者の経験では大部分がⅡ型で，Ⅰ型は極めて少ない。また純粋なⅢ型は1例しか経験がない。

最近Peterson[623]は脛骨遠位で多く発生するところのtriplane骨折が14歳男児の橈骨遠位に発生したことを報告した。この症例のX線像は脛骨のtriplane骨折と同じように前後像ではSH-Ⅲ型，側面像ではSH-Ⅱ型を呈するのが特徴であった。

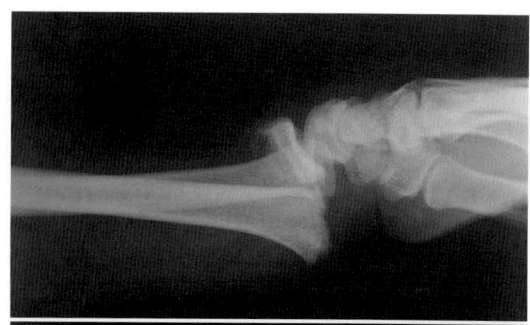

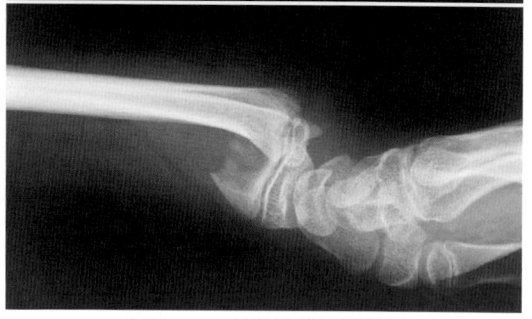

◆図300. 橈骨遠位骨端離開
上：伸展型，16歳，下：屈曲型，11歳

2. 転位方向での分類

骨幹端部あるいは骨幹部と同様に伸展型（背屈し掌側凸）と屈曲型（掌屈し背側凸）とがあり，SH-Ⅱ型の場合の骨幹端部骨片の部位は伸展型では背側，屈曲型では掌側である。転位が著明となると骨片の騎乗が起こる（図300）。

治療方針

1. SH-Ⅰ, Ⅱ型

転位の程度で方針を決める。わずかな転位（2 mm程度）は強いて整復する必要はない。しかし，それを超す新鮮例は徒手整復の対象となる。経験的および文献的[598]にみて許容範囲は横径転位が最大50%であるが，家族の心配を考慮すればもっと低く置いた方がよい。転位を残した陳旧例（約2週以上経過したもの）の整復の可否が問題であるが，3週前後であれば仮骨はまだそれほど硬化していないので，許容範囲を超えていれば観血的整復を行っている（図301）。しかし，骨端線

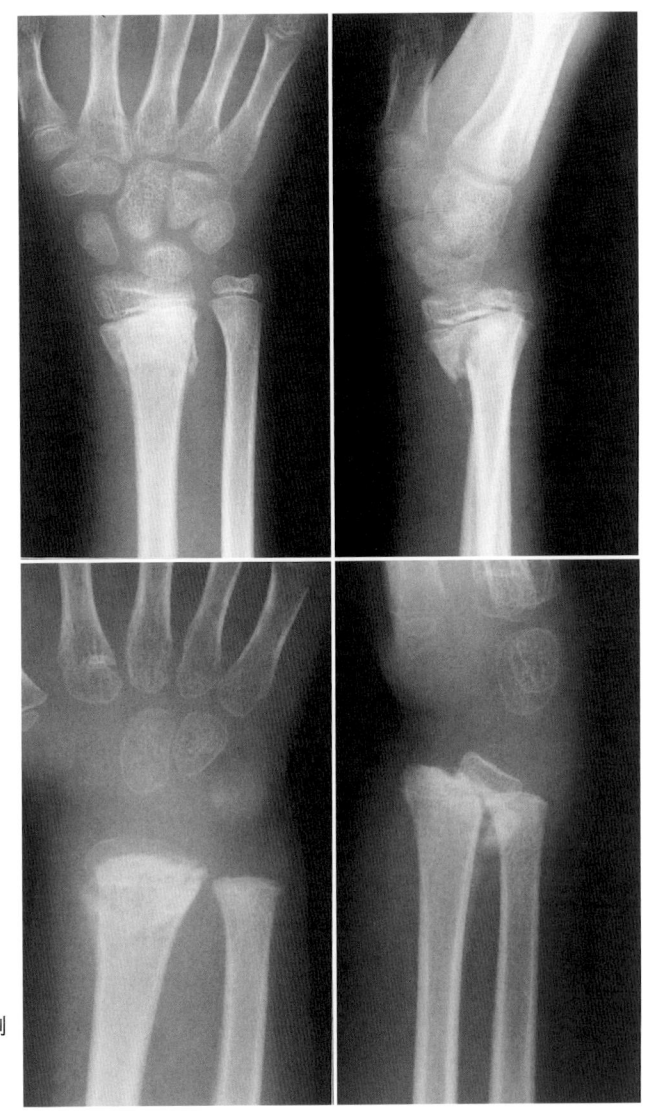

◆図301. 橈骨遠位骨端離開，陳旧例
　上：屈曲型，10歳，受傷後3週
　下：伸展型，5歳，受傷後3週

早期閉鎖を起こす可能性は否定できないので，家族とも十分に話し合って選択すべきである．徒手整復操作を行ってもまったく整復できない新鮮例は骨膜，尺側手根伸筋腱[573)574)]，深指屈筋腱[624)]などの軟部組織の介在が疑われ，観血的整復術の適応がある．また，整復後非常に不安定で容易に再転位を起こす可能性があると判断すれば経皮的K-wire固定を行う．

筆者の経験では屈曲型の方が伸展型より不安定で再転位しやすい．筆者らは麻酔下に徒手整復した症例では原則的に経皮的固定を行っている．

2. SH-Ⅲ,Ⅳ型

非常に稀であるが，関節面を含み，また，整復不良であれば成長障害を起こす可能性があり（図302），解剖学的整復を必要とする．従って，観血的整復や内固定の適応も考慮しなければならない（図303）．

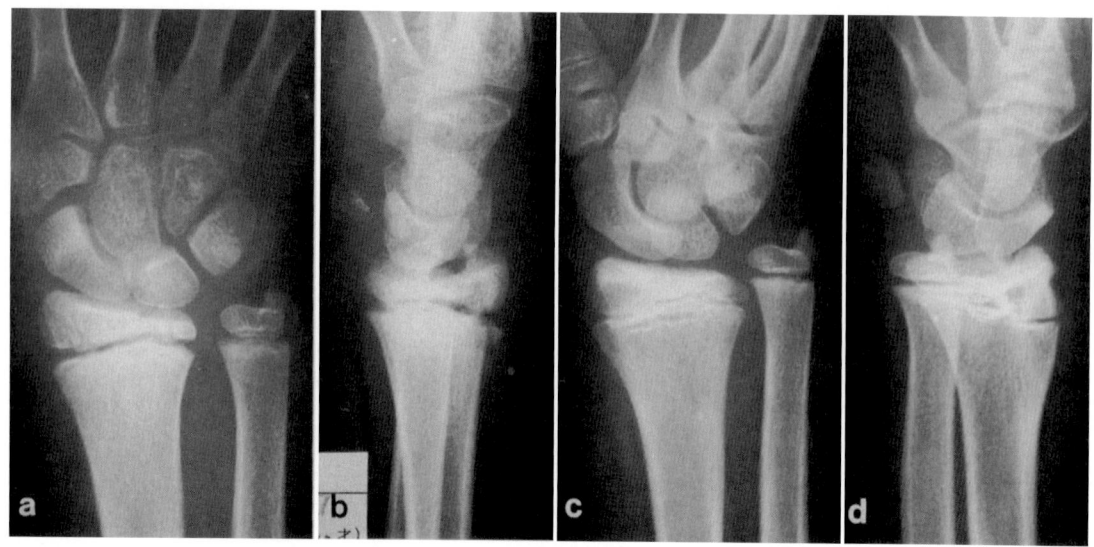

◆図302. 成長障害を起こしたSH-Ⅲ型，10歳（図298提示例）
a・b：受傷後3週，c・d：受傷後10カ月，骨性架橋形成と成長障害がみられる

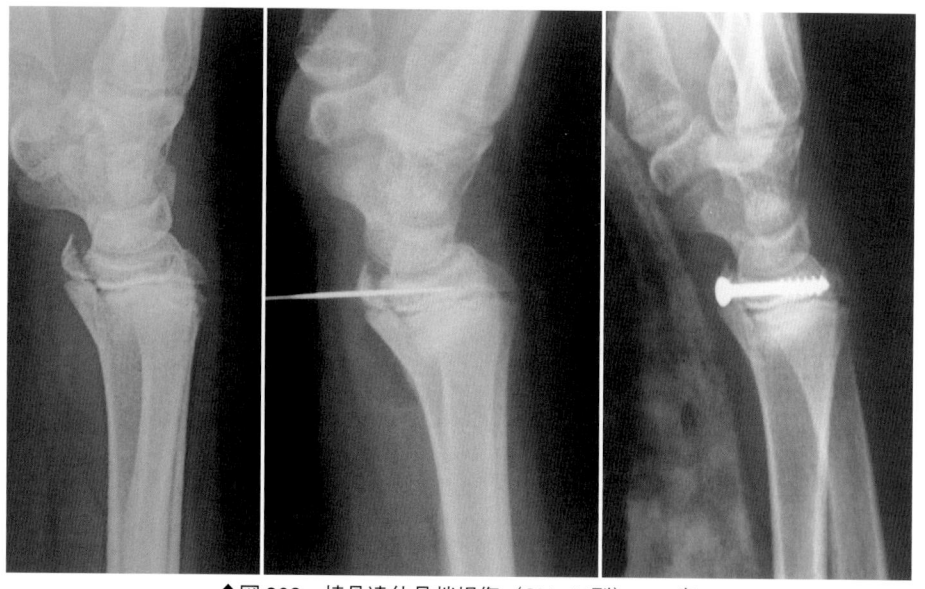

◆図303. 橈骨遠位骨端損傷（SH-Ⅳ型），13歳
左：初診時（骨端線転位あり），中：観血的整復中（骨端線整復），右：圧着螺子固定後

家族への説明

　骨端線損傷の状態，治療方針，再転位とその処置および自家矯正についての説明は前項の橈尺骨遠位骨幹部・骨幹端部骨折とまったく同様であるが，大切な説明事項に成長障害についてがある。成長障害の報告としてはRüttら[625]1/12例，忽那ら[626]1/13例，Leeら[621]10/100例などがある。無用な心配は避けた方がよいけれども，成長障害が起こってからの説明と事前の説明とでは説得力が違う（図304）。

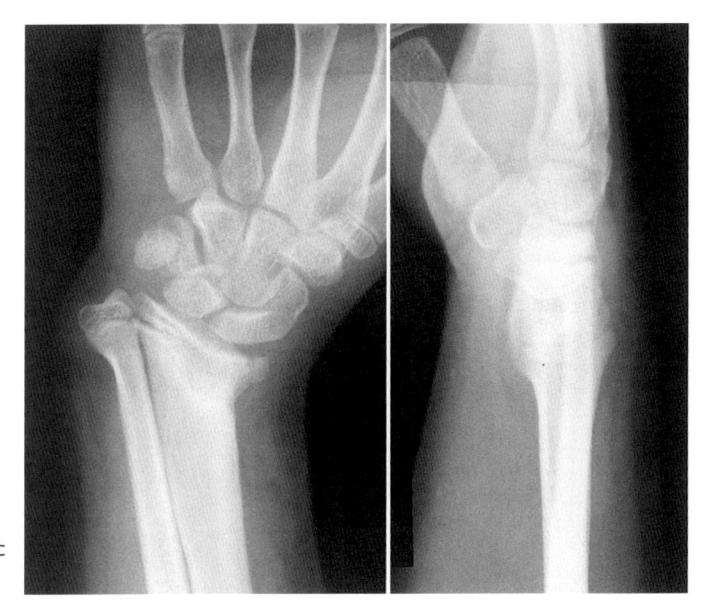

◆図304. 著明な成長障害を起こした症例，13歳，受傷後3年

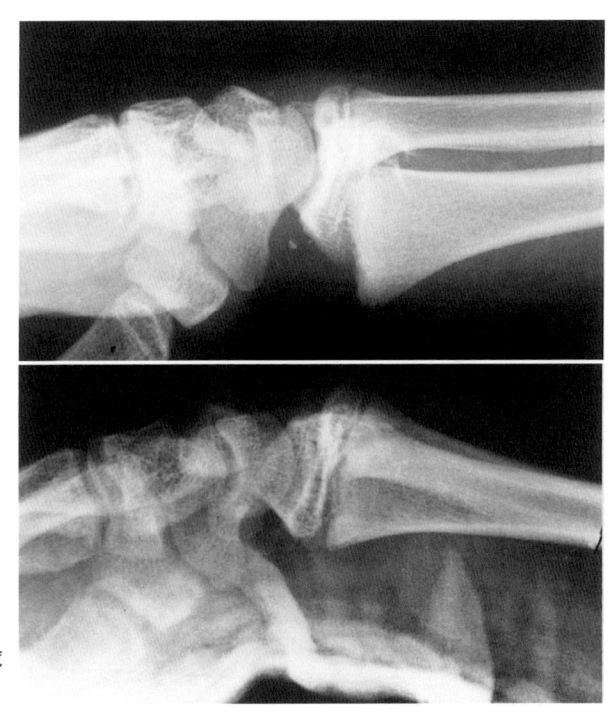

◆図305. 伸展型 SH-II 型の徒手整復例，15歳
掌屈位で掌側ギプス固定。

解剖学的整復が得られない場合や陳旧性の場合には，選択肢や見込まれる予後を説明した上で，何を選ぶかを家族を交えて決定すべきであろう。

治　療

1. 保存的治療

SH-I, II 型で転位が軽度の場合はそのまま上腕～手，あるいは前腕中枢～手の副子固定を年齢に応じて2～4週行えば十分である。

238   V─手関節周辺骨折・脱臼

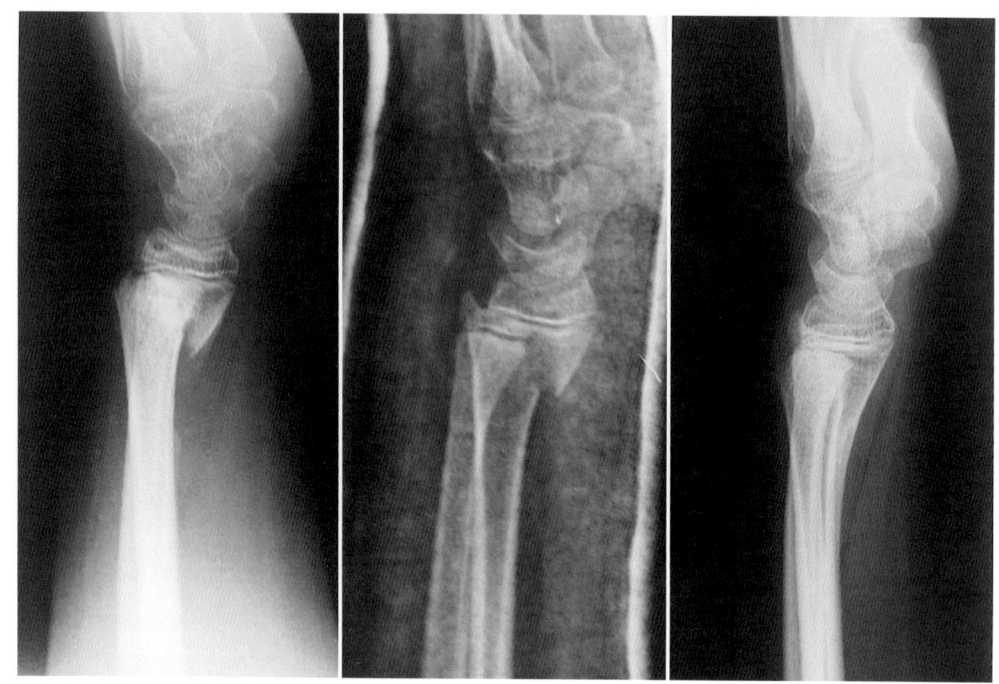

◆図306. 屈曲型 SH-II 型の徒手整復例，11 歳（図300 提示例）
背屈位でギプス固定。
左：徒手整復後，中：4 週後，右：約4 カ月後

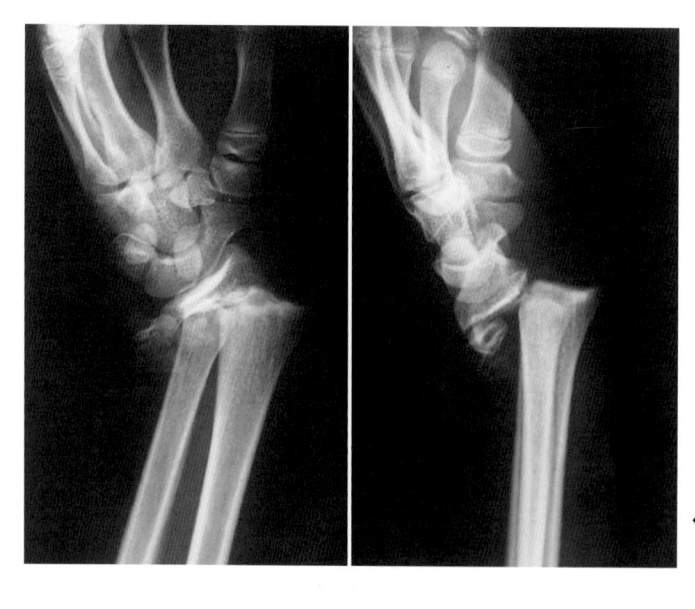

◆図307-1. 伸展型 SH-II 型の経皮的
固定例，15 歳，初診時

　整復が必要な場合の麻酔，徒手整復手技，固定法はすべて橈尺骨遠位骨幹部・骨幹端部骨折と同様であるが，筆者の経験では骨端離開の整復の方がはるかに容易である．伸展型では前腕回内位，手関節掌屈位で（図305），屈曲型では前腕回外位，手関節背屈位で整復固定する（図306）．いずれの場合も整復位をイメージで確認しておく．
　整復の繰り返しの是非について，Lee ら[621]は100例の調査例からみて，配列が50％以

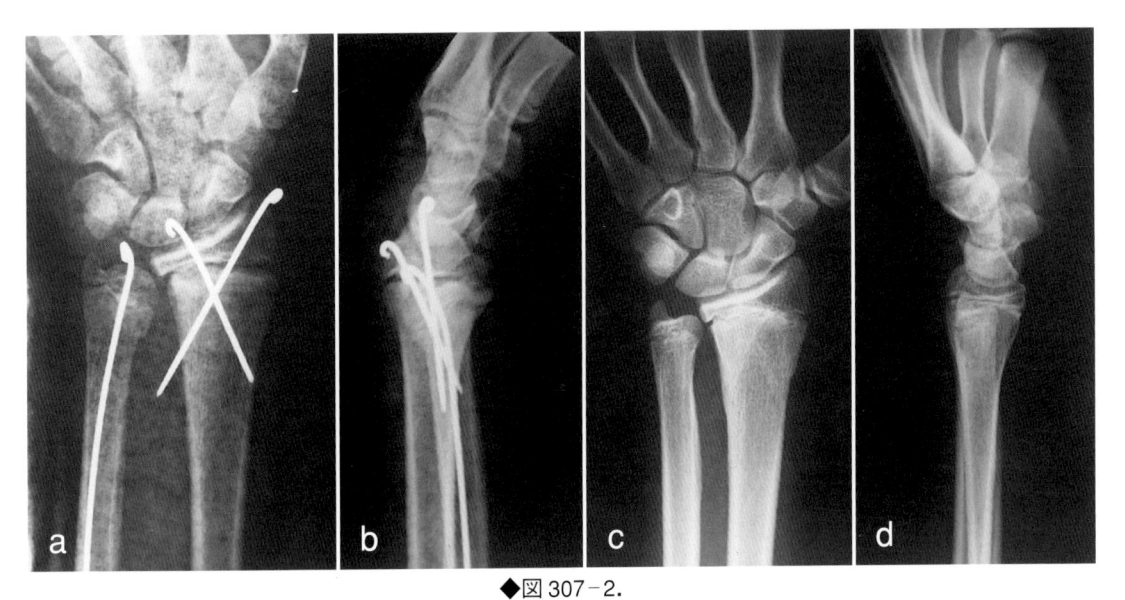

◆図307-2.
a・b：橈尺骨の経皮的固定術後，c・d：3.5カ月後

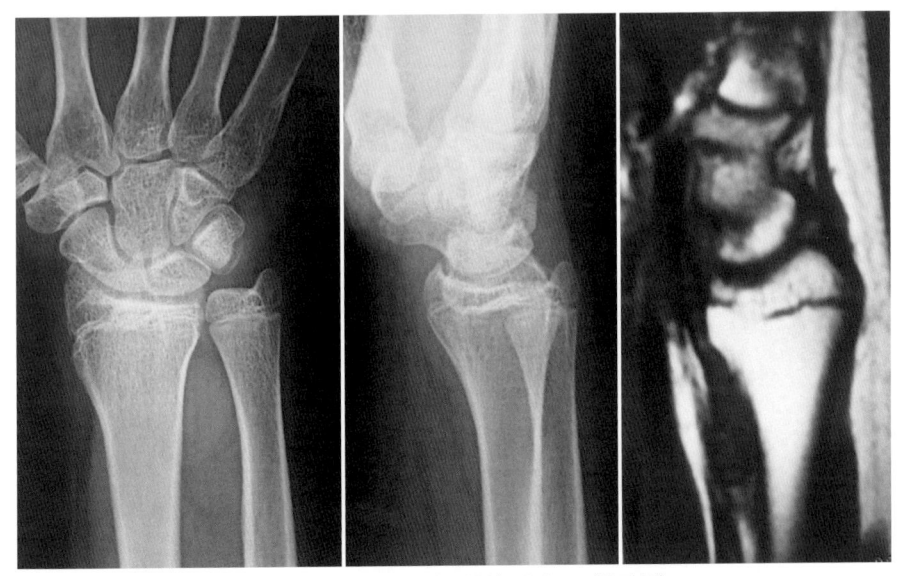

◆図308．SH-Ⅳ型の予後（図303提示例）
術後7カ月のX線とMRI：単純X線でははっきりしないがMRIでは骨橋が鮮明である。

上に達していれば繰り返しての徒手整復操作をすべきでなかったと述べているが，暴力的操作の繰り返しは慎むべきであろう。

2. 経皮的固定

整復および経皮的固定の手技については橈・尺骨遠位端骨折とまったく同様であり，麻酔下で徒手整復を行ったものにはルーチンに経皮的固定を行っている（図307-1, 2）。

3. 観血的整復

伸展型では背側より，屈曲型では掌側より進入し，もし整復障害因子があればこれを直視下に取り除き，非暴力的整復を行う。エレ

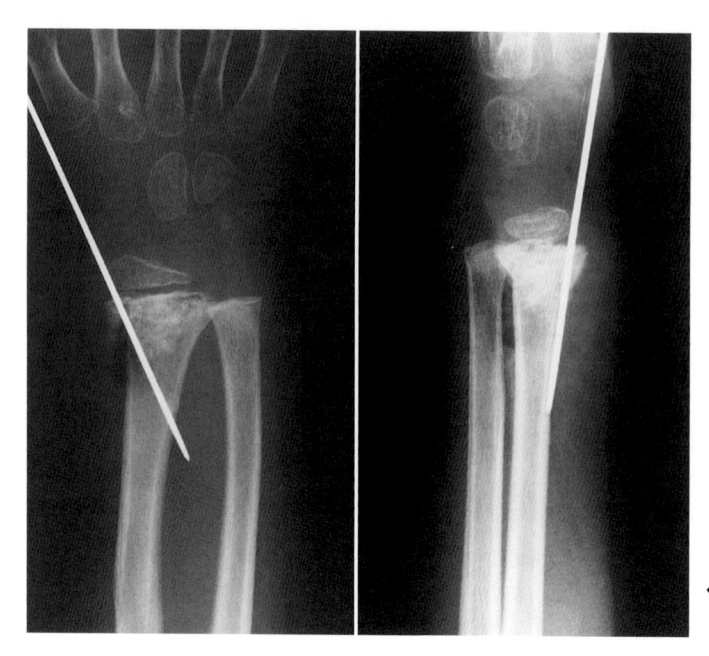

◆図309-1. 陳旧例に対する手術
（図301下提示例）

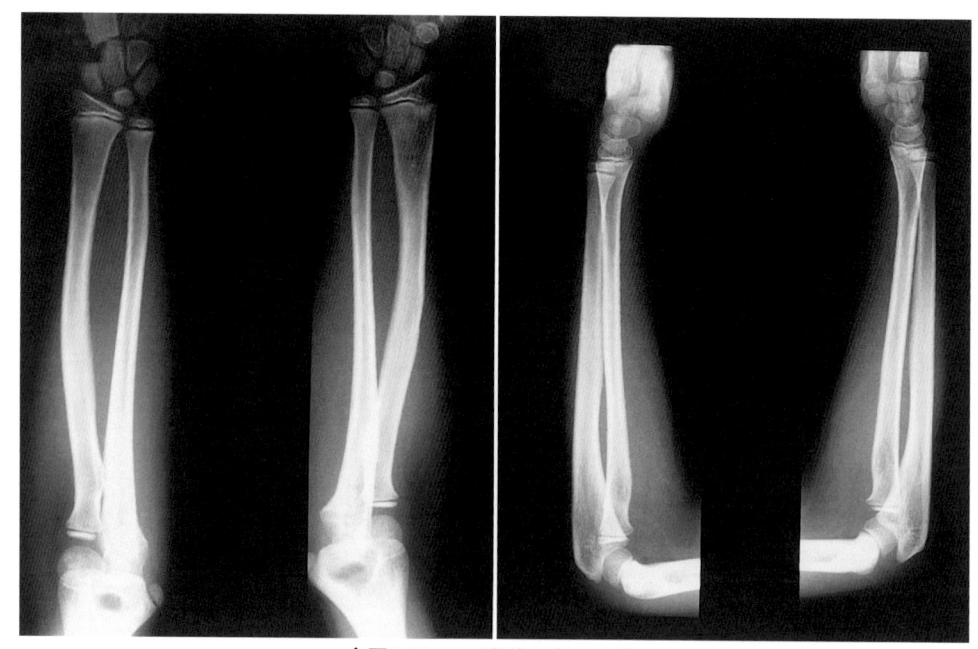

◆図309-2. 術後5年5カ月

バトリウムで強くこねあげるような操作は慎むべきであろう．内固定には前述のK-wire固定を行う．ワイヤーの抜去，運動開始などすべて橈尺骨遠位端骨折に準じる．
　SH-Ⅲ，Ⅳ型では直視下に正しく整復してK-wireあるいは螺子で内固定するが，螺子の場合には骨端線を貫通しない（図303参照）．なお，この型では成長障害のリスクは大きい（図308）．

4. 陳旧例，変形治癒に対する処置

　著明な変形を有する陳旧例で，自家矯正を

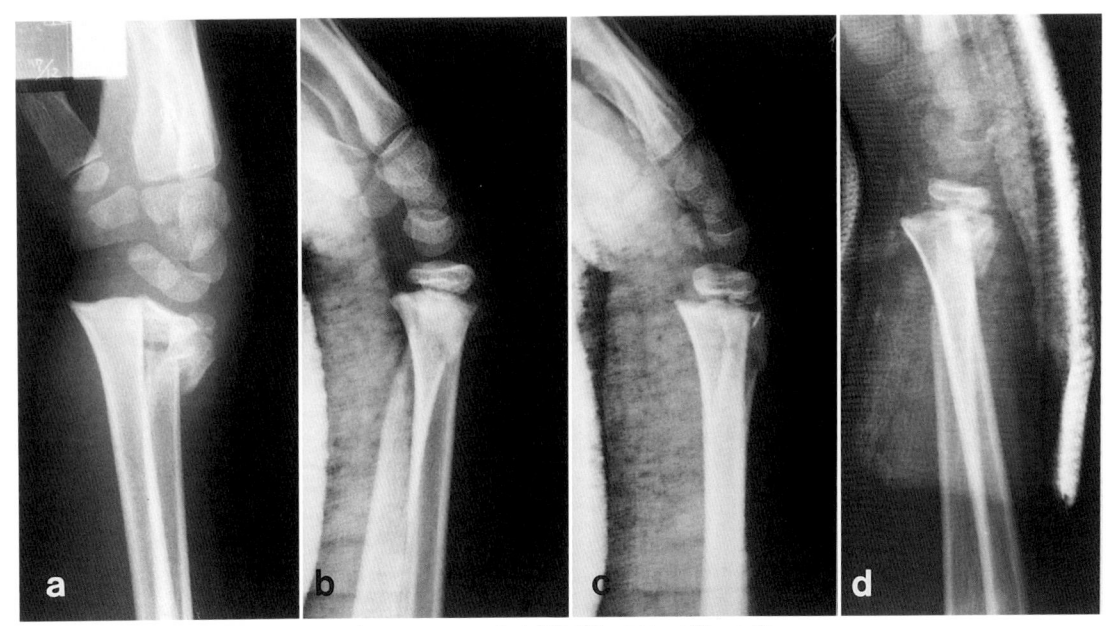

◆図310-1. 自家矯正例，SH-Ⅱ型，9歳
a：初診時，b：徒手整復直後，c：1週後，d：2週後

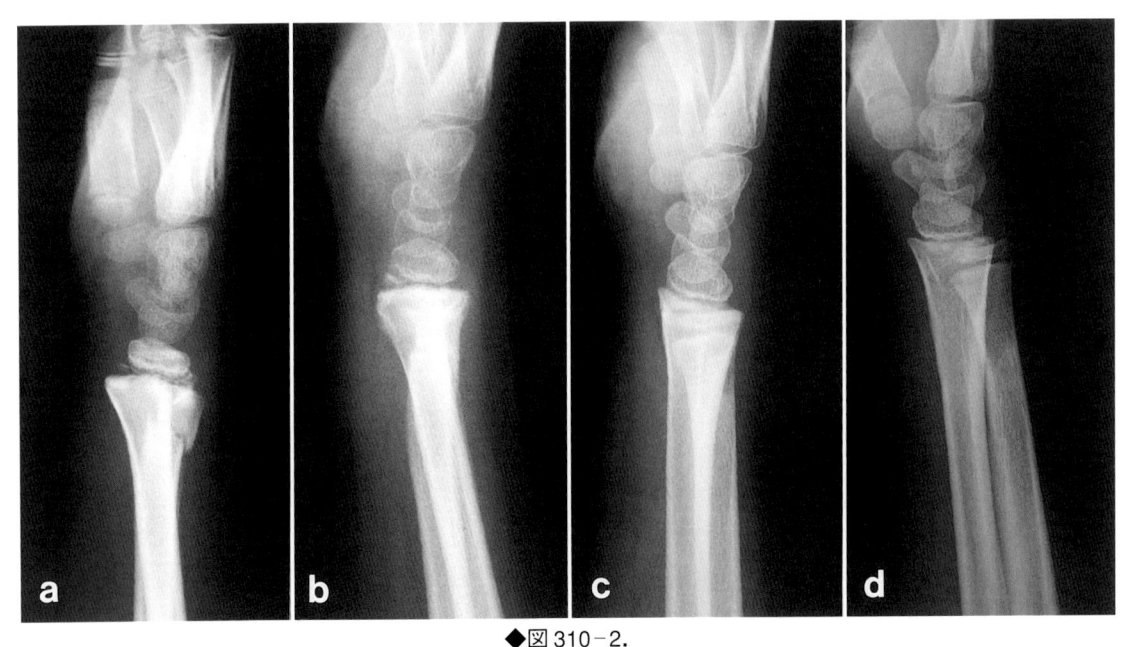

◆図310-2.
a：3週後，b：6週後，c：6カ月後，d：1年4カ月後

待つべきか，観血的整復を行うべきかの判断は難しい。経験からみて4週前後経過した陳旧例でも仮骨の硬化がさほど進んでいなければ整復は困難ではなく，結果も良好であった。（図309-1,2）。一方，再転位した症例で再整復が成長帯に与える損傷を危惧して経過を観察した症例では素晴らしい自家矯正が起こった（図310-1,2）。これらの経験からみて，

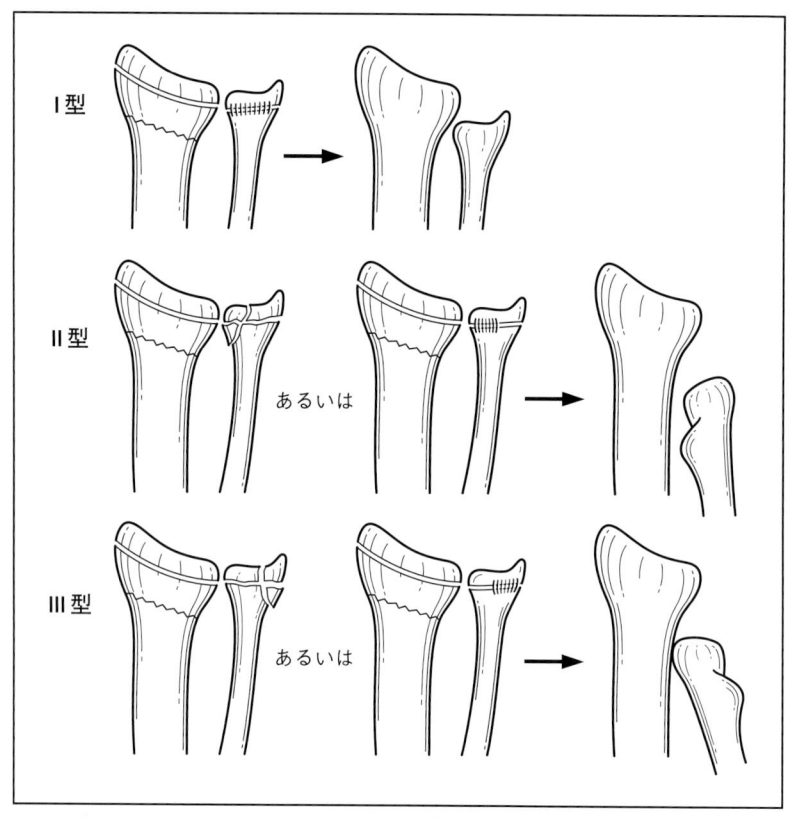

◆図311. 尺骨遠位骨端線の外傷性成長障害の分類（Ray[633]より）
Ⅰ型：尺骨関節面の対称性短縮（遠位尺骨骨端線のSH-Ⅴ型損傷）
Ⅱ型：尺骨全体の短縮＋外側短縮優位（遠位尺骨骨端線外側のSH-Ⅲ, Ⅳ, Ⅴ型の損傷）
Ⅲ型：尺骨全体の短縮＋内側短縮優位（遠位尺骨骨端線内側のSH-Ⅲ, Ⅳ, Ⅴ型の損傷）

横径の1/2を超える転位で，仮骨の硬化が進んでいなければ観血的整復の適応があるが，決して粗暴な操作を加えない配慮が必要である．しかし，再整復や陳旧例の整復は成長障害の因子となり得るので，十分な説明と承諾を得た上で行うべきであろう．もし，この条件を満たさないようであれば自家矯正を待ち，以後は残存した変形に対する処置を考えた方がよい．Leeら[621]は橈骨と尺骨の長さの差が4mmを超せば大きな変形が発生し，尺骨短縮術と橈尺角の矯正が必要と述べている．

5. 成長障害に対する処置

いくつかの選択がある．第一はLangenskiöld手術として知られ，骨性の架橋を切除し脂肪などの移植で成長を再開させる手術である．この条件としては成長が少なくとも2～3年残っていることと，骨性架橋が成長軟骨板の約40％を超えないことがあげられている．第二の選択としては創外固定器を用いて持続的離開力を癒合した成長軟骨板に及ぼし，成長を再開させる方法である[627)628)]．第三は成長障害によりもたらされた変形を成長の末期あるいは骨格的に成熟した後で橈骨に対しては延長骨切り術など，尺骨に対して短縮骨切り術の単独あるいはその組み合わせにより矯正する方である．坪ら[629)]は橈骨のオープン楔状あるいは閉じ合わせ楔状骨切り，尺骨短縮など種々の方法を行っている．どの方法を選ぶかは年齢，変形の程度などを十分に加味して決定すべきである．

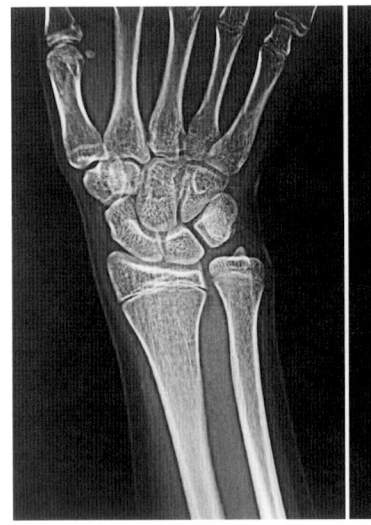

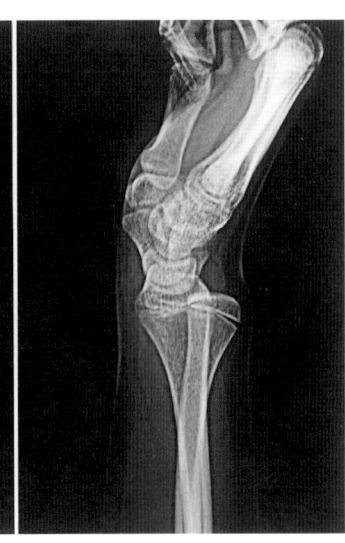

◆図312．右遠位橈尺関節背側脱臼，13歳，初診時

付記1．尺骨遠位骨端線損傷

尺骨遠位骨端線損傷の多くは橈骨遠位端骨折に合併し，単独損傷は極めて稀である[630)631)]．橈骨骨折に合併するものがGaleazzi類似骨折と呼ばれることはすでに記した．この損傷の発生頻度は複数の統計からみると，橈骨遠位骨端線損傷が17.9～29.7％であるのに比べて2.5～4.5％とはるかに少ないが[632)]，尺骨成長の70～80％に貢献するので成長障害が発生すると著明な変形を生じる．Rayら[633)]は遠位尺骨骨端線損傷による成長障害のパターンを，過去に報告された23例と彼らの5例から三つに分類した（図311）．筆者らが経験した症例（図270）はⅡ型に属するものであろう．この損傷は成長障害の頻度が高く[598)634)]，また，橈骨遠位の形態にも影響を及ぼし[633)]，より慎重な対処と注意深い経過観察が必要である．

治療はSH-Ⅰ，Ⅱ型では徒手整復が第一選択であり，不安定であればK-wireによる経皮的固定を追加する．徒手整復が不可能な場合は介在物存在の可能性もあり，観血的整復を行う．SH-Ⅲ，Ⅳ型では解剖学的整復が必要で，転位があれば当然観血的整復術の適応となる．もし変形が発生すれば年齢，変形の程度および症状に応じた処置を行う[633)]．

付記2．尺骨茎状突起骨折

この骨折の大部分は厳密には骨端線損傷ではなくて骨端骨折に属していて，橈骨遠位端骨折の1/3に合併するといわれている．秋本ら[635)]の調査では先端での骨折と基部の骨折で症例の87.7％を占めていた．特別な治療を行うことはなく，成り行き任せにされることが多い．骨癒合率は29～57％[635)～637)]と低いが，症状を訴えるものはほとんどない．成人になって偶然に撮影されたX線写真で偽関節を形成した肥大した骨片を認めることがある．有症状のものはほとんどないが，もし相当する症状があれば摘出や骨接合術が必要となるかもしれない．

③ 遠位橈尺関節脱臼

橈骨骨折を伴うGaleazzi骨折ではなくて，尺骨遠位端の単独脱臼は小児では非常に稀である．松崎ら[638)]はX線ではっきりせず，臨床的に背側亜脱臼と診断した2例を報告し，Snookら[639)]の述べる過回内力は靱帯や三角線維軟骨（TFC）を断裂させないでも亜脱臼を生じさせるという説を支持した．成人における脱臼とメカニズムは同じであり，回内を強

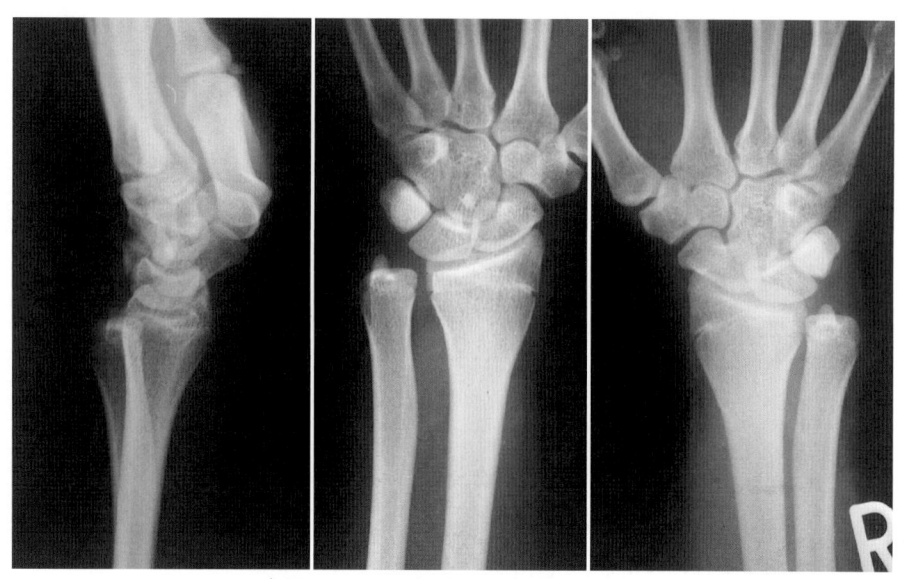

◆図313. 左遠位橈尺関節脱臼，13歳
側面像で尺骨遠位端は背側転位し，前後像で橈尺関節の開大が健側との比較でより鮮明となる。
左・中：患側，右：健側

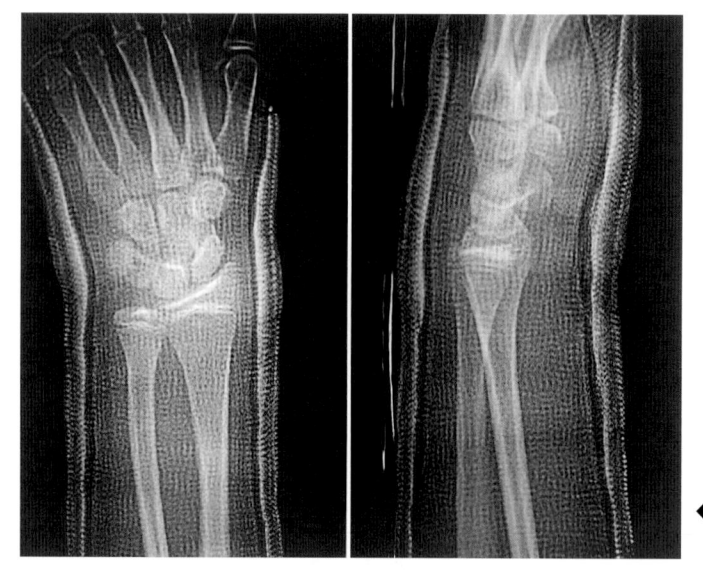

◆図314. 徒手整復，回外位固定後
（図312 提示例）

制されると背側の橈尺靱帯は断裂し尺骨遠位端は背側に脱臼し，回外を強制されると掌側の橈尺靱帯は断裂し尺骨遠位端は掌側に脱臼する。背側脱臼では回内位を呈し，外見上尺骨遠位端が背側に突出し，回外運動は強く制限される。掌側脱臼では回外位をとり回内運動が強く制限される。X線所見は背側脱臼では前後像で遠位橈尺関節の離開があり，側面像では遠位尺骨が背側に転位している（図312）。反対に掌側脱臼では前後像で橈尺骨が重なったようにみえ，側面像では掌側に転位している。疑わしい場合には同じ条件で撮影した健側と比較することが必要である（図313）。診断が遅れると徒手整復が困難となる。

新鮮例の整復は比較的に簡単であり，受傷

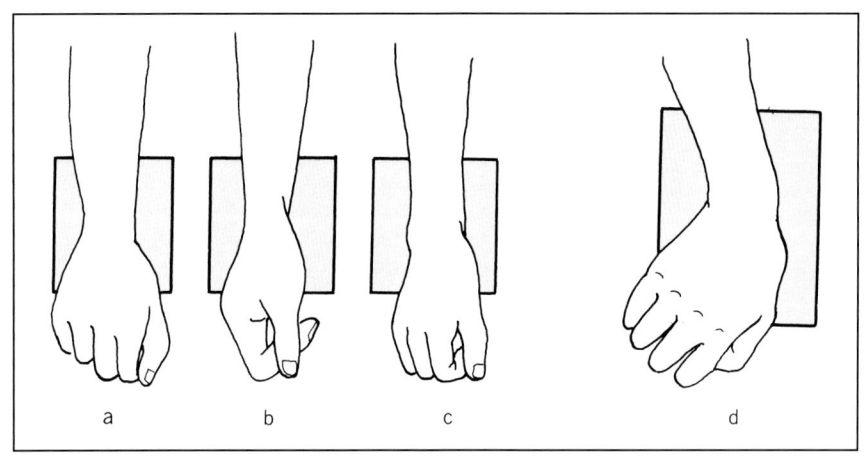

◆図315-1. 手舟状骨骨折のX線撮影肢位
a：こぶしを握った前後像，b：側面像，c：回内60°，d：こぶしを握って最大尺屈した前後像

メカニズムと反対の肢位で整復固定すればよい。すなわち，背側脱臼の場合は回外位を，掌側脱臼の場合は回内位を強制して整復固定する（図314）。固定期間は6週前後とする。もし不安定であれば橈尺関節の一時的な経皮的K-wire固定を行う。

4 手の舟状骨骨折

　小児の手根骨骨折は非常に稀であり，これは骨化核が厚い軟骨に覆われているためである。最も発生しやすい骨は舟状骨であり，背屈位で手をつく動作で発生する。この動作は小児では橈骨遠位端骨折，青壮年では手の舟状骨骨折，老人では橈骨遠位端骨折を起こす。その他の骨については症例報告として散見するに過ぎない。

　小児の手の舟状骨骨折も従来は非常に少ないといわれていたが，必ずしもそうではないとの報告もある。Christodoulou[640]は70例を経験し，これは小児の総骨折の0.34％，小児の上肢骨折の0.54％であり，年齢は平均11歳（8〜14歳）であったと報告している。Vahvanenら[641]の報告では15歳未満の108例の平均年齢は10歳未満の2例を除けば12.5歳であった。また，最近ではWulffら[642]は小児骨折中0.38％で，手根骨骨折の平均年齢は13歳4カ月，藤ら[643]は24例の平均年齢は13.8歳と記載している。これらの報告をみてもわかるように10歳未満は非常に少なく，多くは思春期であるので，本骨折は成人と同じように取り扱うべきであろう。

　受傷メカニズムの多くは肘関節伸展位で手掌をついて発生しているが，最近の傾向としてはパンチングゲームによるものの報告が増加している[643)644]。

　腫脹は軽く，運動痛も軽度である。特徴的症状はsnuffboxと舟状骨結節部に限局する圧痛である。最初のX線で異常がなくても1週経過してこの圧痛が取れないときは，この骨折の存在を疑わねばならない。

　この骨折は血行の問題もあり骨癒合にくい部位であり，特に近位1/3部での骨折では近位骨片は成人と同様に壊死となりやすい。初診時の骨折の見落としや経過観察不十分のために後日紛争の原因となることがある。

X線撮影，所見

　臨床症状でこの骨折が疑われるときには通常の前後・側面像の他に手舟状骨骨折に対す

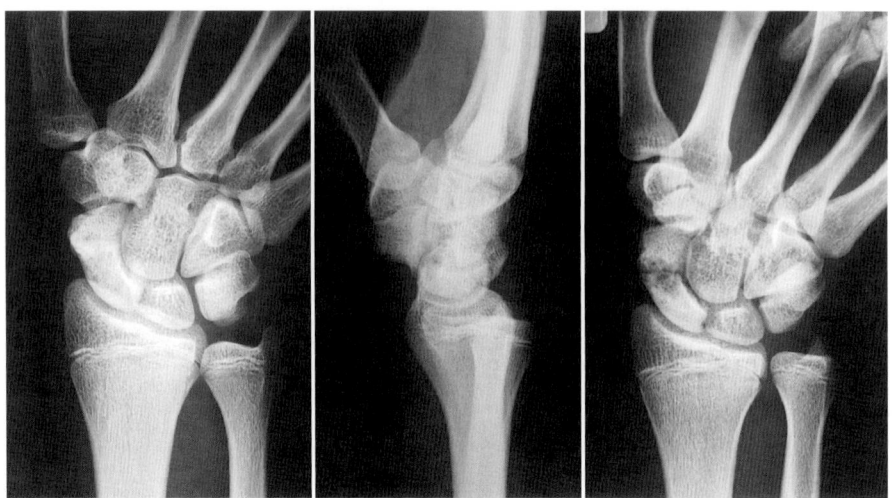

◆図315-2. 種々の撮影肢位によるX線像，14歳
尺屈すると舟状骨は背屈し長軸が水平面に近づくので最も鮮明に骨折部を描写する。
左：前後像，中：側面像，右：こぶしを握った最大尺屈

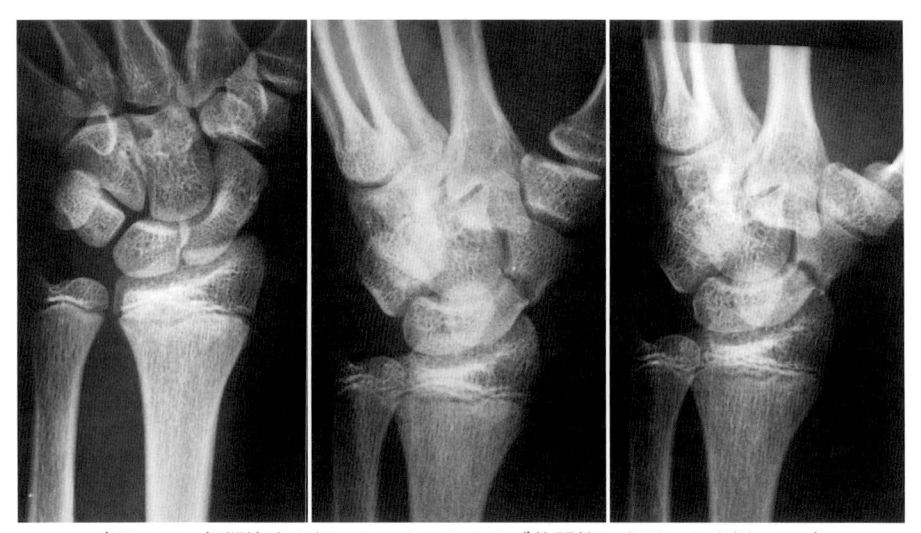

◆図316. 初期治療を行ったにもかかわらず偽関節に進展した症例，15歳
左：初診時，中：3週後，右：2カ月後

る特殊な撮影を行う。その肢位は，① 握りこぶしを作った肢位での前後像，② 側面像，③ 約60°の回内位，④ 手関節尺屈位での前後像，である（図315-1,2）。側面像は手根不安定症診断のためにも用いられる。撮影されたX線から舟状骨の輪郭をたどることで異常の有無をみる。初診時のX線で骨折が発見されなくても前記臨床症状があれば外固定をしておき，約1～2週後に再度X線撮影を行うべきである。また，最初は薄い線でしかなかった骨折線が経過とともに鮮明となり，次第に偽関節へと進展していくものもあるし（図316），初診後1カ月まではまったく骨折線がみられず，2年後に偽関節で来院したものもある（図317）。

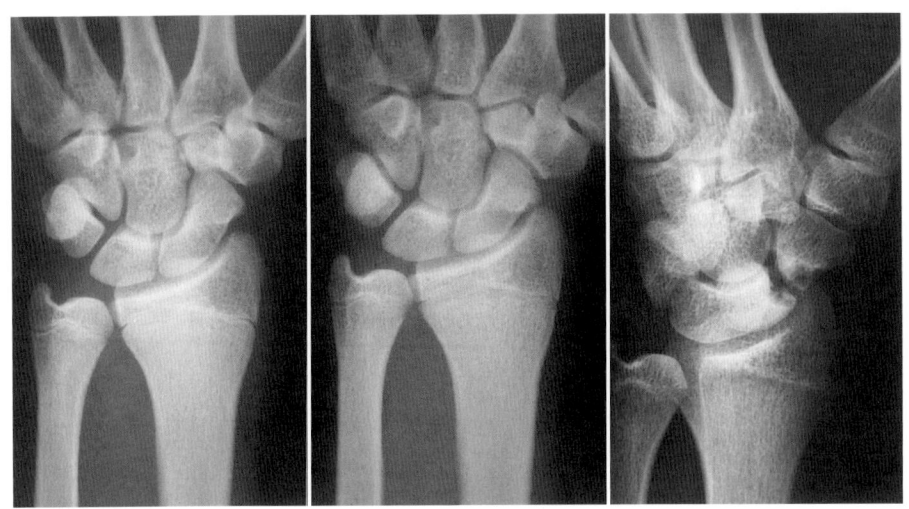

◆図317. 初期には診断つかず，後日偽関節で来院した例，15歳
左：初診時，中：1カ月後（その後来院せず），右：2年後

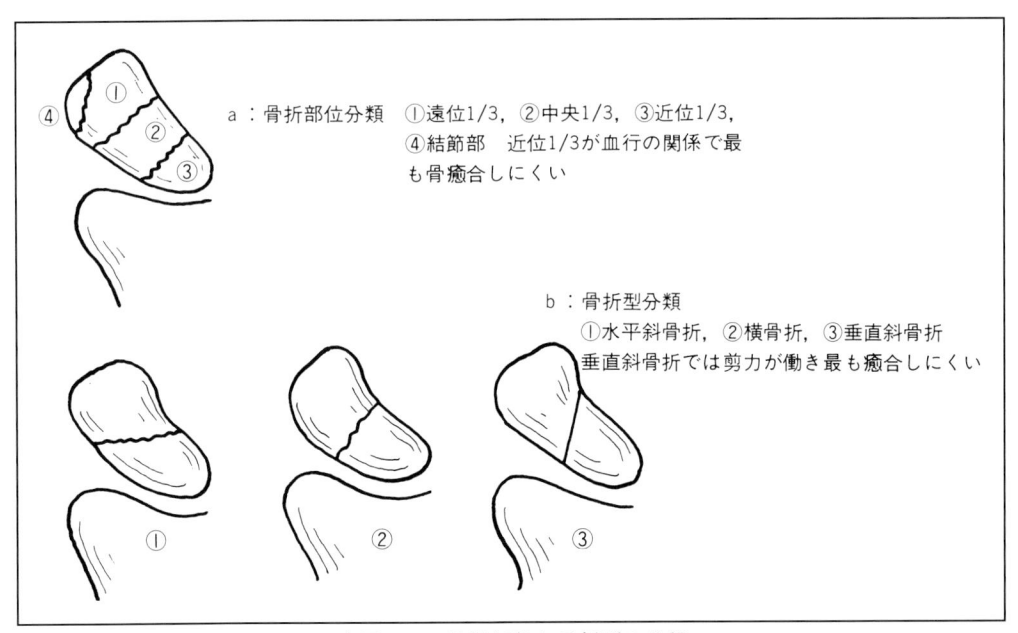

a：骨折部位分類 ①遠位1/3，②中央1/3，③近位1/3，④結節部　近位1/3が血行の関係で最も骨癒合しにくい

b：骨折型分類
①水平斜骨折，②横骨折，③垂直斜骨折
垂直斜骨折では剪力が働き最も癒合しにくい

◆図318. 骨折部位と骨折型の分類

分　類

成人の骨折と同じで，骨折部位，骨折線の走行，および安定性で分類される（図318）。分けられる。成人では中央1/3が多いが，Wulffら[642]の症例では36％（文献的には12～38％）であり，遠位が64％であったと報告している。

1. 骨折部位
結節部，遠位1/3，中央1/3，近位1/3に

2. 骨折線の走行
水平斜，垂直斜，横骨折がある。

表24．手舟状骨骨折のHerbert分類

Type A（新鮮安定型）
　A1．結節骨折
　A2．腰部非転位性骨折
Type B（新鮮不安定型）
　B1．遠位1/3斜骨折
　B2．腰部転位性，可動性骨折
　B3．近位端骨折
　B4．脱臼骨折
Type C（遷延治癒）
Type D（偽関節）
　D1．線維性偽関節
　D2．硬化性偽関節

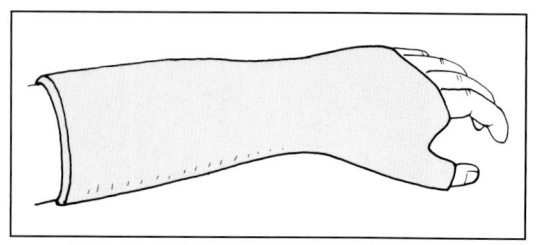

◆図319．手舟状骨骨折のギプス固定肢位

3．安 定 性

Cooneyら[645]は2mmを超す転位があるものを不安定としたが，現在は成人の骨折に対するHerbert分類[646]が最も用いられている（表24）。

治療方針

小児の新鮮例では骨折部位や型を問わず，転位が少ない場合には保存的治療で癒合する可能性があり，第一選択とすべきであろうが，最近では長期固定を嫌い，確実な癒合と機能の早期獲得を目的としたHerbert screwを使用しての骨接合術が行われる傾向にある[644)647)]。

陳旧例でも偽関節の徴候（骨折部の吸収，嚢胞形成，骨折端の硬化，近位骨片の壊死など）がない場合には長期固定で骨癒合する可能性もあるので患者サイドとよく話し合って適応を決定すべきであろう。症状を有する完成した偽関節であれば骨移植単独あるいはHerbert screw固定併用の骨接合術を行う。

積極的あるいは絶対的な骨接合術の適応は新鮮例で転位が大きく不安定と判断された場合（2mm以上），保存的治療で治癒が遷延した場合，および偽関節である。

保存的治療を選択した場合には治療サイドおよび患者サイドともに辛抱が必要で，固定期間に関しての半端な妥協を決してすべきでない。

家族への説明

①小さな骨であり，臨床症状も軽いために軽く考えられがちであるが決してそうではないこと，②最も骨癒合がしにくい部位であること，③偽関節になれば症状が永続する可能性が大きいこと，④保存的治療では骨癒合には長期固定が必要なこと，⑤保存的治療から手術に移行する可能性もあること，を患者および家族に十分説明し協力を求める。

治　　療

1．新鮮例に対する保存的治療

固定範囲については肘関節を含むか含まないかはいまだに同意がないが，筆者は短腕ギプス固定を前腕中間位，手関節軽度背橈屈位で，母指はMP関節を含めて，他指はMPを含まずに行ってきた（図319）。活動的なあるいは非協力的な小児では長腕ギプスも勧められる。骨折部位や骨折線の走行により固定期間は種々であるが，結節部を除けば少なくとも8週前後は必要であろう。しかし，期間だけでは解決しないのがこの部の骨折の特徴であり，あくまでも骨癒合の徴候をX線像で確認することが優先する（図320）。Wulffら[642]の症例では固定期間は4～15週（平均7.1週）であった。成人では骨折線に沿って薄い硬化像（calcified band）がみられ，骨癒合の早期徴候とされ，Russe[648]はこの時期で

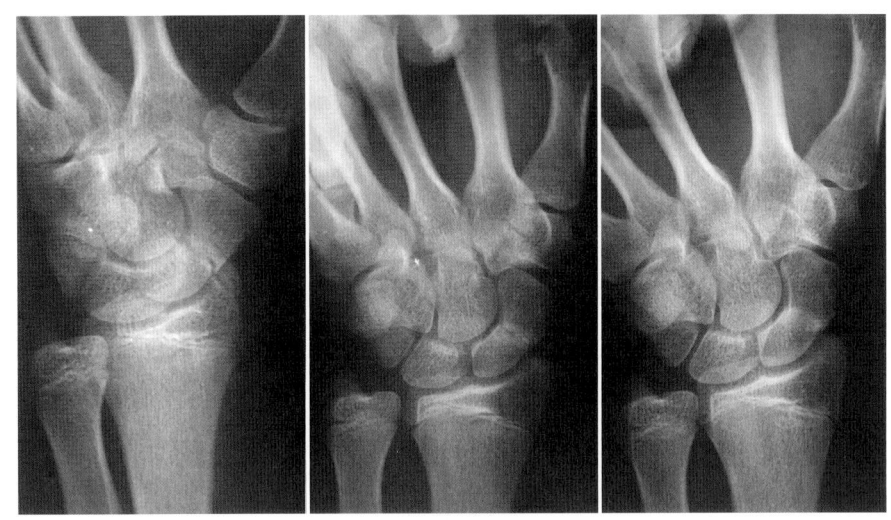

◆図320. 保存的治療例，15歳
　左：初診時（中央1/3，横骨折，不安定型）
　中：4週後（骨折線に沿う薄い硬化像あり，骨癒合の早期徴候である，いわゆる"calcified band"と推定した）
　右：10週後，骨癒合は完全である

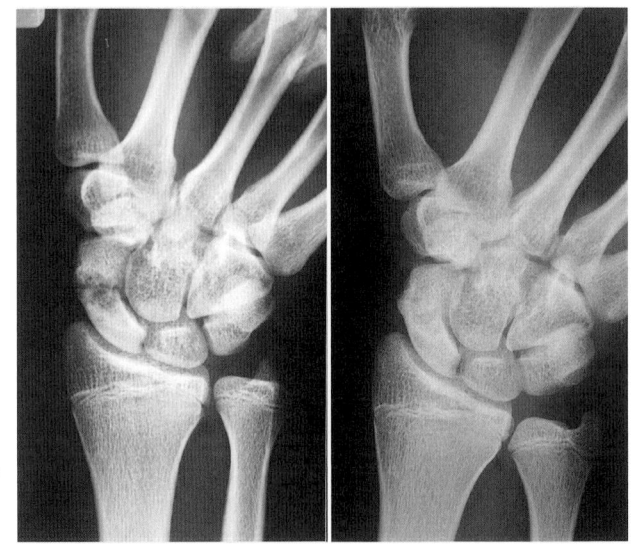

◆図321. 保存的治療で治癒した遷延治癒例，14歳
　左：初診時，右：ギプス包帯固定9週後

はギプス包帯から副子に変更し，約2週間で固定を除去すると述べている．筆者はより用心深くさらに1カ月以上ギプス固定を継続している．骨折線が不明確となり，同部を通る骨梁が確認されれば骨癒合は完成に近いと理解している．

固定が長期にわたっても，骨癒合が得られ，解剖学的にも問題がない場合には機能障害が起こることはない．

2. 陳旧例に対する保存的治療

保存的治療を希望する症例では長期固定に協力してもらうという条件でギプス固定を行う．骨折線の不明瞭化が起これば装具に変更する．少数例ではあるが思春期の症例で長期固定によって骨癒合を得たものがある（図

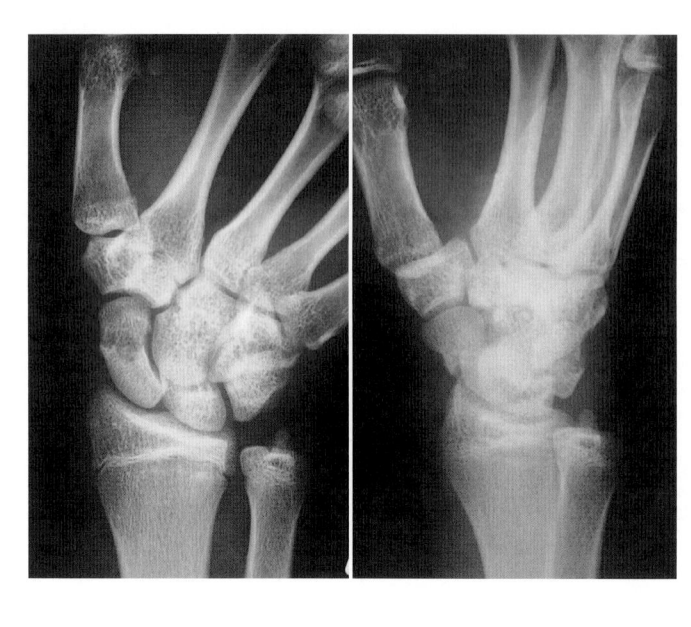

◆図322-1. 手舟状骨遷延治癒骨折，15歳
初診時，受傷後5週経過。

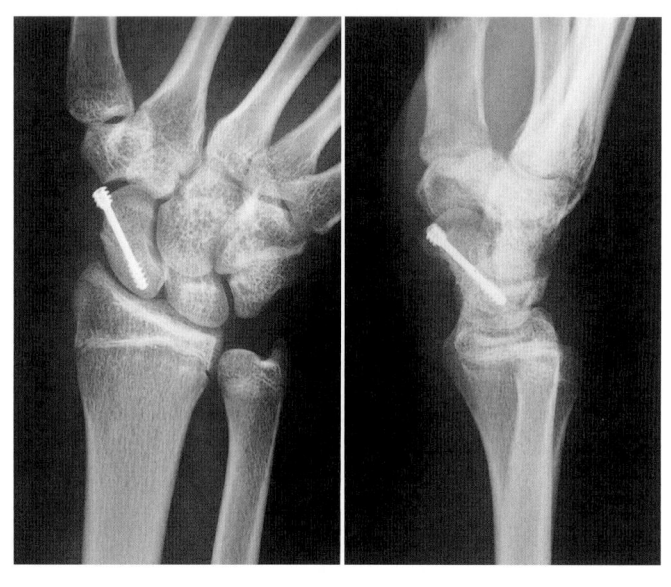

◆図322-2.
Herbert screw固定，2週後。

321）。しかし，この方法はあくまでも本人および家族との話し合いで決定したもので，すべてに共通する方法ではない。もし手術を希望する場合は偽関節の項に準じる。De Beckら[649]は7.5カ月経過した8歳の偽関節例で14週の外固定で治癒した症例の報告をしている。なお，Grahamら[650]は文献的にみても保存的治療を第一選択とすべきことを記載している。

3. 陳旧性あるいは偽関節に対する手術的治療

陳旧例に対しては，成人におけると同様に小児においてもHerbert screwが直視下あるいは経皮的に用いられる（図322-1,2）。

偽関節に対してはHerbert screwが開発されるまではRusse法[648)651)]に準じて骨移植を行ってきたが（図323-1,2），現在は骨折面を切除新鮮化し，長径と傾斜角度維持のために腸骨稜からの楔状海綿骨移植とHerbert screw

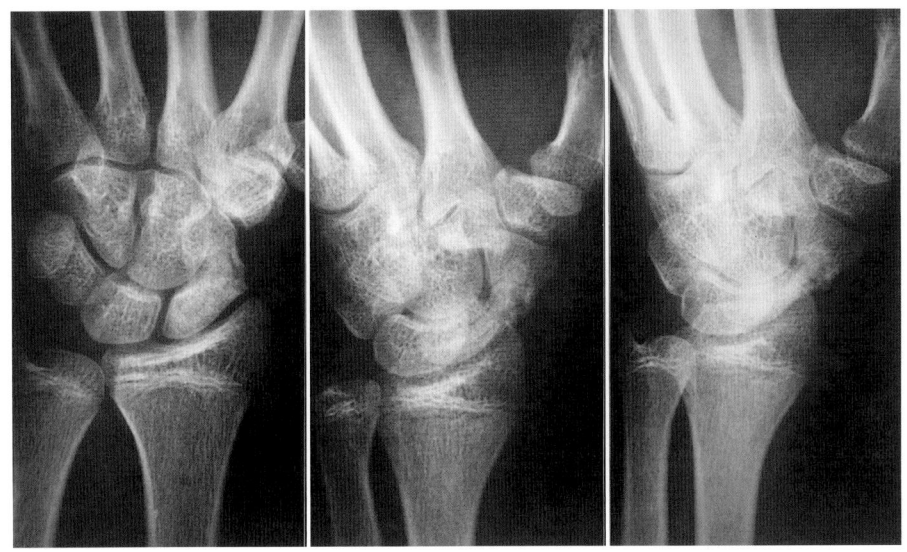

◆図323-1. 骨移植例, 15歳（図316提示例）
左：新しいRusse法による骨移植当日, 中：術後10日, 右：術後5週

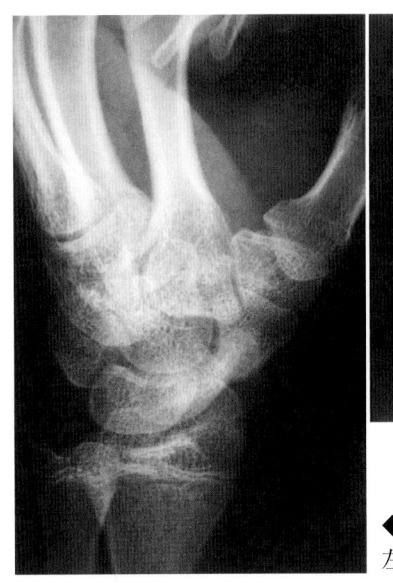

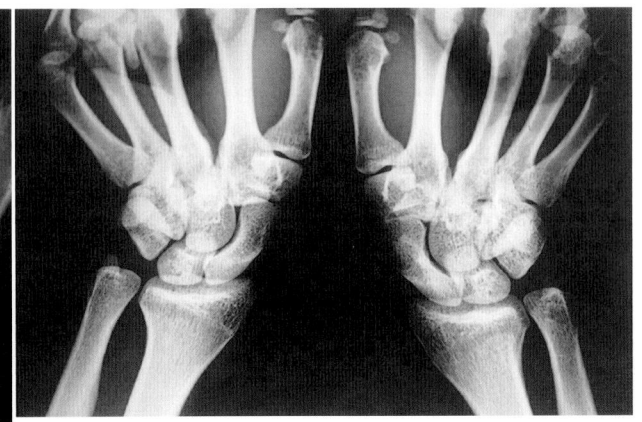

◆図323-2.
左：術後3カ月, 上：術後3年1カ月

固定を行っている（図324-1, 2）。外固定を約4週行う。偽関節に対する現在の治療の主流は骨移植とHerbert screw固定である[643)644)652)]。

5 その他の手根骨骨折・脱臼骨折

小児では手の舟状骨骨折以外は非常に稀で，本邦では豆状骨骨折[653)]，豆状骨脱臼[654)]，有頭骨骨折[643)]，有鉤骨鉤部骨折[655)]，大菱形骨骨折[656)]，月状骨骨折[657)]および月状骨周囲脱臼[658)]の各1例ずつの報告がある。欧米でも成書には極めて稀と記載され，Wulffら[642)]は33例の舟状骨骨折に対してその他の手根骨骨折は三角骨，小菱形骨，有鉤骨，有頭骨の骨折を1例ずつのみ経験していて，文献的

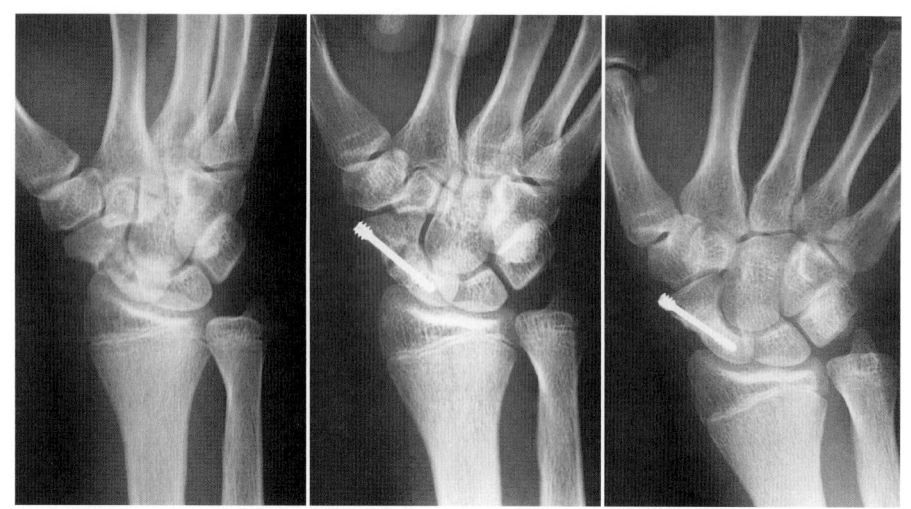

◆図324-1．手舟状骨偽関節に対する海綿骨移植＋Herbert screw固定，14歳
左：初診時（受傷後8カ月），中：術直後，右：術後3カ月

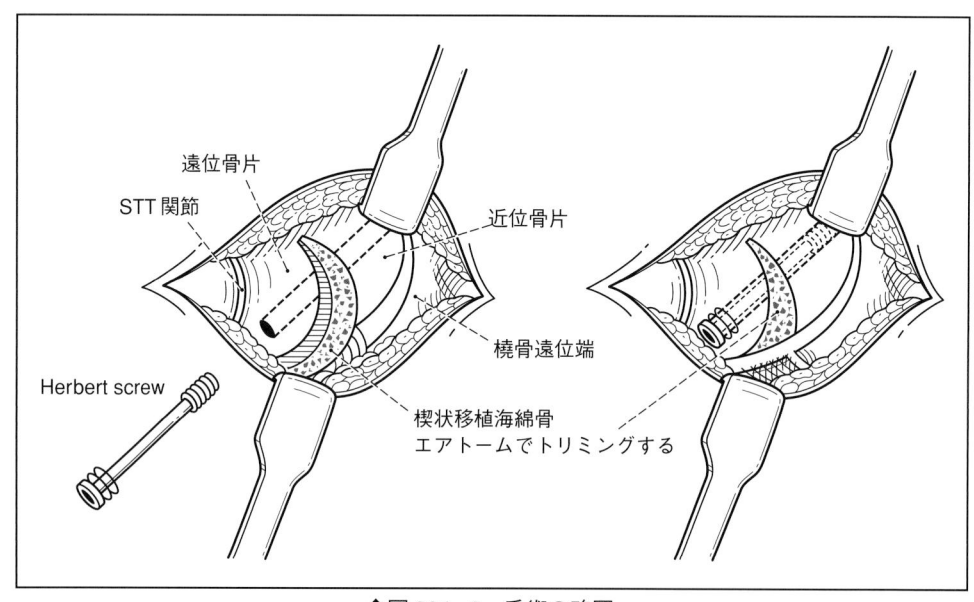

◆図324-2．手術の略図

表25．小児三角骨骨折のLetts分類

A：Chisel or avulsion fracture（12例）
　1．Undisplaced（6例）
　2．Elevated（2例）
　3．Displaced（4例）
B：Body fracture（6例）

には有頭骨骨折6例，三角骨骨折2例がある と記載している。Lettsら[659]は6〜15歳の15 例の三角骨骨折を報告し，原因の多くはfall on the stretched handとして，尺骨遠位端の すぐ末梢側での疼痛"triquetral point"は三 角骨骨折を疑わせるものとした。彼は分類と して表のごとくまとめていて（表25），正し い診断のために斜位撮影が必要と強調してい

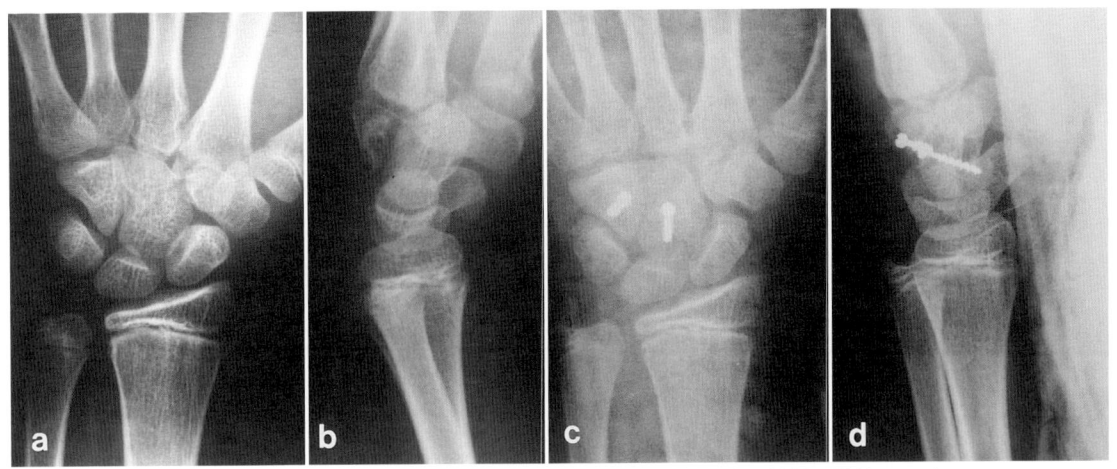

◆図325. 第4，第5中手骨脱臼を伴った有鉤骨，有頭骨の前額面骨折，11歳
　a：初診時前後像，b：側面像掌屈，c・d：観血的整復術後

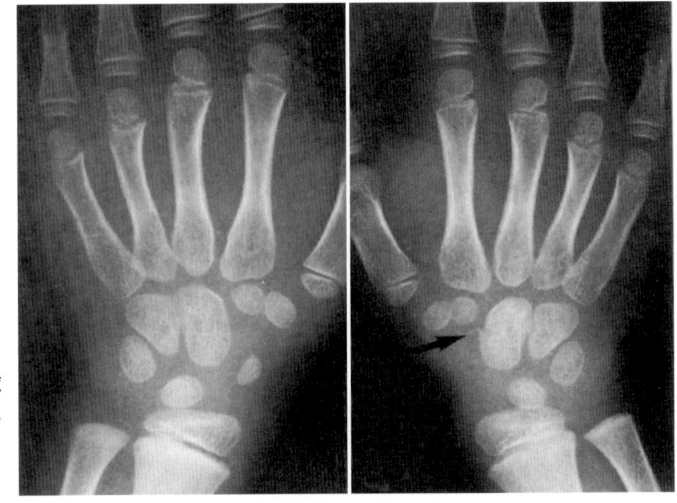

◆図326. 右有頭骨骨折，8歳
矢印は骨折線。転位はほとんどなく，保存的に治療。
　左：健側，右：患側

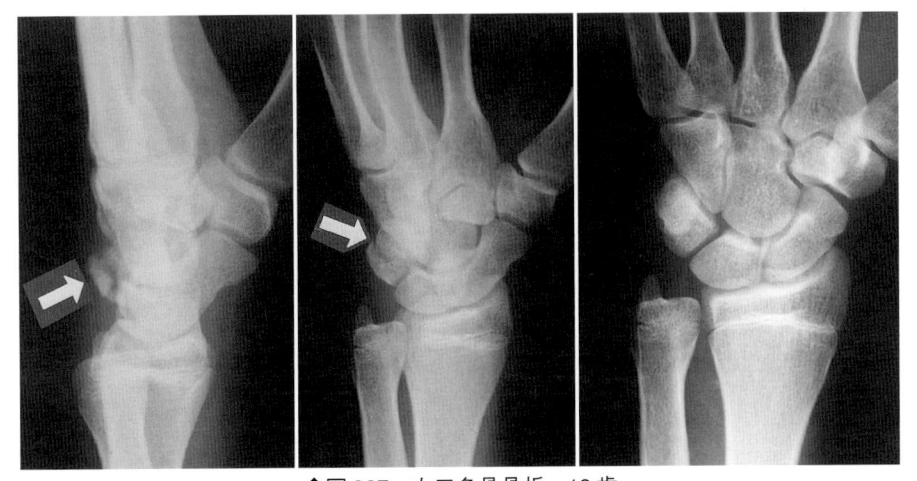

◆図327. 左三角骨骨折，13歳
側面像（左）と回内位（中）で骨折が判明し，前後像（右）では骨折線は不明。

る。筆者は舟状骨骨折以外では小児では極めて稀な月状骨周囲脱臼，第4，5 CM関節脱臼を合併した有鉤骨と有頭骨の前額面骨折[660]（図325），有頭骨骨折（図326），および三角骨骨折（図327）の各1例を経験したのみである。月状骨周囲脱臼と第4，5 CM関節脱臼例には観血的整復固定を行い，その他の単独骨折は保存的治療で問題なく治癒した。佐々木ら[656]はBennett骨折に合併した大菱形骨骨折に対して観血的整復固定術を行っている。

Lettsら[659]の三角骨骨折症例の平均4年後の調査では2例に手関節拘縮と過伸展での愁訴があったと報告されている。少ないとはいえ，可能性がないわけではないので，見落としのないように注意し，疑わしい場合には健側との対比も必要であろう。

VI Upper extremity
手の損傷

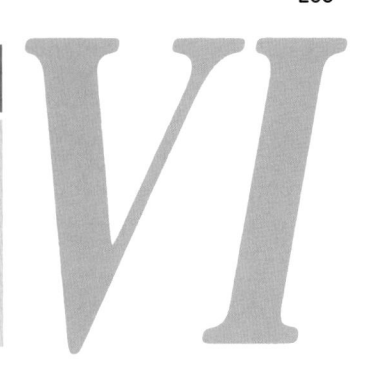

　中手骨から指節骨までの骨折，脱臼および靱帯損傷が本項に含まれる。球技による突き指，拳で叩く動作を含めての打撲，ねじり，挟みつけなどとさまざまな原因で発生するが，外力の方向や部位，解剖学的特性で種々の損傷が起こる。特にMP・IP関節に加わった外力はそれぞれ特徴的な骨折パターンを引き起こす[661]（図328）。手の骨折についての統計的観察をHastingsら[662]の354例の報告からみると，12～14歳に最も発生しやすく，指では小指が最も多く，母指がこれに次ぎ，指骨のレベルでみると基節骨が最も多く，約40％を占め，中手骨，中節骨，末節骨はそれぞれ約20％であった。また，生田ら[663]は102例の指骨骨折を観察し，基節骨－中節骨－末節骨の順であり，部位として頚部と基部（骨端部）が最も多かったと述べている。SH-Ⅱ型の骨端離開についてみると，Hastingsら[662]は約70％が基節骨であり，中手骨と他の指節骨はそれぞれ10％前後であったと報告している。福島ら[664]は骨端離開について50例（51骨折）を観察し，Ⅱ型が最も多く35骨折であり，指骨レベルでは基節骨が最も多かったと記載している。また，寺島ら[665]は小児指節骨骨折226骨折中骨端離開76損傷を観察し，指骨レベルでは基節骨が，指別では小指が最も多かったと報告している。筆者は小指中節骨に発生した極めて稀なtriplane骨折と思われる症例を経験した（図329）。そのほかに稀ではあるが重要な損傷としては母指MP関節ロッキング，母・示指

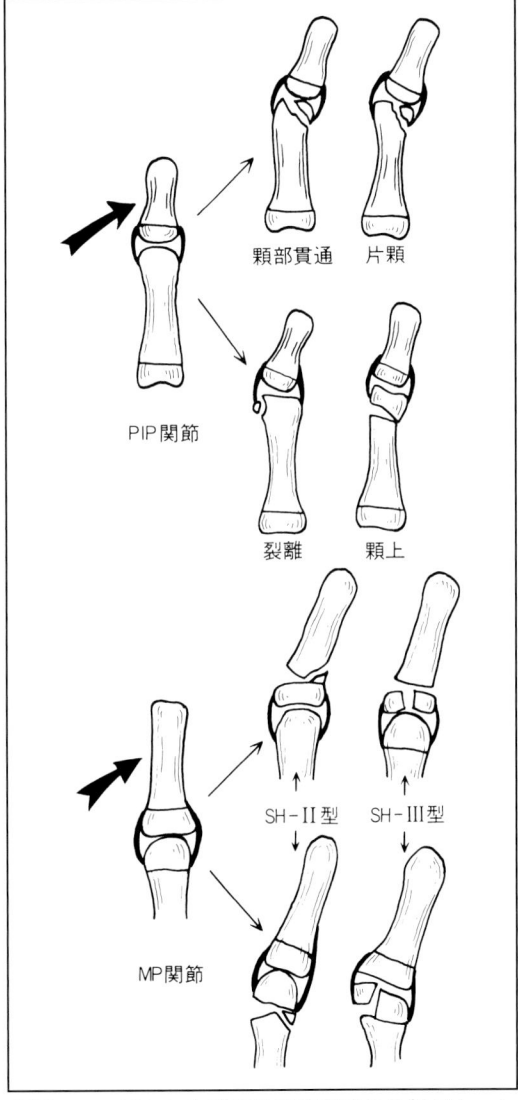

◆図328．MPおよびPIP関節周辺の骨折パターン（Crickの論文[661]より）

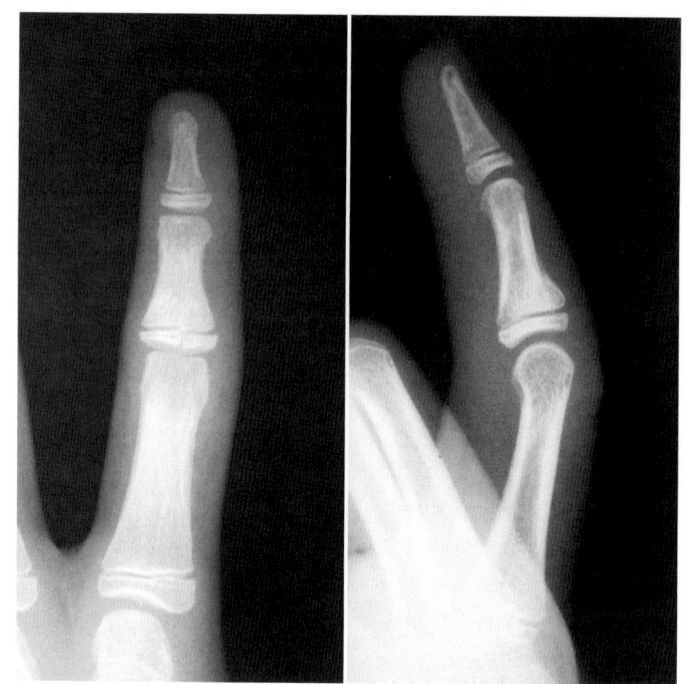

◆図329. 中節骨近位骨端線 triplane 骨折, 11歳
脛骨遠位骨端線 triplane 骨折と同様に前後像（左）では SH-Ⅲ型,
側面像（右）では SH-Ⅱ型にみえる.

MP 関節非整復性背側脱臼がある.

症状は腫脹，変形，運動障害，運動痛が種々の程度に発生する．

メカニズムとあいまって容易にこの骨折を疑うことができる．

1 中手骨骨折（示指～小指）

日常最も遭遇するのは中手骨頚部骨折（骨幹端部骨折）で，第5中手骨に多発し，喧嘩の際にげんこつで叩く動作で発生することが多い．欧米では boxer 骨折，fighter 骨折などと呼ばれるが，水貝ら[666]は成人を含めての88例，99骨折の観察で boxer 骨折よりも fighter 骨折と呼ぶ方が適当と述べている．本邦では中学生に多い．原因についての質問に喧嘩と正しく答える者は少なく，特に保護者が同席の場合には真実を述べない傾向がある．

中手骨骨折の症状は局所の腫脹，変形（多くは背側）および運動痛であり，受傷

X線撮影，所見

前後・側面および斜位撮影が必要である．側面像は他の中手骨と重なって判読しにくいが矢状面での変形の程度をみるために必要である（図330）．飯島ら[667]は成人を含めてX線撮影方向と屈曲角の描写について観察し 45°斜位撮影が最も強く描写したと述べているが，転位方向によりX線像は異なるので前述の3方向撮影から判断すべきであろう．中手骨基部に骨折がある場合は CM 関節の脱臼の有無を注意してみる．

分類

部位別では骨端部，頚部（骨幹端部），骨幹部および基部に分けられるが，ほとんどが

1. 中手骨骨折（示指〜小指）　257

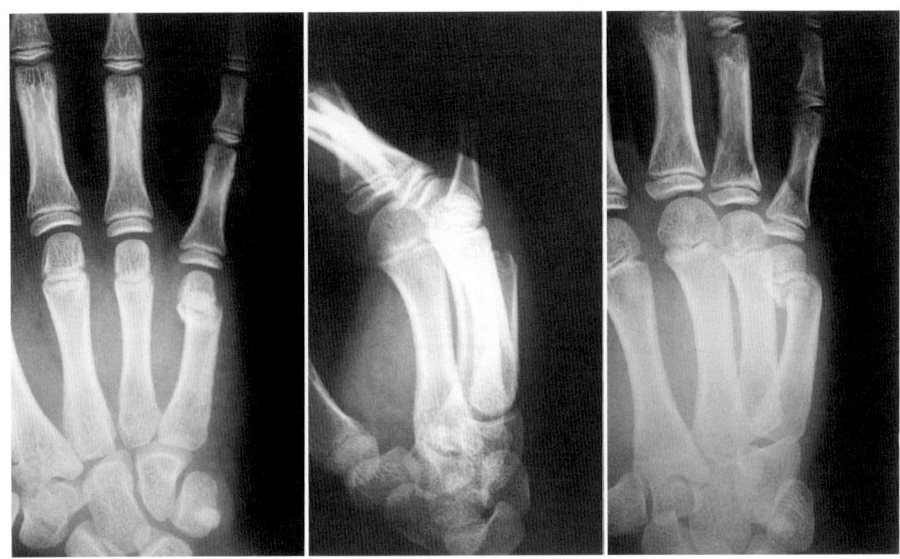

◆図330. 中手骨頚部骨折の3方向撮影，10歳
左：前後，中：側面，右：斜位

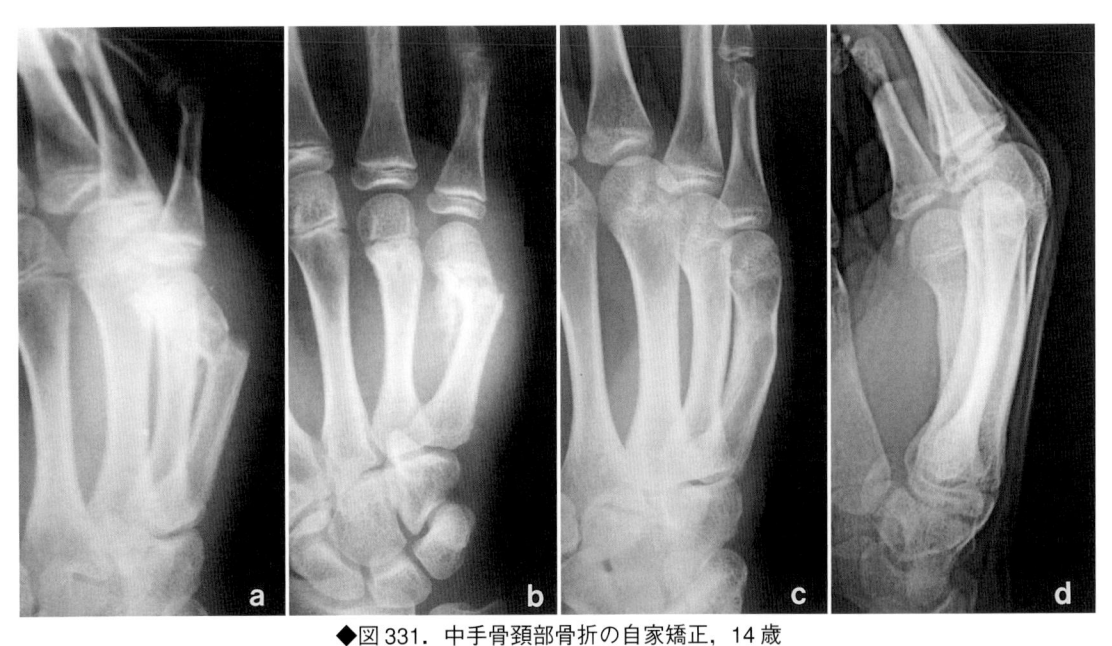

◆図331. 中手骨頚部骨折の自家矯正，14歳
a：初診時，b：4週後，c・d：1年5カ月後，外見もほとんど正常で愁訴はまったくない

頚部骨折である。骨端部骨折はSH分類を用いて分類する。

治療方針

1. 骨端部骨折
SH-Ⅲ，Ⅳ型は関節内骨折であり，できるだけ正確な整復が必要である。Ⅰ，Ⅱ型でも転位の大きいものは当然徒手整復の対象となり，不成功であれば手術の適応となる。

2. 頚部骨折
指を伸展させて鷲手変形（MP関節過伸展，IP関節屈曲位）が出現するようであれば屈

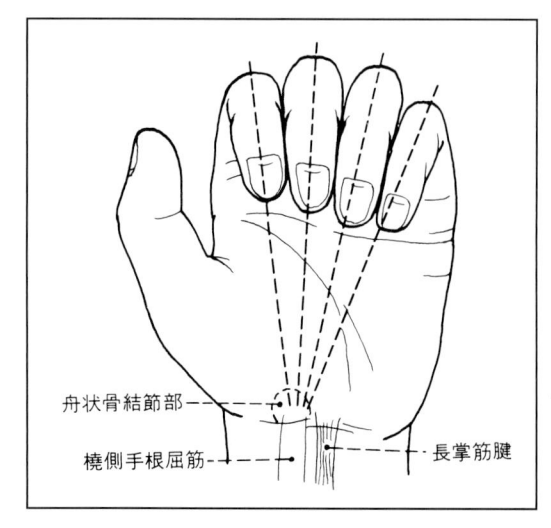

◆図332-1. 回旋転位のチェック法
個々の指は軽度屈曲時に手関節掌側の舟状骨結節部へ向かう。回旋転位が確実に整復されたか否かは，このことにより確かめられる。

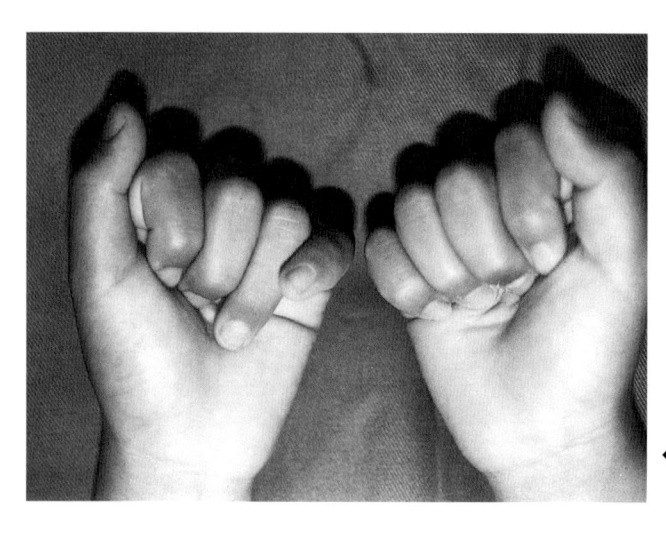

◆図332-2. 左小指基節骨骨折による overlapping，9歳

曲転位が著明な証拠であり，徒手整復の適応となる。屈曲転位が20°未満であれば強いて整復する必要はなく，完全整復にはこだわらない。徒手整復は意外と困難であり，たとえ変形が残っても驚くほど自家矯正された症例もあり，また，永続する変形が残っても若干のナックルの低下が起こるだけで機能的にはほとんど問題がないからである（図331）。徒手整復が完全でなく，外見の正常を求められた場合には手術を行うしかない。再転位を防止するために徒手整復後に一次的に経皮的K-wire固定を行うのも一つの選択である。

3. 骨幹部骨折

背側凸変形が著明であれば当然徒手整復の適応となるし，整復できなければ観血的整復を行う。斜骨折で著明な短縮を生じた場合や回旋変形があれば観血的整復の適応となる。特に，回旋変形が残ると指屈曲時に指のoverlappingが起こり，指の機能に障害を及ぼす。回旋転位のチェックは指を軽く屈曲させて行う。正しい配列の場合は個々の指は手関節掌側の舟状骨結節へ向かうが，回旋転位があると，この原則が乱れる（図332-1,2）。また，短縮転位が著明であればナックルが低下し美容的な問題を生じる。

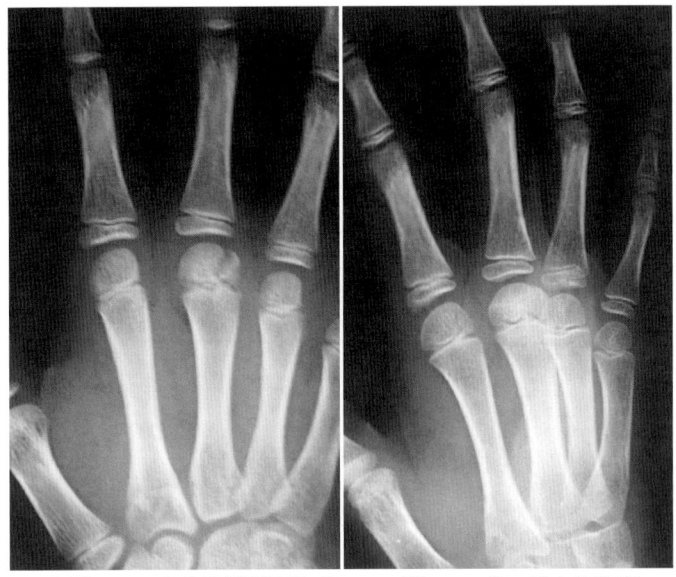

◆図333. 中手骨骨頭骨折（SH-Ⅲ型），12歳，保存的治療
初診時と5週後。

家族への説明

背側凸の転位を矯正するのは意外に難しい。頚部や骨幹部骨折で転位を残して治癒した場合に，美容的にナックルの低下が起こるかもしれないが，機能的にはまったく問題はないことを説明して患者サイドの治療法の選択の資に供する。多くの場合，機能的に問題なければ少しの変形は気にしない。それが不満であれば手術を行うしかない。

治　療

1. 骨端部骨折（SH-Ⅲ,Ⅳ型）

転位がごく軽度な場合にはMPおよびIP関節軽度屈曲位でアルミ副子固定を2〜3週行うが（図333），転位があれば当然観血的整復固定術の適応となり，背側切開で指背伸展機構を縦切して関節内に達し，直視下に整復し，必要に応じて内固定を行う。

2. 骨端線損傷（SH-Ⅰ,Ⅱ型）および頚部骨折（骨幹端部骨折）

整復を必要としない例ではMPおよびIP

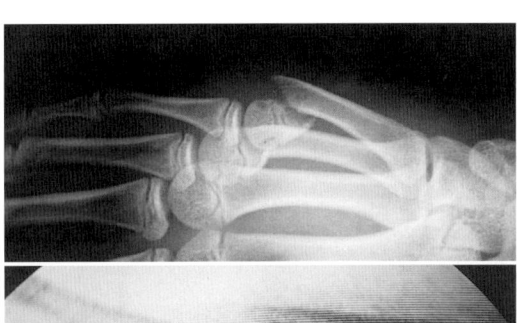

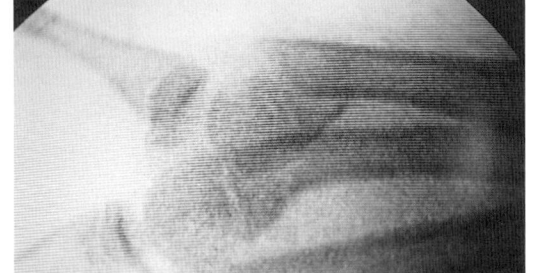

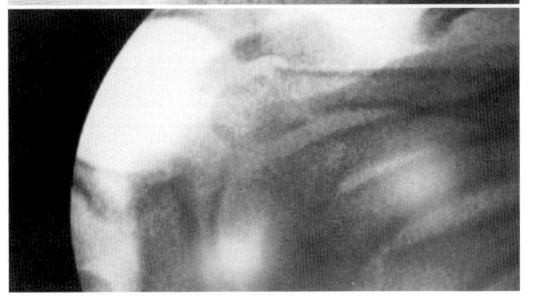

◆図334. 中手骨頚部骨折の徒手整復，14歳
　上：初診時
　中：MP関節伸展しても整復されない
　下：90°-90°屈曲法により整復された

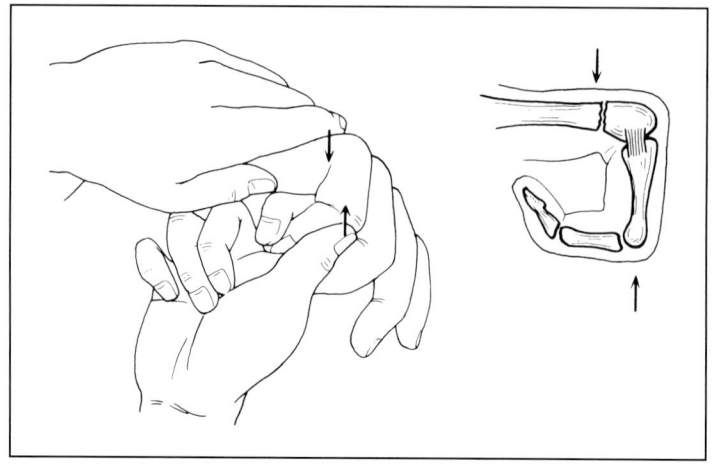

◆図335. 中手骨頚部骨折の整復手技
患指のMP関節，PIP関節を90°屈曲位にし，術者は一側の示指で骨折部に背側より圧迫を加え，他方の母指でPIP関節を末梢より中枢に向かって強く突き上げて整復する．側副靱帯は緊張し，突き上げによる整復固定のための安定性に貢献する．

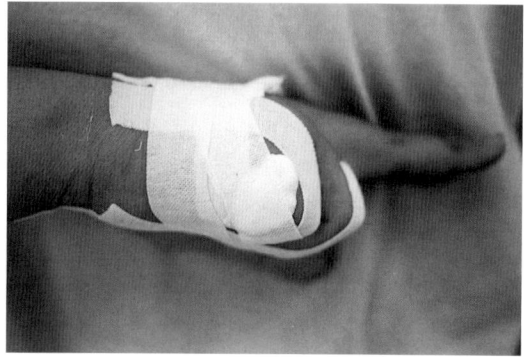

◆図336-2. 同症例の90°-90°屈曲テーピング中

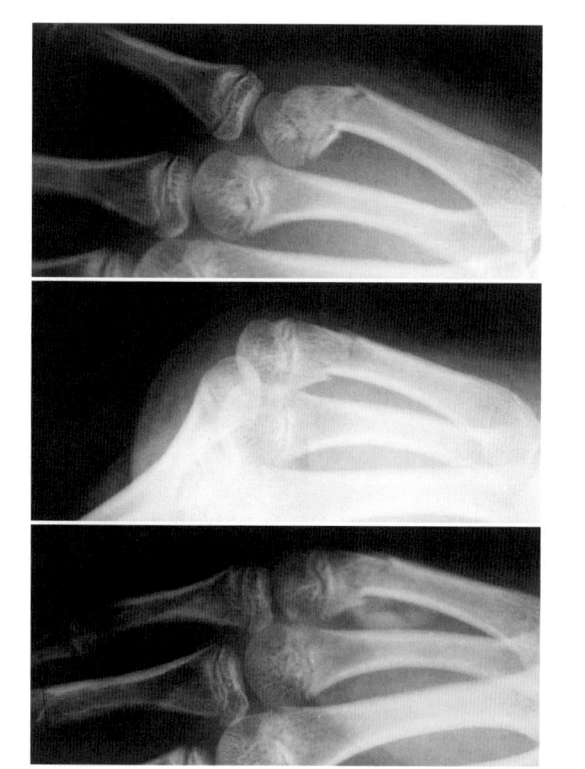

◆図336-1. 右第5中手骨頚部骨折，12歳
　上：初診時
　中：90°-90°屈曲整復固定後
　下：3週後

軽度屈曲位でのアルミ副子固定を2～3週行う．

a. 徒手整復

背側凸変形の矯正は指伸展と背側からの圧迫では不可能であり（図334），Jahss法[668]に準じた90°-90°屈曲法が用いられる．すなわち，無麻酔あるいは局所麻酔下で患指のMP・PIP関節を90°屈曲位にし，術者は骨折部の背側から強い圧迫を加え，一方では90°に屈曲したPIP関節を末梢から中枢に向かって強く突き上げる操作で整復する．この肢位では側副靱帯は緊張して，整復固定のた

めの安定性に貢献する（図335）。

b. 外固定

　整復後の安定性が良好と判断すればMP，IP関節軽度屈曲位でアルミ副子固定を掌側に行ってもよいが，通常は再転位しやすいので整復肢位での固定の継続が望ましく，屈曲位での背側アルミ副子固定が勧められている。圧迫をあまり加え続けると皮膚の圧迫壊死を起こす危険があり注意が必要である。また90°-90°屈曲位での掌側アルミ副子固定はなかなかしにくい。筆者が好んで行っている固定法は伸縮性テープによる屈曲固定である。方法はまず整復した指の掌側にガーゼなどのパッドを少し当て，背側から掌側に向かって同肢位を保つように伸縮性テープで固定し，それを補強するように横にさらにテープ固定する。小指側2本のいずれが骨折しても2本とも同じ肢位で固定する方が患者にとって楽である（図336-1,2）。約2週後からまずIPを，少し遅れてMPを次第に伸展位に戻していく。雨樋型ギプス副子固定はMP関節90°，PIP関節90°屈曲位とし，尺側より雨樋のごとく包み込んでギプス副子をするが，図に示したように2点からの圧迫採型が必要である（図337）。Grahamら[669]の勧める固定肢位は手関節10～15°背屈，MP関節最大屈曲であるが，IPの屈曲はあまり強くせず，症例によってはフリーとしている。Galveston metacarpal braceは成人を含めて中手骨骨幹部および頚部骨折の治療装着として用いられているが[670)671)]，圧迫による褥瘡発生の問題があるため注意して使用すべきであり，この装具は固定位保持を目的とすべきと述べた意見もある[670)]。

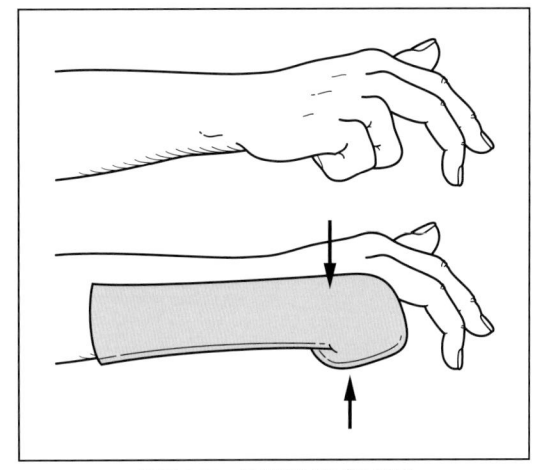

◆図337．雨樋型ギプス副子
矢印は圧迫を加える部位。

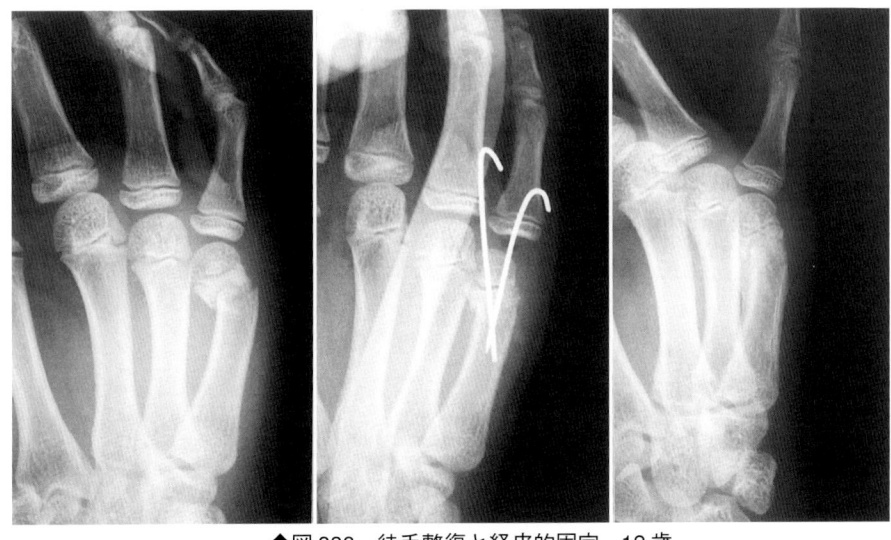

◆図338．徒手整復と経皮的固定，12歳
左：初診時，中：経皮的固定後，右：術後6週

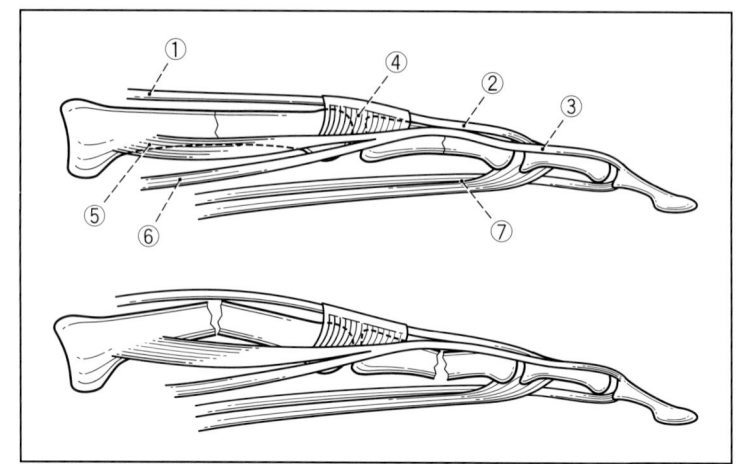

◆図339. 中手骨および基節骨骨幹部骨折における定型的転位
中手骨では掌側寄りに付着する骨間筋の働きにより背側凸の変形を，基節骨ではcentral slip, lateral band, 骨間筋などが働いて伸展筋優位となり掌側凸変形を起こす．
①：総指伸筋腱，②：central slip, ③：lateral band, ④：指背腱膜，
⑤：骨間筋，⑥：虫様筋，⑦：深，浅指屈筋腱

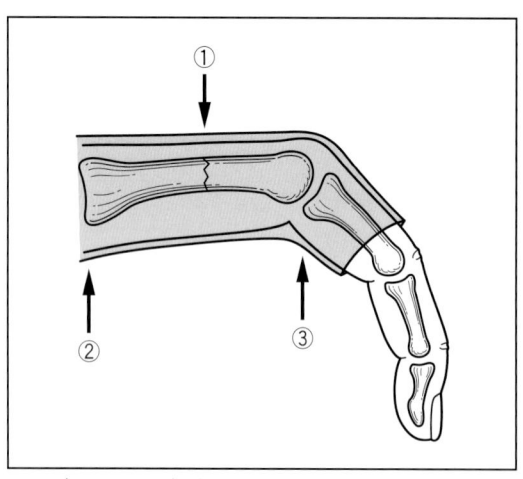

◆図340. 中手骨骨幹部骨折のギプス固定
矢印は圧迫部．

いずれの固定法を選択しても，整復固定直後，翌日および少なくとも1週後にX線で再転位の有無をチェックすることが必要である．固定期間は完全骨折でも3～4週で十分である．

c. 経皮的固定
骨端離開，頸部骨折ともに確実な固定法として経皮的固定があり，中手骨骨頭からK-wire固定を行う（図338）．ピンの先端は皮膚内に埋没するか皮膚外に出しておく．骨頭を傷つけないために近位から髄内固定を行ったものもある[672]．

d. 観血的整復
手術の目的は解剖学的整復と安定性固定である．MP関節のやや末梢から中枢に向かって約3～4cmの縦切開を加える．小指の場合は固有小指伸筋腱の尺側のaponeurosisを縦切開して，小指以外は指伸筋腱を縦切して局所を展開し，直視下に整復してK-wireで骨端から固定する．K-wireは3～4週で抜去する．

3. 骨幹部骨折
横骨折では骨間筋の働きで背側凸の変形，斜骨折では短縮転位が発生するので（図339），矯正は凸部に圧迫を加えて整復する．ギプス固定は前腕中央より手関節軽度背屈位で，PIPのやや中枢側まで行うが，その際，① 骨折部は背側から，② 手根部と，③ MP

1. 中手骨骨折（示指〜小指）　263

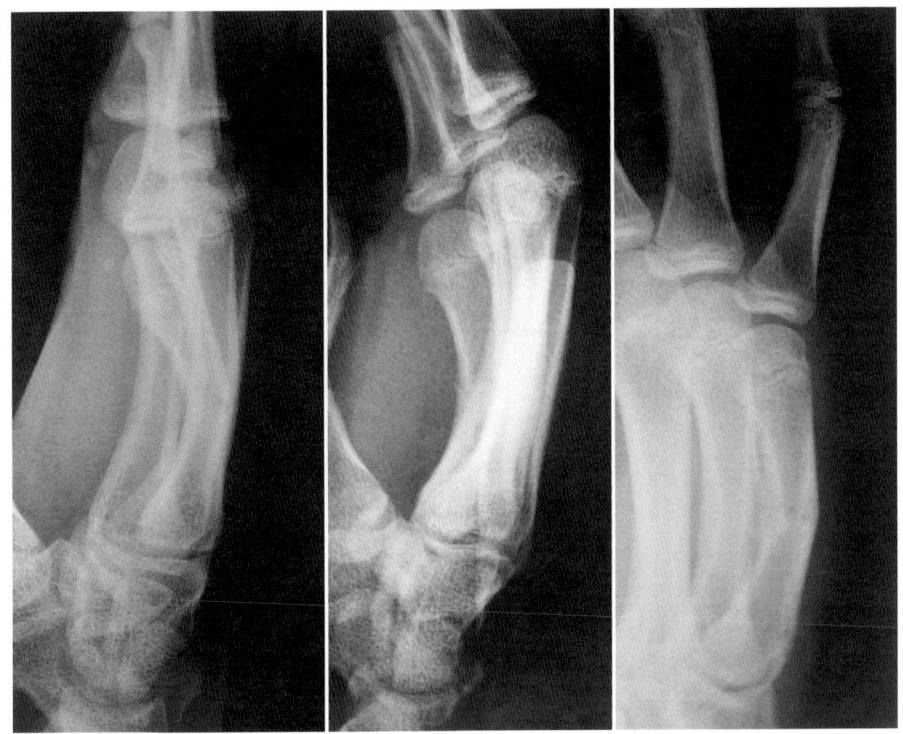

◆図341．中手骨骨幹部骨折，14歳，徒手整復とアルミ副子固定
左：初診時，中：徒手整復，アルミ副子固定2日目，右：2.5カ月後

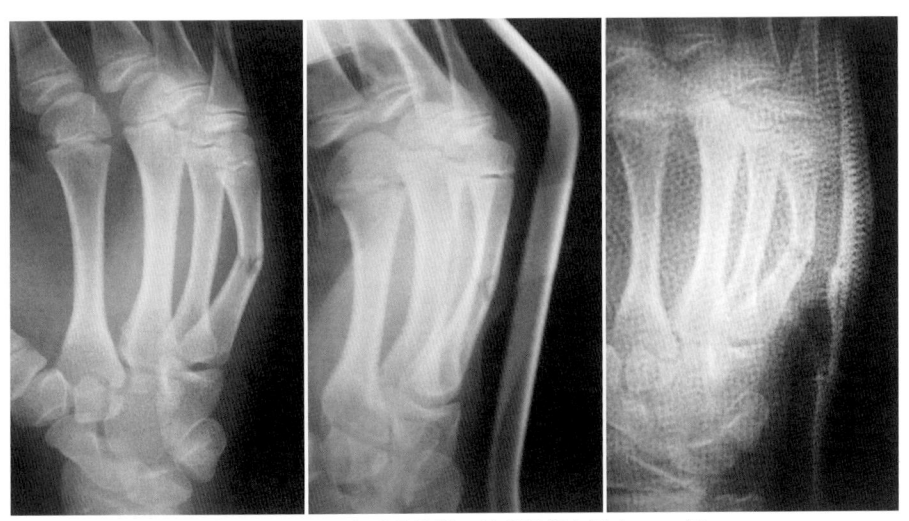

◆図342-1．中手骨骨折の徒手整復と固定，13歳
左：初診時
中：徒手整復とアルミ副子固定（背側より圧迫し整復できている）
右：ギプスの中で再転位発生

では掌側から圧迫して3点固定となるようにする（図340）。患者がギプス固定をいやがったり，また，転位が著明ではない場合には簡単なアルミ副子固定が多用されているが，この固定法は比較的に再転位しやすい（図341）。しかし，若干の変形は自家矯正され

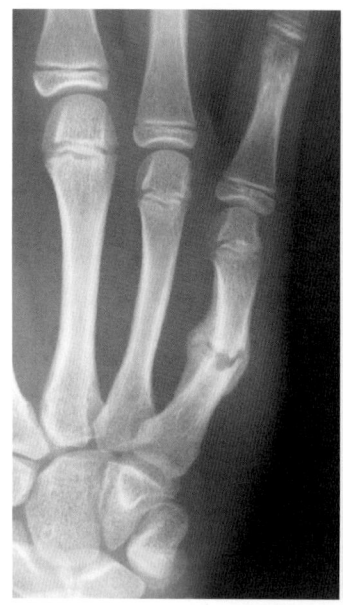

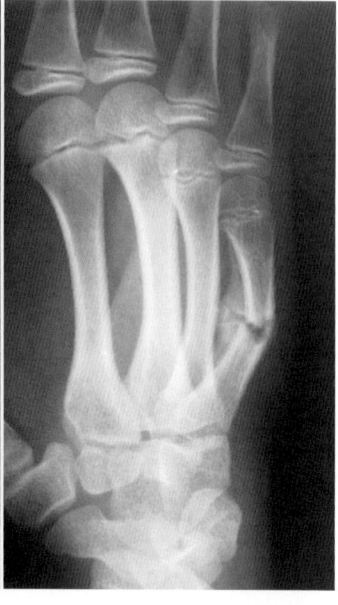

◆図342-2. 受傷後6週,変形癒合

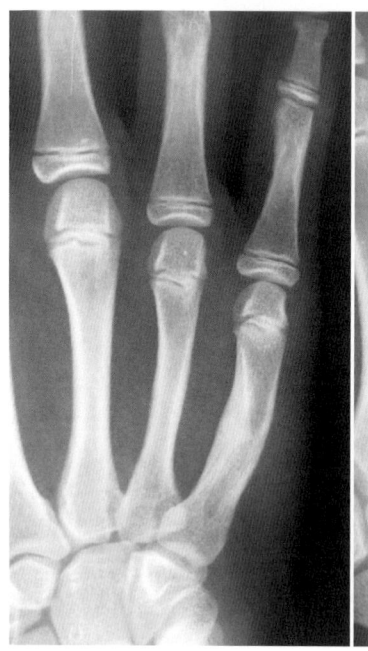

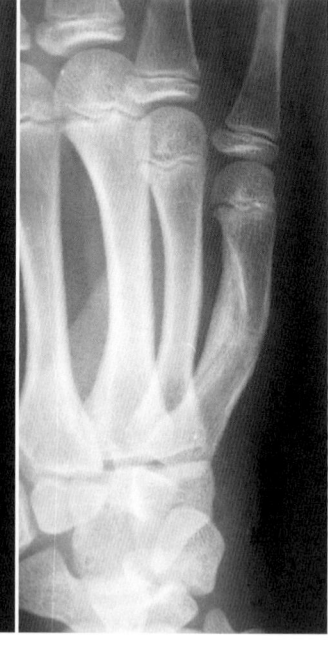

◆図342-3. 受傷後4カ月
自家矯正が進行中であり,外見もほとんど正常である。

やすく(図342-1〜3),後日問題となるような症例は非常に稀である。頚部骨折と同じく Galveston metacarpal brace 装着の報告がある。固定期間は通常は4週前後であるが,思春期の横骨折の場合には4〜5週は必要であろう。

外固定に不安があれば経皮的 K-wire 固定が推奨され,この場合にはワイヤーの刺入は近位端か,あるいは遠位での骨幹端部から行う。また,遠位および近位骨片にそれぞれ隣接の中手骨に向かって横に2本の K-wire で固定する方法もある。

観血的整復は背側縦切開で進入し,斜骨折の場合には螺子固定,横骨折の場合にはミニ内副子固定,8字鋼線固定,あるいは K-wire 交差固定や髄内固定を行う。

なお，いずれの方法を選んだとしても，最終的に回旋変形による指の交差症状がないことを確認しておくことが大切である。

2 指節骨骨折

中手骨骨折と同様に種々の外力（内・外転力，ねじり，剪力，指先からの軸圧，過伸展および直達外力など）で発生する。極めて稀であるが慢性ストレスで骨端線損傷が発生したとの報告もある[673]。

症状は腫脹，変形，運動痛，運動制限であり，骨折の部位や程度により異なる。基節骨骨幹部の横骨折では伸展機構が強く働いて掌側凸変形を生じる（図339参照）。最終的診断はX線による。

寺島ら[665]による指別の骨折と骨端離開の頻度は表に示すごとくであり，小指が最も多く，外側に移るにつれて頻度は減少した（表26）。

X線撮影，所見

正確な前後・側面像が要求される。正確な側面像の代わりに斜位像が撮影されることがあるが，これだけでは正確な転位の状態が把握できない。正しい側面像の撮影に際しては他指との重なり合いを防ぐ。SH-Ⅲ，Ⅳ型では転位の程度の確認にはCTは有用であろう。

分　類

指節骨の種類（基節骨，中節骨，末節骨）とレベル（骨頭，頚部，骨幹部，骨幹端部，骨端部）で分類する。骨端線損傷の分類にはSH分類が用いられる。骨頭を顆部と呼ぶこともある。基節骨骨頭骨折では佐々木ら[674]の分類がある（図343）。

治療方針

小児の他の部の骨折と同様に指骨でも転位の許容範囲と自家矯正の範囲を知ることが必要である。しかし，本邦においては多数の症例を基にした研究はなく，筆者自身もその点について確言できる追跡調査は行っていない

表26．指別の骨折と骨端離開の頻度（寺島[665]）

	骨折数	骨端線離開
母指	7	1 (14.2%)
示指	32	8 (25.0%)
中指	37	8 (21.7%)
環指	45	17 (37.8%)
小指	105	42 (40.0%)
計	226	76 (33.6%)

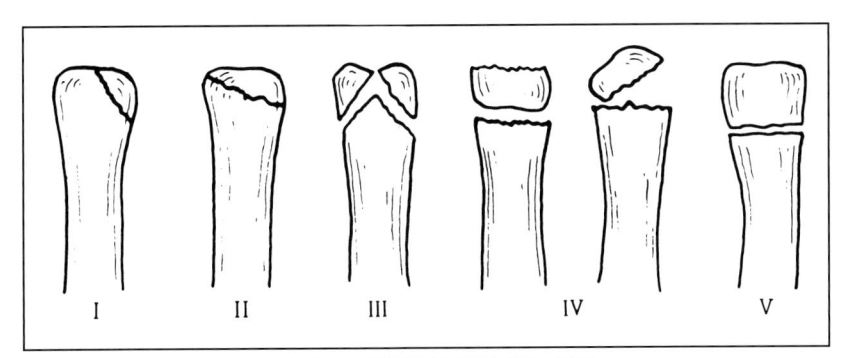

◆図343．基節骨骨頭骨折の分類
Ⅰ：小範囲の関節内骨折，Ⅱ：関節面の大部分が遠位骨片に含まれる，Ⅲ：粉砕，Ⅳ：頚部骨折，Ⅴ：骨幹部に近い骨折
（佐々木の論文[674]より）

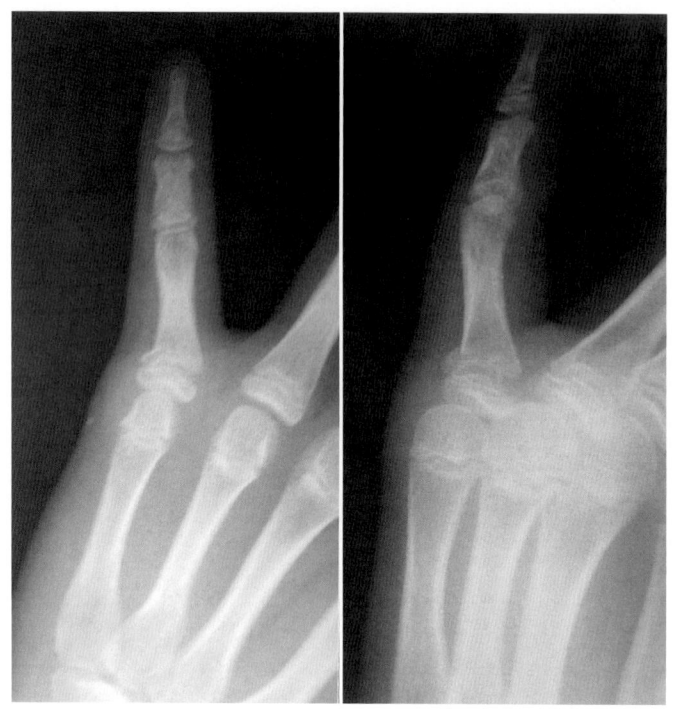

◆図344. 小指基節骨SH-II型骨折, 11歳
30°の内転と20°の背屈。整復の適応あり。

ので，主として経験と文献的考察に基づいて述べる。

1. 骨幹部骨折

転位はできるだけ矯正するが，骨幹部骨折では矢状面での変形（背・掌側凸変形），前額面での変形（内・外反変形）は矯正されやすいので軽度の変形であれば問題はない。しかし，回旋転位が整復されないと指屈曲時に隣接指とのoverlappingや離開を生じる。この変形の自家矯正は期待できないので完全に整復する必要がある（図332-2参照）。

2. 基部骨折

基節骨のSH-II型では矢状面，前額面ともに比較的良好に自家矯正されるが，中節骨基部では内・外反の自家矯正は少ないとの報告がある[661)675)676)]。中節骨ではよりよい整復を心がけるべきであろう。成長が2年残っていれば矢状面での再構築はよく起こると述べられている[677)]。従って，背掌屈変形の残存はある程度は許容できるが，内・外反変形はできるだけ矯正しておいた方がよいといえる（図344）。稀に回旋変形を伴うものがある。指伸展時にはわからず，X線での確認もしにくい。寺島ら[665)]は基節骨では指交差や離開に対する注意を喚起している。変形の有無の検査法は既述した。

SH-III型は稀で，通常転位があるものは手術の適応とされている。Grad[677)]は関節面の1/3を超すものは手術の対象とし，Green[678)]は解剖学的整復が必要としている。Crickら[661)]はIII型8例中7例は数mmの転位があり，軽い伸展位で固定して，2例に軽い伸展不全があった以外はROMは正常であったが，許容範囲内の背側凸変形があったと述べている。軽度であればそのまま外固定を行い，明らかに関節面の不整があるようなものは観血的整復をすべきであろう。筆者は非整復性の背側脱臼を伴うIII型を経験したが，もちろん観血的整復の適応である（図345）。

3. 遠位端骨折

骨頭，頚部骨折での再構築は背掌側凸変形

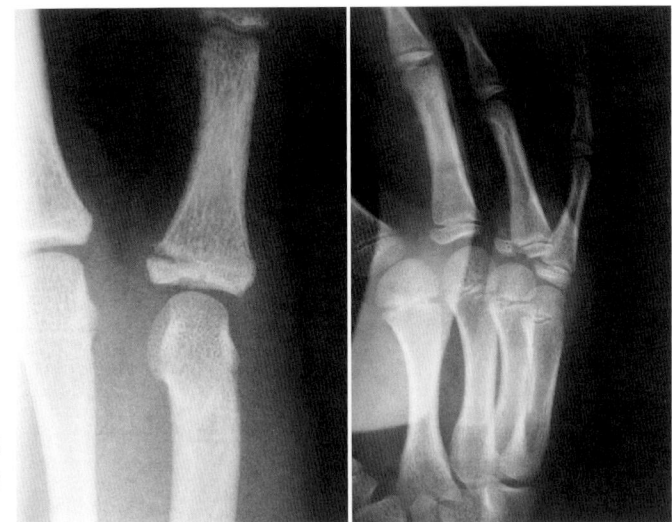

◆図345．基節骨骨端離開
左：SH-Ⅲ型，14歳，保存的治療の適応
右：SH-Ⅳ型，12歳，非整復性で観血的整復の適応

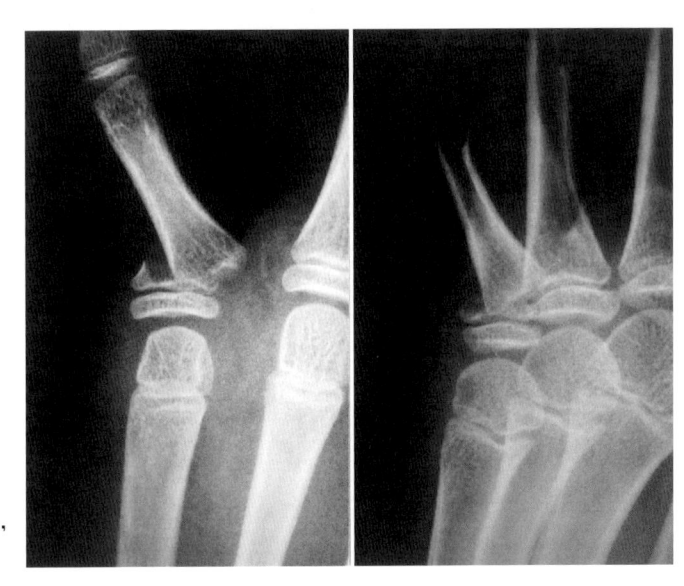

◆図346-1．小指基節骨SH-Ⅱ型骨折，10歳，初診時

に対してよく起こるが，内・外転変形には起こりにくい。Crickら[661]の報告では，永続性の変形の原因は基節骨あるいは中節骨の遠位部にあり，この変形は整復すべきと述べている。また，不適切な治療では永続する運動障害の原因となる。治療法の選択については後述する。

家族への説明

治療法の選択について：治療に関連する説明は適応決定の項を参考として行う。

成長の問題：成長障害は非常に稀といわれている。Crickら[661]は167例の骨端部骨折中1例に，Hastingsら[662]は354例中2例（1例は感染，1例は挫滅）に早期閉鎖を報告したが，Leonardら[679]は276例中1例もなかったと述べている。しかし，石田ら[680]は末節骨骨端線損傷の9例の観察で機能的には問題はないが，すべての症例で掌側凸の変形があり，爪の変形もあって外見的には良好とはいえないと報告している。

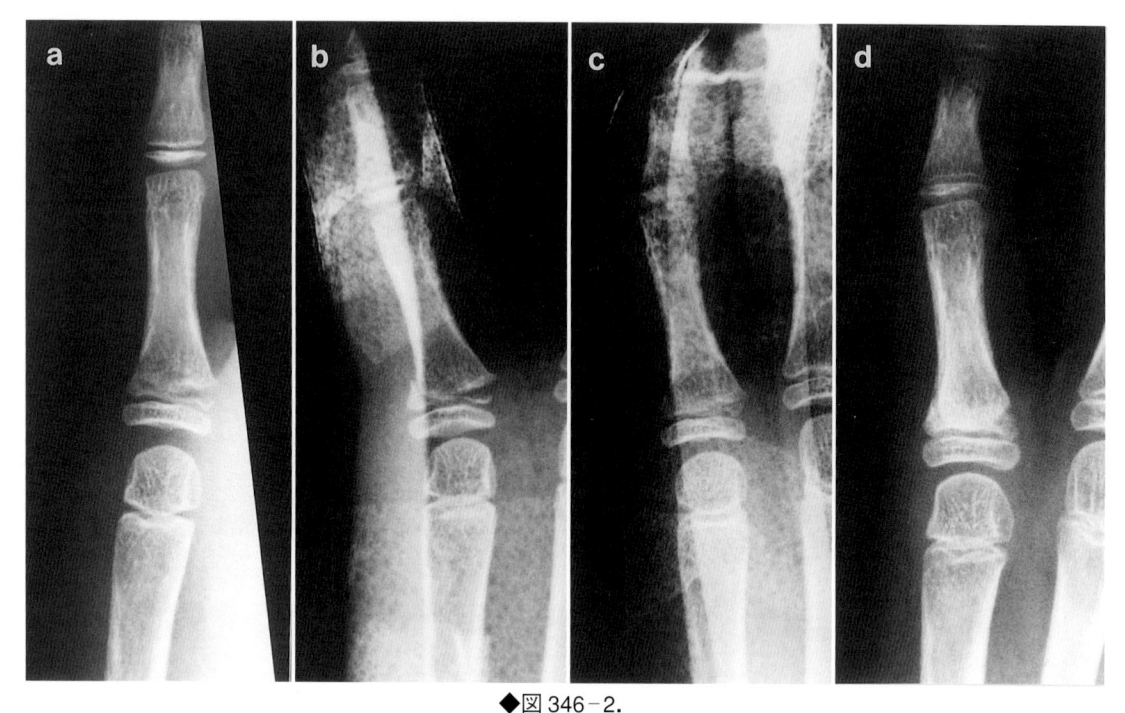

◆図346-2.
a：患指のみの固定，b：再転位発生，c：再整復し隣接指とともに固定，d：4週後

運動障害の問題：顆部骨折（骨頭，頚部骨折）での運動障害について報告したものは多い[676)681)〜686)]。特に手術を必要とする骨折（顆上部回旋骨折や関節内骨折）ではROM制限を残しやすい。事前の十分な説明が必要である。

治　療

1. 基節骨骨折
a. 骨端離開
指では尺側2指に多発し，寺島ら[665)]の報告では指節骨骨端離開の77.8％を占めている。SH-Ⅱ型が最も多く，多くは背尺側に屈曲し，凹側に小さな骨幹端部骨片がみられる。長軸への牽引と外反で側方変形を，MP関節の屈曲で掌側凸変形を整復する。回旋転位は牽引と変形と反対の方向へのねじりにより矯正する。患指のみ固定すると再転位することがあり，隣接の指と一緒に固定するのが望ましい（図346-1,2）。整復後の正しい配列の確認

は既述した。期間は3〜4週とする。稀にSH-Ⅲ，Ⅳ型がみられることがあるが，転位が著明でない限りそのまま外固定を3週前後行えばよい。徒手整復操作を行ってもまったく元に戻らない場合にはそれなりの理由があるはずで，観血的整復術を行う。手術は背側より指伸筋腱を縦切開して，あるいは掌側より進入し，直視下に介在物を除去し整復してK-wire固定を行う（図347）。

b. 骨幹部骨折
定型的転位を伴うものでは軽い牽引とIP関節の屈曲で整復される。固定は安定性が得られた屈曲位でアルミ副子で前腕遠位端から手関節を含めて指先まで固定する。背側副子はそれぞれの関節を背側から圧迫し，褥瘡を形成することもあり筆者は好まない。また掌側副子を好む理由は一度装着して，まだ整復が足りないときにはアルミ副子を屈曲させれば屈曲力に加えて牽引力も働き，よりよい整復が可能となるからである（図348）。患指

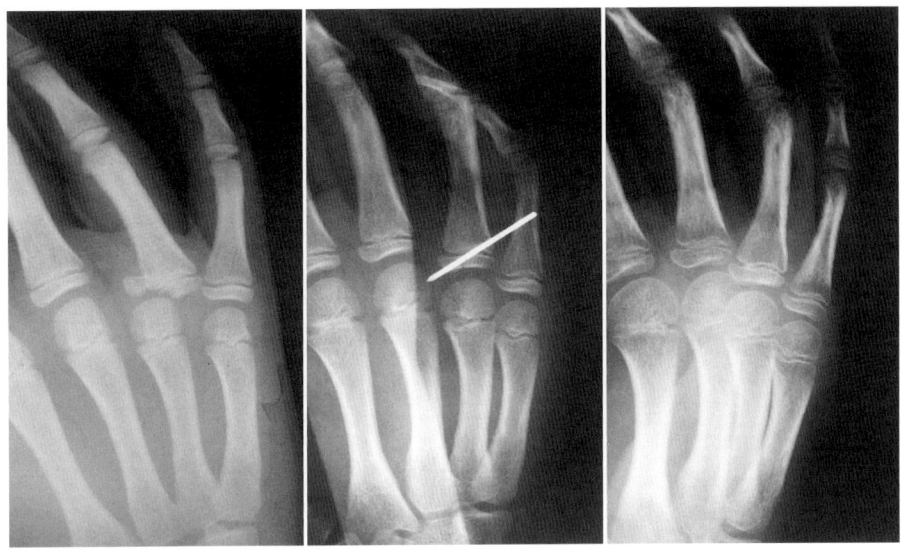

◆図347. 基節骨骨端の非整復性 SH-IV型損傷，12歳（図345右提示例）
左：初診時
中：観血的整復後。整復阻害因子は掌側軟骨板を含めた軟部組織の介在であった
右：術後6週

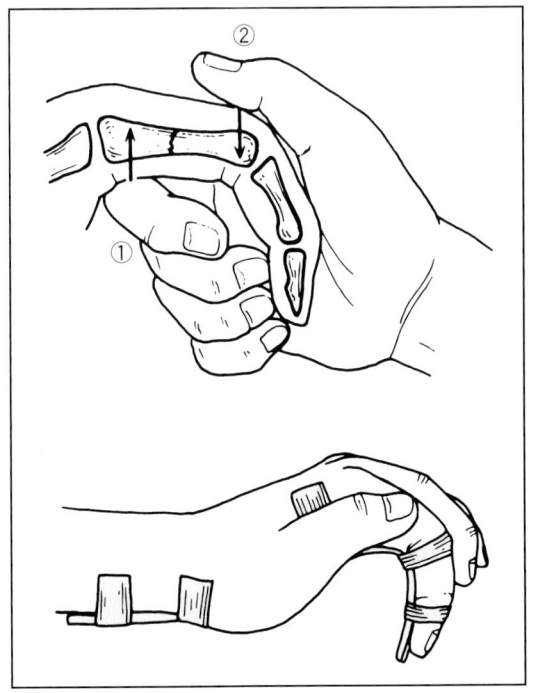

◆図348. 基節骨骨幹部骨折の整復固定法
上：①示指を骨折部掌側に当てて支点とし，②母指をPIP関節背側に当て，屈曲力を加えて整復する。
下：アルミ副子を必要な角度に屈曲させて掌側に絆創膏で固定する。

のみの固定で変形が起これば隣接指と一緒に固定して変形の発生を防ぐ（図349）。

徒手整復が不可能な場合は観血的整復を行うが，背側切開でcentral slipを縦切して入り，直視下に整復し，交差K-wire固定あるいはミニ内副子固定を行う。

c. 頚部骨折

骨片の矢状面における背側回旋転位が強くなると，いわゆる"rotational supracondylar fracture；RSF"と呼ばれる特殊な骨折を生じる。この骨折はDixonら[681]により1972年に報告され，主に小児の基節骨頚部に剪断力が働き，骨頭が背側に回旋転位し，関節包や側副靱帯が介在してしばしば観血的治療を必要とされている[681〜684]（図350-1,2）。本邦では名称についての論争があり，麻生[682]はrotationとは長軸を中心とした回転に対する名称で，矢状面での転位である本損傷に対してrotationなる名称は使用すべきでないと発言している。本邦で使用された名称は単なる頚部骨折，回転顆上骨折およびRSFなど数種に及んでいるが，いずれも基節骨か中節骨

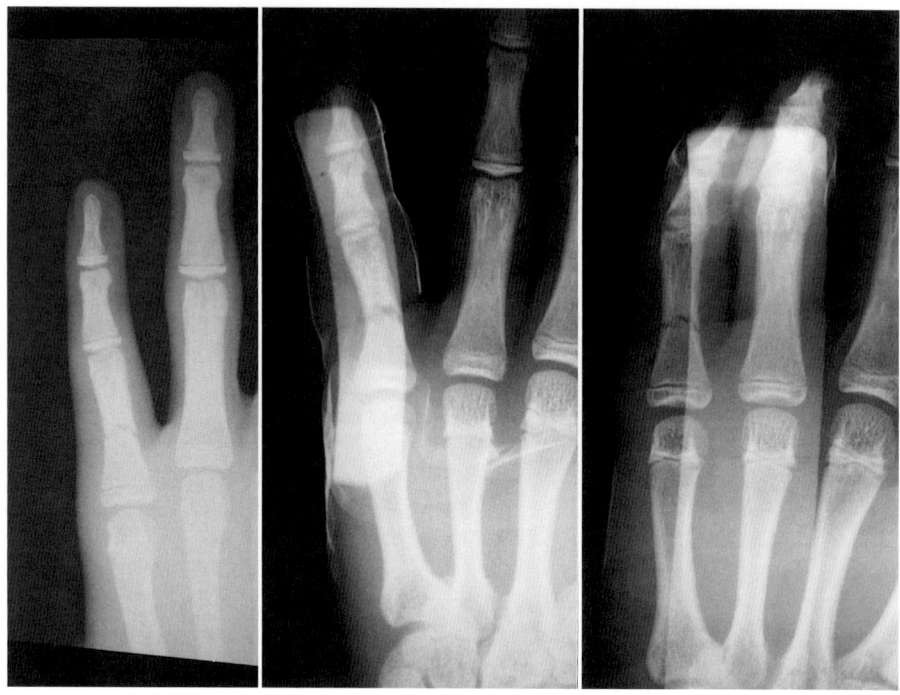

◆図349. 小指基節骨骨幹部横骨折, 13歳
左：初診時，中：患指のみの固定で転位発生
右：隣接指とともに固定するだけで整復位保持可能

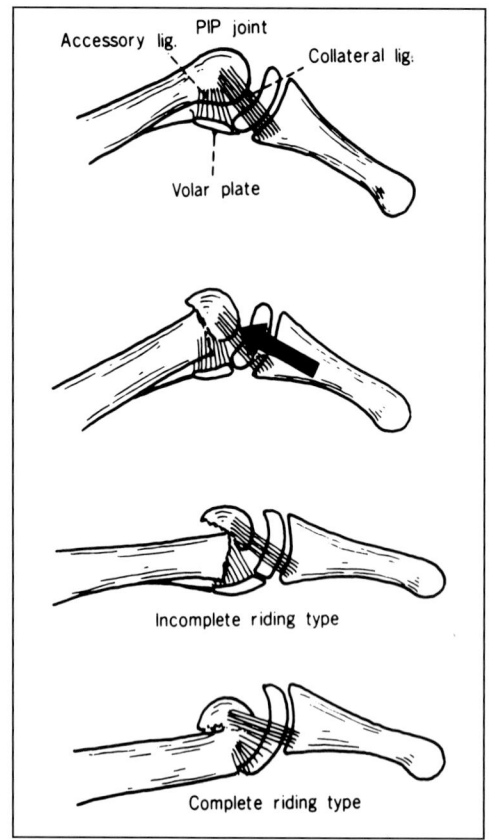

◆図350-1. Rotational supracondylar fracture の
発生メカニズムと骨折型
（白濱, 井上らの論文[686]より）

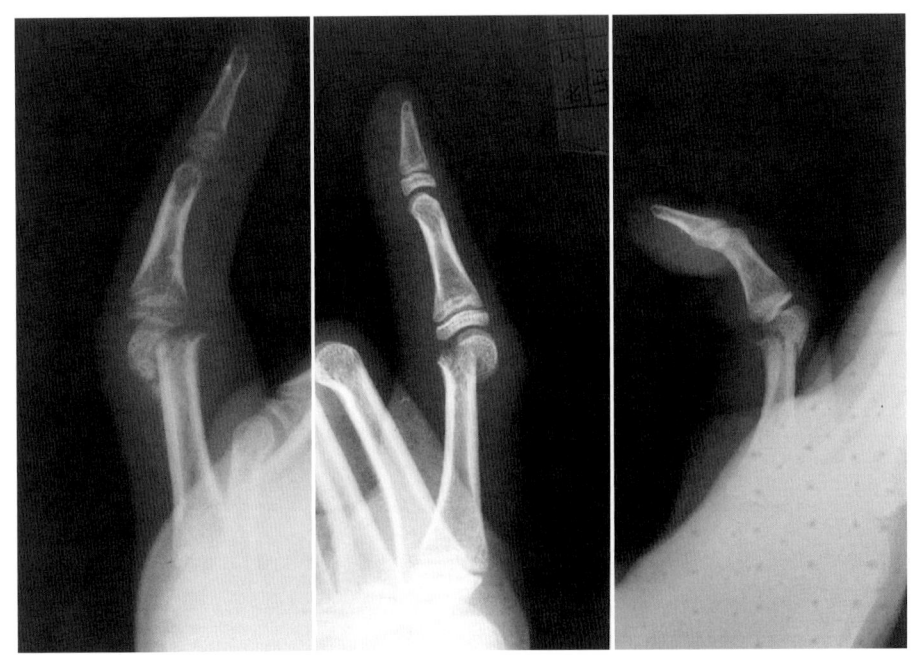

◆図350-2. 定型的 rotational supracondylar fracture の X 線像
左：完全騎乗型，陳旧性，10歳，中：不完全騎乗型，13歳，右：不完全騎乗型，13歳

頚部の骨折である。山根ら[685]は背側回転型（Dixon）と背側転位型（Leonard）とは区別すべきと述べている（図351）。筆者らは2回にわたって報告したが，最初の報告[686]では8例中1例を除いてすべて13歳以下（平均年齢10.4歳）であり，2回目の報告[687]では25例の平均年齢は12.8歳であり，骨折型は完全騎乗例6例，不完全騎乗例16例，騎乗なしが3例であった。なお，原因としてはDixonの述べる剪断力によるものは少なく，過伸展によるものが14例（65％）を占めた。この骨折は外見上あまり変形もなく，正確な側面像がないと著明な変形を見逃す可能性がある。

治療方針については観血的整復の適応が多いとの報告が多いが[684)685)688]，筆者ら[686]の経験では観血的整復を行ったものは5例で，すべて完全騎乗型で，19例に保存的治療が可能であり，これらの経験からみると完全騎乗型を除けば新鮮例では一応徒手整復を試みるべきと考えている。伊藤ら[689]，設楽ら[690]，佐々木[691]なども同様な考えである。

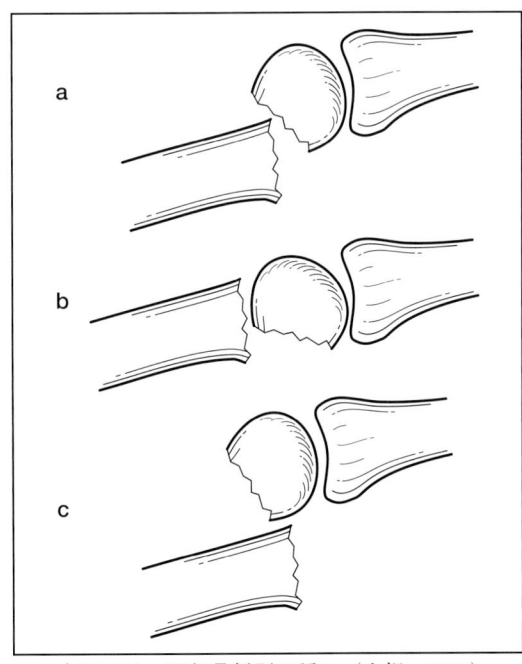

◆図351. 頚部骨折型の種々（山根，1995）
a：Dorsally displaced type（背側転位型，Leonard 骨折）
b：Rotational type（背側回転型，Dixon 骨折あるいは rotational supracondylar fracture）
c：Overriding type

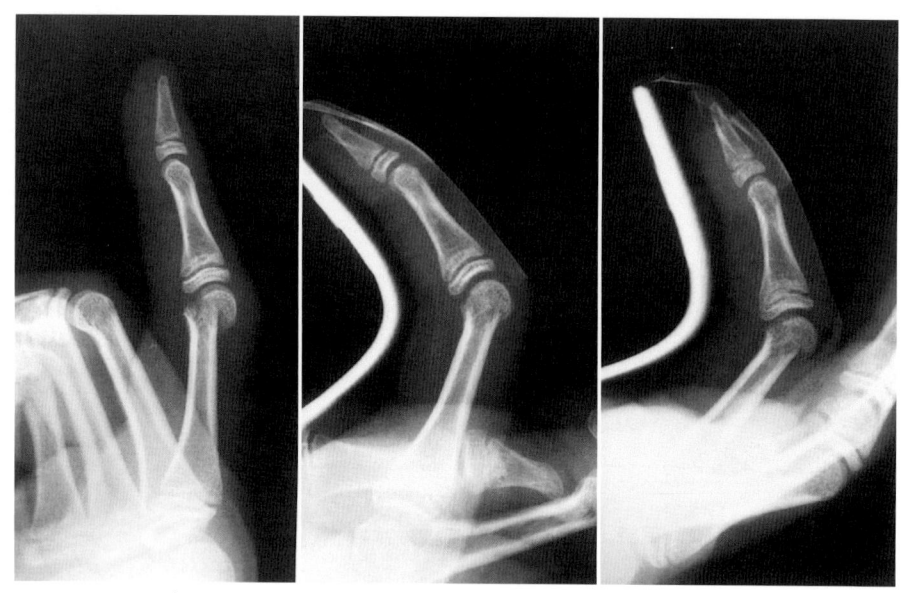

◆図352-1. 徒手整復と固定，13歳（図350-2中提示例）
左：初診時，中：徒手整復，掌側固定，右：翌日再転位発生

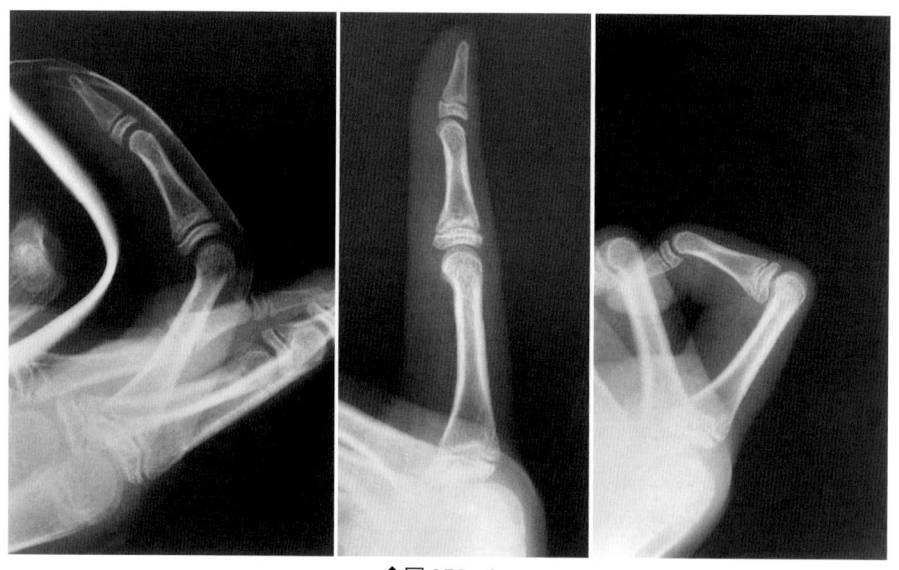

◆図352-2.
左：再整復後5日，中・右：受傷後約6カ月

　徒手整復と外固定：筆者らは長軸牽引，屈曲および背側からの遠位骨片への圧迫により整復しているが，佐々木[691]は牽引ではなくて，骨頭を中枢から末梢側へ押し出すようにして整復すると述べている。整復が完了し，安定性が確保される肢位で掌側よりアルミ副子固定を装着する（図352-1,2）。もし強い屈曲位固定を必要とする場合には中手骨頚部骨折固定に準じて90°-90°屈曲テープ固定を行う（図353-1,2）。本法は非常に簡単な固定法であるが，屈曲拘縮を防ぐために1〜2週で若干伸展した肢位での掌側アルミ副子に

変更する必要がある．また，腫脹が強い場合には用いられないし，装着中に腫脹が強くなれば他の方法に変更しなければならない．いずれの方法でも整復後の経時的X線チェックは不可欠である．アルミ副子を用いて強い屈曲肢位に固定する場合には背側装着の方が掌側装着より効果的であるが，圧迫による皮膚障害を起こす危険があるので十分に注意して使用すべきである．経皮的K-wire固定も一法であり，筆者ら[687]も4例にこの固定法を行った．

通常のRSFと異なり，まったく逆方向（掌側）に転位するものがあり，reversed rotational supracondylar fractureと仮称した．伸展位で末梢方向へ強く牽引し，掌側から遠位骨片に圧迫を加えて整復し，伸展位で固定した（図354）．これと反対に中手骨頚部骨折整復の際のJahss法に準じた90°-90°法で整復して経皮的K-wireを行ったものもある．臨機応変の処置が必要である（図355）．受傷後約4週の，外固定をしたまま来院した変形治癒例では約20°の伸展制限があり，家族は強く手術を希望したが，手術の利点と欠点について説明し，運動練習の開始を勧めた．

一時は伸展制限が増加したが，次第に改善し，受傷後5カ月で外見およびROMはほとんど正常となった例もある（図356）．幸運な例かもしれず，やはり早期の適切な治療が望ましい．

観血的整復：側方切開を推奨するものもあるが筆者は背側進入を好む．辻ら[688]も同様な進入を用いている．Central slipを縦切し，あるいはlateral bandとの間より進入して骨折部を露出させる．小さなエレバトリウムを

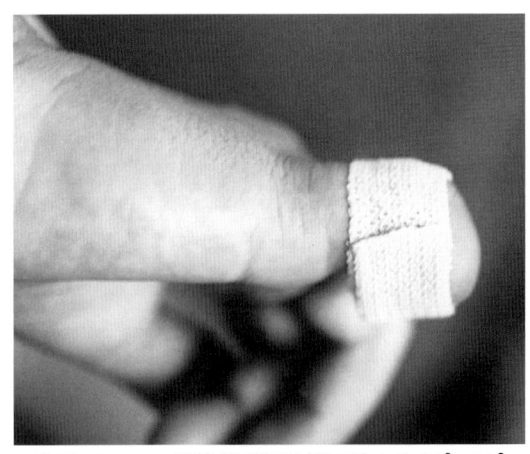

◆図353-1．基節骨頚部骨折に対する90°-90°屈曲テーピング，9歳

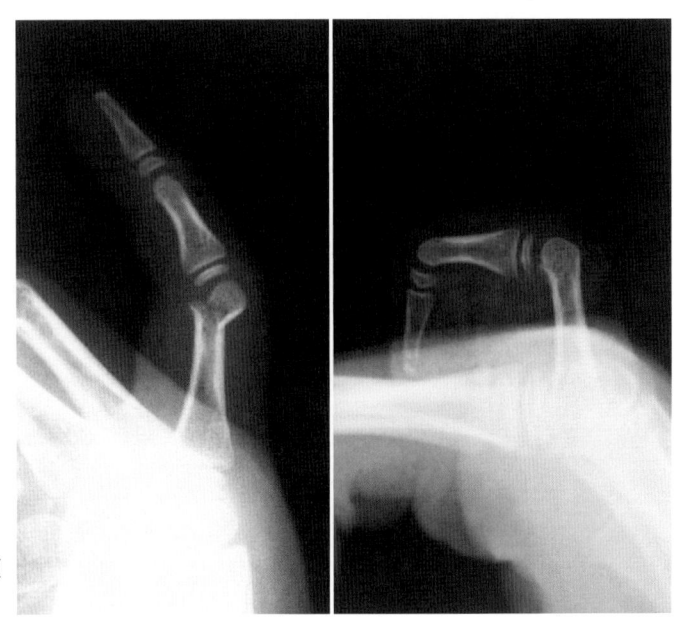

◆図353-2．同症例，初診時と徒手整復後テーピング

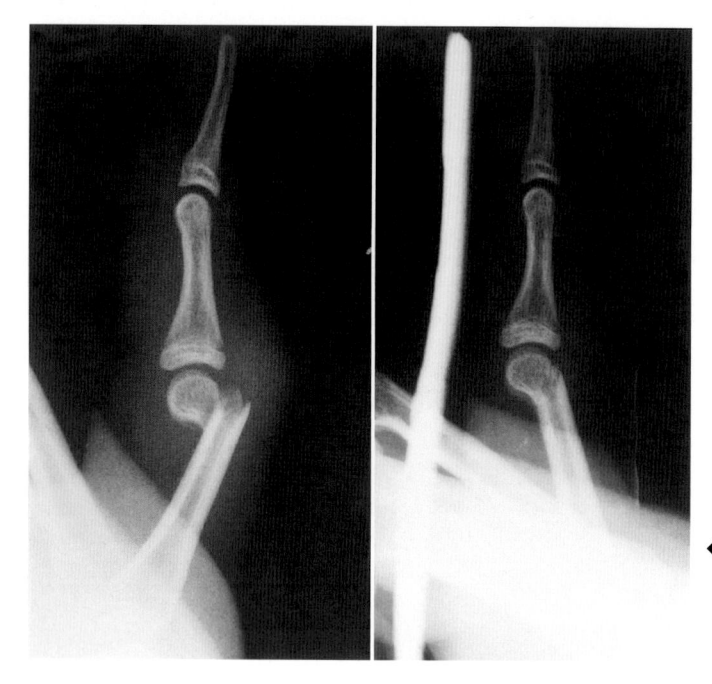

◆図354. Reversed rotational supracondylar fracture, 14歳
左：初診時, 右：整復固定後

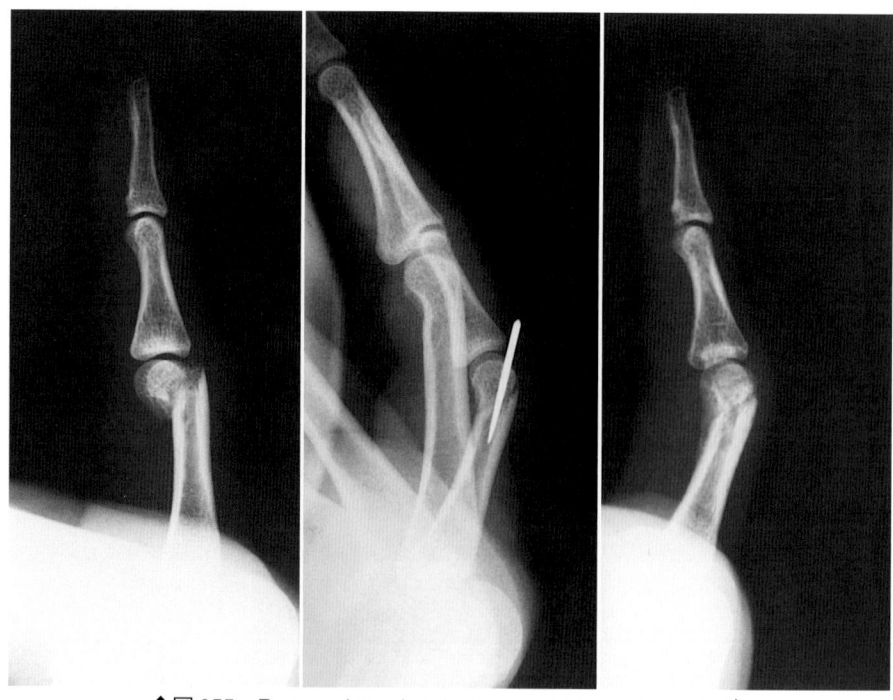

◆図355. Reversed rotational supracondylar fracture, 14歳
左：初診時
中：PIP伸展では整復されず, Jahss法に準じてMP, IPともに90°屈曲位で突き上げ力により整復しK-wire固定
右：6週後

2. 指節骨骨折   275

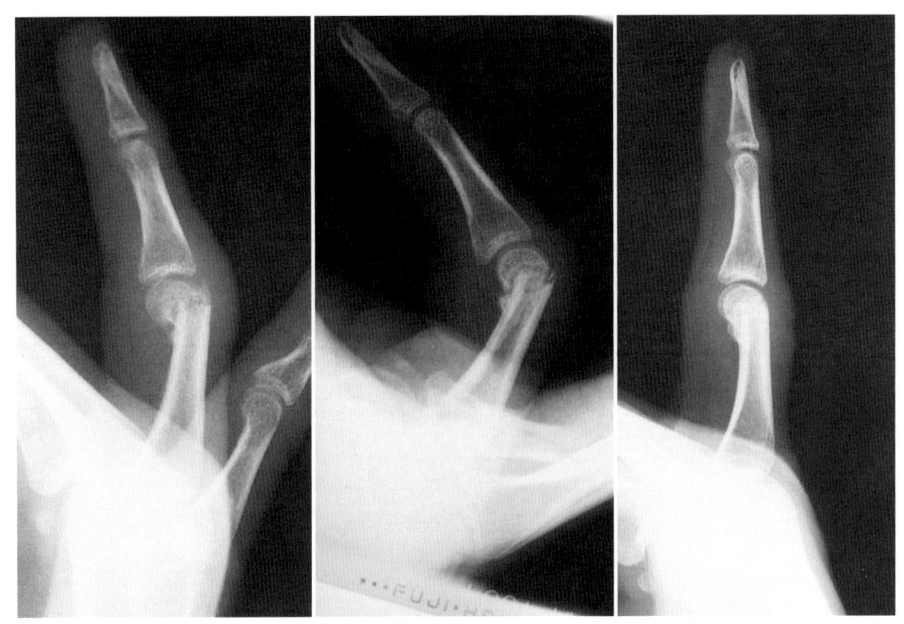

◆図356. 陳旧性屈曲型頚部骨折, 放置例, 15歳
左：初診時（受傷後約4週），その後しばらく来院なし
中：受傷後2カ月で再度手術を求めて来院，自他動運動を勧める
右：受傷後5カ月，ROMおよび外見はほとんど正常

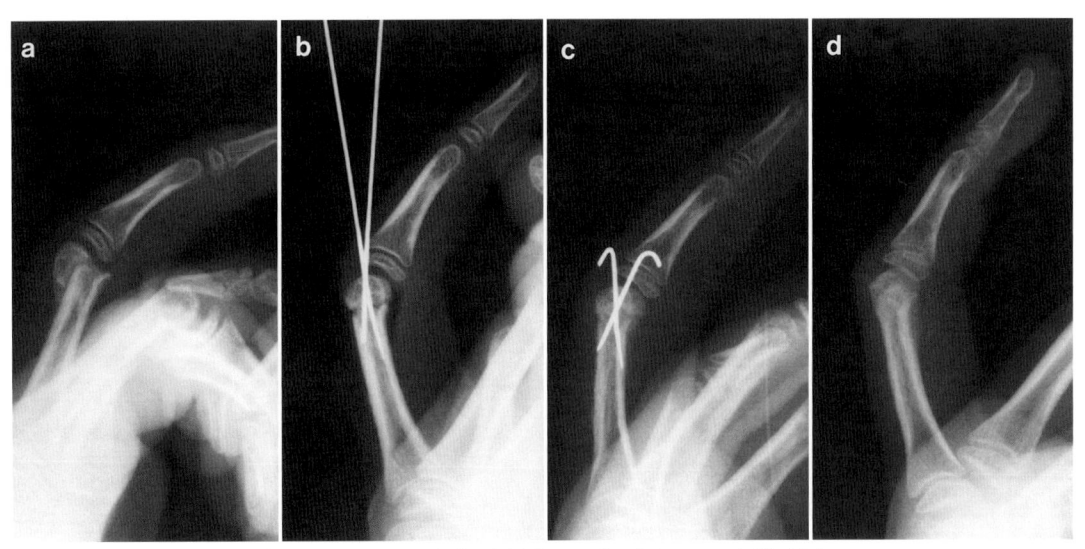

◆図357. 観血的整復固定例, 10歳（図350-2左提示例）
a：初診時（受傷後1カ月），b：観血的整復，K-wire固定中，c：術後3週，d：術後2カ月

背側より骨折部に挿入しこねあげることで簡単に整復できる。K-wireを用いて交差固定を行う（図357）。

固定が十分であれば運動練習は1週前後で開始するが，内固定をしないときには3週間の外固定が必要となる。陳旧例の手術成績は期待したほどよくなかった[687]。

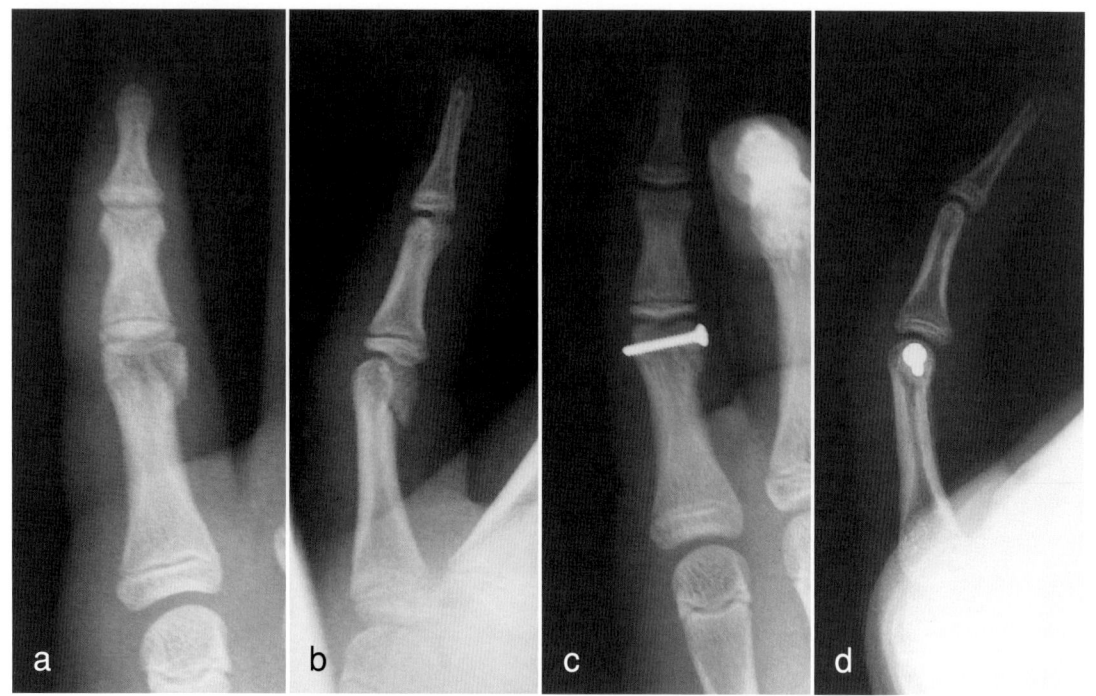

◆図358. 基節骨骨頭骨折の観血的整復固定，14歳
a・b：初診時，c・d：関節面の整復と螺子固定

d. 骨頭骨折

明らかに関節面の不整があるもの，あるいは内外反変形を伴うものは整復を必要とする。徒手整復としては変形と反対の外力を加えて整復するが，再転位しやすいので経皮的固定を追加する。もし徒手整復が不十分であれば背側進入で直視下に整復し，内固定を追加する（図358）。

2. 中節骨骨折

中節骨骨折の骨折部位としては近位骨端，骨幹部および頚部であるが，治療方針は基節骨とほとんど同じと考えてよい。骨折部位により掌側凸あるいは背側凸変形を呈する。転位が軽度であれば特に整復操作は必要としない。回旋転位を伴う完全骨折は確実に整復しないと，指のoverlappingを生じる。中節骨頚部にもRSFが発生する。治療は基節骨のそれとまったく同様に行う。

成人に主としてみられるPIP関節の背側脱臼骨折が稀に発生する。骨折はSH-Ⅲ型あるいはⅣ型の関節内骨折であり，成人と同様により正確な整復が必要とされる。徒手整復ができない場合は成人と同じ処置（伸展ブロックK-wire固定，Robertson牽引，観血的整復など）を行うべきである[692]〜[695]（図359）。

麻生[696]は中節骨掌側基部の剝離骨折でストレス撮影で初めて鮮明となる骨折の存在を潜在性骨折として報告した。筆者もこの方法を追試しその有用性を実感している。主としてPIP関節の掌側に症状を有する症例では試してみるべき方法である。なお，小剝離骨片がある場合には通常の捻挫よりも若干長い固定期間が必要である。

3. 末節骨骨折

骨折のほとんどは骨端線損傷であり，寺島ら[665]の報告では指骨骨端線損傷中末節骨の占める頻度は8/76損傷（10.5％）と少ない。SH分類でみるとⅠ型が最も多い[697]。治療上問題を有するものはⅢ型で，思春期に発生しやすい[698]。原因としてはドアに挟むとか重

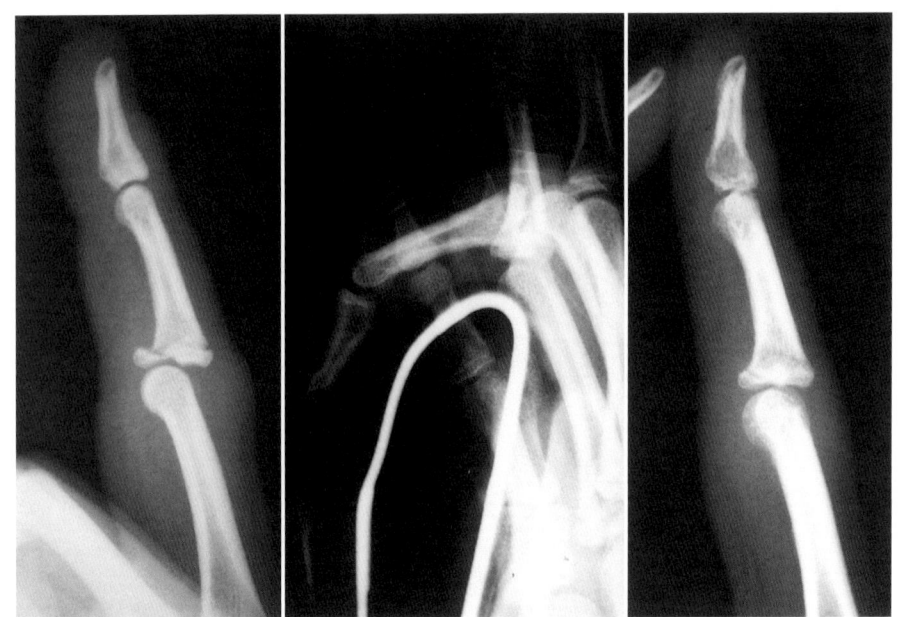

◆図359. 中節骨近位SH-Ⅲ型骨折，14歳
骨片の整復が不十分で亜脱臼が残った。経験的にみると，この程度の関節面の不整は多分再構築されるであろうが，やはり最初から確実な整復が望ましい。

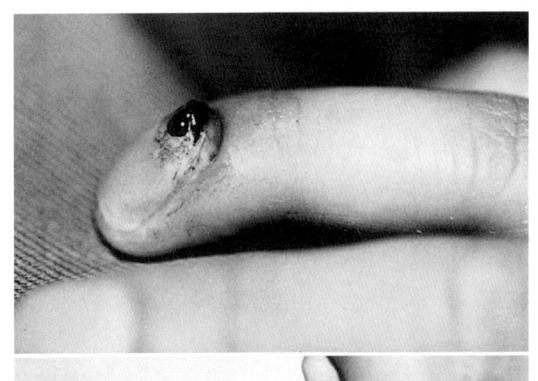

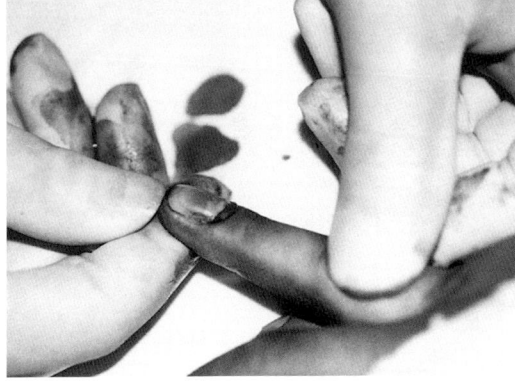

◆図360-1. 末節骨骨端離開，11歳
術前と骨片および爪の整復後。

量物の落下による直達外力や突き指で発生することが多く，爪床損傷を伴った開放骨折となることがある（Seymour型損傷[699]）。このような症例では開放骨折治療の原則に従って創の治療と将来の爪の変形を最小限にするような処置が必要である。突き指に伴う骨端線損傷の場合でもしばしば同様な爪部損傷を伴う。Campbell[700]は麻酔後にDIPをそっと屈曲して損傷の真の状態を確認し，爪床より爪を持ち上げて洗浄のために骨折部を露出させ，débridementのあと爪を戻すと述べている。SH分類のⅠ，Ⅱ型では整復は容易であるが不安定でもある。骨折の整復と同時に爪も整復されるので損傷がひどくなければカバーとして残す。もし爪の変形がひどければ部分的爪切除あるいは抜爪する。不安定な骨折に対しては指先からK-wireで一時的に固定し約3週で抜去する（図360-1, 2）。

転位のあるSH-Ⅲ型に対する第一選択は成人の突き指骨折に対する石黒法であり[701〜703]，石黒は受傷後1カ月までは整復可能と述べて

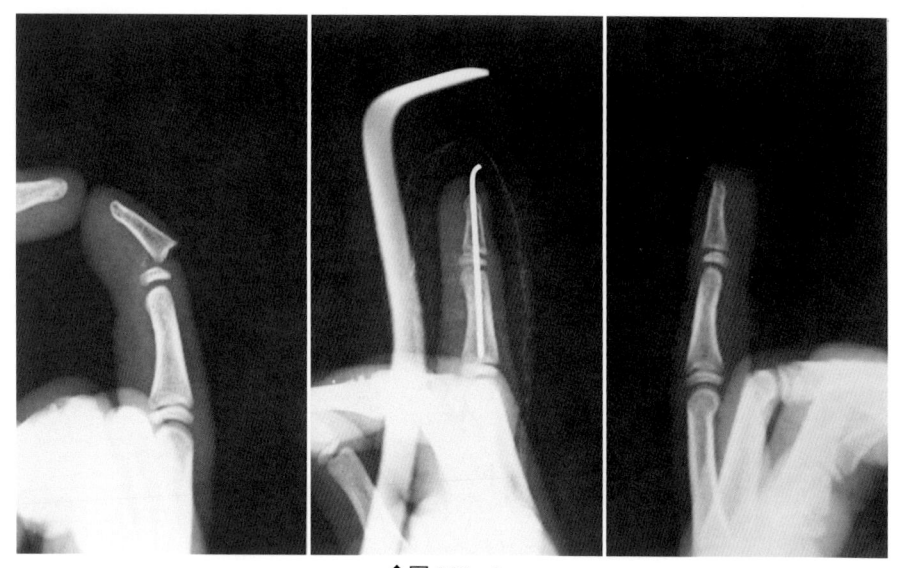

◆図360-2.
左：術前，中：徒手整復，K-wire固定後，右：1カ月後

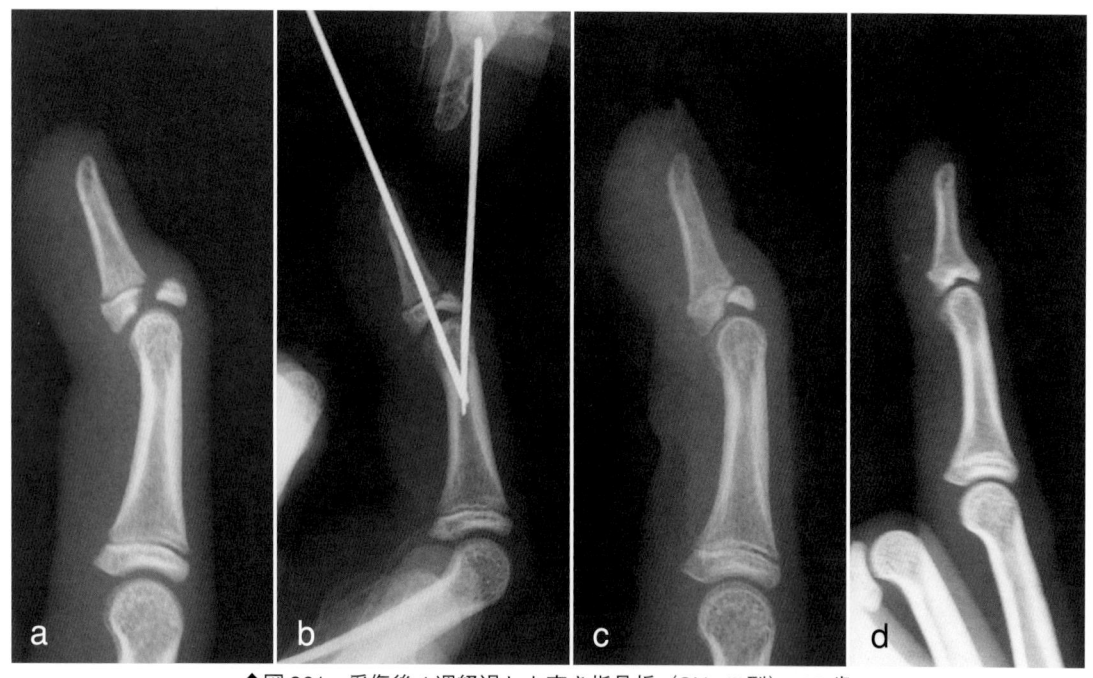

◆図361. 受傷後4週経過した突き指骨折（SH-Ⅲ型），13歳
a：初診時，b：石黒法施行中，c：術後4週，d：術後8カ月

いる[704]）。不適合性が著明で石黒法でも整復できない場合には観血的整復を行うしかないが，機能的予後は問題であろう。筆者が行った陳旧例では整復は完全ではなかったが，機能的予後は良好であった（図361）。一般的には爪脱臼例では爪の変形が残りやすく[680)697]，また，骨端線損傷例では骨端線の早期閉鎖をきたして掌側凸変形を残しやすいとの報告もある[680]）。

筆者は投手歴2年の少年で投球が原因とみ

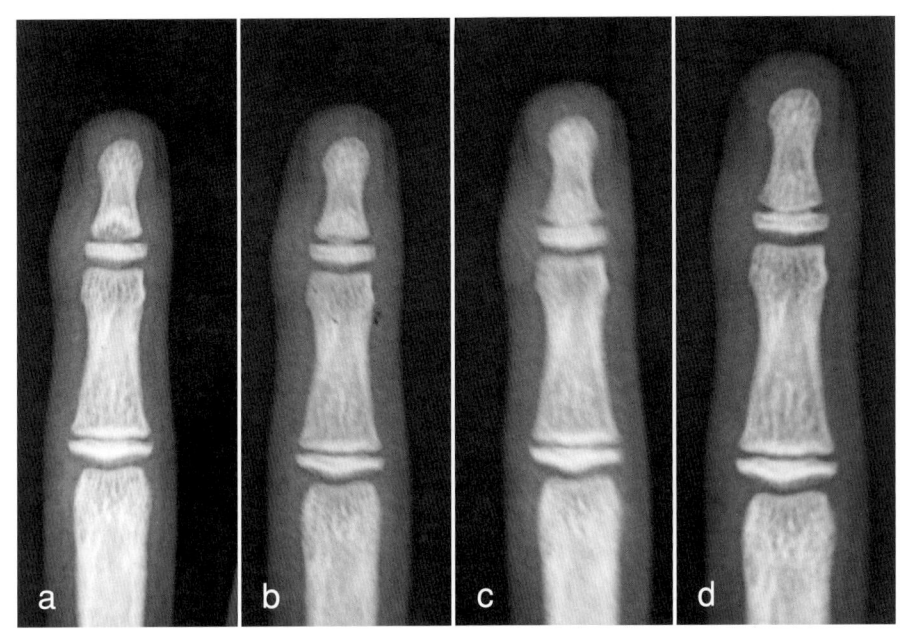

◆図362-1. 右中指 Little League finger（仮称），13歳，野球(投手)歴2年
発症して3週後に来院。主訴は疼痛と軽度の腫脹。局所，血液学的，および MRI所見より化膿性炎症を否定し，ストレスによる変化と診断し，投球の中止のみで経過観察。
　　a：初診時（骨幹端部に透亮像），b：4週後（透亮像の消失）
　　c：10週後（骨端線の狭小化），d：80日後

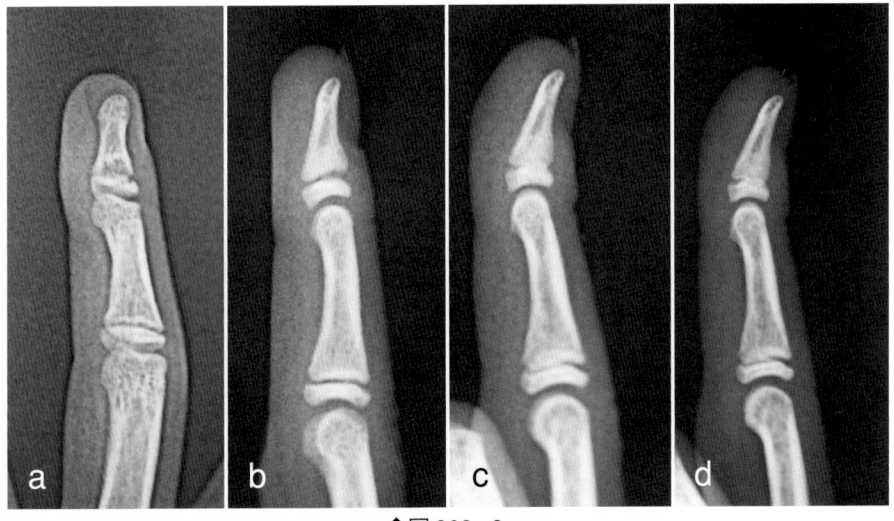

◆図362-2.
経過は図362-1と同じ。c，dで骨端線の部分的閉鎖と基節骨の反張変形の進行がみられる。

られる末節骨骨端離開の1例を経験し，文献上いまだみられないが Little League finger と仮称した。投球の中止で急速に再構築されたが，骨端線背側の早期閉鎖がみられ，反張指を形成しつつあり，観察中である（図362-1〜3）。

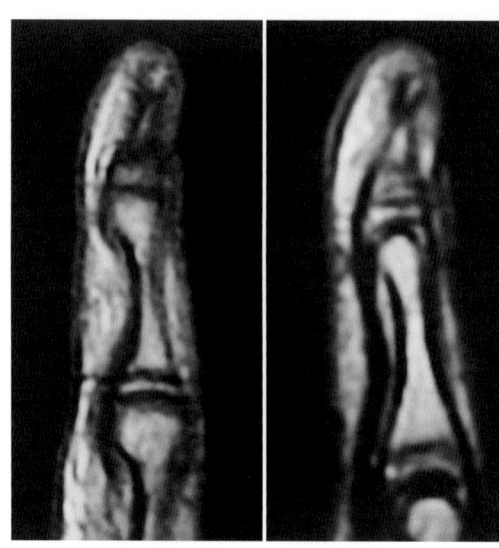

◆図362-3. MRI 所見
T1で低信号（左），T2で高信号（右）がみられ，外傷による変化が示唆された。

表27．O'Brienによる母指中手骨基部骨折の分類

A：	骨幹端部骨折（外側凸）
B：	SH-Ⅱ型（外側凸）
C：	SH-Ⅱ型（内側凸）
D：	SH-Ⅲ型（真のBennett骨折）

により骨端部，骨幹端部，骨幹部，遠位端部（骨頭）に分類できる。また，骨端にかかるものではSH分類が用いられるが，他の指と同様にSH-Ⅱ型がほとんどである。O'Brien[675]は中手骨基部骨折を4型に分類している。A型は骨幹端部の骨折で最も多く，B型がこれに次ぎ，C，D型は非常に稀といわれる。D型は成人のBennett骨折に相当する。なお，基節骨近位内側に骨片を有するSH-Ⅲ型の骨端離開は，いわゆる"骨性のgamekeeper損傷"とも呼ばれる（図363-1, 2，表27）。

3 母指の骨折

母指は形態上，機能上からも示指〜小指とは別に考えるべきである。

球技などのスポーツで発生することが多い。症状は骨折部に一致して腫脹，疼痛，運動痛がみられる。MP関節が過伸展，IP関節が屈曲位をとり，MP関節の自他動的屈曲ができないときにはMP関節ロッキングかMP関節の背側脱臼を疑う。成人ではMP関節尺側側副靱帯の断裂を生じさせる外力は小児では骨端離開を起こし，成人にみられるような靱帯損傷は極めて稀である。骨折型として骨幹部骨折より骨端離開が多く，その大部分はSH-Ⅱ型である。

X線撮影，所見と分類

他の指と同様にX線撮影の手技が大切であり，正確な前後・側面像が撮影されていないと誤診されやすい。

分類としては骨別では他の指と同様に中手骨，指骨（基節骨と末節骨）があり，レベル

治療方針と治療

1．中手骨骨折

骨幹部・骨幹端部骨折：近位部骨折が多い。O'BrienのA型では母指の外転を強くしても遠位骨片は内転筋により尺側に引っ張られて，かえって橈側凸変形が強くなる恐れがある。指で外側の突出部を圧迫して矯正するが，尺側が嵌入しており，整復はなかなか困難である。小児ではかなりの転位があっても自家矯正されるので正確な整復を必要とはしない（図364）。アルミ副子で2〜3週固定すればよい。整復しても容易に再転位するようであれば経皮的K-wire固定が勧められる。

骨端離開：O'BrienのB型もA型と同じ方法で治療する。若干の転位の残存は問題ではない（図365）。C型は正確な整復を必要とすると述べられているが，筆者が経験した症例は徒手整復後非常に不安定であり，経皮的K-wire固定を追加した（図366）。D型

3. 母指の骨折　281

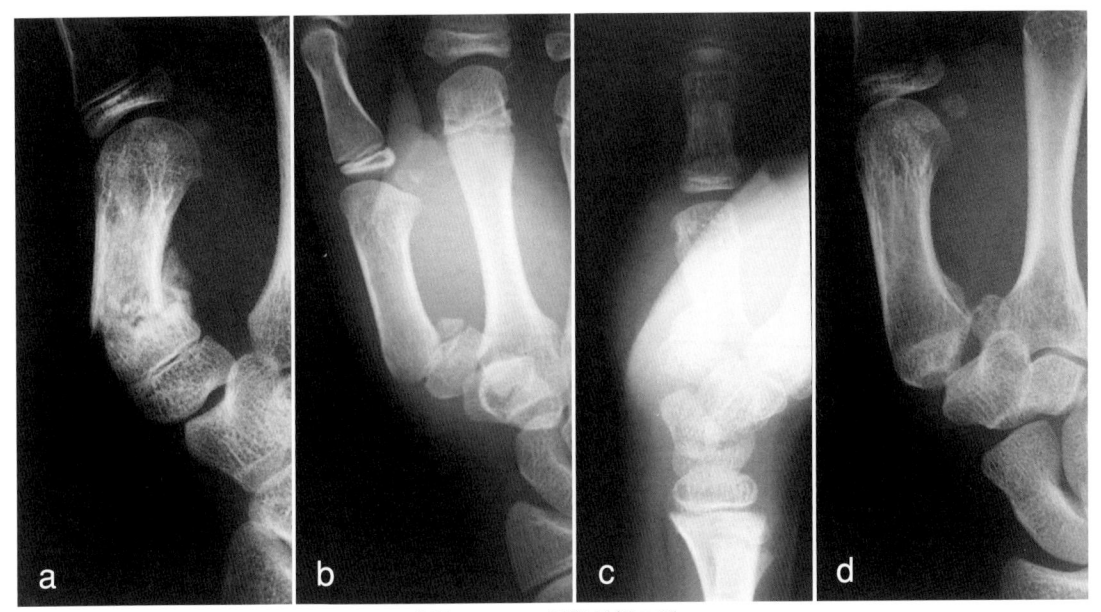

◆図363-1. 母指骨折の種々
a：中手骨骨幹端部骨折（O'Brien A型），12歳
b：中手骨近位SH-Ⅱ型損傷（O'Brien B型），12歳
c：中手骨近位SH-Ⅱ型損傷（O'Brien C型），10歳
d：SH-Ⅲ型（真のBennett骨折），14歳

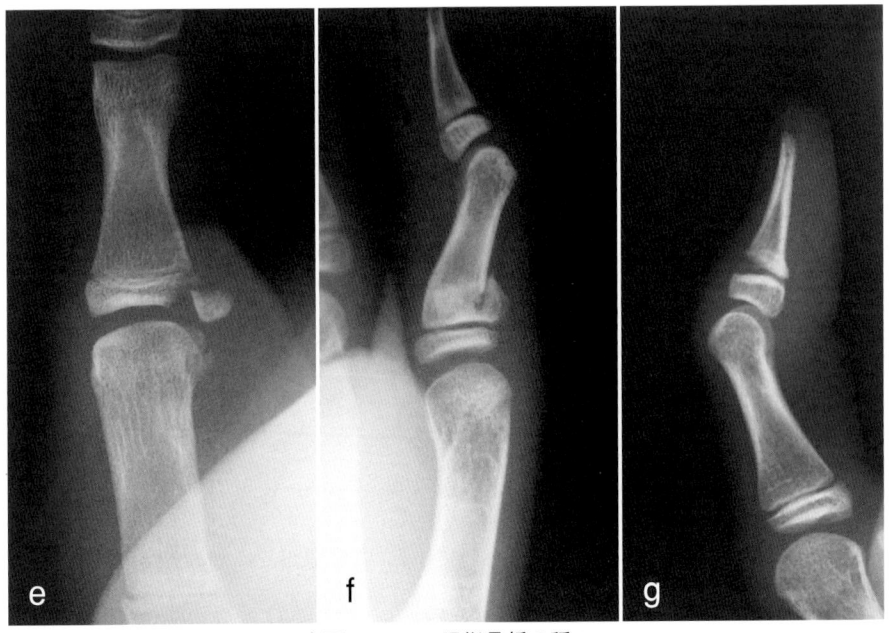

◆図363-2. 母指骨折の種々
e：基節骨近位SH-Ⅲ型損傷（いわゆる"骨性のgamekeeper損傷"），14歳
f：基節骨近位SH-Ⅱ型損傷，11歳
g：末節骨SH-Ⅰ型損傷，14歳

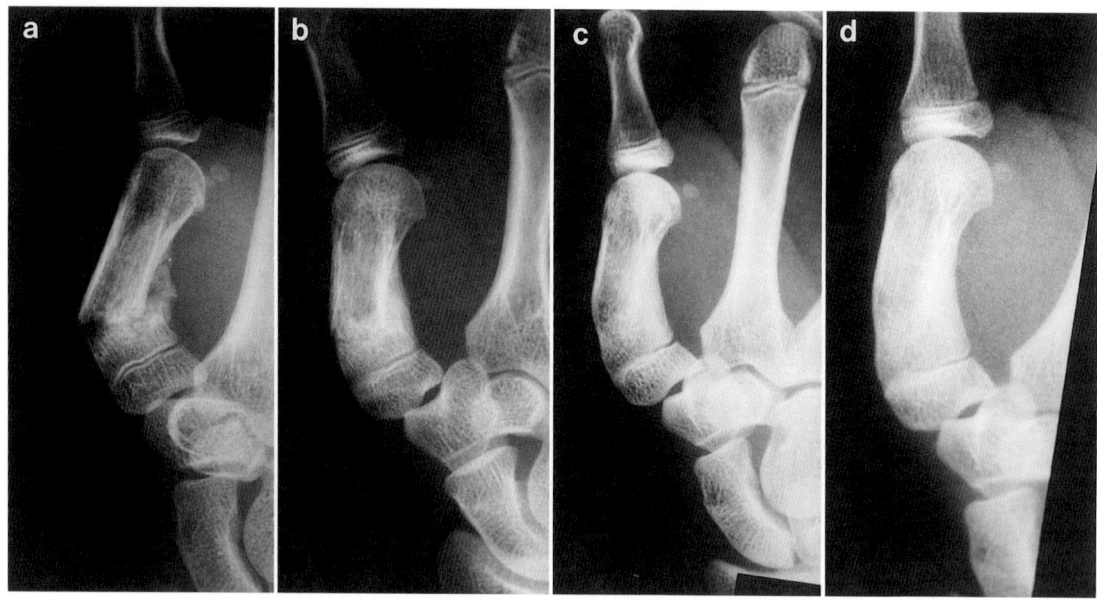

◆図364. 母指中手骨骨折（O'Brien A型）の自家矯正，12歳
　a：2週後，b：5週後，c：約3カ月後，d：5カ月後

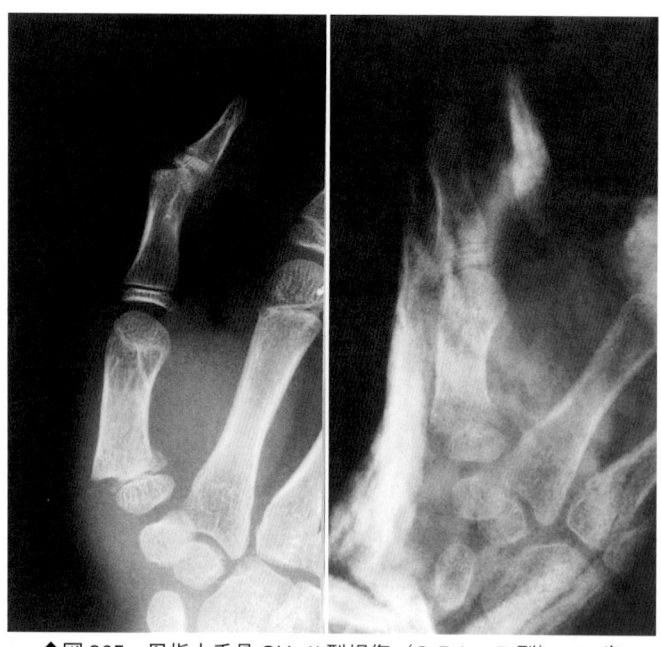

◆図365. 母指中手骨 SH-II型損傷（O'Brien B型），12歳
　左：初診時
　右：牽引，外転，圧迫で徒手整復

はSH-III型であり，変形治癒すると機能障害と成長障害を起こすので正確な整復が必要となる．整復位の保持が困難な場合はK-wireによる経皮的整復の適応がある．徒手整復ができなければ観血的整復を行う．切開や方法は成人のBennett骨折に準じる．

2. 指骨骨折

SH-Ⅲ型の基節骨近位骨端線損傷"骨性の gamekeeper 損傷"は転位が大きいと当然手術の適応となる。成人の内側側副靱帯損傷におけると同様に，内側縦切開で進入し，直視下に整復して K-wire で固定する（図367）。経皮的整復固定術も試みてよい方法であろう。

4 遷延治癒および偽関節

陳旧性 Bennett 骨折は観血的整復固定術の適応となる。成人と同様に掌側から進入し，直視下に整復固定する（図368）。

開放骨折で創の治療を優先したり，適切な治療が行われずに偽関節の状態で来院する症例がある。骨折のレベルや型を問わず，軟部組織が手術可能な状態となれば，機を失せず骨接合術を行う。また，機能や美容に影響を

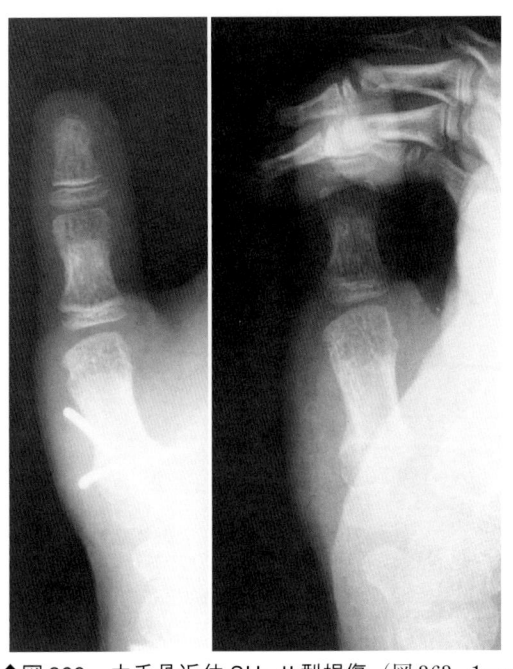

◆図366. 中手骨近位 SH-Ⅱ型損傷（図363-1-c 提示例）
O'Brien C 型に対する徒手整復，経皮的 K-wire 固定，術後約6週の抜釘前後。

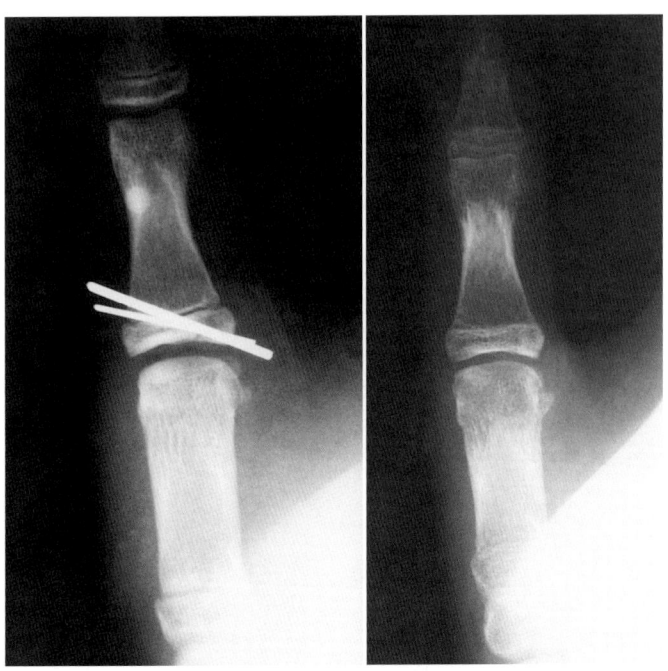

◆図367. 骨性 gamekeeper 損傷に対する観血的整復固定術
（図363-2-e 提示例）
術直後と2.5カ月後。

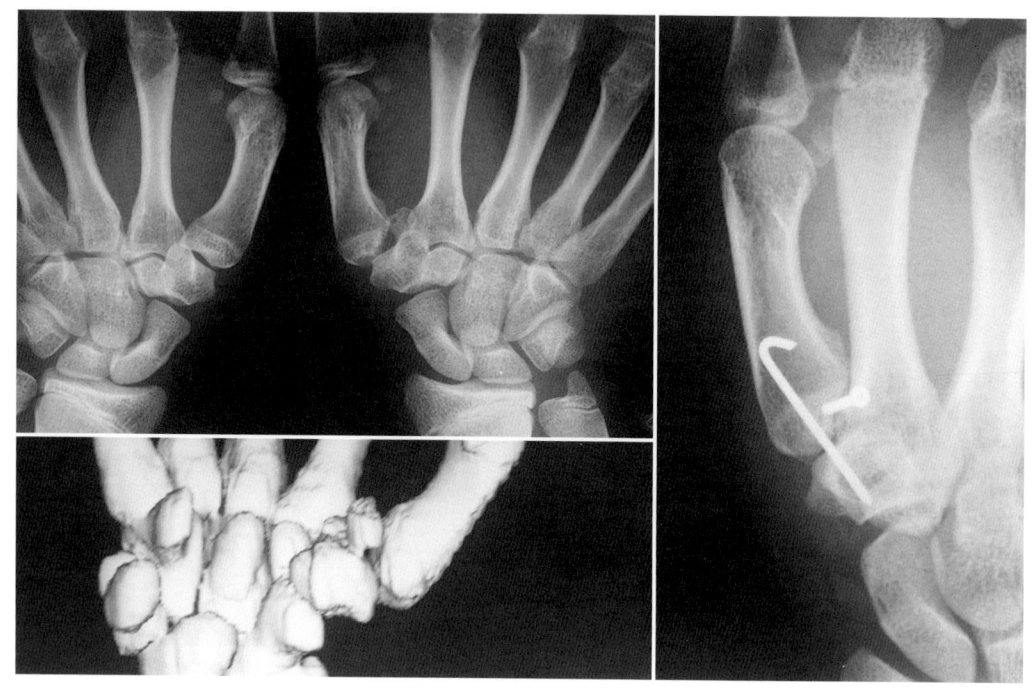

◆図368. 陳旧性 Bennett 骨折（図363-1-d提示例）
術前の単純X線，三次元CTと観血的整復固定後。

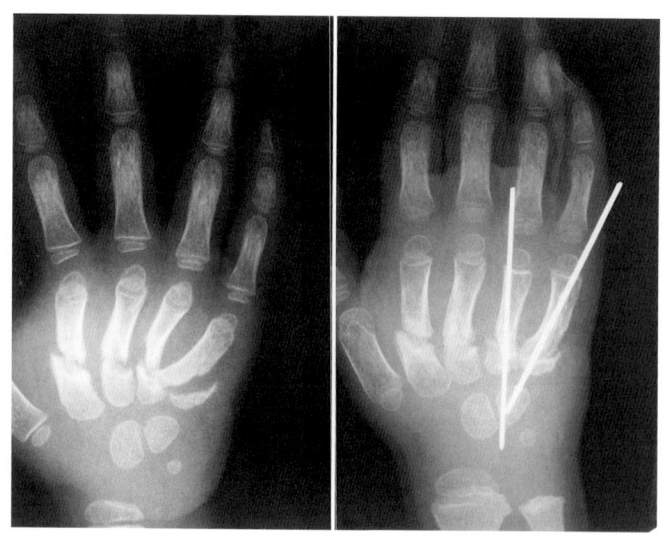

◆図369. 開放骨折後の偽関節，4歳
左：術前（受傷後2カ月），右：術後3週

与える変形治癒骨折に対しては骨切り術を含めた矯正手術が必要であるが，関節に近ければ近いほど機能障害が発生する可能性があり，術前に説明をしておく必要がある（図369，370-1, 2）。

PIP，DIP関節の外傷性骨軟骨欠損による変形に対して，石田ら[705]は手根骨関節面などからの骨軟骨の遊離移植を行い好結果を得ているが，このためには軟部組織の改善などの術前の厳密な前提条件に加えて，極めて熟練した技術を必要とする。

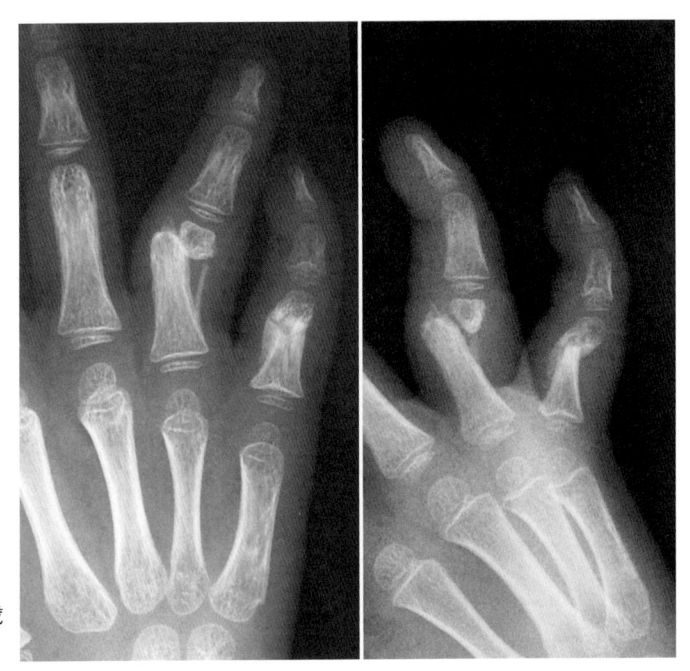

◆図370-1. 指骨変形治癒骨折，4歳　受傷後1カ月，術前。

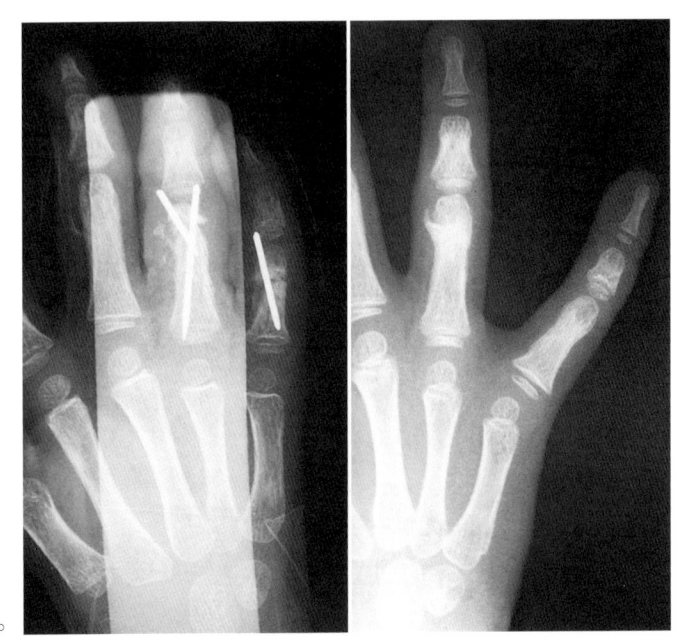

◆図370-2. 術直後と術後9カ月　環指，小指PIPともに屈曲制限あり。

5　指の脱臼，靱帯損傷

指の単純な脱臼はときとして経験するが，靱帯損傷は極めて稀とされていた。児島ら[706]の報告によると，54例のPIP関節側副靱帯断裂のうち最低は14歳であり，木野ら[707]の症例では32例中15歳以下は1例（12歳）と報告している。しかし，西ら[708]は48例（52指）中10歳代は21例で，最年少は8歳と報

告している．また，富田ら[709]が形成術を行った145例の報告の中での代表的2例は9歳と13歳であったことから，注意してみるともっとあるのかもしれない．脱臼，靱帯損傷の多くは成人における病態や治療法がそのまま通用することが多い．稀ではあるが知っておかねばならない損傷として，母指MP関節のロッキング，指MP関節の非整復性の背側脱臼がある．

A 母指MP関節ロッキング

主として10歳代から20歳代に好発する母指MP関節過伸展障害の一つであるロッキングは，稀ではあるが小児にも発生する．1969年に筆者らが報告した8例では最年少は17歳[710]，1981年の報告例20例では最年少は15歳であった[711)712)]．その後定型的な病態を呈した10歳未満の複数の症例を経験したが，最年少は8歳であった[713]．岡ら[714]は5例中1例は10歳，上野ら[715]は5例中2例が15歳以下，藤巻ら[716]は7例中1例のみ14歳，石突ら[717]は11例の構成年齢は13～36歳で，ほとんどが10歳代から20歳代であったと記載している．

病態については過去において種々報告がなされている．当初は種子骨嵌入と考えられたが，山中，筆者ら[711)712)]は経験例および屍体標本による研究から，主因はMP関節過伸展により断裂した中枢側volar plateの一部とaccessory ligamentが中手骨橈側顆部を乗り越えて絞扼を生じ，整復を阻害すると結論した（図371）．今井ら[718]も同様な見解を述べている．

症状はMP関節の過伸展とIP関節の軽度の屈曲位を呈し，自他動的屈曲制限がある．

X線撮影，所見

MP関節は過伸展し，IP関節は軽度屈曲位

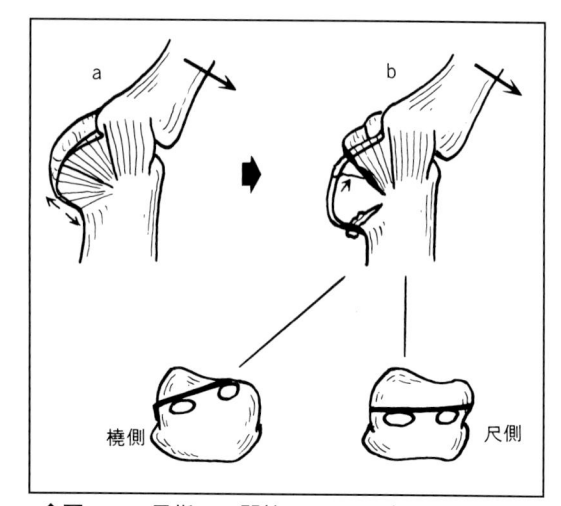

◆図371．母指MP関節ロッキングの発生メカニズム（山中，井上の論文[711]より）
過伸展によってpalmar lig.が裂け，accessory lig.とともに顆部を乗り越えて，骨頭上でconstriction bandを形成する．

を呈する．成人にしばしば存在する種子骨の位置異常はいまだ骨化が進んでいないためにみられない（図372）．関節造影では病態に一致した所見は得られなかった．他動的にMP関節を屈曲させて側面像を撮影すると，背側のみが開く，いわゆる"hinge motion"となる．

治療方針と家族への説明

成人を含めた過去の経験からみて，まず徒手整復を行い，それが不成功なものに初めて観血的整復を行う．筆者らの1981年の調査では成人を含めた20例中7例が徒手整復に成功し，13例に観血的整復を行っているが[711]，その後，山中ら[711)712)719)]が確立した徒手整復法によりかなりの確率で保存的治療が可能となった．複雑な病態，治療の順序（まず徒手整復し，それが成功しなければ観血的整復），手術例では若干の運動制限が続くことを説明しておく．

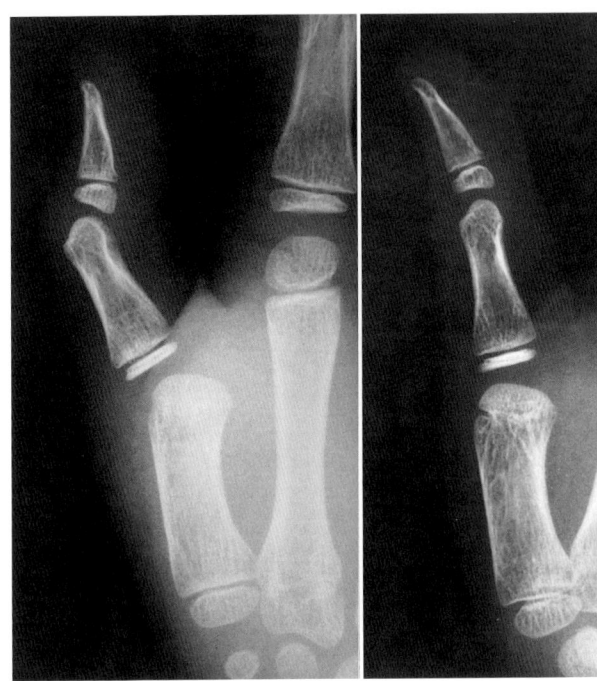

◆図372. 母指MP関節ロッキング，9歳
左：初診時，MP関節は過伸展，IP関節は軽度屈曲
右：徒手整復後

治 療

1. 徒手整復

局所麻酔，伝達麻酔あるいは全身麻酔など適当な麻酔下に行う。一方の手で中手骨部を保持し，術者の一方の手で母指を握って，母指の基節骨を中手骨に向かって強く圧迫しながら数回軽くねじりつつ屈曲させ，volar plate を掌側に押し出すようにする。たいてい轢音とともに屈曲可能となる。整復後約1週間軽度屈曲位で固定する（図372参照）。

2. 観血的整復

橈側の側方縦切開で入り，側副靱帯および accessory ligament を露出し，顆部の基部を締め付けている accessory ligament を切って絞扼を解除する。術後の外固定は1～2週とする。

B 手指MP関節非整復性脱臼

Kaplan[720]が非整復性の原因について報

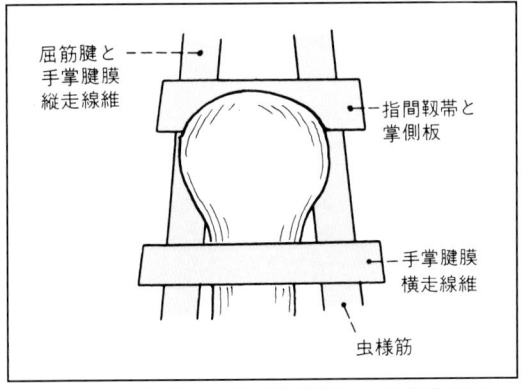

◆図373. 示指MP関節背側脱臼の非整復因子
（Kaplanの論文[720]より）
中手骨骨頭は四つの構造物により絞扼されている。

告して以来，多くの症例が報告された（図373）。本邦では鈴木ら[721]の報告が最初で，ボタンホール脱臼と呼んだ。筆者の最初の経験は1962年の2例である[722]。

損傷指についてみると母指と示指に多い。稀に小指の報告があるが，中指や環指の報告はない。小川ら[723]の報告では12例

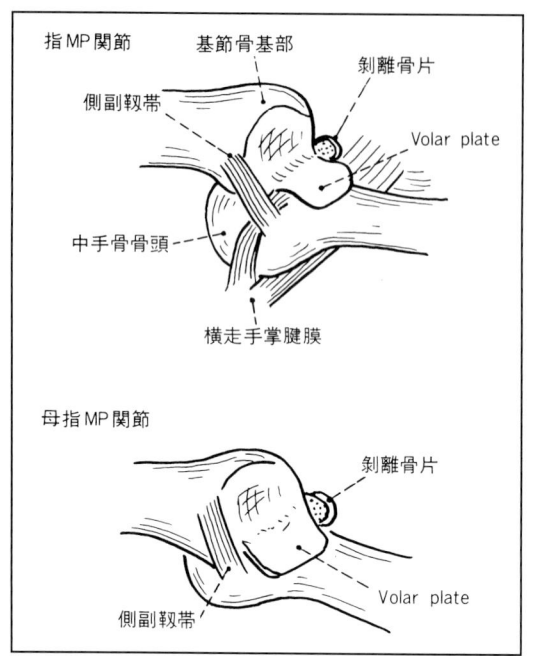

◆図374. 非整復性の原因についての津下の考え（津下健哉：私の手の外科．手術アトラス，南江堂，p173，1984 より）

MP関節の過伸展で背側に脱臼し，掌側軟骨板（稀に横断裂した横走手掌腱膜も）が嵌入する。また，中手骨骨頭背側の剝離骨片も整復阻害因子となる。

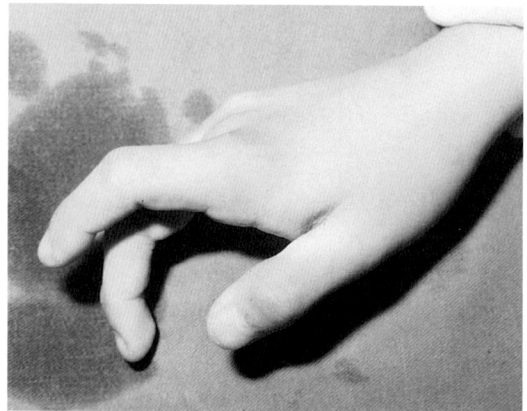

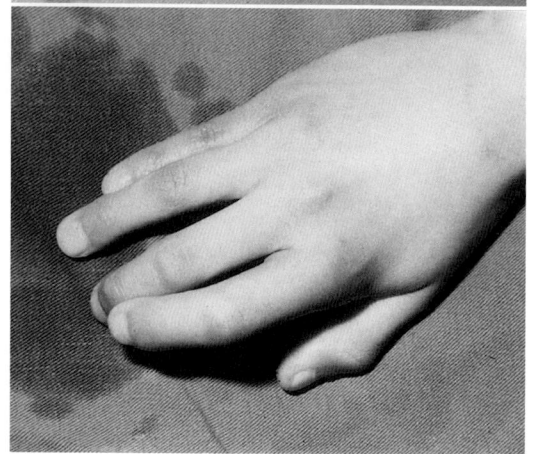

◆図375. 示指MP関節非整復性脱臼，8歳
MP関節は過伸展，内旋し，隣接の中指と重なり合う。

中母指が8例，示指は3例，小指は1例であった。このように中指や環指に少ないのは解剖学的特性に由来し，中・環指ではvolar plateが両側から deep transverse metacarpal ligament；DTMLによって強く支持されているためと考えられる。好発年齢は大部分が20歳以下であり，小川の報告では15歳以下が6例で，うち4例は10歳未満であった。

Kaplan[720]により提唱された整復阻害因子としての井桁状構造は有名で，盲信されたきらいがある。このKaplanに代表される考え方に対して懐疑的なものは多く，整復の主な阻害因子を掌側軟骨板の介在としている[723]〜[727]（図374）。筆者も経験を重ねるにつれてKaplanの井桁状構造，特に虫様筋と屈筋腱による締めつけを確認することはなく，現在ではGreenの説（natatory ligamentやsuperficial transverse metacarpal ligamentが整復阻害因子ではなく，掌側軟骨板の介在が主役であり，これを助長するものはDTMLであろう）に同意している。また，脱臼位における側副靱帯の締めつけも助長する因子であろう。最近の山中ら[728]の母指における1例も同様な所見であった。

臨床症状は特徴的でありMP関節は過伸展し，やや尺側に屈曲し，掌側の皮下に中手骨骨頭を触れる（図375）。MP関節の屈曲は強く制限される。

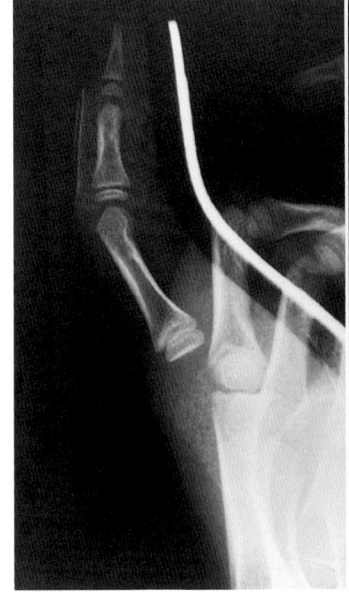

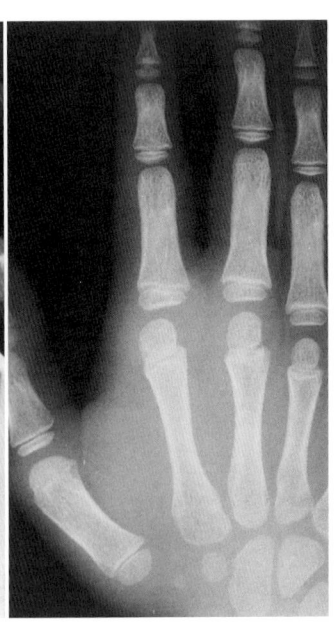

◆図376. 示指MP関節非整復性背側脱臼，8歳，初診時
側面像では背側に著明に転位しているのがわかるが，前後像では軽度の尺側転位がみられるのみである。

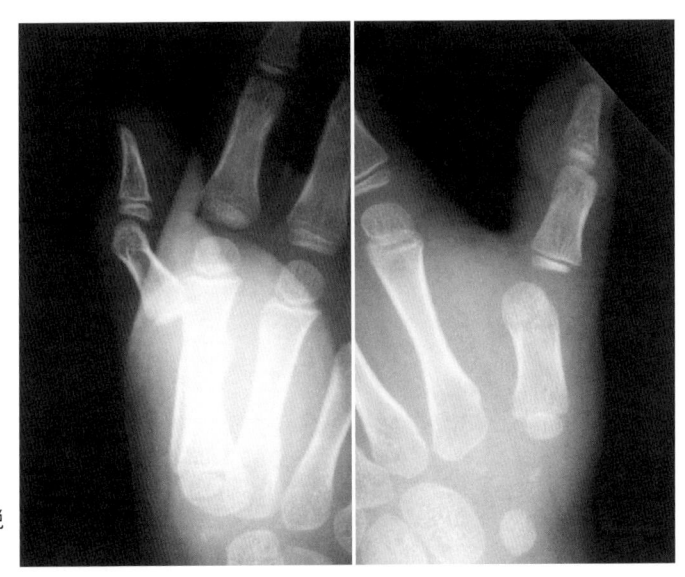

◆図377. 母指MP関節非整復性背側脱臼，8歳

X線撮影，所見

　正確な前後・側面像が必要である。母指以外の指の側面像は他のMP関節との重なりがあり判読しにくいが，その予見をもってみれば診断は容易である。側面像では基節骨基部は中手骨骨頭の背側に位置し，前後像では基節骨の尺側偏位がみられる（図376）。母指のMP関節脱臼の所見も同様である（図377）。中手骨骨頭背側の骨軟骨骨折は術前のX線では判明しないこともある。

治療方針と家族への説明

　単純な脱臼であれば無麻酔での牽引と屈曲で容易に整復できるが，この場合は簡単な整復操作にまったく反応しないので複雑な脱臼であることが容易に判明する。観血的整復の

適応となることが多い。

この特殊な病態と手術の必要性，および術後の運動障害が比較的に長期間続くことを説明しておく。

治　療

徒手整復をまず試み，1〜2回の試みで整復できなければ観血的整復を行う。

1. 徒手整復

小川ら[723]は整復阻害因子を掌側軟骨板の介在とした上で，整復の手技としてIP関節（母指ではCM関節とIP関節）を屈曲させて屈筋を弛緩させた後でMP関節を50〜60°背屈させて基節骨を牽引しつつ，基節骨基部を前方へ押し出すと同時に，さらにMP関節の背屈を強制し，volar plateの基節骨への付着部と骨頭との距離を最大となし，次いで指全体を前下方へ移動させることにより中手骨

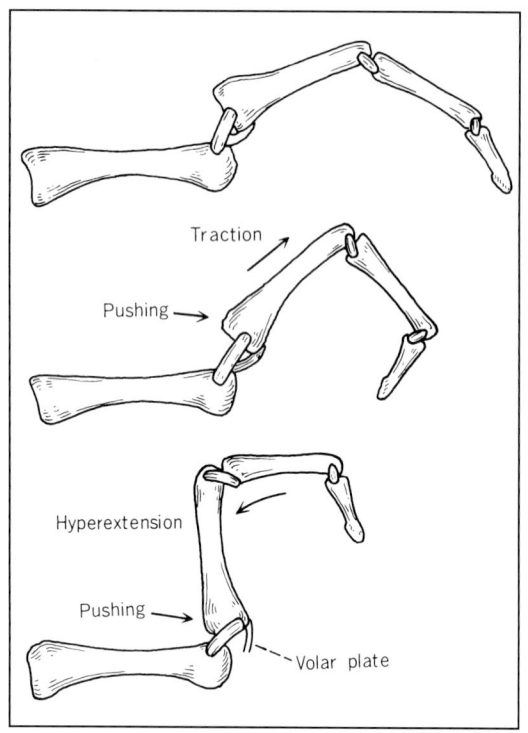

◆図378. MP関節背側脱臼の徒手整復法
（小川の論文[723]より）

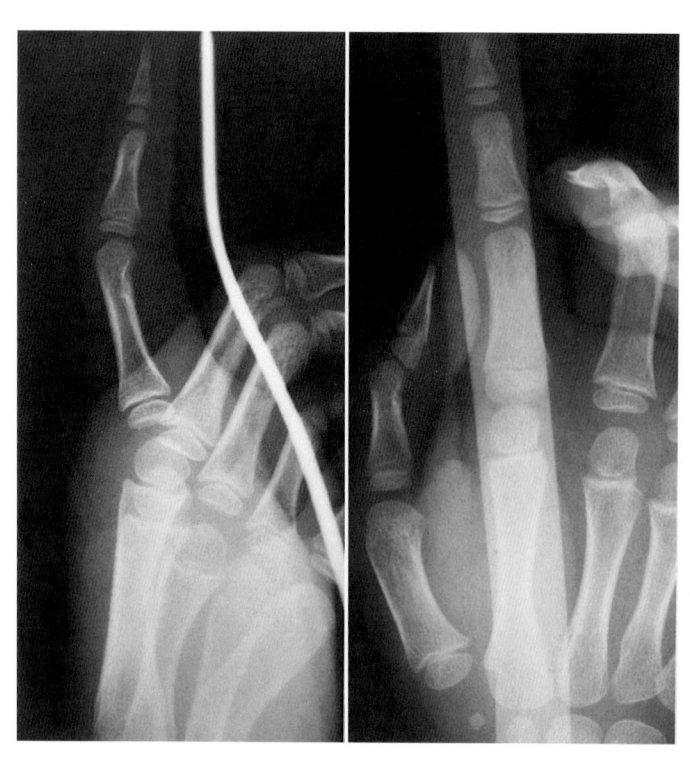

◆図379-1. 示指MP関節背側脱臼（図376提示例）
背側進入で容易に整復。非整復の原因は掌側軟骨板の介在。観血的整復後。

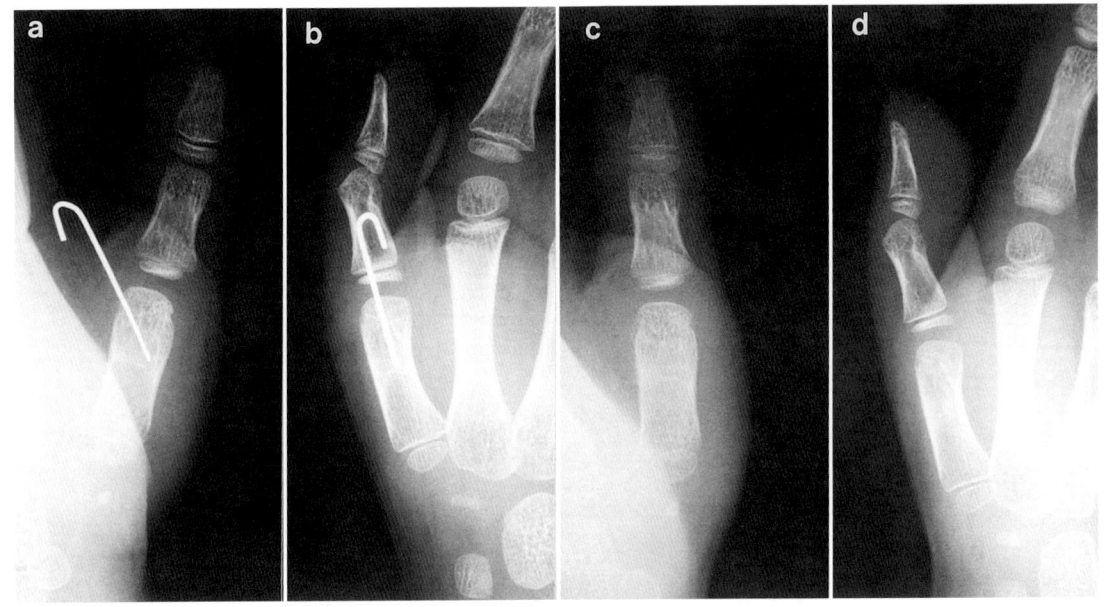

◆図379-2. 母指MP関節背側脱臼（図377提示例）
a・b：背側進入で手術，背側に剥離骨片があり，術前の単純X線では確認できず，これも非整復性の一因をなしていた。骨片を整復しK-wireで固定した
c・d：術後3週（K-wireは術後2週で抜去）

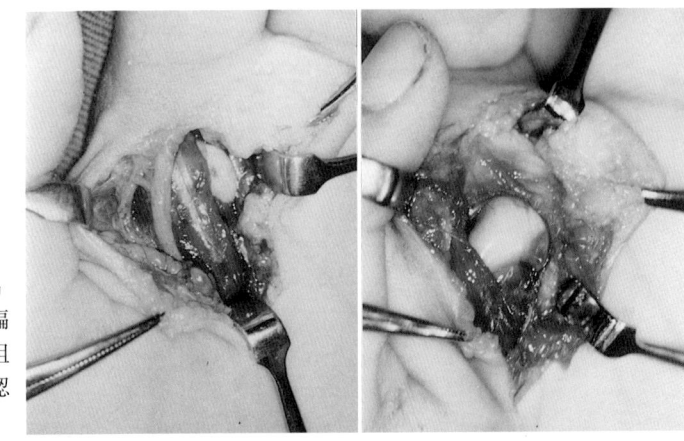

◆図380．掌側進入による骨頭の露出
血管，神経が骨頭により強く表面に偏位していることがある。また，整復阻害因子である掌側軟骨板の介在を確認できない。

骨頭背側に嵌入しているvolar plateを解離させ得るとした（図378）。なお，彼はこの方法を用いて3例に成功している。しかし，暴力的徒手整復操作は絶対に繰り返して行うべきではない。

2. 観血的整復術

MP関節背側にややカーブした縦切開で入り，総指伸筋腱，関節包を縦切してMP関節を露出する。中手骨骨頭の背側に掌側板を伴った基節骨が脱臼し，介在する掌側板が整復を阻害していることが確認される。ときとして中手骨骨頭背側に骨折があり，この骨片の存在も整復阻害因子となっている。また側副靱帯も締めつけに一役かっている。エレバトリウムを介在する掌側軟骨板の下で中手骨骨頭の間に入れてこねあげると容易に整復される。母指のMP関節の場合は長・短母指伸

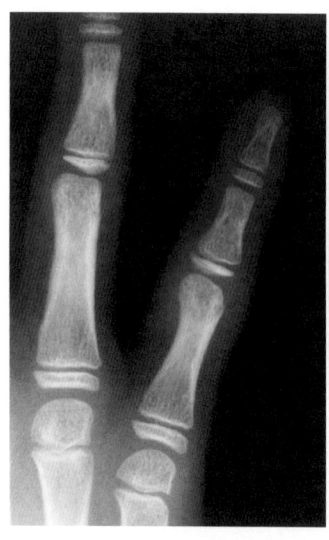

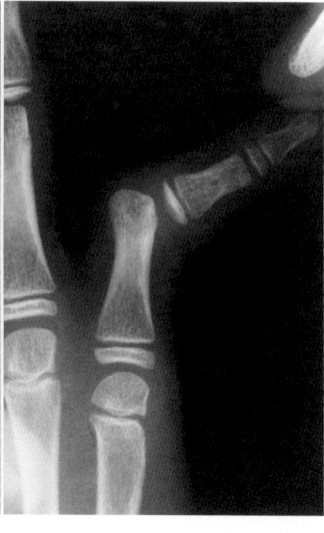

◆図381-1. 小指PIP関節橈側側副靱帯陳旧性断裂，11歳，術前のストレス撮影

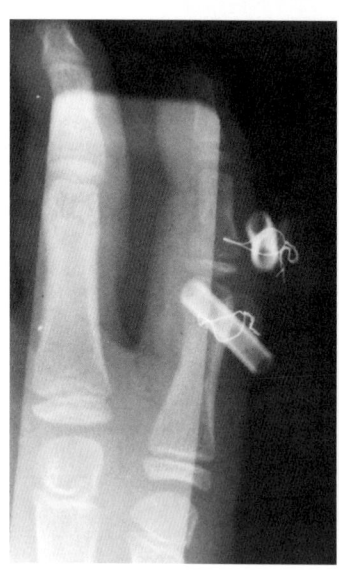

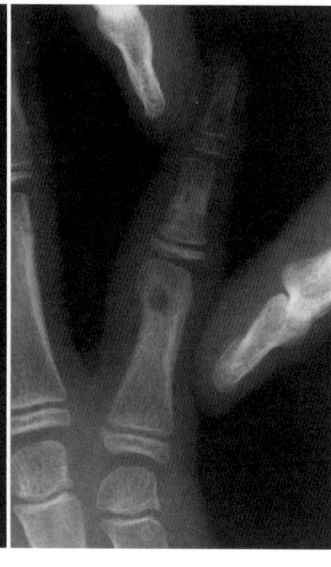

◆図381-2. 靱帯形成術直後と術後2カ月のストレス撮影

筋腱の間から進入する。以後の処置は指MP関節と同様であり，もし骨軟骨骨折片があれば整復しK-wireで固定する（図379-1,2）。Kaplanにより提唱された掌側侵入路は整復阻害因子の確認が不十分であり，掌側に変位した血管や神経を損傷する可能性もある（図380）。また整復のためにいくつかの軟部組織を切らねばならず，経験よりみても背側進入の方がはるかに簡単，安全であり，背側に骨片があってこれが整復を阻害しているときには同時に処置することも可能である。固定はMP・IP関節軽度屈曲位で約2〜3週固定する。

運動制限が比較的長期に続くが，これは軟部組織の広範な損傷に由来している。回復にはかなりの日数が必要である。

C 手指靱帯損傷

小児では靱帯は骨軟骨に比べて強靱であり，従って，成人で靱帯損傷を起こす外力は小児では骨折を生じさせることが多い

が，稀に発生することも知っておかねばならない。

発生部位は成人と同様に母指MP関節と手指PIP関節の側副靱帯であり，ともに内・外転力で発生する。

診断は局所の症状とストレス撮影で確定する。

筆者は著明な不安定性のために靱帯形成術を余儀なくされた小児の陳旧例を経験したが，新鮮例ではっきり不安定を呈する症例では成人と同様に縫合術を行ってもよい。なお，靱帯形成術は室田[729]と同様に長掌筋腱を用いた（図381-1,2）。

Treatment of Extremity Fractures in the Child

第2章

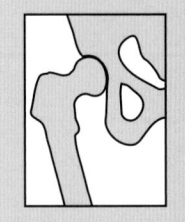

骨盤・下肢

Pelvis, lower extremity

骨盤骨折

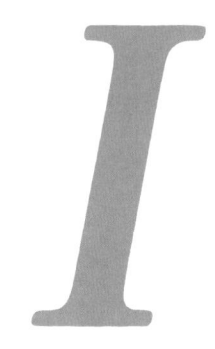

　小児における骨盤が成人と異なる点は骨自体が外力に順応しやすく，また軟骨が多く，関節も弾力性に富み，骨膜も厚いのでエネルギーを吸収しやすいことである。従って，強い外力が加わっても片側性ですむことが多い。成長軟骨帯は骨より弱いので小児では骨端離開が発生する。

　骨盤骨折で小児の占める頻度は比較的少なく，星[730]の調査では291例中9歳以下は22例であり，他の年代群に比べて約半数であった。田平ら[731]の調査では206例中15歳以下でスポーツによる腸骨裂離骨折を除く骨盤骨折は12例であった。骨折のほとんどは重度の外力で発生し，星の症例では1例の列車事故を含めてすべて交通外傷であり，田平らの症例では10例が交通外傷で，高所からの転落と転倒がそれぞれ1例あった。また，白濱ら[732]は久留米大学救急救命センターに搬入された小児骨盤骨折15例（平均年齢8.6歳）を調査したが全例交通事故であった。従って，歩行中に自動車にはねられるなどの重度の外力によって受傷した場合は骨盤骨折を疑わねばならない。頭部外傷の合併頻度は高く，死亡原因として高率を占めるといわれている。田平ら[731]の症例では12例中7例（58.3％）が頭部外傷を合併したが，Rang[733]の報告では61％であり，この合併症が最も死亡につながり，死亡率が8％であった。最近のRiegerら[734]の報告では54骨盤骨折中頭部損傷が26例（48.1％）に合併し，死亡は8例（14.8％）であった。また，白濱ら[732]の症例では8例（53.3％）が頭部合併症（脳挫傷4，頭蓋内出血4）を伴い，うち4例は24時間以内に死亡している。そのほか，局所の主な合併症には後腹膜出血，内臓損傷，尿路損傷，神経損傷などがあり[735]，田平の症例では8例に腹腔内臓器損傷を，3例に腎・尿路損傷を合併し，Riegerらの症例では骨盤内臓器の損傷は後腹膜大出血の11例（20.4％）を筆頭に計31損傷，骨盤外損傷は25例，52骨折を筆頭に前記頭部損傷も含めて109損傷の多くに達していた。また，Heegら[736]は仙腸関節断裂の24例中2例が後腹膜出血で死亡したと報告している。白濱らの症例では胸部損傷5例（33.3％），腹部損傷4例（26.7％）であった。最も重篤な症状は出血に伴うショック症状であり，Heegらによれば仙腸関節断裂の18例中10例は到着時に深いショック状態であったと記載している。局所症状としては骨盤周辺の皮下出血（特に鼠径部や外陰部），擦過傷と変形がある。他臓器の合併損傷の陰に隠れて骨盤骨折の症状が出にくいこともあるし，反対に骨盤骨折の症状と合併損傷との鑑別がつきにくいこともある。いずれにしろ小児骨盤骨折では骨損傷が少なくても合併症の頻度は高いことを銘記しておくべきであろう[737]。

　思春期に特有なものとして，走ることを主体とした競技中に生じる骨盤の裂離骨折がある。なお，寛骨臼周辺の骨折について

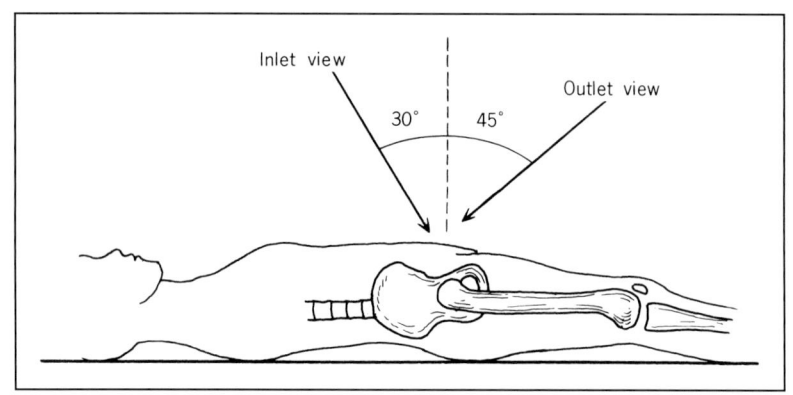

◆図382. Inlet view および outlet view の撮影法

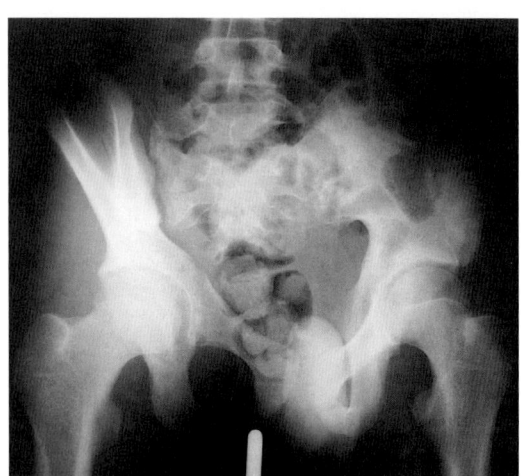

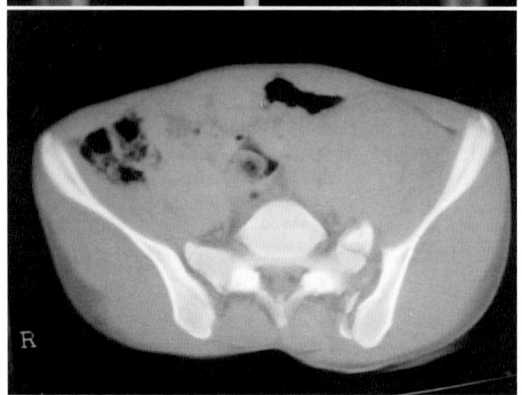

◆図383. 骨盤骨折の単純Ｘ線とCT, 11歳
左仙腸関節の複雑な骨折型が詳細に描出されている。本例は合併症に頭蓋骨骨折, 肋骨骨折, 出血性ショックを有し, 両腸骨動脈塞栓術が施行された（久留米大学整形外科症例）。

は股関節脱臼の項で述べる。

Ｘ線撮影, 所見

　全身状態不良のときは簡単な前後像の撮影のみでよい。さらに詳細な所見は救命的処置が完了してからで十分である。

　通常の前後像撮影をまず行い腸骨, 寛骨, 坐骨, 恥骨, 仙骨, 尾骨, 仙腸関節, 恥骨結合の異常を観察する。必要に応じて特殊な撮影を追加するが, その撮影には, ①中枢約30°からの撮影（inlet view：小骨盤腔の異常）, ②末梢約45°からの撮影（outlet view：恥・坐骨の前額面での転位, 後方骨盤の上下転位の状態）, 内側45°からの斜位撮影（腸骨の全体像）, 外側45°からの斜位撮影（寛骨臼の骨片転位の状態）がある（図382）。

　CTは最も詳細に骨折の部位, 転位の状態および後腹膜出血の有無やその程度などを描写する。特に仙腸関節の異常, それに近い腸骨や仙骨でＸ線透過性が強い部分での骨折の有無の診断に非常に有用である（図383）。また, 腸骨棘の裂離骨折でも単純Ｘ線でみられるよりも, より鮮明に転位の状態を描写する。

分　類

　分類としてはいくつかのものが提唱されているが，①治療の指針となり，②予後をある程度予測でき，③しかもできるだけ簡単なもの，がよい．Ogden[738]は安定性，不安定性，裂離の三つに大別し，Torodeら[739]は小児の骨盤骨折141例の経験から，治療法決定と予後の推定や合併症の有無の参考にもなる簡単な分類について述べた（表28）．なおHabackerら[740]はTorode分類のⅣ型に属するものとして仙腸関節，隣接の腸骨，寛骨臼を含んだ上方1/4骨盤骨折を"fracture of the superior pelvic quadrant"として細分類している．Canaleら[741]により推奨されたKey & Conwellの分類[742]は本邦を含めて広く用いられている（表29）．

1. 骨盤輪の連続性の破綻のない個々の骨の骨折（Ⅰ型）

　この中に含まれるものとしては，①腸骨翼骨折（外側からの直達外力で発生し，Duverney骨折と呼ばれ，骨盤不安定を起こさない），②単一の恥骨枝あるいは坐骨枝の骨折（最も多い型で合併症は少ない），③上前腸骨棘骨折（縫工筋の緊張により発生する裂離骨折で，裂離骨折の中では最も多い），④坐骨結節骨折（hamstrings，大内転筋の緊張により発生するが稀である），⑤仙骨骨折，および⑥尾骨骨折あるいは脱臼，があげられている．なお，下前腸骨棘裂離骨折（大腿直筋の緊張で発生する）もⅠ型の中に入れてよい（図384-1,2）．

2. 骨盤輪の単独破綻（Ⅱ型）

　この中には，①両枝を通る骨折（恥・坐骨同時骨折），②恥骨結合の離開あるいはその近傍での骨折，③仙腸関節の離開あるい

表28．小児骨盤骨折のTorode分類

Ⅰ型：裂離骨折
Ⅱ型：腸骨翼骨折
Ⅲ型：骨盤輪の単純な骨折（恥骨結合離開を含む）
Ⅳ型：骨盤輪に破綻をきたす骨折（straddle骨折を含む）

表29．骨盤骨折のKey & Conwell分類

- 骨盤輪の連続性の破綻のない個々の骨の骨折
　腸骨翼の骨折
　単一の恥骨枝あるいは坐骨枝の骨折
　上前腸骨棘の骨折
　坐骨結節骨折
　仙骨骨折
　尾骨の骨折あるいは脱臼
- 骨盤輪の単独破綻
　両枝を通る骨折
　恥骨結合の離開あるいは近傍での骨折
　仙腸関節の離開あるいは近傍での骨折
- 骨盤輪の重複骨折
　Malgaigneの重複垂直骨折
　骨盤の重度の多発骨折
- 寛骨臼の骨折

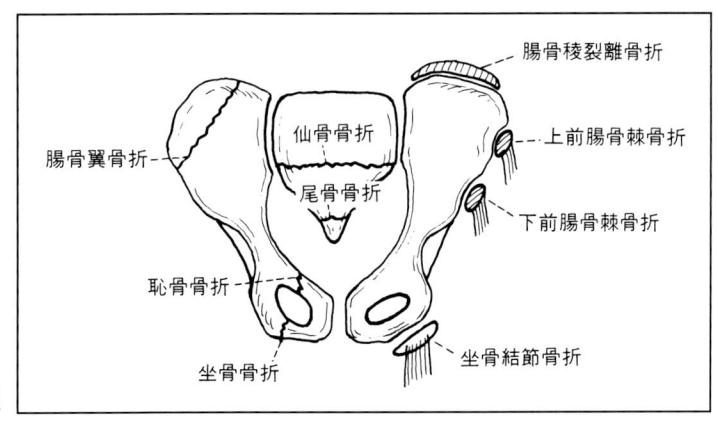

◆図384-1. Key & ConwellのⅠ型

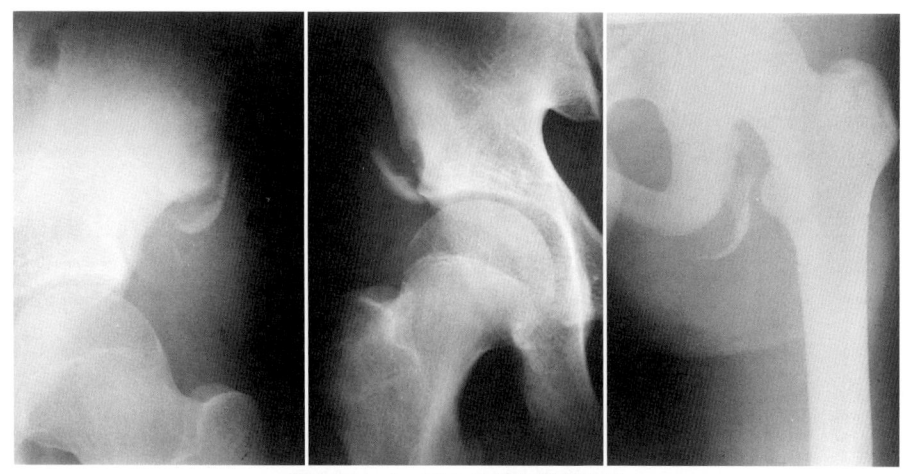

◆図384-2. 種々の腸骨裂離骨折
左：上前腸骨棘骨折，中：下前腸骨棘骨折，右：坐骨結節骨折

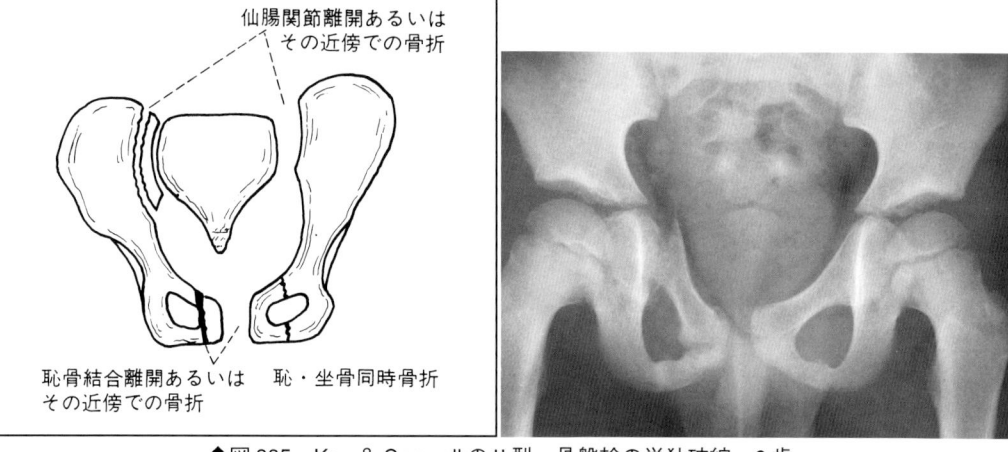

◆図385. Key & ConwellのⅡ型。骨盤輪の単独破綻，6歳
左：種々の破綻の部位，右：右前方骨盤輪の破綻

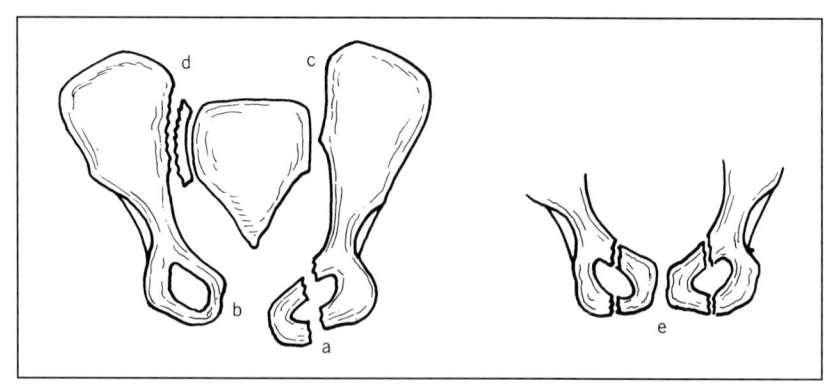

◆図386. Key & ConwellのⅢ型。骨盤輪の重複骨折
a：前方骨盤輪骨折，b：恥骨結合離開，c：仙腸関節離開
d：後方骨盤輪骨折，e：straddle骨折
　Malgaigne骨折（a + c, a + d, b + c, b + d）

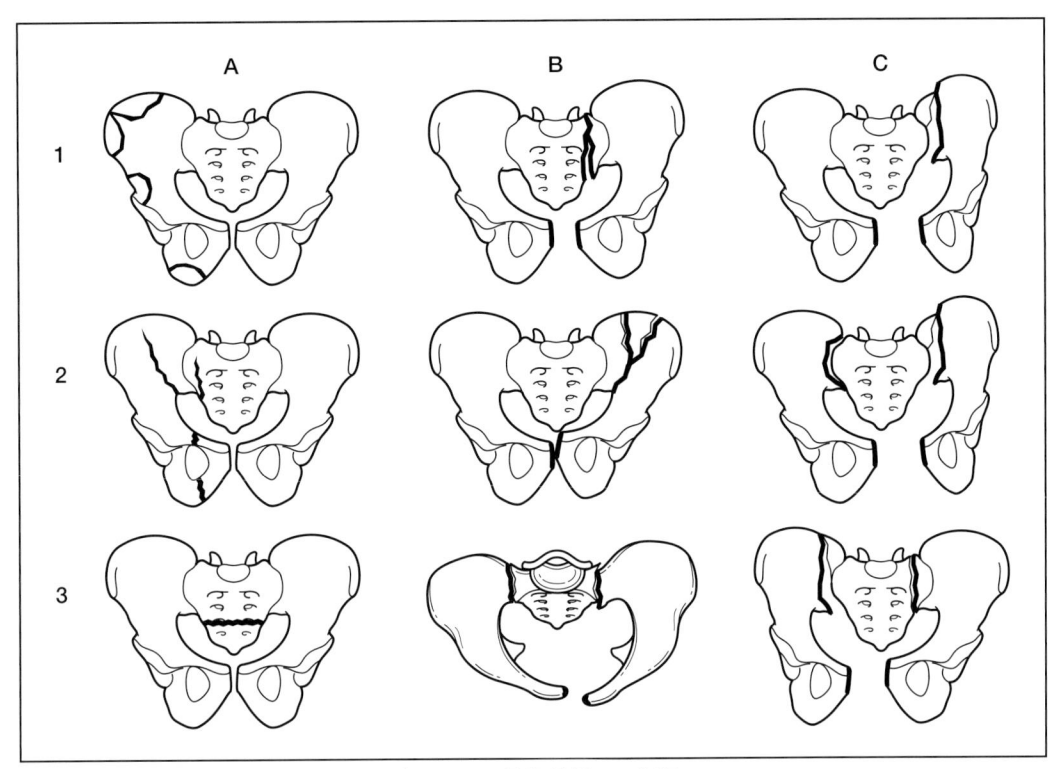

◆図387．骨盤骨折 AO 分類

A：後弓正常，安定型損傷
　A1：後弓正常，腸骨裂離骨折，腸骨翼骨折，坐骨骨折
　A2：後弓正常，恥骨単独，あるいは転位のない仙骨または腸骨骨折の合併
　A3：後弓正常，下位仙骨横骨折
B：後弓不完全破綻，部分安定型損傷
　B1：後弓不完全破綻，片側，外旋 "open book"
　B2：後弓不完全破綻，片側，内旋 "lateral compression"
　B3：後弓不完全破綻，両側
C：後弓完全破綻，不安定型損傷
　C1：後弓完全破綻，片側
　C2：後弓完全破綻，片側完全，他側不完全
　C3：後弓完全破綻，両側

はその近傍での骨折，があげられている（図385）。

3. 骨盤輪の重複骨折（Ⅲ型）

この中に含まれるものとして，①Malgaigneの重複垂直骨折（不安定骨盤を発生し，最も重篤な合併症を起こす，図383参照），②骨盤の重度の多発骨折，があげられている。両側の前方骨盤輪の垂直骨折はstraddle骨折と呼ばれ，不安定骨盤を生じるので当然この中に入れてよい（図386）。

4. 寛骨臼骨折（Ⅳ型）

成人におけるような中心性脱臼は少なく，また脱臼に伴う臼蓋骨折も少ない。

なお，最近では国際化としてのAO分類が用いられている（図387）。

治療方針

　全身状態の把握（ショック状態の有無）が最優先する．この状態にあれば直ちに救命措置を開始しなければならない．必要であれば血管造影により血管の損傷の有無を検査し，大出血に対しては embolization が必要となる可能性もある．局所の合併症としては尿路，内臓損傷があり，検査および治療は他科の協力が絶対的に必要で，救命措置が可能な施設への移送を必要とすることが多い．また徐々に全身状態が悪化することもあり，田平ら[731]の報告では受傷後徐々に貧血が進行し，7日目に hemoglobin が 7.9 g/dl となり 300 ml の輸血を行ったⅡ型に属する症例があった．突然症状が悪化することもあり，たとえ安定型で症状が軽くても入院させて全身状態の変化について注意深い観察が必要である．多発外傷であればその外傷の程度や部位によって治療優先順序を決定すべきである．

　個々の骨折に対する治療の一般的原則は保存的治療であり，大多数は臥床安静で治癒する．不安定骨折の一部には懸垂や牽引などの特殊な保存的治療を必要とすることもある．手術の適応となるものには裂離骨折の一部と非常に稀に骨盤内臓器に悪影響を与えるほどの転位を有する骨折や不安定型骨折があるが，後者には創外固定が用いられている．Rieger ら[734]は 54 例中保存的治療を 38 例，内固定 10 例，創外固定を 5 例に行っている．白濱ら[732]は多くの症例で骨折型に関係なく保存的治療で変形が残存しても症状なく良好に経過しているが，AO 分類 C 型では仙腸関節癒合，片側骨盤の上方転位やねじれによる疼痛，側弯，脚長不等など種々の合併症の出現防止の手段として年長児には創外固定を考慮した方がよいと述べている．

　それぞれの骨折型の治療方針については重複を避けて治療の項目で述べる．

家族への説明

　受診時には容体が安定していても突然に変化したり，あるいは次第に悪化することもあり得ること，重篤なショック状態にあるときには生命の危険があることを最初に説明しておかねばならない．Torode ら[739]は彼の分類によるⅢ型では 70 例中 2 例，Ⅳ型では 40 例中 5 例の死亡を報告している．桜田[743]の報告では 12 歳以下の 42 例中死亡例は 1 例であった．前記 Rieger ら[734]の報告では死亡率 14.8％であった．また，白濱ら[732]の死亡例 6 例中 4 例は搬入後 24 時間以内に死亡し，2 例は敗血症と多臓器不全で死亡している．

　骨盤骨折そのものの予後は比較的良好であり[732)733]，股関節中心性脱臼を除けば多少の変形が残っても重篤な後遺症は残らない．しかし，骨盤輪の重複骨折では転位の程度によっては多少の脚長差が生じるかもしれないし，寛骨臼骨折では成長障害による臼蓋形成不全が起こるかもしれないなど，各骨折型による特徴的な後遺症があるので，前もって説明しておくことが必要である．

　転位が著明な裂離骨折では手術的治療と保存的治療の二つの選択がある．それぞれの利点と欠点を説明し患者サイドに選択させてもよい．

治　　療

　全身的治療，合併症および他の損傷（例えば下肢の骨折）が優先することもあれば，同時に治療を行う場合もある．

1. 裂離骨折
a. 上・下前腸骨棘裂離骨折
　腸骨裂離骨折では少々の転位を有するものでも臥床安静で問題なく治癒するとの報告が多いが，転位の強い，スポーツ活動に従事するものでは手術が行われることもあり，本邦の報告をみると転位の程度によって決定され

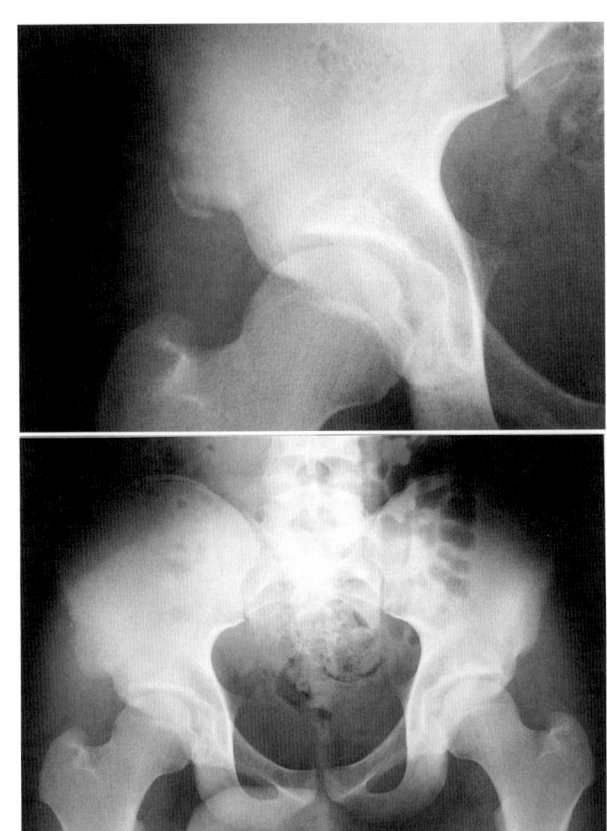

◆図388. 下前腸骨棘裂離骨折の保存的治療例, 15歳
上：初診時，下：9カ月後

ているものが多い[744)～747)]。Ogden[738)]は腸骨棘の骨折で転位の強いものでは手術の適応ありとし，筆者も以前は著明な転位を有するものでは手術を勧めていたが，経験的にみて，手術が保存的治療にそれほど勝るものではなく，現在は保存的治療を第一選択とし，患者サイドが望めば手術も行っている。

1）保存的治療

転位が軽度の場合は，疼痛の度合いに応じてまず1～2週前後の臥床安静をとらせ，次いで，松葉杖歩行を許可し，漸次荷重を増加させる。スポーツ活動への復帰は2～3カ月後とするが，あまり急がない方がよい（図388）。

2）観血的治療

上・下前腸骨棘骨折ではSmith-Petersen切開の一部を用いて進入し，直視下に整復して螺子固定あるいはtension band wiring法を行う。術後は早期に荷重歩行を許可する。筆者らは上・下棘同時骨折の稀な例を経験したが，転位が著明であり，早期離床をも考慮に加えてtension band wiring法による手術を行った経験がある[748)]。

b. 坐骨結節骨折

Ogden[738)]はこの部の偽関節では活動時に下肢や背部に痛みを起こす可能性があり，転位があれば解剖学的整復を勧め，Sundarら[749)]はスポーツ関連で受傷した12例の坐骨骨折中8例に著明なスポーツ活動の制限があり，うち5例は永続する症状をみている。北野ら[750)]は7カ月経過した陳旧例で骨片摘出した症例を報告している。また，Woottonら[751)]は診断の遅れと偽関節のために慢性の不安定性がある3例に対して観血的整復固定を行い正常な機能を得，また，早期手術により正常な機能を得た新鮮例の1例を報告している。この部は種々の活動的筋肉の起始部であり，文献的

304　I─骨盤骨折

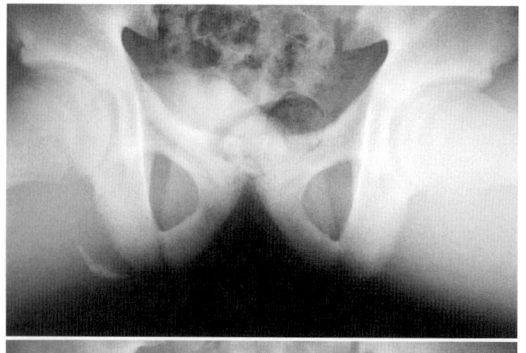

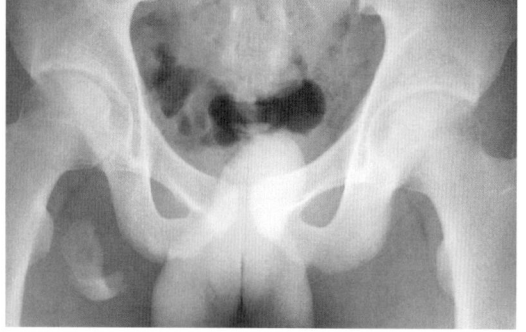

◆図389-1. 坐骨結節骨折
上：13歳，サッカーのヒールキックで発生
下：16歳，疾走中に発生（転医）

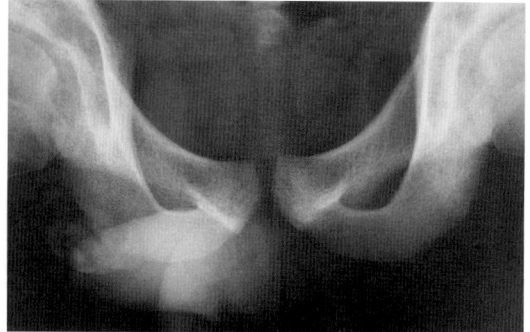

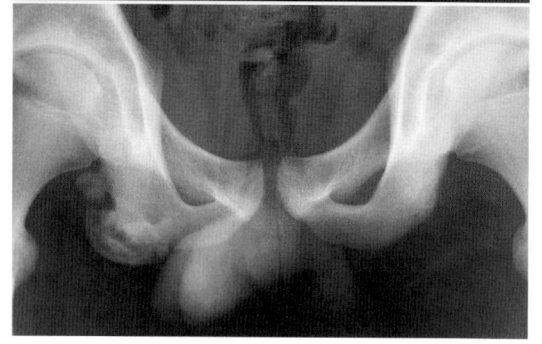

◆図389-2.（図389-1上提示例）
比較的安静のみで経過観察。
上：12週後，下：8ヵ月後（症状なし）

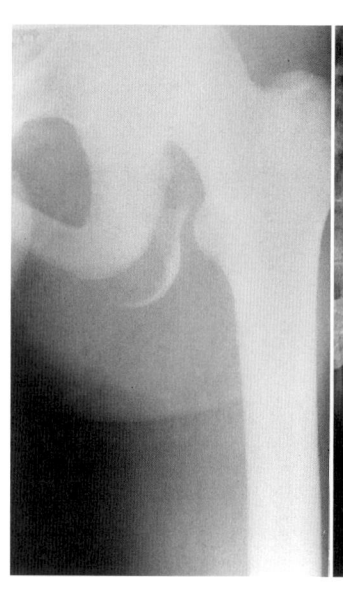

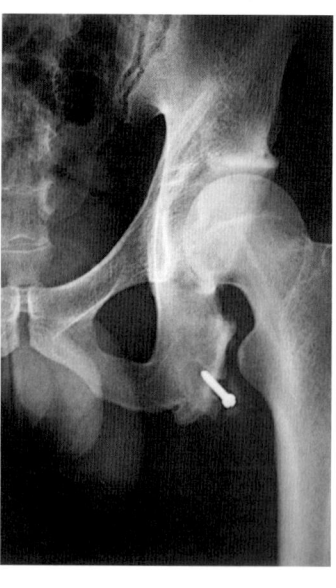

◆図390. 坐骨結節裂離骨折，15歳
左：初診時
右：螺子固定15年後，愁訴なし

にみても，骨癒合が期待しにくい場合には観血的整復術の適応であることは一般的合意であろう。筆者は3例の経験があるが，転位の著明な1例は手術を選択せずに転医し，他の2例中1例は保存的治療を（図389-1,2），1例には観血的治療を行った。

手術は大殿筋筋線維方向の斜切開で入り，殿筋を坐骨神経に注意しながら線維方向に分けて局所に達する。Hamstringが付着した骨片があり，これを整復して螺子固定を行う

（図390）．骨接合術についてOgden[738]は経験を積んだものには比較的に簡単な手術と述べているが，筆者の経験ではそれほど簡単ではなかった．坐骨神経が近いので慎重に扱うべきであろう．固定が強固であれば約1週前後安静位をとらせ，以後部分荷重で歩行を開始する．

2. 腸骨翼骨折

単独骨折では転位が少々あっても，また，少々の粉砕骨折でも骨盤臓器に影響がなければ2～4週の臥床安静のみで治癒する．筆者らが経験した著明な転位を有する粉砕骨折症例でも，2週の臥床安静の後は荷重歩行を許可し，特に問題を生じなかった．もし転位骨片による不快な症状が出現すれば，後日突出骨片の切除などを行えばよい．

3. 恥・坐骨の単独骨折，あるいは同側の恥・坐骨骨折

小児の骨盤骨折中最も頻度の高い部位で，比較的に高度の外力で発生し，転位が著明であれば後方骨盤輪骨折の合併を疑ってかかるべきである．合併症のない片側の骨折（多くは恥骨の上枝あるいは下枝）は臥床安静2～3週で問題なく治癒し，少々の変形も自家矯正される．

恥骨結合の単独損傷は稀で，一般的には後方骨盤輪の破綻を伴って発生することが多い．年齢により骨化の程度が異なるので離開の正確な判断が難しい場合があるが，Watts[752]は外側からの圧迫で恥骨結合の開きの差が1cmを超せば離開と診断している．軽度であれば特に整復を必要とはしない．離開に対してはキャンバス懸垂を3～4週行い，以後緩徐に荷重歩行を開始する．軽度の転位の残存は問題ではない[753]．

転位が著明で，キャンバス懸垂でも整復できない場合には観血的整復が必要となり，前方進入で軟鋼線や内副子を用いて固定する（図391）．一方の恥骨が上方に転位している

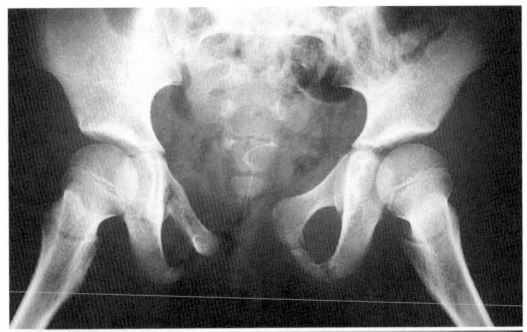

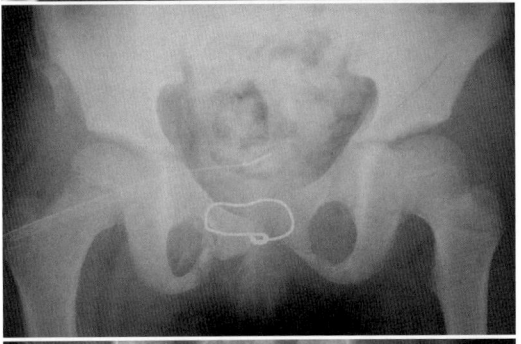

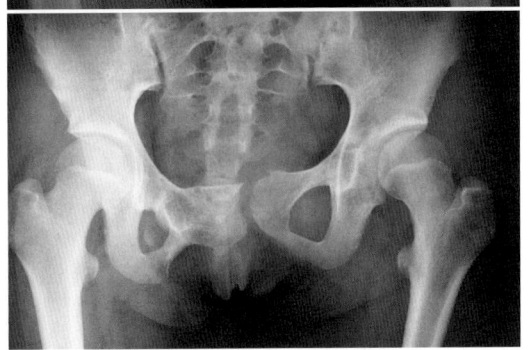

◆図391．恥骨結合離開に対する観血的整復固定術，6歳

恥骨に著明な変形があるが，臨床的に問題なし（久留米大学整形外科症例）．

ときには後方骨盤輪の破綻の恐れもあり，後述する重複骨折の項に準じて治療する．

4. 両側の前方骨盤輪骨折あるいは前方および後方骨盤輪の重複骨折

Straddle骨折のごとき両側の前方骨盤輪の不安定型骨折でも保存的治療の適応であり，臥床安静を3～4週とらせ，以後段階的に荷重を増加させながら歩行訓練を行う．Canaleら[753]は股関節を屈曲させて腹直筋を弛緩させての臥床安静を勧めている．キャンバス懸

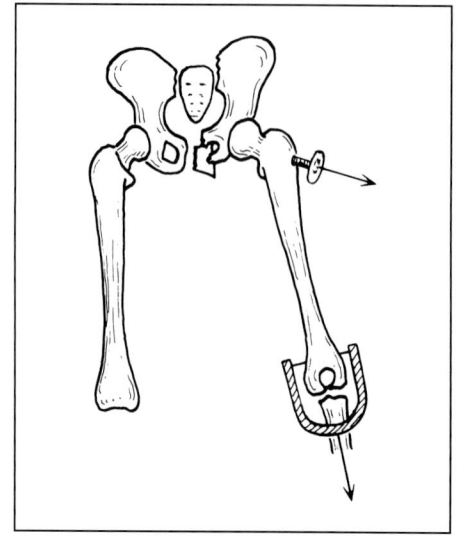

◆図392. 骨盤骨折に対する牽引法
側方へは大転子より，末梢へは大腿骨より直達牽引を加える。

垂は骨片の重なり合いを生じるので禁忌である。荷重は仮骨の形成状態をみて決定する。膀胱や尿路の損傷合併の可能性があり，それぞれ専門の科に処置をゆだねる。

　重複垂直骨折（いわゆる Malgaigne 骨折）も転位が軽度であれば多くは保存的治療の適応であり，合併症がなく，全身状態がよければ4〜5週前後の臥床安静とその後の段階的荷重増加歩行訓練で問題なく治癒する。転位が強い場合，例えば open book（前方が開くような転位）ではキャンバス懸垂を，骨片が重なり合っている場合や，あるいは中枢に転位しているときには大転子からの直達側方牽引や大腿骨顆上部からの末梢方向への直達牽引（あるいは介達牽引）を行う（図392）。なお，キャンバス懸垂の場合は圧迫が強過ぎ

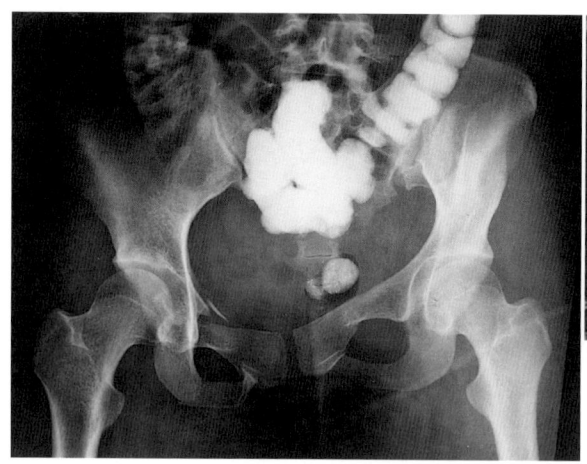

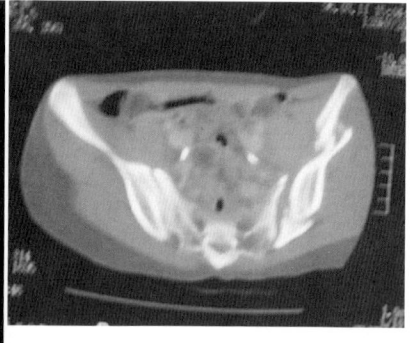

◆図393-1. 両前方骨盤輪および左後方骨盤輪骨折，16歳
術前単純X線とCT（久留米大学整形外科症例）。

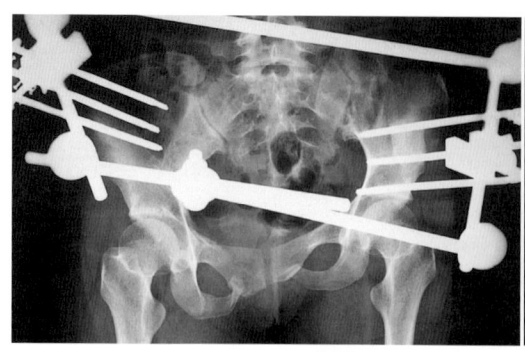

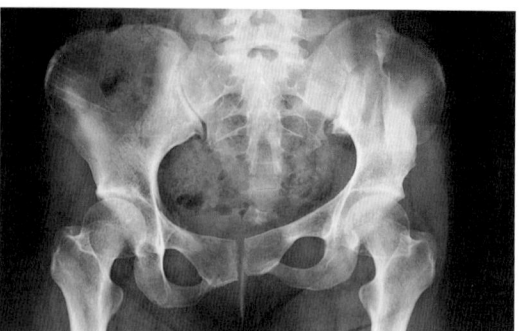

◆図393-2. 創外固定中および術後5カ月

て骨片が重なり合わないように注意する必要がある。全身状態さえよければ4週前後の臥床安静で問題なく治癒する。転位が強い場合，例えば，全身状態の改善あるいは合併症の治療に骨盤の安定化が必要と判断されたときには主として創外固定が行われる（図393-1，2）。観血的整復術の適応は稀で，Canale ら[753]は3 cmを超える仙腸関節の転位が牽引で矯正できないとき，多発外傷を伴う8〜12歳を超す不安定骨折を適応としている。

Schwarz ら[754]は保存的治療した不安定型骨折の長期予後観察で骨盤の非対称性がないか，あるいは軽度の9例では臨床的にまったく問題はないが，著明な非対称性骨盤輪のある治癒異常の8例では成長障害を生じ，脚長差や腰椎の異常肢位を発生し，できるだけ解剖学的整復を行うことを勧めた。Canale ら[741]は小児では再構築の能力があり，また早期荷重が本態的に必要ではないので，成人ほどの手術の適応はないと述べている。また，観血的整復と内固定は熟練した者のみよりなされるべきとも警告している。

5. 寛骨臼骨折

股関節脱臼の項で述べる。

Pelvis, lower extremity

股関節周辺骨折・脱臼

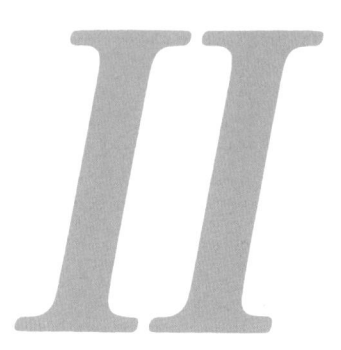

II

　この部位に属するものとしては股関節脱臼（寛骨臼骨折を含む），大腿骨頚部骨折，大腿骨頭すべり症がある。

　頚部骨折は比較的稀で，Canaleら[741]は成人の1％未満とし，Ratliff[755]は12年間で成人900骨折に対して小児は7例に過ぎなかったと報告している。青柳[756]の著書によると255例中わずか2例が小児であった。脱臼も同じく稀であり，Jacobら[757]は84例の股関節脱臼・脱臼骨折中10歳未満は3例，10～20歳までは19例であったことを記載し，星ら[758]は10年間の85例中2例が10歳以下，14例が10～19歳とJacobに近い頻度を報告している。また，鈴木ら[759]が報告した7例の平均年齢は4歳9カ月（2歳3カ月～8歳4カ月）であった。外力は軽いものからひどいものと多岐にわたっている。その原因としては転倒，転落および交通事故などが多いが，特殊な原因としては，転倒して人に乗り掛かられた[759)760]，ブランコ遊戯中でのアクシデント[761)762]など種々である。

　外見から診断がつけられることがある。例えば，体型が肥満児であれば大腿骨頭すべり症ではないかと予測され，股関節が屈曲，内転，内旋位に固定されていれば外傷性股関節後方脱臼ではないかと容易に想像されることもある。

　症状は慢性の大腿骨頭すべり症を除けば，ほとんどの症例が起立不能となるが，局所の症状は腫脹，自発痛，運動痛が主であり，症状からだけでは診断を特定できないことが多い。全身状態の許す限りX線により詳細な分析を行い，前述の損傷，すなわち，① 股関節脱臼，② 大腿骨頚部骨折，③ 大腿骨頭すべり症，かが判明する。

1 股関節脱臼

　非常に稀な損傷で，塩崎ら[763]の調査では股関節脱臼で小児の占める比率は約10％と記載している。後方脱臼が最も多く，Canaleら[741]は22例中19例，Hamiltonら[764]は18例中15例，国見ら[760]の文献的観察では30例中28例が後方脱臼であった。極めて稀に両側同時脱臼が報告されている[758)762)765]。後方脱臼の場合の股関節は前述のごとく屈曲，内転，内旋と特徴的肢位に固定され，自他動運動も制限され，ばね様固定と呼ばれる（図394）。また，前方脱臼では外転，外旋位をとる。関節外の合併損傷として成人と同様に坐骨神経麻痺[764]や同側の大腿骨骨折合併の報告[766]がなされているので念頭に置いておく必要がある。

X線撮影，所見

　撮影は成人とまったく同じで前後，軸射および外側よりの斜位撮影が必要で，特に外側斜位撮影は骨頭の後方への転位の状態をよく描写する。また，寛骨臼蓋骨折を伴う場合に

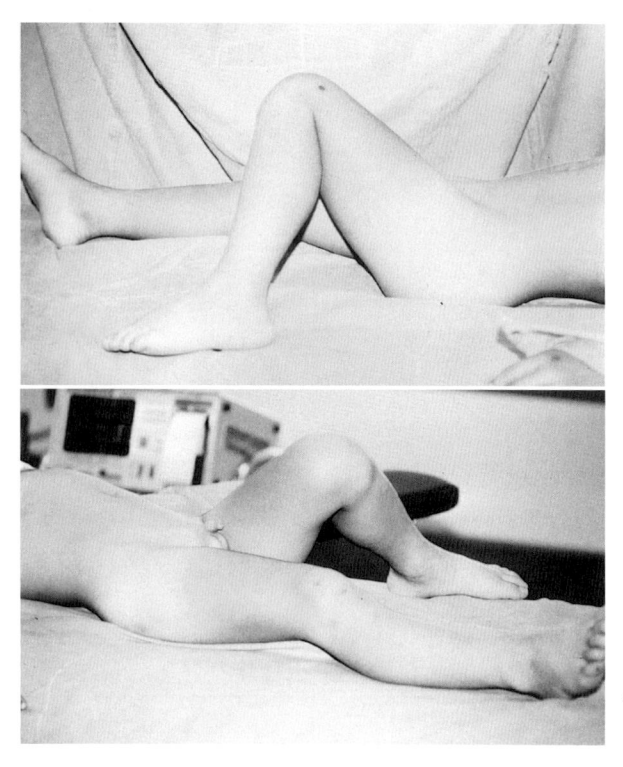

◆図394. 股関節外傷性後方脱臼, 6歳, 初診時屈曲, 内旋, 内転と定型的肢位を呈している。

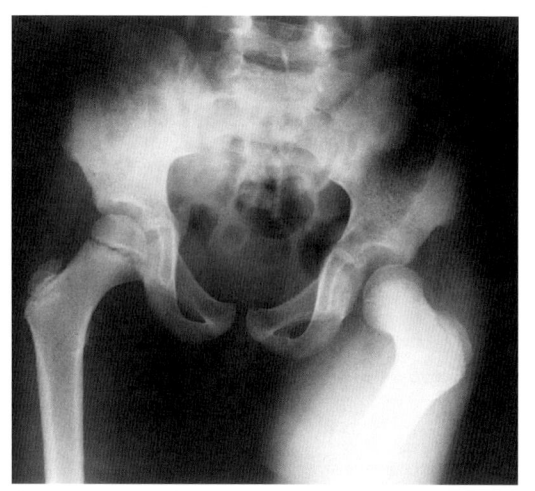

◆図395. 左股関節外傷性脱臼の初診時X線像（図394提示例）
左股関節は内転, 内旋している。

はその骨片の大きさや転位の程度をよく写し出す。CTは寛骨臼蓋骨片のサイズ, 転位の程度などとともに, 関節内骨片の存在, 位置, サイズ, および骨頭の求心性の有無を正確に描写する極めて有効な検査手段である。

Olssonら[767]は自然整復された後外側脱臼で小骨片や軟部組織の介在により骨頭が非求心性であった2例を報告しているが, 初診時に脱臼がなくても適合性に疑いがあればCTを行って介在物の有無の検索を行うべきであろう。

分　類

X線で次の型に分類できる。

1. 後方脱臼

この型が小児股関節脱臼の大部分である。股関節の固定された肢位がそのままX線に反映し, 骨頭は内旋して小転子の陰影は消失し, 股関節は内転位を呈している（図395）。

2. 前方脱臼

極めて稀といえる。Shea[768]は陳旧性の2例を報告し, 鈴木ら[759], 石井[769]および木原ら[770]はそれぞれ1例を経験し, Priesら[771]は

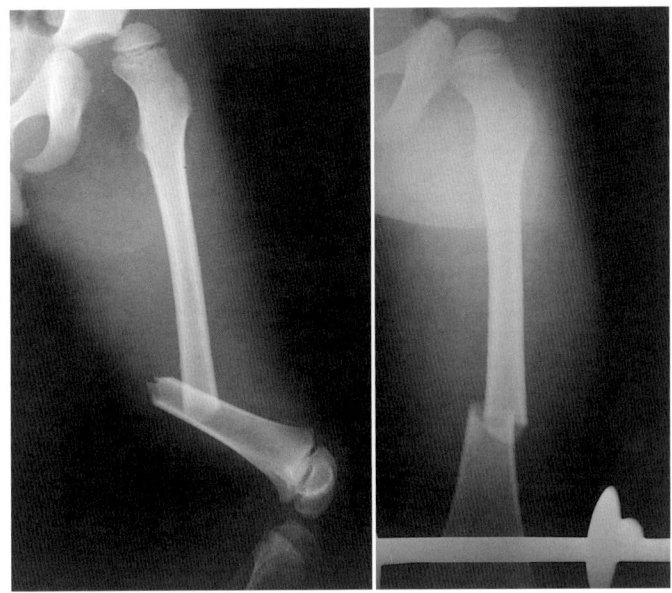

◆図396．大腿骨骨折を合併した左股関節外傷性脱臼，4歳
左：初診時
右：股関節脱臼は徒手整復し，大腿骨骨折には鋼線牽引施行

観血的整復が必要であった4歳の閉鎖孔脱臼の1例を報告している。筆者には経験がない。

3. 寛骨臼骨折を伴うもの

自動車事故でのdashboard損傷のごとく大腿骨を介しての衝撃で発生し，その型としてCanaleら[741]は，① 小さな骨片を伴うもの，② 大きな骨片を含むもの，③ 中心性脱臼，に分類している。Guingandら[772]は31例の股関節脱臼中16例が寛骨臼骨折を合併していたと報告している。寛骨臼蓋の小骨片を伴う脱臼の報告も散見される[764)767)]。

4. 他部の骨折を合併するもの

極めて稀であるが大腿骨骨幹部骨折[766)773)]や大腿骨頚部骨折[774)775)]の合併例をみることがある（図396）。

治療方針

できるだけ早く解剖学的整復を行うことが目標である。従って，後方あるいは前方脱臼では徒手整復を，中心性脱臼では牽引療法を行う。寛骨臼骨折を伴う後方脱臼で骨片の整復が不十分な場合は成人と同様に骨接合術が適応となる。また，骨片の嵌入など偽整復の原因となるものがあれば外科的に除去する。Riegerら[776]は治療のプロトコールを図のごとく設定している（図397）。

家族への説明

治療法としては徒手整復が第一選択であり，稀に徒手整復が不可能で観血的整復が必要となることがあることを説明する。手術の頻度としてはCanaleら[741]は22例中7例（3例は介在物，4例は陳旧性），Hamiltonら[764]は18例中2例（介在物による）に手術が必要であったと報告している。次に症例のもつ危険因子についての説明がある。予後に影響する因子として外傷の程度，受傷時年齢，骨傷の有無，受傷から整復までの時間，免荷の期間など種々のものがあげられているが，外

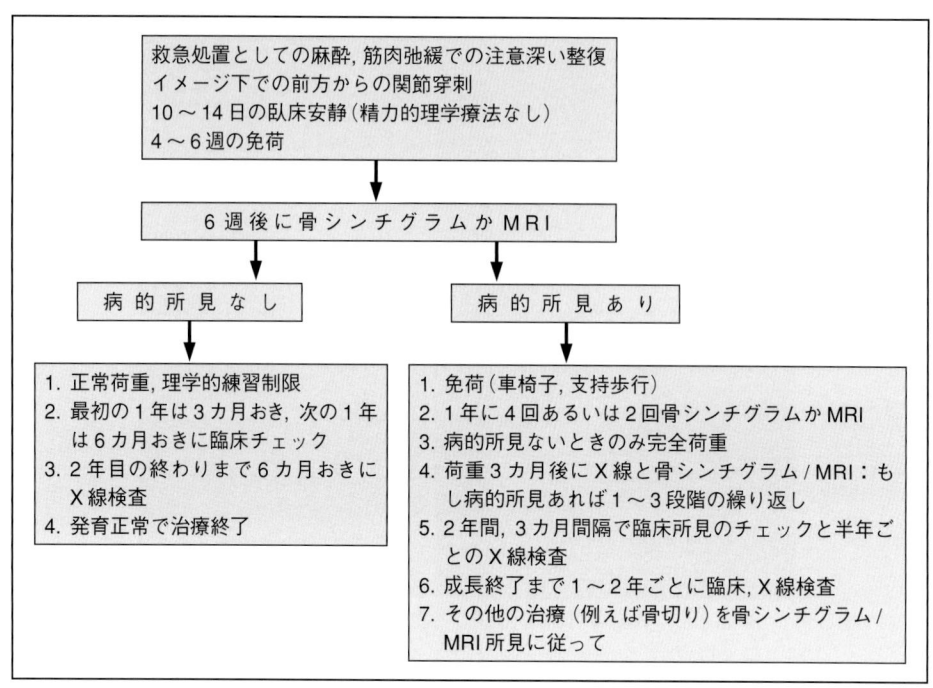

```
┌─────────────────────────────────────┐
│ 救急処置としての麻酔，筋肉弛緩での注意深い整復 │
│ イメージ下での前方からの関節穿刺         │
│ 10～14日の臥床安静（精力的理学療法なし）  │
│ 4～6週の免荷                        │
└─────────────────────────────────────┘
                  ↓
         ┌──────────────────┐
         │ 6週後に骨シンチグラムかMRI │
         └──────────────────┘
            ↓              ↓
    ┌───────────┐    ┌───────────┐
    │ 病的所見なし │    │ 病的所見あり │
    └───────────┘    └───────────┘
         ↓                    ↓
┌──────────────────────┐ ┌────────────────────────────────┐
│ 1. 正常荷重，理学的練習制限  │ │ 1. 免荷（車椅子，支持歩行）            │
│ 2. 最初の1年は3カ月おき，次の1年│ │ 2. 1年に4回あるいは2回骨シンチグラムかMRI│
│    は6カ月おきに臨床チェック   │ │ 3. 病的所見ないときのみ完全荷重          │
│ 3. 2年目の終わりまで6カ月おきに│ │ 4. 荷重3カ月後にX線と骨シンチグラム/MRI：│
│    X線検査              │ │    もし病的所見あれば1～3段階の繰り返し  │
│ 4. 発育正常で治療終了        │ │ 5. 2年間，3カ月間隔で臨床所見のチェックと│
└──────────────────────┘ │    半年ごとのX線検査                │
                         │ 6. 成長終了まで1～2年ごとに臨床，X線検査│
                         │ 7. その他の治療（例えば骨切り）を骨シンチグラム/│
                         │    MRI所見に従って                  │
                         └────────────────────────────────┘
```

◆図397．小児股関節脱臼に対する通常の処置（Rieger[776]より）

傷のひどさが最も関与するであろうことは一致した意見である．Libriら[777]は22例を観察し，骨頭壊死は4例（18％）に発生し，11～15歳に多く，外力が大で寛骨臼縁の骨折のあるもの，軟部組織により整復が障害されたものが危険因子とした．受傷から整復までの時間も予後関連因子としてあげられ，Vontobelら[778]は文献的にみて受傷後4時間以内で整復の場合は壊死発生の頻度は3～6％であるが，24時間を超せば66％と記載している．本邦での報告53例をまとめた塩崎ら[763]によると骨頭壊死は3例（5.7％）であり，酒井ら[779]のまとめでは72例中壊死は4例に発生し，すべて5歳以上で，3例は整復までに24時間以上を要していた．

治　療

1．後方脱臼に対する徒手整復

成人の場合とまったく同様である．十分に筋弛緩を得ることが大切であり，腰椎麻酔あるいは全身麻酔を行う．仰臥位で，助手は前方から骨盤を押さえておき，術者は90°屈曲した膝をもって股関節90°屈曲，内旋位で牽引を加える．この操作で腸骨大腿靱帯が弛緩し，骨頭が関節包の断裂部に向くようになる．そこでさらに牽引を加えながら股関節を外旋すると整復感とともに整復され，股関節の他動的運動が非常に円滑になる（図398-1，2）．

この操作は決して暴力的に行わないことで，Cady[780]は14歳の少年で徒手整復の際に骨端離開を生じた1例を報告し，大腿骨頚部の骨膜は大腿骨近位骨端線のperichondral ringへ強く付着しているので，整復のときに後方へ頚部を骨折させることがあると述べている．また，Fiddianら[781]は同様に徒手整復中に頚部骨折を起こし無腐性壊死となった2例を報告し，全身麻酔下での愛護的な操作の必要性を強調している．なお，大腿骨骨幹部骨折を合併した症例は骨折部の上下を把持して前述の操作を加えることで整復でき，引き続いて鋼線牽引を行った（図396参照）．

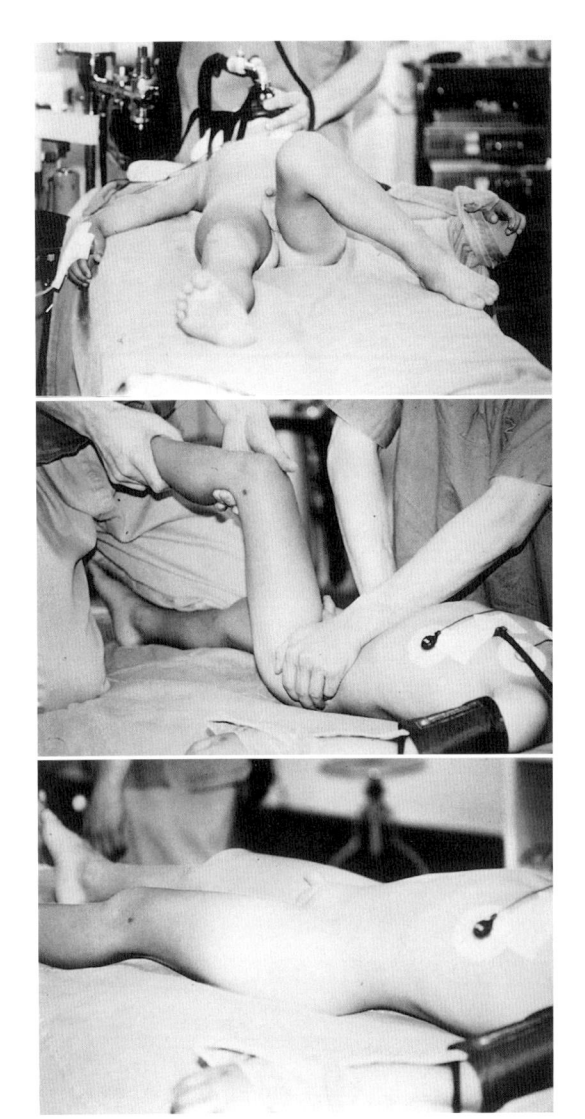

◆図398-1. 徒手整復（図394提示例）
上：全身麻酔
中：徒手整復中。助手は骨盤を固定し，術者は股関節を90°屈曲させて末梢に牽引力を加えている。
下：徒手整復後

2. 前方脱臼（閉鎖孔脱臼）の徒手整復

成人の徒手整復の手技と同じであり，股関節を直角まで屈曲（腸骨大腿靱帯弛緩），強く牽引（後方関節包の緊張），外旋して整復する。

3. 整復後の処置

整復直後のX線撮影で整復を確認する。

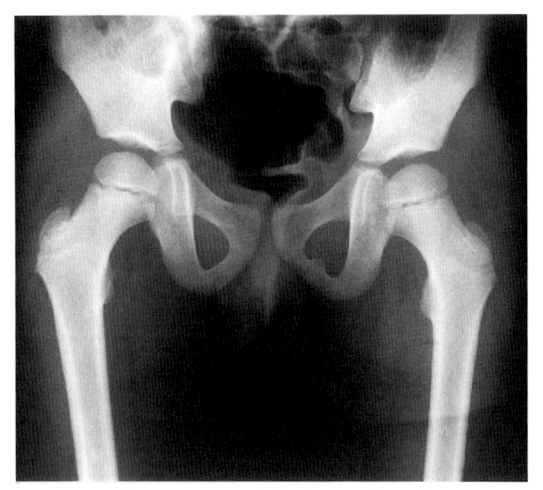

◆図398-2. 整復後のX線写真

もし適合性に疑問があれば介在物を疑いCTを行う。整復後の処置としては，年齢により一概には決定されないが，新鮮な単純脱臼例では整復後に介達牽引を約2週前後行い，以後ベッド上でフリーとし，3週過ぎて非荷重歩行，約6週で全荷重を許可する。本邦の報告では牽引は4週前後が多いが，全荷重開始の時期は6週から6カ月とバラツキがみられる[760)～763)770)779)]。年長児ほど遅らせる。Riegerら[776)]は関節包の血行を阻害するとの理由で牽引に反対し，関節の穿刺，10～14日の臥床安静，4～6週間の免荷歩行を行い，6週後の骨シンチグラムかMRIで異常がなければ正常な荷重と理学療法を開始すると述べている。荷重時期と大腿骨頭壊死の因果関係を否定するものは最近多い[741)782)]。本邦ではギプス固定は好まれない。

4. 非整復例と陳旧例

介在物があって真の整復を妨げているときには観血的整復が必要となる。進入路や関節に対する処置は成人と同様であるが，特に愛護的に扱う必要がある。
陳旧例に対してCanaleら[741)]はBunnellの例を引用して鋼線牽引も一つの方法と述べているが，牽引で整復できないときには観血的整復を行わざるを得ない。

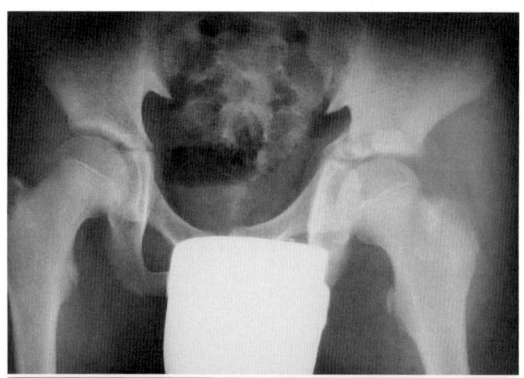

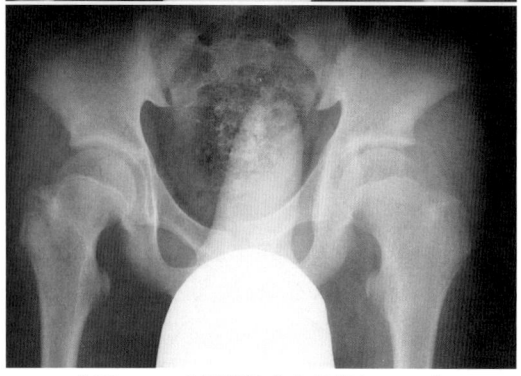

◆図399. 左股関節中心性脱臼，14歳
上：初診時，下：牽引治療後1年11カ月

観血的整復を行った場合の術後の牽引期間は約5週間前後とし，すべてのプログラムは徒手整復例より遅れる。さらに慎重な追跡調査が必要である。陳旧例の観血的整復術の予後はよくない[741]。

5. 寛骨臼骨折を伴う脱臼

寛骨臼蓋の後上方の骨折を伴うものと，中心性脱臼とがある。寛骨臼蓋骨折を伴うものでは治療の原則は成人と同じであり，徒手整復後に骨頭が不安定であれば観血的整復術を行う。安定性であっても骨片が大きい，あるいは転位が著明であれば同じく骨接合術を行う。

中心性脱臼でも牽引療法が原則であり，大腿遠位および大転子からの直達牽引で整復を図る（図399）。もし，整復が不十分であれば成人と同様に観血的整復を行わざるを得ない。

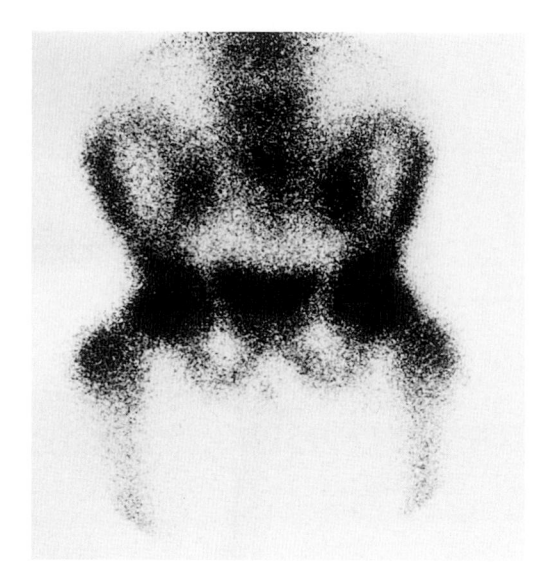

◆図400. 術後7カ月のシンチグラム（図394提示例）
異常所見なし。

6. 後療法

単純な脱臼の場合については整復後の処置の項で述べた。寛骨臼骨折，特にtriradiate cartilageの損傷を有する場合には発育不全による亜脱臼へと進行する可能性があり，長期追跡調査が必要である。

大腿骨頭壊死の診断には骨シンチグラムやMRIは極めて有用である[760)770)775)]（図400）。

2 大腿骨頚部骨折

稀な骨折で，頻度としてはRatliff[755]は成人の頚部骨折の0.8％と述べている。大きな外力で発生し，骨折原因としては交通事故が多く，その他に転落などがある。また，稀な原因としてシーソーブランコ中に発生したものもあり[783)〜785)]，小児虐待が原因のものもある[786)]。

症状で特徴的なものはなく，疼痛，歩行障害などであるが，転位が強いと下肢は外旋し短縮がみられる。受傷メカニズムや症状から股関節周辺に損傷が起こったことは容易に想像できる。交通外傷の場合は外力が大きいために骨盤骨折あるいは内臓損傷

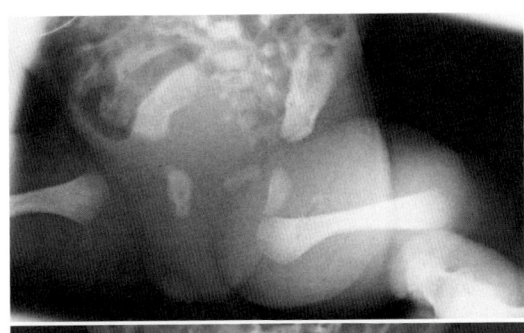

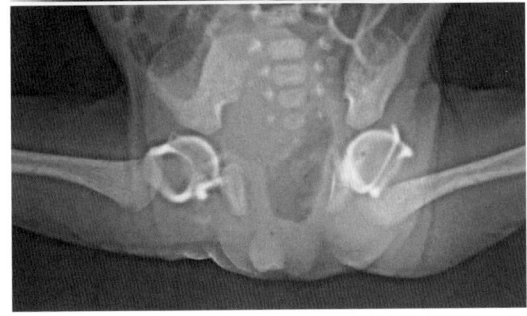

◆図401. 左大腿骨近位骨端離開（分娩損傷），生後3日目
初診時と関節造影（聖マリア病院症例）。

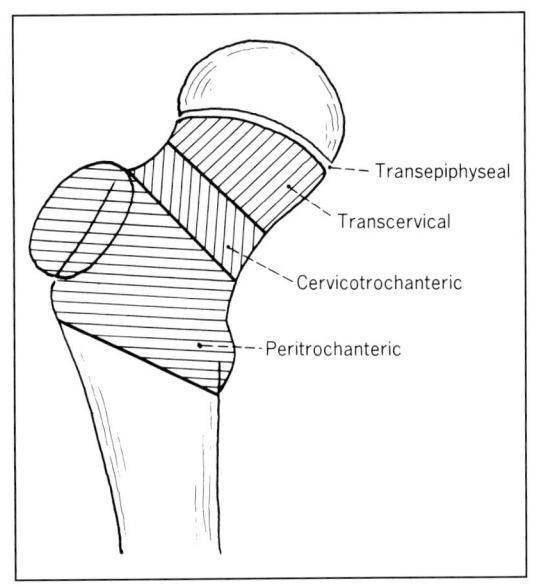

◆図402-1. 小児大腿骨頸部骨折のDelbet-Colonna分類

を合併していることも予想され，全身状態のチェックは欠かせない。交通外傷で左側に股関節脱臼，右側に頸部骨折と大転子骨端線離開を同時に発生した症例の報告もある[787]。なお，極めて稀な分娩損傷としてSH-I型の骨端離開が発生することがあるが，X線所見は脱臼にみえるので注意が必要である（図401）。小児でも本骨折は適切に治療されないと偽関節を形成する[786)788]。その他の頸部周辺の骨折として大転子や小転子の骨端線離開の報告もある[789)790]。

X線撮影，所見

X線撮影は前後，軸射をまず撮影し，必要に応じて外側斜位撮影を追加する。Lauenstein撮影は転位を増強させるので不適当である。このX線からどの骨折分類に属するかを判断する。なお，骨化核未出現で骨端線離開が疑われる場合には，健側との比較はもちろんであるが，決め手となるのは関節造影か超音波診断である[787]（図401参照）。

表30. 大腿骨頸部骨折の骨折型と発生頻度

	I型	II型	III型	IV型	混合	計
岡崎ら		2	3	2		7
出口ら	1	2	5	2		10
土田ら	1		6			7
高瀬ら		1	3			4
安部ら		1	2	4	1	8
鈴木ら	1	4	5	2		12
計	3	10	24	10	1	48

分類

現在はDelbet-Colonna分類[791]が広く用いられている（図402-1～3）。

I型：transepiphyseal fracture（骨端離開）
成長帯における離開であり，その程度は種々である。Rang[792]はこれをさらに①転位のないもの，②転位のあるもの，③脱臼を伴うもの，に細分した（図403）。骨頭壊死が発生しやすく，最も予後不良な型である。筆者らは1例の経験があるが，坂巻ら[793]の20例の調査ではこの型に属するものはなかった。最近の本邦における論文[794]〜[799]から

316　Ⅱ―股関節周辺骨折・脱臼

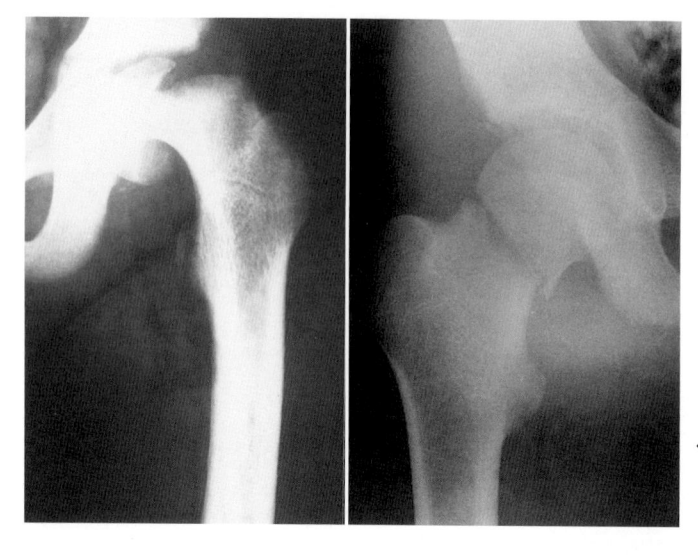

◆図402-2. Delbet-Colonna 分類
　左：Ⅰ型（transepiphyseal）
　右：Ⅱ型（transcervical）

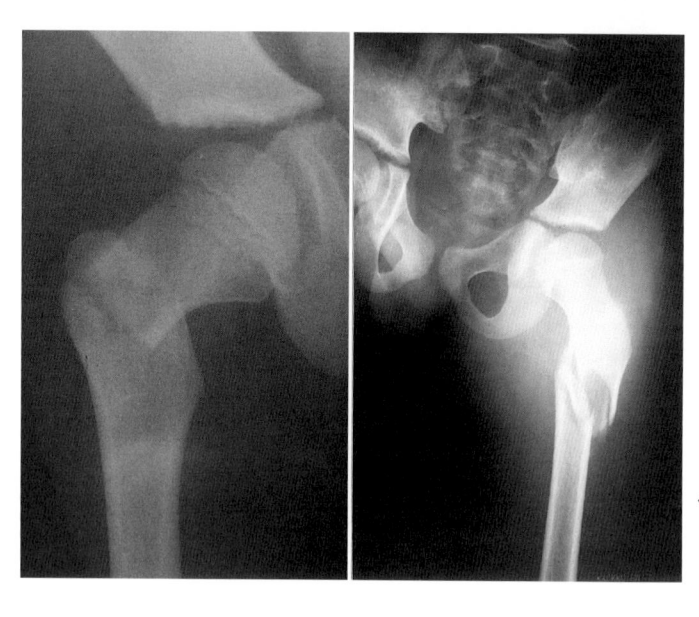

◆図402-3. Delbet-Colonna 分類
　左：Ⅲ型（cervicotrochanteric）
　右：Ⅳ型（peritrochanteric）

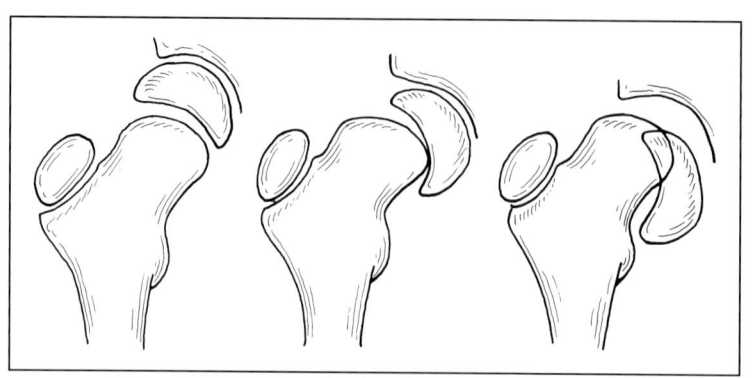

◆図403. Transepiphyseal fracture の Rang による分類
　左：転位なし（成長帯広い），中：転位あり，右：脱臼を伴う

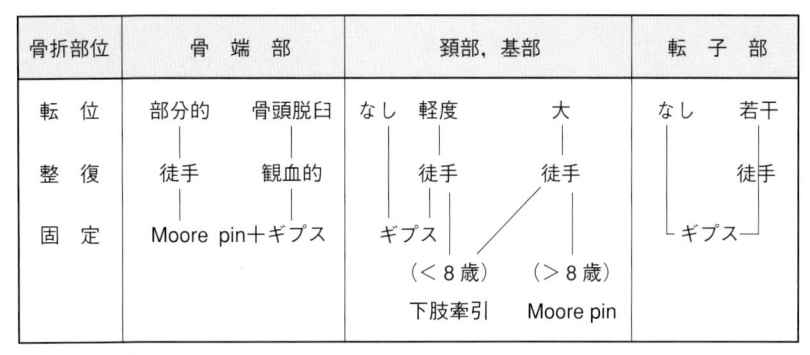

骨折部位	骨端部		頚部，基部		転子部	
転位	部分的	骨頭脱臼	なし　軽度	大	なし	若干
整復	徒手	観血的	徒手	徒手		徒手
固定	Moore pin＋ギプス		ギプス		ギプス	
			（＜8歳）	（＞8歳）		
			下肢牽引	Moore pin		

◆図404．小児大腿骨頚部骨折に対するLeungの治療方針

みると，48例中3例（6.3％）がⅠ型であったが（表30），そのほか石井[800]の2例（3股），加藤ら[801]の1例の報告がある。また，安部ら[798]はⅠ～Ⅳ型をすべて合併した稀な1例を経験している。

Ⅱ型：transcervical fracture

坂巻ら[793]によると20例中5例（25％），前述の集計からでは48例中10例（22.2％）がこの型であり，合併症の発生頻度も高い。

Ⅲ型：cervicotrochanteric fracture

最も骨折頻度の高い部位であり，坂巻らの症例では10例（50％），前述の集計でも48例中24例（50％）であり，合併症の頻度はやや減少する。

Ⅳ型：peritrochanteric fracture

成人の転子部骨折に相当し，発生頻度は48例中10例（22.2％）であり，予後は比較的良好である。

治療方針

分娩損傷を含めて骨化核未出現の年代でのⅠ型では牽引による保存的治療が第一選択であり，再構築能力は高い。Forlinら[786]は5例（年齢は5～25カ月）の経験から非常に若い年代でのⅠ型ではギプス固定のみで虚血性壊死なしに良好な結果が得られ，もし遺残内反や脚長差の補正の必要があれば後日行うと述べた。しかし，一般的にはⅠ，Ⅱ型では最初に転位がなくても転位が起こりやすいし，また，転位は整復しやすいが再転位を生じやすい。従って，この型での基本的治療方針は牽引による保存的整復と内固定である。また，Ⅲ型の転位がないものでは，Ⅰ，Ⅱ型と異なり転位は起こりにくいので外固定だけでもよいが，安静があまり期待できないこともあり，また，早期離床の目的で内固定を行った方が安心である。転位があればもちろん保存的整復と内固定の適応がある。

Ⅳ型では骨癒合は早いので保存的治療で十分であるが，年長児や思春期では成人同様に内固定を行った方がよい。

Leungら[802]は92例の受傷後13～23年の成績を調査して，治療方針を記載している（図404）。

家族への説明

虚血性壊死の発生の可能性を前もって説明しておくことは極めて大切なことで，初めから説明しておくのと，発生してから後で説明するのとでは説得力がまったく異なる。平均発生頻度はRatliff[755]によると42％，Campbell Clinicでは43％と高度であり[741]，本邦での発生頻度は高瀬ら[797]による調査では32.6％であった。発生頻度が骨折部位により異なることも予後推定に役立ち，前記Campbell Clinicでの調査ではⅠ型で転位があれば100％，Ⅱ型では52％，Ⅲ型で27％，Ⅳ型で14％であり，本邦では岩崎[803]の調査

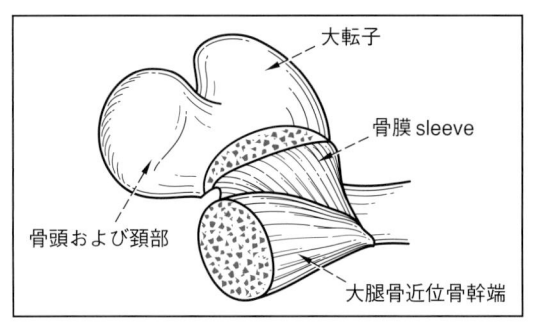

◆図405. 大腿骨近位骨端分娩損傷の病態（Ogden[804]，図17-17を参考として）

近位骨片には骨頭，頚部および大転子が含まれ，いまだ骨化していないのでX線には描写されない。遠位骨片（骨幹端）は骨膜 sleeve から逸脱していて，後方は骨膜で連結されている。少々の転位でも骨膜の連続性があるので再構築される。

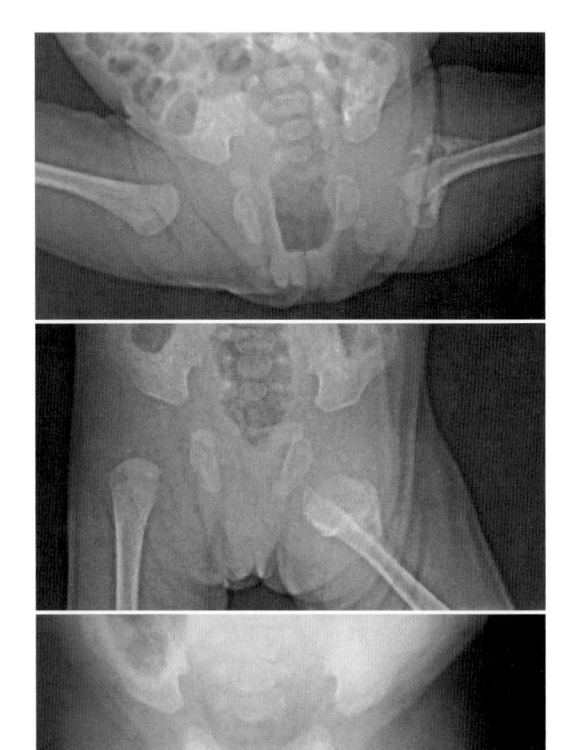

◆図406-1. 大腿骨近位骨端分娩損傷の自然経過（図401提示例）
上：生後6週，中：8週，下：16週

によるとⅠ型91％，Ⅱ型33％，Ⅲ型36％，Ⅳ型9％であった。成人と異なり，壊死は非常に早期に発生し，最初の転位が強ければ壊死発生の可能性も強い。壊死の発生は防ぎ得ないが，虚脱への進行は患者および家族の協力で防ぎ得る可能性がある。

治療

1. 分娩損傷

適切な治療には早期診断が不可欠であるが，しばしば股関節脱臼や乳児股関節炎と誤

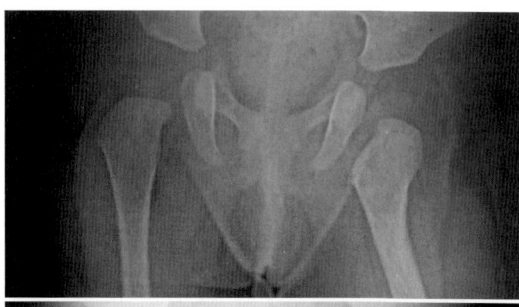

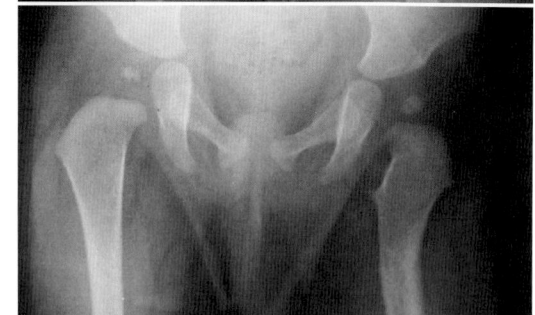

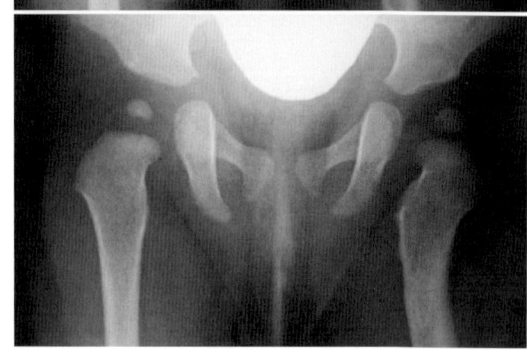

◆図406-2.
上：生後6カ月，中：8カ月，下：1年（外反股で治癒し骨頭は外側に亜脱臼している。内反骨切りが必要である）

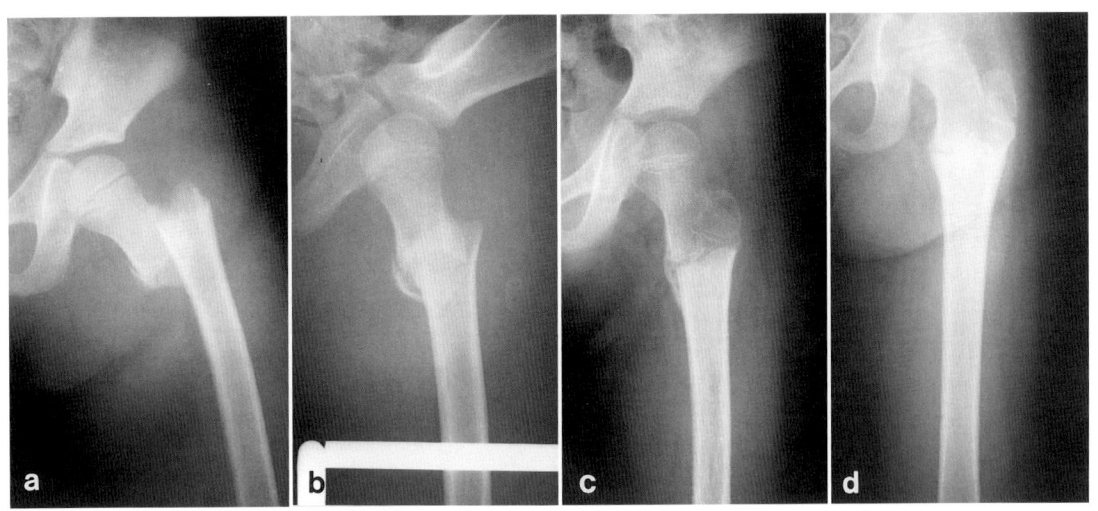

◆図407. 保存的治療例，Ⅳ型，4歳
a：初診時。近位骨片は外転，外旋している
b：牽引中（外旋，外転位で牽引）
c：2カ月後
d：4カ月後，外旋変形ほとんどなし

診され，治療開始が遅れる。Ogden[804]の推奨する治療は股関節90°屈曲でのBryant垂直牽引を500gないし1kgで行うことである。この肢位で内反転位が矯正され，また，後方の損傷されてない骨膜が優位に働くようになる。7～10日で外転装具やPuvlik harnessに変更して4～6週続けると記載している。この損傷は骨膜管がそのまま残るいわゆるperiosteal sleeveを伴う骨折であり，再構築能力が高く，正確な整復を必ずしも必要としない（図405，406-1，2）。

2. 頸部骨折
a. 牽引療法
幼小児では介達牽引，年長児では大腿下部からの直達牽引を行う。牽引方向は遠位骨片を近位骨片に合わせるようにするが，Ⅱ，Ⅲ型では外転，内旋位で，Ⅳ型では近位骨片の定型的転位に合わせて下肢を外転，外旋，屈曲させて牽引する。整復が完了すれば内固定を行うか，ある程度仮骨形成を認めれば腰部～足先ギプス固定に変更する（図407）。

b. 徒手整復
牽引で整復できない場合には麻酔下に徒手整復を行う。Ⅱ，Ⅲ型では末梢方向への牽引，外転，内旋で整復される。血行を損なわないように穏和に行うべきである。以後はプランに従って処置する。

c. 観血的整復
脱臼を伴う場合には絶対的適応であるが予後は不良である。保存的に整復できない場合にも適応となる。Leungら[802]はⅠ型では第一選択としているが，牽引あるいは徒手で整復できればその方がよい。

d. 内固定
牽引手術台を用いるが，それが無理な年齢であれば通常の透視可能な手術台を用い，前後はイメージで，側面像はX線コントロールでチェックする。個々の手技に関しては成人におけるとまったく同様であり，内固定材料としてK-wire，Rush pin，海綿骨螺子，Knowles pinが使用されたが，最近は中空海綿骨螺子が最も頻繁に使用されている（図

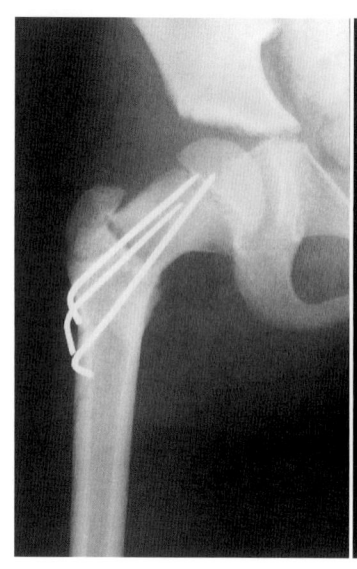

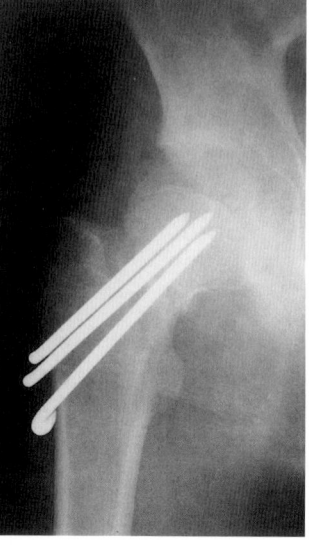

◆図408-1. 内固定法の種々
　　左：K-wire固定
　　右：Rush pin固定

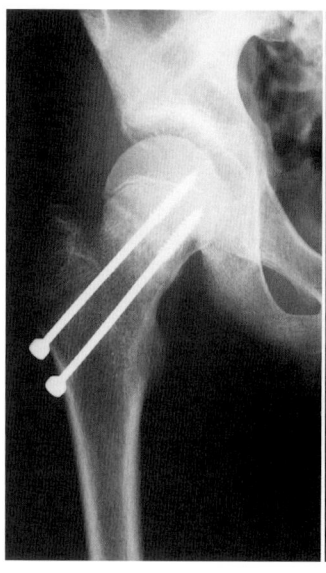

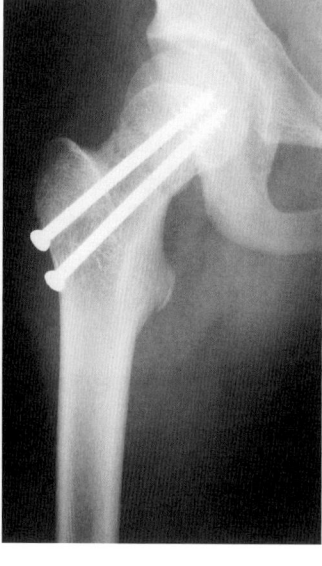

◆図408-2. 内固定法の種々
　　左：Knowles pin固定
　　右：海綿骨螺子固定

408-1, 2)。ただ，チタン製の中空螺子は抜去を前提として刺入する場合にはできるだけ早期に抜去しないと後日抜去に苦労することがある。骨折型別の固定材料の注意点としては，Ⅰ型では骨端線を貫通させねばならないので切り込みのついた螺子の使用は避け，K-wireかRush pinの使用が好ましいが，骨頭壊死は避け難い（図409）。また，小児のⅡ，Ⅲ型でも螺子よりもK-wireかRush pinの方が安全である。思春期以降のⅡ型やⅢ型では螺子使用が可能であり，螺子の先端が骨端線にかかっても成長障害は問題にはならない（図410）。Ⅳ型の骨接合術の固定材料としてはnail plateやcondylar plateが適当である。

3. 後療法

保存的治療あるいは内固定とを問わず，牽引，牽引-ギプス固定，あるいはギプス固定をトータルで6～8週，を一つの目安として行う。X線で骨癒合状態をチェックし，ベッ

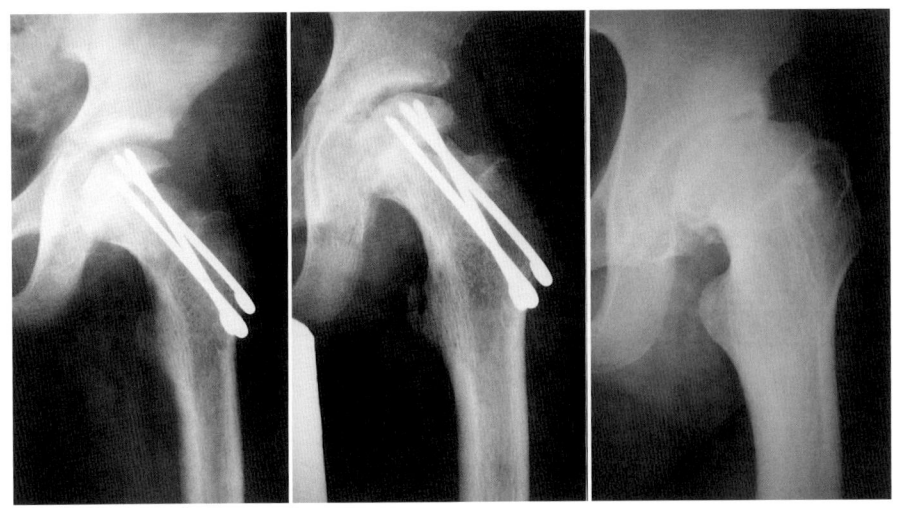

◆図409. Ⅰ型に対する Rush pin 固定（図402-2左提示例），11歳
牽引による整復後に Rush pin 固定を行ったが，壊死，虚脱を経て著明な関節症となった．
左：術直後，中：3カ月後，右：6年6カ月後

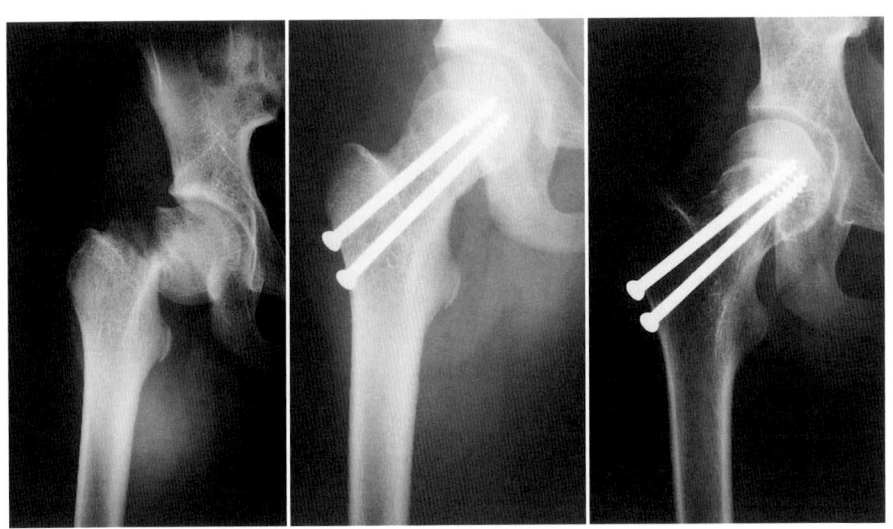

◆図410. Ⅱ型に対する海綿骨螺子固定，12歳
骨頭壊死の発生なく順調に治癒した．
左：初診時，中：術直後，右：6カ月後

ド上で股・膝関節運動を許す．以後，骨癒合が確実となれば部分荷重で歩行訓練を開始する．壊死の発生に注意しながら部分荷重から全荷重へと移行するが，Ⅰ～Ⅲ型では少なくとも数カ月は部分荷重が必要である．

壊死はX線では骨硬化として現れるので，注意して観察し，もし発生すれば骨頭虚脱防止のために直ちに免荷とする．

合併症

1. 虚血性壊死と骨頭虚脱（late segmental collapse）

血行が障害されて発生し，最も予後を不良にする合併症である．初期にはX線透過性の減少（白くなる）として出現するが，経過とともに健常な部分との境界が鮮明となる．骨

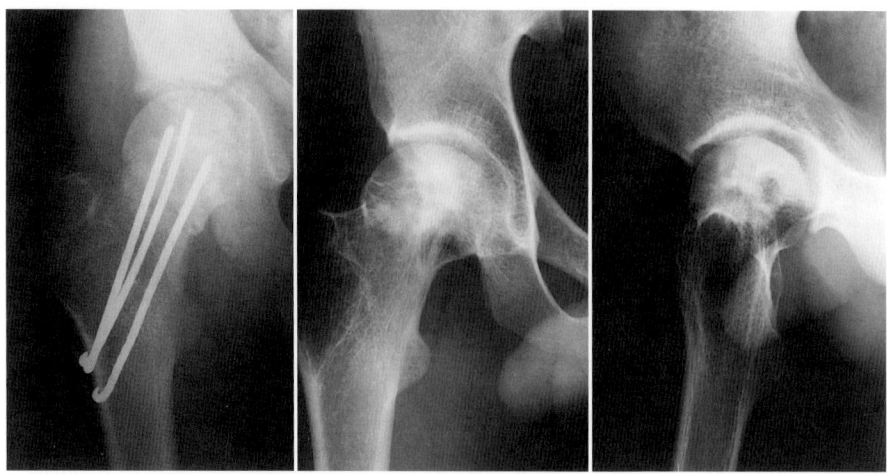

◆図411. 骨頭壊死発生例，III型，13歳
術後2カ月で骨頭にX線透過性の減少がみられ（左），3年5カ月後には広範な骨頭壊死がみられる（中・右）。

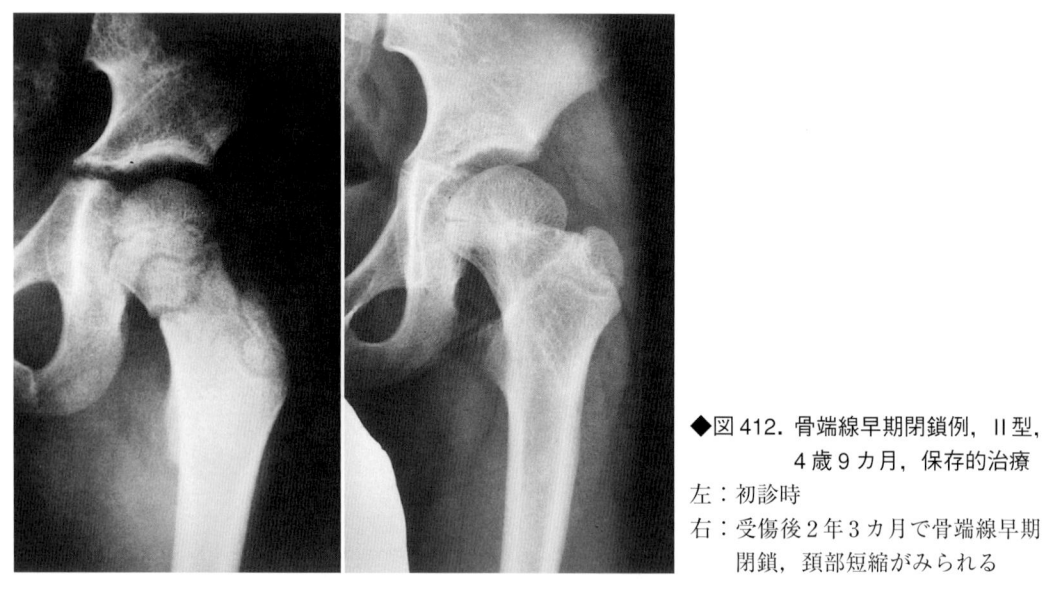

◆図412. 骨端線早期閉鎖例，II型，
　　　　 4歳9カ月，保存的治療
左：初診時
右：受傷後2年3カ月で骨端線早期
　　閉鎖，頚部短縮がみられる

端線早期閉鎖と濃度の増加を早期所見とした報告もある[805]。MRIは単純X線で壊死所見が出現する前に確実に異常を捉える手段としてその有用性を述べるものは多い[796)798)806]。また，骨シンチグラムも早期発見の手段として用いられ，壊死部は"cold in hot"として現れる。Ratliff[755]は壊死の発生に三つのパターンがあり，I型は全体に出現するもので骨頭は完全に虚脱，II型は骨端部に限局して出現し，骨頭虚脱は一部，III型は骨折部から骨端線にかけて頚部に出現し，骨頭は正常に残るとした。壊死は成人と異なり比較的早期に出現してくるが虚脱は若干遅れて進行し，そのスピードは大腿骨頭すべり症よりも遅いようである。壊死は免荷により再生を期待できるかもしれないが，虚脱が起こるともはや元には戻らない。部分的虚脱であれば骨切りなどのPerthes病に対するのと同じ手技で再建できるが，範囲が広ければ打つ手がなく成人に達するまで待たねばならない（図411）。

壊死から虚脱への進展を防ぐためには長期免荷が必要であり，定期的観察を長期にわたり行わねばならない。壊死を有した症例の予後は一般的に不良で，Canale ら[741]は62％が予後不良であったと記載している。また，Davison ら[807]は19例中9例に虚血性壊死が発生し，うち7例（78％）は機能獲得のために追加手術が必要であったと報告している。

2. 骨端線早期閉鎖

骨端線早期閉鎖による内・外反股や頚部短縮による大転子高位を生じることがある（図412）。必ずしも予後不良因子とはならないが，程度が強い場合には骨頭が温存されていれば将来外反骨切りや大転子下降術などで対処できる。小児で骨頭壊死と骨端線早期閉鎖が合併すると脚長差が著明となる恐れがあり，慎重な追跡調査を必要とする[741]。

3. 偽 関 節

小児といえども適切な治療がなされないと偽関節となり，頻度としては5〜8％との報告がある[741]。Forlin ら[808]は7例を経験している。現在では内固定が積極的に用いられているので少ないであろう。成人と同様に転子部での外反骨切りとピンニングの併用で骨癒合を獲得できる。症例によってはPauwelsの外反骨切りが有効である。

3　大腿骨頭すべり症

病的基盤があって発生する大腿骨近位骨端離開であり，外傷により生じる小児頚部骨折中の transepiphyseal fracture とは別のものと理解すべきである。病態についてはいまだ解明されてないが内分泌異常が基盤となり，骨の成熟が遅れ，幅広く残った成長軟骨帯（主として肥大細胞層）ですべりが起こると考えられている。

本症の発生頻度は白人に比べて少ない。

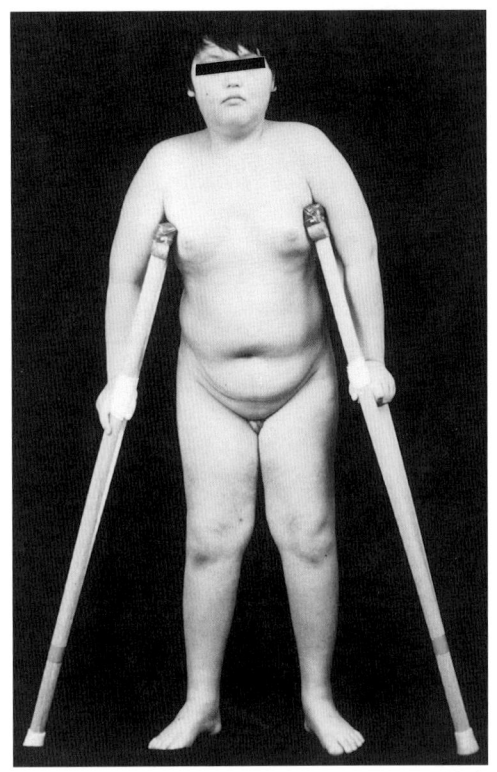

◆図413. 大腿骨頭すべり症にみられる，外生殖器の発育不全を伴った定型的肥満児，11歳

好発年齢は思春期であり本邦におけるピークは11〜14歳，男女比は約6：1との調査がある[809]。はっきりした原因があって急性に発祥する型（急性型），特に特定できる原因がなくて緩徐に発症する型（慢性型），および慢性型を基盤として急激に症状が悪化する "acute on chronic" 型があるが，慢性型が最も多く，岩森ら[810]の報告では32例，33関節のうち慢性型が22関節，acute on chronic が8関節，急性型は3関節であった。同時に両側性，あるいは遅れて両側性に発症するものもあり，Loder ら[811]は基礎的疾患のない224例のすべり症を観察し，82例（37％）が両側性であったと述べている。この82例中最初から両側性の診断がつけられたのは41例で，後日両側性となったのが41例であった。Wells ら[812]は甲状腺機能低下症を伴った9例はすべて

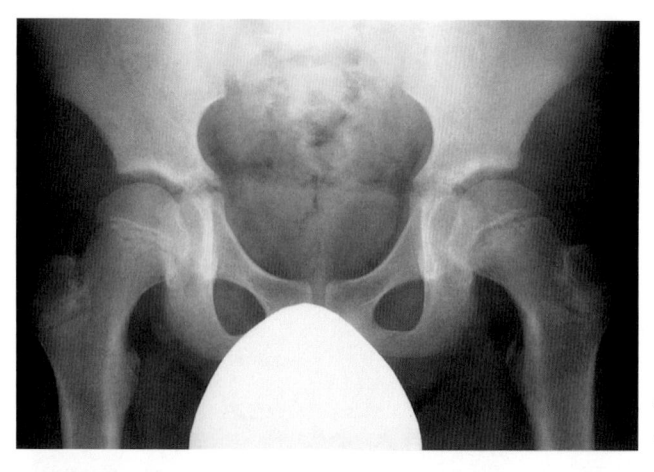

◆図414．左大腿骨頭すべりの初期，11歳
健側に比べて骨端線の拡大と不整がみられる。

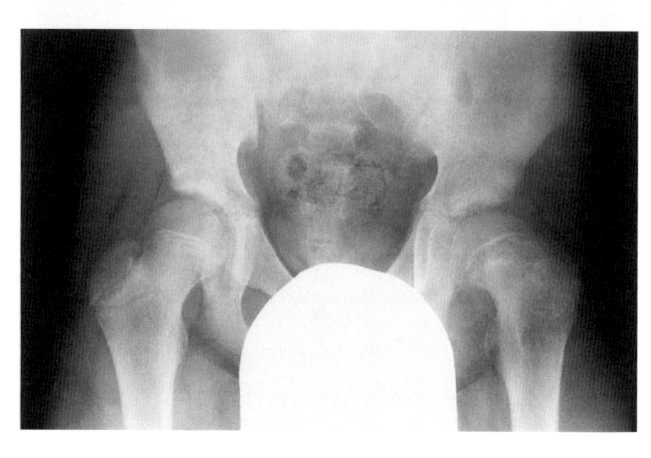

◆図415-1．左大腿骨頭すべりの前後
　　　　　X線像，12歳
股関節は外旋し，骨頭は軽度内側に傾斜している。

両側性となったことを報告している。

　思春期で股関節痛を訴える場合はまず本症を疑ってかかってもよいくらいである。特に肥満児では強く疑ってよい。この中には通常の肥満と異なる特徴を有するものが多く，男性では色白で女性的であり，第二次性徴の遅れ（外見では外生殖器の発育不全）を呈する（図413）。二ノ宮の調査[809]では肥満児の占める比率は45.7％，城戸ら[813]の報告では8例中3例（37.8％）であったが，筆者の経験はもっと多く，過去31年間に手術を行い資料の揃った18例中16例（88.9％）は肥満児であった。この体型と訴えだけで診断が大方つけられることがある。

　症状としては，急性に発症した場合は頸部骨折の症状をすべて有していて，疼痛のために歩行不可能となる。慢性発症例では股関節痛，跛行，膝痛，下肢痛など多彩である。肢位と運動障害は特有であり，股関節は外旋し内旋運動は著明に制限されDrehmannのsign（背臥位で両下肢を揃えて股関節を屈曲させると，屈曲が増すに従って股関節は外転，外旋する）が出現する。

X線撮影，所見

　通常の前後像とLauenstein肢位撮影（屈曲90°，外分回し45°）を行うが，股関節が外旋位に拘縮している症例では正しい前後像の撮影ができないので，患側を浮かせて外側から撮影すると正しい股関節の前後像が撮影できる[814]。すべり準備状態あるいはすべりの初期には骨端線が不整で拡大していて，健

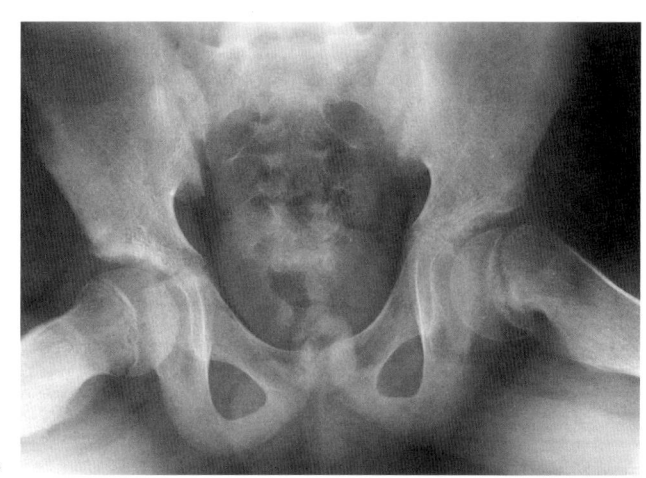

3. 大腿骨頭すべり症

◆図 415-2. Lauenstein 撮影
後方への骨頭すべりがみられる。

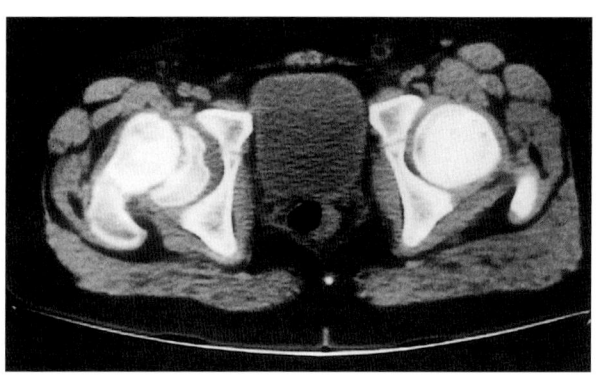

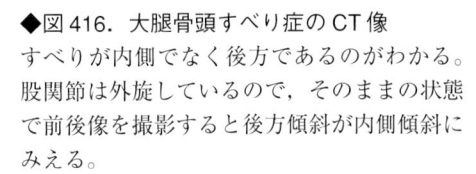

◆図 416. 大腿骨頭すべり症の CT 像
すべりが内側でなく後方であるのがわかる。股関節は外旋しているので、そのままの状態で前後像を撮影すると後方傾斜が内側傾斜にみえる。
(九州大学　杉岡教授のご厚意による)

側と比べると判断できる（図414）。進行すると前後像では股関節は外旋し、骨頭は内方へ、Lauenstein 肢位では後方へ転位しているようにみえる（図415-1,2）。正常な股関節の前後像では頚部外側線は骨頭を通るが、病的では外側に偏するようになる。これは Trethowan 徴候と呼ばれた。また、側面像は正常では骨頭が寛骨臼内にあるが、すべり症の場合にはここからはみ出したようにみえ、Capener 徴候と呼ばれる。杉岡[814]は内方転位の存在には否定的で、股関節が外旋位に固定されているために、後方への転位があたかも内方へ転位しているようにみえるに過ぎないと強調している。これらの所見を含めてCTは明確に変化を描写し、診断治療にあたり極めて重要な手技である（図416）。極めて稀に後外側への転位も報告されているが[815)816)]、筆者は経験がない。

1. 前後像からの内方へのすべり度の計測

傾斜角の測定は骨頭の epiphysis と頚部の metaphysis との交差角か AP head-shaft angle で表す[817]（図417）。しかし、実際にはすべりは内方ではなく後方であることを理解しておく。

2. 側面像からの後方へのすべり度の計測

治療方針決定のために正確な測定が必要で種々の方法が用いられている（図418）。いずれの方法を選択しても健側との差をもってすべり度とする。

骨頭のすべりは頚部に対して後方へ向かうが、CTでみられるように骨頭に対して頚部が前方へ押し出された状態と解釈した方が、

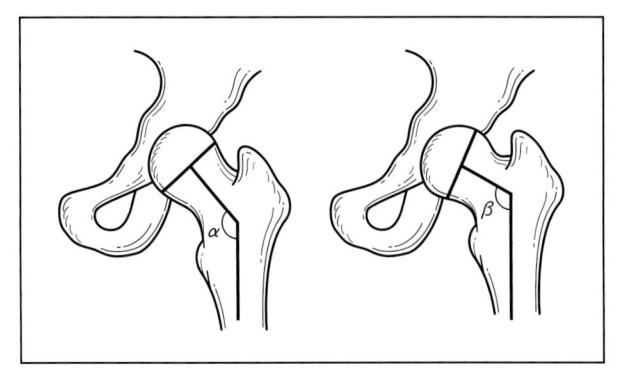

◆図417. AP head-shaft angle
　左：健側（α = 145°）
　右：患側（β = 110°）
　すべり度：145° − 110° = 35°

股関節運動制限の理由を解釈しやすい（図416参照）。

分　類

通常は発症のしかたとすべり度で分類されるが，最近，安定性による分類も提唱されている。

1. 発症のしかたによる分類

急性型（すべりを起こさせるに足るはっきりした原因があるもの），acute on chronic（急性/慢性型：慢性型を基盤として急性に増悪するもの），および慢性型（はっきりしたエピソードがなく，慢性の症状を有していたもの）に分類される。

2. すべり度による分類

Lauenstein撮影による側面像から測定して，①1度：正常あるいはすべり準備状態，②2度：傾斜が30°以内，③3度：傾斜が60°以内，④4度：傾斜が60°を超すもの，の4型に分類する（図419）。

もし，術者がすべり角度によりそれぞれ自分の適応を決定していれば，その角度により分類すればよい。

3. 安定性による分類

Loderら[818]は54例の経験から，治療成績に大きな影響をもたらす因子として安定性（杖のあるなしにかかわらず荷重できるもの）

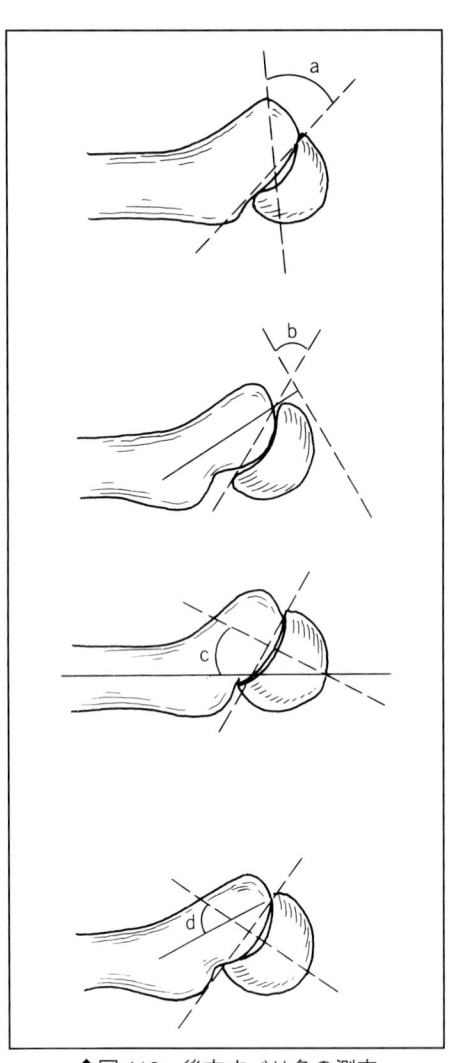

◆図418. 後方すべり角の測定
a：骨幹端部と骨頭骨端とのなす角度
b：頚部に対する骨頭のすべり角度
c：lateral head-shaft angle
d：lateral head-neck angle

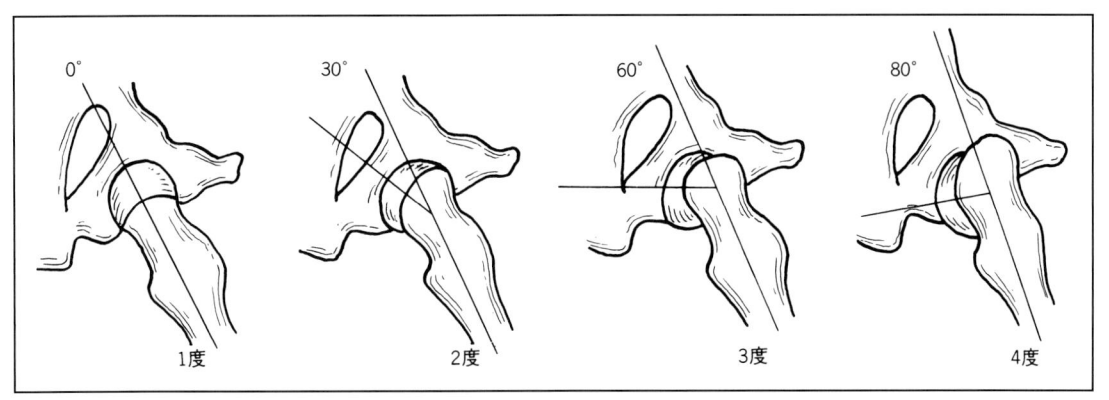

◆図419. すべり角度による分類（Fish[841]より引用）
1度：ほとんどなし，2度：30°以内，3度：60°以内，4度：60°を超す

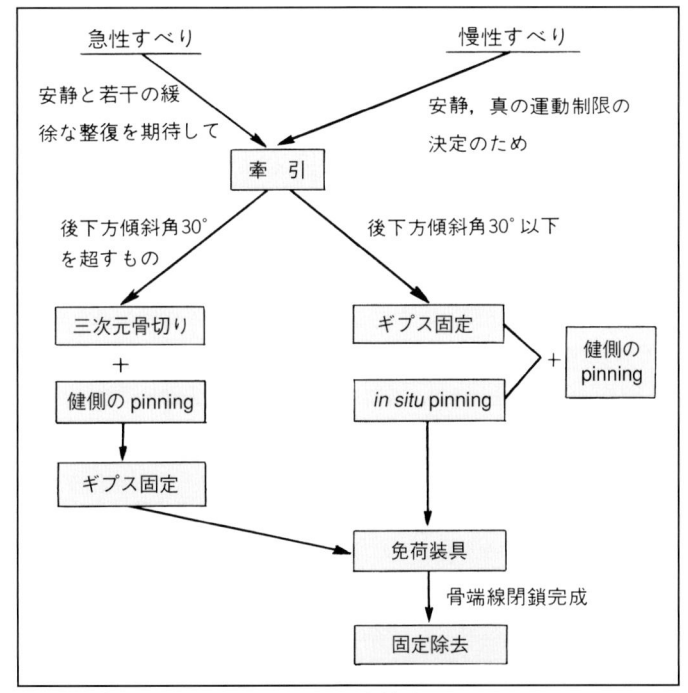

◆図420. 大腿骨頭すべり症治療のフローチャート

と，不安定性（杖を用いても荷重不可能な疼痛があるもの）に分類した。

治療方針

　種々の方針があり，必ずしも一定したものはなく，牽引，*in situ* pinning（そのままでのピンニング，以下ISP），徒手整復と内固定，観血的整復，骨頭下骨切り，転子部矯正骨切り，前方回転骨切りなどが経験と好みにより病型や病期に応じて用いられているが，最近の一致した意見はすべりが30°以内であればISPを行うことである。

　筆者の従来用いてきた治療方針はImhäuser[819]方式に準じたものである（図420）。

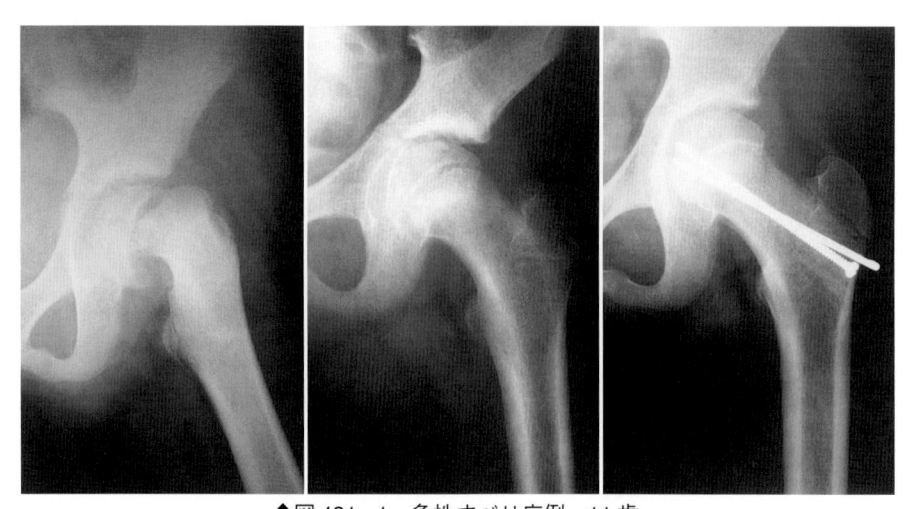

◆図421-1. 急性すべり症例，11歳
左：術前，中：1週間の牽引で完全に整復，右：Rush pinと螺子による内固定

1. 急性型および急性/慢性型

　一般的に牽引が行われ，これによって穏和な整復と局所の急性症状の消退が期待される。症状が落ち着いたところで慢性型に準じ，すべりの度合いに応じた手術が行われることが多い。急性期に徒手整復を行った報告は少ない。Ingramら[820]の報告では徒手整復とピンニングを行った69例中10例（14％）に軟骨融解の発生をみていて，これは全症例中の平均発生頻度24％より低かったと述べている。また，Petersonら[821]は急性の91例に徒手整復を行い，13例（14％）に骨頭壊死の発生をみているが，24時間以内に整復したものでは42例中3例（7％）に対して，24時間を超したものでは19例中10例（20％）であり，整復までの時間が壊死発生の重要な危険因子で，急性型では骨頭壊死の増大の危険なしに徒手整復ができるであろうと記載している。しかし，急激な徒手整復操作は，ただでさえ損傷されているかもしれない骨頭への血行をさらに損傷する恐れがあるとの理由で一般的ではない。志賀ら[822]は急性すべりの3例に徒手整復とピンニングを行い，1例に骨頭壊死が生じ，急激な整復はよくないと述べている。強い牽引により完全な整復を期待することも血行を阻害する危険がある[819]。

筆者も1週間の牽引で完全に整復されたが術後早期に骨頭壊死と虚脱をきたした1例を経験した（図421-1,2）。

　Imhäuserの治療方針：3～4kgで牽引し，急性症状が取れたら，いわゆる健側に予防的ピンニングを行い，患側に免荷装具を装着して一時退院させ，患側の骨端線が閉鎖した後で（通常8週前後）三次元骨切り術を行う（30°未満であれば直ちにISPを行う）。

2. 慢性型

　急性型や急性/慢性型と同じようにまず牽引を行い，以後すべりの度合いによりISP，転子部での骨切り術，骨頭下楔状骨切り術，あるいは回転骨切り術などを行う。

　① すべり角30°以内（あるいは30°未満）：最も多く行われている方法はISPで，この適応はほとんど一致している。杉岡[814]は20°以下，城戸ら[813]は40°のすべりを適応としている。

　② 30°以上（あるいは30°を超すもの）：骨切りによる矯正手術が行われ，手技としてはImhäuser法かSouthwick法[823]が多く用いられている。杉岡は20～40°のすべりにはKramer変法を行っている。いずれの手技にしろ，これらの骨切り術を用いるものは

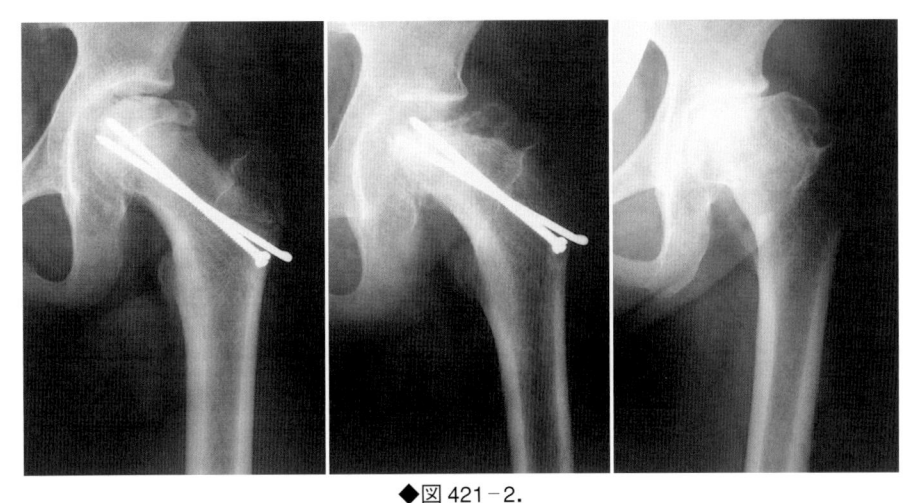

◆図421-2.
左：術後6カ月で骨頭虚脱発生，中：11カ月後，右：5年後，著明なOA変化

多い[824)～832)]。

③ 60°を超すもの：Imhäuser法やSouthwick法単独では形態的改善が無理で，骨頭下骨切りが行われることがある[810)828)830)833)～835)]。杉岡は45～65°のすべりには前方回転骨切り，70°以上の高度のすべりには前方回転骨切りにKramer変法を組み合わせて行っている。なお，再構築が起こるので内固定した後，少なくとも2年間は骨切りを待った方がよいとの報告もある[836)]。

家族への説明

通常の大腿骨頸部骨折と異なり，病的基盤を有する特殊な病態であり，予後は必ずしもよくはないこと（骨頭壊死，骨頭虚脱，軟骨溶解，OA変化が出現する），非常に長期の観察が必要であること，現在は異常がない側でも将来変化が起こる可能性があること，患者および家族の協力なしには良好な成績を得られないこと，を十分に説明しておくことが必要である。

治療

1．牽引

すべての型に最初の手技として用いられ，方法は直達・介達牽引いずれでもよい。急性型および急性/慢性型では急性症状がとれるのと同時に若干の整復をも期待するために3～4週行うが，慢性型では整復を目的とするものではなくて，局所の安静を保ち，疼痛や筋の拘縮を取って，股関節の真の運動制（特に回旋域）を確認するために行うものと理解すべきである。従って，重錘は通常の骨折のように重い必要はなく，安静を保つくらいでよい。筆者らの症例では平均約2週であった。Dietz[837)]は急性型，急性/慢性型では体重の1/10以下の介達牽引を3～8ポンドの内旋牽引とともに1～2日行っている。いずれにしろ牽引は次の外科的処置への一つのステップにしか過ぎない。

2．観血的治療

a. そのままでのピンニング（in situ pinning；ISP）

すべり準備状態あるいは30°以内のすべりのもの，あるいは牽引で30°以内に整復されたものに用いる。以前はネジのないスムース

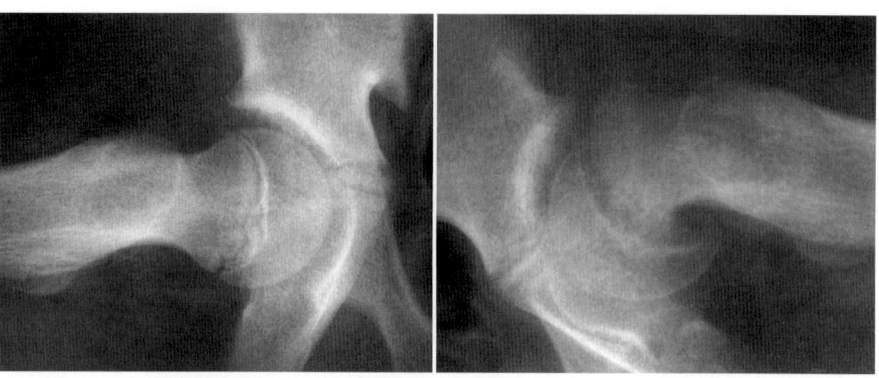

◆図422-1. 左大腿骨頭すべり症, 15歳, 急性/慢性型

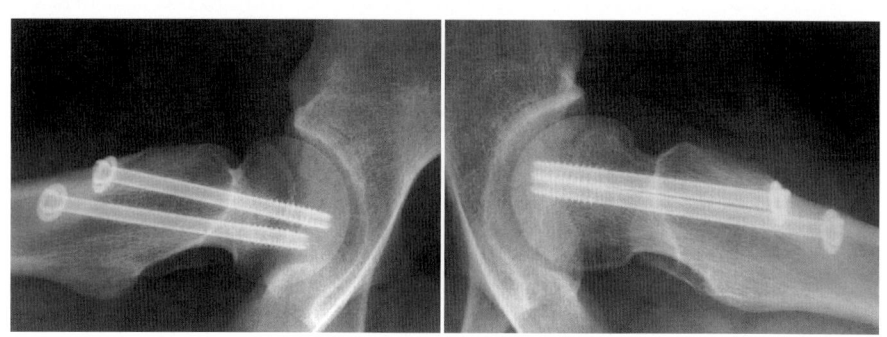

◆図422-2.
牽引で緩徐に整復された. 健側とともに螺子固定, 2年10ヵ月後.

ピン, ネジつきのKnowles pin, Steinmann pinが用いられてきたが, 現在はチタン性中空螺子の使用が主流である. いずれの種類も通常2～3本刺入されるが, Samuelsonら[838]は経皮的螺子固定1本で十分とし, 反対にDenton[839]は中空螺子1本では不十分としている. 壊死や虚脱を起こさない限り予後は良好である (図422-1,2).

b. Imhäuserによる転子部三次元骨切り術
骨頭を前方, 外側にもってきて, 外旋拘縮した下肢を正中位に戻す手術であるので, 骨切りにより, 遠位骨片を前屈, 外転, 内旋させる手術である.

1) 矯正角の決定
前方矯正角度：30°までの矯正が目標であるので, 後方へのすべり度から30°を引いた角度である (後方へのすべり角が70°であれば70°−30°＝40°が矯正角度である).

回旋矯正角：外旋位拘縮に対する矯正手術である. 可能な内旋度が á, 外旋度が â とすると á と â とのトータルの1/2が中間位になるようにする. 例えば, 内旋 (á) が10°, 外旋 (â) が70°可能な症例であれば (10＋70)×1/2は40であり, 外・内旋ともに40°可能になるようにするには遠位骨片を30°内旋すればよい.

外転角：内側傾斜角度は30°を超すことはないので30°とする. 少なくてもかまわない.

2) 手術法
転子下で骨切りして, 求める角度で遠位骨片を固定する. 固定方法には種々あり, 習熟した方法を選べばよい (図423).

3) 後療法
術後は軽い牽引での安静を2～3週とら

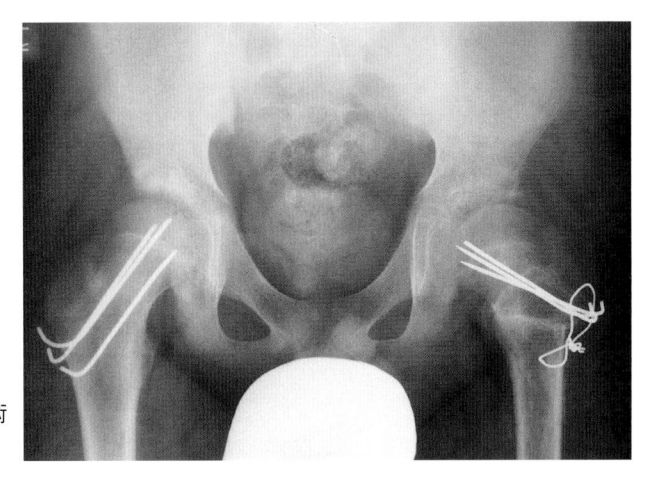

◆図423. 三次元転子下骨切り術
　　　（図415提示例）

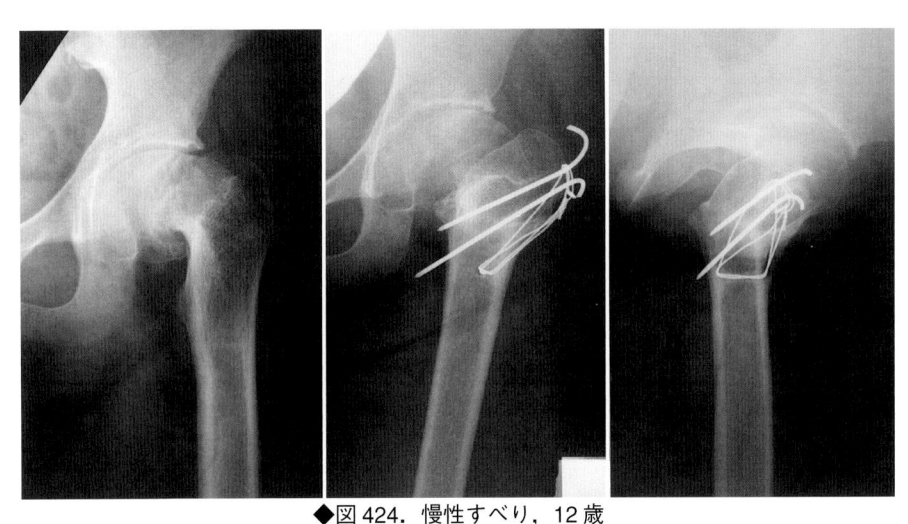

◆図424. 慢性すべり，12歳
左：術前，中・右：三次元転子下骨切り術後9カ月，クランク状変形を呈した

せ，以後免荷装具で歩行を開始し，装具は骨端線が閉鎖するまで装着させる。

3. Southwickによる転子部三次元骨切り術

本邦では最も多く用いられている。矯正角度のうち外転を健側との差（内側に10°傾斜していれば10°外反とする）とする以外はImhäuserの方法と同じである。手術は背臥位で行い，骨切りにはあらかじめ準備したtemplateを用いて行う。

これらの転子下三次元骨切り術は矯正の角度が大きいと骨切り部位と骨頭とが強いクランク状となる欠点がある（図424）。これを補うものに杉岡の骨切り術がある。

4. 杉岡による骨切り術[814)840)]

形態的には頚部での矯正が最も理想的であるが，骨頭壊死の危険が大きい。Kramerはこの危険を避けるために基部で骨切りを行ったが，杉岡はさらに安全な末梢での骨切りを行った。この方法は形態的には転子下骨切りよりもはるかによい結果をもたらしている。

a. Kramer変法

適応は後方すべり20〜40°の症例である。

術式は杉岡の回転骨切りを基本としているが前方を底辺とした楔状骨は20°が限度であるので，これを後方へくさびとして入れることにより40°の矯正が可能である（図425）。

b. 大腿骨頭前方回転骨切り術

適応は40°を超すすべりの症例である。術式は杉岡の回転骨切り術と同様である。

c. 大腿骨頭前方回転骨切り術とKramer変法との組み合わせ手術

70°を超すすべりに対して回転骨切り術のみを行うと外反股を呈するので，意図的に内反をつけるためにKramer変法を組み合わせる方法を杉岡は考案した。この方法を行うには杉岡が述べる注意点を十分理解しておく必要がある（図426）。

d. 後療法

杉岡のプロトコールは介達牽引2kg，疼痛消失後にプーリーを用いての股関節の屈伸運動，3週より水中運動，5〜6週での水中歩行，8〜12週での部分荷重歩行と，大腿骨頭壊死の後療法に準じている。

5. その他の手術法

骨頭下・頚部楔状骨切り術[810)830)834)835]，頚部基部骨切り[817]，観血的整復術などがある。Fish[841]は42股に頚部楔状骨切りを行い，平

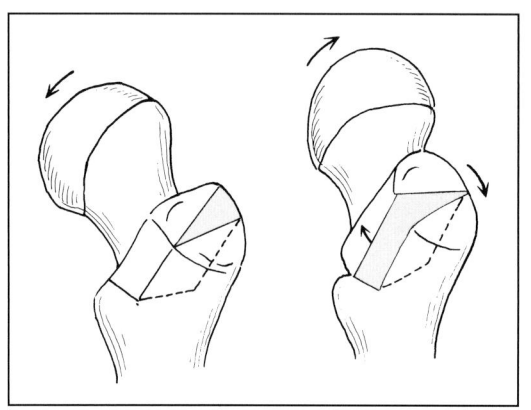

◆図425. 杉岡によるKramer変法の略図
転子間稜の末梢で前面を基部とする楔状骨切りを行い，骨片を逆向きとして切面に挿入し倍の矯正を得る（杉岡の論文[814]より）。

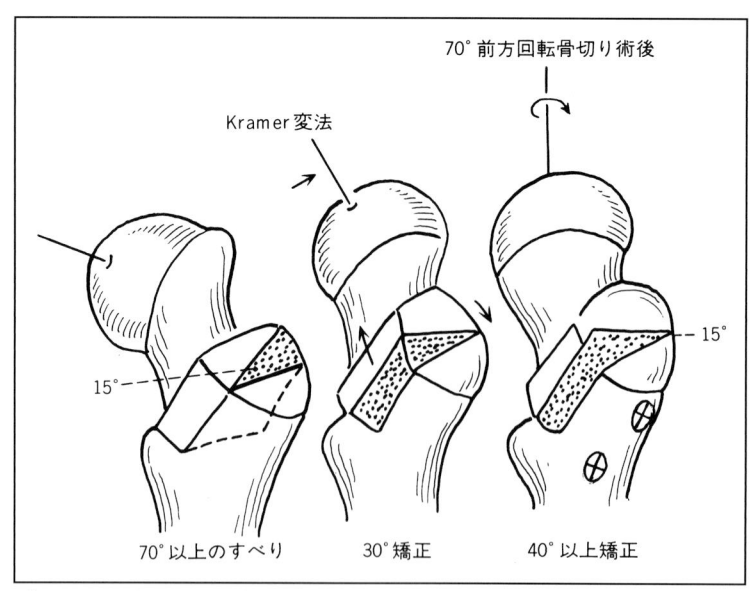

◆図426. 大腿骨頭前方回転骨切り術とKramer変法の組合せ手術の略図
15°のKramer変法を行って，その位置から前方回転を行う（杉岡の論文[814]より）。

均9年9カ月の経過で40股に優秀な成績を得ていて，この方法を推奨しているが，成績を成功に導く鍵として，①早期治療，②術前に牽引をしない，③十分な量の後方骨の切除と後方骨膜の整復，など8項目の注意事項をあげている。また，Abrahamら[817]は中等度および高度のすべり36症例に頚部基部での骨切り術を行い，90％に優良の成績を収め，壊死はなかったと報告している。Clarkeら[842]も頚部の仮骨を切除して整復固定した23例の経験から転子部の骨切りより優ると述べている。筆者の経験例中，骨頭下骨切りの2例はともに骨頭壊死を生じOAとなった。また，岩森ら[810]は重度のすべり3例中，骨頭下骨切りと骨頭回転骨切りを行った2例に骨頭壊死の発生をみている。Hägglundら[843]は一次的頚部骨切り33例と治療をしなかった19例とを比較したが，前者は10/33，後者は9/19例にlate segmental collapseが発生し，頚部骨切り術の効果に疑問を抱いた。高度のすべりには観血的整復（Dunn法）の有用性をあげているものもある[844)845]。

6. 健側に対するピンニング

いまだ変化のないいわゆる"健側"でもすべりを起こす危険性をもち，予防的にISPに準じて内固定を行うのが望ましいことはほとんど一致した意見である。これに対して，Engelhardt[846]は両側性の頻度は19〜80％とした上で，成長の終わりの少し前での大腿骨頭の骨端線は反対側ではすでに閉鎖しているので止める必要はないと述べているが，簡単な手技なのでピンニングした方がよい。

7. ピンニングの問題点

手技上簡単なピンニングにもいくつかの問題点がある。

a. 螺子抜去障害

多用されているチタン製中空螺子は骨との組織親和性が強いために簡単に抜去できない

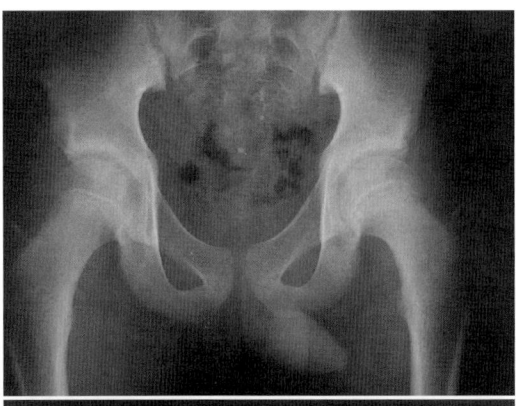

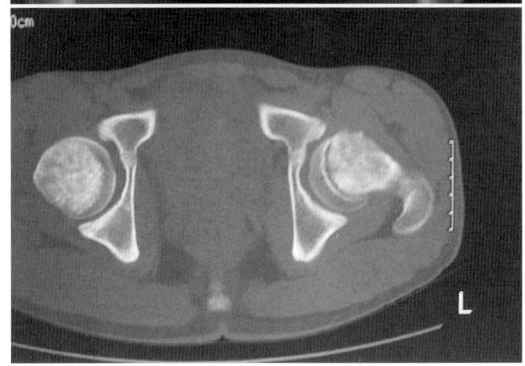

◆図427-1. 左大腿骨頭すべり症，14歳，急性/慢性型
初診時単純X線とCT。

ことがあり[847]，筆者らも抜去に苦労したり，諦めた複数の症例を経験した（図427-1, 2）。抜去をする場合には骨端線が閉鎖したと判断したらできるだけ早く行った方がよい。ピンニング後の骨端線の閉鎖は一般に比較的早期に起こり，Samuelsonら[848]は1年以内，Nonweilerら[849]は平均8.5カ月と述べている。

b. 頚部あるいは転子部骨折

Canaleら[850]の調査によると螺子固定後に25例の転子部骨折，4例の頚部骨折が報告され，その原因としてはドリル孔や螺子孔などがあげられ，もし螺子を抜去するなら患者や家族に6週から6カ月間用心するように警告しておくことを述べている。螺子の抜去困難な症例でリーミングが必要であったもので頚部骨折を生じた報告もある[847]。

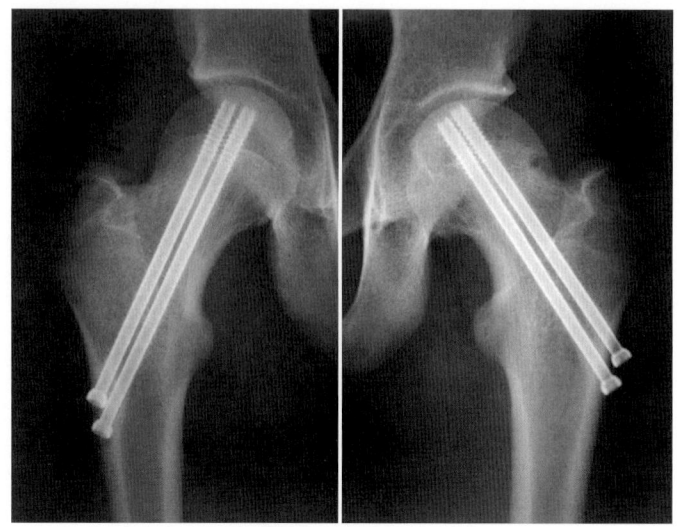

◆図427-2. 牽引と螺子固定，1年11カ月後
螺子抜釘を試みるも不可能。

c. その他の合併症

ピンのワイパー効果によるピン弛緩[851]が報告されている。

予　後

術後合併症としては大腿骨頭壊死，軟骨溶解があり，これらは後日，強いOA変化の原因となる。

Ingramら[820]は種々の治療法と軟骨溶解発生頻度を調査したが，いかなる方法でも発生していた（表31）。Carneyら[852]の慢性型の予後調査では，骨頭壊死は11％，軟骨融解は15％に発生していたと報告している。

骨頭に壊死が発生すれば免荷を行うしかない。骨頭虚脱に進展すればもはや非可逆的であり，通常の大腿骨頭壊死に準じての治療が必要となる。長い年月の経過観察が必要である。Ordebergら[853]は72例の25～66年後の調査をし，多くの症例に疼痛と運動制限があり，25例は成人でOAの手術を受けていたと報告している。

表31. 軟骨溶解発生頻度（Ingram[820]による）

頻度（転位のひどさとの関係）			
ひどさ	SCFE	軟骨溶解	％
Preslip	20	1	5
Mild	169	16	10
Moderate	71	25	35
Severe	55	25	45
Unclassified	34	12	35
頻度（治療法との関係）			
治療	SCFE	軟骨溶解	％
そのまま固定	150	13	9
徒手整復/ピン	69	10	14
観血的整復/ピン	11	6	55
頚部骨切り	46	17	37
転子部骨切り	29	17	59
一次的関節固定	2	2	
手術なし	22	6	27

（SCFE：slipped capital femoral epiphysis）

Pelvis, lower extremity III

大腿骨骨幹部骨折

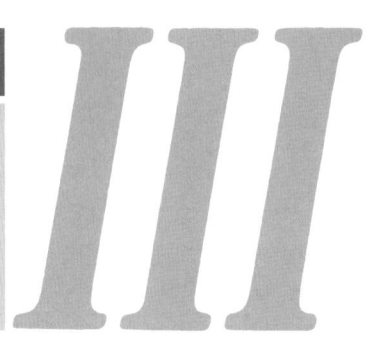

　極めて稀に分娩骨折（図428）やストレス骨折（図429）があるが[854)855)]，多くは交通事故や高所よりの転落など強い外力で発生する。Hedlundら[856)]は2〜3歳が最も多く，原因として多いのは幼小児では転落（虐待を含む）を，年長児では交通事故をあげている。自動車のバンパーではねられて受傷する場合，年齢による損傷部位には差があり，幼児ではrunover，小児では股関節，やや年長児では大腿骨，思春期では膝としている[857)]。本邦では交通事故によるものが圧倒的に多く，山田ら[858)]は6〜12歳の44例中42例（95.5％）が交通事故によるものであったと報告している。Bealsら[859)]は4歳以下の80例を分析し，85％は強い外力，12.5％は病的骨折，30％は虐待であったと記載している。小児虐待による身体損傷は本邦でも増加の傾向がうかがわれ，未歩行児や幼小児の大腿骨骨折の場合には疑いをもつ必要がある。Blakemoreら[860)]は1〜5歳までの大腿骨単独骨折42例の観察で14例が故意の損傷が疑われたが，その決定の助けとなるパラメーターがなく，疑いをもってかかるように述べている。

　患者は直ちに歩行不能となり，疼痛のために一次性ショックに陥ることもある。血圧の改善がみられなければ出血を考えて対策を講じなければならない。また，遠位1/3の骨折の場合は循環障害と末梢神経麻痺の有無をチェックしておくことも必要である。交通事故のような大きな外力で受傷した場合には合併骨折や他臓器の合併損傷の有無を調べる。また，Waddellの3徴[857)]としての胸郭損傷，頭部外傷のチェックも必要である（図430）。山田ら[858)]の症例では合併骨折が14例（うち6例は同側の下腿骨骨折），脳挫傷が2例，脾臓破裂が3例に認められた。同側の下腿骨骨折を合併するものはfloating kneeと呼ばれ，治療上の問題を有するものとして最近論議されている。臨床所見としては下肢は外旋位をとることが多く，変形や異常可動性がしばしば認められる。

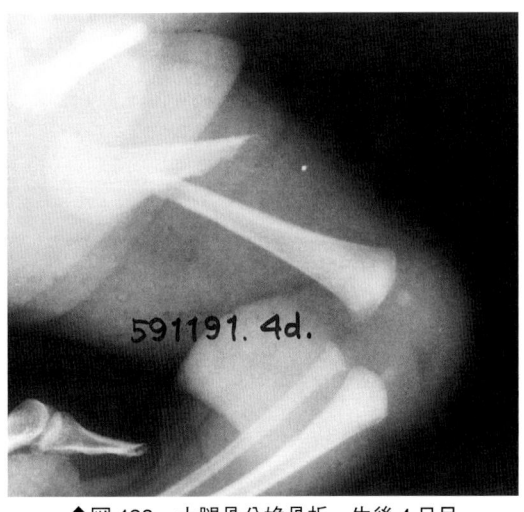

◆図428．大腿骨分娩骨折，生後4日目
（聖マリア病院症例）

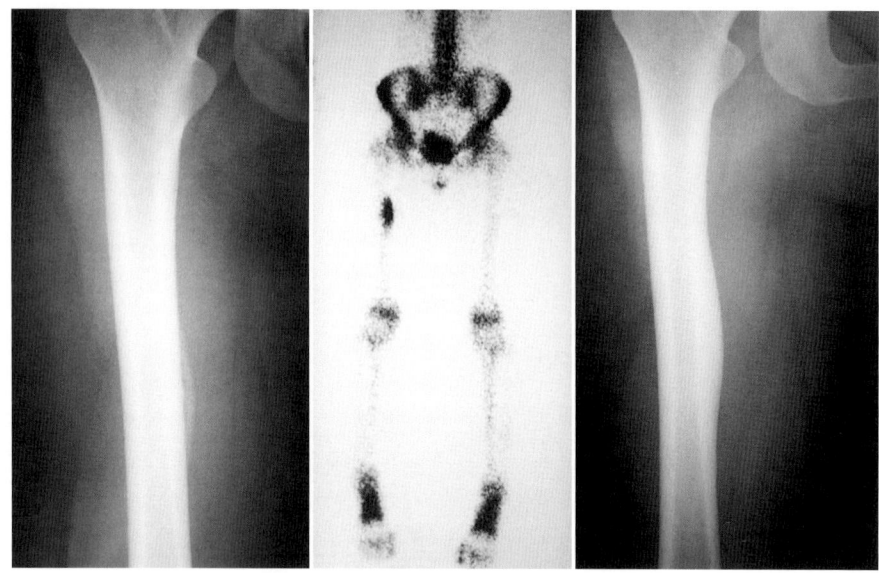

◆図429．大腿骨ストレス骨折，16歳
特に競技生活はないが，校内のマラソン競技中に疼痛が発生した．
左：初診時，発症後約4週，中央部にわずかな骨膜反応あり
中：シンチグラムで取り込みの増大あり
右：約2年後

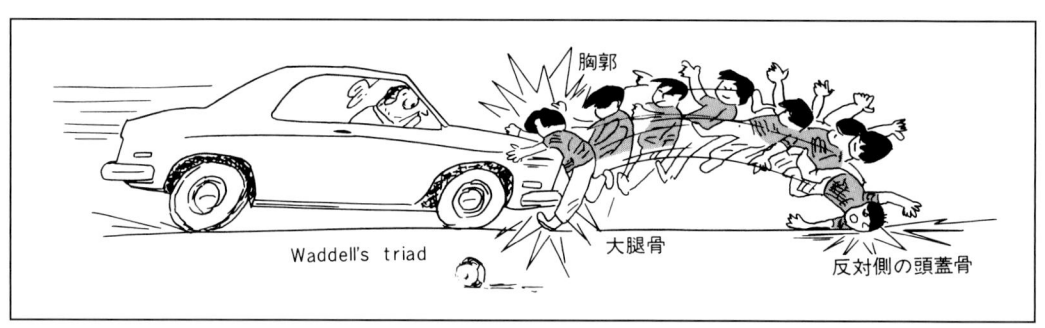

◆図430．Waddellの3徴
歩行児が車にはねられると，まず大腿部，次いで胸郭，最後に反対側の頭蓋骨が損傷される（Rangの著書[857]より）．

X線撮影，所見および分類

　変形があればそこを中心にまず前後像を広く撮影し，部位を確定したらさらに側面像を撮影する．その際，患者に痛みや恐怖感を与えないように注意して行う．大切なことは，隣接関節，すなわち股関節と膝関節をも含めて，あるいは別に撮影することで，ときとして股関節周辺の骨折（脱臼）を合併していることがある．また，交通事故で大腿骨中央〜遠位1/3の骨折を発見したら下腿の骨折の可能性（いわゆるfloating knee）もあり，疑いがあればX線撮影を行う（図431）．

　撮影されたX線より，部位（近位1/3，中央1/3，遠位1/3），骨折型（横，斜，螺旋，粉砕など），転位の状態を観察する．

　骨片の転位は部位により特徴的な場合がある．近位1/3では近位骨片は外転（外転筋に

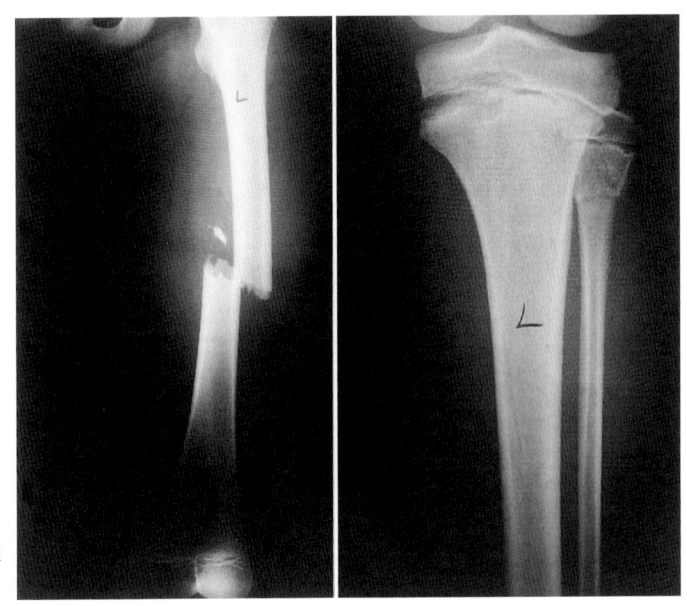

◆図431. Floating knee, 9歳
Letts 分類の type C（epiphyseal and diaphyseal）

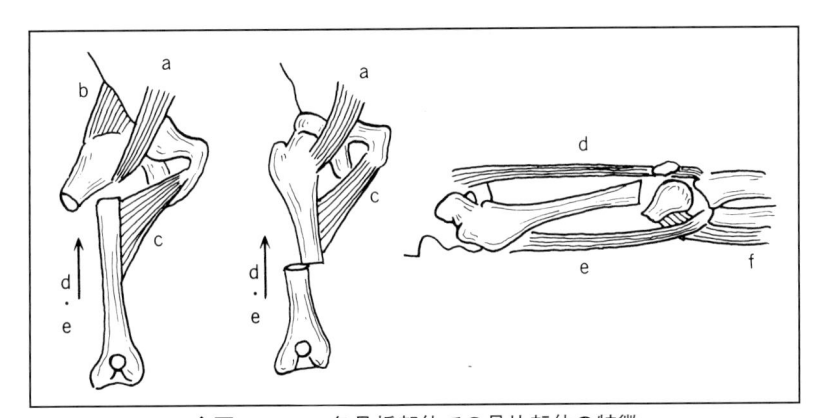

◆図432-1. 各骨折部位での骨片転位の特徴
a：腸腰筋，b：中小殿筋，外転筋群，c：内転筋群，d・e：骨盤下肢筋群，f：腓腹筋

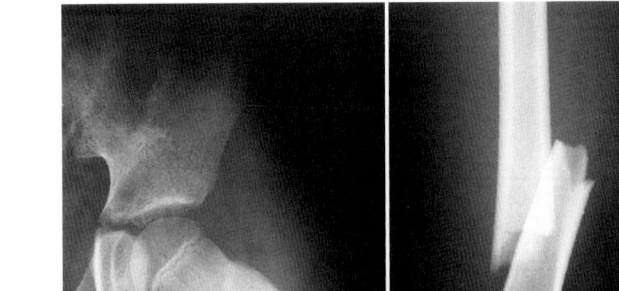

◆図432-2. 近位1/3，遠位1/3における定型的転位
左：近位1/3では近位骨片は外転，外旋，屈曲
右：遠位1/3では遠位骨片は屈曲し，近位骨片の後方に位置する

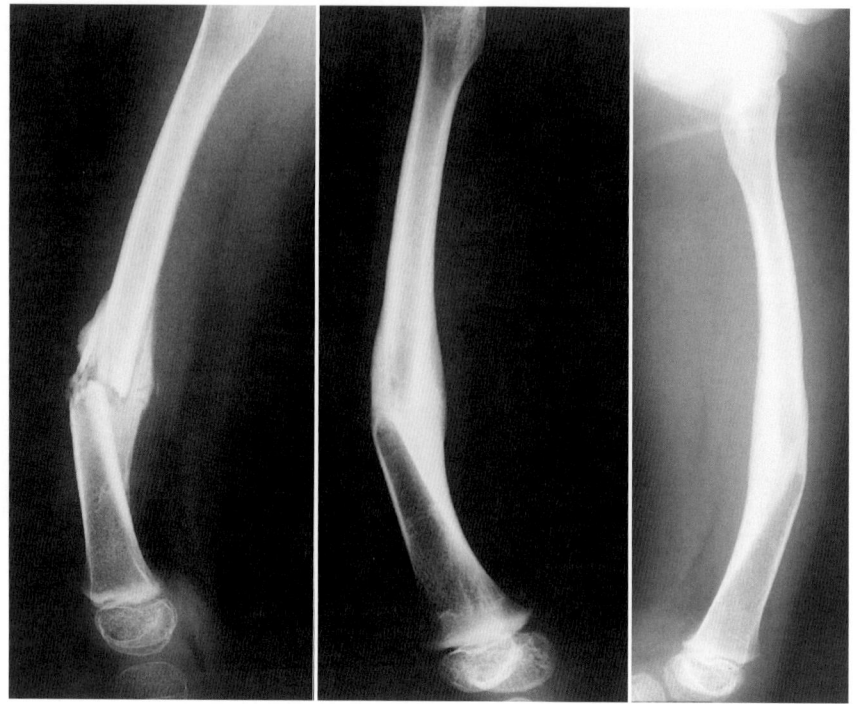

◆図433．屈曲変形の自家矯正，5歳，保存的治療例
左：30°の屈曲変形治癒
中：7カ月後では屈曲変形はそのまま残存
右：1年後では軸の矯正は5°で，なお25°の変形が残っている

よる），外旋（外旋筋による），および屈曲（腸腰筋による）し，遠位1/3では遠位骨片は腓腹筋の緊張で後方凸変形を生じやすい（図432-1, 2）。

自家矯正について

成人とまったく異なる点は，小児では自家矯正が起こるので解剖学的整復を必要とせず，このことを理解していないと治療方針の決定ができない。

1．短縮転位の矯正

骨折後の過成長により矯正される。文献的には種々であるがおおよそ10〜15 mm前後と考えてよい。過成長の起こりやすい年齢は筆者の調査では2〜7歳であったが[861]，文献的には10歳前後までである[862〜866]。Aronsonら[867]は11歳を超すものでは短縮転位を残すべきでないとし，斎藤ら[868]は8歳以上では過成長があまり起こらないので端端整復の必要性を述べている。この過成長は数年は続くとみてよい[869]。また，治癒したときの短縮転位の大きいものほど過成長の値が大きいとの報告は多く[870]，Wesselら[869]は過成長関連因子として年齢が4〜9歳，2回以上の整復，遅れの内副子固定をあげている。一方，Clementら[871]は保存的に治療した44例の観察で平均8.1 mmの過成長を認めたが，年齢，損傷の型，骨折型，部位，骨片の重なりの量には無関係であったと報告している。年少児ほど成長促進の値は大きいと一般に考えられているが，一方，Staheli[872]はこの傾向は小児では強いが乳児ではあまり強くないと述べている。なお，過成長が起こるので1 cm前後の短縮転位を残して癒合を図るべきとの発

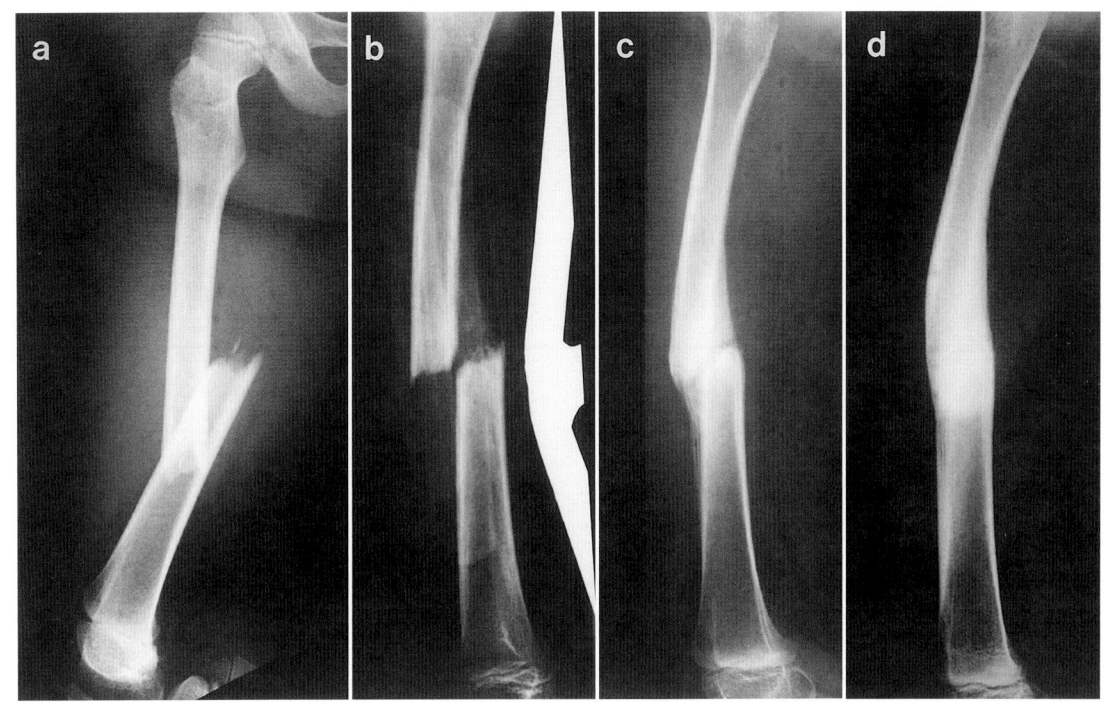

◆図434. 側方転位の自家矯正，4歳，保存的治療例
a：初診時，b：牽引中，横径の転位あり，c：2.5カ月後，d：7カ月後，著明に自家矯正されている

言もあるが，短縮がないものをわざわざそのような状態にする必要は決してなく，保存的治療の過程での許容範囲の限界と解釈するべきである。麻殖生ら[873]は28例の調査から過成長は臨床的に問題ないと報告している。

2. 屈曲転位の矯正

膝運動方向（矢状面）の転位，すなわち前・後方凸変形は矯正されやすく，側方屈曲転位は劣ることは一般的合意であり，前者は15°前後，後者は10°未満で成長の盛んな年齢（10歳未満）であれば十分に矯正されるとみてよい。しかし，最近では外側凸変形の方が前方凸変形より矯正しやすかったとの報告もあるが[874〜876]，報告された許容角度は大体において同じである。Malkawiら[877]は側方屈曲は20°まで，前後方向への屈曲は30°までとし，Kasser[878]は側方転位は15°，前後方向での屈曲は30°は許容されると記載しているが，過信はよくない（図433）。年齢が低いほど矯正力も大きい[879]。

3. 側方転位の矯正

思春期に達しない年齢であれば屈曲転位や回旋転位を伴わない横径転位は問題なく矯正される（図434）。

4. 回旋転位の矯正

Hägglundら[880]は14例の小児大腿骨骨折を成長が停止するまで観察し，前捻9.6°が骨硬化後には5.6°と減少し（$p<0.01$），骨折後1年のうちに矯正されたと報告した。Strongら[881]も実験的研究で平均55％が矯正されたと記載している。また，甲斐ら[875]は26％の矯正がみられたと述べている。しかし，一般的には回旋変形は矯正されにくいとの考えが多く，David[882]は10°を超す回旋変形の7例の1年後のCTを用いた観察で有意な矯正はなかったと報告している。できるだけ整復した方が無難である。

これらの矯正能力が存在することを知っていれば治療および家族への説明に有用である。

治療方針

1. 4〜5歳までの乳幼児

保存的治療が原則であり，転位がないか，わずかであればそのままギプス固定，転位が許容範囲以上であれば牽引で整復し，若干の仮骨の形成を待ってギプス固定で治療する。その他の方法としては受傷後早期に徒手整復とギプス固定，また後述する理由で一次的に経皮的固定を行って早期退院を図ることもある。

2. 思春期までの小児

直達牽引で妥当なところまで整復し，若干の仮骨の形成を待ってギプス包帯に変更する。骨折部位が遠位1/3であれば機能装具あるいはcast braceも使用可能である。牽引で整復されない場合には麻酔下に徒手整復しギプス固定を行い，それでも整復できないときには観血的に整復する。徒手整復後に非常に不安定な場合には経皮的固定とギプス固定を追加する。一次的に経皮的固定を行う場合もある。

3. 思春期

自家矯正能力は減少あるいは消失し，成人と同様な適応を必要とすることもある。従って，牽引，ギプス固定，機能装具，閉鎖性髄内固定，観血的整復固定術が骨折型，転位の程度，整復の状態により使い分けられる。器具や手技の進歩に伴い，最近ではこの年代における弾性ピンを含めた閉鎖性髄内固定の使用頻度が増大している。

4. 観血的治療の適応

従来でも開放骨折，floating kneeを含めての多発外傷，あるいは頭部外傷を伴った骨折では，合併症治療を効果的にするために，幼小児といえども創外固定や一次的骨接合術が行われていた。また，許容範囲内に整復できない転位を有するものも観血的治療の対象となっていた。Zivら[883]は51例（55骨折）の頭部外傷を伴った小児（36例は深い昏睡状態）の治療結果から全身麻酔に耐え得るなら観血的整復内固定，特に髄内固定の有用性を強調した。最近では特殊な症例のみならず一般的に保存的治療の適応と考えられる症例でも閉鎖性髄内固定や創外固定による治療の報告が飛躍的に増大した。これは単にそれが保存的治療と同等か，あるいは勝るからではなく，社会的な理由によるもの；例えば入院期間の短縮，家族への負担の減少，早期復学など患者側の要望に加えて，治療側の利点；すなわち再転位などの不快な合併症の防止や介護の繁雑さからの解放などが重なっているのが現実である。従って，保存的治療あるいは一次的骨接合術で同じ結果が予測される場合には，利点と欠点を家族に説明の上で，治療法の選択についてよく話し合って決定すべきであろう。

思春期で骨格的に成人に近い年代では保存的治療より観血的治療を第一選択とした方がよい。Reevesら[884]は保存群と手術群との対比で手術群が優れていたと報告している。

a. 創外固定

一般的適応としては，① 開放骨折，② 頭部外傷合併，③ 多発外傷，④ 不安定骨折[885)886]，などであるが，最近では一次的選択としても用いられている[887〜891]。一次的利用の利点として，可動性と独立性の促進，休学の必要性なし，保護者の休職を防ぐ，費用の節約，があげられている[890]。しかし，再骨折[892]，ピン刺入部での骨折[889]も報告され，また，Coyteら[893]は早期ギプスと創外固定の費用を比較し，創外固定の方がコストが高いと報告している。Bar-Onら[894]も創外固定と髄内固定のprospectiveな研究で完全荷重，運動改善，復学すべてについて髄内固定が勝り，創外固定は開放骨折やひどい粉砕骨折に限定すべきと述べている。太田ら[895]は保存的治療，創外固定，K-wireとギプス固定の3群を骨過

表32. 小児における大腿骨骨幹部骨折の治療法（Buckley[866]より）

年齢	単独骨折	多発外傷/頭部外傷
0〜6歳	即時ギプス/牽引ギプス	即時ギプス/牽引ギプス/創外固定
6〜10歳	即時ギプス/牽引ギプス/弾性ピン/創外固定	弾性ピン/創外固定/内副子固定
≧10歳	横止め髄内固定/弾性ピン/創外固定	横止め髄内固定/弾性ピン/創外固定/内副子固定

成長，入院期間および骨癒合の点から比較し，創外固定は入院期間の短縮のみに有効であったと述べている．Feldら[896]は創外固定実施上の条件として，①熟練者が行い，②可能な限り解剖学的に整復し，③年齢は12歳まで，④最初に強力な歩行訓練の実施，をあげている．頻度は3.7〜33%[887)〜890)]とバラツキはあるが，ピン刺入部の感染も見逃せない合併症である．

b. 経皮的弾性ピン（あるいはK-wire）固定，あるいは閉鎖性髄内固定

Herndonら[897]は思春期（11〜16歳）の45骨折を髄内固定群（21骨折）と非手術群（24骨折）に分けて観察し，変形と入院期間の点で前者が優れ，骨端線の早期閉鎖はなかったと報告している．経皮的弾性ピン固定[898)〜902)]，K-wire固定[900)903)〜905)]あるいは閉鎖性髄内固定[900)906)〜909)]の一次的使用の報告は増加している．本法を行う理由として，前田ら[904]は，①鋼線牽引で整復できない，②介護上問題がある，③早期就学希望，④早期退院希望，をあげている．年齢的適応として，幼小児では弾性ピンかK-wireが主として使用され，思春期では閉鎖性髄内固定が行われるが，巡行性髄内釘の使用は成長障害と壊死発生の危険の可能性から[910)911)]，思春期後期に限定した方が安全であろう．弾性髄内釘の適応としてHeinrichら[898]は10歳以上のすべての小児に加えて，6〜9歳では多発外傷などの合併症や許容範囲を超す短縮変形を有するもののほかに，社会的適応として，精神的，教育的，経済的に保存的治療が患者の両親に受け入れられない場合をあげている．本邦でもこの社会的適応が次第に顕著になりつつある．

c. 内副子固定

骨接合術の手技としての内副子の使用は非常に減少していて，筆者らは観血的整復を必要とした場合の内固定にのみ用いた．Wardら[912]は多発外傷や頭部外傷を合併した6〜16歳の25例のAO圧迫内副子固定の経験から，思春期ではなくて，11歳未満の髄腔の細いものに内副子固定を勧めている．

参考までにBuckley[866]の治療方針を記す（表32）．

家族への説明

特殊な場合，すなわち，多発外傷や頭部外傷などの合併損傷を有する場合にはその措置が優先し，大腿骨骨折については姑息的な処置しか行えないこともあり，また，一次的に観血的処置を行うこともあるので，その説明と承諾が必要となる．

大腿骨骨折については原則的には保存的治療が優先すること，治療法（順序も含めて；例えば，牽引と引き続くギプス治療，あるいは装具療法など，整復不十分な場合の観血的治療への移行の可能性など）とそれを選ぶ理由（年齢，骨折の型，転位の程度が関与する），自家矯正の能力があるので完全な整復を必要としないこと（具体的に数字や実例をあげて説明した方が説得力がある），骨癒合後の関節機能については心配いらないこと，が必須

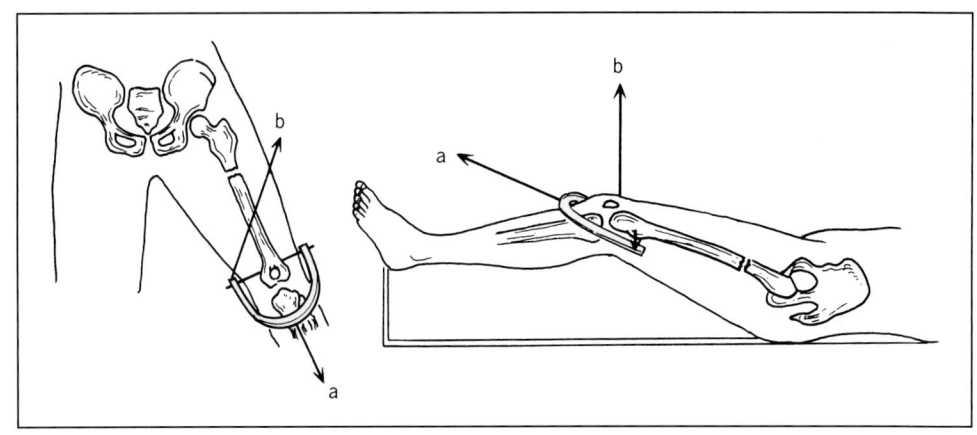

◆図435-1. 定型的転位を伴う近位1/3骨折の牽引治療
大腿は外転,外旋させる。外旋のためには補助牽引を緊張弓の内側に行ってもよい。
a：長軸牽引,b：補助牽引

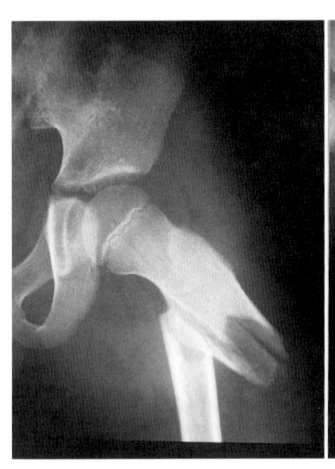

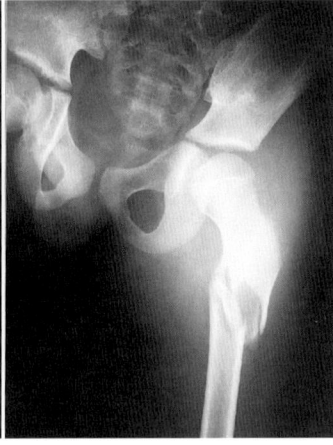

◆図435-2. 定型的転位を伴う近位
　　　　　1/3骨折の治療例,10歳
左：初診時
右：牽引中（大腿は外転・外旋位）

の説明事項である。家族が最も心配するのは障害が残らないかどうかであり，治療途中のX線で若干の転位が残っていれば心配は強い。特に自家矯正については自験例や文献からの資料を基に十分に説明する必要がある。

小児の大腿骨骨折は保存的治療が原則ではあるが，治療側としては一次的骨接合術という方法も選択肢としてもっている。"治療側に複数の選択肢があれば患者側にも同様に複数の選択肢がある"わけで，従って，治療開始の段階で各々の利点と欠点について説明し，患者サイドの治療受諾のための資料に供すべきである。

治　療

1. 牽引療法

牽引には介達牽引と直達牽引とがあり，前者には絆創膏やスピードトラックが用いられ，牽引用としてキットで市販されている。後者は本邦ではK-wireあるいはSteinmann pinが主として用いられているが，骨の中で移動しないために骨を貫通する部分だけネジが切ってあるものを勧めるものもある。

牽引肢位には原則がある。近位1/3の骨折では近位骨片が外転，外旋，屈曲するので，それに合わせるためには下肢は，外転，外旋，屈曲させる（図435-1,2）。中央1/3では内

転筋の緊張で近位骨片が内転する場合には患側の牽引重錘を強めず，反対側の下肢に牽引を加えて骨盤を下方に傾斜させ内転筋の緊張を取ることをBlountは勧めた[913]（図436）。遠位1/3では膝屈曲し，牽引方向は大腿の長軸より下方に向かうようにする（図437）。

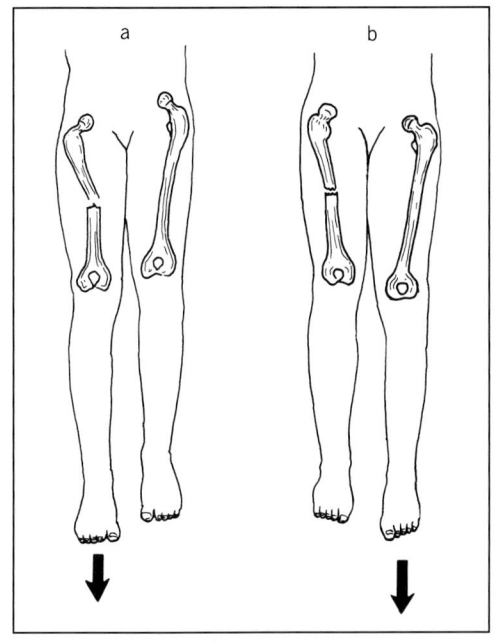

なお，牽引の一般的注意事項として，介達牽引では皮膚・循環障害の予防に細心の注意を払う。また直達牽引では，①ピン刺入に際して骨端線を損傷しないこと，②ピンの刺入方向を膝の軸に対して水平に正しく入れる，③ピンからの感染に十分な注意を払うこと，が大切である。なお牽引の予期せざる合併症としてBosら[914]は股関節に異所性仮骨を生じた1例を報告した。筆者は大腿骨遠位から牽引し遠位大腿骨骨端線に早期閉鎖を生じた1例を経験した（図438-1,2）。

◆図436.
中央1/3骨折で近位骨折に内側凸変形がある場合は，患側の牽引を増やさずに（a），反対側に牽引を行い，骨盤を傾斜させて内転筋の緊張をとる（b）。
（Blountの著書[913]より）

a. Bryant垂直牽引

乳児に適した方法で，介達牽引により垂直に両下肢を吊り上げて重錘で牽引する。また，重錘を用いずに尻が少し浮くぐらいに下肢を弾力性の紐で吊り上げて牽引力を働かせることもできる（図439）。この方法の注意点としてNicholsonら[915]は循環の問題と，もし患

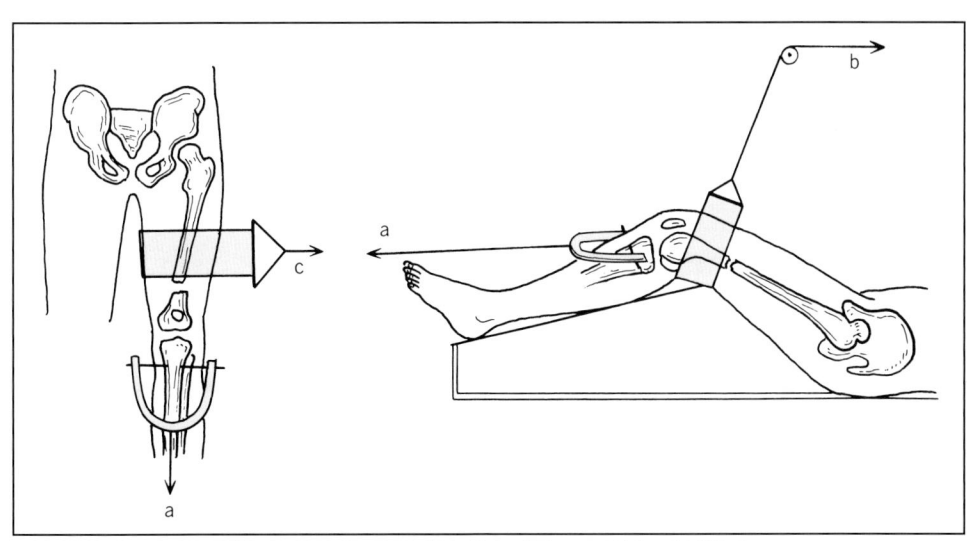

◆図437. 定型的転位を伴う遠位1/3骨折の牽引治療
膝関節は十分に屈曲させて腓腹筋の緊張をとり，主牽引は大腿長軸より下方に向かわせる（a）。遠位骨片の屈曲傾向に対しては補助牽引を前方に向けて行う（b）。なお，近位骨片の内転傾向に対しては外側に向かう補助牽引を近位骨片に加える（c）。

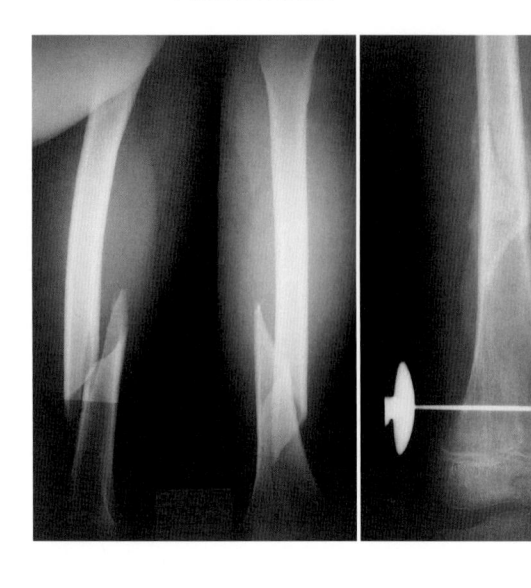

◆図438-1. 右大腿骨骨幹部～骨幹端部骨折, 7歳
初診時と牽引2カ月後。

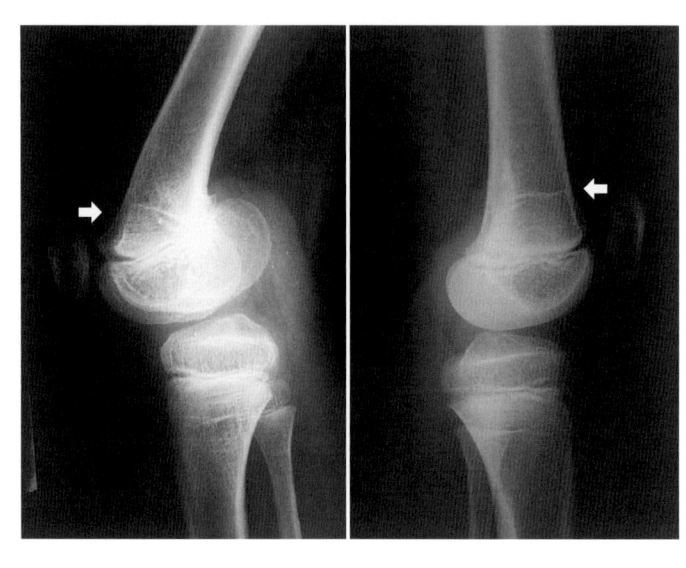

◆図438-2. 1年6カ月後
骨端線後方の部分閉鎖あり，屈曲変形が出現している。健側（右）に比べてHarris arrest line（矢印）は非対称性で成長障害が発生しているのがわかる。

児が末梢に移動したときには膝は過伸展となり膝窩動脈を圧迫する危険を述べているので注意が必要である。この方法を用いる場合は皮膚炎や圧迫壊死の発生，下肢の循環障害の有無に絶えず注意しなければならない。

なお，Bryant変法として45°の方向に牽引し，膝の下には補助牽引を頭部の方向に加えるものもある。

b. 水平牽引

乳幼児で短縮転位が比較的に軽く，整復をあまり重視しない場合に最も適した方法であり，介達牽引により行う。薄いマットを敷いてほとんど水平位で牽引する（図440）。

c. Braun下肢架台を用いる牽引

介達牽引，直達牽引いずれの方法にも用いられ，本邦で最も普及した方法であろう。大腿に対してだけでなく下腿に牽引を加えることもある。屈曲転位の矯正にはそれぞれ別の工夫が必要である（図440）。

d. Russell牽引あるいはsplit Russell牽引

海外では広く用いられているが，特殊な牽

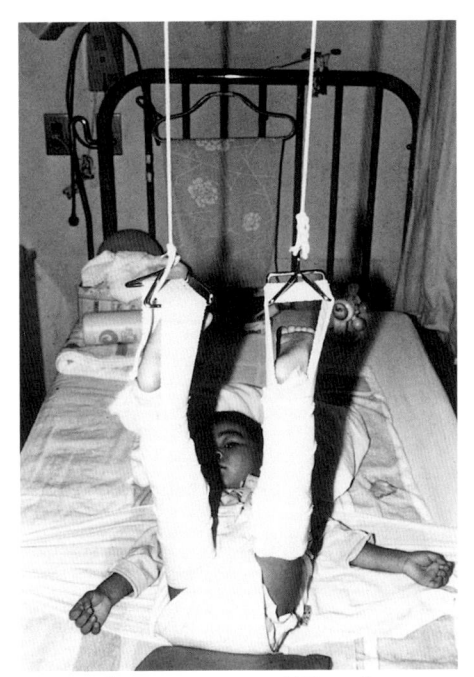

◆図439. Bryant 牽引，1歳

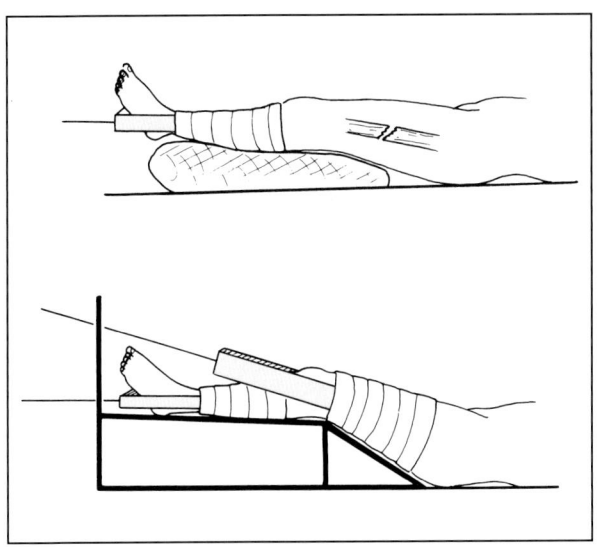

◆図440. 水平牽引（上）と Braun 下肢架台を用いた牽引（下）

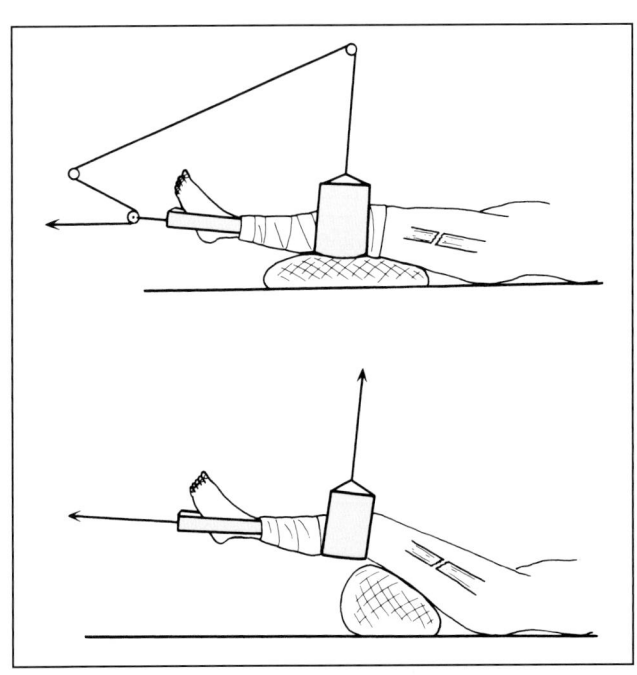

◆図441. Russell 牽引（上）と split Russell 牽引（下）

引架台を必要とする。筆者らの経験からみると split Russell 牽引の方がやりやすい（図441）。

e. 90°-90°牽引（Weber 変法）

図のごとく大腿骨遠位端あるいは脛骨近位端よりの直達牽引を股・膝関節90°屈曲で行う方法であり，欧米では2～10歳に好ん

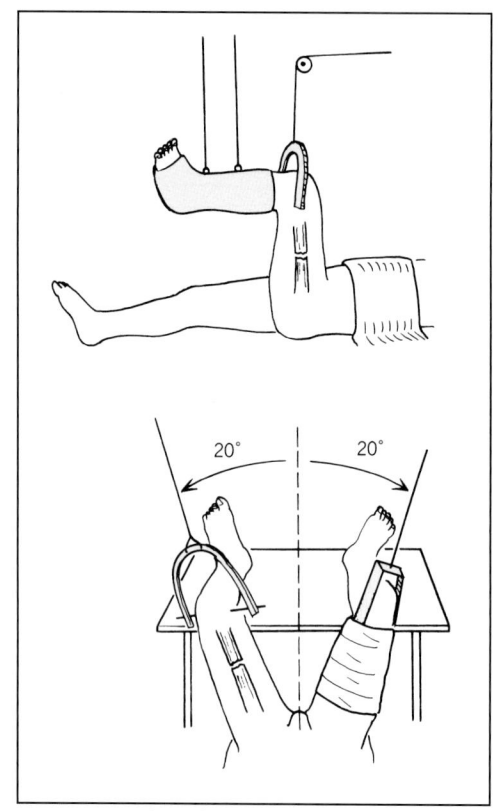

◆図442. 90°–90°牽引（上）とWeber牽引（下）

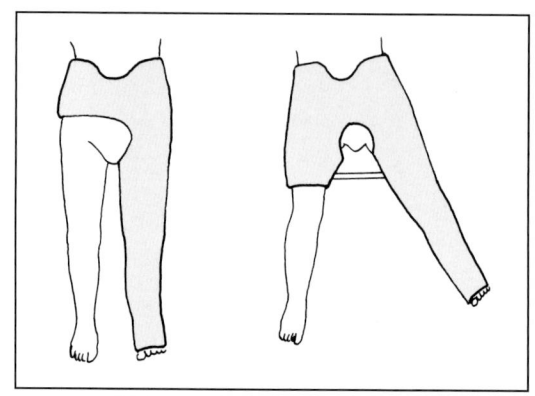

◆図443. 腰部–足先ギプス包帯
左：患側のみ固定
右：健側も固定（one-and-a-half spica cast）

で用いられている．牽引の方向を変えることで回旋転位や屈曲転位を矯正できる（図442）．Bomanら[916]は学齢期以前の小児に対して本法による家庭での牽引治療を行い，入院費用が軽減されると報告したが，本邦の現在の社会事情や家庭環境では実現しそうもない．

f. Weber牽引

Weberの牽引台を使用する．股関節90°屈曲，外転20°で行う．本法の特徴はRippstein法撮影で回旋転位を確認して矯正可能なことであるが，本邦では普及していない（図442）．

g. Neufeld鋼線牽引の変法[917]

牽引用のピンを遠位大腿骨に刺入し，緊張弓を介して整復し，ピンを含めて大腿以下のギプスを巻き，ギプス前方につけたループから牽引し，牽引の方向や部位を変えることで前後方向の屈曲変形を矯正する方法で，転子下骨折や8歳未満は禁忌としている．

2. 外固定

外固定には腰部より足先までのギプス固定が最も用いられる．ギプス固定の時期としては，①直ちに固定，②徒手整復→固定，③牽引→固定，がある．①は転位のごく少ないものに対して各年代に用いる．しかし，①，②ともにギプス内での再転位が発生しやすいのでそのチェックが大切である．Buehlerら[918]は全身麻酔下に遠位骨片に中枢に向かって温和な圧迫を加えて骨片の重なりを計測するテレスコープテストを行い，2～10歳の小児での単純骨折では計測値が30 mm以内であれば95％に良好な予後が期待できるとして，徒手整復とギプス固定の適応とした．この報告はThompsonら[919]の100例の結果から追認されている．また，Martinezら[920]は早期ギプスで治療した51例の観察から，装着時の短縮は10 mm未満とし，最初の2週間にはX線チェックを密に行うことを強調している．③が最も安全で多用され，若干の仮骨形成を待ってギプス包帯を行う．なお，必要に応じて麻酔を行う．特殊な場合を除き固

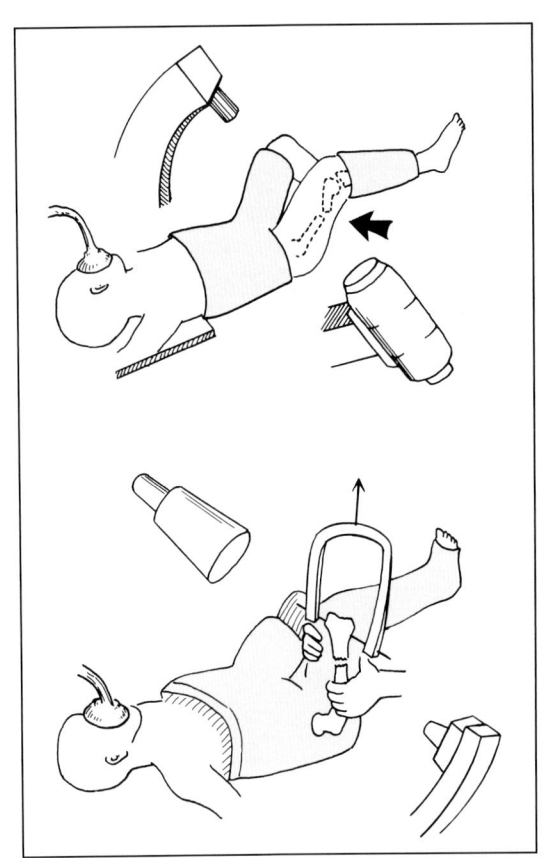

◆図444. McCarthyの早期ギプス固定（上）と
　Çelikerの即時整復固定法（下）
　（それぞれの論文[921)923)]より）

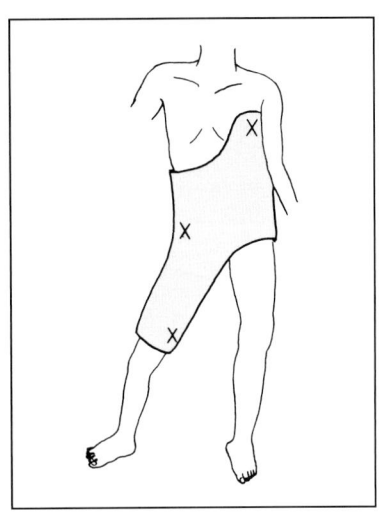

◆図445. Guttmannの歩行ギプス
　×印は固定部位。
　（Guttmannの論文[924)]より）

定肢位は股関節軽度屈曲・外転，回旋は近位骨片の回旋度に応じて決定（近位1/3で外旋転位があれば当然外旋位で固定する），膝は軽度屈曲する。患側だけでよい場合もあれば健側の大腿を含んで固定する場合もある（この方法をone-and-a-half spica castと称する）。後者の方がより確実な固定ができる（図443）。

ギプス固定に際しては種々の工夫がなされている。

McCarthyらの早期ギプス固定[921)]：

腰部と健側大腿，患側下肢をまずギプス固定し，イメージ透視下に整復してギプス固定する方法である（図444）。Weissら[922)]は患側下肢のギプスを介しての整復操作による腓骨神経麻痺の危険から下肢のみではなく膝を含めることを勧めている。

Çelikerらの即時整復固定法[923)]：

大腿骨顆上部に鋼線を通し，牽引によって整復して即時にギプス固定する方法で，彼は3.5〜12歳の65例に行い満足すべき成績を得ている（図444）。

Guttmannらの歩行ギプス[924)]：

近位・中央1/3骨折における工夫で，平均20日の牽引で十分な安定性が得られた後で，3点固定の原則を利用したパンタロン歩行ギプスを行った（図445）。

Pavlik harnessを用いた治療：

Stannardら[925)]は，① 近位および中央1/3の未歩行児，② 治療開始時で4カ月未満，③ 6カ月までの幼児でスモールサイズ，短縮が2cm未満，を適応としてPavlik harnessによる治療を14例に行い，すべて5週以内で骨癒合し，予後良好であり，全身麻酔不要，短期の入院，整復も容易，費用も安い，おむつ交換も容易などすべてに利点ありと報告している。

ハンモックギプス：

2歳以下の乳幼児が適応で骨折が安定するまで短期間の牽引を行った後に患児をハンモ

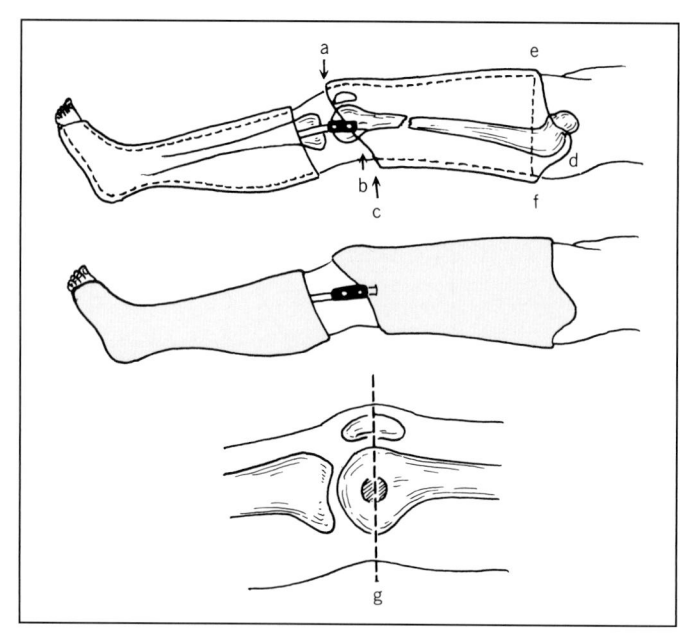

◆図 446-1. Cast brace（functional bracing）

Mooney，Sarmiento により開発された応用範囲の広い bracing である。
a：前方は膝蓋骨の下極まで
b：側方は大腿骨顆部に重なるように
c：後方は膝蓋骨上縁の約 1 cm 上まで
d：中枢部外側は大転子の高さ
e：前方は股関節が十分屈曲できるように
f：後方は殿部皺襞のすぐ下まで
g：多中心性継手は膝蓋骨の中心を通る
装着の時期：intrinsic stability（疼痛と異常可動性が減少し，若干の仮骨がみられる）を認めたとき

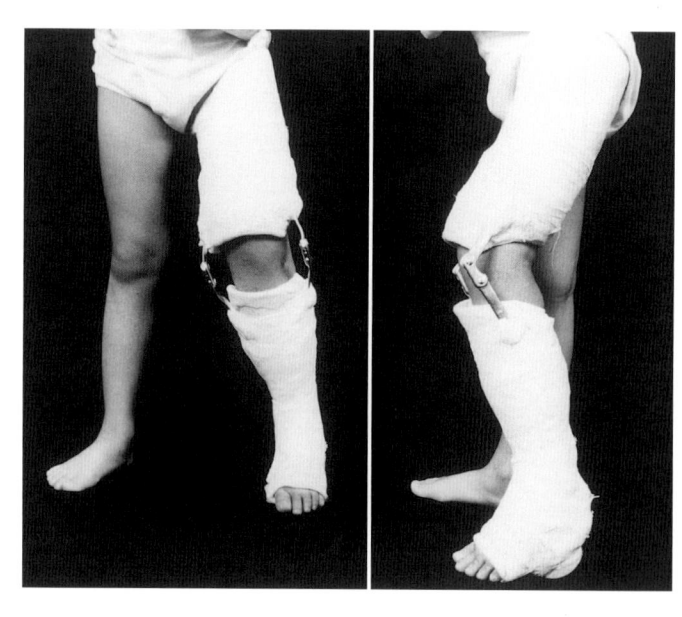

◆図 446-2. Cast brace 装着中

ックに乗せてギプスを巻く方法である[926]。

早期座位ギプス：

全身麻酔を行い，最初に短下肢ギプスを巻いて徒手整復し，2 歳未満では両下肢を，それ以上では健側は膝上からを含めてギプスを股関節は 90°屈曲，40°外転，0〜15°外旋，膝関節は 90°屈曲した肢位で巻く。適応年齢は 6 歳未満とし，注意点としては最初の 3 週は 1 週ごとにチェックし，変形が内反 5°未満，外反 10°未満，屈曲は 10°未満に保つこととした[927]。

Cast brace：

装着の原則はすべて成人と同様であり，時期としては intrinsic stability（異常可動性の減少，運動痛の減少，仮骨の出現）が出現してから行う。遠位 1/3 骨折が最もよい適応であるが，近位・中央 1/3 境界にも応用できる。その場合には股関節も含めて固定する必要が

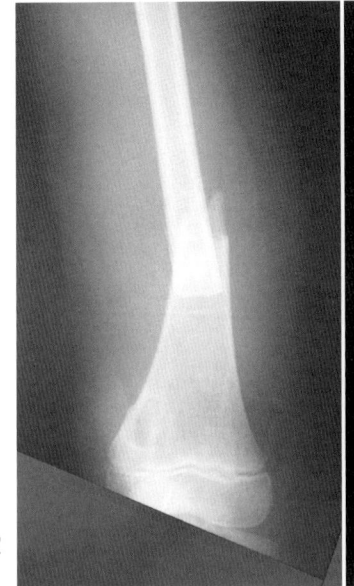

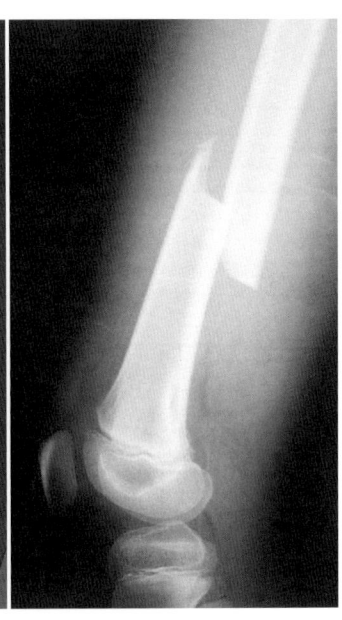

◆図447-1. 経皮的固定とギプス固定
　　　　　併用例，9歳，初診時

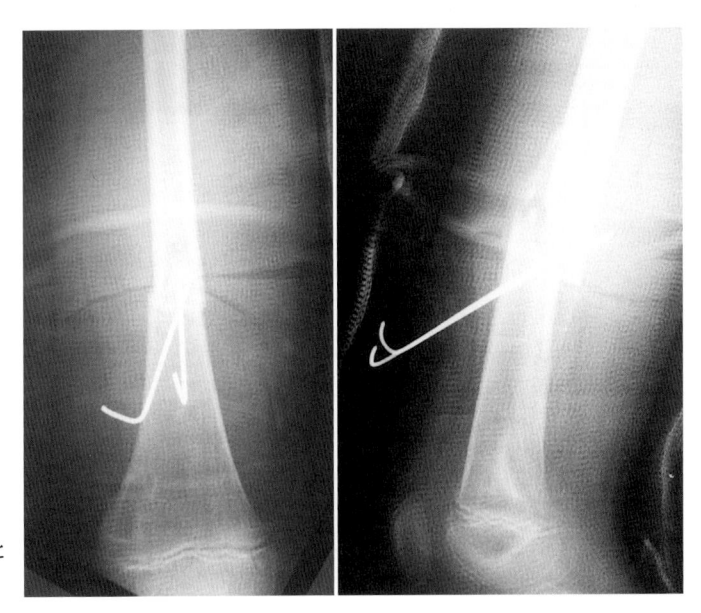

◆図447-2.
　徒手整復し，経皮的K-wire固定と
　ギプス外固定を行う。

あり，坐骨支持や股関節に蝶番をつけるなどの工夫がなされる（図446-1,2）。

　Grossらの特殊なCast brace[928]：
　入院時に介達牽引，次の日に全身麻酔のもとでSteinmann pinを大腿骨遠位に刺入し，これによって整復して，ピンとともにギプスを巻き，次に膝の部分を切って蝶番をつけて膝運動を許す。また，下腿には牽引装置をつけて牽引も行えるようにしておく。荷重歩行を許可する。なお，Grossは本法の72例の経験から，近位での骨折では内反と前方凸屈曲の矯正は十分ではなかったと報告している。

　経皮的固定を加えたギプス固定：
　牽引を行ってもどうしても適切な骨片の配列が得られないときにはイメージ透視下に徒手で整復し，一時的にK-wireで経皮的固定し，ギプスに巻き込んでしまう方法を取らざ

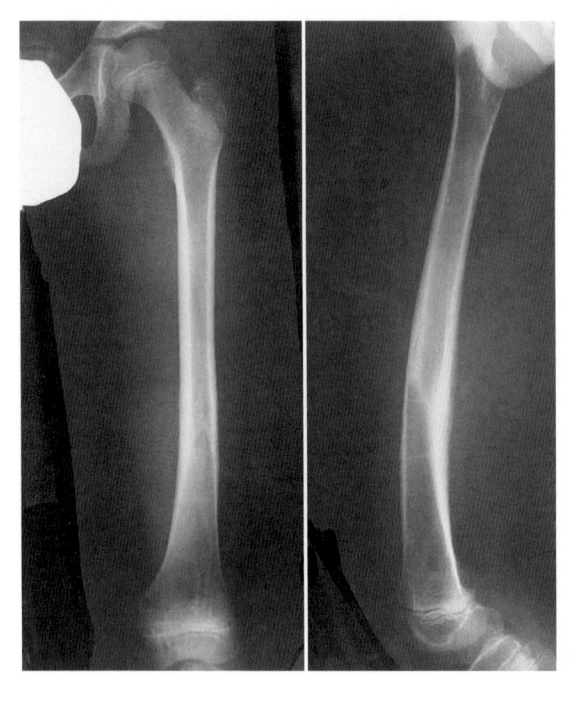

◆図447-3. 術後1年

るを得ない場合があり，限られた症例に用いている（図447-1〜3）。島田ら[903]は1歳8カ月〜11歳8カ月の10例を積極的にこの方法で治療し，利点として翌日より体位変換可能，患者の精神的負担の軽減，看護も容易，X線コントロールも少なくてすむ，ギプス内再転位もない，ことをあげている。この方法は不安定な骨幹部骨折や顆上骨折に対しては有用な方法であるが，顆上骨折で骨端線を貫通して使用する場合にはできるだけ径の細いK-wireを使用し，また，仮骨がある程度形成されたら早期に抜去することが必要である。

3. 骨接合術

最近では積極的に一次的閉鎖性髄内固定が用いられるようになった。思春期を除けば，小児では成人のように強固な固定に固執する必要はなく，不安定であれば外固定を追加すればよい。しかし，思春期や，直視下に整復固定を必要とした場合にはいずれの固定法を用いても強固に固定すべきである。手技としては内副子固定と髄内固定があり，髄内固定には強固な釘か弾性ピン（Ender pinあるいはK-wire）が使用される。

a. 内副子固定

筆者は観血的整復を必要とする思春期の症例にのみ用いたが（図448-1, 2），頭部外傷や多発外傷の場合の一次的固定法として推奨するものもある[912)929]。

手術手技は成人とまったく同様で，外後方の大腿外側広筋と大腿二頭筋の間より進入する。チタン製品を使用する場合には，あまり長い期間をおくと螺子の抜去が困難となるので，骨癒合後早期抜去した方がよい。Kregorら[929]の12例（平均年齢8歳）の抜去までの平均期間は10カ月であった。

b. Küntscher釘による髄内固定

手技は成人とまったく同様であり，粉砕や回旋不安定があれば横止めが必要である[909]。本法は成長障害や壊死発生などの合併症が問題となる。

González-Herranzら[911]は髄内固定34例の調査から大転子頸部成長帯阻止由来の外反股，大転子の成長阻止と頸部の狭小などの異

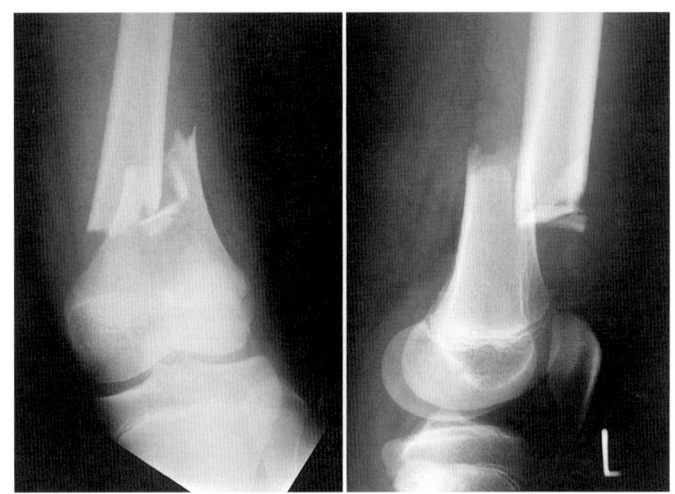

◆図 448-1. 大腿骨顆上骨折に対する顆部内副子使用例，14歳，初診時

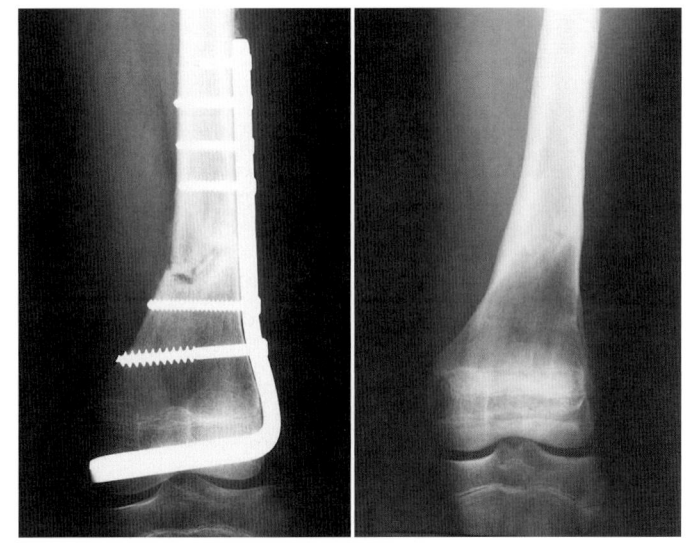

◆図 448-2.
左：術後約3ヵ月
右：術後9ヵ月

◆図 449. 成長大腿骨近位端の図解（González-Herranz[911]より）
TRC：triradiate cartilage
LGP：longitudinal growth plate
TGP：trochanteric growth plate
IGP：neck isthmus growth plate

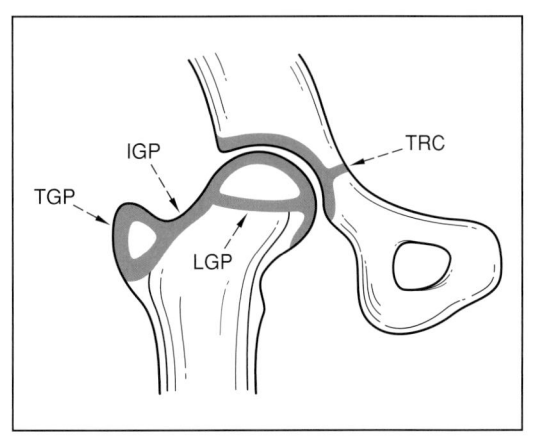

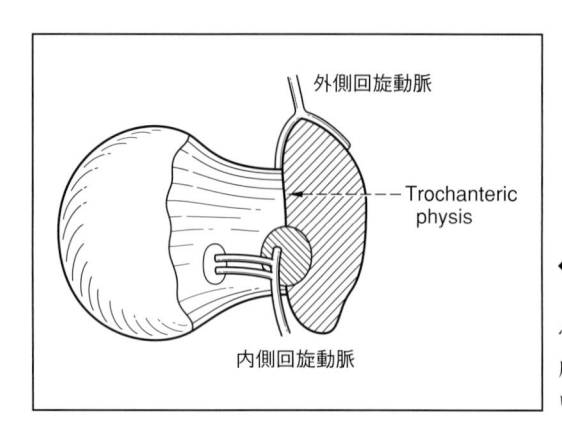

◆図450. 上からみた大腿骨頚部の図
　　　　（Thometz[930]より）
骨格成熟以前は内側回旋動脈と大転子成長軟骨は釘刺入点の近位で接近している。

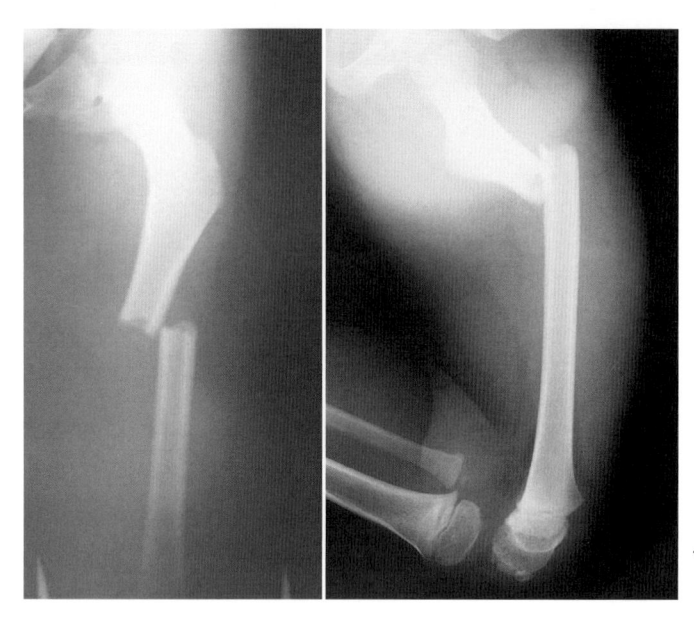

◆図451-1. K-wireによる髄内固定例，4歳，初診時

常を高頻度に認めた．問題は刺入点であり，大転子や転子窩いずれから刺入しても連続性の近位骨端線システムの損傷は避け難い（図449）．また，成熟前の大腿骨頚部では内側回旋動脈と大転子成長板は髄内釘の刺入部に密接していて，大転子の成長障害のみならず骨頭壊死を起こす危険もある[930]（図450）．その他の合併症として股関節亜脱臼[910]の報告もあり，筆者も過去に順行性の髄内固定後に股関節亜脱臼を起こした症例を経験している．適応を慎重に選んで行えば成績は良好であり，本邦では尾上ら[906]が平均年齢14.2歳の11例に対して，髄腔が8mm以上で，刺入点は後方や頚部内側を避けて大転子に接す

るようにし，オウルを使用せずに髄内釘固定を行い良好な成績を収めたことを報告している．

c. Ender pinあるいはK-wireによる髄内固定

　直径の細いK-wireの短期間の使用であれば近位あるいは遠位を問わず骨端線を貫通しても成長障害の危険はなく，刺入点として大転子か遠位顆部が選択できるが，通常は2～3mmのK-wireが用いられるので成長板を避けて刺入する方が安全である．Ender pinも同様に成長帯を避けて使用する．刺入点に制約がある以外は手技に関しては成人とまっ

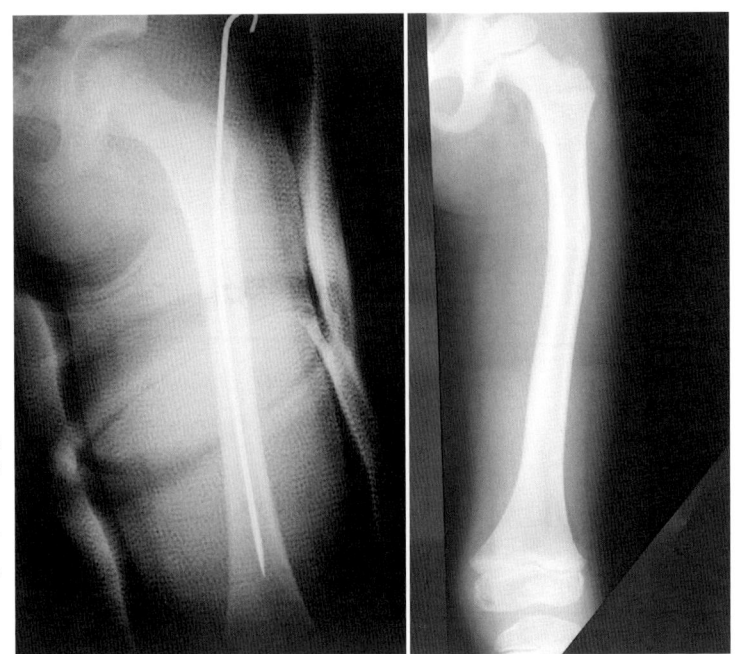

◆図451-2. 徒手整復，K-wire
　　　　　髄内固定，および
　　　　　ギプス固定
左：術直後（K-wireの先端は皮膚
　　外に出しておき，若干の仮骨
　　が形成された後で抜去）
右：8カ月後

たく同じである（図451-1,2）。術後は外固定を追加することが多い[900)903)905)]。西尾ら[905)]は経皮的固定後になお屈曲転位傾向を有した症例に3週間の牽引を追加している。

4. 固定期間

保存的治療の場合はすべて仮骨の形成状態により決定されるが，幼児では短く思春期では長い。X線上の仮骨の成熟のためには従来いわれていた期間（幼児で4〜6週，小児で6〜8週）よりも長い期間（乳幼児で6〜8週，小児では10週前後，年長児では約12週前後）が必要であり，早期に除去して屈曲変形をきたすよりも，関節拘縮の心配がないことから少し長めに固定した方がよい。横止めを含めてKüntscher釘による強固な固定の場合には，成人と同様に外固定は不要であり，複数の弾性ピンで比較的に安定性に固定できた場合も同様である。しかし，K-wire固定の場合には外固定を行った方が安全であり，仮骨の状態をみながら除去の時期を決定する。

後療法

成人と同じように処置する思春期の後半を除いては特別な後療法のプログラムを必要とせず，患者の自然の成り行きにまかせる。親は跛行と関節運動の制限を訴えるが，よく説明してその不安を取ってやる。スポーツへの復帰は本人や親の非常な関心事であるが，仮骨の十分な成熟とROMの正常化を一つの目安としている。

付記．Floating knee

同側の大腿骨と脛骨の骨幹部あるいは隣接の骨幹端部の骨折に由来するflail knee segmentを有する骨折はfloating kneeと呼ばれ[931)]，多くは交通事故などの高度の外力で発生し[932)933)]，開放骨折や頭部外傷を伴いやすく，治療上種々の問題を有している（図431参照）。山田ら[933)]は7例中膝窩動脈損傷を有し，血行再建術と両骨の骨接合術を行い，足関節以下に阻血性拘縮を起こした1例以外は保存的治療で良好な結果を得たと報告しているが，これらの6例はすべて重篤な合併症を

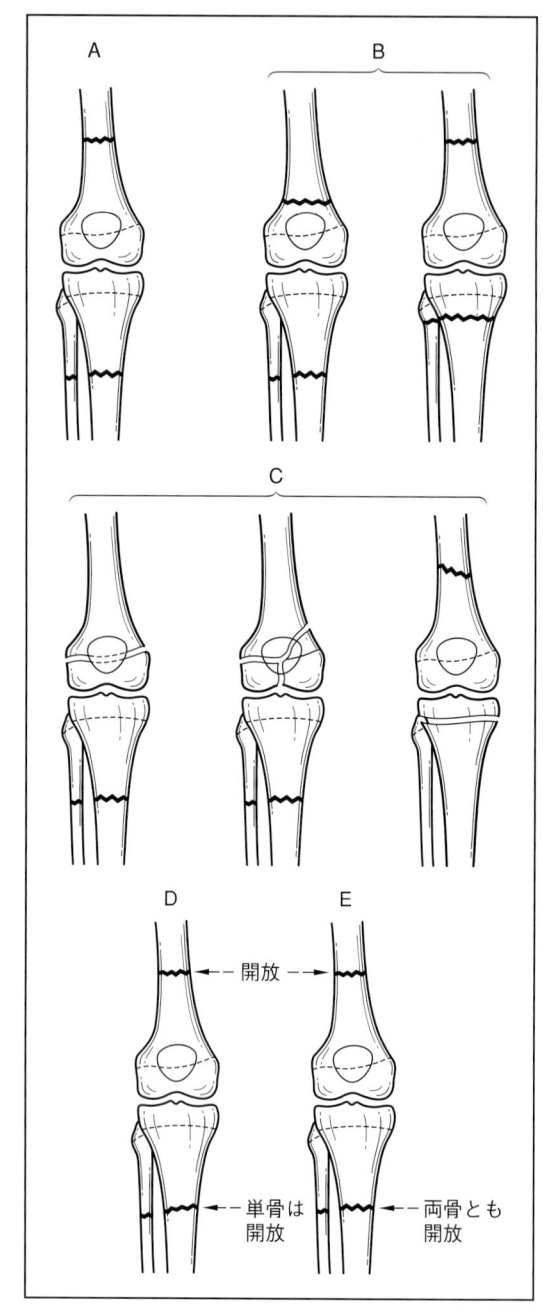

◆図 452. 小児 floating knee の分類と治療（Letts, 1986）
A型：大腿骨，脛骨ともに骨幹部の皮下骨折（脛骨は ORIF，大腿骨は直達牽引）
B型：一つは骨幹部，一つは骨幹端でともに皮下骨折（骨幹部は ORIF，骨幹端は直達牽引か外固定）
C型：一つは骨幹部，一つは骨端離開（骨端線損傷は整復と内固定，一方は牽引か外固定）
D型：一つは開放性で軟部組織の損傷大（脛骨の開放骨折には débridement と創外固定，開放あるいは皮下大腿骨骨折には牽引）
E型：両骨とも開放性で軟部組織の損傷大（下腿には創外固定，大腿は牽引か創外固定）
（　）内は治療法

有してなかった。Bohn ら[934]は42例（44肢）中19例の予後調査で12例は脚長差，屈曲変形，膝不安定があり，10歳を超すと膝靱帯の合併症の頻度が高く，愁訴を残しやすいと報告している。

Letts ら[932]は両骨の保存的治療の成績は悪く，新しい小児の分類とともに分類別の治療法を提唱した（図452）。Kasser[878]も一般的には少なくとも一つ，通常脛骨を内固定すべきと記載している。年齢，骨折部位，骨折型，皮下あるいは開放などの因子を十分に考慮し，牽引やギプス固定，創外固定，閉鎖性髄内固定，観血的整復固定などを使い分けるべきであろう。

Pelvis, lower extremity

膝関節周辺骨折・脱臼

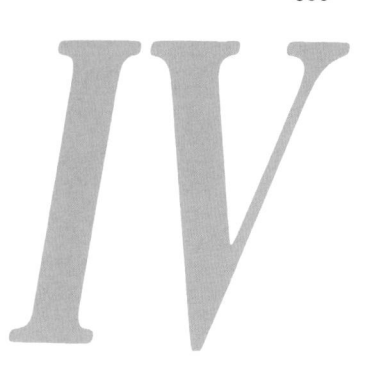

IV

　思春期を除く小児では膝関節周辺への外力により半月板や靱帯損傷を起こすことは少なく，多くは骨折を発生し，これらの骨折には，① 大腿骨遠位骨端離開，② 膝蓋骨骨折（骨軟骨骨折を含む），③ 脛骨近位骨端離開，④ 脛骨顆間隆起骨折，⑤ 脛骨粗面骨折，が含まれる（図453）。また，膝蓋骨脱臼もあり得る。しかし，Bertinら[935]は膝周辺骨端線損傷29例中14例に靱帯不安定を認め，Thomsonら[936]も29例，30骨折中2例に同側の前十字靱帯損傷を合併したことを報告していて，靱帯同時損傷の可能性があることを念頭に置いておく必要がある。臨床症状としては変形以外には特徴的なものがなく，靱帯損傷の有無のテストも隣接の骨損傷のためにためらいがちとなる。最大圧痛点の部位をみることは大切で，転位のあまりない骨端線損傷の判断の大切な材料になる。診断は単純X線などの画像診断により確定する。

　下肢の血行のチェックは重要で，足の色調や知覚の変化，疼痛（骨折部のみではなくて，それより末梢で足部に至る疼痛）の有無および足背動脈，後脛骨動脈の拍動を必ずチェックして記載しておく。ここでも5P(pain, pallor, paralysis, pulselessness, paresthesia)のチェックの原則は生きている。また，末梢神経（特に腓骨神経）の損傷の有無を検査し，記載しておく。他部の骨折の有無と全身状態の

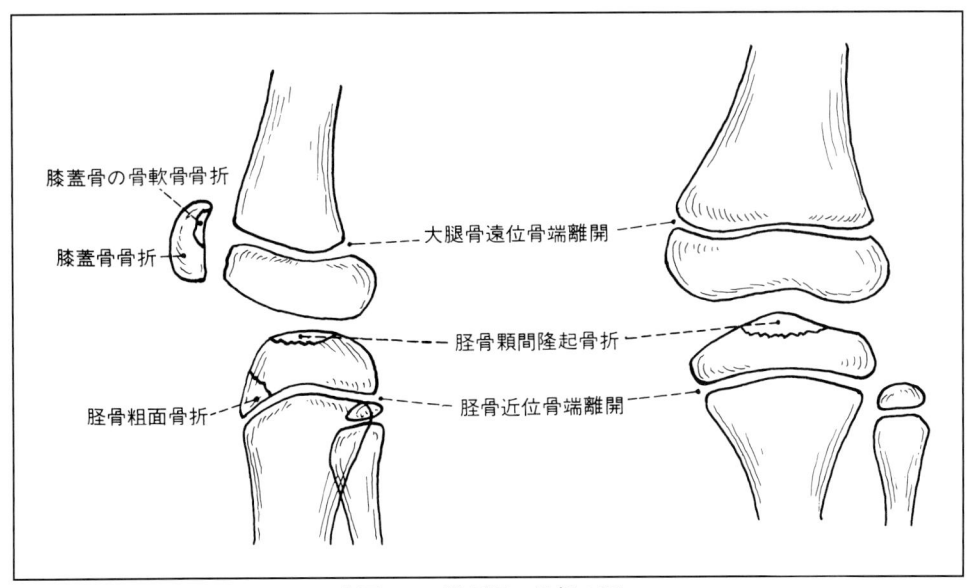

◆図453．膝周辺の骨折の種々

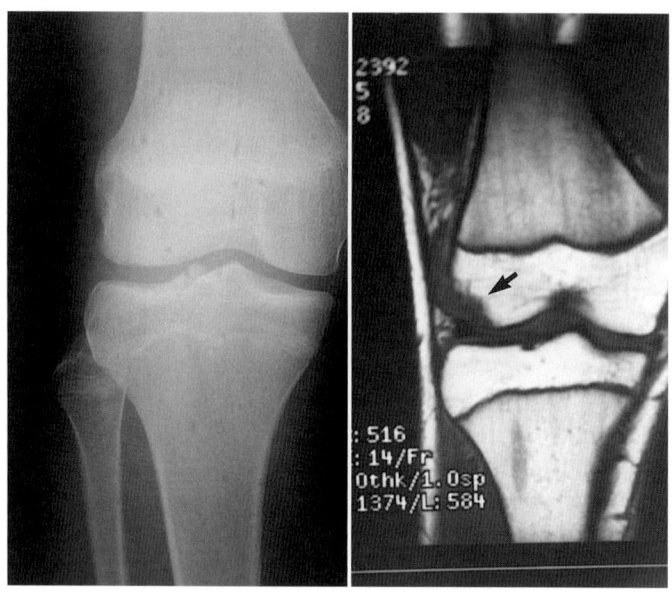

◆図454. 右大腿骨外側顆 bone bruise（矢印の部），11歳
初診時単純X線とMRI。

チェックが必要なことはもちろんである。
　X線検査で診断がつけば個々の検査，治療に入る。

1 大腿骨遠位骨端離開

　直達・介達外力で発生し，原因としては交通事故やスポーツ外傷が多く，Beatyら[937]のまとめによると自動車事故によるものは44％，スポーツによるものは25％であった。全骨端線損傷中に占める発生頻度としてPetersonら[632]は951例中13例（1.4％）であったと述べ，これはOgden[938]の報告（3.8％）より少なく，Neerら[60]の報告（1％）より多い。遠位大腿骨骨端は大腿骨成長の約70％，下肢全体の成長の約40％に貢献するので，同部の損傷症例では変形や脚長差の発生に関して慎重な経過観察が必要となる。
　血管・神経障害の有無のチェックの大切なことを再度強調する。

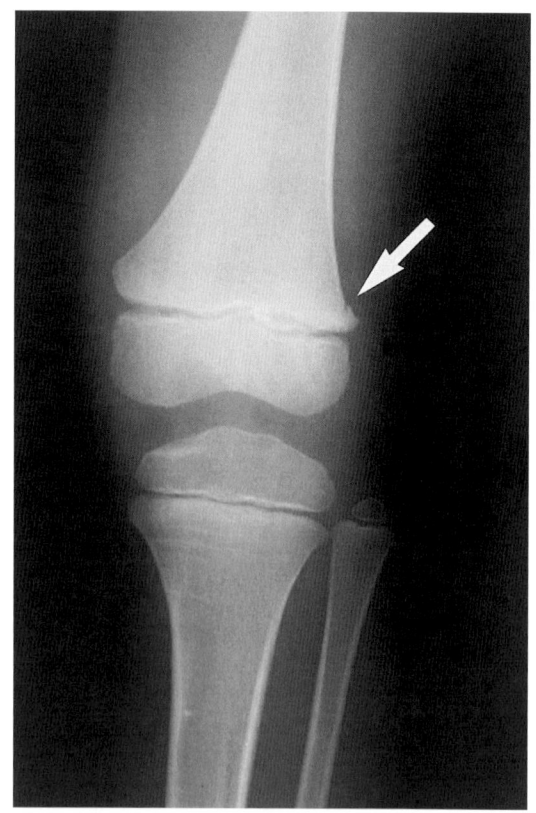

◆図455. 左大腿骨遠位骨端離開（SH-Ⅱ型），5歳
矢印は Thurston-Holland sign。

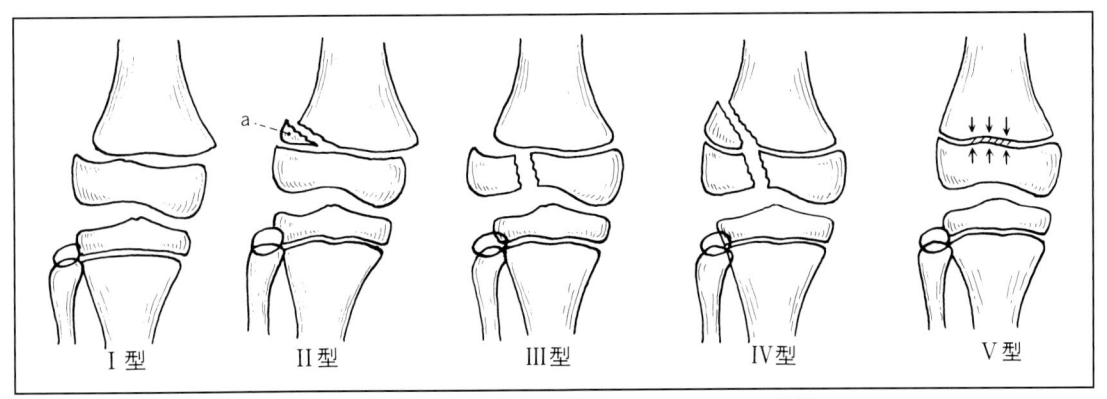

◆図456．大腿骨遠位骨端離開の Salter-Harris 分類
a：Thurston-Holland sign

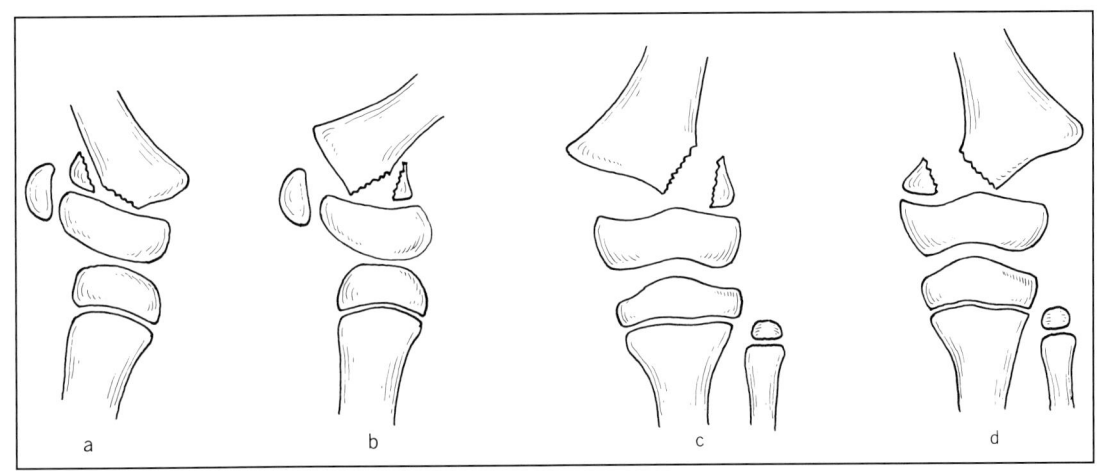

◆図457．大腿骨遠位骨端離開の転位方向による分類（骨幹端部骨片は凹側に位置する）
a：伸展型，b：屈曲型，c：外転型，d：内転型

X線撮影，所見および分類

X線撮影は膝を中心に広い範囲をまず前後面で行って骨折部位の特定をした後で，骨折部を中心に前後，側面および両斜位撮影を行う。X線写真より骨折の型と転位の方向を判定する。判読に際しての注意は骨端線の幅が正常か否かをみることで，疑わしいときには健側と比較して判定する必要がある。
CTは矢状面や前額面の骨折線がある場合には転位の程度や方向の確認に有効であり，MRIは潜在性の骨折の発見や軟部組織（靱帯や半月板）の損傷の確認に有効である（図454）。

1. 骨折型による分類

Salter-Harris（SH）分類が最も用いられる。Ⅰ型は純粋な骨端離開である。Ⅱ型は最も多く，種々の大きさの骨幹端部骨片を伴う。転位がなくてもこの骨幹端部骨片がある場合はⅡ型の骨折を意味していて，Thurston-Holland sign として知られている（図455）。Ⅲ型は骨端部に限局し，Ⅳ型は骨幹端部から骨端部に縦に走る骨折であり，ともに非常に少ない。Ⅴ型は受傷時には不明で，後日骨端線の早期閉鎖が起こって初めてわかる。前もってこれを判読する方法はなく，非常にやっかいな損傷である（図456）。稀な骨折型として triplane 骨折もある[939]。

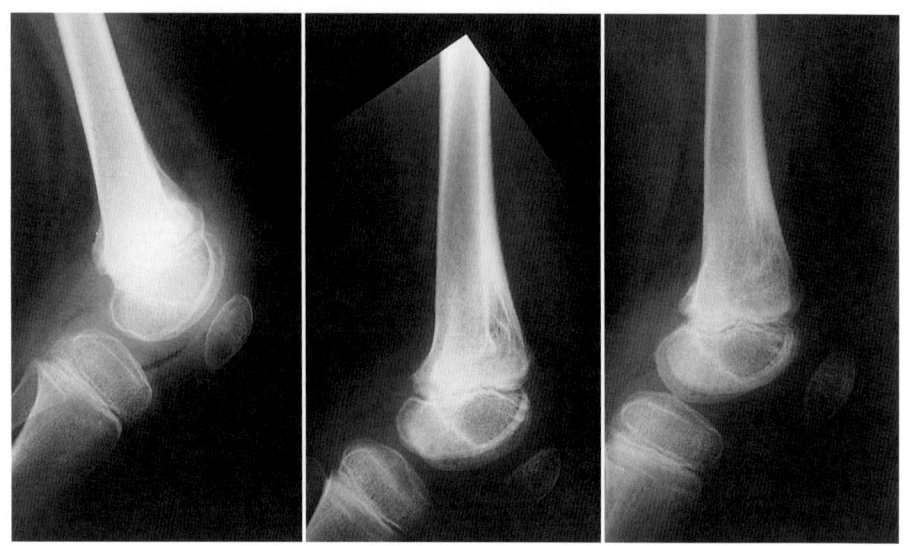

◆図458. 大腿骨遠位骨端離開の自家矯正例，7歳（図460提示例）
左：受傷後約2カ月，中：7カ月，右：9カ月

2. 転位の方向による分類

転位の方向により，①伸展型（遠位骨片が前方に転位し，後方凸の変形を伴うもの），②屈曲型（前方凸屈曲転位を伴うもの），③外転型（外反膝を呈するような変形を伴うもの），④内転型（内反膝を呈するような変形を伴うもの），に分類できる（図457）。なお，伸展型骨折は発生原因からして"cart wheel"あるいは"wagon wheel"骨折と呼ばれた[940]。

治療方針

SH分類に基づく骨折型が治療方針決定の参考となる。

1. SH-Ⅰ, Ⅱ型

転位がごく軽度であればそのままギプス固定する。

多少とも転位があれば徒手整復を行う。残存転位の許容範囲を明言することはむずかしいが，前額面（内・外反変形）で約5°前後，矢状面（前後屈曲）で約10〜15°の変形はまず問題ないであろう。自家矯正の程度は残存成長期間により左右されるが，Sharrard[941]は前・後方凸屈曲では15°未満，Blount[942]は10歳未満では20°未満の後方屈曲は問題ないと記載している。筆者らが経験した例ではかなりの自家矯正が得られた（図458）。完全整復にこだわって繰り返し整復操作をすると成長帯を損傷し，骨端線の早期閉鎖による成長障害や変形を発生する危険があり，自家矯正を期待した方がよい。

固定を外固定とするか，経皮的固定とするかは各症例のもつ安定性にかかっているが，比較的に再転位しやすいことを知っておくべきである。Thomsonら[936]は整復後の固定に長下肢ギプスを行ったものでは43%にギプスの中で再転位が起こり，一次的内固定群では起こらず，一次的内固定を勧めている。同様な意見を述べるものは多い[937)939)943]。

もし徒手整復が成功しなければ観血的整復術を行う。

2. SH-Ⅲ, Ⅳ型

転位を残すと骨端線の部分的閉鎖を生じ成長障害が発生する。特にⅣ型では骨幹端骨と骨端骨とが接触して癒合し骨橋を形成するので正確な整復が必要である。また，SH-Ⅲ型

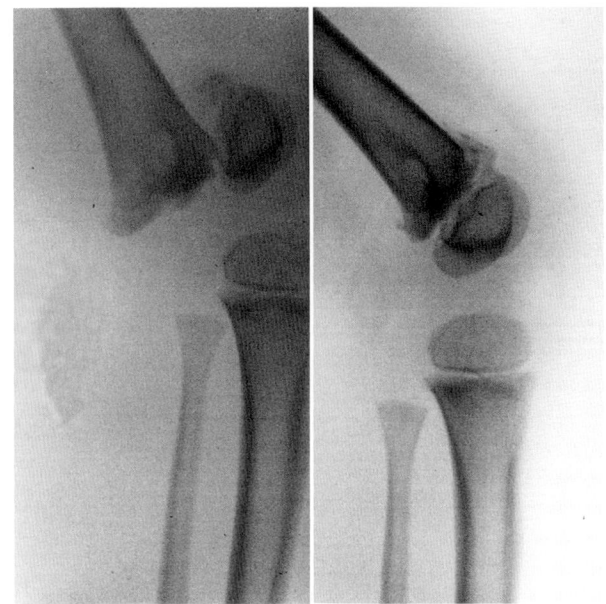

◆図459-1. 大腿骨遠位骨端離開，伸展型の徒手整復例，年齢不詳
左：初診時
右：牽引と屈曲，前方からの圧迫で整復

では通常2 mm以上の段差は関節面の不整を招くので整復が必要である。これらの症例では徒手整復の可能性は少なく，関節面と骨端線の適合性の修復のために観血的整復術の適応となることが多い。

家族への説明

① 整復が必要か否か（骨折型の転位の状態で判断），② 整復後に再転位しやすいこととその場合の対策，③ ときとして膝運動回復が遅れたり，永続することがあること，および④ 成長障害の可能性について説明しておく。骨端線早期閉鎖について，一般的にSH-Ⅰ，Ⅱ型では起こりにくく，Ⅲ，Ⅳ型では起こりやすいといわれているが，必ずしも正しい予後を示すとは限らない。富士川ら[944]の10例中9例がSH-Ⅰ，Ⅱ型であったが4例に5 mm以上の脚長差，5例に5°以上の内外反変形を認めている。患者の年齢，外力のひどさ，転位の程度や整復状態が予後関連因子となり得るので，説明の前にこれらを十分に把握しておく必要がある。田波ら[945]は成長障害因子として受傷時の年齢をあげ，成長曲線が急峻期に受傷したものは脚長差や変形を示すものがみられたと述べた。森井ら[946]も12歳未満での受傷を脚長差を生じる危険因子とし，Riseboroughら[947]は66例の分析で2～11歳までが最も予後の悪いグループに属したと記載している。また，Beatyら[937]は7シリーズ248例の観察から，屈曲変形は24％（60例/248例），脚長差は32％（79例/248例）に発生し，若い年齢のものに脚長差が生じやすいと記載している。受傷時の転位の程度や整復の不十分さも危険因子で[948]，最初の転位が直径の1/2を超した場合には成長障害と脚長差の発生の可能性が大きくなるとの報告もある[949]。Linhartら[950]は12例の3～12年の追跡調査で，8例は0.5～3.5 cmの短縮と5～14°の内・外反変形をみたと記載している。従って，長期追跡調査が必要であることを十分に説明しておく必要がある。

治　療

1. 徒手整復と外固定

伸展型：体位は背臥位と腹臥位で行う方法がある。全身麻酔を行った場合では，腹臥位

にするには挿管を必要とするが、背臥位ではマスクで行える利点がある。腰椎麻酔の場合には体位には関係ない。背臥位での整復は、助手に大腿を介して対抗牽引を中枢側に加えさせ、膝軽度屈曲位で強く末梢側に牽引しながら近位骨片には後方から、遠位骨片には前方から圧迫を加えながら膝を屈曲させて整復する。あるいは、膝の後方に小さな枕をかませて強く屈曲させ大腿後面をテコの支点として整復する方法もある（図459-1,2）。整復が完了したら足背動脈の拍動が触れることを確認しておく。

外固定は、転位が少ないか、あるいは整復後に安定性が良好と判断すれば良肢位での大腿中枢から足先に至るギプス包帯を行うが、通常は腰部から足先までのギプス包帯を整復完了時点の肢位で行う。それでも不安定で再転位することがある（図460）。鋭角位で固定した場合は、その後の骨片が安定性であれば、2週前後で屈曲度を半分とし、次の2週前後でまた半分と屈曲角を減少させる。固定期間はいずれの骨折型でもトータルで6〜8週は必要である。

屈曲型：膝伸展位で末梢側に強い長軸牽引を加えながら、近位骨片に前方からの圧迫を加えて整復する。遠位骨片に後方から圧迫を加える場合は循環障害に細心の注意を払うことが必要である。

外固定は膝軽度屈曲ないし伸展位で大腿より足先あるいは腰部から足先までのギプス包帯を行う。整復完了後と固定後に循環障害がないことを確認する。

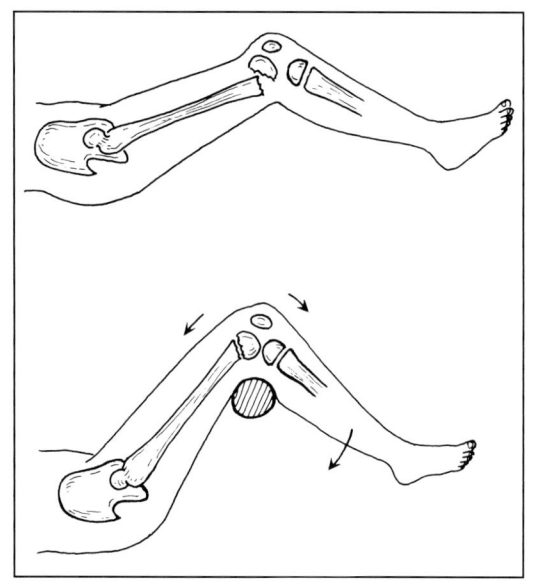

◆図459-2. 大腿骨遠位骨端離開（伸展型）の徒手整復法
末梢方向に長軸牽引を加え、枕を膝窩部に当てて強く屈曲させる。前方に牽引力が働いて整復できる。

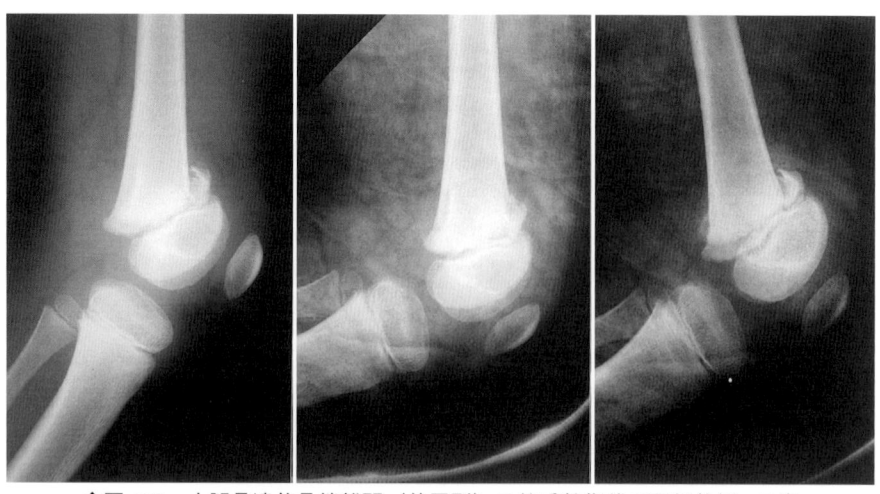

◆図460. 大腿骨遠位骨端離開（伸展型）の徒手整復後の再転位例、7歳
左：初診時、中：徒手整復後、右：ギプス内で再転位

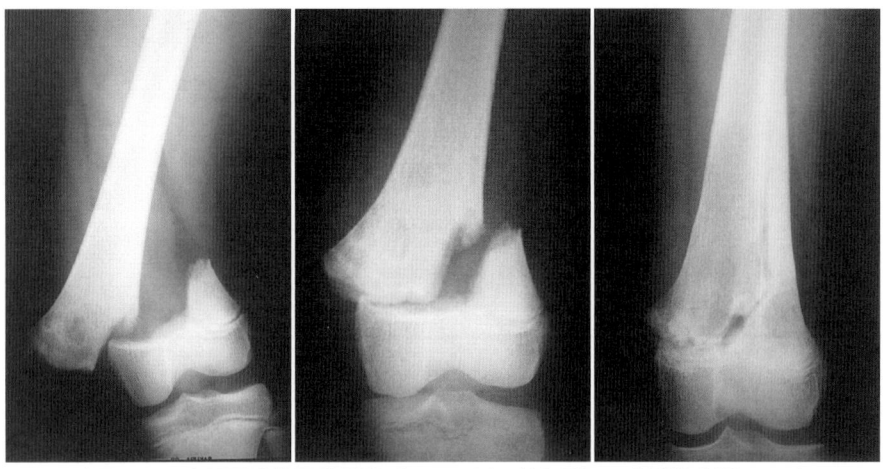

◆図461. 大腿骨遠位骨端離開（SH-Ⅱ型，外転型）の牽引治療例，10歳
左：初診時，中：牽引2週，右：受傷後約3カ月

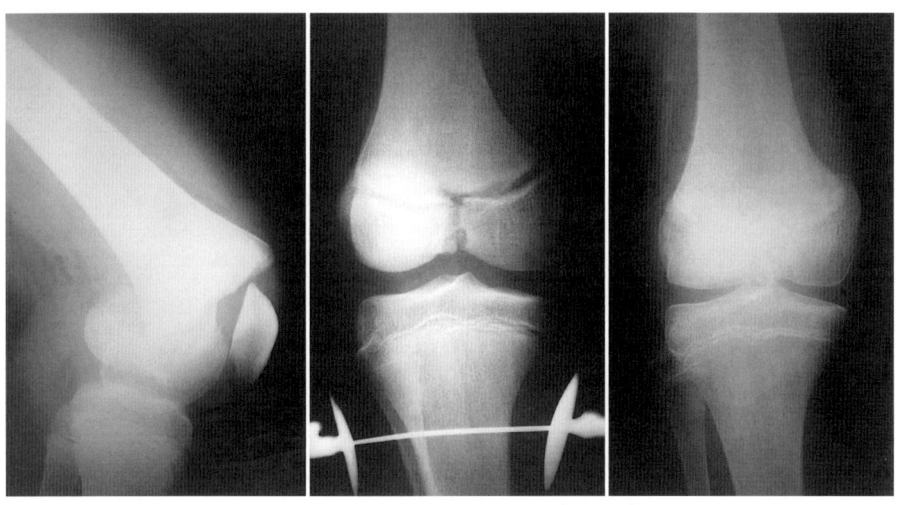

◆図462. 大腿骨遠位骨端離開（T字型，SH-Ⅰ，Ⅲ型合併，屈曲型）の牽引治療例，14歳
左：初診時，中：牽引2日目，右：7週後

外転型（内転型）：膝伸展位で牽引と内反（外反）を加えて整復し，外固定はそれぞれの整復が完了した肢位，すなわち，外転型では内反を，内転型では外反を強制する位置で固定する。その際，膝周辺には巻き綿を少し多く巻いて圧迫による合併症の発生を防ぐ。

整復後のX線チェックと対策：整復固定の当日，3〜4日後，1週後にX線チェックを行い，もし再転位が発生すれば再整復しK-wireによる経皮的固定を行った方が確実である。

2. 牽引による整復

脛骨近位より鋼線牽引を行って整復を図る方法もあるが，徒手整復ほどの効果は期待できない。X線コントロールにより許容範囲まで整復できたかどうかを慎重に観察し，以後の処置に移るか否かを決定すべきであろう（図461，462）。

3. 経皮的K-wire固定

整復後の不安定例のみならず，整復を必要

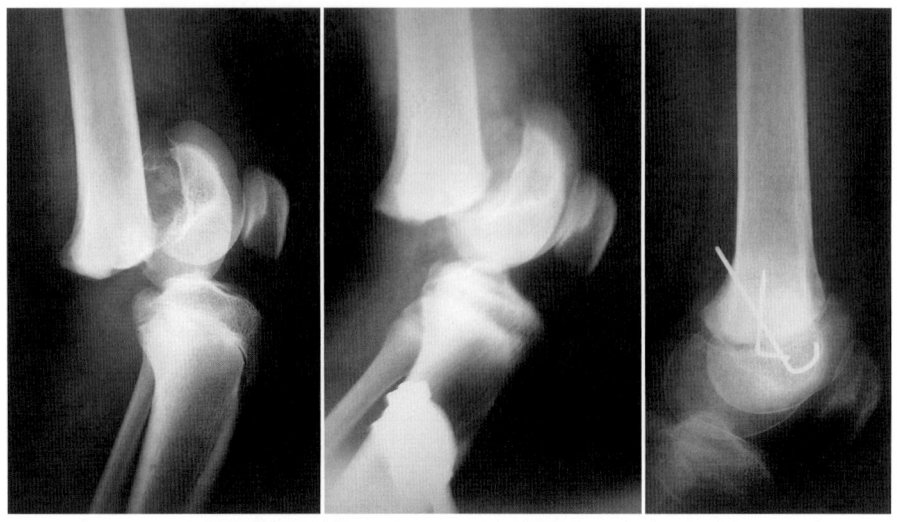

◆図463. 大腿骨遠位骨端離開（SH-II型，伸展型）の経皮的固定例，15歳
　　　左：初診時
　　　中：牽引中，整復不十分
　　　右：徒手整復と経皮的K-wire固定施行，術後2.5カ月

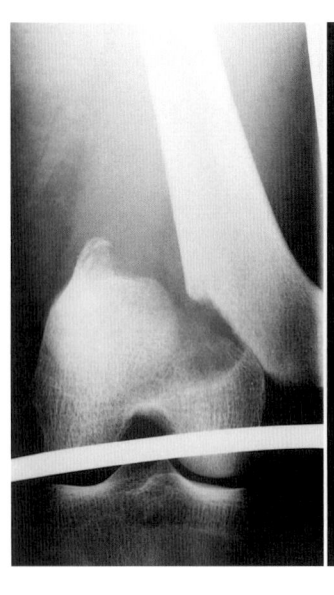

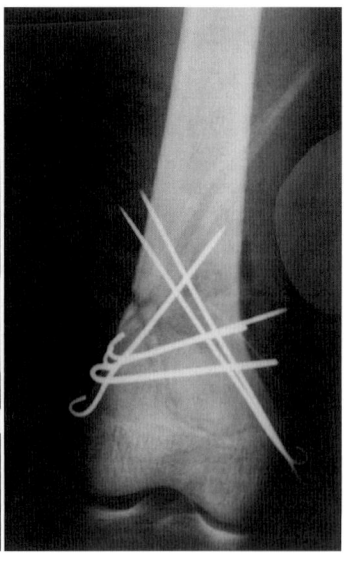

◆図464. 大腿骨遠位骨端離開（SH-II型，外転型）の観血的整復固定例，16歳
　　　左：牽引中，整復不十分
　　　右：内・外側進入で整復固定を行った

としたすべての例に用いてよい効果的な手技である。SH-I，II型では骨端線を貫通して固定するが，直径があまり大きくない，溝のないK-wireの短期間使用であれば成長障害は問題にはならない（図463）。

K-wireの先端を皮膚の外に出しておくか，皮下に埋没するかは一長一短があるが，早期抜去を必要とする場合は皮膚の外に出しておき，早期抜去の必要がない場合は皮下に埋没しておく。経皮的固定後の外固定は年齢により異なるが通常良肢位で4～6週行う。

4. 観血的整復

SH-II型では骨幹端部骨片のある側から切開を加える（外転型では外側，内転型では内側より）。しかし，稀には両側から切開を加える必要もある。外側では外側広筋，内側では内側広筋を前方に展開して局所に達する。

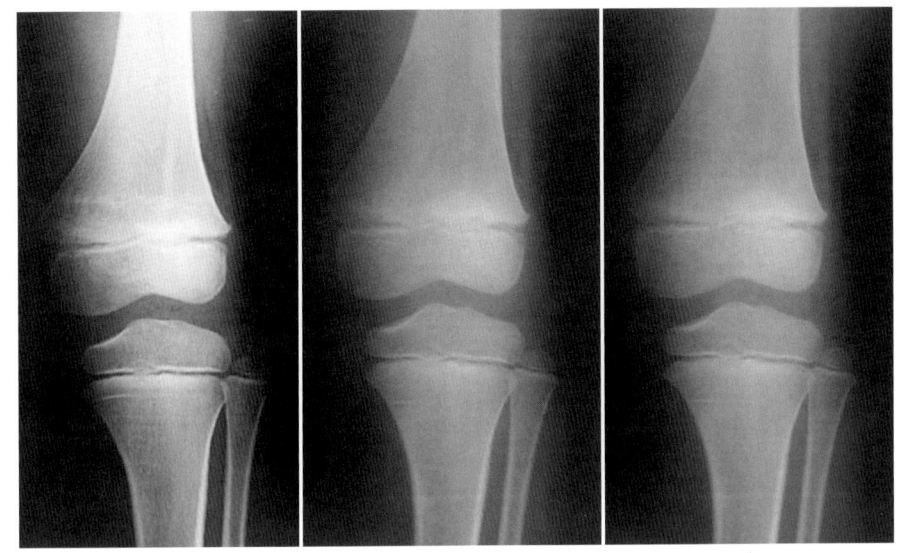

◆図465-1．Harris の growth arrest line（図455提示例）
Growth arrest line は経過とともに骨端線に平行に近位へ上昇し，成長が対称性であることがわかる．
左：受傷後8カ月，中：11カ月後，右：1年5カ月後

SH-Ⅲ，Ⅳ型では関節面の正確な整復が必要であり，関節を展開して直視下に確認する必要がある．関節鏡視下に経皮的整復と経皮的固定を行うのも一つの方法である．直視下の整復は成長帯を損傷しないようにできるだけ愛護的に行う必要がある．

内固定法としては，SH-Ⅱ型では通常 K-wire の交差固定を骨端線を貫通して行うが，遠位骨片の骨幹端部骨片が大きい場合には骨幹端部を横に螺子または K-wire で固定し，固定性が不十分であれば前述のように K-wire 固定を追加する（図464）．SH-Ⅲ，Ⅳ型で螺子を使用する場合には骨端線を貫通しないように横に刺入する．K-wire であれば骨端線を貫通してもよい．

術後の外固定法や期間も経皮的固定に準じる．

後療法

どの治療法を選択しても，術後早期に大腿四頭筋の等尺性運動を開始し，免荷歩行を許可してよいが，荷重は遅らせる．固定除去後は自動的運動と日常生活への復帰で筋力は徐々にアップし，成人のように特別なリハビリテーションのメニューは必要としない[937]．Roberts[951]は大腿骨遠位骨端離開での膝拘縮の頻度を文献的に調査し16％であったと記載しているが，筆者の経験では伸展型で過屈曲位固定期間が長いと屈曲拘縮が続くようであった．

成長障害に対して

成長障害発生のサインとしては骨端線の部分的閉鎖の出現と Harris の growth arrest line[952]の非対称性出現がある（図438-2参照）．この line が骨端線に平行であれば成長が対称性に行われていることを示している（図465-1，2）．

進行性屈曲変形：骨端線の骨性架橋形成による非対称性成長抑制で発生し，早期閉鎖域が全成長軟骨面積の25〜30％以内で，成長の残りが少なくとも2年あれば Langenskiöld

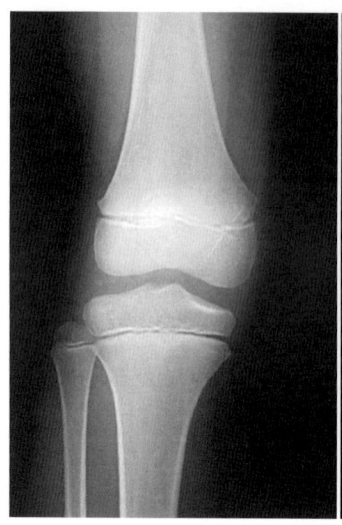

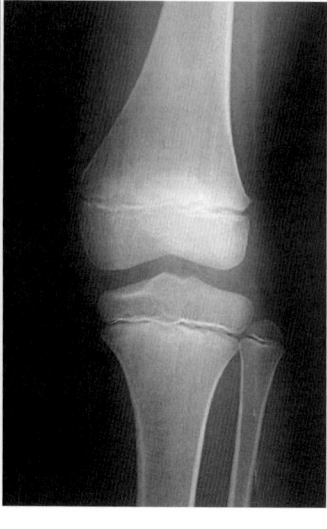

◆図465-2. 受傷後3年2カ月
左：健側，右：患側
左右差なし。

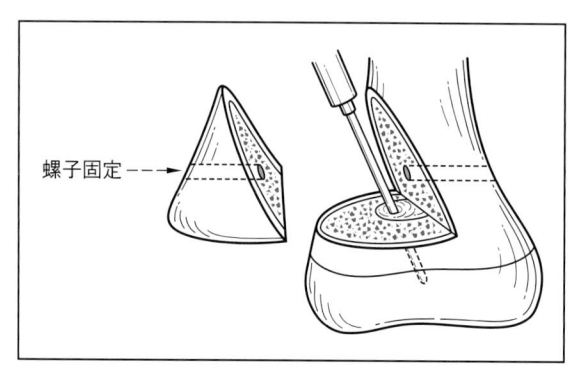

◆図466. 骨性架橋切除のLangenskiöld変法
（Jackson[953]より）
利点として，① 術野に到達しやすい，② マッピングに頼ることが少ない，③ 再充填した骨は遊離脂肪を押さえ，皮質欠損を残さず，術後の再骨折の危険が少ない，④ 螺子は後日の成長のマーカーとなる。

螺子固定

の架橋切除術を考慮すべきであろう[939]。Jackson[953]は中央部の骨性架橋の切除に対するユニークな手術法を記載している（図466）。Kasser[954]はLangenskiöld手術の適応を閉鎖面積が全体の50％以内とし，Beatyら[937]は骨性架橋がそれ以上であるか，成長の残りが2年未満であれば切除すべきでないと述べている。成長側の成長抑制術や成長してからの矯正骨切り術で対処する。

脚長差：最終的予測が2cm前後の脚長差であれば問題はないが，それを超せば延長術や健側の短縮術で対処する必要がある。延長術の場合には創外固定器が使用される。

2 膝蓋骨骨折

骨折は成人と同様直達・介達外力で発生し得る。しかし，小児では膝蓋骨は可動性に富み，厚い成長軟骨や関節軟骨，強靱な支持組織に覆われているので発生頻度は低く，Maguireら[955]は小児骨折の1％未満，Rayら[956]は全膝蓋骨骨折中小児の占める頻度を6％と記載している。同じ理由で成人にみるような著しい転位を伴った骨折は極めて稀である[957]。症状は成人と同じく腫脹，関節血症，運動痛などで，これらが骨折の状態によって種々の程度に出現する。矢状面の骨折で転位が軽度の場合には通常の前後，側面像では骨折はわからず，軸射

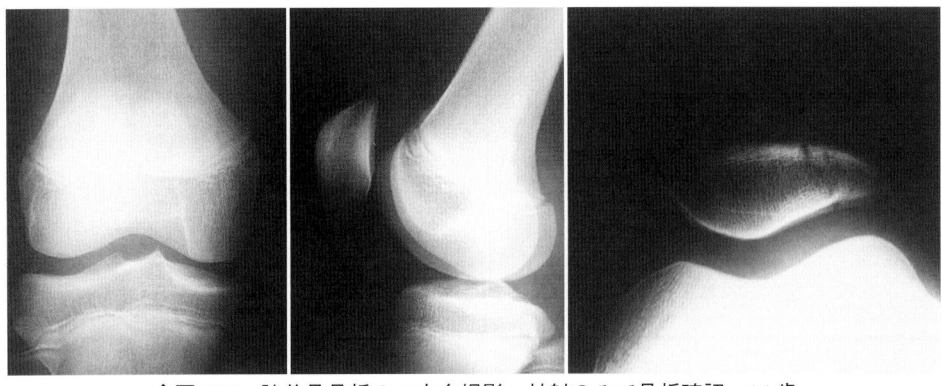

◆図467. 膝蓋骨骨折の3方向撮影,軸射のみで骨折確認,14歳

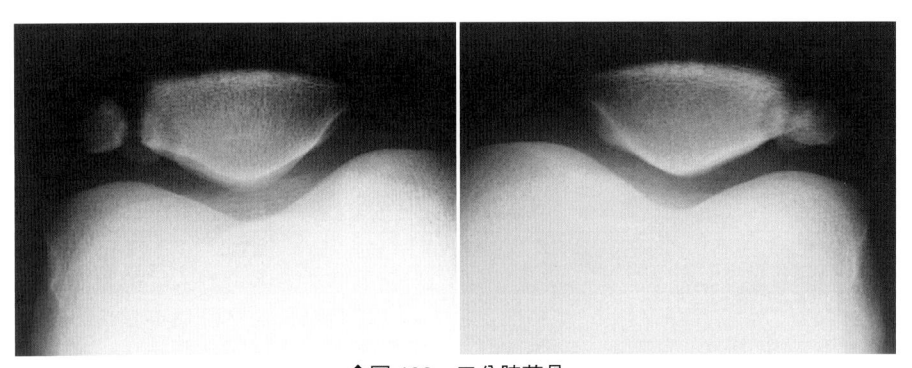

◆図468. 三分膝蓋骨
ときとして骨折と誤診される。両側の撮影が必要である。

でのみ判明することもある(図467)。また,上下極の骨折が疑われた場合には骨片離開の量の判定のために屈伸側面像が勧められている[937]。注意しなければならないのは二分膝蓋骨(稀に三分膝蓋骨)を骨折と誤診することで(図468),この場合は骨片端はスムースで等間隔であり,また,健側を撮影してみると同じような所見がみられることが多く,臨床症状と合わせて鑑別可能である。また,副骨化核やSinding-Larsen-Johanson病との鑑別診断も必要である。転位が著明な場合の治療は成人とほとんど同じであるが(図469),Beaty[937]は転位が2～3mm未満で膝が自動的に伸展できれば保存的治療の適応としている。ここでは小児に特有な,いわゆる"sleeve"骨折について記し,後面の骨軟骨剥離骨折については骨軟骨骨折(osteochondral fracture)の項で述べる。

A いわゆる"sleeve"骨折

膝屈曲での踏み切り[958]やジャンプと急激な膝伸展を必要とするスポーツ[959]の際の大腿四頭筋の過緊張により発生し,膝蓋骨の下極と大腿関節面の軟骨と少量の骨質が膝蓋靱帯により,ゆで卵の殻をむくように引き裂かれた状態であり,Houghtonら[960]により報告された稀な骨折である。Maguireら[955]は67骨折中sleeve骨折は2例であったと報告している。本邦でもその病態の認識の拡がりとともに次第に報告例数が増加している[961]〜[966]。通常の膝蓋骨骨折の症状のほかに健側と比較して膝蓋骨高位がみら

れる。また，同様な型としての近位端での剥離骨折も報告され[958)967)], "cap fracture" と仮称されている[967)]。欧米ではBishay[968)]が1例の報告を行っている。この上極の骨折では下極の場合と反対に膝蓋骨低位が出現する。脛骨結節剥離骨折を同時に合併した症例も報告されている[965)]。

X線撮影，所見

前後・軸射像はこの場合参考にはならず，側面像が有用である。膝の通常の撮影では遠位骨片に対しては線量が多過ぎて骨片がよく写らない。従って，膝蓋骨高位があるとき，あるいは骨片の存在が疑われるときには線量を十分に落として撮影する必要がある。膝蓋骨体部は中枢側に転位し，末梢に薄く写った小骨片を認める（図470）。また，軟骨のみの剥離骨折もあるので，小骨片がみえなくても膝蓋骨高位があれば本骨折を疑うべきである。膝蓋骨高位の測定法には種々の方法がある（図471）。上極骨折の場合はすべてに反対のX線像を呈する。

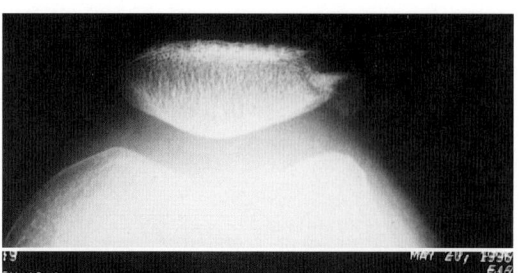

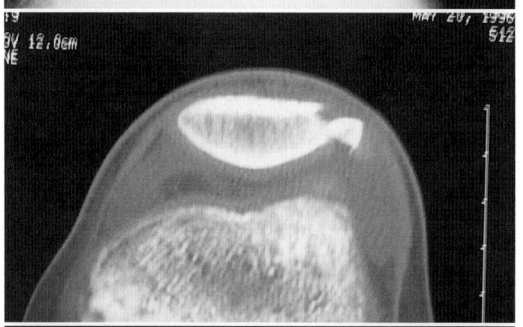

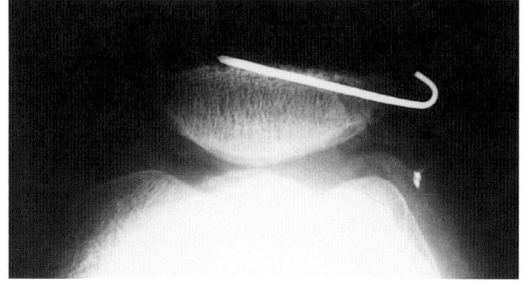

◆図469. 膝蓋骨骨折に対する観血的整復固定術，11歳
　上：術前
　中：術前CT像
　下：観血的整復とK-wire固定後

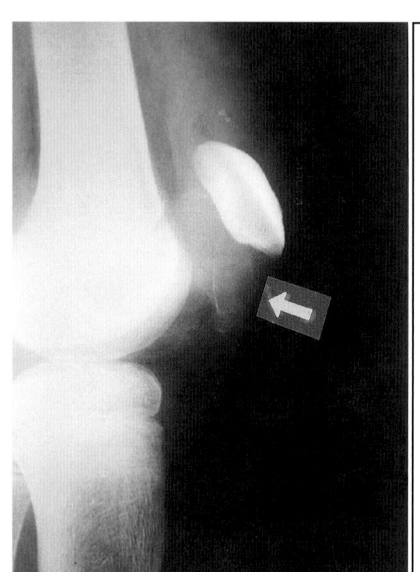

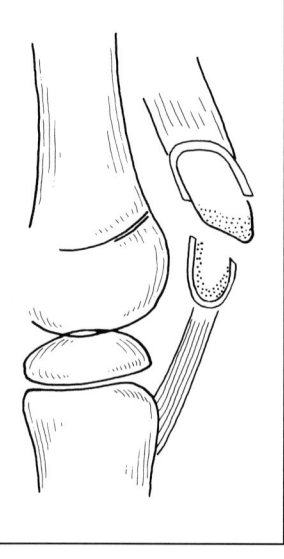

◆図470. 膝蓋骨下極のsleeve骨折，11歳
膝蓋骨の大腿関節面の軟骨のかなりの部分が遠位骨片に含まれている。

◆図471. 膝蓋骨高位の計測法
左：T/P比。屈曲30°の側面像で膝蓋骨と膝蓋靱帯の長さは通常一致するが，膝蓋骨高位があるとT（靱帯）が長くなる。
右：Blumensaat線。屈曲30°側面像で顆間窩下縁像に接線を引くと，正常ではこの線に膝蓋骨下端が接する。

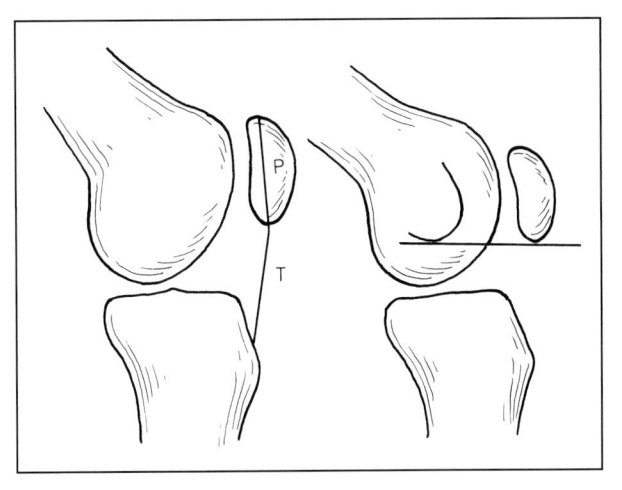

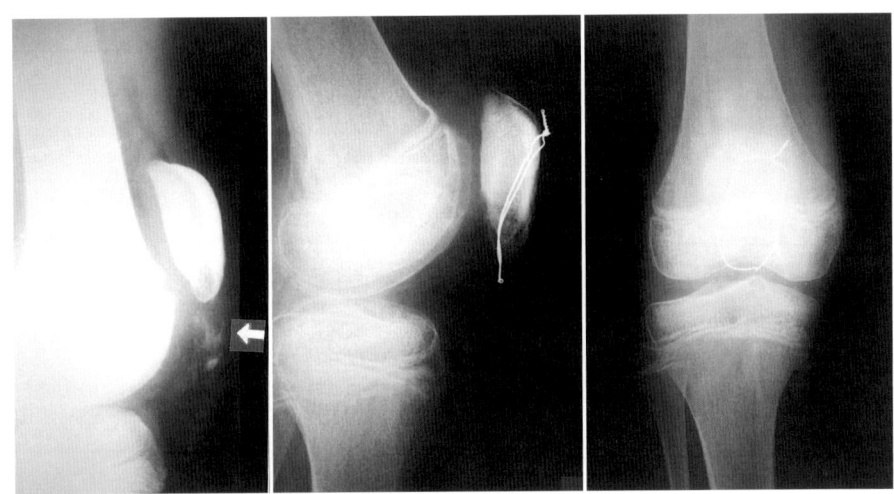

◆図472. 膝蓋骨下極sleeve骨折の手術，12歳
左：初診時（矢印は下極の骨片）
中・右：術後9週

治療方針

大腿四頭筋の牽引力で中枢に転位するので観血的整復と内固定の絶対的適応である。

家族への説明

病態と手術が必要な理由（放置すれば大腿四頭筋不全が発生する），術後しばらくは屈曲制限が続くが，次第に改善することを説明しておく。

手術的治療

観血的整復と内固定を行う。横切開が好んで用いられるが，内側カーブ切開でもよい。骨折部位を展開し，凝血を取り除いて骨片に含まれる軟骨片の大きさなど骨折の剝離状態を十分に確認した後に，正しい位置に整復し，軟鋼線を膝蓋靱帯を介して遠位骨片に通し，体部に縫合する（図472）。支帯（retinaculum）の縫合を十分に行うことも大切である。上極の骨折の場合は軟鋼線を骨片の直上で大腿直筋腱部に通して同様に体部に縫合する。K-

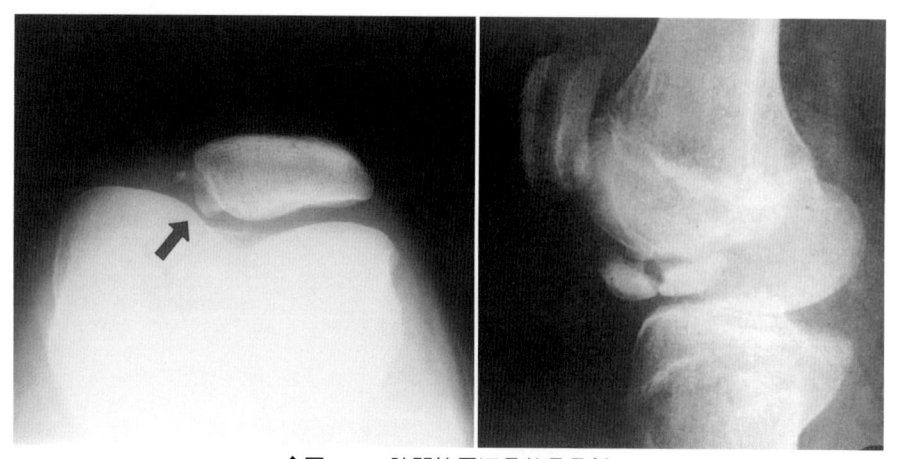

◆図473. 膝関節周辺骨軟骨骨折
左：膝蓋骨骨軟骨骨折, 13歳, 右：大腿骨顆部関節面剥離骨折, 14歳

wireを用いたtension band wiring法も有用な手技である[939)959)]。術後は膝軽度屈曲位で大腿〜足先のギプス固定をし，免荷歩行(1週後)，部分荷重(2週後)，全荷重(3週後)，4〜6週後にはギプスを除去して関節運動を開始する。内固定が確実であればギプス中での大腿四頭筋の等尺運動は早期に開始してもよい。

適切な治療なく陳旧例となり遠位骨片を切除して膝蓋靱帯再建術が行われた症例の報告もある[969)]。

ROM訓練は自動運動が原則であるが，思春期で運動の回復が遅いときにのみ他動的ROM訓練を行う。スポーツへの復帰は関節運動や筋力が正常に戻ってから許可する。

B 膝蓋骨骨軟骨骨折

思春期から青年期にかけて膝周辺に骨軟骨骨折が発生する。この損傷は膝蓋骨の脱臼に伴う膝蓋骨の後面の骨折と，大腿脛骨関節面に圧迫捻転力が加わって発生する大腿骨顆部骨折に大別される（図473）。発生部位を藤沢ら[970)]の調査からみると膝蓋骨関節面が68％（うち13.8％は大腿骨関節面の骨折を合併），大腿骨顆部関節面のみが32％であった。また，Nietosvaaraら[971)]は72例の新鮮膝蓋骨脱臼中28例が骨軟骨折を合併し，膝蓋骨内側縁剥離が15例，膝蓋骨下内側関節面が10例（大腿外側顆部骨折合併の3例を含む）であったと報告している。ここでは膝蓋骨骨軟骨骨折について述べる。

膝蓋骨後面の骨折の発生要因としては，①膝蓋骨の過運動性，②大腿骨顆部の形態異常，③膝蓋骨高位，④膝蓋骨の形態異常，⑤靱帯・支帯弛緩，関節弛緩，など多数があげられている。筆者らの経験例でもこれらが認められた[972)]（表33）。特に膝蓋骨の形態は5例とも内側勾配が急峻なWibergのⅡ，Ⅲ型であった。これらの解剖学的特性を基盤として，膝軽度屈曲・外反位で大腿四頭筋の急激な収縮により（あるいは直達外力で）膝蓋骨が外側に脱臼するときや，整復されるときに大腿骨外側顆と膝蓋骨の内側に接線方向に剪断力が働いて，いわゆる"tangential osteochondral

表33. 膝蓋骨骨軟骨骨折の5症例にみられた解剖学的異常

膝蓋骨のhypermobility		2例
膝蓋骨の亜脱臼		2
膝蓋骨高位（LT/LP＝1.2以上）		1
大腿骨外側顆形成不全		0
膝蓋骨の形態（Wiberg）	Ⅱ型	2
	Ⅲ型	3

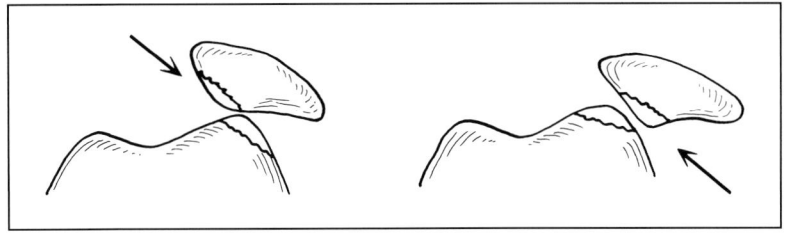

◆図474. 膝蓋骨 tangential osteochondral fracture の発生メカニズム
左：膝蓋骨が外側に脱臼するとき，あるいは右：整復されるときに大腿骨外側顆と膝蓋骨の内側の接線方向に剪断力が働いて，いわゆる"tangential osteochondral fracture"が発生する。

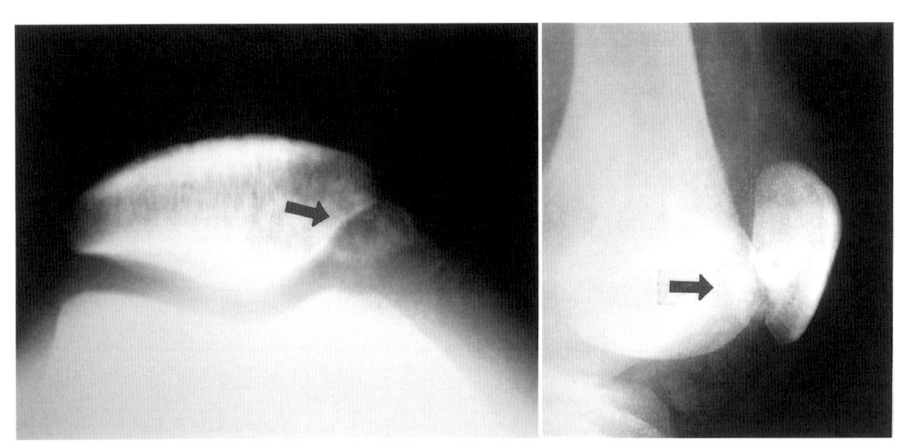

◆図475. 膝蓋骨 tangential osteochondral fracture の X 線像，14 歳
矢印は剝離骨片。

fracture"が発生する[973)〜975)]（図474）。また，膝蓋大腿関節面の直接の衝撃でも発生する可能性がある。思春期で膝に何らかの外傷が加わり，関節血症，特に脂肪滴を混じた血症を伴う場合には単純X線で明らかな骨折が認められなくても膝蓋骨骨軟骨の損傷を疑わなければならない。症状は急性症状から慢性症状と種々であり，自発痛，運動痛，運動障害，歩行障害，関節血症，関節水症などである。

X 線撮影，所見

撮影は前後，側面，軸射で行う。受傷直後で膝蓋骨が外側脱臼のままのこともある。膝蓋骨の形態は特徴的で，Wiberg の II 型と III 型に属するものが多い。また，30°，60°，90°屈曲位での軸射撮影で膝蓋骨の外側不安定性が判明することがある。膝蓋大腿関節面に遊離した骨片（図475）あるいは膝蓋骨の大腿関節面に欠損像を認める（図476）。また，大腿骨外側顆の外側に剝離骨片をみることがある。関節造影は補助診断となる。また CT も有用であろう。

治療方針

1. 新 鮮 例

通常は骨片の大きさと骨折部位（荷重面か非荷重面か）で選択され，骨片が非常に小さければ吸収を期待して保存的治療を行うこともあるが，多くの場合は観血的に摘出か整復固定術が選択される。骨折部位，骨片のサイズの確定には関節鏡は極めて有用である。

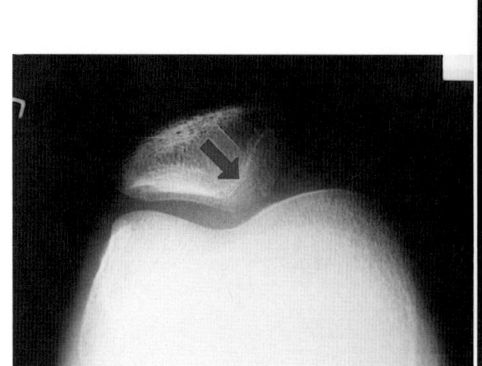

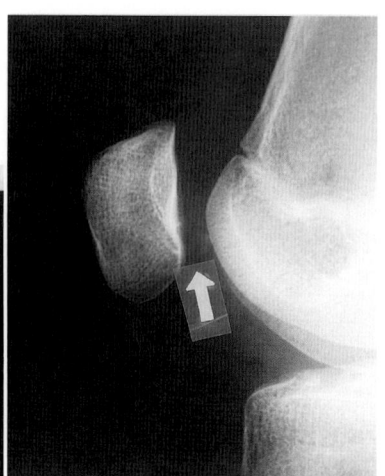

◆図476. 膝蓋骨 tangential osteochondral fracture の X 線像, 9 歳
矢印は骨片と欠損像。

2. 陳旧例

骨片の摘出と母床の整備, あるいは骨片の整復など観血的処置が必要である。Kennedy ら[976]は 10 日遅れれば関節表面の軟骨欠損部はすでに線維軟骨でカバーされているので整復固定は禁忌と述べている。また, 膝蓋骨の過運動性に対する処置など, 解剖学的異常に対しての処置を必要とすることもある。

家族への説明

予後関連因子としては骨片のサイズ, 骨折部位, 反復性脱臼の素因, 関節面の不適合性の存在があり, ① この損傷の基盤となる異常性の存在について, ② 将来の予測, 特にOA変化が早期に出現するかもしれないこと, ③ 追加手術が必要と判断したときのその理由, は大切な説明事項である。

治　療

1. 保存的治療

4 週前後の外固定を行い, 以後大腿四頭筋の強化訓練を始め, 不安感がある場合は膝蓋骨バンドや装具を装着させる。症状の改善がなく, 骨片も吸収されない場合は手術に移行する。

2. 観血的治療

基本的には骨片を整復固定する方法と摘出する方法がある。藤沢ら[970]は新鮮例で 10 mm 以上, 陳旧例で 20 mm 以上は整復の適応とし, 鳥巣[977]は骨片が大きく, しかも荷重面より離断したものであれば可能な限り整復すると述べている。Beaty[978]は摘出か整復固定かの骨片サイズの境界を 2 cm としている。

a. 骨片摘出

関節鏡視下, あるいは内側より膝蓋支帯を縦切して局所を展開し, 骨片を摘出する。母床は十分に débridement しておく (図477)。

b. 骨片整復

鏡視下あるいは直視下に骨片を整復し, 骨釘, サファイアピン, ミニ螺子などで固定する。軟骨表面に固定材料が突出してはいけない。フィブリン糊も使用される。最近では骨片が大きい場合には Herbert screw 固定が用いられ, Levis ら[979]は 8 例の経験から, 軟骨や軟部組織の損傷が少なく, 固定が強固で抜去不要の利点をあげている。

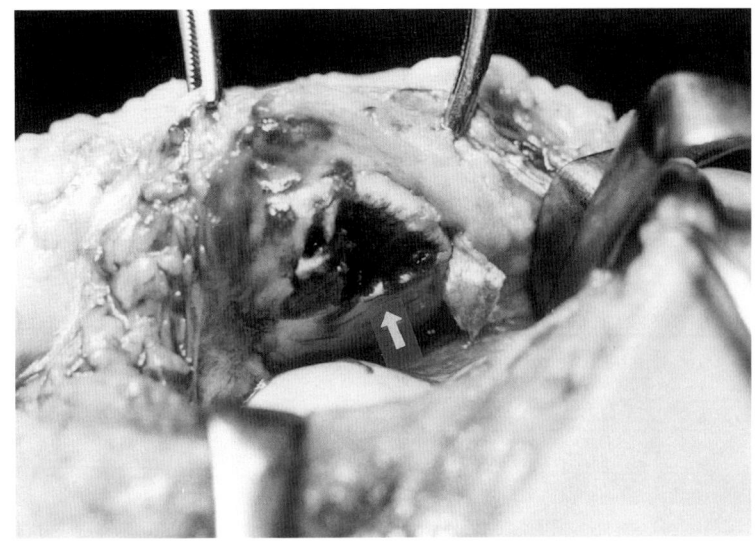

◆図477. 膝蓋骨 tangential osteochondral fracture の術中所見，14歳
矢印は骨欠損部。

c. 膝蓋骨亜脱臼症候群に対する処置

膝蓋骨の過運動性に対して，骨片に対する処置と同時にできる最も簡単な手術は外側の膝蓋支帯解離と内側の縫縮である。術後は約3週間の固定を必要とする。伸展機構の軸の矯正法の種々に関しては，小林の著書より引用して記しておく[980]（表34）。

3 脛骨顆間隆起骨折

小児では比較的に稀な骨折で，自転車事故で発生することが多いとの報告があり，Meyers & McKeever[981]は自転車事故で膝が腫脹し痛みがある小児はこの骨折を疑えとしている。Beaty[937]の文献のまとめでは48％が自転車やオートバイからの転落による受傷であった。また，大腿下部前方からの直達外力でも発生し，発生メカニズムとしては膝への強い過伸展によって前十字靱帯が緊張して顆間隆起が剝離骨折を起こすことが考えられる。福島ら[982]が経験した陳旧性の5例の原因には自転車事故はなく，スキー3例，交通事故とブランコによる受傷が各1例であった。症状は疼痛と腫脹があり関節穿刺を行うと血症をみる。疼痛のために運動は制限される。

重度の外傷では側副靱帯などの損傷もあり得ることを念頭に置いて検査する。

表34. 膝伸展機構の軸矯正（realignment）

a.	靱帯・腱形成術（Roux-Goldthwait, Medigan）
b.	脛骨粗面移動（Hauser, Tabernier）
c.	脛骨粗面内方回転（Elmslie, Trillat）
d.	支帯解離（Ficat, Goutallier）

X線撮影，所見および分類

通常の2方向撮影で判明する。特に側面像で転位の状態がわかる。疑わしいときには断層撮影を行う（図478-1,2）。大部分は軟骨であり，骨片は薄くみえても実際はもっと大きい。分類は内外を問わず Meyers-McKeever のものが用いられているが（図479），Beaty[978]やOgden[983]はIV型については記載してなく，局所解剖からみても前十字靱帯が付着する骨片が180°近く回転することは考えにくく，Beatyも修成したようにIV型は不要であろ

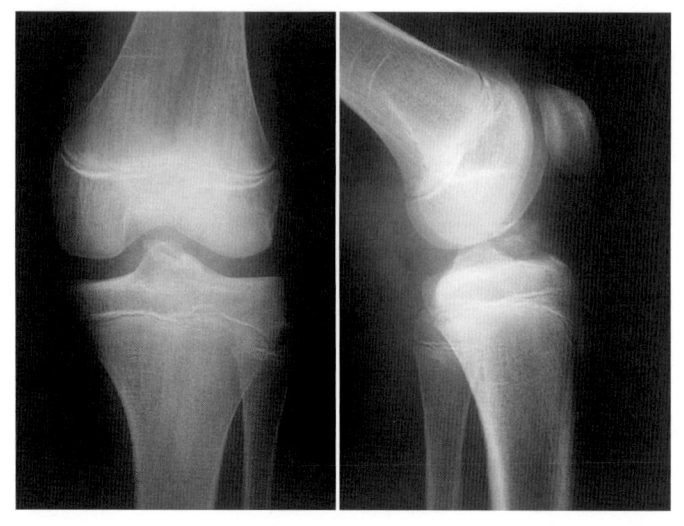

◆図478-1. 左脛骨顆間隆起骨折，12歳，初診時

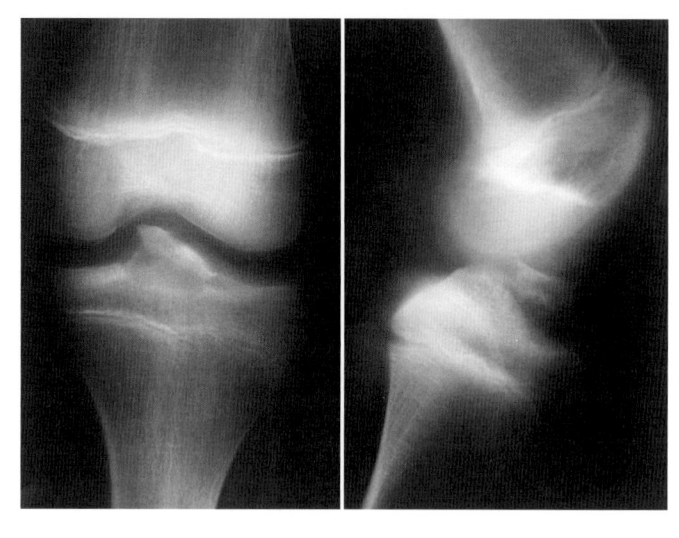

◆図478-2. 断層撮影像
骨片の大きさや転位の程度がより鮮明に描写される。

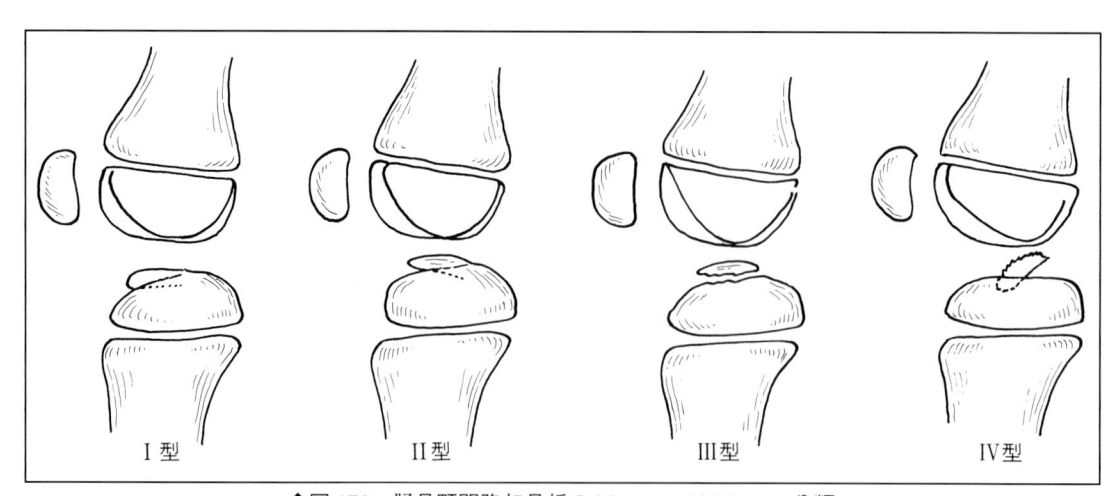

◆図479. 脛骨顆間隆起骨折のMeyers-McKeever分類

治療方針

まず保存的治療を行ってみる。完全な整復ができなくても，整復操作中に膝の完全伸展ができたならば少しの転位の残存は許容してもよい。整復も不十分で膝の伸展も完全にできないなら整復阻害因子があるかもしれず，観血的整復が必要となる。Mahら[984]はⅢ型の10膝に鏡視下での手術を行ったが，9膝に保存的整復を阻害する半月板の骨折部への嵌入を認めている。一般的にはⅠ，Ⅱ型の多くは保存的治療，Ⅲ型は鏡視下あるいは直視下での手術が勧められている[937,985-987]。福島ら[982]は偽関節4例，変形治癒1例に手術を行い，新鮮例に対するのと同じ良好な結果を得たと報告しているが，伸展制限や著明な不安定性があれば手術の適応となるであろう。

家族への説明

靱帯付着部の骨折という特殊な病態と治療法の選択についての説明が主である。もし，徒手整復が不成功であれば，当然手術に移行するわけで，その原因は前十字靱帯の過緊張や半月板の嵌入にあることを説明しておく。保存的，あるいは手術的治療にかかわらず不安定性が残る可能性はあるが，他覚的不安定性は直接訴えに反映しないとの報告も多く[937,988,989]，予後に関する大切な説明事項であろう。術後に若干の運動制限が残るとの報告もあり[978]，また，運動域の回復には若干の期間が必要であることも説明しておく必要がある。

治療

1. 整復を必要としない場合

軽度屈曲位でギプス副子，腫脹がとれたら長下肢ギプス包帯固定を行う。膝の屈曲角については種々の意見がある。富士川ら[990]は屍体実験で屈曲20°では十字靱帯の後外側が緩むのでこの肢位が適当と述べ，Meyersら[991]も20°固定を勧めている。Beaty[978]は10°屈曲位での長下肢ギプスを6週としているが，勧められる角度には大差はない。足関節以下は前方をフリーとして足関節の背屈運動を行わせてもよい。固定期間は4～5週，以後運動練習を開始し，1週は免荷，その後は部分

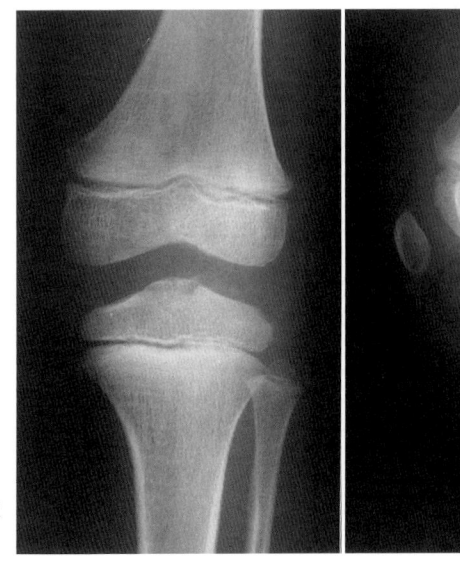

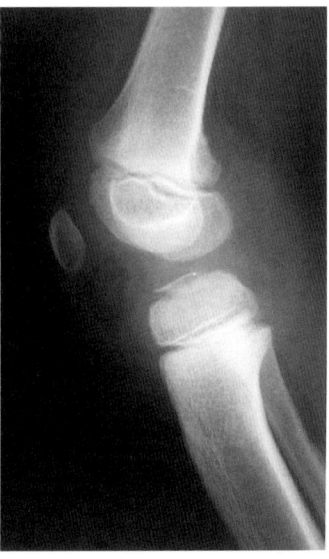

◆図480-1. 脛骨顆間隆起骨折Ⅱ型，7歳，初診時
膝軽度屈曲位で4週間のギプス固定を行った。

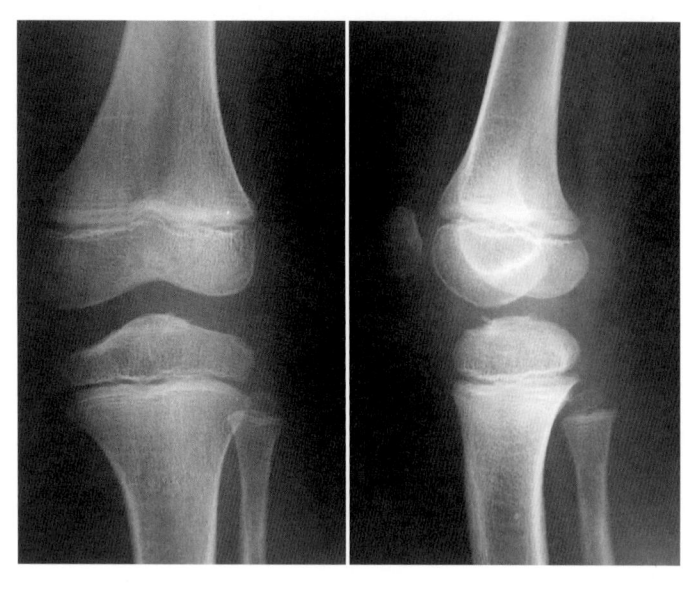

◆図480-2.
3カ月後,軽度の不整像がみられるが,機能は正常。

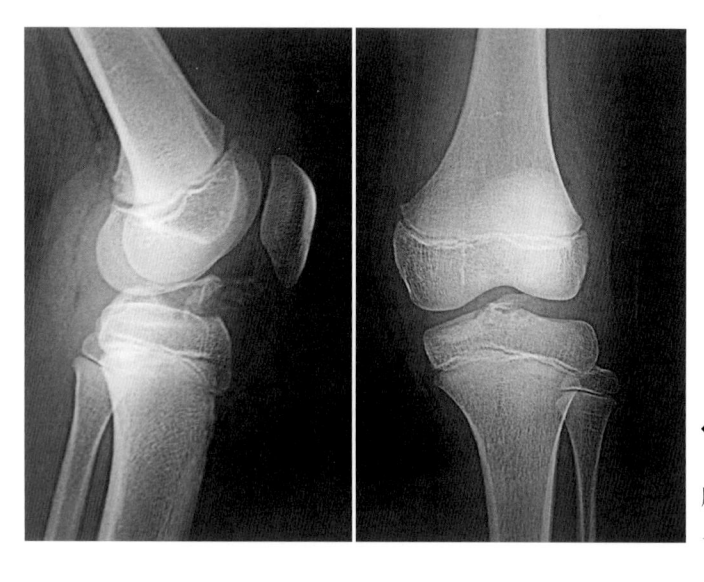

◆図481-1. 脛骨顆間隆起骨折Ⅲ型,
　　　　　9歳,初診時
膝完全伸展位で整復し,4週間のギプス固定を行った。

荷重から次第に全荷重させる（図480-1,2）。

2. 徒手整復

　麻酔下にまず穿刺を行っておき，膝をゆっくりと伸展させ，完全伸展が可能になるまで続ける．麻酔下で他動的に完全伸展できないときには嵌入などの原因があることを示している．X線あるいはイメージで整復を確認し，伸展位でギプス固定を大腿より足先まで行う（図481-1,2）．骨片の安定性がよければ前述の軽度屈曲位で固定する．期間は4〜6週間前後と少し長くなる．荷重開始は若干遅らせる．

3. 観血的整復

　前外側あるいは前内側切開で関節包を開き，血腫や凝血を除いて骨片と骨折母床を確認し，半月板の嵌入があればそれを取り除き，膝伸展で整復してみる．それでよい位置

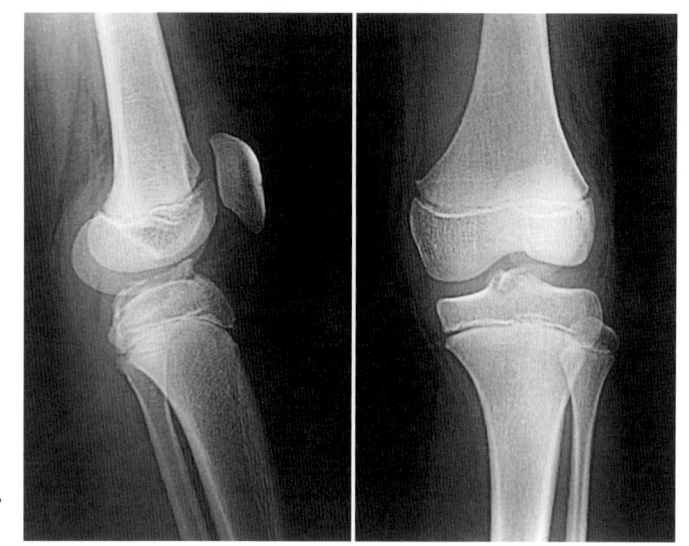

◆図481-2.
3カ月後，軽度の変形がみられるが，機能は正常。

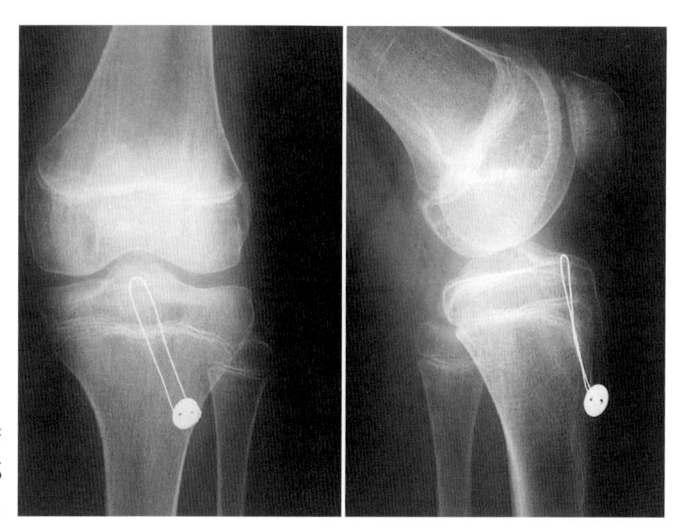

◆図482.（図478提示例）
前方進入で直視下に鋼線を前十字靱帯および骨片に通して脛骨前方骨幹端部に引き出して固定（鏡視下でも可能）。

になれば強いて骨片を内固定する必要はなく，そのまま創を閉鎖して外固定する。整復不十分や不安定な場合には前十字靱帯と骨片に軟鋼線や吸収性あるいは非吸収性の縫合糸を用いて脛骨前面の骨幹端へ固定する（図482）。最近では鏡視下での修復術が行われ[984)986)992)993)]，Mahら[986)]は縫合糸が骨端線を通らないように骨端部へ出すように工夫した。筆者らの症例では骨端線を通して骨幹端に出したが，骨端線早期閉鎖は生じていない。以後の外固定などは前述のごとくであるが，内固定した場合には安定性に応じて固定期間を短縮することもある[984)986)]。若林ら[993)]は術後に前十字靱帯保存的治療用の装具を装着して翌日よりCPM，術後3週の完全免荷，4週で部分荷重，6週で全荷重，平均4カ月でACL膝サポーター装着してジョギング，6〜10カ月でスポーツ復帰により良好なACL機能を獲得したが，術後伸展制限を4/15例に認め今後の問題としている。なお経過観察中には骨端線障害は認めていない。

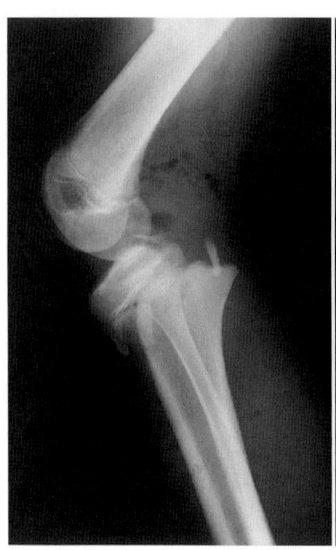

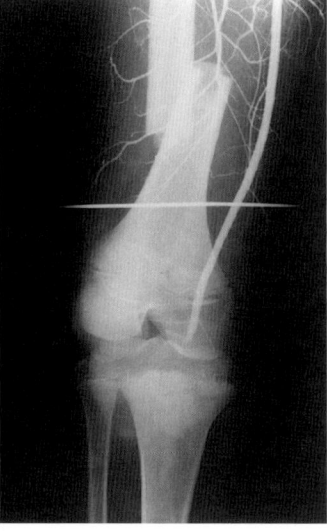

◆図483. 膝窩動脈損傷を伴った脛骨近位骨端離開，大腿骨骨幹部骨折を合併し，Letts分類のfloating knee C型に属する症例，14歳

単車事故後10時間で来院，下腿は阻血状態で直ちに血管造影術を施行し，動脈の閉塞が確認され，受傷後13時間で動脈に対する手術が行われた（岩永ら[999]の発表例）

4 脛骨近位骨端離開

　稀な損傷であり，頻度としてはNeer[60]は全骨端線損傷中にこの損傷の占める比率は0.8％，下肢のみに限定すると3％と述べ，Beatyら[937]の調査でも同じく3％であった。また，Takaiら[994]の調査でもすべての骨端線損傷の0.5％と記載している。下肢中で2番目に成長に貢献する部位であり，脛骨の成長の約60％がここで行われ，血管の障害を伴うことがあるので特別な注意が必要である。発生メカニズムとしては過伸展や外転などの介達外力で発生することが多いが，稀に自動車事故などによる直達外力で発生することもある。なお，極めて稀であるが分娩損傷の報告もある[939)995]。外見上膝伸展位で前方に陥凹を触れるときには伸展型であり，遠位骨片は後方に転位している。また，外反膝を呈するときには外転型である。腫脹は通常非常に強く，関節血症を認める。運動痛も強い。血管の障害の有無を厳重にチェックする必要がある。血行障害の症状は大腿骨遠位骨端離開の項で述べた通りであり，もし膝窩動脈の循環障害があればその対策を第一として全体の治療プログラムを決定する（図483）。損傷されやすい神経は腓骨神経であり，下垂足を呈する。また，靱帯損傷，特に前十字靱帯損傷合併も念頭に置いておく必要がある。

X線撮影，所見

　撮影はまず膝を含めて前後・側面像を広く撮影して他部の骨折の見落としを防ぐ。稀に大腿骨骨折と脛骨骨折が合併する，いわゆる"floating knee"の一つの型として発生することがある[932]（図431参照）。

　最初のX線のフォーカスが脛骨近位骨端線をはずれて撮影されていたら，再度そこを中心に前後，側面，斜位撮影を行う。

　撮影された写真より次の分類を行う。

分　類

　Salter-Harris分類と転位の方向により分類される。

1．Salter-Harris（SH）分類

　SH-Ⅰ型では症例の半数は転位がなく[939]，転位の程度が軽度な場合には離開の存在に気

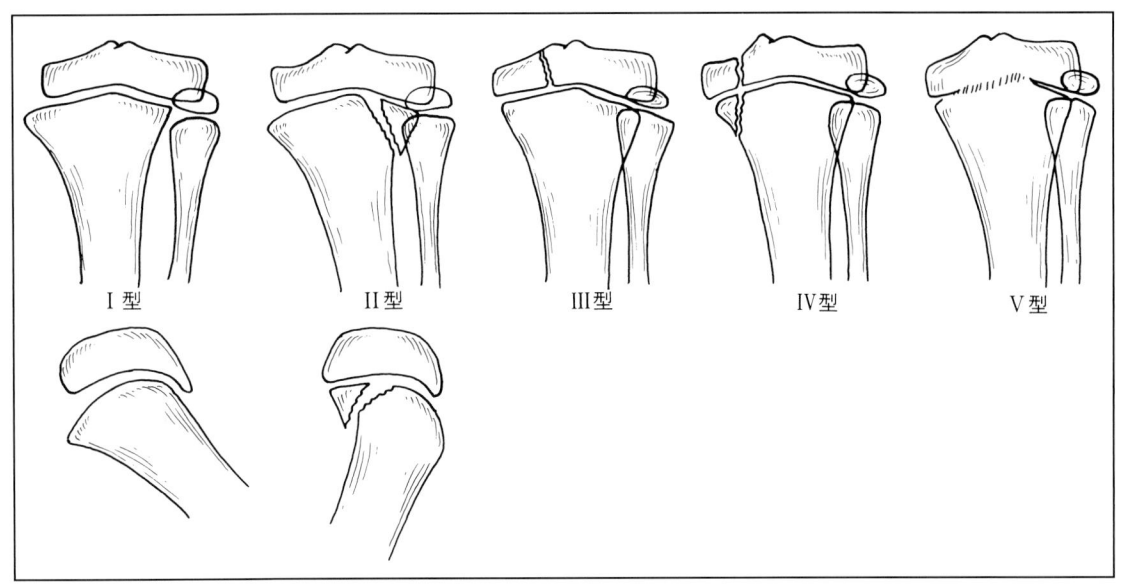

◆図 484. 脛骨近位骨端離開の Salter–Harris 分類

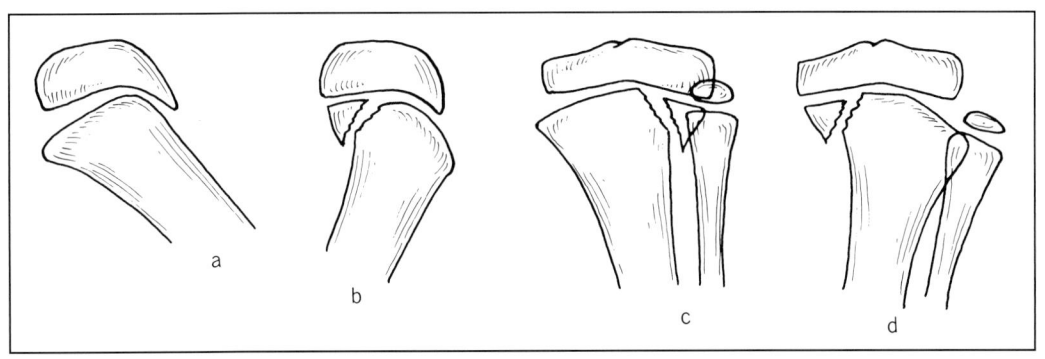

◆図 485. 脛骨近位骨端離開の転位方向による分類
骨幹端部骨片は凹側に付着する。
a：伸展型，b：屈曲型，c：外転型，d：内転型

づかないこともある。遠位骨片が後方に著明に転位すると骨片の後方スパイクで血行障害を起こす危険がある。Ⅱ型では転位の頻度が高く[939]，骨幹端部骨片が外側にあり，遠位骨片は内側に転位し，外反変形を呈することが多く，Roberts[996]は文献的にみて43％がこの型に属していたと記載している。また，Beaty ら[937]も数シリーズのまとめからⅡ型が最も多く43％であったと報告している。本邦では久保ら[997]が8例の報告を行い，Ⅰ型が4例，Ⅱ型が4例であった。純粋な SH-Ⅲ型は稀と思われ，斎藤ら[998]は脛骨遠位の SH-Ⅱ型骨折を合併した1例を経験しているが，脛骨粗面の裂離骨折をこの中に含めると多くなる。SH-Ⅳ型は稀であり，SH-Ⅴ型は骨端線の早期閉鎖が起こって初めて気がつくもので，受傷時にはわからない（図484）。稀に triplane 骨折も発生する[939]。

2. 転位による分類

遠位骨片が後方に転位する伸展型，前方凸の変形を呈する屈曲型，遠位骨片が内側に転位し，外反膝を呈する外転型，および内反膝を呈する内転型に分類される。SH-Ⅱ型では

骨幹端部骨片は凹側にみられる。伸展型では前述のごとく循環障害に注意しなければならない（図485）。

治療方針

膝窩動脈損傷を伴う場合にはこの対策が優先することはすでに述べた。この処置は通常骨折の整復術（徒手あるいは観血的とを問わず）と並行して行われる[999]。腓骨神経麻痺を合併しても緊急の手術の対象にはならない。通常経過とともに回復する。

骨折の型と転位の程度が治療方針に影響を与える。SH-Ⅰ，Ⅱ型では転位が軽度であればそのまま外固定し，転位（前後方凸変形では10°を超す，内外側凸変形では5°を超す）があれば徒手整復し外固定，あるいは経皮的内固定を行う。このⅠ，Ⅱ型は非常に不安定なことがあり，経皮的固定を考慮に入れておく必要がある。徒手整復が成功しなければ観血的整復と内固定を行う。SH-Ⅲ，Ⅳ型ではできるだけ解剖学的に整復する。特にⅣ型ではその必要があり，一次的観血的整復を行うことも考慮しなければならない。

家族への説明

① 血管障害がある場合はその危険性（四肢の中で最も壊死が起こりやすい部位であること），② 整復の必要性とその後の処置の大要（徒手整復が成功せずに手術になるかもしれない，固定性不良の場合の経皮的固定の必要性，再転位と再整復の可能性など），③ SH-Ⅲ，Ⅳ型では手術の必要性について，④ 成長障害の可能性（SH-Ⅴ型では予防的処置ができないこと），などを説明しておく。

治 療

1. 整復を必要としない場合
関節血症に対しては関節穿刺を行う。固定

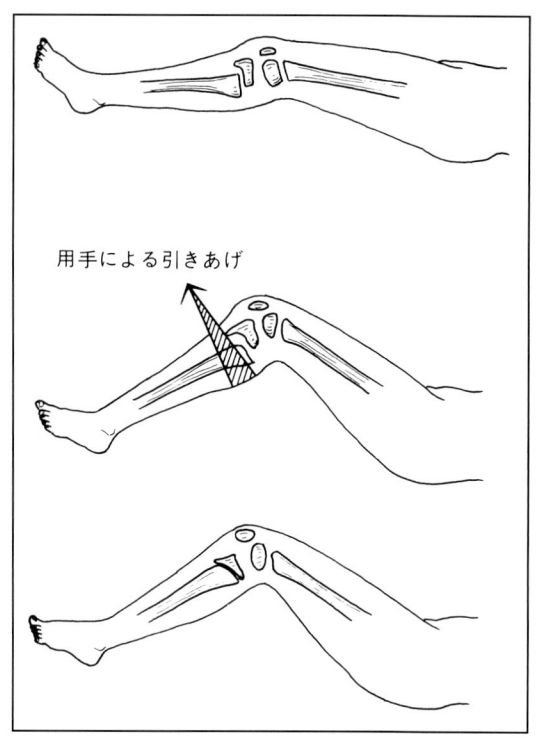

◆図486-1．伸展型に対する徒手整復法
膝50〜60°屈曲位で，術者は両手で下腿の後上方から遠位骨片を前方に引き出すようにして整復する。

は膝関節良肢位でギプス副子を大腿から足先までとし，腫脹の減少を待ってギプス包帯に変更する。ギプス内で転位の発生の有無をみるために経時的X線チェックが必要である。固定期間は4〜6週で，起立歩行は早期に始め，部分荷重は約2週以後に開始する。大腿四頭筋の等尺訓練は早くから行う。

2. 整復を必要とする場合
a. 徒手整復と固定
伸展型：麻酔が必要である。伸展位で長軸牽引を加えて整復しようとすると，遠位骨片に付着する内側hamstringsの緊張によって転位の増大傾向が起こるので，この整復法は禁忌である。整復の要領は後方に転位した遠位骨片を前方へもってくることであり，膝を50〜60°屈曲させ，両手で下腿の後上方から遠位骨片を前方に引き出すようにしながら整

4. 脛骨近位骨端離開　379

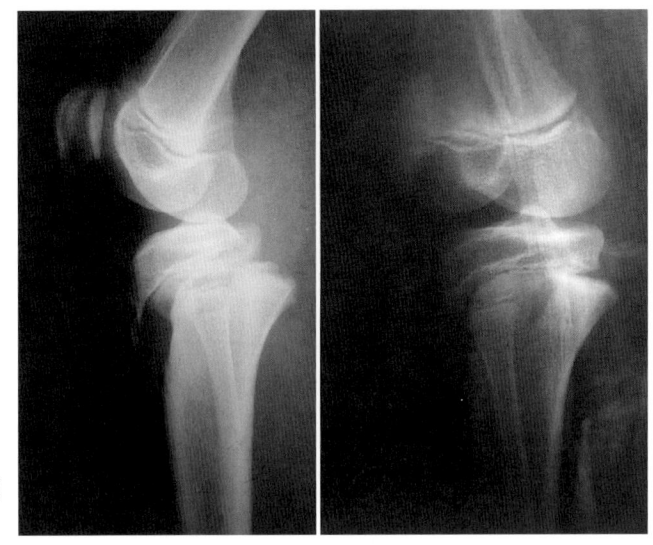

◆図486-2. 伸展型の徒手整復例，15歳
軽度の転位が残っている。血行状態の頻回
のチェックが必要である。

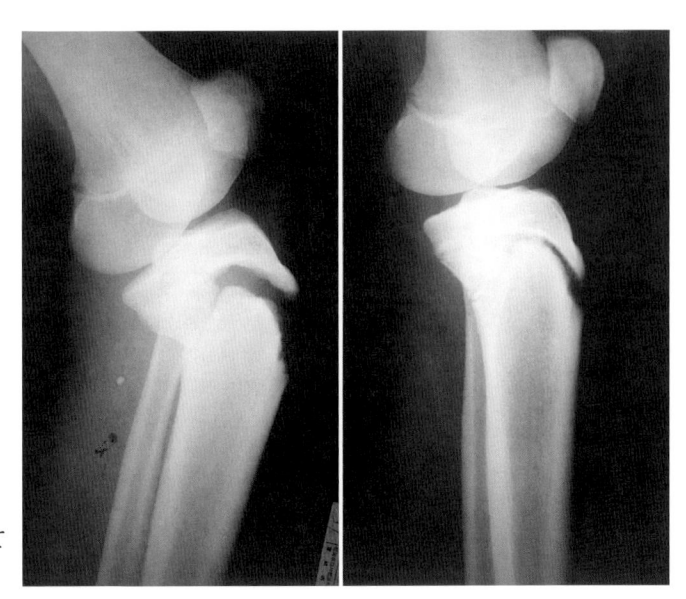

◆図487. 屈曲型の徒手整復例，13歳
膝伸展位で前方から凸部に圧迫を加えて
整復する。

復する（図486-1，2）。イメージ透視あるいはX線コントロールで整復を確認する。足背動脈拍動のチェックは頻繁に行う。イメージ下に安定性をチェックし，安定性が得られる肢位でギプス固定を大腿〜足先まで行うが，膝周辺の巻き綿を十分して圧迫障害の予防措置とする。Sponcellerら[939]は45°屈曲位で整復し，90°屈曲位でギプス固定して，ギプスに割を入れておくとし，Beatyら[937]は整復後は20°屈曲位で副子を行い，コンパートメント症候群が起こらないことを確認した後でギプス包帯に変更すると述べている。固定後，翌日，1週後にX線チェックを行い，もし再転位が発生すれば再整復と経皮的K-wire固定を行う。再転位の恐れがなければ2〜3週後から膝屈曲角度を次第に減少させ，4〜6週で除去する。なお，除去の目安としては仮骨の形成も参考となる。Roberts[996]は2週経過後に膝関節以下で後方をカットして伸展ブロック運動訓練を行ってもよいと記載

しているが，再転位の発生には十分に留意して行うべきであろう．

屈曲型，外転型および内転型：この場合の整復は膝伸展位で行う．長軸方向に牽引を加え，それぞれの変形を矯正するような外力〔例えば，屈曲型では伸展位牽引下に骨折部に前方から圧迫を加え（図487），外転型の場合では長軸牽引と内反力を加えながら内側より外側に向けて骨幹端部に圧迫を強く加える〕を及ぼさせる．ギプス包帯は軽度の屈曲位で行う．

b．経皮的K-wire固定

徒手整復はできるが安定性が悪い場合には骨幹端部あるいは骨幹部より逆行性に，あるいは骨端部より骨端線を通してK-wireによる一時的固定を行った方がよい．また，整復を必要としたすべての症例に一次的に経皮的固定を行うのも一つの選択である．この際の固定肢位は良肢位とし，膝関節自動運動は4週前後で開始し，ワイヤーは8週前後で抜去する．螺子や切り溝のついたワイヤーの骨端線を通しての使用は避ける．

c．観血的整復

軟部組織のまくれこみなどが整復障害の原因のこともあり[1000]，前方切開で進入し直視下に介在物を排除すれば整復は容易となる．また，徒手整復できない2 mmを超す転位を有するSH-Ⅲ型では直視下で整復して螺子を骨端に水平に刺入するか，骨端線を貫通してのK-wire固定を行う．骨片に刺入したK-wireを操作してイメージ下に整復し，そのままワイヤーを刺入固定する方法もある．SH-Ⅳ型はより正確な整復を必要とし，直視下で整復して螺子やK-wireを水平に刺入して固定する．外固定や後療法は経皮的固定に準じる．

予　後

本邦では予後を論議するほどの大きな統計はないが，文献的には80％前後に良好な成績が得られている[1001)1002]．予後を左右する因子は再転位の見逃しや骨端線の部分的早期閉鎖による変形や下肢の短縮である．SH分類が常に予後を示すとは限らず，Ⅰ，Ⅱ型でもⅢ，Ⅳ型と同様に成長障害を起こす[1001)1002]．再転位は適切な処置で対処できるが，骨端線早期閉鎖は予防できない．慎重な観察を行い，変形や短縮が発生したならば，骨性架橋の切除による成長再開術や矯正骨切り術などを変形の程度や年齢に応じて行うためにも定期的長期観察が必要である．

5　脛骨粗面骨折

脛骨近位骨端の骨化核は一次骨化核と二次骨化核とに分かれ，後者は8～14歳頃に出現し，出現から約2年遅れて一次骨化核と癒合する（図488）．骨端線閉鎖が舌状部まで進んだときにまだ癒合していない骨端線が離開を起こす．従って，思春期（12～16歳）に好発するとの報告が多い[1003]～[1006]．発生原因としてはスポーツ活動中が多く，膝蓋靱帯の緊張によってまだ骨端線の癒合が起こっていない二次あるいは一次骨化核の骨端線の一部が裂離骨折を生じる．肥満が骨折発生の危険因子との報告もある[1007]．この骨折は比較的に稀で全骨端線損傷の0.4～2.7％であろう[939]．定型的骨折では診断を誤ることはないが，Osgood病を骨折と診断されることもある．Osgood病との関連性を示唆する記載もあるが[1008]，確定的ではない．症状は疼痛，腫脹など関節内の骨折症状を伴う．転位が強い場合は脛骨近位骨端離開の屈曲型と同じように前方の皮膚を突出させる．膝の運動は著明に障害される．

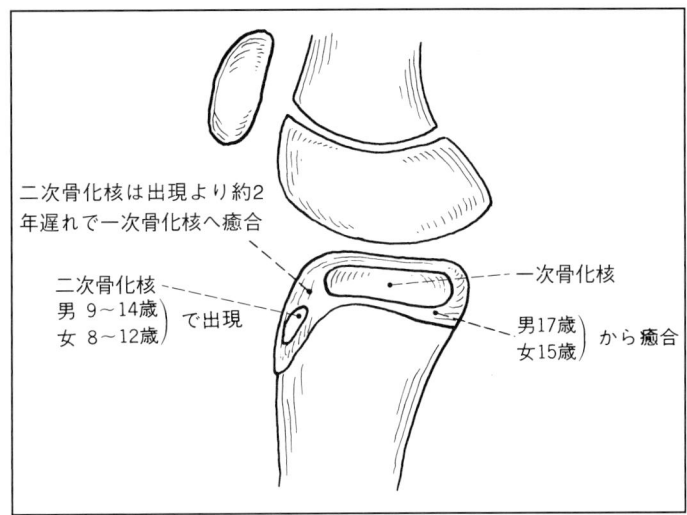

◆図488.脛骨近位骨化核の出現と閉鎖

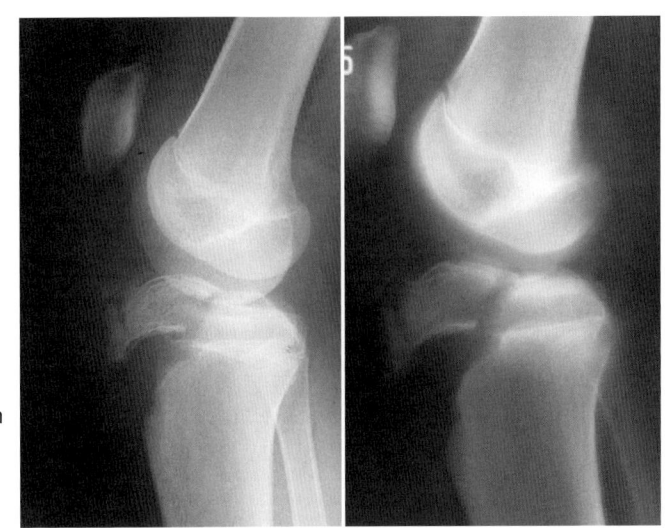

◆図489-1. 左脛骨粗面骨折（Ogden 3-B），12歳
　左：初診時単純X線
　右：断層撮影像

X線撮影，所見と分類

　まず通常の2方向撮影を行うが，前後像では骨折が確認できない．側面像は脛骨粗面のX線透過性が他の部分に比べて大であり暗く写るので，骨折が疑わしいときには若干線量を落として再撮影を行う．断層撮影やCTはさらに骨片の大きさや転位の程度を詳細に描写する（図489-1,2）．

　分類にはWatson-Jonesの分類[1009]が広く用いられていた（図490）．Ogdenら[1010]はこの分類を基本にしてそれぞれを二つに細分したが，現在ではこの修正分類が広く用いられている（図491）．なお，Franklら[1011]は膝蓋靱帯の断裂を伴う骨折をⅠ-CとしてOgden分類に追加することを勧めた．これはCarro[1012]が提唱した近位脛骨骨端線損傷を伴う膝蓋靱帯断裂の分類のⅡ型に相当する（図492）．膝蓋骨の高さも転位の程度を決定する参考となる．未骨化の脛骨粗面の裂離骨折の報告もあり[1013]，乳幼児でも症状があれば疑いをもって接した方がよい．

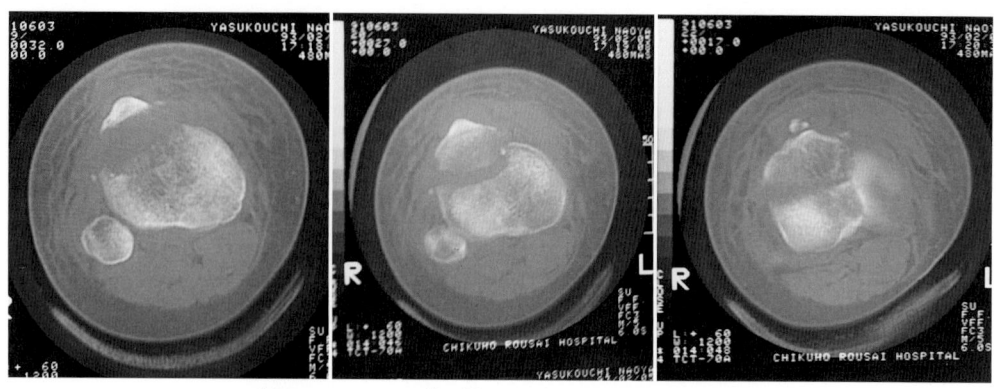

◆図489-2. CT像（左より右に遠位から近位へ）

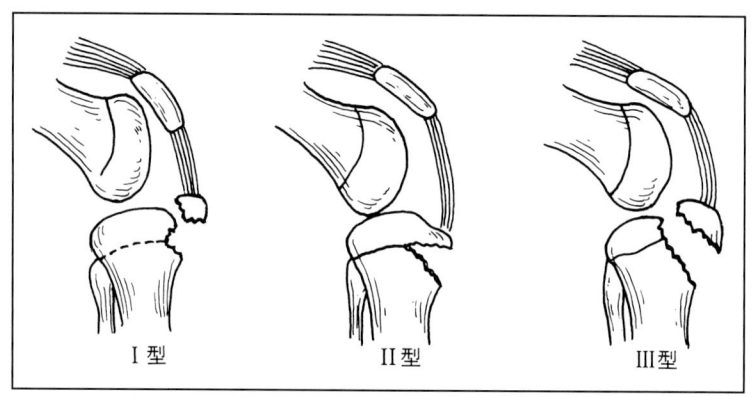

◆図490. 脛骨粗面裂離骨折のWatson-Jones分類

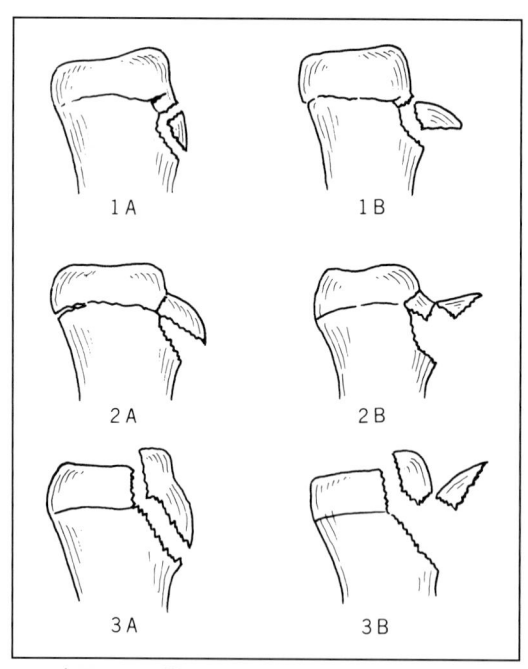

◆図491. 脛骨粗面裂離骨折のOgden分類
（Ogden[1010]より）

治療方針

どの型でも転位が軽度であればそのまま膝伸展位で外固定を行うが，多くの症例で観血的整復と内固定を必要とする．筋の緊張が常に及んでいる部位の骨折であり，徒手整復と整復位の保持の可能性は少ない．Chowら[1006]は16例の経験からⅠ，Ⅱ型は保存的治療を行い，突出や不快感を除けば問題はなかったと報告しているが，文献的にも転位を有する場合にはほとんどの症例に手術が行われている．Grönkvistら[1014]は32例のretrospectiveな観察で，14例に遺残症状と臨床的不安定性をみたことより，10歳以下では転位のあるものに手術を勧めている．

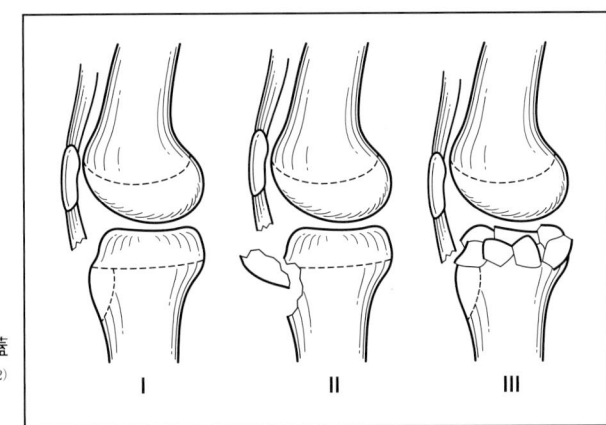

◆図492. 脛骨近位骨端骨折に合併する膝蓋靱帯断裂の新しい分類（Carro[1012]より）

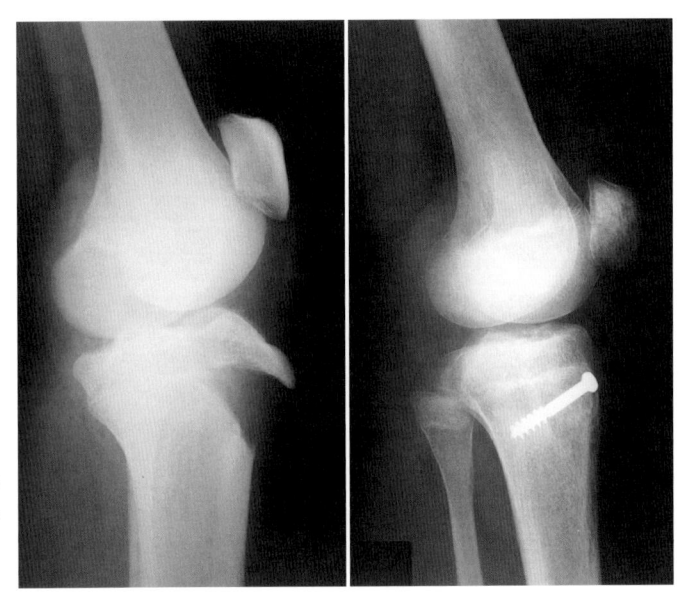

◆図493. 脛骨粗面裂離骨折手術例，Watson-Jones Ⅲ型，Ogden Ⅲ A型，15歳
左：初診時，右：術後3カ月

家族への説明

手術の必要性と治療の順序，成長障害に関する一般的事項を説明しておく．この部位での成長障害による反張膝の報告はほとんどなく，Henardら[1015]は文献的に76骨折を集め，成長障害の報告はないと述べ，森井ら[946]も14例の観察で成長障害の発生をみていない．しかし，Wissら[1016]は手術したⅢ型の15例の術後平均9.6年の予後調査で4例に1〜1.8 cmの脚長差（2例は過成長，2例は成長遅延）を観察しているので可能性は否定できない．

治　療

1．外固定

膝伸展位で大腿より足先までギプス固定（腫脹がある場合は減脹するまで副子固定とする）を行う．期間は6週前後とする．

2．徒手整復

膝伸展位で突出した脛骨粗面を前方から圧迫するが，整復位の保持は困難である．

3．観血的整復

前方縦あるいは横切開で局所に達し，骨片

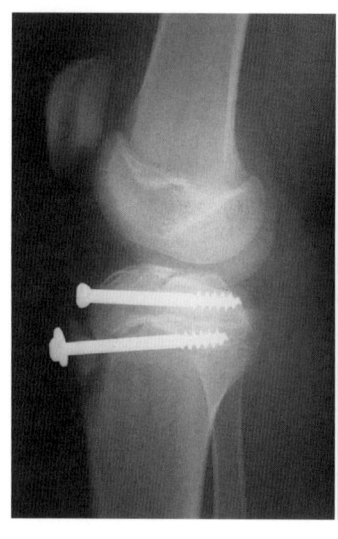

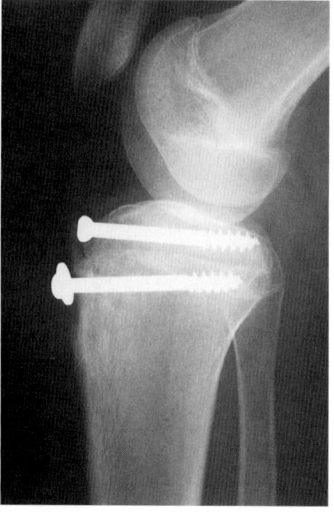

◆図494. 図489提示例に対する手術
　　　　　左：術後2週
　　　　　右：14週

間の凝血を除去して骨折面を確認し，もし整復阻害因子として支帯のまくれこみがあれば注意して排除する．直視下に整復して骨片の大きさに応じて1～2本の海面骨螺子を用いて固定する（図493，494）．また，関節面にかかるⅢ型の場合には半月板の損傷の有無もチェックする．Ⅰ，Ⅱ型で固定が強固であれば2週前後，Ⅲ型では4週前後の外固定を行い，以後緩徐な自動運動を開始し，部分荷重を許可する．スポーツへの復帰は疼痛がなく，ROMと筋力がほぼ正常化すれば許可する．

表35. Jordanにより提示された原因

1. 不適当な整復
2. 早期荷重
3. 軟部のバランスの乱れ
4. 軟部組織の嵌入
5. 腓骨の影響
6. 外側骨端線のSH-V型骨折
7. 非対称性の成長促進

6　脛骨近位骨幹端部骨折

　脛骨の近位骨幹端部骨折は最初に変形がないにもかかわらず遅発性に外反脛骨を発生することがあり，Cozen[1017]により最初に記載された．以来原因について種々の考察がなされ，①整復不良，②成長のアンバランス，③早期荷重，などがあげられていた．成長のアンバランス説が最も支持され，Zionts ら[1018]はシンチグラムで内側の取り込みの増加をみた例を報告している．また，最近ではOgdenら[1019]は過成長，非中心性成長あるいは両者のどれが外傷後の脛骨外反屈曲発生因子かを判定するために近位脛骨骨折で外反脛骨となった17例19骨折について脛骨長を測定したが，内側対外側では非対象性の過成長が内側に健側に比べて起こることを報告している．Jordanら[1020]は文献的に提示された七つの原因を示したが（表35），彼はこのすべてが発生に必要ではなく，二次的要素になり得ると述べた．本邦では猪飼ら[1021]が若木骨折後の2例を，野口ら[1022]が4例中3例の外反膝発生を報告し，野口はその原因としては，内側の支持機構である骨膜と鵞足の破綻による内側の骨癒合遅延による近位骨端内側の血流の変化と内外側の緊張の不均衡が持続し，外反角が最大に達すると考えた．なお，Beaty[937]の文献的まとめによると発生頻度は近位脛骨骨折69例中35例（51%）であった．

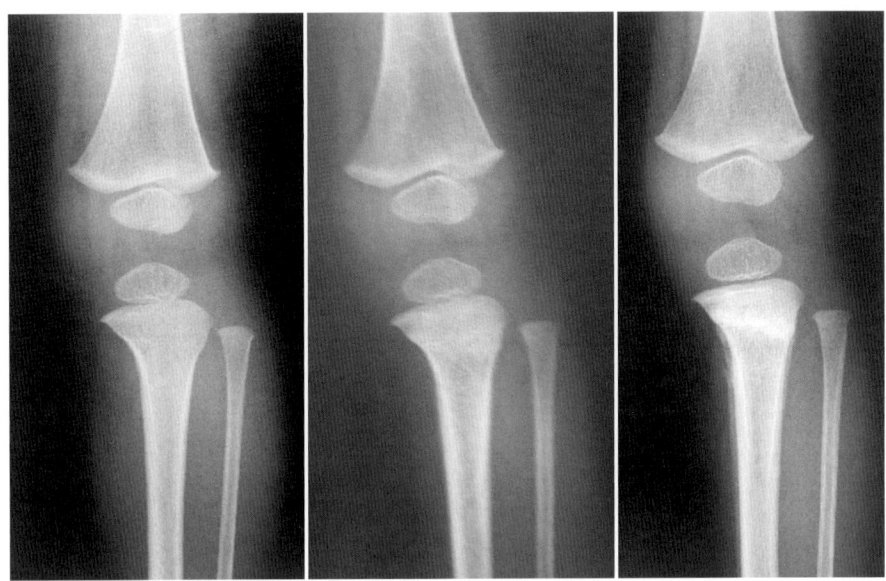

◆図495-1. 脛骨近位骨幹端部骨折，1歳
子供たちと遊んでいて足を踏まれた（？）。主訴は跛行。
下腿近位に腫脹および圧痛，炎症所見なし。
左：初診時，中：1週後，右：2週後

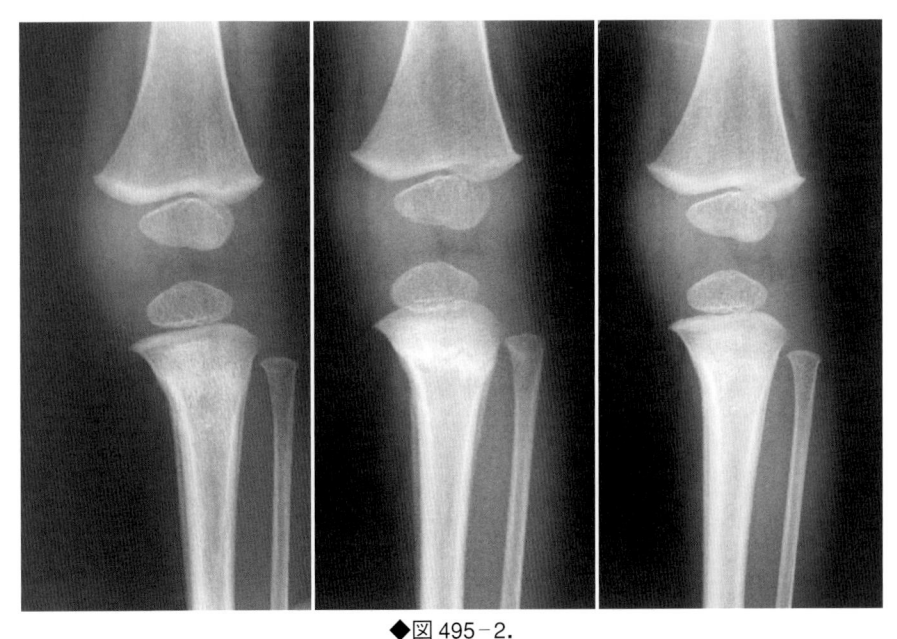

◆図495-2.
左：3週後，中：6週後，右：8週後

X線撮影，所見と分類

不全骨折では症状も軽く，変形もない。疑わしい場合には大腿，下腿を含めて広く撮影し，また，繰り返してのX線撮影や健側との比較が必要である。筆者らは受傷直後のX線でほとんど変化なく，経過とともに仮骨の形成と骨幹端に横走する硬化像をみた症例を

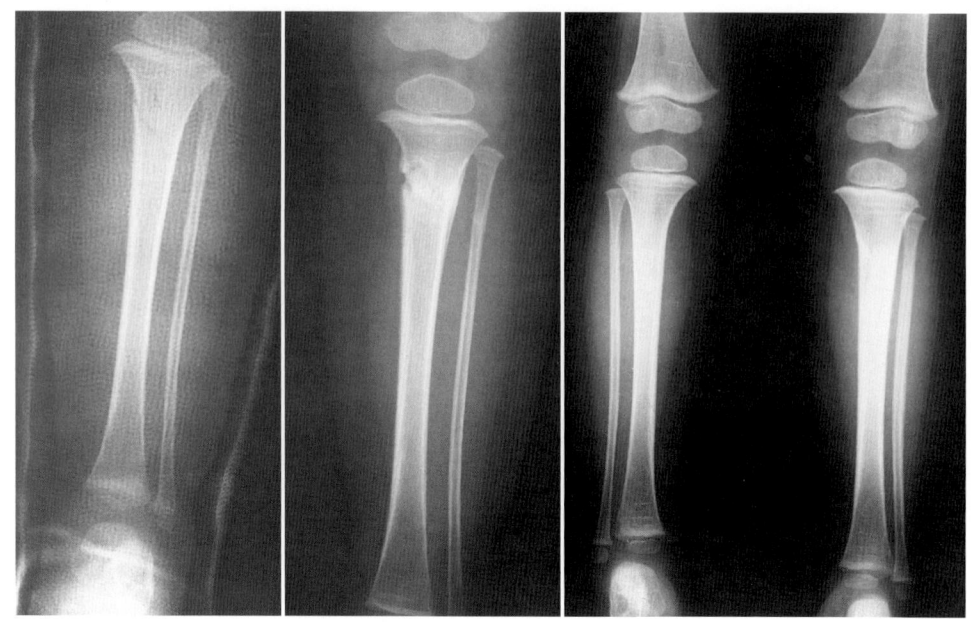

◆図496. 左脛骨近位骨幹端部骨折，2歳
左：ギプス固定後（受傷翌日），中：5週後，右：4.5カ月後（患側の著明な過成長を認める）

経験した（図495-1, 2）。脛骨近位骨幹端部の骨折で，Robertら[1023]は25例を隆起骨折，若木骨折，完全骨折に分類し，外反膝は若木骨折と完全骨折に出現したと報告している。

治療方針と家族への説明

初診時に変形がなければ外固定，変形があれば徒手整復と外固定を行う。整復できない場合には整復障害として軟部組織の介在の可能性があり観血的整復を行う。最も重要な説明事項は高頻度に遅発性外反膝変形が発生する可能性があり，これは予知できないことである。Ogdenら[1019]は"外反脛骨の出現は明らかに避け得る，あるいは治療した側の怠慢の結果とするのは不適切"と記載している。

治療

外固定：膝伸展位で，少し内反を強制するような肢位で大腿よりギプス固定を行う。期間は6週前後とし，繰り返しX線撮影して変形発生の有無をチェックする。

徒手整復：外反変形があれば麻酔下に膝伸展位で内反を強制して徒手整復を行い，そのまま外固定する。

観血的整復：もし徒手整復が不成功に終われば軟部組織の介在が疑われるので観血的整復が必要となる。術後の外固定を上述の肢位で行う。

遅発性外反変形に対して

自然経過にいくつかの報告がある。Robertら[1023]は25例の観察で，11例は変形が経年的に増大し，うち3例のみが脛骨遠位骨端線の成長で自然に代償されたことを認めた。Ziontsら[1024]は最初の1年で急速に進み，受傷から最大の変形までの平均は12.6カ月であったと報告している。そのほかにも自然経過に関する報告がいくつかあるが，変形が進む期間は1年から2年のようである[1019)1022)1025]。

治療に関しては自然経過を理解しておく必要がある。野口ら[1022]は15°以内の変形なら自家矯正される可能性を指摘し，Ziontsら[1024]は近位および遠位脛骨から自然に矯正された

のを観察し，自然矯正が早期思春期に起こらなければ脛骨の矯正骨切りを勧めた。Ippolito ら[1026]は3例中1例は自然矯正の方向にあり，2例は矯正手術を行ったと報告している。Robert ら[1023]は矯正骨切りは再発の危険が大きく，コンパートメント症候群の発生のためにも勧められず，永続する外反変形には脛骨内側骨端線固定術を行って矯正すると述べた。Dias[1027]は10°を超せば脛・腓骨の骨切りを行うが，再発傾向があるのでやや過矯正とし，前方コンパートメント症候群を防ぐために前方筋膜を開放にしておく注意を記載している。Brougham ら[1028]は矯正骨切り12カ月後に再発した1例を報告し，自然矯正を期待して骨切りは3年後に行うと述べている。これらの報告を参考とすれば，数年は自然経過を観察した上で，年齢に応じての方針（思春期であれば矯正骨切り，それ以前であれば片側性の成長抑制術）を決定すべきであろう。

　筆者は短期間の観察しかできなかったが，外反膝は発生しないで，著明な過成長を生じた症例を経験した（図496）。

Pelvis, lower extremity

下腿骨骨折

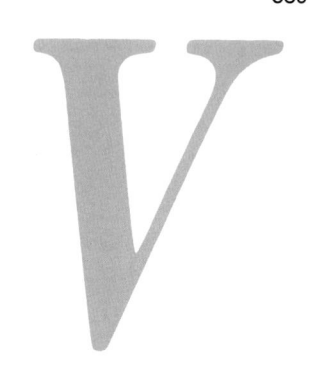

1 脛骨骨幹部骨折

　小児の下肢骨骨折中最も頻度が高い骨折であり，筆者ら[2]の調査では小児骨折 1,660 例中，下腿骨骨幹部骨折の占める頻度は 155 例，9.3％（果部骨折 58 例，大腿骨骨幹部骨折 33 例）であったが，治療上問題となることは比較的に少なかった。原因としては転倒などに際しての介達外力で発生することが多い。交通事故では直達外力が作用し，粉砕骨折や開放骨折など重度の骨折を生じる。

　症状は骨折の型や転位の程度によりまちまちである。軽度の場合は骨膜が損傷されないので，腫脹もなく軽度の圧痛を認めるのみのこともあるし，重度の骨折では成人と同様に変形，異常可動性などを認めることもある。幼児ではっきり原因がわからないで，歩かないといった訴えで来診することがあり，よちよち歩きで転倒して発生するいわゆる"toddler 骨折"[1025]かもしれない。この骨折は幼児が体重をかけ損なって起こり，腓骨骨折を伴わないのが特徴とされている。このようなときには注意して圧痛点を探すことも必要である。未歩行年齢での骨折ではまず小児虐待を疑うべきで，問診では保護者は真実を語らない。虐待による骨折では頻発する部位であり，骨折の 30％前後を占めている[1025)1029]。治療上問題となるのは，転位の強いものと塑性変形（plastic deformation）である。腫脹が著明であればコンパートメント症候群の発生に注意しなければならない。

X 線撮影，所見および分類

　膝および足関節を含めて撮影すべきで，もし最初の X 線で骨幹部の骨折があり，膝・足関節が含まれていなかったら両関節を撮影しなおすことが必要である。

　骨折は塑性変形，隆起骨折，若木骨折および完全骨折に分類され，また，骨折型としては横，斜，螺旋骨折および粉砕骨折に分類される。通常，横骨折は直達外力で，斜骨折は屈曲力で発生する。症状は骨折の種類や程度により疼痛，腫脹，歩行障害など多様である。塑性変形ではほとんど症状がなく，軽度の圧痛のみのこともある。なお，塑性変形については別の項目で述べる。

治療方針

　開放骨折や多発外傷を伴う場合の処置は成人に準じるが，整復位が得られれば必ずしも内固定にこだわる必要はない。皮下骨折では保存的治療の適応がほとんどであり，観血的治療が行われることは少ない。しかし，脛骨単独骨折ではときとして非常に不安定であり，後脛骨筋や長趾屈筋の作用で反張内反変形を生じる傾向を有し[1030]（図 497-1, 2），また，正常な腓骨が副子となって整復を阻害す

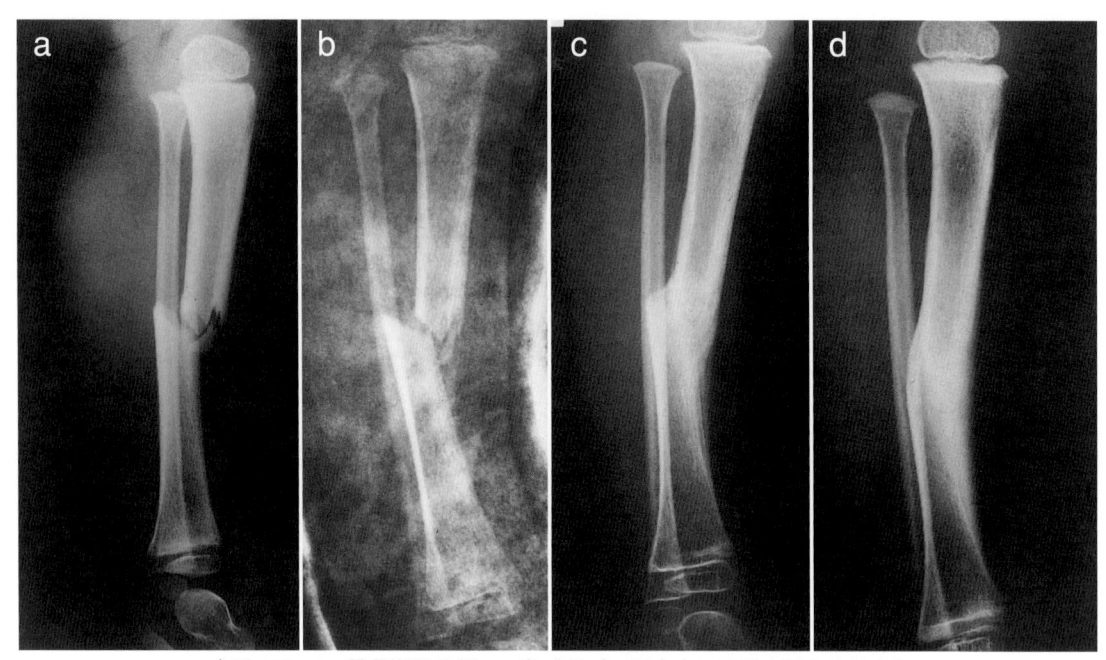

◆図497-1. 脛骨単独骨折, 2歳（ギプス固定中に反張変形を生じた）
a：初診時
b：ギプス固定後10日（20°の反張変形発生）
c：7週後
d：4カ月後（なお15°の屈曲変形は残存している）

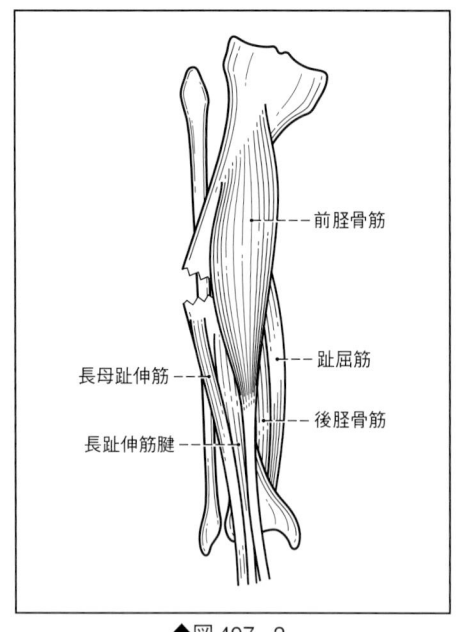

◆図497-2.
脛骨単独骨折では後脛骨筋, 趾屈筋および伸筋腱が内反および後方凸変形を起こす力である（Yang[1030]より）。

ることがある。従って, 骨折型, 転位の程度, 年齢, 治療途中の経過により外固定, 牽引, 経皮的固定, 観血的整復固定など種々の組み合わせで治療される。より正確な整復を必要とするか否かは骨片の屈曲・短縮変形が自家矯正範囲内にあるかどうかにより決定され, 矯正に関する因子としては年齢と転位方向がある。年齢が若ければ若いほど矯正能力は大きい。

観血的治療についてはいくつかの適応がある。開放骨折はその一つであるが, そのほかに保存的治療で求める整復位が得られないとき, 骨片の突き上げで皮膚が内部から損傷される危険があり, 徒手整復ができない場合には観血的整復の適応となる。また, 思春期では成人に準じて適応を決定してもよい。

なお, 骨折の程度はさほどひどくなくても, 腫脹が強く, コンパートメント症候群の発生が懸念される場合には入院して観察するか,

注意すべき末梢の症状（疼痛，しびれ，腫脹）について家族に十分に説明しておく必要がある。

1. 屈曲転位

屈曲転位が前額面（内・外反）か矢状面（前・後方凸）かで許容範囲が異なる。一般的に前後方向への屈曲変形は矯正されやすく，内・外反変形は矯正されにくいと考えられているが，Shannak[1031]は保存的治療を行った117例の観察で，①矯正が最も少ないものは後方屈曲，次に外反変形，②最も大きいものは内反と前方屈曲，と述べている。Bennekら[1032]も後方凸変形は矯正されにくいことを報告し，Yangら[1030]も76例中45例に永続する変形を認め，一面の変形は矯正されやすいが二面の変形は矯正されにくく，10°を超す変形は整復すべきと述べている。これらの報告からみると，前方凸と内反変形は10°前後でも許容範囲であろうが，後方凸と外反は5°未満に収めるように努力した方がよいといえる（図497-1参照）。しかし，甲斐ら[1033]は32例（33骨折）の調査から後方凸の方が前方凸変形より矯正されやすかったと報告している。

2. 回旋転位

回旋は永続するとの考えが一般的であり，できるだけ矯正すべきである。

3. 短縮転位

短縮転位が矯正されやすいことは一般的合意であるが，その程度については意見はまちまちである。Dias[1034]は10歳を超す男子，8歳を超す女子ではできるだけ解剖学的整復を勧め，Shannak[1031]は平均促進は4mmであったと報告しているが，筆者[861]の過去の調査（30例，平均受傷時年齢6.5歳，平均経過7.3年）では80％に軽度以上の成長促進がみられ，1.0cm短縮癒合した2例はともに1.5mmの過成長がみられた。この2例は7歳と11歳であり，約10歳以下であれば1cm前後の短縮転位は問題のない程度に自家矯正されるとみてよい。

家族への説明

コンパートメント症候群の発生の恐れがあるような腫脹が強い場合には，減張切開の必要が生じるかもしれないことを説明しておく。骨折の状態，すなわち，短縮転位や屈曲転位がどの程度か，それぞれの許容範囲を理解した上で治療方針は自ずから決定されるので，まずその説明を行う。全身麻酔の上で徒手整復すべきかどうか微妙な場合には，それぞれのもつ問題点について説明した上で家族も交えて決定すべきであろう。骨幹部骨折の場合には，重度の軟部組織損傷を伴わない限り，膝関節や足関節の機能には問題は残らない。

治 療

1. 外 固 定

大腿中央部より足先まで膝関節軽度屈曲でギプス固定を行う。腫脹があれば最初は副子を行い，減脹してからギプス包帯に変更する。ときとしてギプス内で転位が増強することがあるので，最初に転位がないからといって安心することなく，X線コントロールが必要である。なお，Yang[1030]は反張内反変形の発生が懸念される場合には膝屈曲30°，足関節15°底屈での長下肢ギプスを勧めている。固定期間は骨折型や年齢により異なるが，6週間前後は必要であろう。

2. 徒手整復

新鮮例で転位がそれほど著明でない場合は麻酔なしで長軸牽引のみで整復できることもある。しかし，症例によっては麻酔を必要とする。整復操作としては，十分な長軸牽引で骨折端を合わせ，側圧を加えて配列を整える

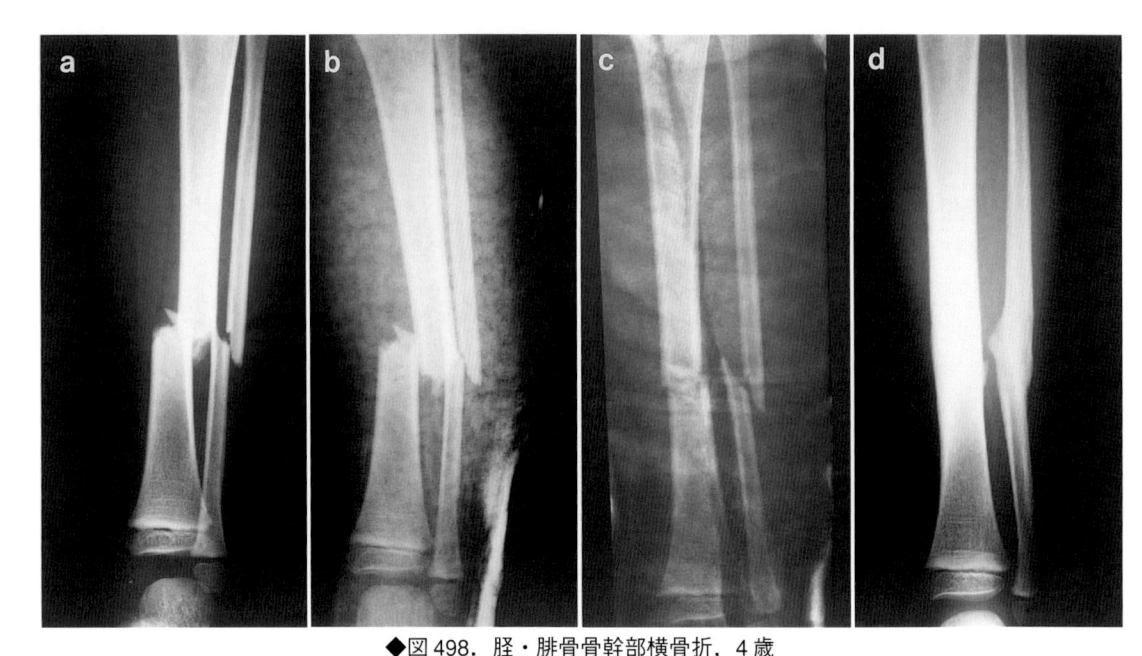

◆図498. 脛・腓骨骨幹部横骨折, 4歳
a：初診時, b：ギプスの中で転位増大, c：全身麻酔下に徒手整復施行, d：受傷後4カ月

（図498）。短縮転位の強い螺旋骨折や斜骨折では徒手整復単独の適応はなく，牽引を行った方がよい。

整復後は長下肢ギプス包帯固定し，期間は年齢や骨折型により若干の違いがあるが，不安定であった場合には6～8週間は必要である。ときとして徒手整復後にギプス内で再転位することがあり，脛骨単独骨折ではこの傾向が強く，3週以内に発生するとの報告もあるので[1030]，特に慎重な経時的X線チェックが必要である。再転位した場合の処置としては，骨折レベルで横に，あるいは楔状に割を入れてギプスを介して整復するのがよい方法である。Dias[1035]は再転位変形が最大に達するまで2～3週待ってこの処置を行うことを勧め，Yangら[1030]も賛成している。

3. 牽引療法

牽引治療の大きな目的は斜・螺旋骨折で軽度の短縮転位や軸の転位を矯正し維持していくためであり，思春期以後でなければ介達牽引で十分であり，仮骨が若干形成されて外固定への変更が可能となるまで続けられる。年長児で，ある程度の整復も必要であるときには踵骨からの直達牽引の方が効果がある。横骨折で骨片の重なりがある場合には牽引で整復される可能性は少ない。漫然と牽引して整復を待つよりも，麻酔下に徒手整復を行う方がよい。

4. 経皮的固定

開放骨折，多発外傷，floating kneeなどではK-wireによる経皮的固定が一次的選択として用いられる（図499-1, 2）。また，再転位を防止したいときにも一次的に用いられる。径の細いスムースピンであれば骨端線を貫通しても差し支えないが，成人におけるような髄内釘の近位脛骨からの刺入は禁忌である。従って，後期思春期以外は閉鎖性髄内固定の適応はない。また，Ender pinも骨端線を貫通するには大き過ぎるので骨幹端部からの刺入が行われる。ピンやK-wireはエッフェル塔状に刺入することが望ましい（図500-1, 2）。術後はギプス固定を追加するが，骨端線を貫通して刺入し，ピンの先端を皮膚外に出している場合には，外仮骨の形成があ

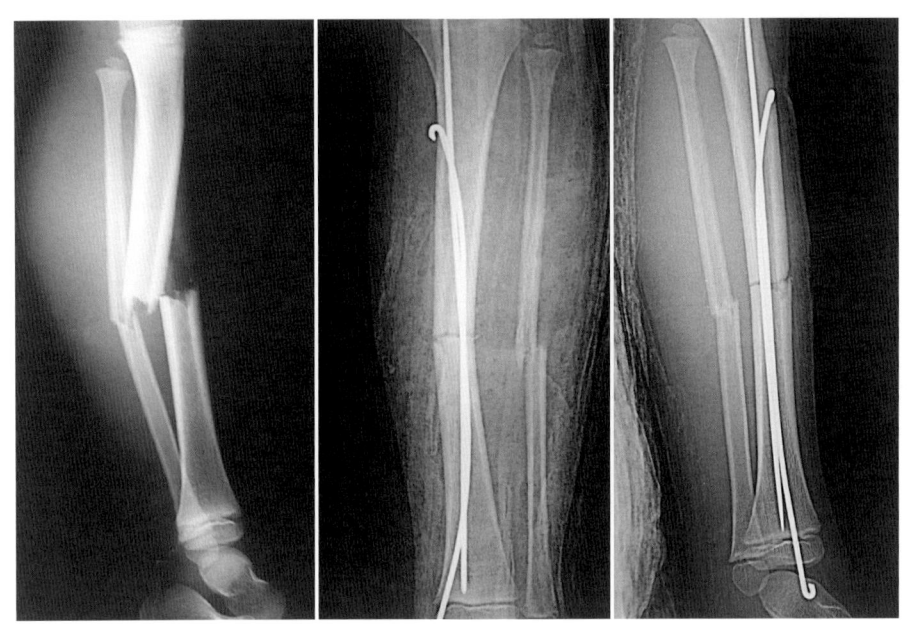

◆図 499-1. 経皮的固定を施行した左開放性下腿骨骨幹部骨折（run over 損傷），5 歳
　　左：初診時
　　中・右：Débridement 後，一次的に経皮的 K-wire 固定

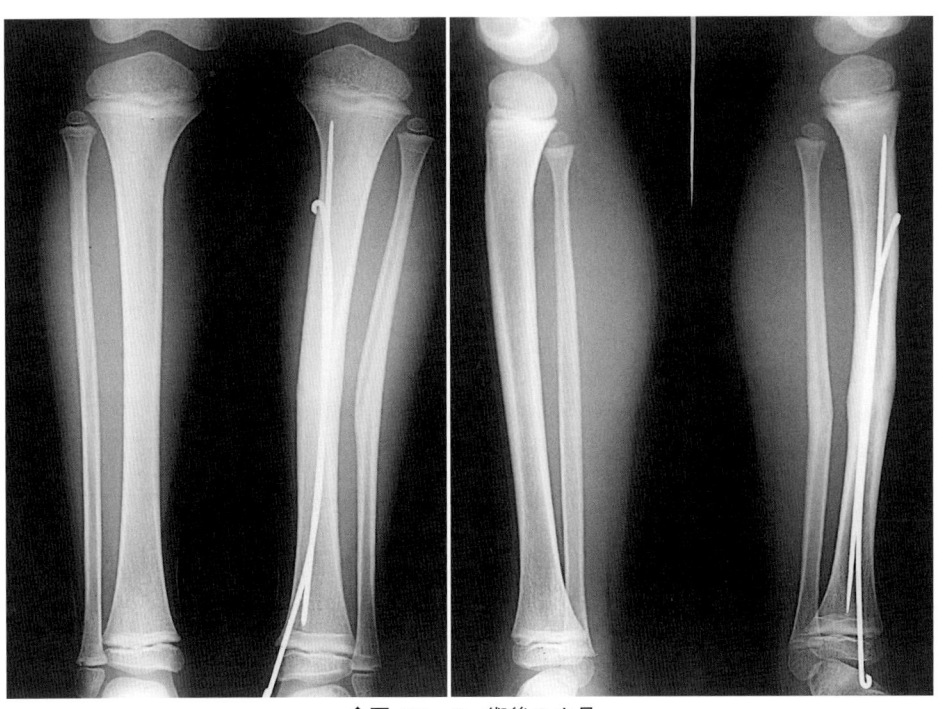

◆図 499-2. 術後 5 カ月

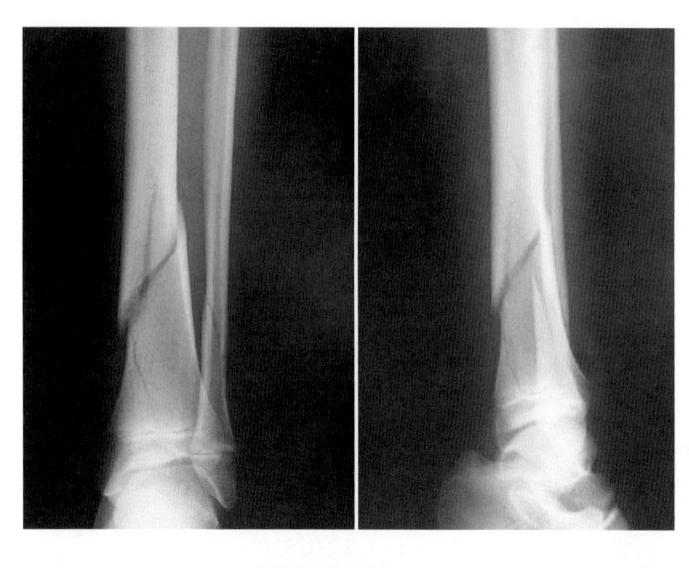

◆図500-1. 経皮的固定を施行した左下腿骨遠位部骨折, 14歳, 初診時

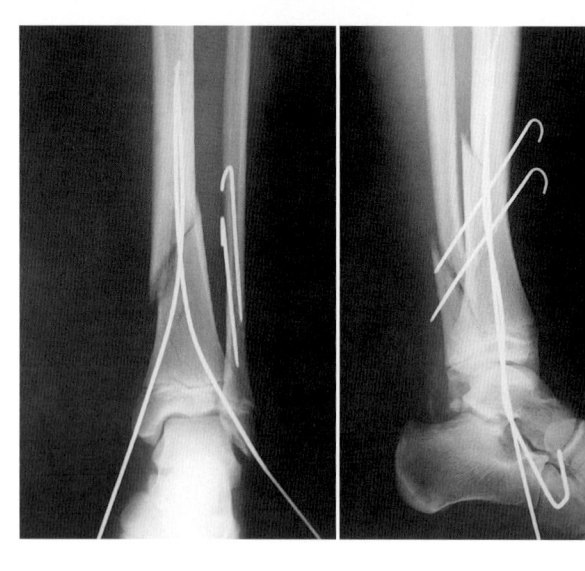

◆図500-2. 骨折線は骨端線に及んでいるので遠位骨端より骨端線を通してK-wireによる経皮的固定を行った。腓骨も固定しているが、絶対的適応ではない。

り、安定が得られたと判断したらワイヤーを抜去して外固定に変更する。骨幹端部から刺入しピン先端を埋没した場合には仮骨が十分に硬化した後で抜去する。経皮的固定は脛骨単独骨折で反張内反変形を起こしやすい不安定型には特によい適応となる。また、思春期で徒手整復が可能な症例にも同様に一次的に選択される。

5. 経皮的整復

横骨折で徒手整復が成功せず、牽引療法を行っても整復できなかった症例に、小切開を介してエレバトリウムを用いて経皮的整復を行った症例もある（図501）。この場合はギプスを開窓して局所の注意深い観察が必要である。もし再転位が起こればギプスの楔状カットにより矯正も可能である。

6. 観血的整復

不安定型でも徒手整復と経皮的固定で治療できるので、小児では観血的整復固定術を必要とする症例は非常に少なく、一般的には粉砕骨折、整復不可能例、開放骨折、あるいは複合骨折などに限定されて行われる。年齢的

1. 脛骨骨幹部骨折　395

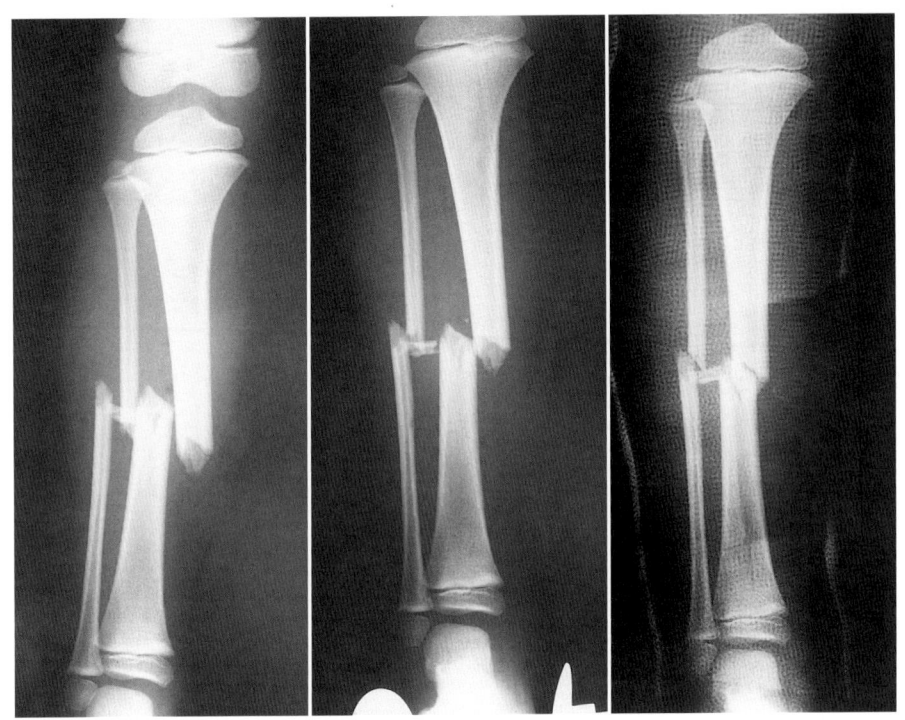

◆図501．経皮的整復を行った右下腿骨骨幹部骨折，4歳
左：初診時
中：鋼線牽引中
右：小切開を介してエレバトリウムで経皮的整復を行い有窓ギプス固定

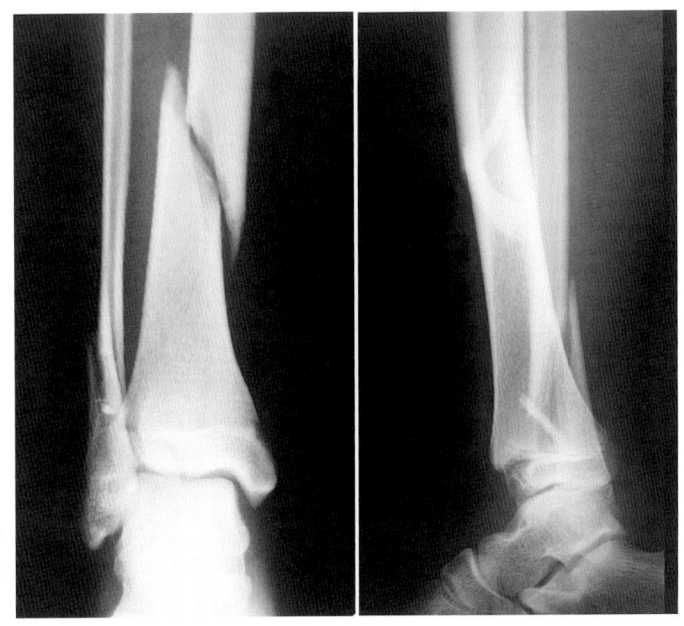

◆図502-1．脛・腓骨骨幹部螺旋骨折と遠位骨端のtriplane骨折合併例，14歳，初診時

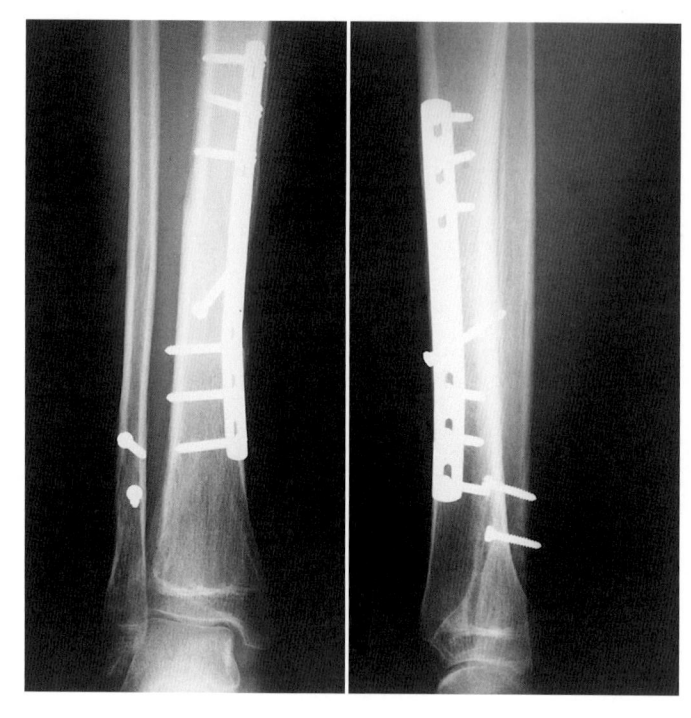

◆図502-2. 術後3カ月
脛骨を内副子固定し，次にtriplane骨折を徒手整復した後に腓骨を螺子固定した。

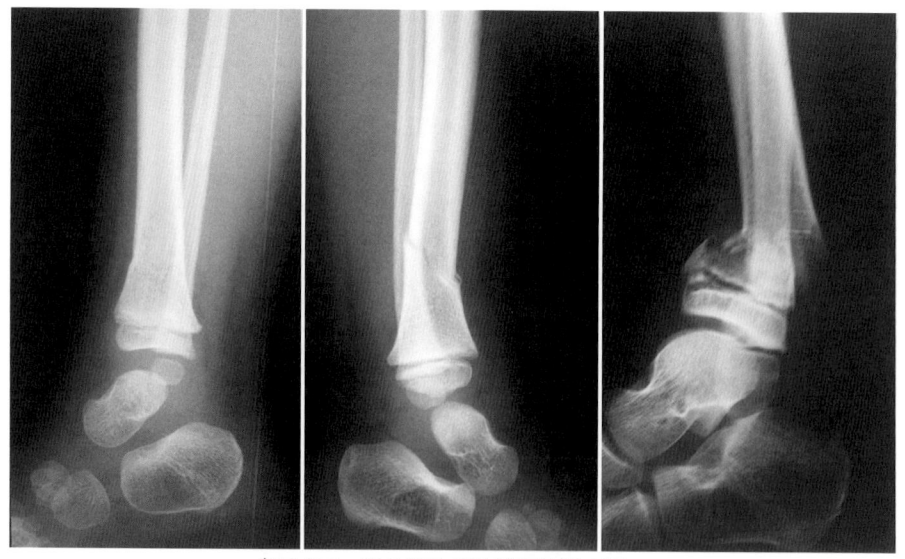

◆図503. 脛骨遠位骨幹端部骨折の種々
左：隆起骨折，2歳，中：若木骨折，2歳，右：完全骨折，8歳

には思春期の場合が多く，手技は成人とまったく同様であり，固定法としては内副子固定や螺子固定が用いられる（図502-1,2）。腓骨に対する処置も成人と同様であり，遠位脛骨骨折に腓骨遠位1/3部の転位骨折を伴い，脛骨の整復や安定化に必要と判断した場合には腓骨の整復固定を行う。それ以外は腓骨は放置する。

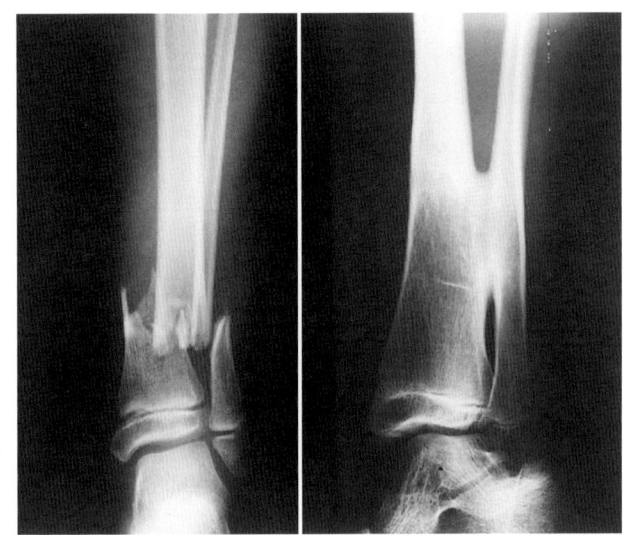

◆図504. 開放骨折後に脛・腓骨癒合を
生じた症例，8歳
左：初診時，右：4年1カ月後

2 脛骨遠位骨幹端部骨折

　後方凸変形を生じやすい骨折である。骨折は完全骨折から隆起骨折までさまざまであるが，隆起骨折の場合は前方は骨皮質が食い込み，後方は塑性変形の型をとる。隆起骨折では変形の程度は軽いが，他の型で転位が強ければ当然徒手整復の適応となる（図503）。開放骨折など重度の外傷が加わったときには脛・腓骨癒合を生じることもある（図504）。経験例ではこの癒合によって足関節の運動が制限されることはなかったが，注意深い追跡が必要であろう。

　外固定は足関節底屈位で膝上から行う。

3 脛・腓骨の急性塑性変形

　塑性変形の好発部位は前腕骨と腓骨[1036)1037)]であり，最近では橈骨頭脱臼と関連して前腕骨，特に尺骨の塑性変形の報告が多いが，林ら[589)]の報告では8例中腓骨が6例であり，決して少なくない。前腕と同様に長屈曲変形を呈し，骨折線を認めない。脛骨に骨折があり，腓骨に塑性変形がみられるのが普通であるが，脛骨は正常で腓骨の塑性変形のみのこともある。筆者らが経験した腓骨塑性変形の2例中1例は脛骨骨折を伴い[1038)]，1例は脛骨は正常であったが，いずれも内側凸変形であった[1039)]。岩部ら[1040)]は3例を経験し，1例は全身麻酔で，2例は無麻酔で徒手整復を行っている。筆者らの2例中脛骨完全骨折を伴う1例は腓骨は内側凸の長屈曲変形を呈し，脛骨の整復とその維持に苦労し，工夫が必要であった。まず大腿～足先までギプス包帯を巻き，骨折部に一致して横に割を入れ，強い内反力を加えて脛・腓骨の変形を矯正してギプス包帯を追加固定した（図505-1～3）。塑性変形で問題となるのは仮骨形成と自家矯正の有無であるが，いまだ一定した見解はない。筆者らの第1例は経過中仮骨形成や皮質の肥厚をみることなしに若干の自家矯正がみられた。しかし，特に整復などを必要としなかった第2例は1カ月後に凹側皮質に平行してごく少量の仮骨の形成がみられ，短期間で皮質と一体となって皮質の著明な肥厚の状態を呈した（図506-1～3）。仮骨形成なしに骨皮質の肥厚という状態を経て自家矯正するとの考えもあるが，短期間に出現した仮骨形成の見落としの可能性もある。症例が重ねられてこの問題は解明されていくであ

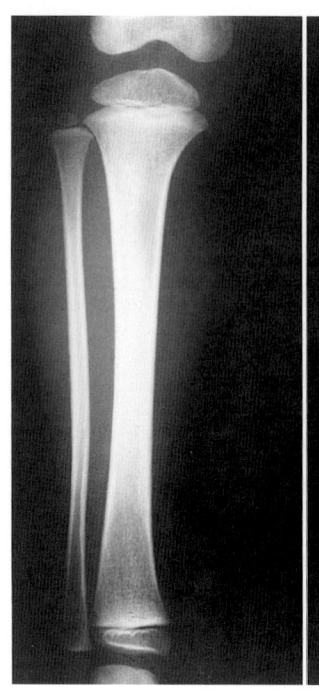

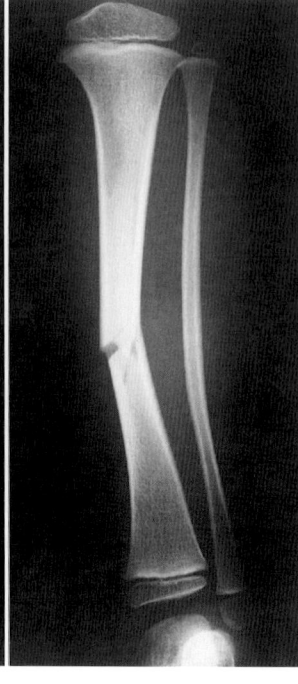

◆図505-1. 腓骨の急性塑性変形例，3歳，初診時
左：健側
右：患側。脛骨は完全骨折，腓骨は塑性変形

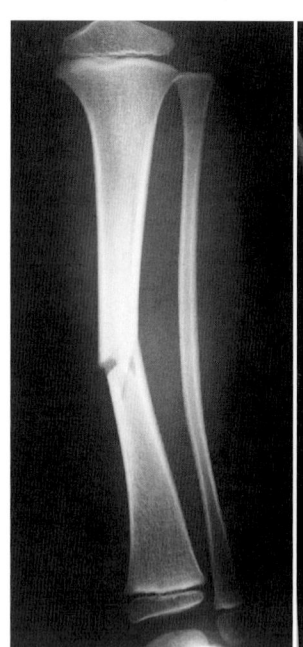

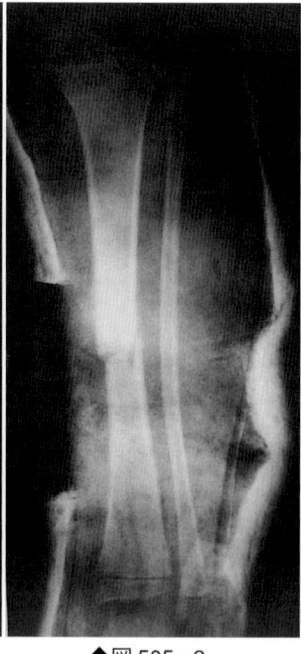

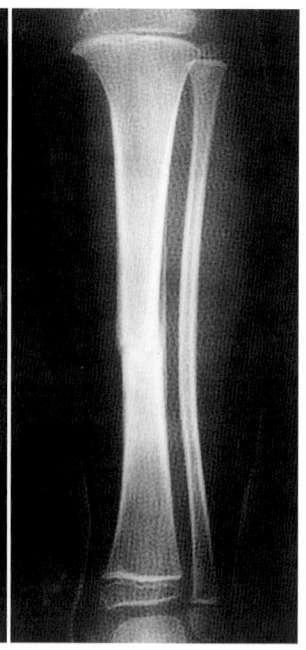

◆図505-2.
左：初診時
中：まず長下肢ギプスを巻き，変形の頂点でギプスを横切して強い内反力を加えて脛骨と腓骨の外反変形を矯正し，その上からギプスを巻き込んだ
右：7週後。脛骨には仮骨形成があるが腓骨にはない

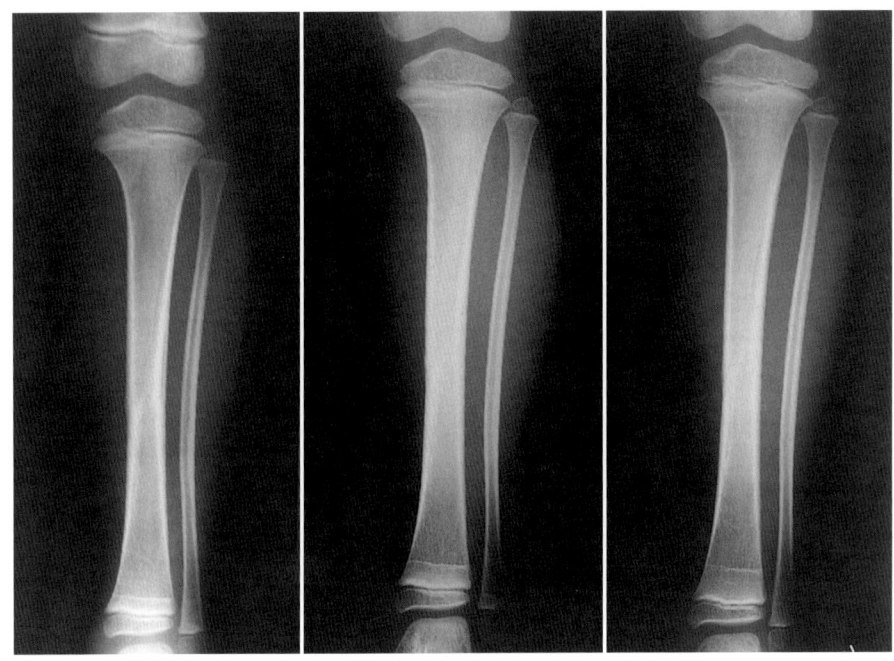

◆図505-3.
7カ月後には7週後のX線に比べて8°の自家矯正がみられたが，その後は自家矯正はあまり進行していない．

左：7カ月後，腓骨外側骨皮質の肥厚は軽度
中：10カ月後
右：1年5カ月後

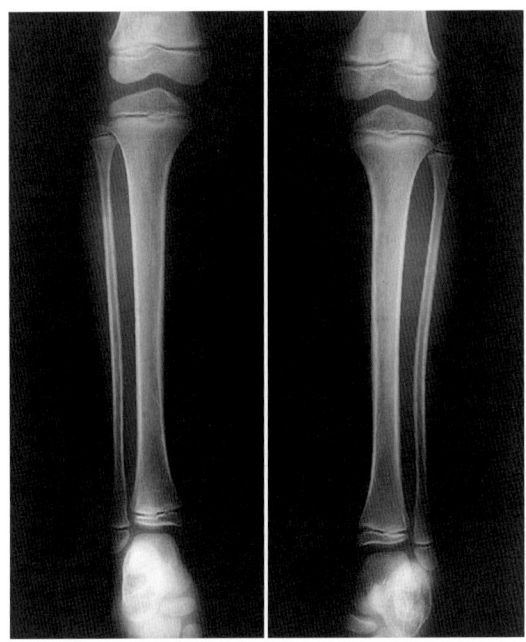

◆図506-1. 左腓骨急性塑性変形，6歳，初診時比較的な安静のみで観察．

ろう．いずれにしろこの部の塑性変形は前腕のそれと異なり機能障害はない．しかし，筆者らの第1例のごとく腓骨の塑性変形の矯正をしない限り脛骨骨折の整復は得られない症例があるという事実を知っておかねばならない．疑わしい場合には健側との比較が大切で，診断の決め手はそれしかないこともある．変形が矯正されないと永続する可能性もある[1041]．遺残変形の許容度については今後の研究報告を待つ必要がある．

4 下腿骨ストレス骨折

スポーツ活動などの際に骨に付着する筋肉の繰り返す収縮が外力となってストレス骨折が発生する．成人では腓骨に多いが，小児では脛骨，それも近位1/3に多い．脛

400　V—下腿骨骨折

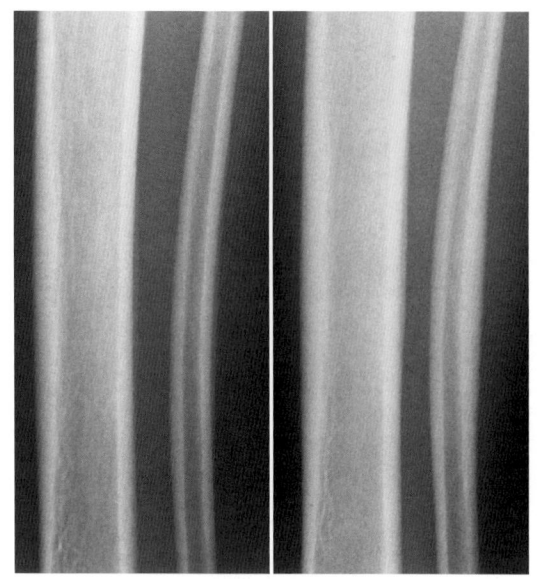

◆図506-2.
左：4週後，腓骨外側および脛骨外側に仮骨形成を認める
右：2カ月後，仮骨は成熟し，皮質の著明な肥厚に変化している

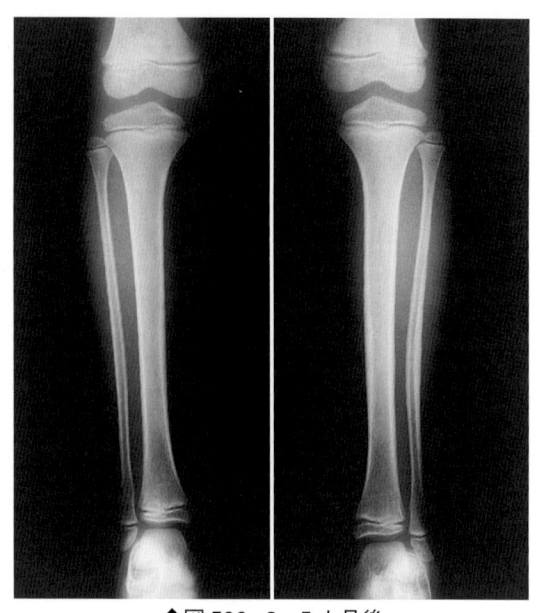

◆図506-3. 5カ月後
腓骨の外側皮質肥厚は残存し，軸はまったく矯正されていない。

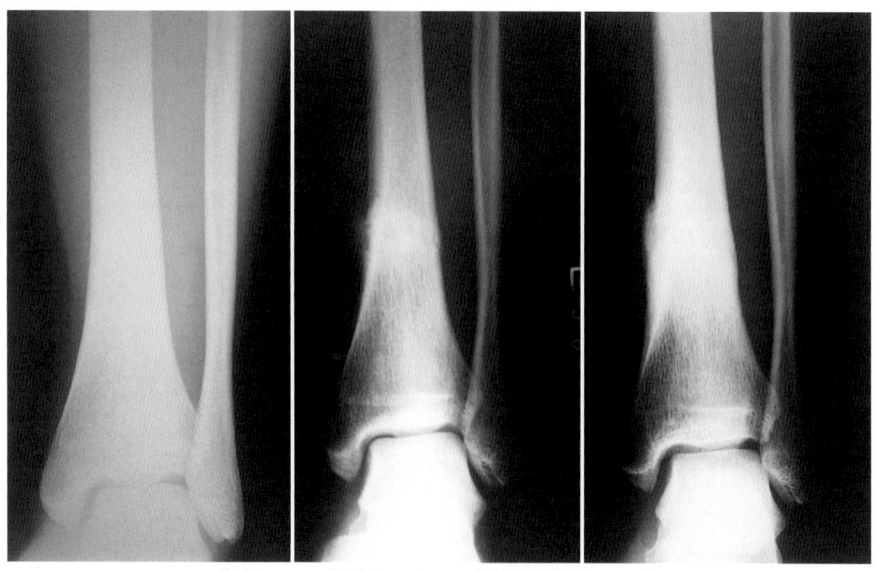

◆図507. 定型的ストレス骨折の経過，16歳
左：初診時，発症後1週，X線には変化がない
中：発症後8週，定型的な横走する骨折線とその周囲の硬化像あり
右：発症後7カ月，骨折はほとんど治癒している

骨近位1/3と腓骨の遠位1/3はランニングによることが多く，脛骨の中央あるいは遠位および腓骨の近位ではジャンプによるものが多いといわれている[1042)1043)]。好発年齢は思春期であるが，年少児にもみられ，また両側性の報告もある[1044)]。

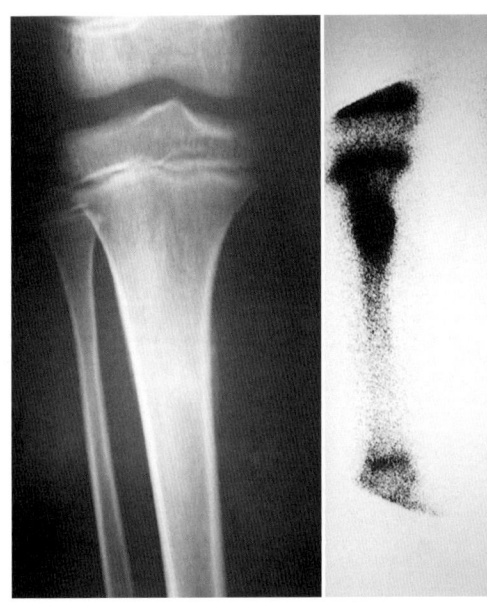

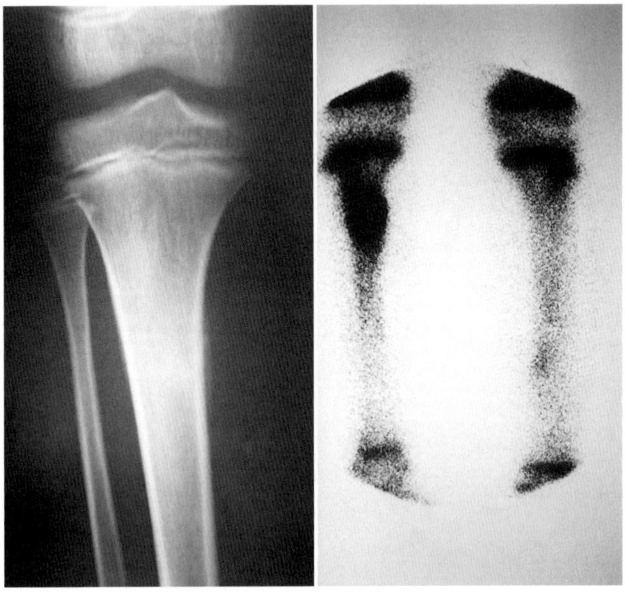

◆図508. 脛骨骨幹部ストレス骨折，9歳，
　　　　初診時とシンチグラム

特にスポーツ歴はない．発症後1カ月して初診．骨膜反応と著明な取り込みの増大があり，この時期では骨肉腫との鑑別が絶対に必要である．この骨膜反応が次第に硬化し，表面が整となればストレス骨折であり，1～2週の経過で判明する．もし反応が拡大し，もうろうとした陰影が拡大したり，onionskin, sun ray, Codman三角が出現すれば骨肉腫である．

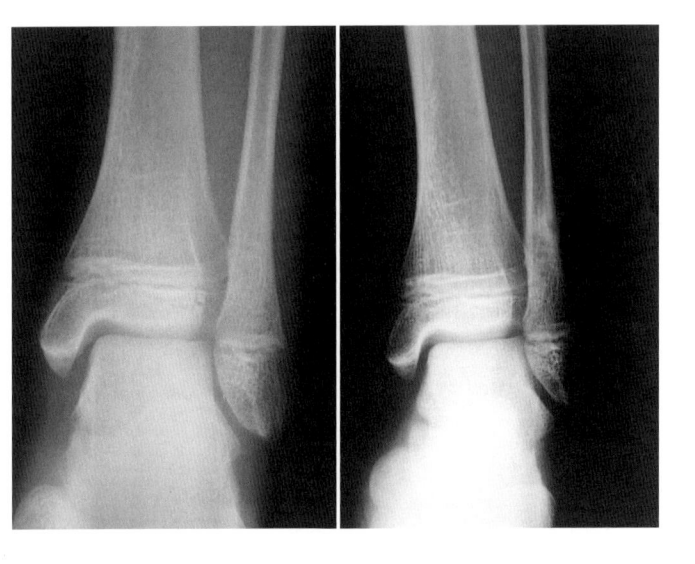

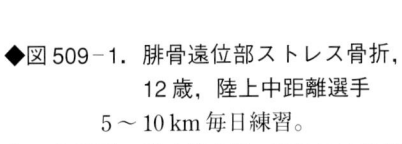

◆図509-1. 腓骨遠位部ストレス骨折，
　　　　12歳，陸上中距離選手
　　　　5～10km毎日練習．
左：初診時，発症後1週，X線には変化ない
右：7週後横走する骨硬化像と骨膜反応

　症状は自発痛，運動痛，限局性圧痛，および有痛性跛行であり，局所の腫脹や熱感を伴うこともある．スポーツ活動を行っている発育のよい少年少女が，特に外傷の既往がなくて下腿部に痛みを訴えて来院した場合には，まずこの疲労骨折を疑ってよい．

画像所見と鑑別診断

　発症とX線所見の関係は種々であり，必ずしも一定していない．疼痛や腫脹があっても最初はX線ではまったく異常所見がなく，1～2週でもうろうとした仮骨が骨皮質の表面にみられ，次いで骨皮質と髄腔に横に走る透亮像とその周囲の骨硬化像が出現し，その範囲も拡がり，骨膜反応にも硬化が起こり輪郭がはっきりしてくることが多い（図507）．X線所見が臨床所見よりも先行することもある．骨シンチグラムは単純X線変化より先行して陽性所見を呈し，診断的価値は非常に

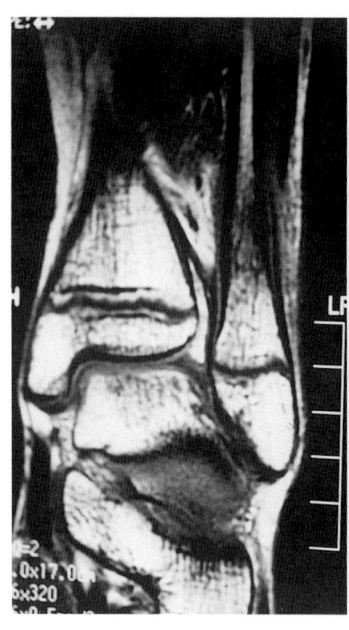

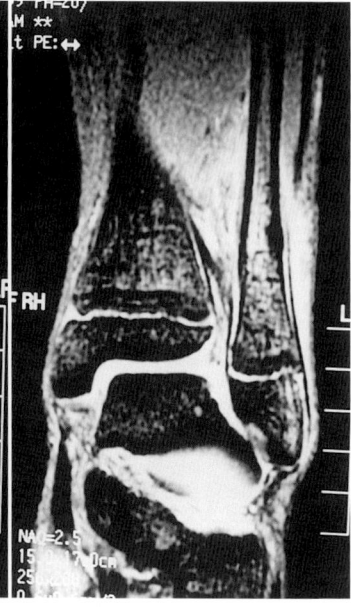

◆図509-2. MRI所見
左：T1強調像（低信号）
右：T2強調像（高信号）

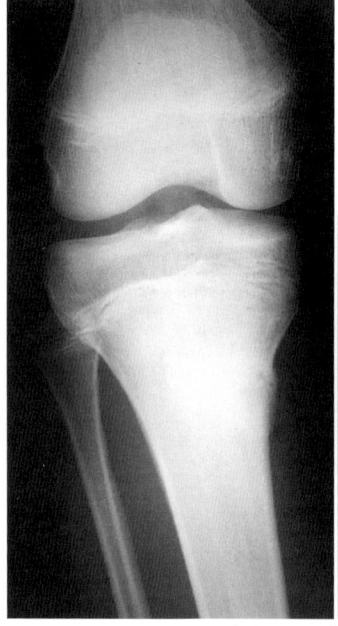

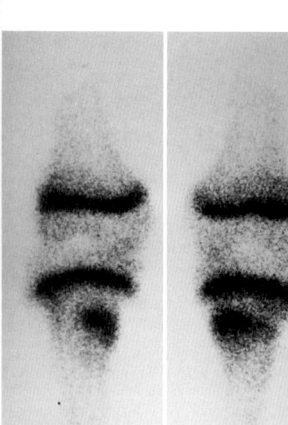

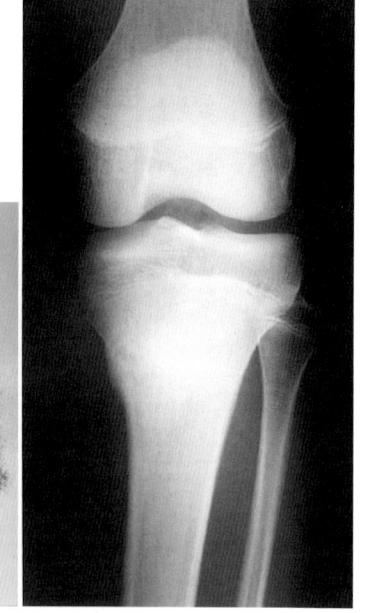

◆図510. 脛骨近位骨幹端部両側性ストレス骨折，14歳
陸上競技を始めてすぐに症状が出現し，3カ月経過して受診した．脛骨骨幹端部に定型的な骨折線と骨膜反応があり，シンチグラムで著明な取り込みの増大があり，活動期であることを示している．この時期には競技活動の禁止が必要である．

高い（図508）．臨床的に疑いがあって単純X線で異常がない場合には本法を行って診断の参考とするか，それができない場合には経時的にX線撮影して局所の変化に注意する．MRIは通常の骨折と同様にT1強調像で低信号，T2強調像で高信号を呈する（図509-1，

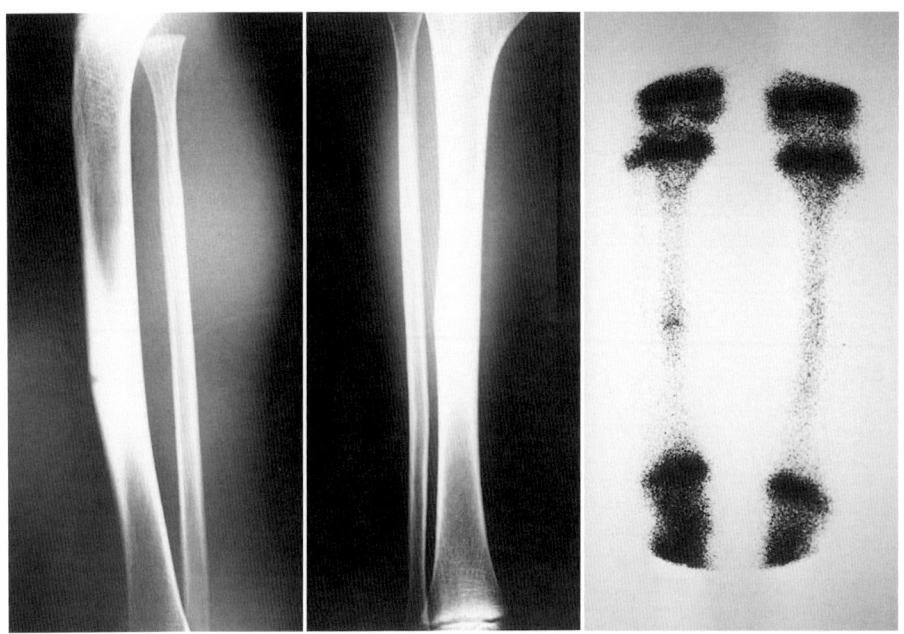

◆図511．脛骨中央部ストレス骨折，8歳，初診時とシンチグラム
　柔道練習を数年行っている．2カ月前より疼痛と腫脹．骨皮質の肥厚，骨髄腔の狭小化，横走する骨折線を認める．シンチグラムでは取り込みの増大はわずかであり，すでに骨折癒合の末期と判断した．

2）．鑑別診断で最も重要なものは骨髄炎と骨肉腫であるが，前者は局所および血液検査所見で鑑別できるが，後者は慎重な観察が必要となる．疲労骨折では経過とともに骨膜反応が鮮明な硬化像を呈してくるのに比べて，骨肉腫では次第に不鮮明な骨膜反応や骨融解像が拡がり，特徴的なonionskin像やCodman三角像が出現してくる．

家族への説明と治療

　疑いのある段階での患者および家族への説明で大切なことは鑑別診断についてであり，そのおおよそを説明しておく．疲労骨折を骨肉腫と疑うことは許されても，骨肉腫を疲労骨折と誤診することは許されない．臨床症状とX線所見の推移を2～3週間みて診断が確定したら，本人と家族にスポーツ活動の禁止が治療であることを説明する．

　治療は前述のスポーツ活動の制限と比較的な安静である．骨膜反応の硬化も不十分でシンチグラムの取り込みの増大が著しいときには比較的な安静が必要であり（図510），骨硬化も進み，シンチグラムの取り込みも軽度であれば修復の終末を意味している（図511）．スポーツ復帰の目安は臨床症状の消失とX線上での骨折線の消失を伴う骨化陰影の均等化においている．

VI 足関節周辺骨折
Pelvis, lower extremity

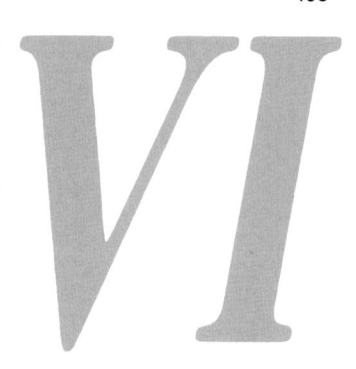

1 脛・腓骨遠位骨端線損傷

小児の足関節部の靱帯はほとんどが骨端部に付着する（図512）。成人では靱帯損傷や果部骨折が発生するが，小児では主として骨端線損傷が発生する。全骨端線損傷の中での発生頻度は報告者により若干の違

表36．小児全骨端線損傷に占める部位別発生頻度（Peterson[632]より）

部　位	Peterson & Peterson（1972）	Ogden（1981）	Mizuta（1987）	Peterson（1994）
症例数	330	443	353	951
指節骨	11.8%	9.3%	25.8%	37.4%
遠位橈骨	29.7%	25.7%	28.3%	17.9%
遠位脛骨	② 17.9%	② 13.5%	③ 9.3%	③ 10.9%

○内は頻度の順位を示す

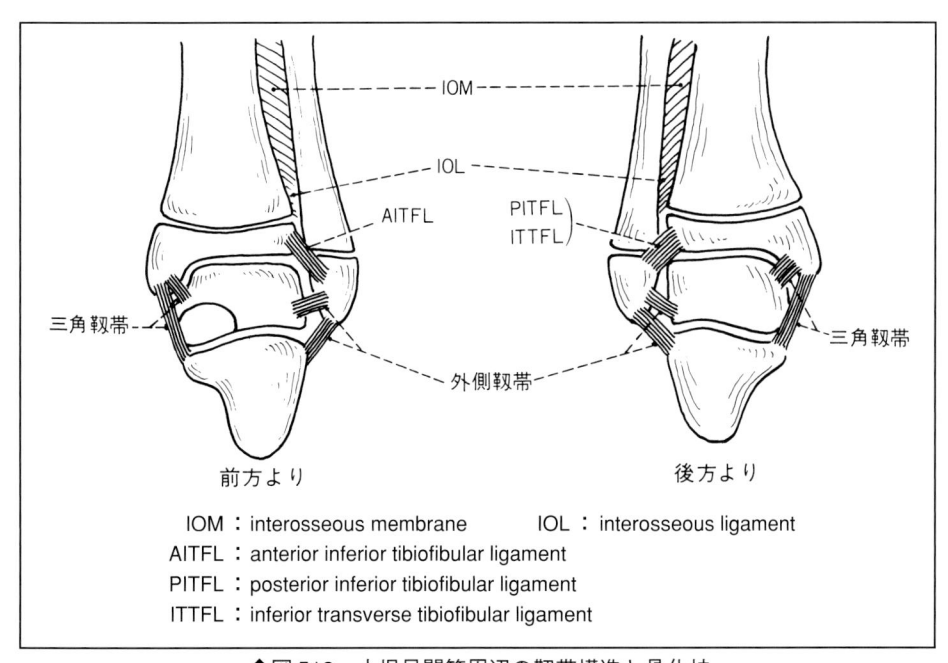

```
IOM ： interosseous membrane    IOL ： interosseous ligament
AITFL ： anterior inferior tibiofibular ligament
PITFL ： posterior inferior tibiofibular ligament
ITTFL ： inferior transverse tibiofibular ligament
```

◆図512．小児足関節周辺の靱帯構造と骨化核
脛骨骨化核は2〜3歳で出現し15〜17歳で中央→内側→外側の順に18カ月かかって閉鎖する。

VI—足関節周辺骨折

表37. 下肢における骨端離開の頻度

部　位	Neer	Peterson ら	Ogden
大腿骨近位	—	7(6%)	9(8%)
大腿骨遠位	28(5%)	18(16%)	17(15%)
脛骨近位	17(3%)	6(5%)	8(7%)
脛骨遠位	238(41%)	59(53%)	60(54%)
腓骨近位	2(0.3%)	—	2(2%)
腓骨遠位	302(51%)	21(19%)	15(14%)
計	587	111	111

(Roberts[951]より)

いがあるが，常に上位を占めている[632]（表36）。下肢における骨端線損傷の発生頻度をNeer，Peterson，Ogdenの論文を参考としてみると表のごとく圧倒的に脛・腓骨遠位に多い[951]（表37）。この損傷を起こさせる外力は成人と同様に内・外反，内・外転，内・外旋，底・背屈と種々である。この外力と骨折型に関しては特徴があり，分類の項で詳述する。

臨床症状は自発痛，運動痛，腫脹，変形など一般的なもの以外は特徴的症状はない

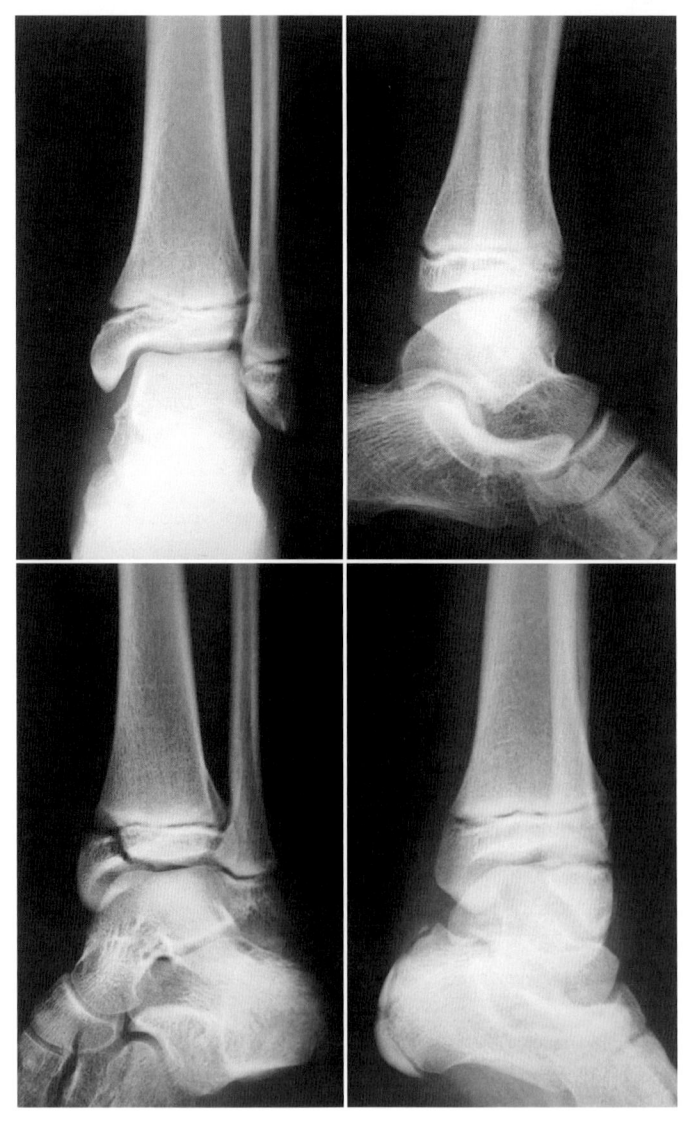

◆図513. 足関節周辺損傷例に対する4方向撮影，10歳
外側斜位でSH-Ⅲ型の骨折が判明した。

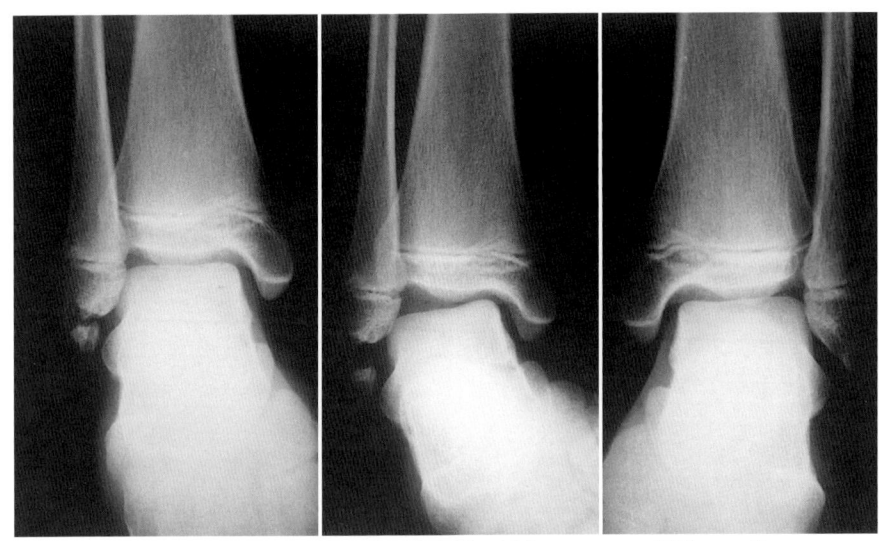

◆図514.右腓骨遠位骨端裂離骨折に対するストレス撮影，12歳
左：初診時
中：内反ストレス撮影（骨片は末梢側へ著明に転位）
右：健側

が，小児では何らかの外力を受け，足関節周辺に症状を有する場合にはまず骨端線損傷を疑ってかかるべきである。初診時における圧痛の検査部位は内・外果，前距腓靱帯，前下脛腓靱帯および三角靱帯である。

X線撮影，所見とその他の画像診断

初診時にはルーチンに4方向の足関節撮影（前後，側面，両側斜位）を行う。ときとして一つの方向からしか骨折線を確認できないことがあり（図513），やや内旋しての斜位撮影（いわゆるmortise view）が重要な撮影手技となる。また，損傷部位に正しく照射することが大切である。骨折がはっきりしないときには健側との比較も必要である。さらに骨折が疑われる部位に一致する圧痛などの臨床症状の存在も確認する必要がある。骨端部の小骨片が骨折か副骨かの鑑別にはストレス撮影が有用である（図514）。撮影されたX線フィルムから骨折線の有無をみるが，特に骨端線の乱れ（幅，配列など）に注意する。CTは骨折線の細部の確認，特に後述する triplane骨折やTillaux骨折のごとく関節面にかかる骨折の詳細な分析（骨折の部位，骨片の数および転位の程度など）に欠かせない（図515）。しかし，骨端にかからないその他の骨折では強いて行う必要はない。最近では潜在性の骨折発見のためにMRIが用いられ，単純X線では得られなかった情報をもたらすようになった[1045]（図516）。

代表的骨折線については分類の項で詳述するが，これらの骨折線の組み合わせを理解しないことには小児の骨端線損傷を正しく把握できない。

分 類

1. Salter-Harris（SH）分類

Ⅰ～Ⅴ型に分類できる。また，この部の特徴としてⅡ型とⅢ型が混在する特殊な型がある。各型の骨折パターンは既述の通りであるが，Ⅱ型が最も多い（図517）。なお重度の開放骨折ではPetersonの述べるⅥ型（骨端部欠損）[1046]も考慮に入れておく。

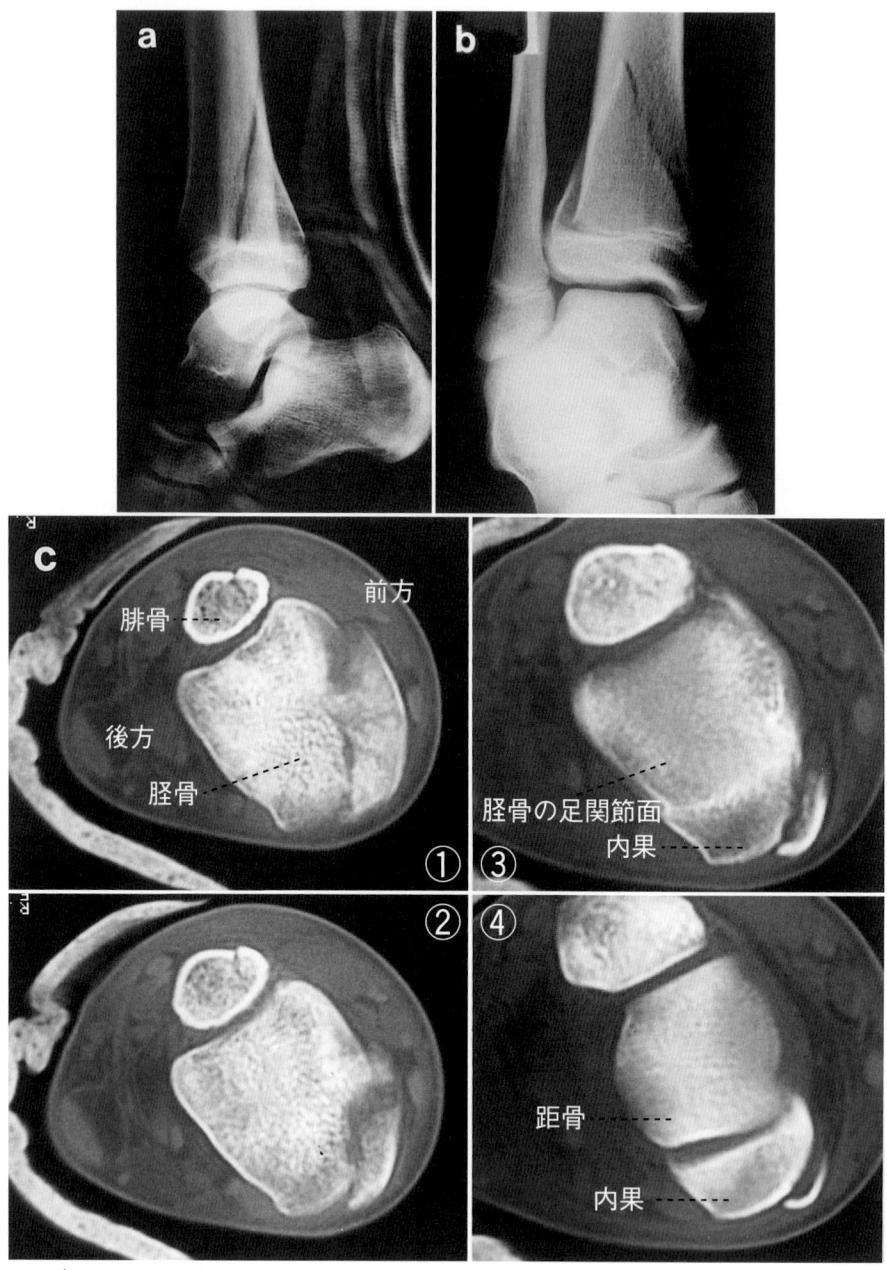

◆図515. Supination-external rotation（SER）stage II と思われた症例，13歳．
a：側面像
b：外側斜位像
c：CT所見で関節面にかからぬ（非荷重部）triplane 骨折と判明．①〜④（中枢〜末梢）

2. Dias 分類

最近用いられている分類に Dias らの分類があり[1047]，これは成人における Lauge-Hansen 分類[1048]を基礎としたものである．多くの症例に用いてみると後述する若干の不備はあるが，治療上，極めて有用な分類であることには間違いない（表38）．この分類の利点は，① 外力と骨折型を関連づけ，これを

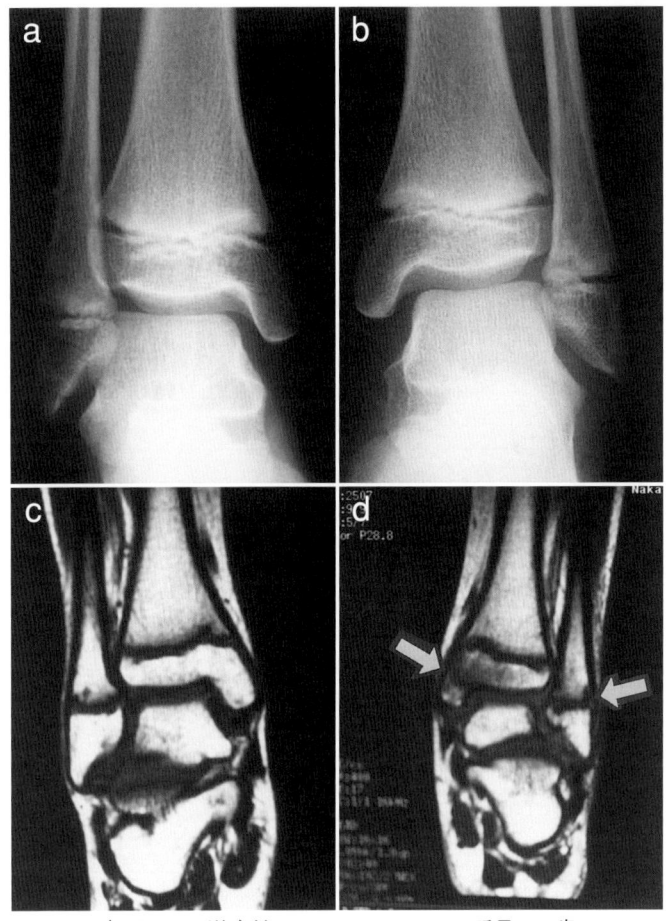

◆図 516. 潜在性 SI-stage II の MRI 所見，9 歳
a：健側
b：患側，腓骨遠位骨端線損傷（SI）の疑い
c：健側の MRI
d：患側の MRI（T1），内側果に低信号あり，潜在性骨折が判明

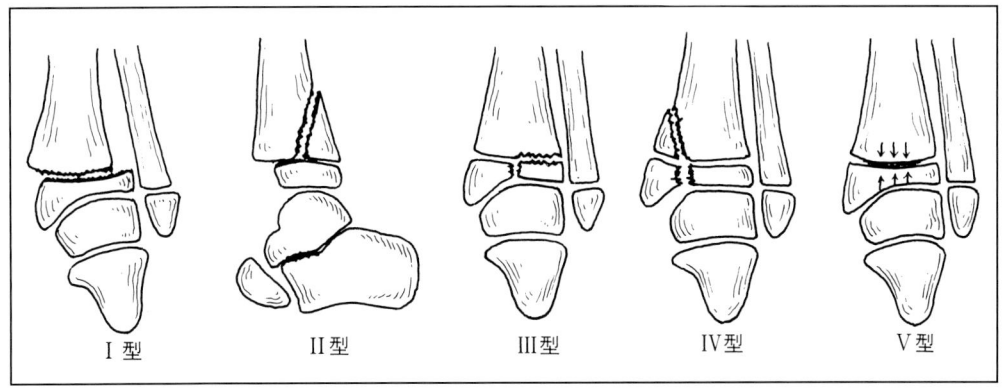

◆図 517. 脛骨遠位骨端線損傷の Salter-Harris 分類

表38. 脛骨遠位骨端線損傷のDias分類と筆者らの症例数

I. Supination-external rotation（SER）		
a. Stage I	10例	(11.0%)
b. Stage II	5	(5.5%)
II. Pronation-eversion-external rotation（PEER）	4	(4.4%)
III. Supination-plantar flexion（SPF）	3	(3.3%)
IV. Supination-inversion（SI）		
a. Stage I	34例	(37.3%)
b. Stage II	10	(11.0%)
V. Axial compression	0	
VI. Juvenile Tillaux	8	(8.8%)
VII. Triplane fracture	8	(8.8%)
VIII. Other physeal injuries	9	(9.9%)
	91例	

表39. 井上, 今里の分類と症例数

I. SI		
Stage I	34例	(37.3%)
Stage II	10	(11.0%)
II. SER（SPFを含む）		
Stage I	13	(14.3%)
Stage II	5	(5.5%)
III. Triplane	8	(8.8%)
IV. Juvenile Tillaux	8	(8.8%)
V. Juvenile Wagstaffe	4	(4.4%)
VI. PEER	4	(4.4%)
VII. Other physeal injuries	5	(5.5%)
	91例	

理解することにより整復操作が容易になったこと、②stage分類の理解で見落としが防げること、である。

しかし不備な点としては、①supination-external rotation（SER）のstage Iとsupination-plantar flexion（SPF）との区別がつけにくいこと、②SERの亜型と思われるjuvenile Tillauxとtriplane骨折をSERのつながりとしてあげてないこと、③SERのstage Iの亜型のWagstaffe骨折をその他の骨端損傷に入れたこと、④pronation-eversion-external rotation（PEER）のstage分類がないこと、⑤その他の骨端損傷の性格がはっきりしないこと、である。Diasが1978年にこの分類を発表した際には、各骨折型の細分をgradeで表現しているが[1047]、最近ではstageと改めている[1049]。筆者は今里の協力を得て、91例の観察を基にしてDiasの分類を若干修正して次のように用いている[1050]（表39）。

受傷メカニズムと骨折型

成人におけるLauge-Hansen分類と同様に、最初の語は受傷時の足の肢位で、ハイフンの次の語は外力である。

1. Supination-external rotation （SER, 回外-外旋）

受傷メカニズムとして最も理解しにくいものであるが、回外した足（内反位にある足）が地面に固定され、下腿に内旋力が加わると相対的に距骨は脛骨に対して外旋力が働くと理解すればよい。

Stage I：脛骨遠位骨端線のSH分類のII型の損傷を生じる。骨折線には特徴があり、前後像では外下方から内上方へ走り、側面像では後方に骨幹端部から骨幹部に達する大きな骨片をつけたSH-II型の骨折を生じる（図518）。

Stage II：さらに外力が続くと腓骨の骨幹端部から骨幹部にかけて長螺旋骨折を生じる（図519）。

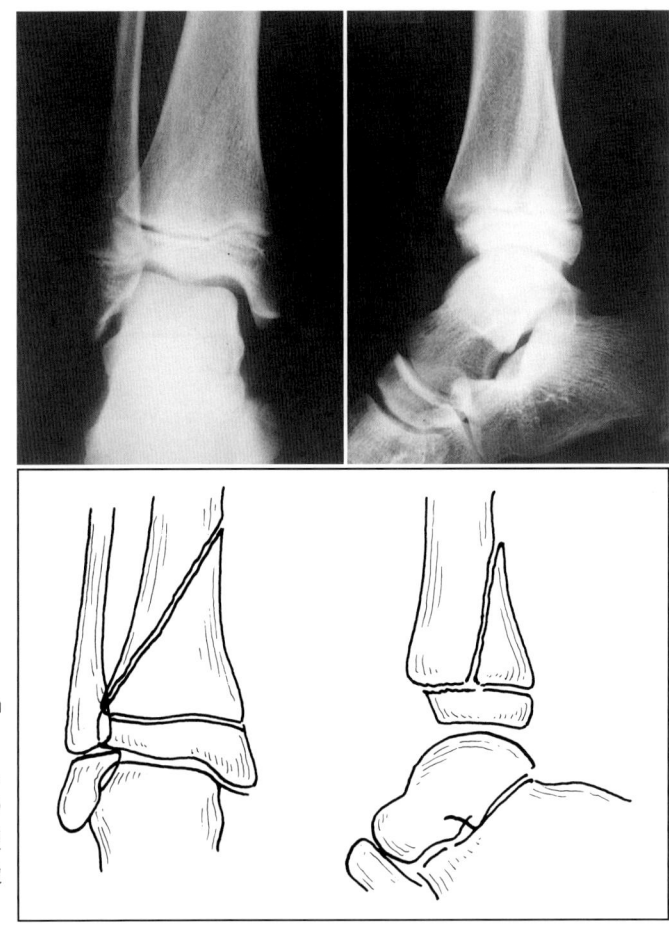

◆図 518. Supination-external rotation (SER), stage I, 14 歳
内反位に固定された足に外旋力が働く。成人果部骨折の Lauge-Hansen 分類の SER に相当する。Stage I で SH-II 型の骨端離開が発生し，骨折線は前後像で外下方から内上方へ走る。

なお，Dias 分類の supination-plantar flexion（SPF，回外-底屈）は内反位で受傷し，外力としては外旋よりも底屈が優位のために生じた骨折と解され，Dias の論文をみても SPF の特徴は，① 骨幹端部骨片が後方にあることと，② 腓骨骨折を有しないこと，であり，SER の stage I との鑑別がつきにくい。また治療の点からも SER との間にあまり差がないために SER の中に含めた。

2. Juvenile Tillaux 骨折

前下脛腓靱帯の脛骨付着部である前下脛骨縁（Tubercle de Tillaux-Chaput[1051]）の裂離骨折は Tillaux 骨折と呼ばれ，主として骨端線の外側が完全に閉鎖してない思春期に発生しやすく juvenile Tillaux 骨折と称されている。SER の stage I で前下脛腓靱帯（AITFL）の緊張により同靱帯の脛骨付着部位の骨端部に SH-III 型の骨折が発生する[1052]（図 520，521）。

3. Juvenile Wagstaffe 骨折

1875 年に Wagstaffe[1053] により報告された本骨折は Dias 分類ではその他の骨端部損傷に入れてあるが，Tillaux 骨折と同様，SER の stage 1 で AITFL の緊張により腓骨の付着部で裂離骨折が発生するもので，SER の亜型として独立して分類した（図 522，523）。

4. Triplane 骨折

SER の結果として起こるのが大部分であり，Rapariz ら[1054]の報告では遠位脛骨骨端線

412　Ⅵ―足関節周辺骨折

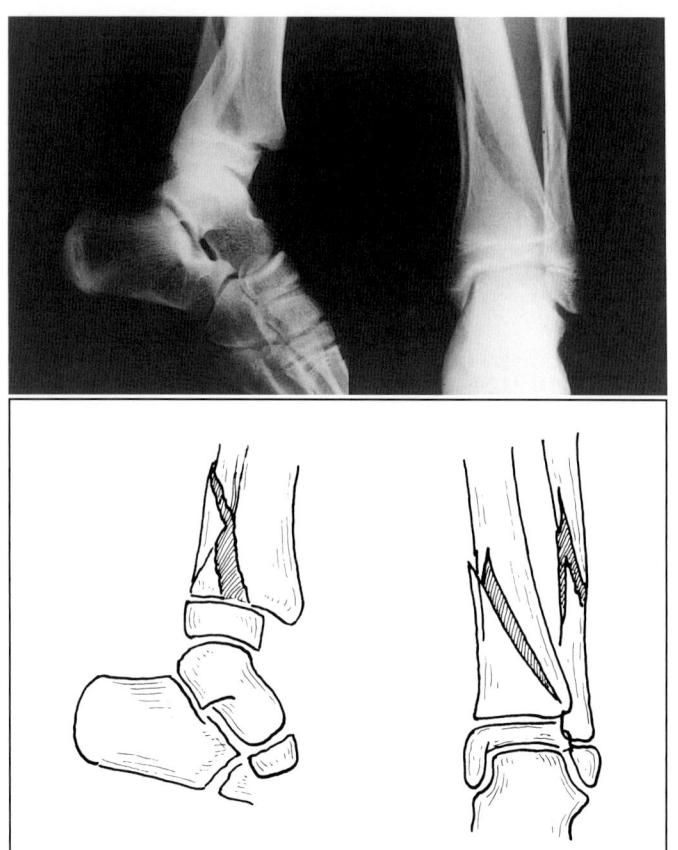

◆図519．SER stage Ⅱ
Stage Ⅰからさらに外力が続くとstage Ⅱとして腓骨の長螺旋骨折を生じる。

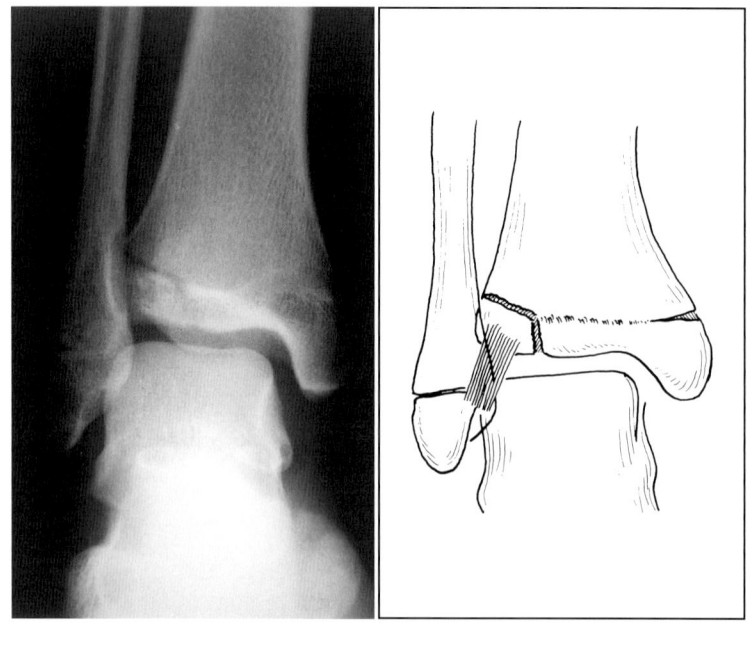

◆図520．Juvenile Tillaux 骨折，14歳
SERのstage Ⅰで前下脛腓靱帯の緊張により，まだ癒合していない脛骨外側の骨端線でSH-Ⅲ型の骨折を生じる。

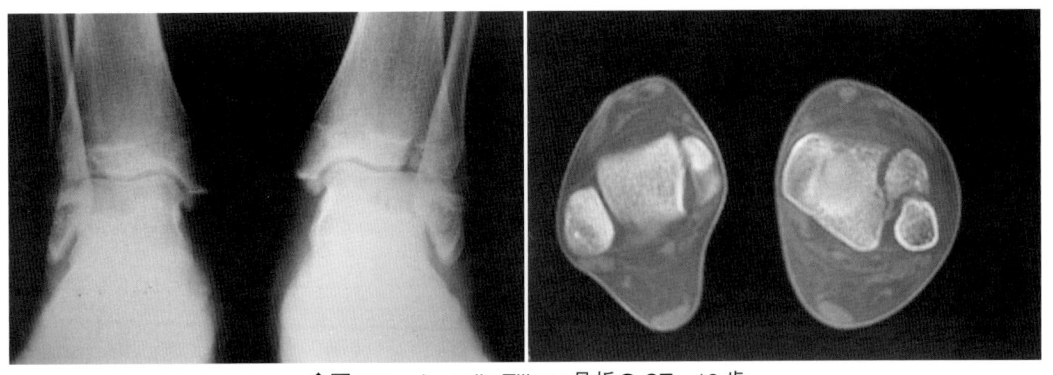

◆図521. Juvenile Tillaux 骨折の CT, 13歳

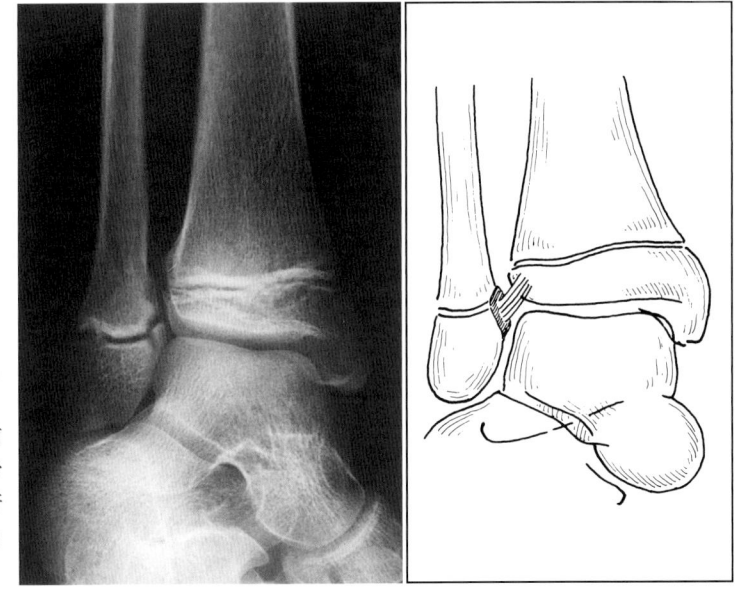

◆図522. Juvenile Wagstaffe 骨折, 12歳
Tillaux 骨折と同じメカニズムで前下脛腓靱帯の腓骨付着部での裂離骨折を生じる（成人の Wagstaffe 骨折に対して juvenile Wagstaffe 骨折と仮称した）。

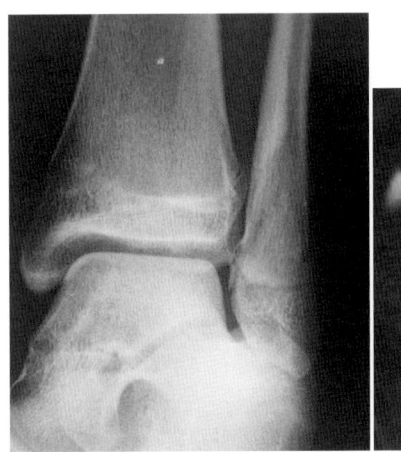

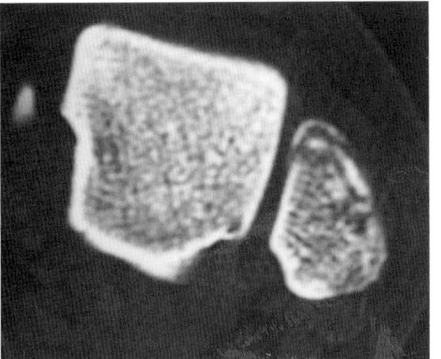

◆図523. 左 juvenile Wagstaffe 骨折の CT, 14歳

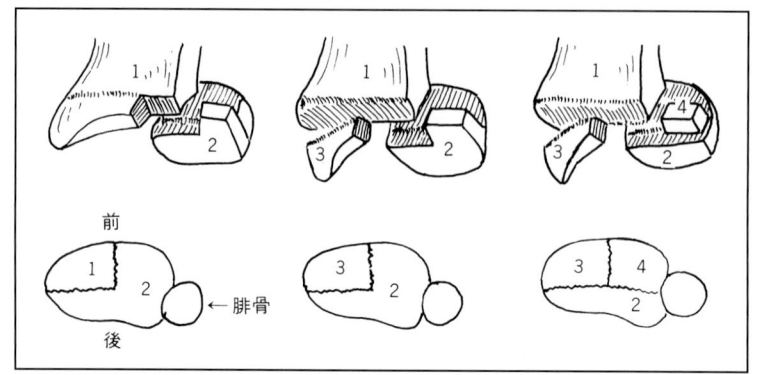

◆図524. 種々の型の triplane 骨折
左：2骨片骨折，中：3骨片骨折，右：4骨片骨折（Spiegel の論文[1057]より）

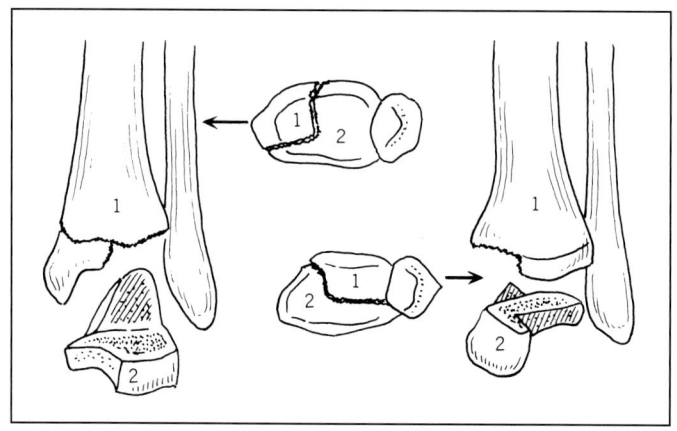

◆図525. 遠位主骨片の位置による分類
左：lateral triplane，右：medial triplane（Denton の論文[1061]より）

損傷の211例中36例が triplane 骨折（17％）であった（筆者らの調査では8.8％[1050]）。SER では骨折面が2面であったのに対して骨端線の閉鎖状態などが関与して3面骨折となる。すなわち，骨折部は中枢側からみて骨幹端部では前額面，骨端線では水平面，骨端では矢状面の三つの面（triplane）をもっている。また，骨片の数で2骨片，3骨片および4骨片に分けられる[1054]〜[1057]（図524）。2骨片骨折では骨幹端部骨片をもつ遠位主骨片は外側にあるが（lateral triplane），稀に内側にある medial triplane 骨折もある[1058]（図525）。Von Laer[1055]は矢状面の骨折線が関節面にかかるものと，かからないものに細分し（図526），

Feldman ら[1059]は CT 撮影を行った遠位脛骨骨折38例中4例が関節外 triplane 骨折であったと報告している。また，Shin ら[1060]は triplane 骨折で骨折線が内果にかかるものを図のように3型に分類している（図527）。なお，stage が進むと SER と同様に stage Ⅱ で腓骨の長螺旋骨折が発生する。

Triplane 骨折の X 線所見は特徴的であり，前後像では SH-Ⅲ型に，側面像では SH-Ⅱ型にみえる。これが lateral triplane 骨折の簡単な診断法である（図528）。しかし Denton ら[1061]によると同じ triplane でも medial triplane の X 線像は前後像では SH-Ⅲ型，側面像では Ⅳ型であると記載している。

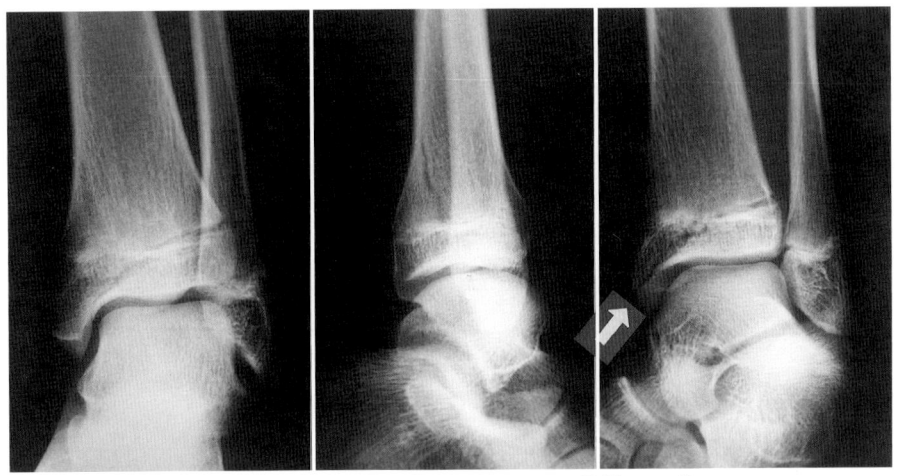

◆図526. 荷重面にかからぬtriplane骨折，13歳
矢状面の骨折線は内果（非荷重面）に及んでいる（矢印）。

◆図527. 遠位脛骨骨端線内果triplane骨折
（Shin[1060]より）
Ⅰ型：関節内で荷重域内
Ⅱ型：関節内で荷重域外
Ⅲ型：関節外

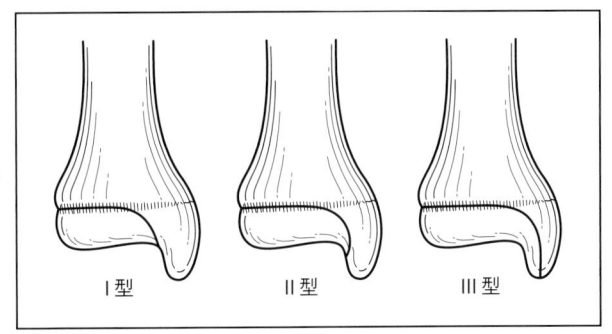

5. Supination‐inversion（SI, 回外‐内転）

Diasの述べるinversionとは距骨の内転の意味である。すなわち，回外（内反）した足にさらに内転が加わるもので，成人のLauge-Hansen分類ではsupination‐adduction（SA）に相当する。本邦ではinversionなる語は誤解されやすく，Lauge-Hansen分類のようにSAとした方がわかりやすい。

Stage Ⅰでは腓骨の骨端線損傷（SH‐Ⅰあるいは Ⅱ型），stage Ⅱでは脛骨骨端内側のSH‐Ⅲあるいは Ⅳ型の骨折が発生する（図529）。

6. Pronation‐eversion‐external rotation（PEER, 回内‐外転‐外旋）

これは成人におけるLauge-Hansen分類のPER（pronation‐external rotation）とPA（pronation‐abduction）を一緒にしたものに相当する。回内（外反）した足にさらに外転（この場合のeversionは外転と解釈する）と外旋力が加わって発生する。

成人では脛骨から腓骨への骨折がstageによって進行するが，Dias[1049]は小児においてはこのメカニズムでは脛骨と腓骨は同時に骨折するとしている。骨折型の特徴は骨幹端部骨片を後方あるいは外側に有するSH‐Ⅱ型の脛骨骨折（稀にSH‐Ⅰ型があるかもしれない）と種々の高さでの腓骨の横，斜，螺旋骨折である（図530）。この型の骨折は外力で

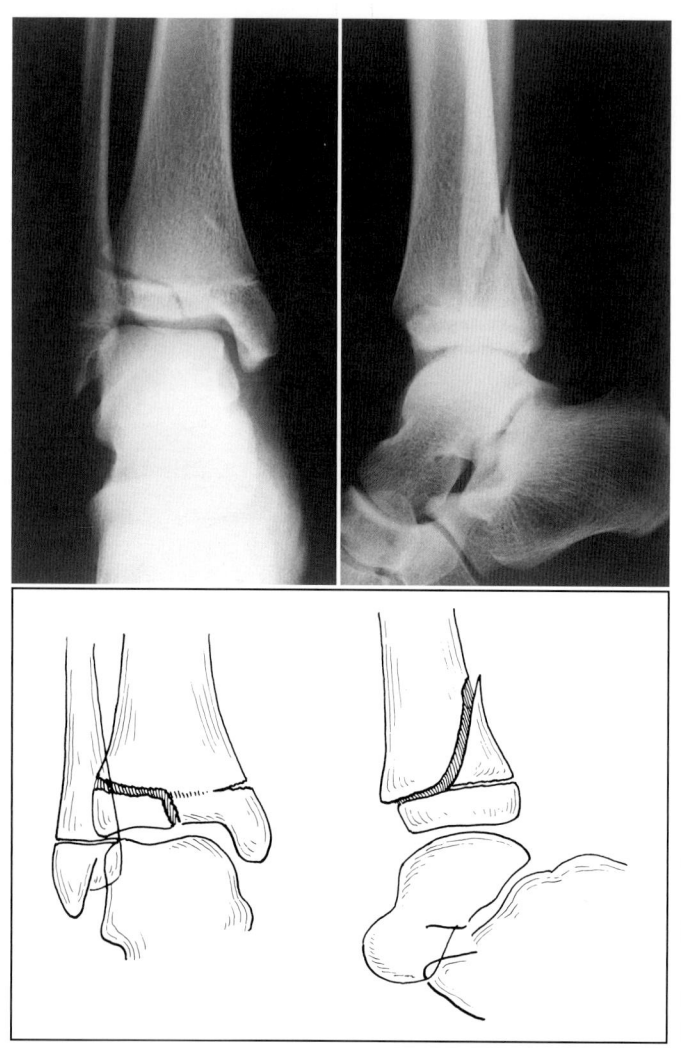

◆図528. Triplane 骨折の定型的X線所見, 13歳

前後像ではSH-Ⅲ型, 側面像ではSH-Ⅱ型にみえる。外力が続くとSERと同様にstage Ⅱとして腓骨の長螺旋骨折が発生する。

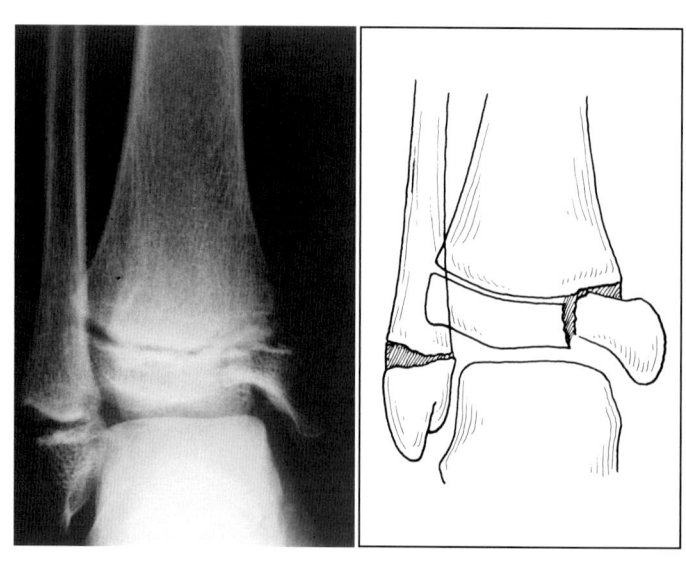

◆図529. Supination-inversion(SI), 10歳

この場合のinversionはadductionの意味である。内反位に固定された足に内転力が働き, stage Ⅰで腓骨のSH-Ⅰ型かⅡ型の損傷が, stage Ⅱで脛骨遠位骨端のSH-Ⅲ型かⅣ型の損傷が発生する。Lauge-Hansen分類のSAに相当する。

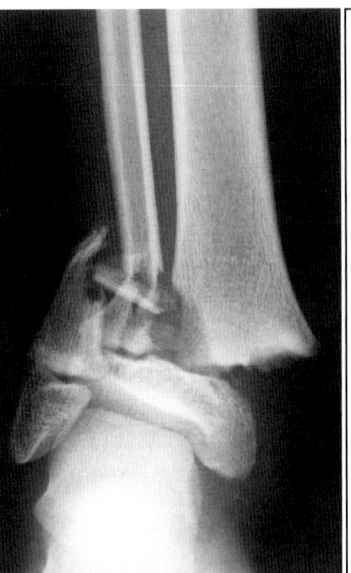

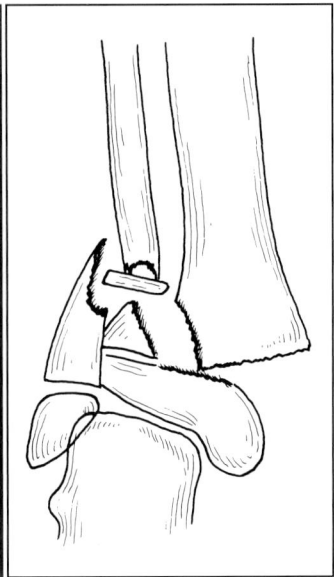

◆図530. Pronation-eversion-external rotation (PEER), 7歳
外反位に固定された足に外転外旋力が働く。Lauge-Hansen分類のPERとPAを一緒にした型。成人ではstageがあるが、小児のこの型では脛骨のSH-Ⅰ, Ⅱ型の損傷と腓骨骨折が同時に発生するとしている。

力が優位であったと推定される。なお、成人のMaisonneuve骨折のような腓骨の高位骨折を合併するものもあるので、成人と同様にPEERと一括しないでPERとPAに分けた方がよいかもしれない（図531）。脛骨遠位骨端にPEERを思わせる損傷があって遠位腓骨に損傷がない場合には、腓骨の高位骨折を疑って腓骨を全長にわたりX線撮影する必要がある。

7. その他の骨端部損傷

これには内果、外果の骨端部骨折が相当する。多くは横骨折あるいは裂離骨折であり、転位の程度の確認には多方向のX線撮影を必要とすることがある（図532）。

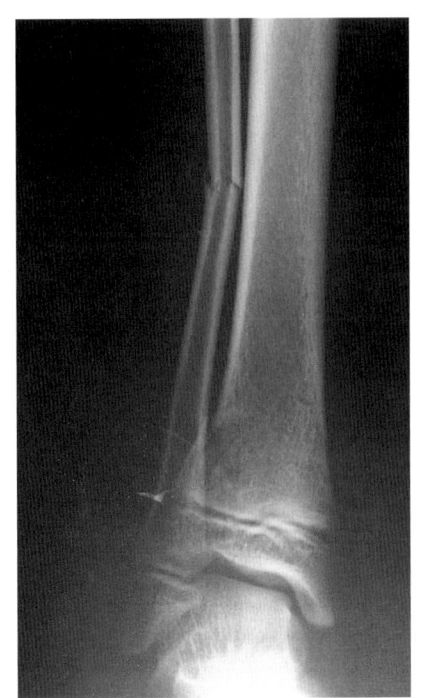

◆図531. PEERの亜型、10歳
成人のPAと同じ型であり、stageⅠで脛骨のSH-Ⅱ型の損傷が発生し、stageⅡで腓骨の高位骨折が発生したと推定される。

ある外転や外旋の中のいずれが優位であったかにより影響を受けるはずで、腓骨の横骨折や短斜骨折では外転力が、螺旋骨折では外旋

X線読影上の注意点

① 前後・側面像だけでなく斜位撮影、特にmortise viewが必要。

② 副骨や骨化異常と混同しないこと、疑わしいときには健側と比較する。

③ StageⅡがあればstageⅠがあるはず。

④ 高位の腓骨骨折を見逃さないこと。極めて稀と思われるが、PEERではなくてSER

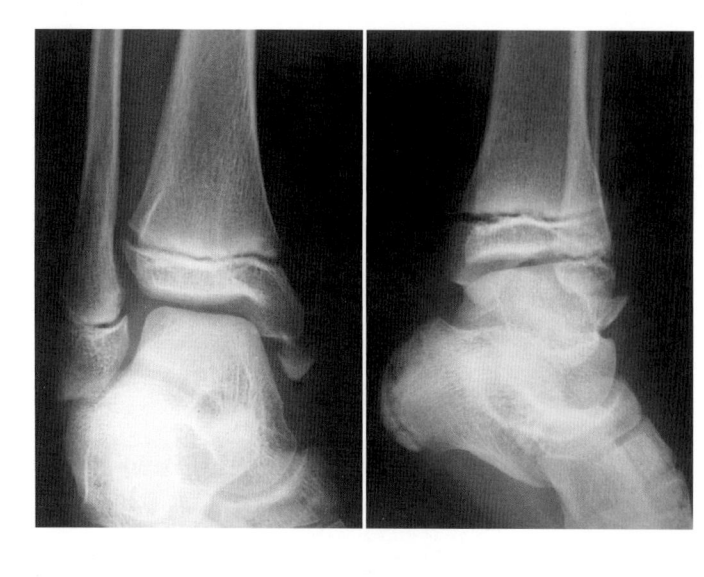

◆図532. 他の骨端部損傷
　左：内果骨折，7歳
　右：外果骨折，11歳

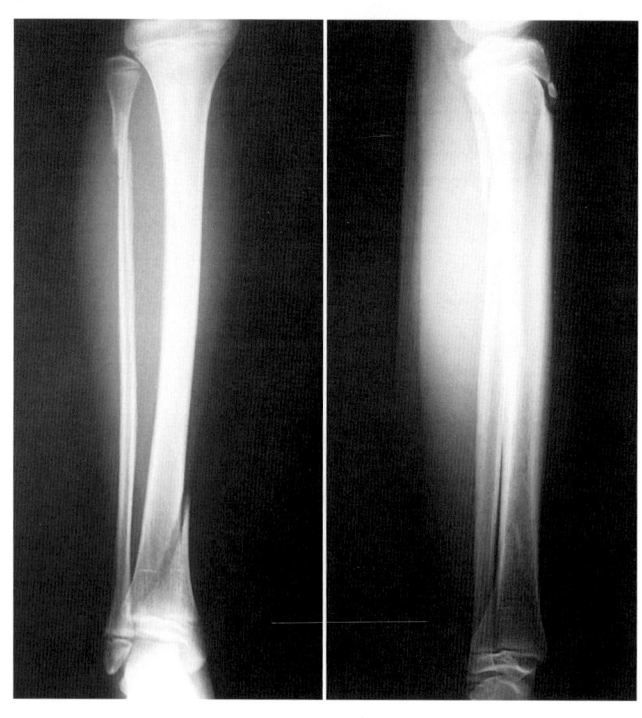

◆図533. 右脛骨遠位骨端線損傷＋腓骨高位骨折（SER-Ⅱ？），9歳，初診時
脛骨遠位骨折型はSER，高位腓骨骨折線は長斜あるいは螺旋であり，捻転力が働いて発生したと推測される。

でも腓骨高位骨折を伴う症例を経験した（図533）。

⑤ StageⅡがあり得る損傷で腓骨骨折がない場合には骨間膜や靱帯の損傷に注意すること（後で骨化が起こることがある）。

治療方針

成長障害に関与するrisk factorは骨折型（SH分類による）と骨片の転位であり，従って，治療方針はそれに強く影響される。

1. SH 分類からみた治療方針

a. SH-I, II 型

保存的治療の適応であり，転位があればまず徒手整復を行う。2～3 mm 程度の転位を残すまでに整復されれば，引き続いての徒手整復を繰り返したり，観血的整復を行う必要はない。

b. SH-III, IV 型

まず徒手整復を行い，2 mm を超す転位が残れば観血的整復の適応との意見が多い。しかし，関節面の不適合は関節症の原因となり[1061]，また，経験例からみても SH-IV 型ではわずかの転位でも成長障害を起こしたものがあり，これらはできるだけ完全に整復すべきと考えている。

2. Dias 分類からみた治療方針

a. SER

脛骨は SH-II 型，腓骨は骨幹端部あるいは骨幹部の骨折であり，第一選択は保存的治療で，徒手整復が成功しなければ観血的整復が必要である。転位の許容範囲としてはCummings[1062]は見込まれる成長が2年以上あれば底屈変形は15°，外反変形は10°以内，2年未満であればすべての変形は5°未満と記載している。

b. Tillaux および Wagstaffe 骨折

靱帯の緊張で起こる SH-III 型の骨折であり，転位が強ければ徒手整復や整復位保持が困難であるので観血的整復固定術や経皮的整復固定術の適応となる。この型では従来は観血的整復の適応となる症例は少ないと判断していたが，CT検査で骨片の範囲や程度を厳密に知る機会が増えるにつれて，Tillaux骨折では経皮的整復や観血的整復術の適応が増大した。しかし，Wagstaffe骨折では手術の適応となるほどの転位を有したものを経験していない。Tillaux骨折は骨端線がすでに閉鎖を始めた年齢に起こるので成長障害の危険性は少ない。

c. Triplane 骨折

関節面にかかる骨片（矢状面の骨折）をもち，この部分は SH-III 型であり，骨折そのものが整復しにくいこともあり，転位を有する症例では観血的整復の適応となることが多い。Spiegel ら[1057]は 2 mm 以上の転位の残存は手術の適応とし，この適応を基準としているものは多い[1054)1063]。筆者は徒手整復して約2 mm 未満の転位まで整復できれば観血的整復は強いて行っていない。非荷重面の骨折（Shin の III 型）ではそれほど正確な解剖学的整復を必要とはせず，Feldman ら[1059]は関節外 triplane 骨折4例に保存的治療を行い，平均 3.25 mm の遺残変形を有したにもかかわらず，すべて良好な成績であったと報告している。

d. SI

Stage I では単なる腓骨骨端離開あるいは骨端骨折であり，転位の程度に応じた治療方針を決定すればよいが，stage II では脛骨骨端内側の SH-III 型あるいは IV 型で最も成長障害を起こしやすい型であり，正確な整復が要求される。もし徒手整復が不十分ならすみやかに観血的整復を行う。

e. PEER

徒手整復が第一選択で，整復できなければ観血的整復の適応となる。徒手整復できない場合は介在物を疑う。

f. 骨端部骨折

転位が軽度であれば保存的治療を行うが，著明であれば成人と同様に観血的整復固定術が必要となる。

なお，筆者らは麻酔下に徒手整復が成功した例では原則的に一次的に経皮的 K-wire 固定を行っている[1064]。

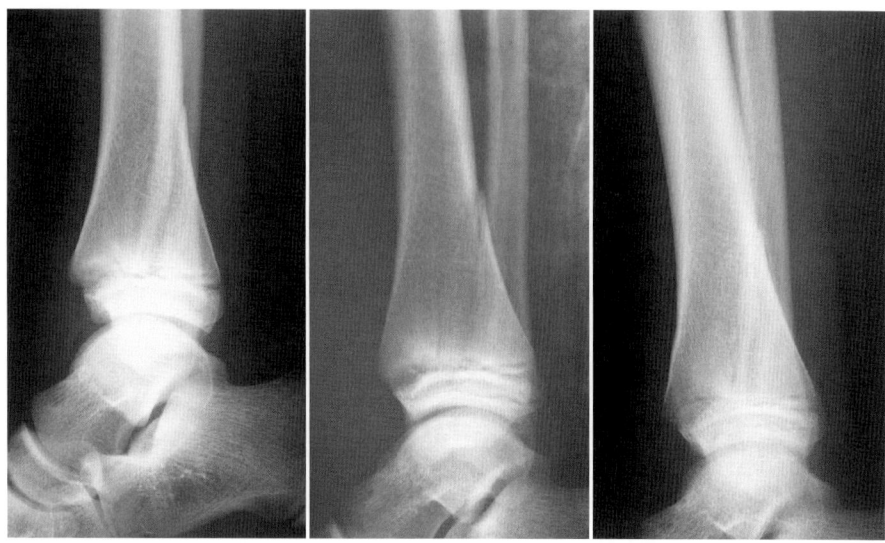

◆図534. SER stage I，保存的治療，10歳
左：初診時，中：徒手整復後，右：4週後

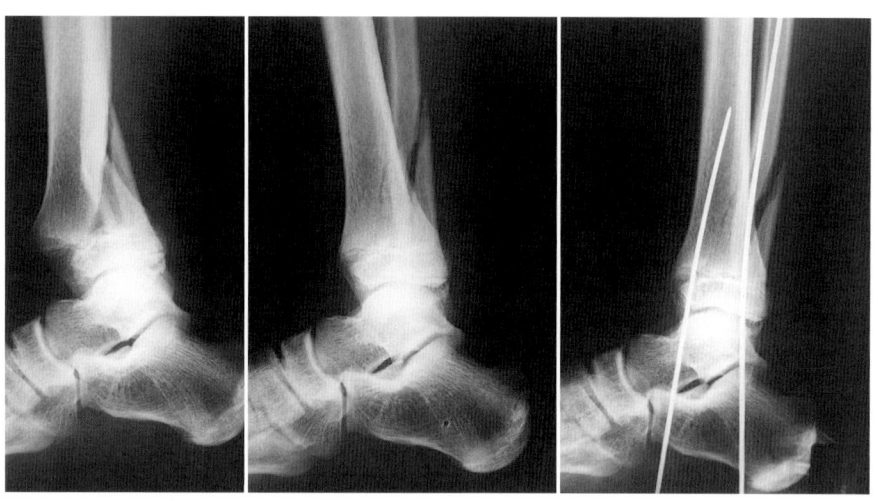

◆図535. 経皮的K-wire固定例，SER stage II，14歳
左：初診時，鋼線牽引で整復されず
中：麻酔下に徒手整復を行うも不安定
右：K-wireによる経皮的固定中

家族への説明

説明しておかねばならないいくつかの事項がある。① 成長軟骨帯の損傷であること，② 治療方針と見込まれる予後，特に脛骨内側のSH-IV型（Dias分類のSI-II型）では要注意（Cassら[1065]によると18例中9例は手術が必要なほどの変形を生じている），③ 予期せぬ成長障害が起こり得る可能性について（SH-V型では成長障害が起こってから初めて判明する。また，他の骨折型にSH-V型が合併しているかもしれない），④ 長期観察の必要性，などである。なお"at risk"損傷としては軟部組織損傷，開放骨折[1066)1067]のほ

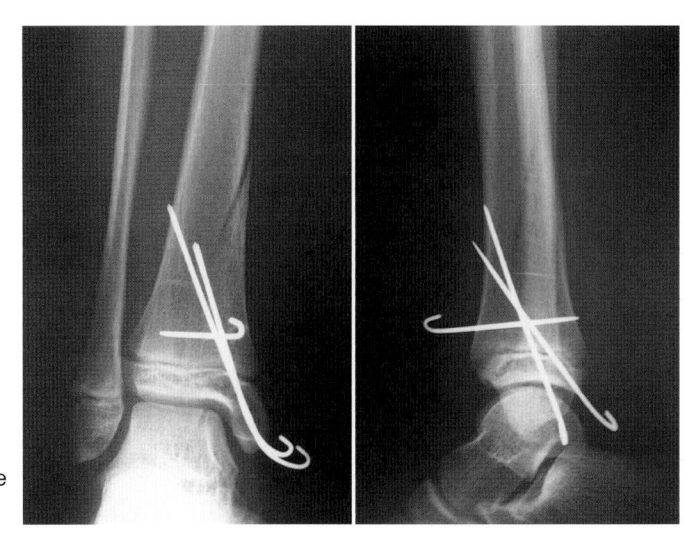

◆図536. 徒手整復，経皮的K-wire
　　　　固定直後（図533提示例）

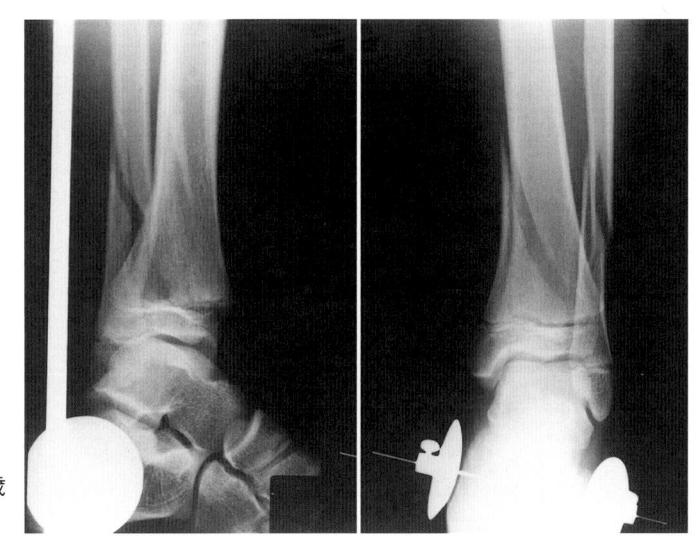

◆図537-1. SER stage II，13歳
　　　　鋼線牽引で整復できない。

かにSH-III型骨折（いわゆるMcFarland骨折[1068]）があげられている。また，骨端の虚血性壊死の発生も報告されている[1062)1069]。

治　療

1．SER（SPFを含む）

徒手整復を必要としない症例では短下肢ギプスを5週前後行い，以後自動運動と部分荷重歩行を開始する。

徒手整復操作は受傷時と逆の肢位，すなわち，足を強く背屈，外転，外反し，脛骨骨幹端部には前方から，踵骨には後方から強く圧迫を加えながら行う。イメージあるいはX線撮影で整復状態を確認し，安定性がよければ足関節直角位で大腿下部からの長下肢ギプス固定を6週前後行う（図534）。早期荷重を行うとの報告もあり，Duganら[1070]は整復後長下肢ギプス固定し，部分荷重は2日以後，完全荷重は2〜11日で行い，40例の平均22カ月後の調査で骨端線早期閉鎖をみたのは1例のみと報告している。

徒手整復後に不安定であれば経皮的K-wire固定を行う。筆者らは麻酔下で徒手整

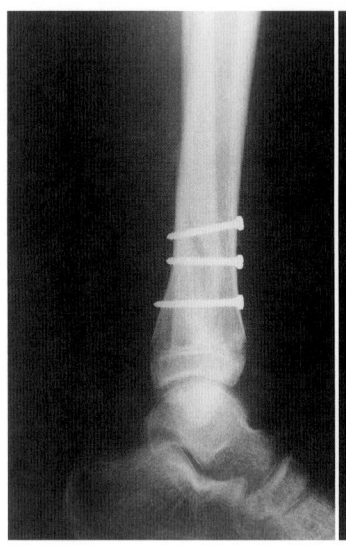

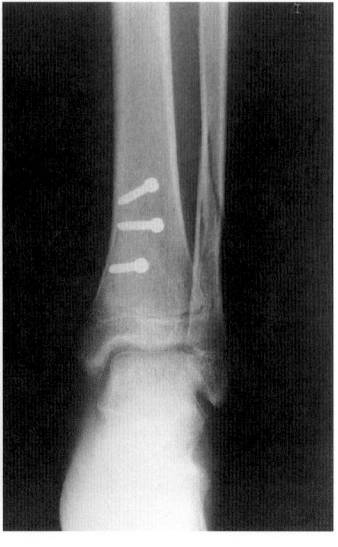

◆図537-2. 観血的整復，螺子固定後3週

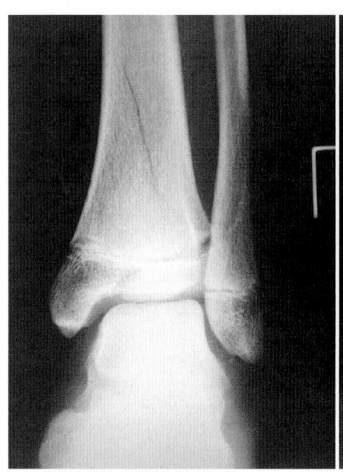

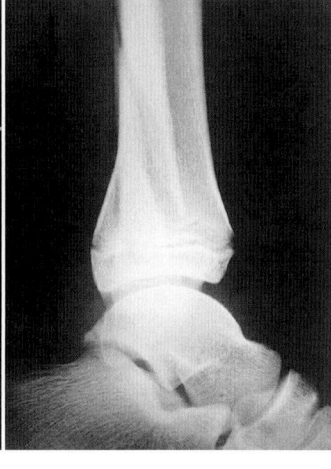

◆図538-1. 左脛骨 triplane 骨折，13歳，初診時

復を行った場合は同時に経皮的 K-wire 固定を追加している。方法としては stage II であれば腓骨に対しては逆行性に，脛骨に対しては骨端の前方あるいは内果から鋼線で固定するが（図535），2面固定を行うこともある（図536）。ワイヤーを皮膚の外に出しておく場合は4週前後で，埋没の場合は8週前後で抜去する。整復の手段としての踵骨からの鋼線牽引はほとんど効果がなく，時間の経過とともに徒手整復も困難となり，結局は観血的整復を行わざるを得なかった症例を経験している（図537-1，2）。

観血的整復は主に脛骨に対して行う。前方縦切開で骨折部に達し，介在物の有無を確認，もし腱や支帯などの軟部組織の介在があればこれを排除し，できるだけ非暴力的に整復し，前方から螺子を用いて固定する。多くの場合，腓骨は脛骨が整復されると自動的に配列はよくなるので強いて内固定する必要はない（図537参照）。もし固定するとすれば外側縦切開で進入し螺子固定を行う。

術後の固定および後療法は保存的治療に準じ，螺子の抜去は骨癒合が完成してから行う。

2. Triplane 骨折

Shin ら[1060]の述べる intramalleolar triplane

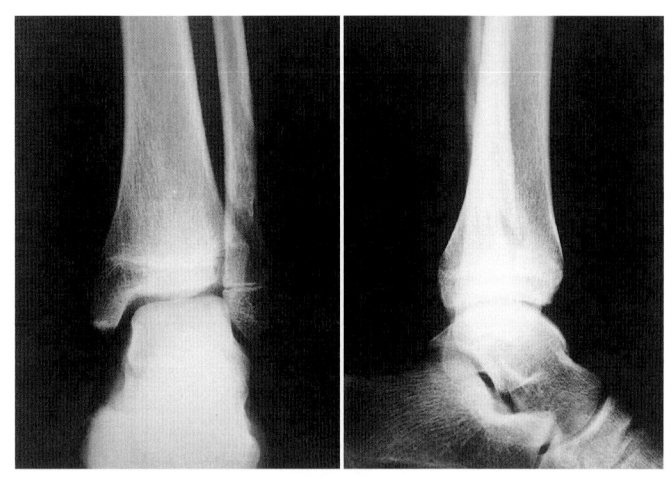

◆図538-2. 保存的治療，4カ月後

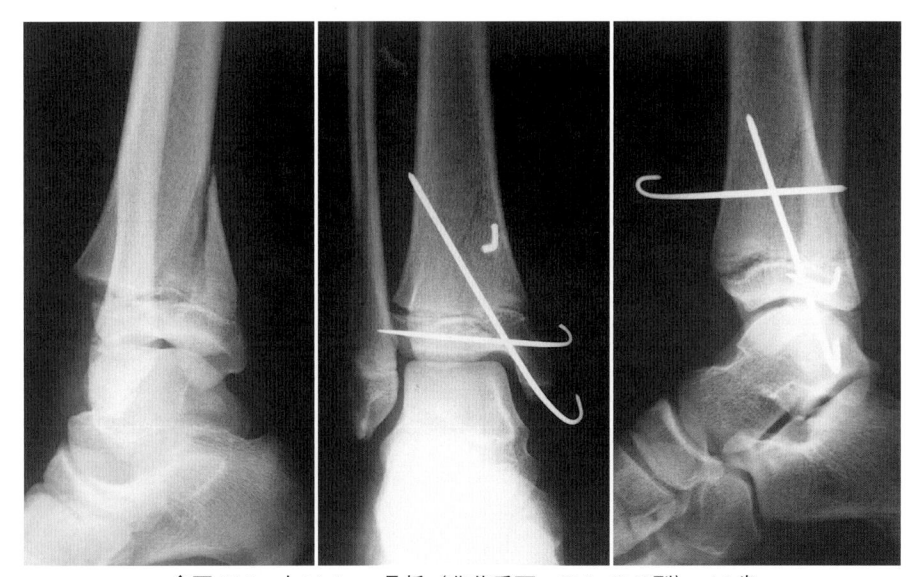

◆図539. 右triplane骨折（非荷重面，ShinのⅡ型），14歳
K-wireにより経皮的に三面（前額面，水平面，矢状面）固定を行った。

骨折の関節外型を除けばこの骨折型は関節内骨折でありより正確な整復を必要とするが，転位が軽度であればそのまま5～6週の外固定で十分である（図538-1,2）。転位がある場合の治療の第一選択は徒手整復と外固定あるいは経皮的固定であるが，筆者らは麻酔下で整復したものではルーチンに経皮的固定を2～3本のK-wireを用いて行っている。この場合には骨折面を重視して近位から前額面骨折に対しては前方から，水平面骨折に対しては下方から，矢状面骨折に対しては横から の3面固定を行ったものもあった（図539）。徒手整復と経皮的固定は本邦では次第に普及している[1066)1071)1072]。

徒手整復が不十分であれば観血的整復が必要となる。進入路に関しては外側，内側および前方進入が単独あるいは混合して用いられているが，それぞれに利点と欠点があり，骨折の型を十分に把握して選択すべきであろう。最も多いのは主遠位骨片が外側にある2骨片外側triplane骨折であるので，やや外側に偏した縦切開進入で対処できる。直視下に

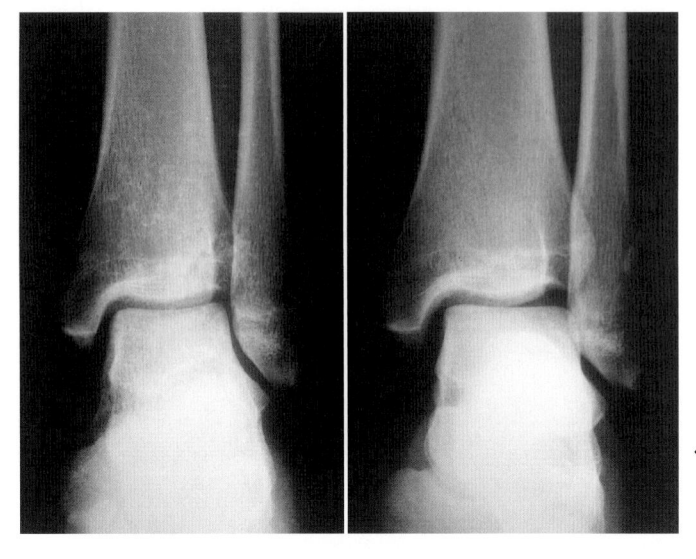

◆図540. Juvenile Tillaux 骨折，12 歳，保存的治療例
　　　左：初診時，右：10 カ月後

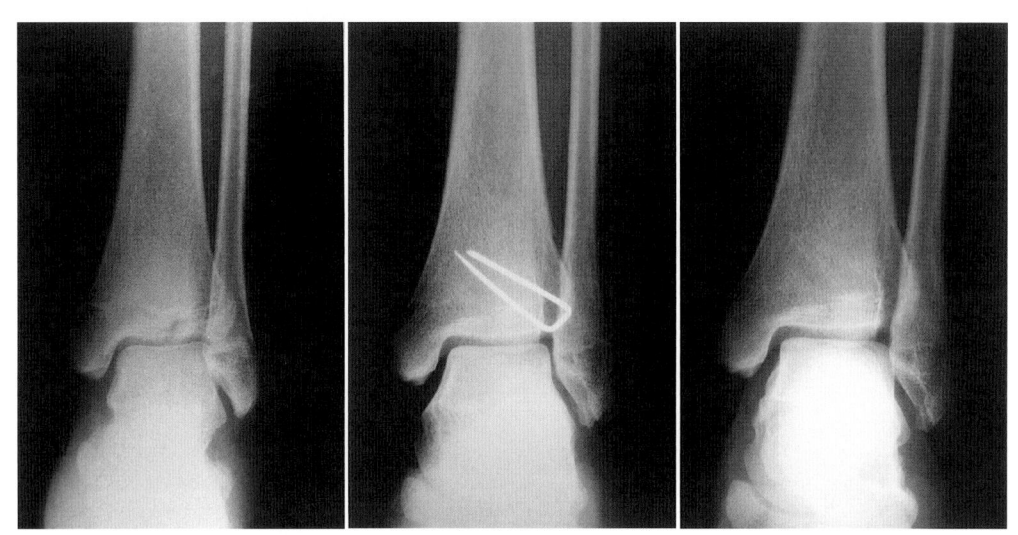

◆図541. Juvenile Tillaux 骨折，11 歳，手術例
初診時，骨片は前方に転位し，指圧で整復されるが，圧迫をとると容易に前方へ転位する。観血的整復と staple による固定を行った。
　　　左：初診時，中：術後9カ月，右：2年5カ月

整復し，骨端部を横方向に螺子や K-wire を用いて固定し，外側骨端から骨幹端に向かって K-wire 固定を追加する。矢状面の骨折に対して前方進入で直視下に整復して内側から経皮的に中空螺子で固定する方法や[1073]，CT で骨折の状態を十分に把握し，経皮的に K-wire を用いて整復固定する方法も報告されている[1072]。

Rapariz ら[1054]は腓骨の整復固定を先行すべきと述べているが，筆者らは脛骨整復後に転位の状態をみて対処していて，それほど問題にはしていない。

3. Tillaux および Wagstaffe 骨折

Tillaux 骨折は triplane 骨節と同様に関節面にかかる裂離骨折であり，転位がない場合で

1．脛・腓骨遠位骨端線損傷　425

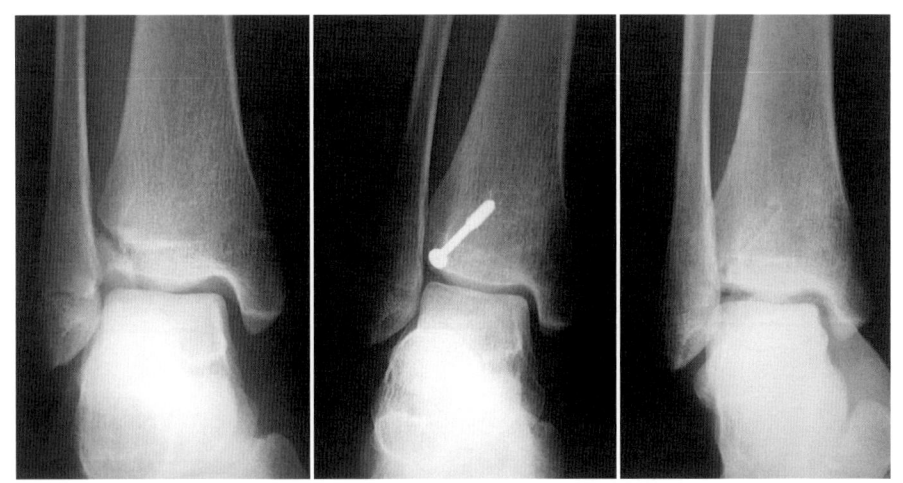

◆図542．右juvenile Tillaux骨折，13歳
左：術前，中：螺子固定後6カ月，右：術後6カ月で螺子抜去

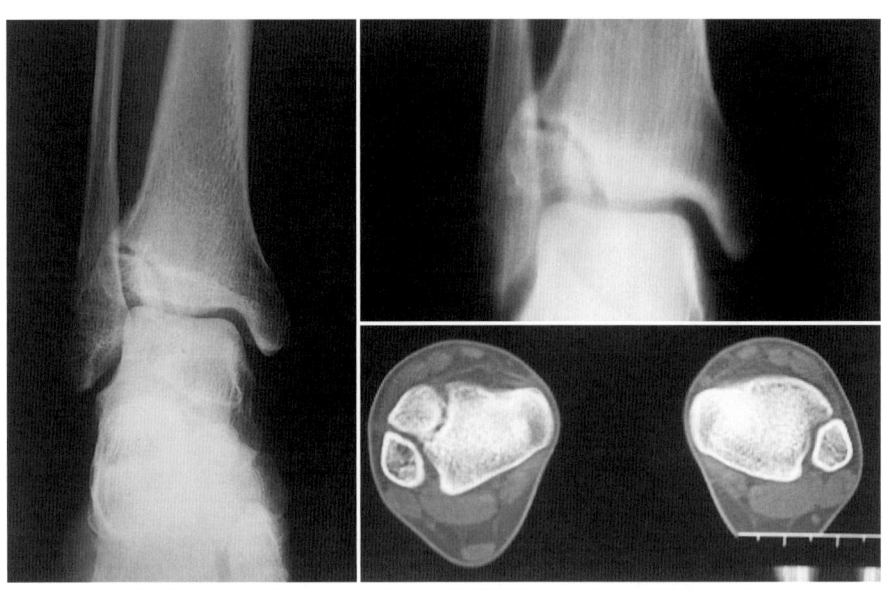

◆図543-1．右juvenile Tillaux偽関節例，15歳，受傷後8カ月
左上：術前，右上：断層写真，右下：CT（患側と健側）

も5週前後の短下肢ギプス固定が必要である（図540）。転位がある場合は前方から指で骨片を圧迫すれば整復できることもあるが，整復位保持は困難であり，内固定を必要とする。Steinmann pinを用いて経皮的に整復しK-wire固定を行ったものもある[1074]。観血的整復を必要とする場合は前方縦切開で進入し，局所を展開して骨片を直視下に整復し，螺子あるいはK-wireで固定する（図541,542）。PLLA螺子による固定の報告もある[1075]。陳旧性でも愁訴が永続する場合には積極的に骨接合術を行った方がよい（図543-1,2）。

Wagstaffe骨折は筆者らの経験では転位がほとんどなく，すべて4週前後の外固定で問題なく治癒した[1076]（図544）。

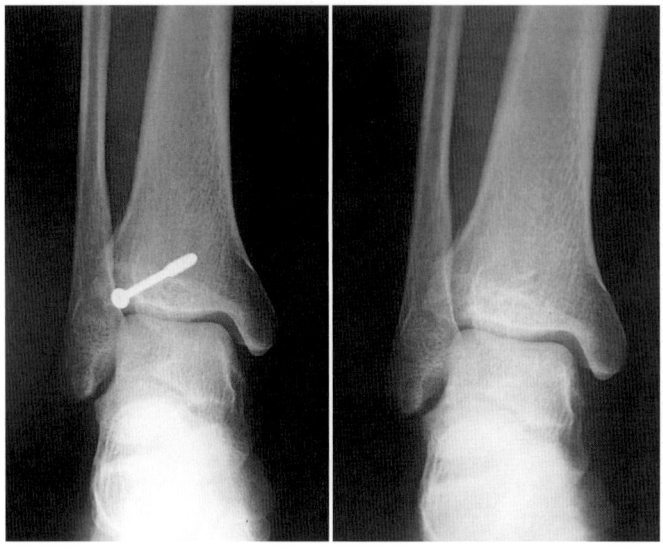

◆図543-2. 偽関節部を剥離新鮮化して整復し,螺子固定
左:術後8カ月
右:1年後に螺子抜去

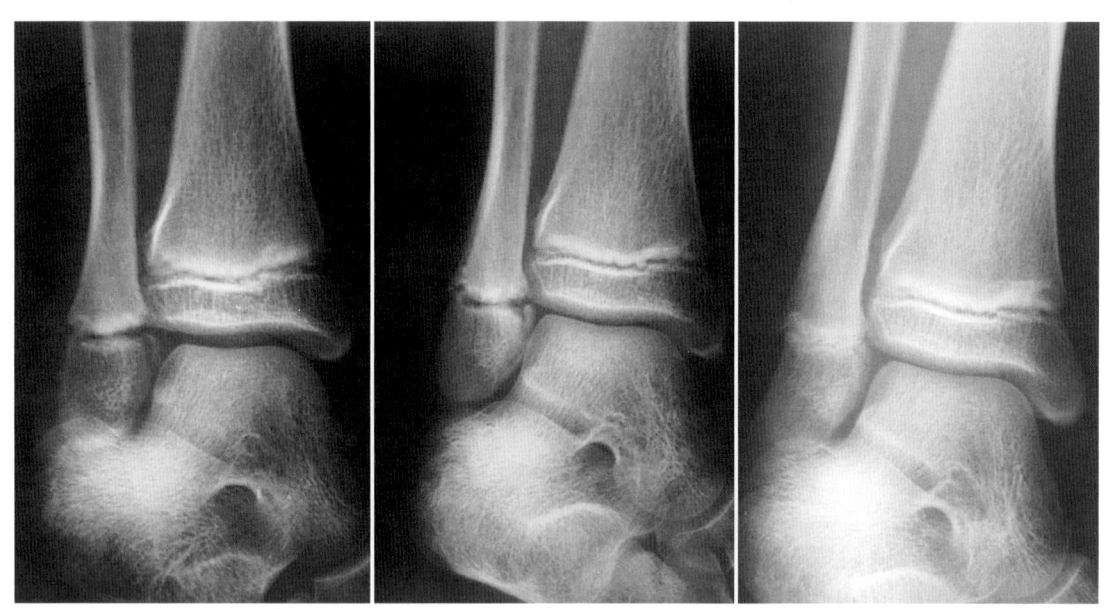

◆図544. Juvenile Wagstaffe骨折,11歳,保存的治療例
左:初診時,中:2カ月後,右:6カ月後

4. SI

　Stage Iでは通常腓骨の転位はほとんどないか,あってもごく軽度であり,4週前後の短下肢ギプス固定を行う。Stage IIで内側骨端のSH-III,IV型の骨折であり,より正確な整復が必要となる。受傷メカニズムと反対の肢位(背屈,外転,外反)で強い外転力を加えて整復しても解剖学的整復を得るのは容易ではなく(図545),整復が不十分であれば成長障害により内反変形を生じる(図546)。従って,観血的整復が必要となることが多い。整復の主眼は骨端線と関節面の解剖学的整復であるが,この損傷では距骨の強い突き上げによる脛骨遠位骨端線のSH-V型損傷の合

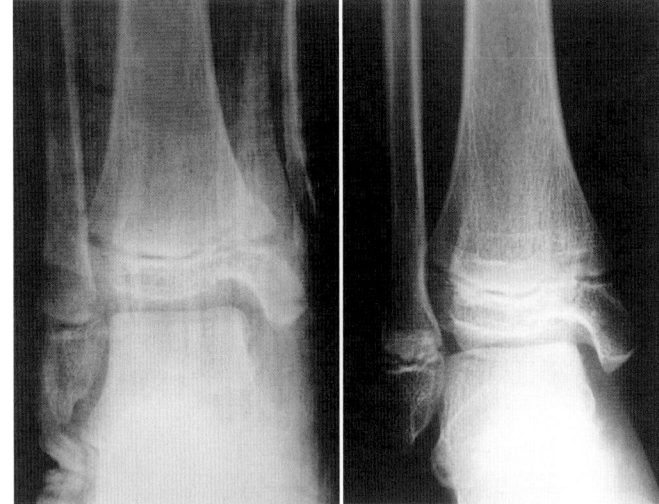

◆図545. SI stage II, 10歳（図529提示例）
左：徒手整復直後, 脛骨の整復は少し不足
右：11カ月後

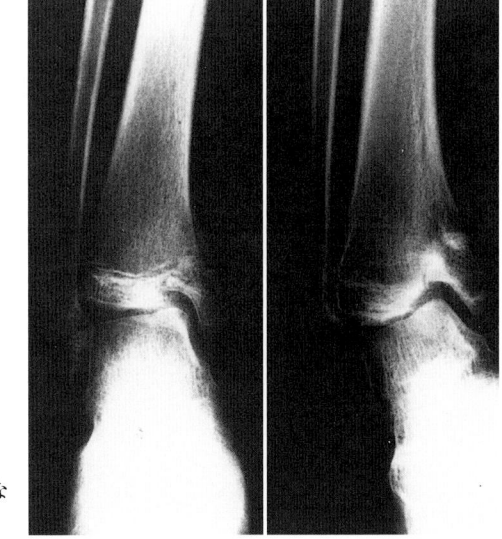

◆図546. SI stage II型, 10歳
左：初診時
右：2年後。整復不十分のために著明な内反変形を生じている。

併の可能性があり，また，骨橋形成の可能性も大きく，成長障害の出現を常に念頭に置いておく必要がある。固定は螺子あるいはK-wireを用いるが，螺子を使用する場合は骨端部のみに限局し骨端線を貫通しない（図547）。SIではすべての症例で特に慎重な経過観察が必要である。

5. PEER

徒手整復は足を底屈，内転，内反した肢位で強い内反，内転力を加えて行い，整復が得られた肢位で外固定するが，もし安定性がよければ良肢位で固定する。筆者らは現在では麻酔下に徒手整復を行った症例ではルーチンに経皮的K-wire固定を追加している（図548-1,2）。徒手整復が成功しない場合には後脛骨筋腱などの軟部組織の介在の可能性があり[1077)1078)]，いたずらに徒手整復を繰り返すより観血的整復術を行った方がよい。筆者らの症例では後脛骨筋腱と長母趾屈筋腱が介在

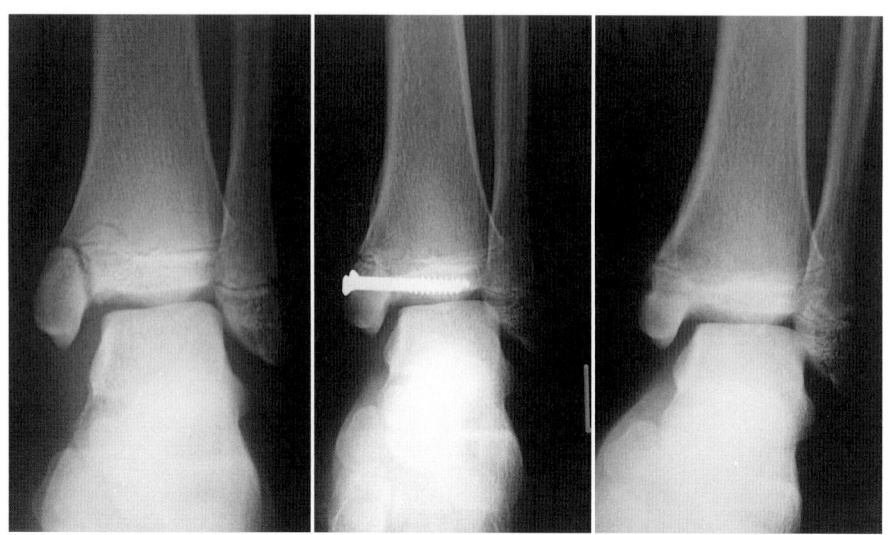

◆図547. 左脛骨遠位骨端線損傷（SI，SH-III型），13歳
左：初診時，中：螺子固定後3カ月，右：術後5カ月で螺子抜去

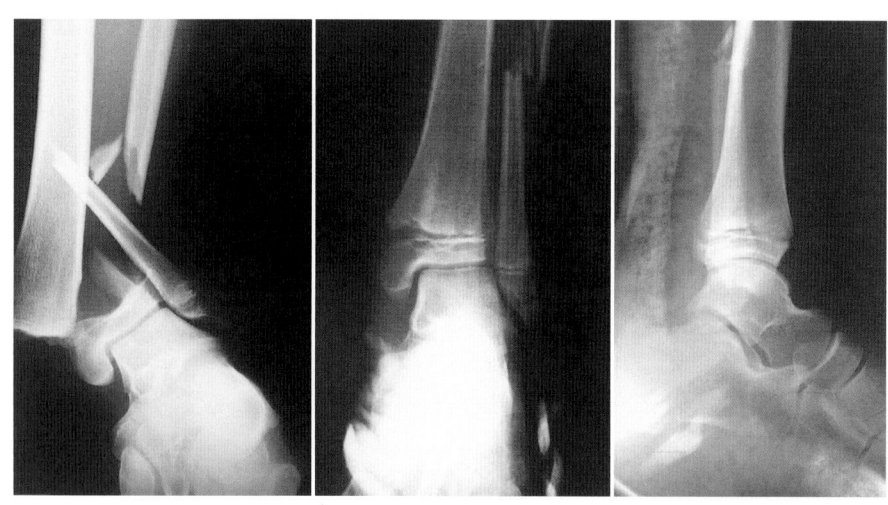

◆図548-1. PEER，14歳
左：初診時，中・右：徒手整復後

物であった（図549-1,2）。観血的整復は外側および前内側切開で行い，介在物があればそれを排除して直視下に整復し，K-wireで固定する。なお，螺子の骨端線を貫通しての使用は避ける。外固定期間はSERに準じる。このPEERはほとんどがSH分類のII型であり，成長障害は起こりにくいと考えられているが，筆者らは進行性内反変形を発生した複数の症例を経験した（図550）。変形は短期間で発生し，進行性である。従って，この型といえども慎重な経過観察が必要である。

6. 骨端部骨折

転位があれば成人と同様に観血的整復固定術を行う。固定にtension band wiringを用いた場合には骨癒合後早期に抜去する（図551）。なお，螺子の骨端線を通しての使用は避ける。

◆図548-2.
脛骨は経皮的 K-wire 固定，腓骨は徒手整復不可能で経皮的整復して K-wire 固定を行う。

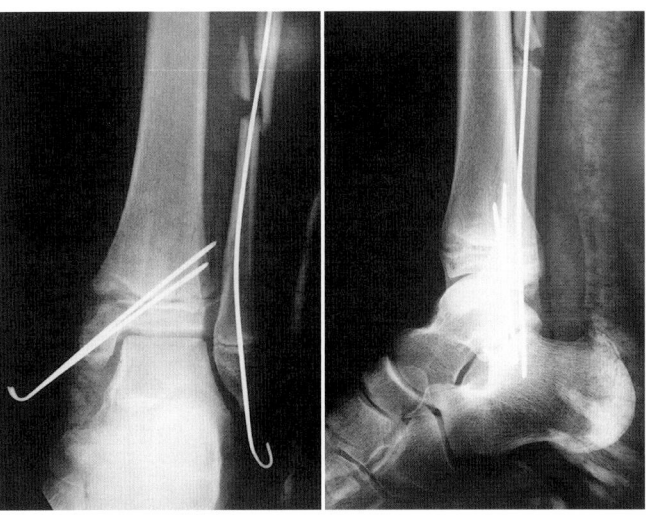

◆図549-1. PEER，7歳
左：初診時
右：徒手整復を行うも整復不十分で，整復を阻害しているのは腓骨の骨片と推定して観血的整復術を行った。

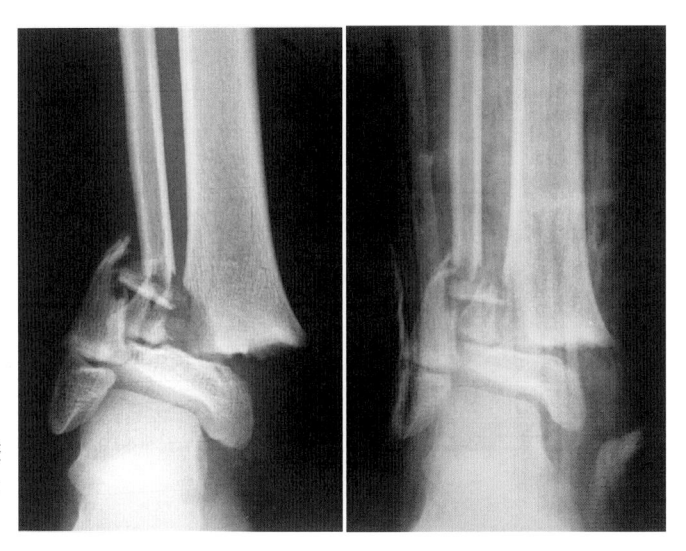

◆図549-2.
整復阻害因子は脛骨骨幹端部と骨端との間に嵌入した後脛骨筋腱と長母趾屈筋腱であった。これを排除すると容易に整復され，K-wire で固定した。
　　左：術後3週，右：6カ月

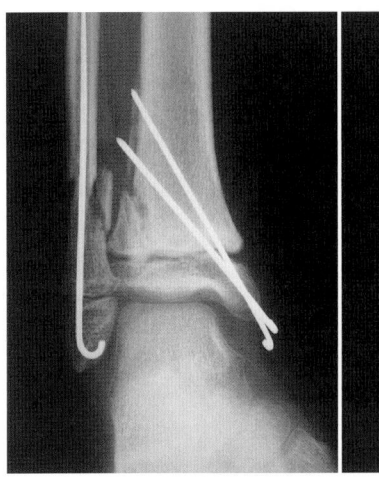

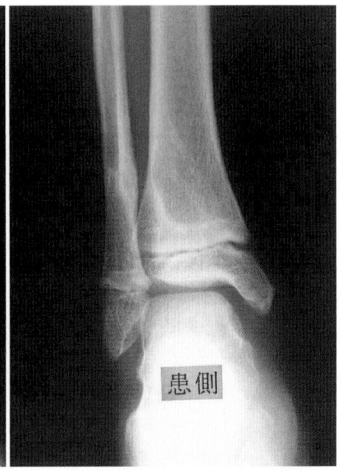

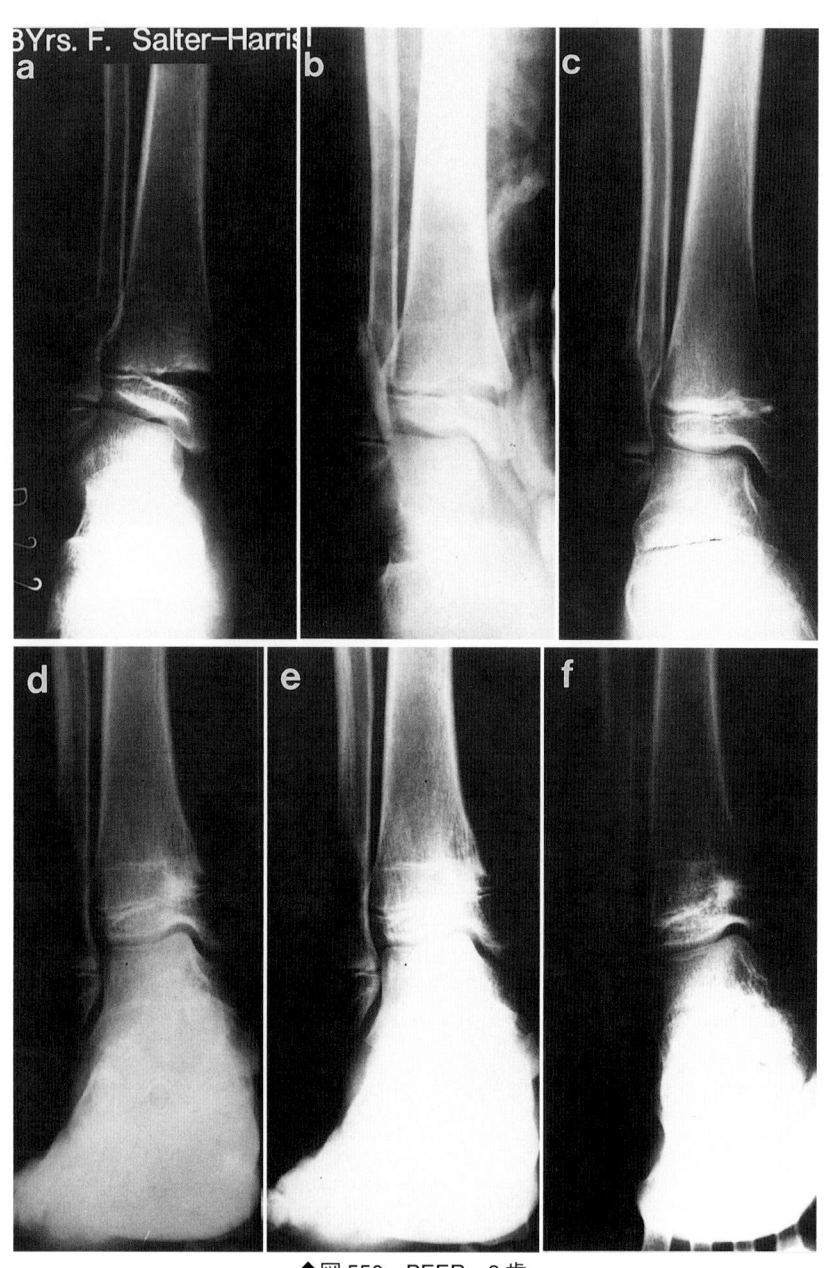

◆図550. PEER, 8歳
a：初診時，b：徒手整復後，c：3カ月後，d：1年後，e：2年後
f：2年9カ月後，骨端線内側に骨性架橋を生じ内反変形が増強している

成長障害と変形

　成長障害による主な後遺症は内反変形である。これはSI型の骨折で脛骨の内側の成長障害に起因することが最も多く，ある程度は予測できる。しかし，SH-V型の結果であれば予測できない。受傷後数カ月で起こりはじめ，成長が停止するまで続く。成長が続いている間の矯正骨切りは一時的効果しかなく変形は再発するが，それを承知で行わざるを得

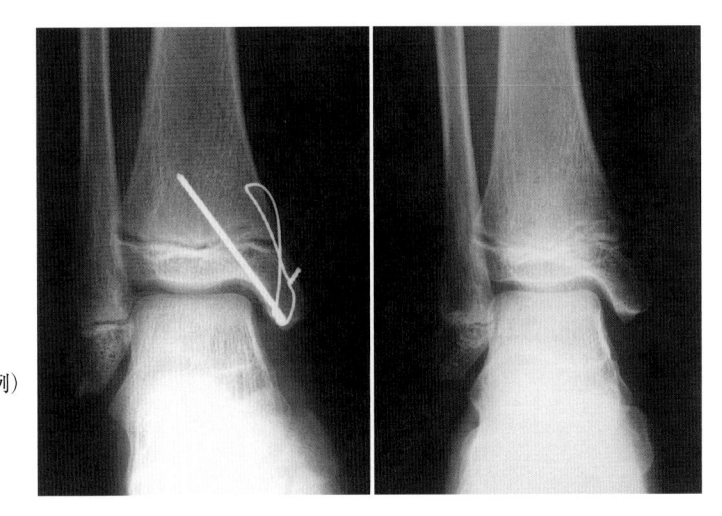

◆図551．内果骨折，7歳（図532提示例）
Tension band wiring法にて固定。
　　左：術直後
　　右：8カ月後

ない症例もある。筆者らの調査では13歳を過ぎて矯正骨切りした場合には再発がみられなかった[1079]（図552）。しかし，変形が強い場合は再発年齢であっても骨切りをしなければならない。矯正骨切り術としてはopen wedgeの方が脚長差を生じない点でclosed wedgeよりも有利である。腓骨や脛骨外側の成長阻止術は脚長差を助長する不利益がある。最近では成長再開術として骨性架橋の切除と脂肪移植（Langenskiöld手術）が症例を選んで行われているが[1080]，成長軟骨帯の閉鎖の面積が全体の40％を超せば危険であり，断層写真やMRIを用いての術前の緻密な作図が必要である。進入法として膝周辺に対してのJackson[953]の方法は有用であろう（図466参照）。また，創外固定を用いての変形矯正手術も行われている[1081][1082]。

2　距骨骨折

小児距骨骨折は極めて稀で，本邦の整形外科医で生涯経験しない者もあるかもしれない。全小児骨折の0.08％との報告もある[1083]。Zwippら[1084]によると，足関節以下の骨折（足趾骨を除く）128例中距骨骨折は8例（6.3％）であった。また，本邦では香月ら[1085]が5例，渋谷ら[1086]が6例とまとまった症例の報告が行われるようになった。

原因はブランコ，揺り籠，交通事故など多彩であるが，発生メカニズムは成人と同様で足関節に強い背屈力が働き，踵骨と脛骨前縁でくさび状に挟みこまれて発生するものが多い。また，稀に圧迫力や内果骨折を起こすような回旋力で発生するものもある。臨床症状には特徴的なものはなく，局所の疼痛や歩行障害，運動制限などである。体部の脱臼骨折であれば成人と同様に変形や骨の突出などがみられるかもしれない。

距骨は特徴的栄養血管系のために骨折部位によっては虚血性壊死を発生する。

X線撮影，所見と分類

X線撮影は足関節前後，側面像のほかに斜位撮影を行う。Canaleら[1087]は前後像撮影に際して15°回内した肢位（足の外側を15°浮かせた肢位）で15°下方から撮影することを勧めている。通常の断層撮影やCTは骨折線や転位の程度の確定に参考となる。また，CTは骨折が疑わしい場合の確定診断に非常に有用である。骨折部位から分類すると，①頭部，②頚部，③体部，に分けられるがほ

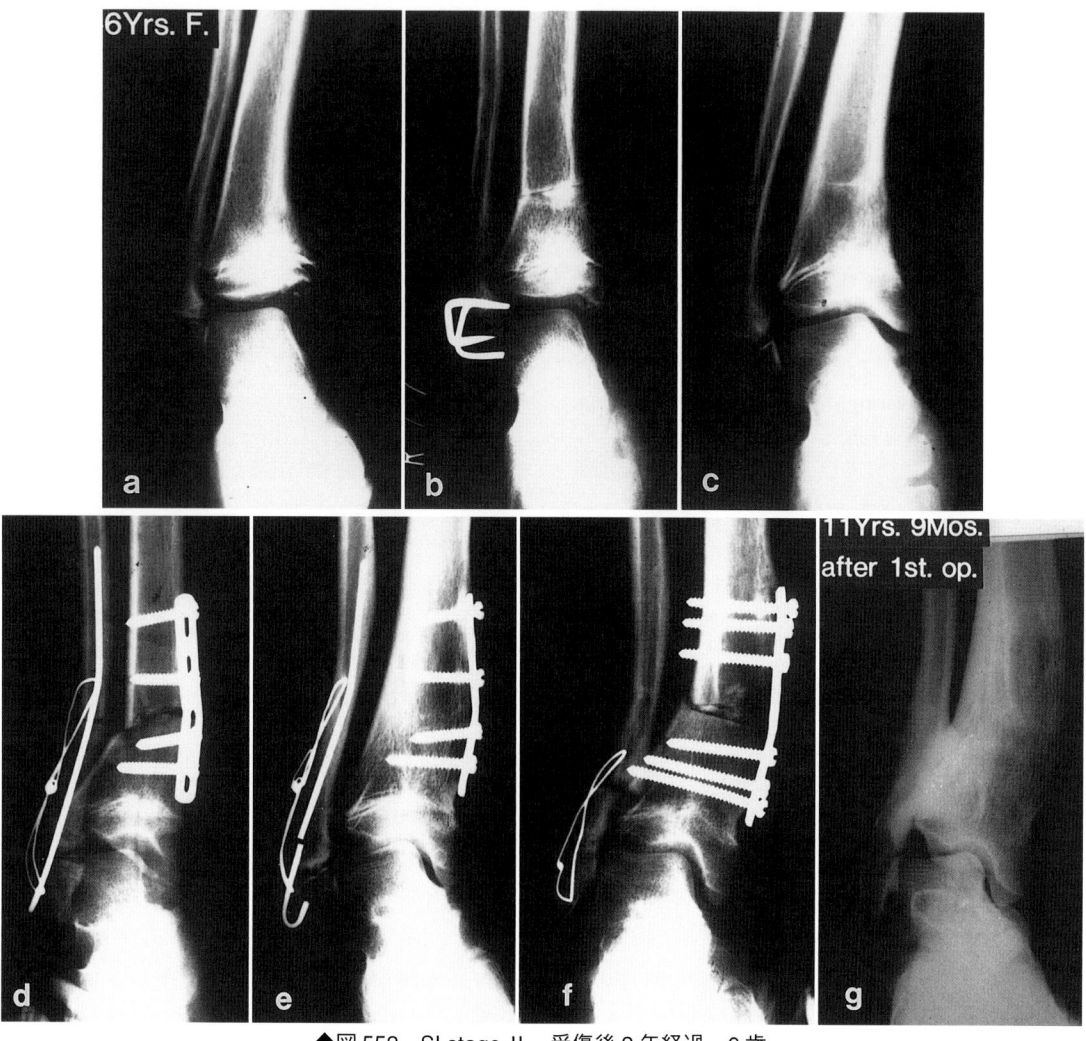

◆図552. SI stage II，受傷後2年経過，6歳
a：初診時
b：腓骨遠位成長抑制術と脛骨矯正骨切り術後1カ月
c：術後3年2カ月，内反変形は再発し，進行性
d：2回目の矯正手術直後
e：2回目の術後1年8カ月，変形は再発し，進行性
f：3回目の手術後
g：3回目の手術後6年7カ月（第1回目の手術後11年9カ月）

とんどが頚部である（図553）。②，③ではさらに距骨下での脱臼を伴うものと伴わないものに細分される。Hawkins[1088]は頚部骨折をI群（垂直骨折で転位のないもの），II群（距骨下で脱臼か亜脱臼を伴い，距腿関節は正常），III群（距骨下・距腿関節ともに脱臼するもの），に分類している（表40）。Linhartら[1089]は種々の分類を検討し，治療および予後の観点から拡大した分類を報告している（図554）。また，ドイツ語圏では骨折部位と転位の程度や脱臼の合併により4群に分けたMarti-Weber分類が用いられている[1090]。

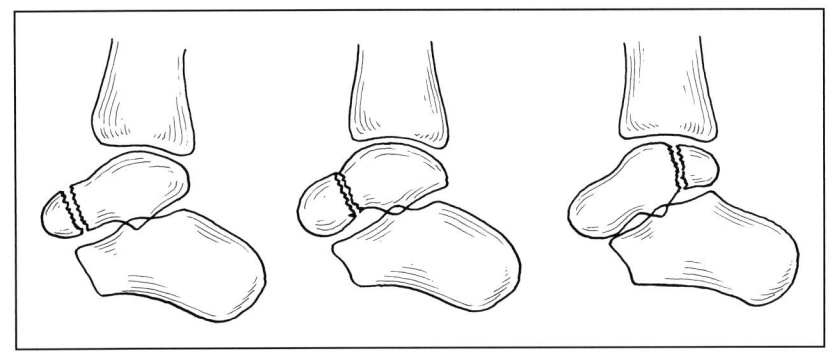

◆図 553. 距骨の骨折部位別分類
左：頭部骨折，中：頚部骨折，右：体部骨折

表 40. 距骨頚部骨折の Hawkins 分類

Ⅰ群：距骨の垂直骨折で転位なし。体部は距骨下関節では正常位置
Ⅱ群：距骨の垂直骨折で転位あり。距骨下関節は亜脱臼あるいは脱臼。足関節は正常
Ⅲ群：距骨の垂直骨折で転位あり。距骨の体部は足関節と距骨下関節から転位する。しばしば体部は後内側に逸脱し，脛骨の後面とアキレス腱との間にある。

治療方針

　保存的治療が原則であり，転位がなければそのまま外固定し，転位があれば徒手整復する。骨折の大部分は頚部骨折であり，この型は徒手整復できる可能性があるので少々の転位があってもまず徒手整復を試みるべきであろう。徒手整復を行っても転位が許容範囲を超していると判断すれば観血的整復を行う。許容範囲を 5 mm 未満の転位，5°未満の屈曲とする記載もある[1087]。Hawkins のⅢ群，Linhart のⅡ型-C（頚部骨折で近位骨片が著明に転位したもの），Ⅲ型-B, C（体部骨折で転位が中等度ないし高度のもの）は観血的整復の絶対的適応である。また，Linhart のⅠ型（辺縁部の骨折）の突起骨折で転位のあるものも相対的適応がある。本邦では Hawkins のⅠ群では保存的，Ⅱ, Ⅲ群では観血的治療が行われる傾向にある[1085)1086)1091]。

家族への説明

　最も大切なことは壊死発生の可能性についてである。一般にⅠ群では壊死は発生せず，Ⅱ群では比較的稀であり，Ⅲ群では必発とされている。Jensen ら[1092]は平均 21 年経過した 14 例を観察し，転位のない 11 例中 1 例のみ軽い愁訴があり，転位のある 3 例は CT と単純 X 線で距腿関節に関節症変化をみたと報告している。Hawkins[1088]の成人の距骨骨折後の壊死発生に関する調査ではⅠ群では 0％，Ⅱ群では 42％，Ⅲ群では 91％であった。しかし，小児ではⅠ群での壊死発生の報告もあるので，その可能性についての説明は欠かせない[1085)1087)1091)1093]。そのほか，非荷重についての協力，長期間の追跡調査の必要性を十分に説明しておく必要がある。

治　療

1. 徒手整復

　徒手整復が可能な骨折型は Hawkins のⅡ

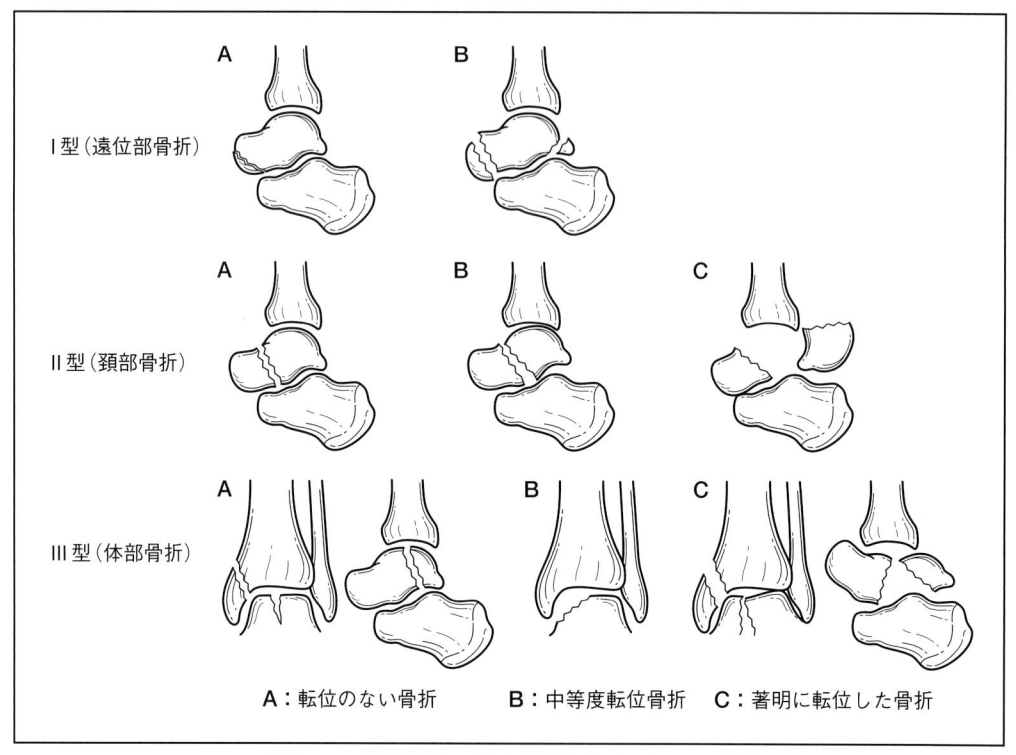

◆図554．距骨骨折の拡大分類と治療（Linhart[1089]）

Ⅰ型： A. 転位のない骨頭あるいは突起骨折
　　　B. 転位した骨頭あるいは突起骨折
Ⅱ型： A. 転位のない頸部骨折
　　　B. 距骨下脱臼を伴った頸部骨折
　　　C. 距骨下と距腿関節脱臼を伴った頸部骨折
Ⅲ型： A. 転位のない体部の前額面あるいは矢状面骨折
　　　B. 体部の圧迫骨折
　　　C. 転位した体部の前額面あるいは矢状面骨折

危険度　関節症
　　　　壊死/関節症
　　　　関節症
　　　　関節症/壊死

転位のない骨折＝A群：保存的治療
中等度転位骨折＝B群：部位と転位の程度により保存的あるいは手術的
著明な転位骨折＝C群：絶対的手術適応

型（LinhartのⅡ型-B）に属する頸部の骨折であり，遠位骨片が背側に転位している場合には足関節に底屈と軽度の外反を加えて整復する．イメージやX線コントロールで適当な背屈角度を確認する．

2．外固定

転位がないもの，あるいは徒手整復後に外固定を行う．免荷が大切で，Gross[1094]は荷重を避けるために膝を60°屈曲させた肢位での大腿からのギプス固定を勧めているほどである．それでも免荷に協力できない年齢であれば臥床安静を行わせる以外に方法がない．確実に免荷を理解している小児では通常の下腿ギプス固定でよい．固定期間や免荷期間は年齢や骨折型により異なるが，転位のない骨折では大体6週前後は必要である．途中数回のX線チェックを行い，後述するHawkins sign出現の有無を注意深く観察する．骨癒合すれば足関節の運動を開始し，骨壊死の徴

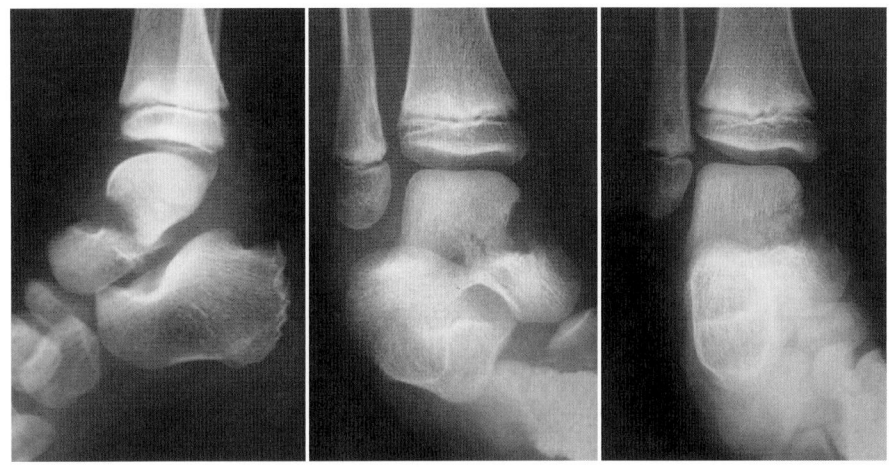

◆図 555-1. 距骨頸部骨折（Hawkins II 群，Linhart の II-B），5歳，初診時
（岩永整形外科症例）

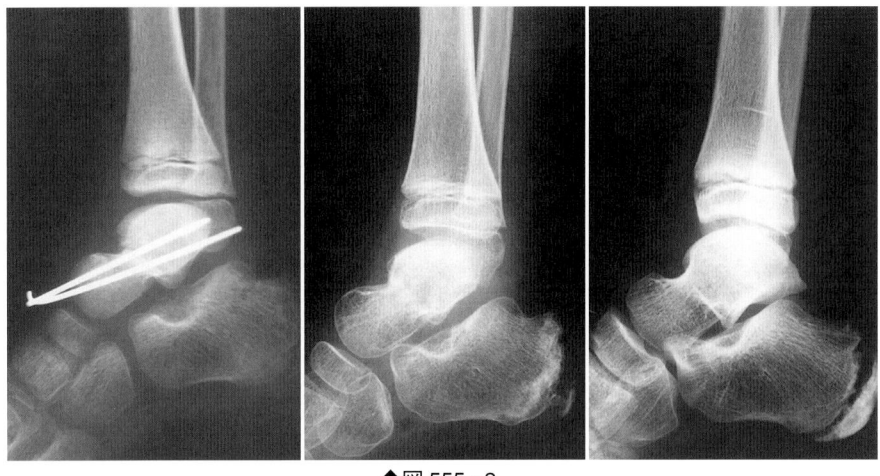

◆図 555-2.
左：観血的整復固定術後1週
中：4カ月後
右：2年10カ月後，壊死や関節症の所見はみられない

候がなければ荷重を許可する。もし壊死の徴候が現れたならば虚脱を防ぐために免荷を行わせる。

3. 経皮的固定

麻酔下で徒手整復を行い，安定性に問題があると判断した場合には，引き続いて経皮的 K-wire 固定を行うのも選択肢の一つである。2 mm 前後の K-wire を遠位骨頭から体部に向けて刺入する。

4. 観血的整復

観血的整復を必要とするものは小児では極めて少なく，Gross[1094]は，広範な展開で解剖学的整復を得るよりも，少ない展開での2〜3 mm の転位を許容した方がよいとしている。

皮切は前内方での縦切開を用い，神経血管を避けて長趾伸筋腱と前脛骨筋腱の間から支帯を切って進入する。同部の関節包を切ると容易に距骨に達し得る。直視下に整復阻害因子を排除して整復し，骨頭内側から K-wire

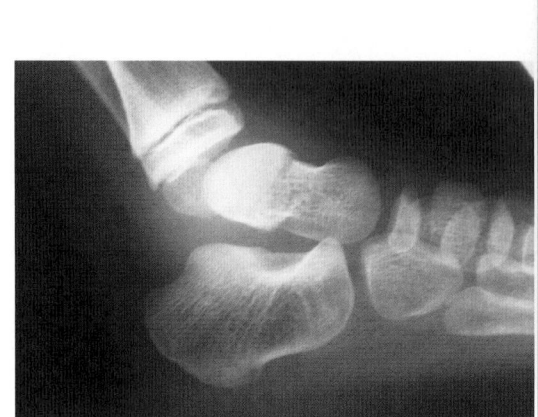

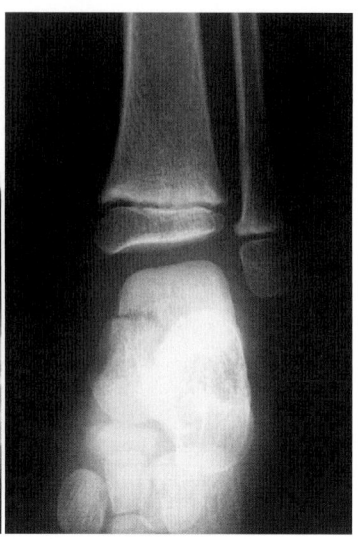

◆図556-1．距骨頚部骨折，5歳（Hawkins I 群，Linhart II-A），初診時

か螺子で固定する（図555-1,2）．以後の外固定法は既述の通りであるが，期間は若干長くなるし，壊死発生の可能性が大きいので，その後の注意は後述の壊死に対する対策を参考とする．

虚血性壊死について

壊死の有無は治療を大きく左右する．成人ではHawkinsのsignが重視されている（図556-1～3）．これは軟骨下の骨萎縮像でこの所見の出現は壊死がないことを意味しているとされているが，絶対的ではない．壊死は早期に出現しX線では濃度が増し，白っぽくなる（図557）．骨シンチグラムやMRIは壊死の有無を診断するのに極めて有効な診断法である（図556-2参照）．もし壊死発生の疑いがあれば骨片虚脱を避けるために免荷装具を装着させる．免荷と予後に関しての完全な意見の一致はないが，虚脱を防止する唯一の方法は現在のところ免荷しかない．壊死骨片に血行が再開されるまでには非常に長期を要し，患者，家族および治療側にとっては忍耐の連続である．長期免荷は下肢の萎縮や筋力の減退を招き，ADLへの影響も大きい．

Gross[1095]は免荷と荷重はどちらも予期しない副作用があるので決定は家族によりなされるべきと記載している．

距骨ドームの骨軟骨骨折

Transchondral（軟骨貫通）骨折，osteochondral（骨軟骨）骨折，ドーム骨折，離断線骨軟骨炎と種々の呼び名があるが，Grossは骨軟骨骨折を使用している[1095]．稀な損傷であり，Andersonら[1096]の報告では24例中20歳未満は2例で，うち15歳以下は12歳の1例のみであった．詳しい病歴，急性症状の有無などから慢性の離断性骨軟骨炎との区別が必要であるが，実際には捻挫後になかなか症状がとれないなど，ある程度の日数がたって診断がつく場合が多く鑑別しにくい．好発部位は距骨内・外側ドームである（図558）．

Andersonらは CT と MRI 所見に基づき骨片の分離と転位の程度から I ～ IV の stage 分類を行った．彼は画像診断として単純X線，次いで骨シンチグラム，最後にMRIの順序での検索を勧め，CT は stage 分類に有用であったと述べている．治療は骨軟骨炎に準じる．不完全分離で転位がなければ6週前後の

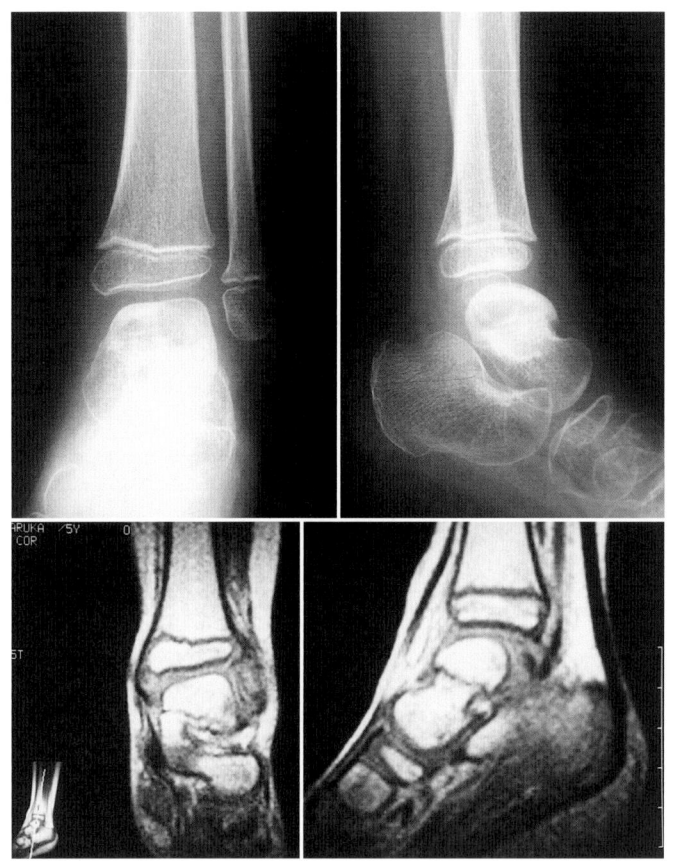

◆図556-2. 1カ月後の単純X線（上）と7週後のMRI（下）
単純X線で距骨軟骨下の骨萎縮像（いわゆるHawkins sign）がみられ，MRIでは信号異常はみられない。

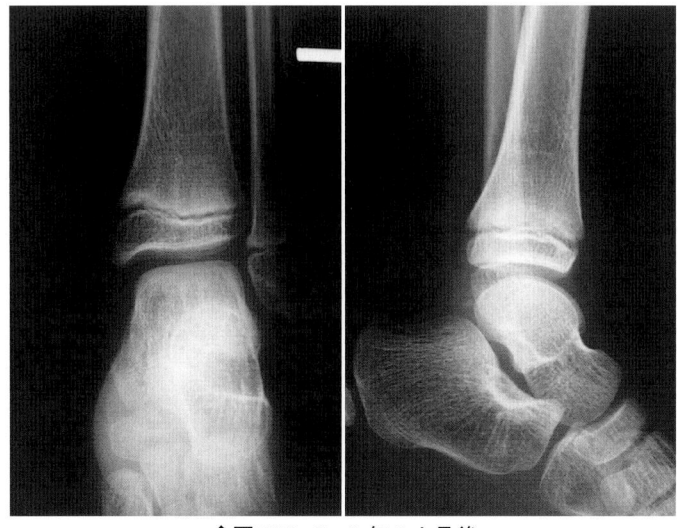

◆図556-3. 2年3カ月後
異常所見なし。

下腿ギプス固定と免荷を行う。転位があっても骨片が小さければ鏡視下での摘出と母床のdébridement後に比較的早期から関節運動を開始する。骨性部分が大きい骨片は直視下に整復し，Herbert screwや吸収性ピンを用いて固定することもあるが，先端が関節面に突出しない配慮が必要である。内側に対する処置では内果の一時的切離を必要とすることもある。

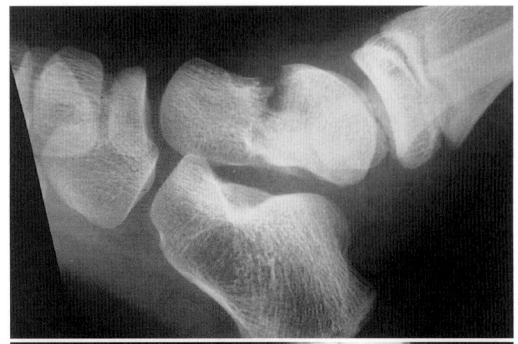

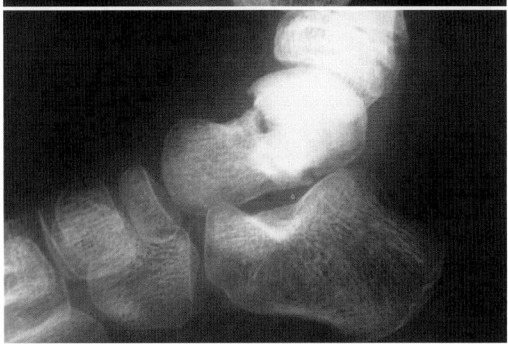

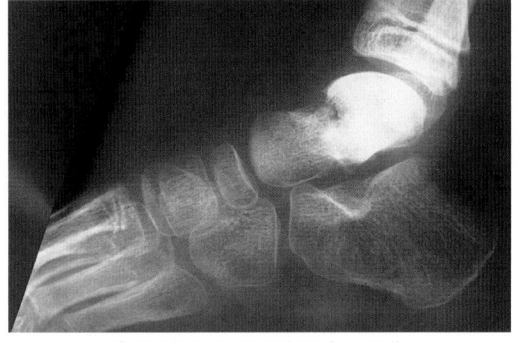

◆図557．距骨頸部骨折，7歳
上：HawkinsのⅡ型，LinhartのⅡ型-Bに属する。初診時
中：4週後，すでに著明な壊死所見あり
下：7週後

3　踵骨骨折

　小児の踵骨骨折は非常に稀で，発生率は文献的には全小児骨折からみて0.005〜1.4％である[1083)1097)1098)]。本邦では宇佐見ら[1099)]は14例，橋本ら[1100)]は10例，Inokuchiら[1101)]は10年間に18例を経験している。
　原因は成人と同じで，高所よりの転落や飛び降りが最も多く[1099)1100)]，外力が距骨の外側突起を介して踵骨に伝わり骨折を生じる。脊椎の損傷を伴うのは成人の約半分であるが，合併損傷の頻度は成人の2倍との報告[1102)]もあるので見逃さないように注意する必要がある。両側性骨折の報告も散見される[1103)〜1105)]。初診時に骨折がはっきりしないことがあり，橋本ら[1100)]の10例で初診時に骨折線が鮮明であったのは2例のみであり，Inokuchiら[1101)]は文献的にみて最

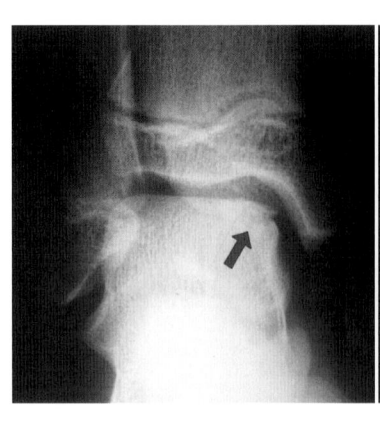

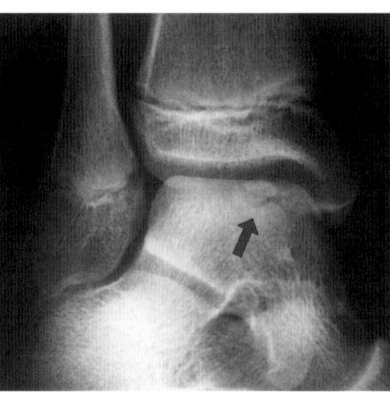

◆図558．距骨ドーム骨軟骨骨折あるいは離断性骨軟骨炎，13歳
外傷歴あり，矢印の部は骨片。

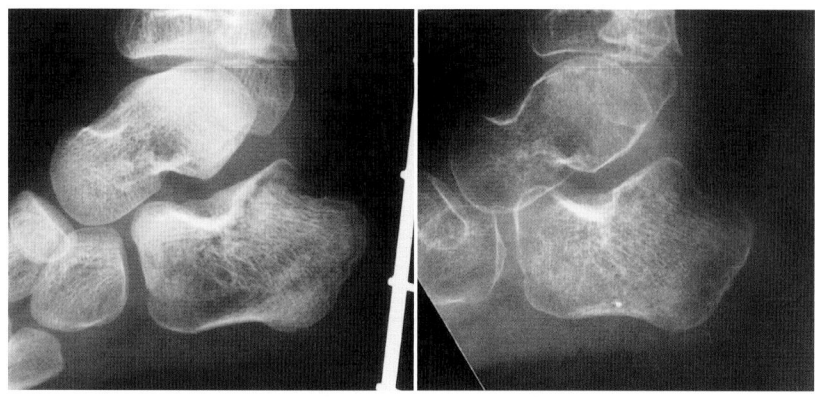

◆図559. 踵骨骨折, 7歳, Wiley の A 型の亜型?
左：初診時，右：2カ月後

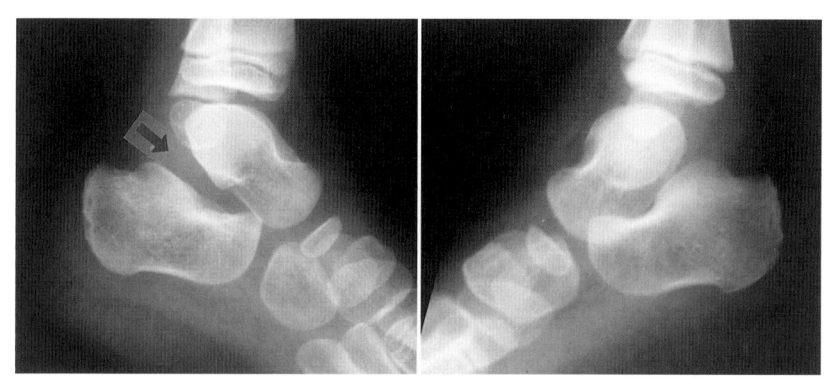

◆図560. 踵骨骨折, 5歳, 初診時, 患側と健側
後方関節裂隙の拡大（矢印）と Böhler 角の減少がみられる。
保存的治療の適応である。

初の見逃し率は 27～55％であり，報告が少ないのは診断のミスにもよると述べている。後日骨折線が判明する不顕性骨折の報告もある[1106]。

臨床症状は歩行障害，疼痛，腫脹および皮下出血（足底部の出血が特徴的）で，病歴を参考にすると踵骨骨折の疑いは容易にもつことができる。

X 線撮影，所見および分類

足関節の前後・側面像，斜位撮影（Anthonsen 撮影），踵骨軸射撮影が必要である。小児の踵骨は軟骨成分に富むので成人のように明確な骨折線として現れにくく，それだけ注意して判読しなければならない（図559）。Schindler ら[1106]は 3 歳未満で外傷の既往があり，初診時には骨折線は不明で，2 週で結節部を通る硬化像が出現する不顕性骨折について注意を喚起している。X 線前後像では横拡がり，側面像では骨折線の方向，関節面の適合性，Böhler 角が判明し（図560），Anthonsen 撮影では関節面の適合性を選択的に描写し，軸射では矢状面の骨折線，骨片の横拡がりなどが判読できる。CT は骨折の状態を明確に描写するし（図561），手術を必要とするか否かの決定，骨片のサイズや部位確認に有効であるが[1107)1108)]，幼小児の踵骨骨折すべてに要求されるものではない。MRI は不顕性骨折の場合の早期診断に有用である

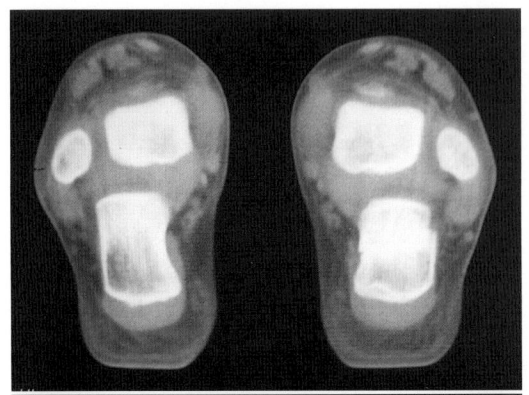

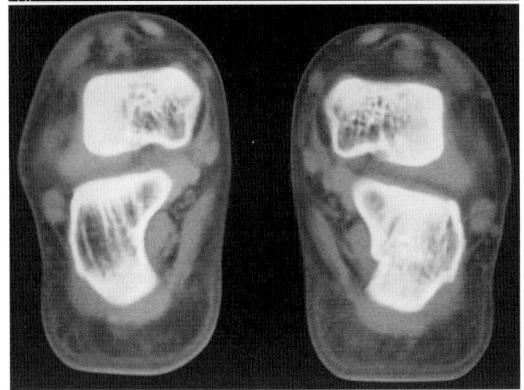

◆図561. 左踵骨骨折のCT像（図560提示例）

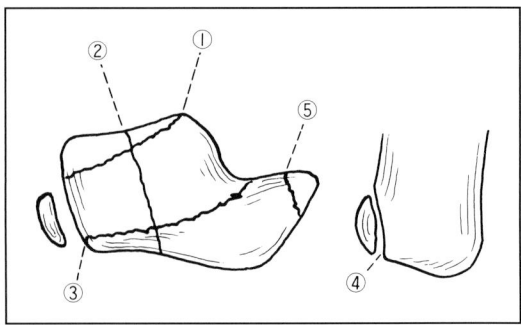

◆図562-1. 小児踵骨骨折のWileyの分類-1，距骨下関節を含まない
①～⑤など種々の型がある。
（Wileyの論文を参考として）

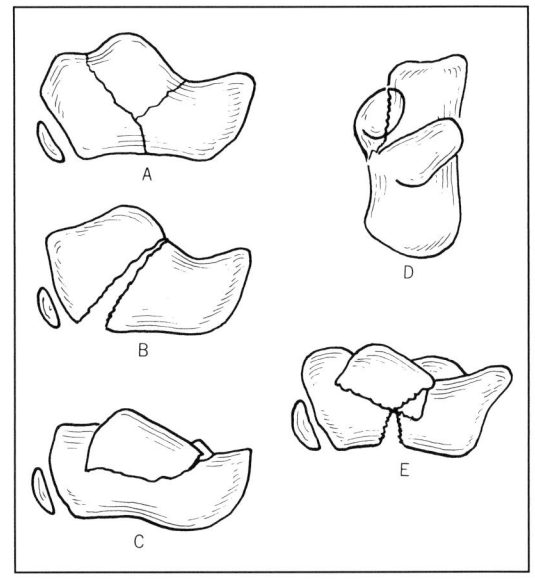

◆図562-2. 小児踵骨骨折のWileyの分類-2，距骨下関節を含む
A～Eと種々の型がある。
（Wileyの論文を参考として）

かもしれない。

分類としては成人のEssex-Lopresti分類が応用されていることが多い。Schmidtら[1102]はEssex-Lopresti, Rowe, Chapmanらの分類を統合して独自の分類を示し，Wileyら[1109]も関節内・外を基本とする分類を用いている。しかし，小児の踵骨骨折で治療のために必要なことは，①骨折線が関節内か外か，②骨片の転位の程度は，③関節面の落ち込みの有無とその程度，の3点について判読すればよく，その点からみるとSchmidtらの分類は繁雑過ぎ，Wileyの方が簡単のようである（図562-1, 2）。踵骨骨端核の剝離骨折や骨端離開の報告もあるが従来の分類にはみられない[1110]～[1113]。

治療方針

踵骨骨折の多くは転位がなく，保存的治療の対象となる。Schmidtら[1102]は多くの症例の経験から14歳以下では関節外の骨折が多く，15歳以上は成人と同じパターンで関節内が多いと述べている。宇佐見ら，橋本ら，Inokuchiらの44例をみると，関節内骨折は13例でほとんどすべてが保存的治療が行われていた[1099]～[1101]。4歳8カ月の症例で腓骨筋腱が嵌入して非整復性となった症例の報告もあるが[1114]，このような症例は例外であろ

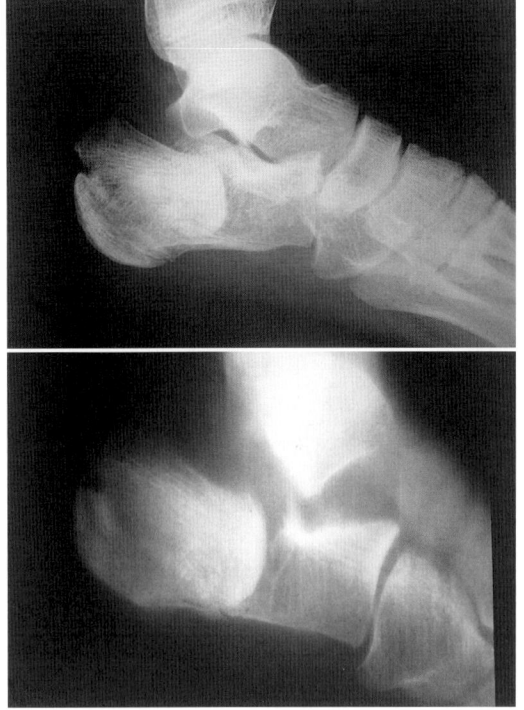

◆図563-1. 踵骨骨折，13歳，Wileyの分類のE型
初診時の単純写真と断層写真。

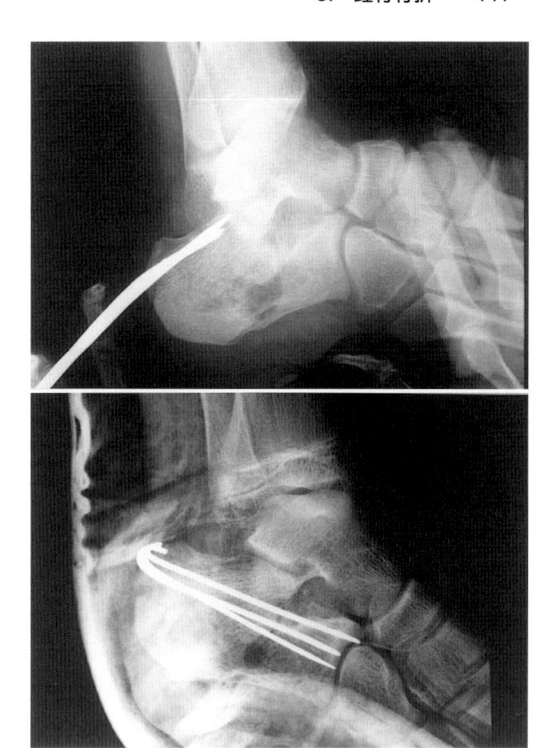

◆図563-2.
上：Westhues法により骨片を整復
下：K-wireにて整復位に固定

う．小児の踵骨にも自家矯正が起こり，Böhler角の減少を距骨の発育が補うために保存的治療を優先させるとの記載[1094]や報告[1115]もある．14歳以下で手術の適応となるものはWileyの関節内-E型に属するものぐらいであろう．山本ら[1098]は9歳のEssex-Loprestiの圧迫型の1例に観血的整復と骨移植を行い，文献的考察から観血的整復の適応を，① 転位を伴う関節内骨折，② 基礎疾患を有するもの，および，③ 肥満，としている．しかし思春期では成人のパターンを呈するものが多くなるので成人と同じ処置が必要となる．

これらを要約すると次の通りである．

① 関節内外を問わず転位がないか，あるいは軽度のものは保存的治療

② 関節内外を問わず転位が著明なもの（Wileyの関節外-②，関節内-Eなど）は観血的治療

③ 骨端部の裂離骨折（骨端線離開も含めて）で転位著明なものは観血的治療

④ 骨格的に成人に近いものは成人の適応

家族への説明

病態と治療方針についての説明はもちろんであるが，予後に関する説明が大切である．Schantzら[1116]は15例，8年以上経過例を調査して5例に何らかの疼痛，6例に足関節の運動制限などの後遺症があったことを報告している．しかし，予後は一般的に良好であるとの報告は多い．Wileyら[1109]は32例，35骨折を距骨下関節の著明な変形を有するものも含めてすべて保存的に治療し，① 関節外の症例や関節内で転位の軽いものでは満足すべき成績が得られ，② 関節内で転位のひどいものでは永続する運動制限があったが疼痛や不自由はなかった，と述べている．Schmidtら[1102]も外傷性関節症は少ないと述べている．

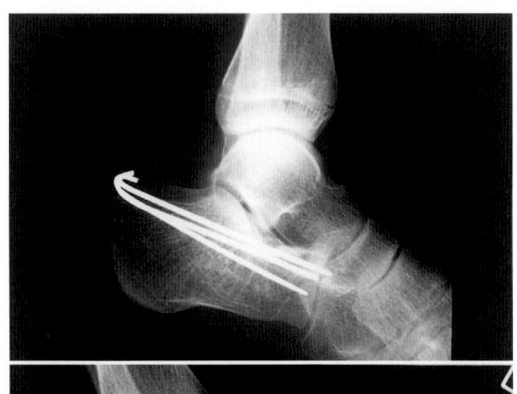

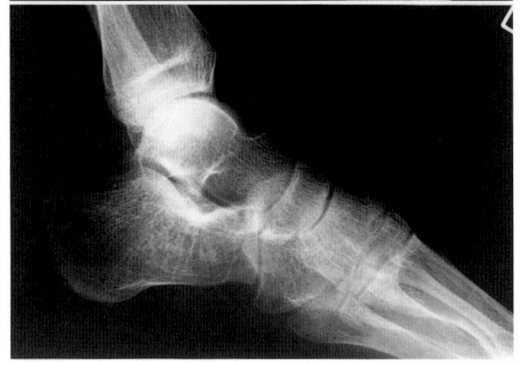

◆図 563-3.
上：術後6カ月，下：術後7カ月

本邦では，宇佐見ら[1099]は関節面の陥凹があっても予後は良好，橋本ら[1100]は10例の関節内外をすべて保存的に治療し全例に予後は良好であったと報告しているように，ほとんどの症例が機能的に問題がないと説明してもよいであろう．

治 療

1．保存的治療
　急性症状が取れるまでは短下肢ギプス副子を装着し（1週間前後で十分），以後ギプスを除去して足関節の軽い自動運動を許可する．荷重は骨癒合するまで許可しない．免荷期間は年齢や骨折型により若干の差はあるが5週間前後でよい．もし免荷などの必要な条件が守られないような症例では下腿ギプスを行う．

2．徒手整復
　成人に対する大本法[1117]を小児に行った経験はないが，大本によれば症例によっては可能とのことである．

3．観血的整復
　成人に対する方法と同じで，骨折型によってWesthues法か外側進入による観血的整復を行う（図563-1〜3）．術後の外固定は骨片の安定性がよい場合は1週間前後行い，以後自動運動を開始する．安定性が不十分と判断したら4週間前後の外固定を行う．荷重は急ぐ必要はなく，骨癒合した後で足底板を装着して開始する．疼痛がなくなれば全荷重を許す．

4 その他の足根骨骨折，脱臼

　Chopart関節の脱臼の報告は小児ではない．最近，白濱[1118]はサッカー中ボールを蹴ろうとして足関節を底屈したときに捻挫し，足が内反位にロックされた極めて稀な10歳の1例を経験した．X線で踵骨と立方骨の配列異常があり，Chopart関節の亜脱臼と診断し，牽引と外反の強制で轢音とともに整復され，ロッキングも解除された（図564-1〜3）．
　中足部足根骨（足舟状骨，立方骨，楔状骨）の骨折は足部の開放骨折や多発外傷に合併してみられることがあるが，単独皮下骨折として経験することは極めて少ない．Zwippら[1084]の調査では足趾骨骨折を除く足関節以下の128骨折中舟状骨および立方骨骨折は5骨折（3.9％），楔状骨骨折は4骨折（3.1％）であった．最近では高杉ら[1119]は第1（内側）楔状骨の脱臼骨折で徒手整復と経皮的固定で治療した1例を，Yamashitaら[1120]は楔状骨間の離開の1例を，Holbeinら[1121]は観血的治療と骨移植で治療した8歳の立方骨圧迫骨折で踵立方関節へ嵌入した1例を報告している．筆者は単独骨折の経験はなく，中足骨骨折を

合併した内側楔状骨骨折の1例（図565）と楔状骨間離開の1例（図566-1,2）を経験したのみである。Simonianら[1122)]は骨シンチグラムで診断された4歳以下の立方骨骨折の8骨折を報告しているが，外傷の既往があったのは3例のみであった。開放骨折に合併した転位がひどい骨折では創の処置と同時に骨折に対する処置も行う。皮下骨折では転位の程度に応じて保存的あるいは観血的治療を選択するが，手術の対象になるのはごく限られた症例であって，ほとんどが保存的治療の適応であろう。筆者が経験した内側楔状骨骨折

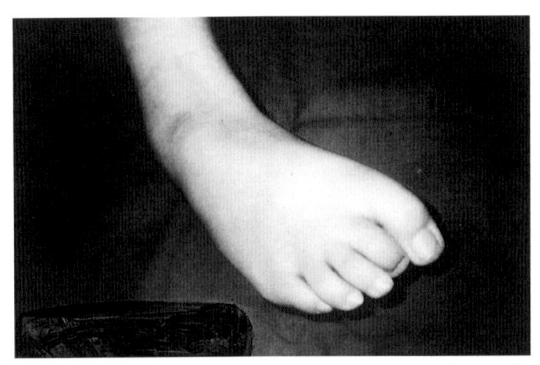

◆図564-1．右Chopart関節亜脱臼，10歳（久留米大学整形外科症例）
サッカーボールを蹴ろうとして捻って受傷。初診時所見。底屈，内転，内反位にロックされた状態であった。

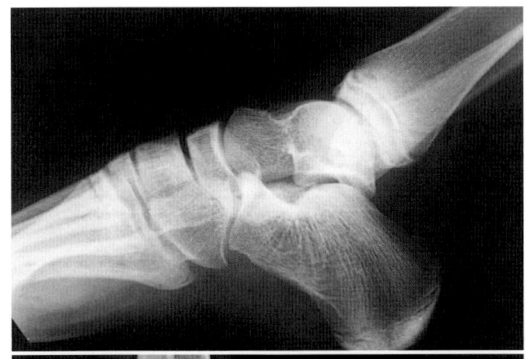

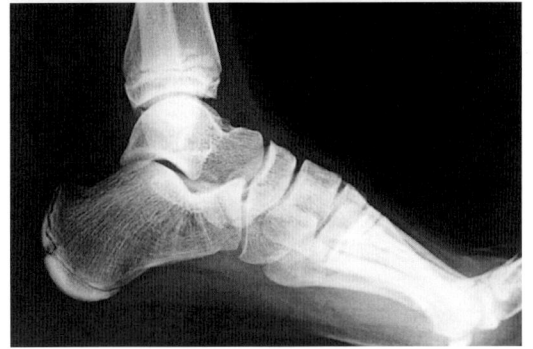

◆図564-2．初診時左右像
上：患側（健側に比べて距舟関節，踵立方関節の底側への転位がみられる）
下：健側

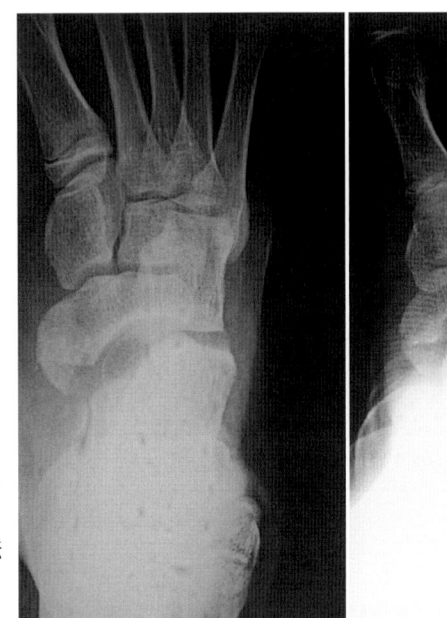

◆図564-3．
無麻酔で背屈外転を強制し，軋音とともに整復された。
左：初診時，Chopart関節の内側への転位あり
右：整復ギプス副子固定後

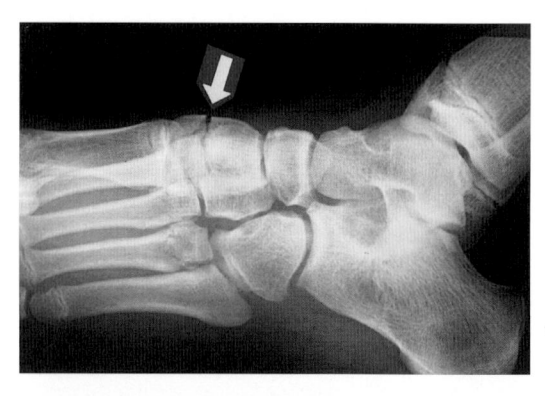

◆図565. 内側楔状骨骨折（中足骨骨折合併），13歳，初診時

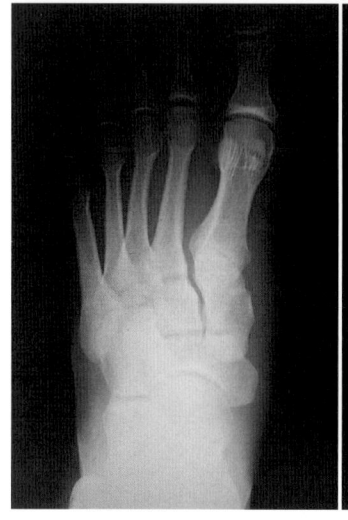

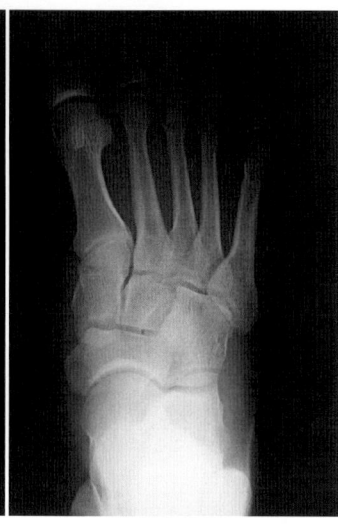

◆図566-1. 内側，中間楔状骨間離開，14歳
高所より飛び降りて受傷，2週後に来院。外固定と局所の安静5週後に部分荷重開始。2.5カ月後にスポーツ活動開始。受傷後6カ月のランニングで疼痛再発。安静指示，以後来院なし。

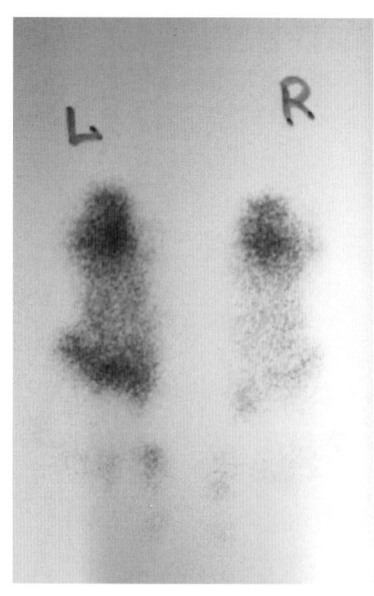

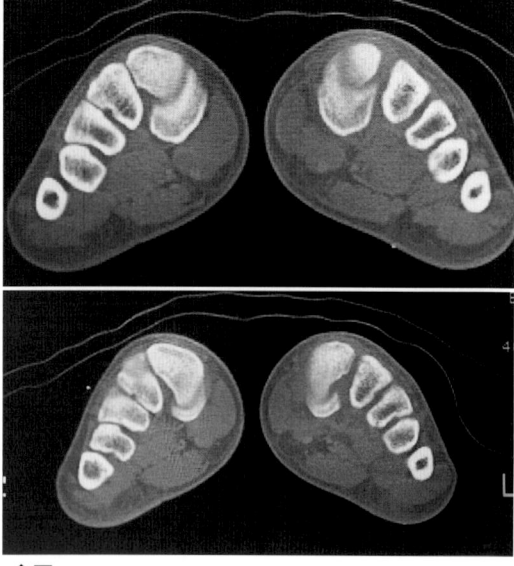

◆図566-2.
骨シンチグラム（受傷後6カ月，中足部全体に取り込みの増大あり）とCT像（受傷後1カ月，健側に比べて明らかな離開を認める）。

症例は外固定のみで問題なく治癒し，楔状骨間離開の1例は局所の安静と圧迫装具では離開の明らかな改善はみられなかったが，症状は一時的に消失した。足根骨骨折の予後は足部の合併損傷のひどさに関係するであろう。

5 中足部以下の損傷

中足部以下の損傷は成人に比べてはるかに少ない。岡崎ら[1123)]の統計をみると，小・中学生の観察で全骨折1,290例中，足根骨以下の骨折は135例，151骨折であった。中足骨・趾骨骨折の発生頻度としては，中足骨が最も多く75骨折，基節骨14骨折，末節骨10骨折，中節骨はわずか1骨折であった。中足骨骨折の原因としては重量物の落下によることが多く，また，趾骨骨折は重量物の落下による直達外力やつまずくなどの介達外力で発生する。中足部は強靱な靱帯結合を有しているので転位は少ない。前足部に内反を強制された場合は短腓骨筋の緊張で第5中足骨の基部の骨折が発生する。

受傷原因と局所の状態（腫脹，皮下出血，圧痛など）でおおよその診断がつけられる。外力が強く，腫脹が著明な場合には足底部のコンパートメント症候群の発生に十分注意しなければならない。

中足部の損傷としては，足根中足関節（Lisfranc関節）脱臼あるいは脱臼骨折と中足骨骨折があり，前足部の損傷としては趾骨骨折がある。

A 足根中足関節損傷

原因は成人と同様で直達外力（重量物の落下）や介達外力（つま先立ちで強い軸圧がかかる）で発生する。非常に稀であるが，成人と同様なLisfranc関節（足根中足関節）の脱臼骨折が起こり得る。確定診断はX線でな される。判読に際して各中足骨と楔状骨および立方骨の位置的関係および第2中足骨の基部に骨折があるかないかをみるのは大切で，もし骨折があれば損傷が第3～5中足骨と足根骨との関節にも及んでいると疑ってかかる。従って，以後の処置もそれに準じねばならない。

損傷の疑いはあってもX線上はっきりした脱臼がなければ，安静と外固定を4週前後行えばよい。しかし，脱臼がはっきりしていれば当然整復は必要で，第1中足骨と第2～5中足骨は別のユニットとして考えて牽引と圧迫で整復する。徒手整復不可能なら観血的整復術を行う。手技は成人に準じる。安定性がよければそのまま外固定，不安定であれば第1中足骨から，あるいは第5中足骨からそれぞれK-wireで経関節的に固定する。外固定は約5週前後とし，K-wireも同時に抜去して自動運動を開始する。

B 中足骨骨折

第5中足骨の骨折が最も多く，Zwippら[1084)]の調査では，中足骨骨折36骨折中24骨折と66.7％を占めていた。骨折部位からみると，頚部，骨幹部，基部骨折に分けられる。第5中足骨の基部骨折以外は重量物の落下による直達外力で発生することが多い。稀に第1中足骨近位骨端離開を生じることもある。第5中足骨の骨折は内反を強制され靱帯の緊張で裂離骨折の型で発生し，局所症状のほかに前足部に内反を加えると疼痛が増強する。

X線は前後・側面・斜位像が必要で，これで骨折部位（頚部，骨幹部，基部）や転位の状態を把握する。第5中足骨の近位骨端核を貫通する骨折もある（図567）。近位骨端核を剝離骨片と誤診された例もある。

基部骨折では4週前後のギプス固定で十分に治癒するが（図568），転位が大きければ観血的整復とK-wire固定，あるいはtension band wiring追加固定を行う（図569）。

近位骨幹端骨幹部境界に起こる骨折は成人ではJones骨折と呼ばれ[1124]，骨癒合が遷延しやすいとの理由で特別な配慮が必要とされている。DePalma[1124]はX線的特徴として，① 短腓骨筋腱の付着部から0.5 cm遠位に起こる横骨折で，② 最初のX線では外側にのみ現れ，後で完全な骨折となるストレス骨折の特徴をもっている，と記載している。筆者が経験した新鮮例は特に問題となるような経過はとらなかった（図570）。ストレス骨折として発生したJones骨折の1例を経験したが，年齢は14歳でも骨格的には成人に近く，約1.5カ月のスポーツの禁止による局所の安静のみでX線所見はかえって進行していた（図571）。厳重な免荷か手術的治療が必要であったが，その後来院なく予後の追跡ができなかった。DePalmaの治療方針[1124]は，① 競技者ではないもの，あるいは遊びでスポーツをするものには歩行ギプスを約4～6週行い，遷延癒合するかもしれないことを説明して，骨癒合が完全になるまで（通常4カ月）スポーツ活動を禁止する，② 活動的競技者では即時に螺子固定を行う，である。

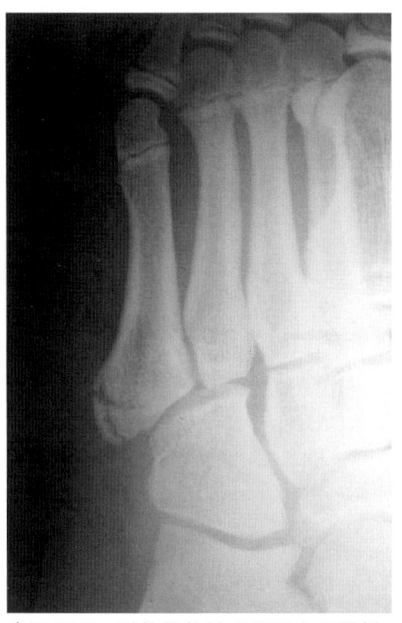

◆図567．近位骨化核を貫通する骨折，12歳

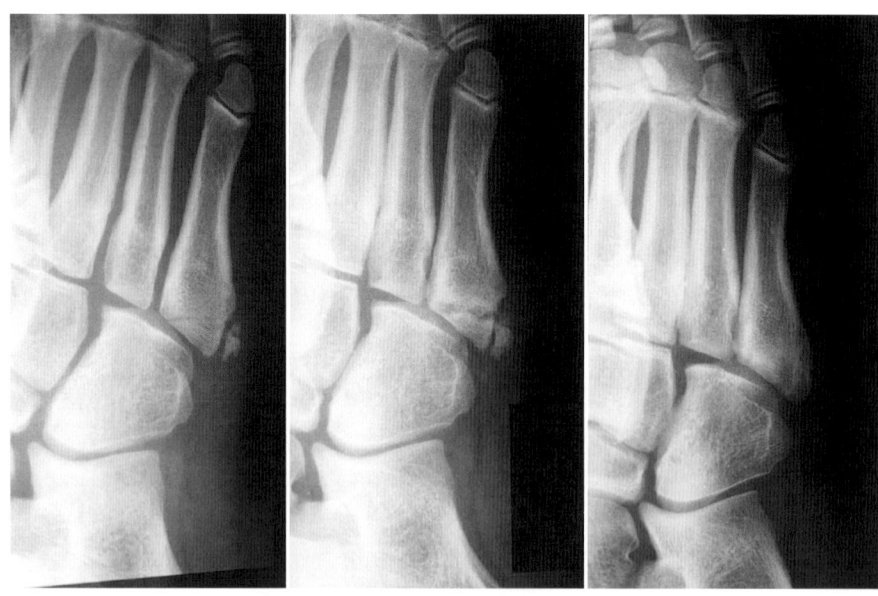

◆図568．第5中足骨基部骨折，12歳
　　左：初診時
　　中：5週後，骨折部を中心に骨吸収像がみられる
　　右：4カ月後，骨折の治癒と同時に骨化核も癒合している

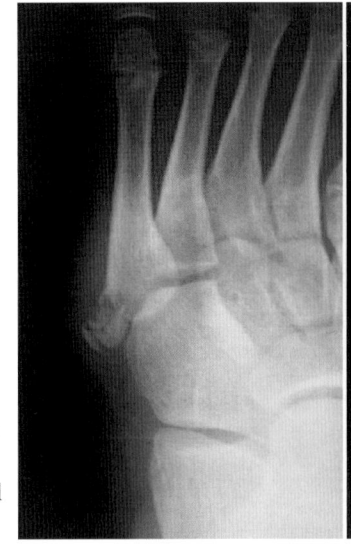

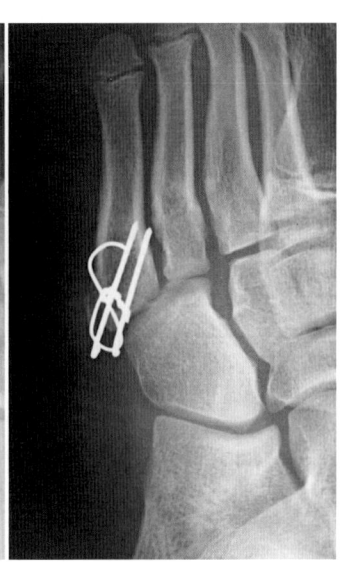

◆図569. 第5中足骨近位端骨折，12歳
初診時とK-wire + tension band wiring固定術後。

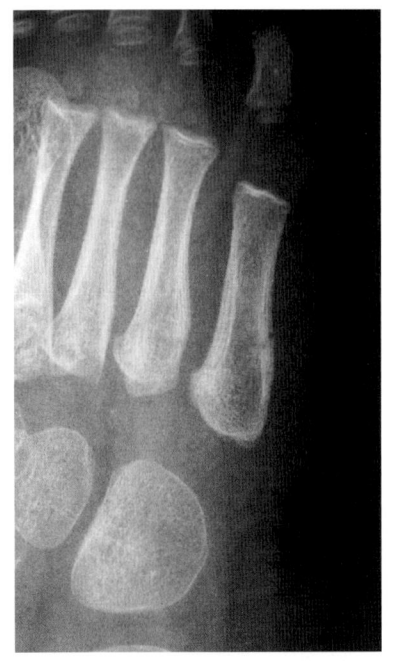

◆図570. 第5中足骨近位骨幹端/骨幹部境界骨折，4歳

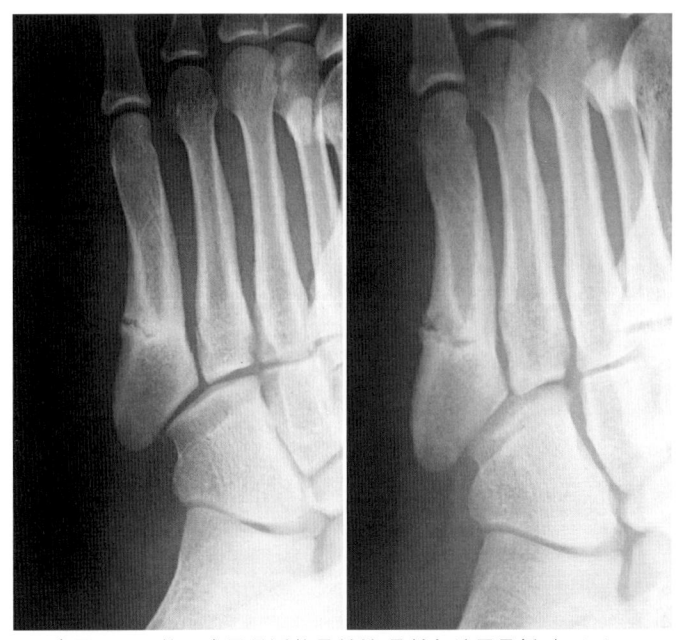

◆図571. 第5中足骨近位骨幹端/骨幹部境界骨折（いわゆるJones骨折），14歳
左：初診時，右：5週後（骨折の開大，骨折面の硬化の増大）

骨幹部骨折における治療は転位の程度により決定される。第1，第5中足骨は足底のアーチ形成に貢献しているので解剖学的整復が必要で，その他の中足骨骨幹部は少々の転位でもそのままでの外固定で十分である。しかし，思春期では成人に準じての治療が必要である。趾を介しての徒手整復はなかなか困難であり，観血的整復の方が確実なこともある。

屈曲転位を有する頸部骨折の徒手整復の必要性は，手の中指骨頸部骨折の場合よりも少ない。機能的にも問題なく，自家矯正もされるし，そのままでの外固定で十分である。

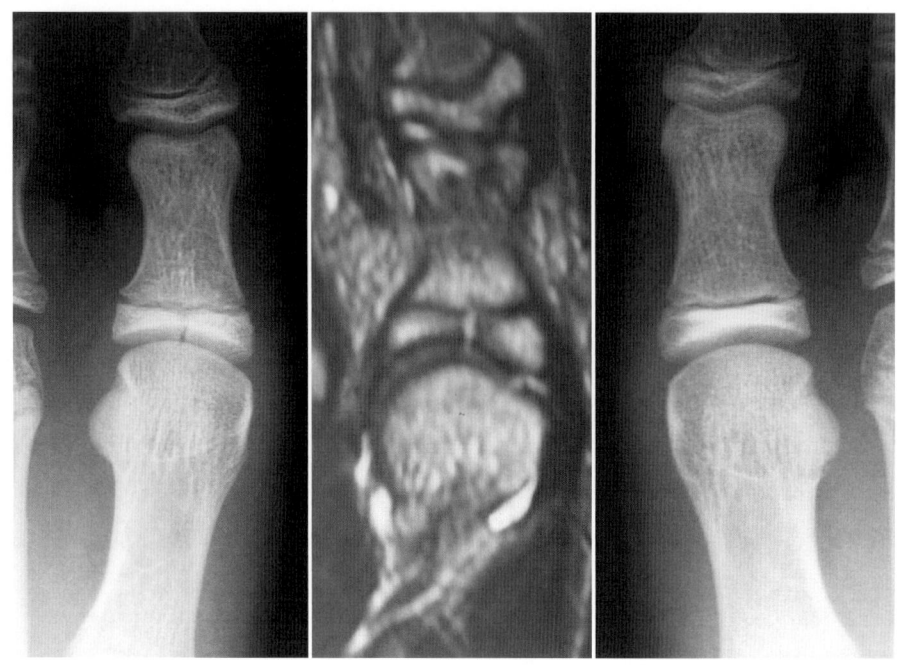

◆図572. 左第1趾基節骨分裂骨端（cleft epiphysis），12歳
左：初診時（捻挫しMP関節周辺に腫脹と疼痛）
中：MRI（関節液の貯留あり，外傷による骨の変化なし）
右：健側

しかし，まったく骨折面の接合がないほど転位があればMP関節の機能に影響するので整復の適応となる。

C 趾骨骨折

稀に分裂骨端（cleft epiphysis[1125]）があり，SH-Ⅲ型の骨折と誤診されることがある（図572）。

部位別分類では骨端離開，骨幹部骨折と遠位端骨折に大別される（図573）。骨幹部骨折の多くは単に隣接趾と一緒にテープで固定するだけで問題なく治癒するが，非常に不安定な場合には経皮的にK-wire固定を2～3週行うこともある（図574）。著明な短縮転位は徒手整復するが屈曲転位の整復が十分であれば側方転位は少々残ってもよい。固定は隣接趾と一緒にしてアルミ副子固定を行う。筆者は第1趾骨基節骨遠位部骨折で外固定のみで予期せぬ外反変形を生じた1例を経験したが，外固定に工夫が必要であった（図575）。軽視することなく注意深く観察する必要がある。

骨端線損傷のほとんどはSH-Ⅰ，Ⅱ型であり，底・側方転位を伴うことが多く，たいていは徒手牽引で許容範囲に整復される。稀にⅢ，Ⅳ型で観血的整復固定術の適応となるようなものもある[1126]（図576）。Noonanら[1127]は第1足趾末節骨の開放性骨端線損傷の3例すべてに底側の骨端線部分閉鎖が発生したことを報告し，爪や爪床損傷の症例では骨端線損傷を疑う必要があり，発育障害の可能性について説明しておくことを強調している。骨幹部および骨端線損傷ともに回旋転位が大きいと趾屈曲時に趾の重なりを生じることもあり，程度が大きいと障害を起こす可能性がある。もし回旋が強いようであればそれを矯正して，患趾の爪が隣接趾の爪と同じ面になるようにねじって隣接趾にテープで固定し，同時にアルミ副子で外固定する。

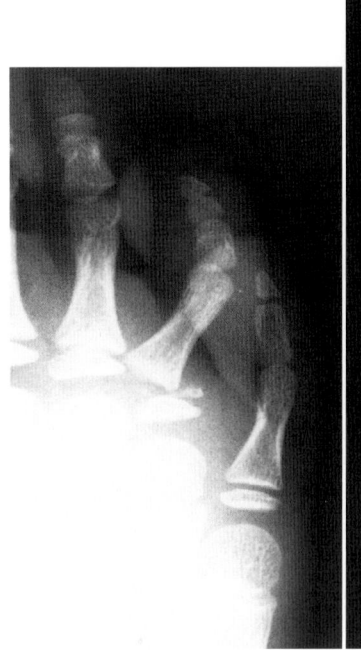

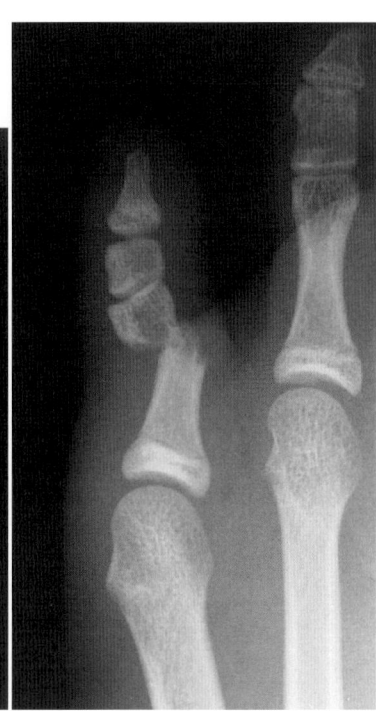

◆図573. 趾骨骨折
左：基節骨骨端離開（SH-Ⅱ型），9歳
右：基節骨遠位端骨折，14歳

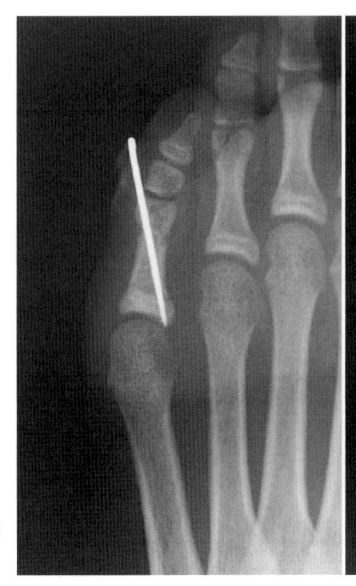

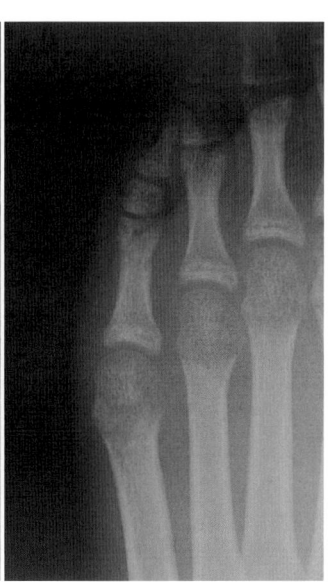

◆図574.（図573右提示例）
左：徒手整復とK-wire固定後
右：3週（抜釘後）

　固定期間は年齢や転位の程度により異なるが，2〜4週で十分であろう。稀にIP関節脱臼をみるが，徒手で簡単に整復できる（図577）。

　骨端線損傷を伴う開放損傷以外では予後で問題になるものは起こらない。

6 ストレス骨折

　成人と同様に，思春期や小児においてもストレス骨折が足部に発生する。成人を含めた好発部位は従来は中足骨であったが，

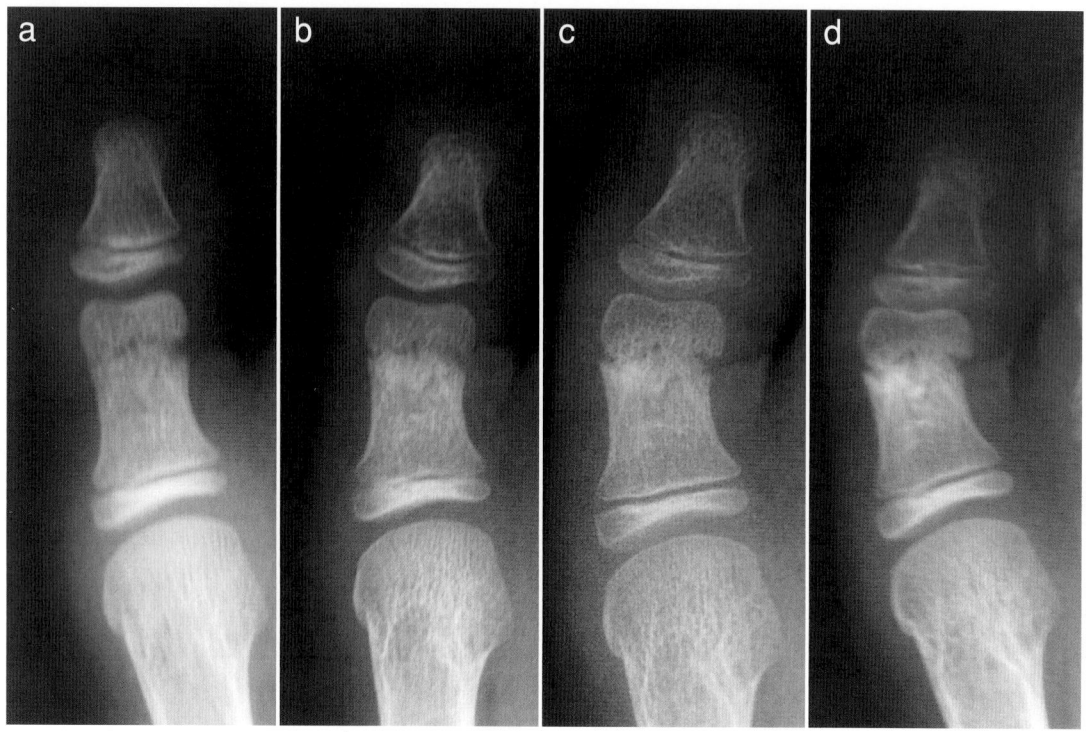

◆図575. 第1趾基節骨遠位部骨折, 8歳
a：初診時（アルミ副子で固定），b：3週後（外反傾向？）
c：5週後（外反変形増強），d：8週後

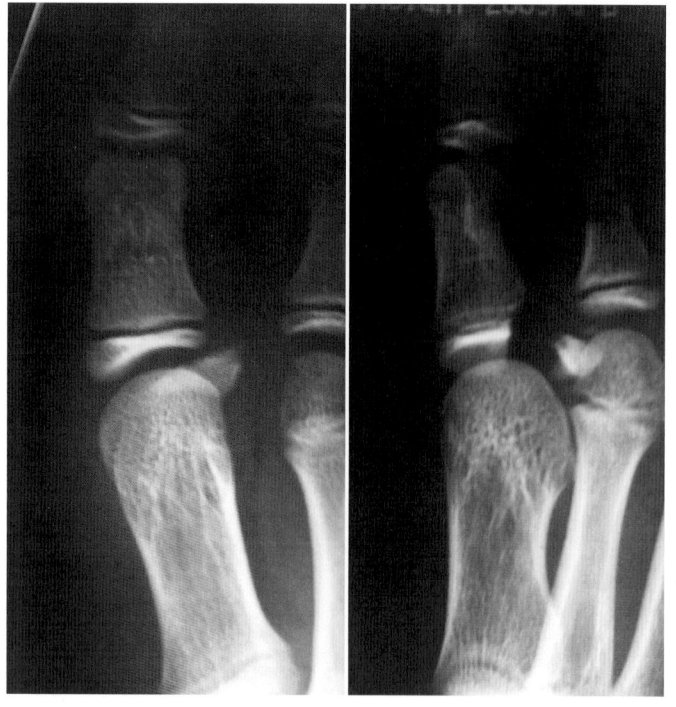

◆図576. 左第1趾基節骨骨端線損傷
　　　　（SH-Ⅳ型），7歳，run
　　　　over損傷
観血的整復術を勧めるも転医す。

6. ストレス骨折

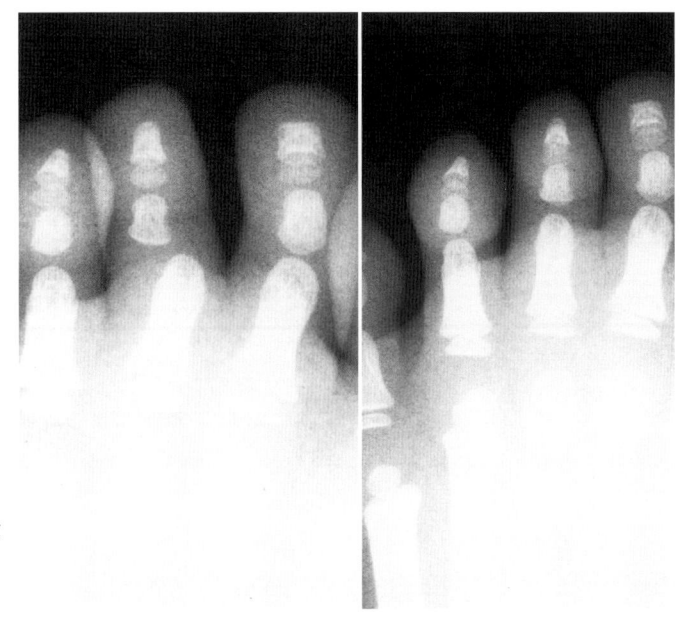

◆図577. 趾PIP関節脱臼，4歳
　左：初診時
　右：徒手整復後

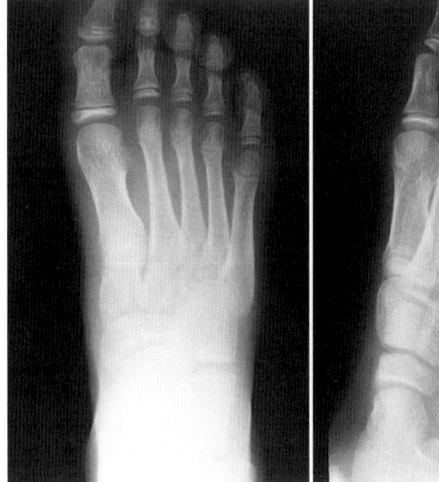

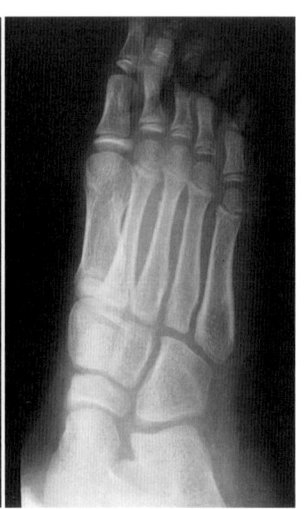

◆図578-1. 右第3，第4中足骨ストレス骨折，8歳，初診時
スポーツ歴なし。誘因なく右足に疼痛が出現し，近医にてX線撮影を受けるも変化を認めず。約2週後に来院し，X線にて第3中足骨に骨膜反応を認める。ストレス骨折あるいは骨腫瘍を疑う。

踵骨が多いとの報告もある[1128)1129)]。このような変化は骨シンチグラムやCTの利用など診断法の進歩によるものであろう。走ることを主体とするスポーツを行う小児で足の痛みを訴えたならば，まずストレス骨折を疑ってよい。また，必ずしもスポーツに関係がなくても発生したものもある[1122)1130)]。通常は症状が先行し，X線所見は遅れて出現する。骨シンチグラムは診断的価値が非常に高い（図578-1～3）。

1. 足根骨のストレス骨折

成人における踵骨ストレス骨折の報告は増加したが，小児では依然として稀な骨折である。成人におけるこの骨折のX線所見の特徴は踵骨隆起部に隣接した帯状の硬化像で，小児では骨端線あるいは骨幹端部に相当する（図579）。従って，小児では骨幹端部骨折のみならず骨端離開の型でも出現する可能性もある。前述のFernandezら[1111)]の症例がこれに該当するであろう。松井ら[1131)]が報告した

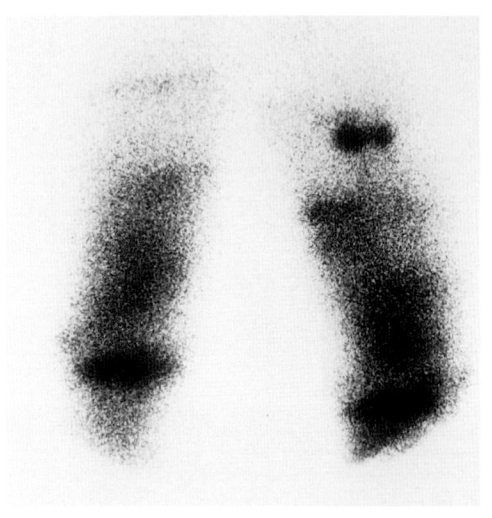

◆図578-2.
骨シンチグラムを1週後に行い，第3中足骨のみならず第4中足骨にも著明な取り込みの増大を認める。

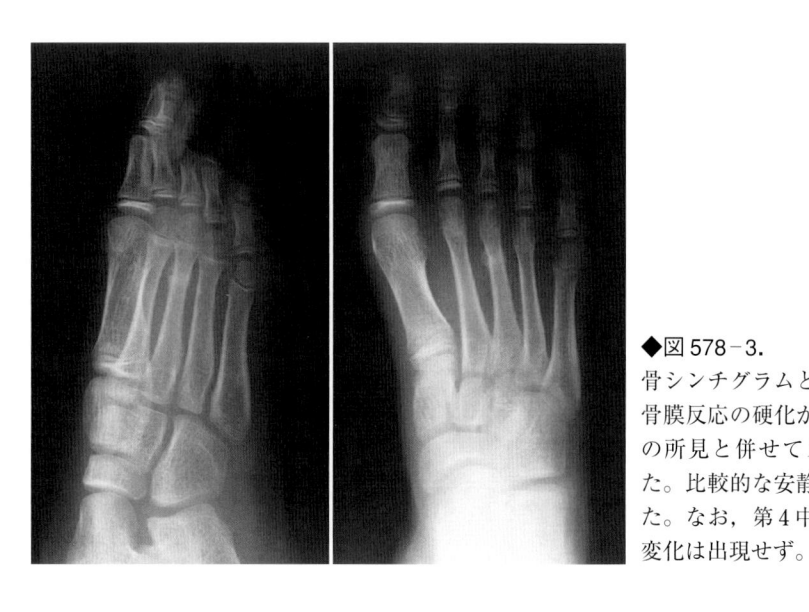

◆図578-3.
骨シンチグラムと同時期に行ったX線で骨膜反応の硬化があり，骨シンチグラムの所見と併せてストレス骨折と診断した。比較的な安静のみで問題なく治癒した。なお，第4中足骨には最後まで骨の変化は出現せず。

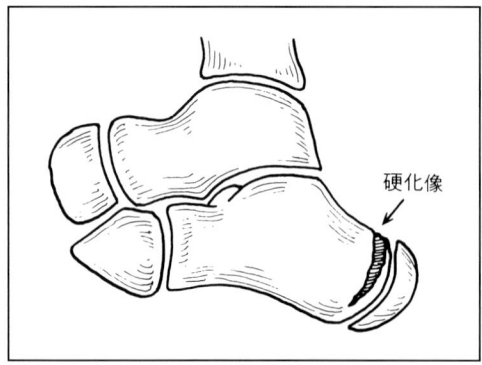

◆図579. 踵骨ストレス骨折の略図
踵骨骨端線に平行に，上方から下方に向かって帯状の硬化像が出現する。

2例（14歳と15歳）はX線で踵骨骨端線はすでに閉鎖していたが，塚原ら[1132]の症例（11歳）は骨端線は残り，骨幹端部骨折であった。治療としては特別な方法は必要でなく，単なる局所の安静や免荷装具で症状は改善し，X線の硬化像も消失あるいは不明瞭化してきている。

小児の舟状骨ストレス骨折の報告は本邦でも増加傾向にある[1133]〜[1136]。原因として，朝長ら[1136]は静的因子（扁平足，凹足などの解剖学的異常と血行）と動的因子（舟状骨にかかる負荷）をあげ，Fitchら[1137]はbiomechanical

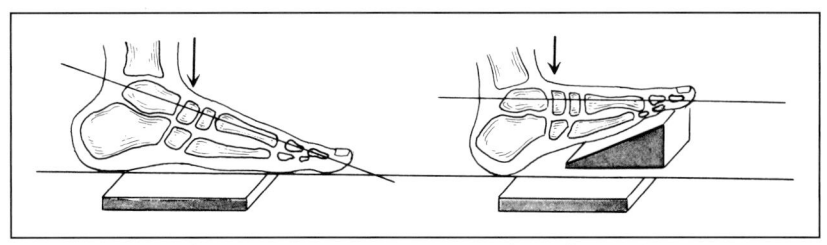

◆図580．Pavlovの解剖学的X線前後像撮影法
左：足底とカセットを平行にすると舟状骨に垂直にX線が投影されない。
右：足を背屈し，足背とカセットを平行にして撮影するとX線が舟状骨に垂直に投影される。

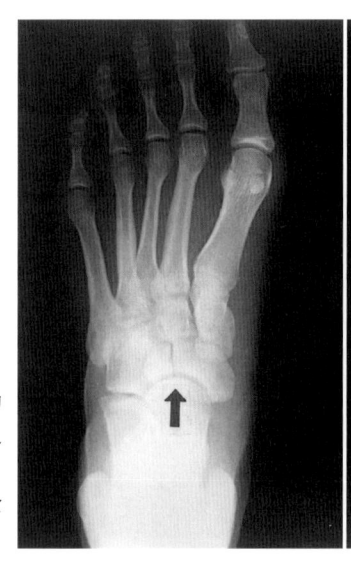

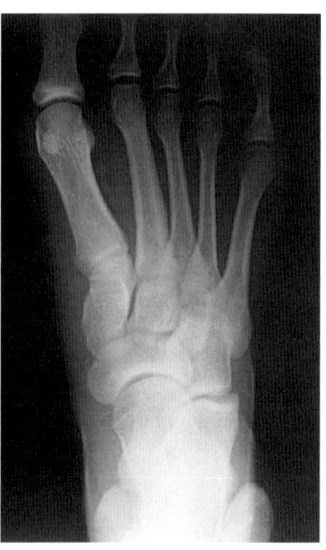

◆図581．左足舟状骨ストレス骨折，13歳，初診時
12歳で陸上短距離練習を開始，運動歴1年3カ月。200 m疾走後に左足に疼痛が発生し，3週後に来院した。左足舟状骨中央1/3に矢状面の完全骨折を認める。

に不適な足への過剰のストレスをあげている。診断のためにPavlovら[1138)]は解剖学的前後像での断層撮影の必要性を強調している（図580）。X線所見として前後像で中央1/3に矢状面の骨折がみられ（図581），側面像では骨折はわかりにくい。治療としては，スポーツの禁止はもちろんであるが，まず免荷装具を使用する。期間はX線で骨癒合が確認されるまでで，癒合が遷延したり偽関節となれば骨移植を含めた手術が必要となる[1133)1134)]。Fitchら[1137)]はこの骨折は偽関節になりやすく，骨移植の適応として，①完全骨折，②不完全骨折でも辺縁の硬化像があるもの，骨髄のcystのあるもの，非荷重ギプスで治癒しない不全骨折，などをあげている。

最近Simonianら[1122)]は4歳以下の幼小児で跛行を呈するものに骨シンチグラムを行い，立方骨骨折の8骨折を発見したが，5例には外傷の既往がなく，8例すべてに最初のX線は正常で，1～2週後に骨硬化が起こっていた。よちよち歩きの小児で跛行を呈する場合には鑑別診断として立方骨骨折も考慮すべきと記載している。Englaroら[1139)]は原因不明の下肢痛のある5歳以下の小児56例に骨シンチグラムを行い，9例に立方骨あるいはその周辺に異常な取り込みをみている。原因不明で跛行を呈する乳幼児では，たとえ最初のX線所見が正常であっても立方骨のストレス骨

折を念頭に置き，経時的X線撮影を行った方がよい．

スポーツ活動の再開は疼痛の消失とX線所見の改善後に許可するが，踵骨では帯状の硬化像の不明瞭化や消失には数カ月は必要のようである．また，舟状骨では完全な骨癒合の所見が確認されるまでは許可しない．

2. 中足骨のストレス骨折

治療はスポーツ活動を禁止するだけで特に非荷重や外固定を行う必要はない．X線経過としての骨膜反応の出現から再構築までの期間は非常に短く，予後は極めて良好である．新生骨の硬化が十分となり，疼痛が消失すればスポーツを再開してもよい．

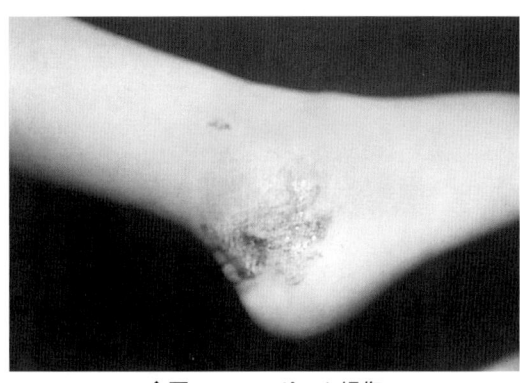

◆図582．スポーク損傷

7 スポーク損傷

幼小児を自転車の後部座席に乗せていて車輪のスポークに足を挟まれて受傷する損傷はWille[1140]によりRadspeichenverletzung（スポーク損傷）と名づけられた．副島ら[1141]は小児の足部外傷93例中32例（34％）がスポーク損傷であり，最近の傾向として足趾損傷の増加，後輪による損傷の減少，および前輪による損傷の増加を報告している．

この損傷の特徴は主として下腿下部から踵部後外側に拡がる擦過創，裂創，挫創であり[1142)1143]，ときとして熱傷も加わり，外見よりも軟部組織の損傷がひどく，創治癒が遷延しやすい[1144]（図582）．また，切断を必要とするほどの重症例の報告もある[1141]．

症状は擦過創，裂創などの皮膚症状を伴った局所の腫脹があり，骨の損傷を伴うこともある（図583）．骨損傷合併の頻度は報告者によって非常にバラツキがあり，多いもので24.8％[1140]，少ないもので1.7％[1145]である．中村ら[1146]はこの損傷を特有な症状にプラスされる合併症により三つの型に分類している（表41）．

診断は受傷メカニズムと局所症状によって容易であり，ただちにX線撮影により骨損

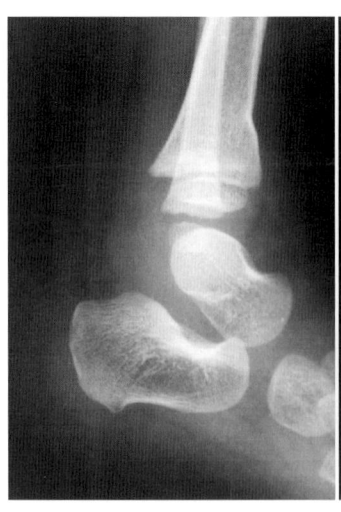

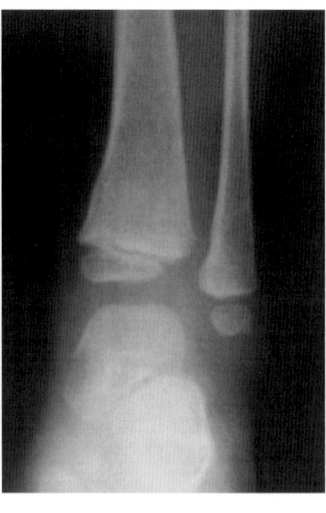

◆図583．スポーク損傷に伴う脛骨隆起骨折，2歳

表41．スポーク損傷分類

I型：特有症状＋足関節捻挫
II型：特有症状＋脛腓関節離開
III型：特有症状＋骨折（骨膜下骨折）
特有症状：下腿下部より踵部後外側に拡がる擦過創，剝皮創，または深部に達する挫創

表42．足部タイヤ損傷の損傷型と特徴（伊藤，1991）

	Degloving type	Abrasion type
皮膚	表層正常 皮膚欠損少 壊死性二次欠損	皮膚欠損−削除型 広範囲欠損 損傷深度の混在
骨	皮膚欠損と同一部位 粉砕骨折	遠隔部の骨折（斜骨折） 皮膚欠損部の骨削除
腱	引き抜き 断裂	削除　欠損

傷の有無を検査し，治療方針を決定する。

家族への説明で最も肝心なことは，外部の損傷の程度よりも実際の軟部組織の損傷がひどく，創の治癒に長期を要することである。治療は創の治療が主であり，骨損傷はほとんどが脛・腓骨遠位1/3の若木骨折か骨端線損傷であり，保存的治療で問題なく治癒する。

8 その他の足部損傷

1．Run over 損傷（タイヤ損傷）

自動車のタイヤによる損傷で一般的には"run over injury"と呼ばれ，皮膚，軟部組織，腱および骨の複合損傷のことが多い。伊藤ら[1147]は14例の経験から損傷型と特徴を表に示すごとく分類したが（表42），骨損傷は12例（86％），腱損傷は9例（65％）にみられている。治療としては皮膚欠損は損傷形態に応じた被覆方法の選択が必要で，深部損傷は遊離皮弁で被覆，骨端線損傷や内果欠損による遺残変形には骨延長術や骨切りなどの二次的手術が必要であったと述べている。木村ら[1148]の8例はすべて皮膚，軟部組織，腱，骨損傷を伴う複合損傷であり，植皮や腱の再建が必要で，予後左右因子は骨端線損傷であり，長期観察の必要性を強調している。

2．芝刈機損傷

小児で最も重篤な傷害を引き起こす芝刈機損傷も本邦ではほとんど経験する機会はなく，これは本邦と欧米の社会環境の違いが原因であり，国情からみて本邦で増加することは現在ではない。アメリカでは毎年新しい芝刈機が700万台売れ，年間に75,000件の関連損傷が起こるといわれている[1149]。芝刈りはアメリカでは年長児やティーンエージャーの仕事であり，Consumer Product Safety Commissionによると14歳未満と44歳を超す成人が最も高いリスクの年齢で，6歳未満がこの損傷で死亡しやすい年齢である[1149]。Alonsoら[1150]の33例中13例が下肢損傷，上肢は12例，8例が頭と目であり，13例（39.3％）が切断と悲惨な結果を生んでいる。

文 献

第1章　上　肢

I　肩関節周辺骨折・脱臼

1　鎖骨体部骨折

1) Cumming WA: Neonatal skeletal fractures. Birth trauma or child abuse? Can Assoc Radiol 30：30-33, 1979.
2) 井上　博ほか：小児骨折の実態とその原因を探る―統計的観察．西日本臨床スポーツ医学研究会会誌, 2：94-98, 1982.
3) Dameron TB Jr et al：Fractures and dislocations of the shoulder. Fractures in Children（ed by Rockwood CA Jr et al）, Lippincott, pp577-623, 1984.
4) Oppenheim WL et al：Clavicle fractures in the new bone. Clin Orthop　250：176-180, 1990.
5) Goddard NJ et al：Atlanto-axial rotatory fixation and fracture of the clavicle. An association and a classification. J Bone Joint Surg 72-B：72-75, 1990.
6) Grogan DP et al：Operative treatment of congenital pseudarthrosis of the clavicle. J Pediatr Orthop 11：176-180, 1991.
7) 入江　学ほか：先天性鎖骨偽関節の1例．日小整会誌　5：99-103, 1995.
8) Shalom A et al：The natural history of congenital pseudarthrosis of the clavicle. J Bone Joint Surg 76-B：846-847, 1994.
9) Caterini R et al：Posttraumatic nonunion of the clavicle in a 7-year-old girl. Arch Orthop Trauma Surg 117：475-476, 1998.
10) Wilkins RM et al：Ununited fractures of the clavicle. J Bone Joint Surg 65-A：773-778, 1983.

2　鎖骨外側端骨折

11) Rockwood CA Jr：Fractures and dislocations of the end of the clavicle, scapula, and glenohumeral joints. Fractures in Children（ed by Rockwood CA Jr et al）, Lippincott, pp624-682, 1984.
12) Black GB et al：Traumatic pseudodislocation of the acromioclavicular joint in children. A fifteen year review. Am J Sports Med　19：644-646, 1991.
13) 中村祐二, 井上　博ほか：肩甲骨関節窩後方に転位した鎖骨骨折の1例．整形外科と災害外科　35：136-138, 1986.

3　肩鎖関節脱臼

14) 糟谷清一郎：小児骨折の治療．金原出版, p56, 1967.
15) 宮岡英世ほか：当科における肩鎖関節脱臼の治療成績．整・災外　27：341-347, 1984.
16) 原　靖隆ほか：肩鎖関節損傷の治療経験．整・災外　27：349-354, 1984.
17) 山中　芳ほか：肩鎖関節脱臼．小児の骨折（村上寶久ほか編）, メディカル葵, pp64-67, 1988.
18) 中村英一郎ほか：肩鎖関節脱臼の治療成績．整形外科と災害外科　41：54-59, 1992.
19) 浦田節雄ほか：Pseudodislocation of the acromioclavicular joint. 整形外科と災害外科　42：233-239, 1993.
20) 金崎克也, 井上　博ほか：小児の肩鎖関節損傷（Pseudodislocation）の3例について．整形外科と災害外科　37：1421-1424, 1989.
21) Ogden JA：Distal clavicular physeal injury. Clin Orthop　88：68-73, 1984.
22) Gerber C et al：Subcoracoid dislocation of the lateral end of the clavicle, a report of three cases. J Bone Joint Surg　69-A：924-927, 1987.
23) Eidmen DK et al：Acromioclavicular lesions in children. Am J Sports Med　9：150-154, 1981.
24) Falstie-Jensen S et al：Pseudodislocation of the acromioclavicular joint. J Bone Joint Surg　64-B：368-369, 1982.

4　鎖骨内側端骨折

25) 斎藤好道ほか：鎖骨近位骨端線離開の2例．中部整災誌　26：1050, 1983（会報）.
26) 田島　宝ほか：スポーツ外傷による鎖骨近位骨端線離開の1例．整形外科　32：521-524, 1981.
27) 山中一良ほか：胸鎖関節後方脱臼および鎖骨内側骨端離解の2症例．関東整災誌　17：385-389, 1986.
28) 阿藤孝二郎ほか：鎖骨近位骨端線離開の治療経験．整形外科と災害外科　40：673-676, 1991.
29) 関水正之ほか：鎖骨近位骨端線離開の3例．関東整災誌　24：187-190, 1993.
30) 村瀬信哉ほか：胸鎖関節後方脱臼の2例．関東整災誌　23：159-162, 1992.
31) 北川七也ほか：鎖骨近位骨端線離開の1例．関東整災誌　25：485-488, 1994.
32) Hardy JR：Complex clavicular injury in childhood. J Bone Joint Surg 74-B：154, 1992.
33) 中里智治ほか：新生児にみられた胸鎖関節後方脱臼の1例．中部整災誌　39：1617, 1996（第165回整形外科集談会東海地方会会報）.
34) 宮下孝正ほか：稀な分娩時外傷の1例．第9回日本小児整形外科学会学術集会抄録号, p42, 1998.
35) 佐藤哲雄ほか：嚥下障害をきたした鎖骨内側骨端線離開の1例．肩関節3：34-35, 1979.

36) Prime HT et al：Retrosternal dislocation of the clavicle. A case report. Am J Sports Med 19：92-93, 1991.
37) Rockwood CA Jr：Subluxations and dislocations about the shoulder. Fractures in Adults (ed by Rockwood CA Jr et al), Lippincott, pp924-926, 1984.
38) Curtis RJ Jr et al：Injuries to the medial end of the clavicle and sterno-clavicular joint. Fractures in Children (ed by Rockwood CA Jr et al), Lippincott, pp867-874, 1991.
39) Friedl W et al：Die PDS-Kordelfixation der Sternoklavikularen Luxation und para-artikulären Klavikulafrakturen. Unfallchirurg 97：263-265, 1994.

5 肩甲骨骨折

40) Renné J et al：Verrenkungen und Frakturen der oberen Gliedmaßen. Unfallverletzungen bei Kindern (Hrsg Rehn J), Springer, 1974 (Liechti[41] より引用).
41) Liechti R：Frakturen der Clavicula und der Scapula. Die Frakturenbehandlung bei Kindern und Jugendlichen (Hrsg Weber BG et al), Springer, pp87-96, 1978.
42) 中永土師明ほか：小児肩甲骨骨折・骨端離開の臨床的検討. 日災医誌 43：619-623, 1995.
43) Nagle CE et al：Radionuclide imaging of musculoskeletal injuries in athletes with negative radiographs. Physician Sports Med 15：147-155, 1987 [Sanders JO et al：Fractures and dislocations of the scapula. Fractures in Chidlren (ed by Rockwood CA Jr et al), Lippincott, pp995-1019, 1996 より引用].
44) 小川清久ほか：烏口突起骨折―その分類と発生機転―. 日整会誌 64：909-919, 1990.

6 烏口突起骨折

45) 森沢佳三ほか：肩甲骨の烏口突起および棘の骨折について. 整・災外 30：763-768, 1987.
46) 清水正章ほか：烏口突起骨折の2例. 整形外科 34：833-836, 1983.
47) 田縁千景ほか：肩鎖関節脱臼を伴った烏口突起骨折の2例. 中部整災誌 26：861-863, 1983.
48) 原田 敦ほか：肩鎖関節脱臼を伴った烏口突起骨端線離解の1例. 整形外科 33：444-446, 1982.
49) 浅倉敏明, 井上 博ほか：肩鎖関節脱臼を伴う烏口突起骨折の3例. 整形外科と災害外科 41：49-53, 1992.
50) 広瀬方志ほか：烏口突起骨端離開の1例. 整形外科と災害外科 45：546-549, 1996.
51) 萩原雅司：烏口突起骨折を伴う肩鎖関節脱臼の2例. 関東整災誌 29：484-487, 1998.

7 肩関節脱臼

52) Curtis RJ Jr et al：Glenohumeral subluxation and dislocation. Fractures in Children (ed by Rockwood CA Jr et al), Lippincott, pp893-919, 1991.
53) Rowe CR：Prognosis in dislocations of the shoulder. J Bone Joint Surg 38-A：957-977, 1956.
54) Endo S et al：Traumatic anterior dislocation of the shoulder in a child. Arch Orthop Trauma Surg 112：201-202, 1993.
55) Nakae H et al：Traumatic posterior dislocation of the shoulder with fracture of the acromion in a child. Arch Orthop Trauma Surg 115：238-239, 1996.
56) Troum S et al：Posterior dislocation of the humeral head in infancy associated with obstetrical paralysis. A case report. J Bone Joint Surg 75-A：1370-1375, 1993.
57) Torode I et al：Posterior dislocation of the humeral head in association with obstetric paralysis. J Pediatr Orthop 18：611-615, 1998.
58) Rowe CR：Anterior dislocation of the shoulder：Prognosis and treatment. Surg Clin North Am 43：1609-1614, 1963 [Sanders JO et al：Glenohumeral subluxation and dislocation. Fractures in Children (ed by Rockwood CA Jr et al), Lippincott, pp977-995, 1996 より引用].
59) Elbaum R et al：Traumatic scapulohumeral dislocation in children and adolescents. Apropos of 9 patients. Acta Orthop Belg 60：204-209, 1994 [Sanders JO et al：Glenohumeral subluxation and dislocation (ed by Rockwood CA Jr, et al), Lippincott, pp977-995, 1996 より引用].

8 上腕骨近位端骨折

60) Neer CS II et al：Fractures of the proximal humeral epiphyseal plate. Clin Orthop 41：24-31, 1965.
61) Magerl F：Frakturen am proximalen Humerus. Die Frakturenbehandlung bei Kindern und Jugendlichen (Hrsg Weber BG et al), Springer, pp97-119, 1978.
62) Blount WP：Fractures in Children. Williams & Wilkins, pp9-25, 1955.
63) 高田浩光ほか：小児期における上腕骨近位端骨折の予後調査. 整形外科 44：1585-1589, 1993.
64) Dotter WE：Little Leaguer's Shoulder. Guthrie Clin Bull 23：68, 1953 (Carson[66] より引用).
65) 麻生邦一ほか：上腕骨近位骨端線損傷―特に野球における骨端線障害について―. 関節外科

66) Carson WG et al : Little Leaguer's shoulder. A report of 23 cases. Am J Sports Med 26 : 575-580, 1998.
67) Rang M : Children's Fractures. 2nd ed, Lippincott, pp143-151, 1981.
68) Barnett LS : Little League shoulder syndrome : Proximal humeral epiphyseolysis in adolescent baseball pitchers. J Bone Joint Surg 67-A : 495-496, 1985.
69) 森澤佳三ほか：スポーツによる肩周辺の骨端・骨端線障害. 肩関節 17 : 210-212, 1993.
70) Curtis RJ Jr : Operative management of children's fractures of the shoulder region. Orthop Clin North Am 21 : 315-324, 1990.
71) Ogden JA : Skeletal Injury in the Child. WB Saunders, pp345-370, 1990.
72) 城戸正喜ほか：小児における上腕骨近位端骨折の治療経験. 骨折 5 : 19-21, 1983.
73) 糟谷清一郎：小児骨折の治療. 金原出版, pp57-64, 1967.
74) Connolly JF : DePalma's The Management of Fractures and Dislocations. Saunders, pp156-162, 1981.
75) Baxter MP et al : Fractures of the proximal humeral epiphysis, their influence on humeral growth. J Bone Joint Surg 68-B : 570-573, 1986.
76) Larsen CF et al : Fractures of the proximal humerus in children ; Nine-year follow-up of 64 unoperated on cases. Acta Orthop Scand 61 : 255-257, 1990.
77) 内田 雄ほか：小児上腕骨近位端骨折の治療経験. 整形外科と災害外科 40 : 677-682, 1991.
78) 北川敬二ほか：小児の上腕骨近位骨端離開の治療経験. 整形外科と災害外科 48 : 502-507, 1999.
79) 南野盛二ほか：診断および治療に難渋した新生児上腕骨近位骨端線離開の1例. 整形外科と災害外科 33 : 352-356, 1984.
80) 山中 芳ほか：上腕骨近位骨端離解の検討. 骨折 15 (2) : 5-10, 1993.
81) 福田宏明ほか：小児の肩甲帯損傷. 整形外科MOOK No. 13, 小児の骨折（泉田重雄編）, 金原出版, pp99-109, 1980.
82) 軍司一誠ほか：上腕骨近位端骨折と骨端線離開に対する経皮的Kirschner鋼線髄内固定法. 骨折 10 : 481-487, 1988.
83) 高岸直人：肩甲帯・肩・上腕. 図説整形外科診断治療講座 17. スポーツ外傷・障害（室田景久ほか編）, メジカルビュー社, pp102-125, 1990.
84) 佐々木賀一ほか：スポーツによる骨端線障害. 整形外科と災害外科 39 : 822-825, 1990.
85) Beringer DC et al : Severly displaced proximal humeral epiphyseal fractures : A Follow-up study. J Pediatr Orthop 18 : 31-37, 1998.
86) Smith FM : Fracture-separation of the proximal humeral epiphysis. Am J Surg 91 : 627, 1956（Rang M : Children's Fracture. Lippincott, pp143-151, 1983より引用）.
87) Martin RP et al : Avascular necrosis of the proximal humeral epiphysis after physeal fracture. A case report. J Bone Joint Surg 79-A : 760-762, 1997.

II 上腕骨骨幹部骨折

88) Ogawa K et al : Throwing fractures of the humeral shaft. An analysis of 90 patients. Am J Sports Med 26 : 242-246, 1998.
89) 長谷川潤ほか：上腕骨骨幹部骨折に橈骨神経完全断裂を伴った1例. 北整・外傷研誌 13 : 146-148, 1997.
90) Hedstrom O : Growth stimulation of long bones after fracture or similar trauma. Acta Orthop Scand [Suppl] 122 : 1-134, 1969（Sanders[91]より引用）.
91) Sanders JO et al : Fractures and dislocations of the humeral shaft and shoulder. Fractures in Children（ed by Rockwood CA Jr et al）, Lippincott, pp905-952, 1996.
92) Bianco AJ et al : Birth fractures. Minn Med 55 : 471-474, 1972（Sanders[91]より引用）.
93) Holm CL : Management of humeral shaft fractures ; fundamental nonoperative technics. Clin Orthop 71 : 132-139, 1970.
94) Stewart MJ et al : Fractures of the humerus : A comparative study in methods of treatment. J Bone Joint Surg 37-A : 681-692, 1955.
95) Sarmiento A et al : Closed Functional Treatment of Fractures. Springer, pp497-545, 1981.

III 肘関節周辺骨折・脱臼

96) 小谷野康彦ほか：上腕骨顆上骨折をきたした乳児の被虐待児症候群の1例. 関東整災誌 25 : 6-8, 1994.
97) Wilkins KE : Fractures and dislocations of the elbow region. Fractures in Children（ed by Rockwood CA Jr et al）, Lippincott, pp363-500, 1984.
98) Blount WP : Fractures in Children. Williams & Wilkins, p4, 1955.
99) Tachdjian MO : Pediatric Orthopedics. Saunders, pp40-44, 1972.
100) Wilkins KE : Fractures involving the lateral epicondylar apophysis. Fractures in Children（ed by Rockwood CA Jr et al）, Lippincott, pp819-822, 1996.
101) Ogden JA : Lateral epicondylar fractures. Skeletal Injury in the Child. WB Saunders, pp415-417, 1990.
102) Sharrard WJW : Paediatric Orthopaedics and

Fractures. Blackwell Scientific Publications, p1536, 1979.

1 上腕骨顆上骨折

103) Chen JCY et al：Limb fracture pattern in defferent pediatric age group：A study of 3,350 children. J Orthop Trauma 7：15-22, 1993.
104) 服部順和ほか：前腕骨骨折を伴う小児上腕骨顆上骨折. 整形外科 47：1588-1592, 1996.
105) Holmberg L：Fractures in the distal end of the humerus in children. Acta Orthop Scand ［Suppl］ 103：1945.
106) Gartland JJ：Management of supracondylar fractures of the humerus in children. Surg Gynecol Obstet 109：145-154, 1959.
107) Felsenreich M：Kindliche suprakondyläre Frakturen und posttraumatische Deformitäten des Ellbogengelenkes. Arch Orthop Unfallchir 29：555-578, 1931.
108) Smith FM：Surgery of the Elbow. Saunders, pp69-101, 1972.
109) 阿部宗昭：小児上腕骨顆上骨折治療の問題点. 整・災外 24：5-14, 1981.
110) Henrikson B：Supracondylar fractures of the humerus in children. Acta Chir Scand ［Suppl］ 369：1966 （Vahvanen V et al：Supracondylar fracture of the humerus in children. Acta Orthop Scand 49：225-233, 1978 より引用）.
111) Williamson DM et al：Normal characteristics of Baumann（humerocapitellar）angle：An aid in assessment of supracondylar fractures. J Pediatr Orthop 12：636-639, 1992.
112) Keenann WNW et al：Variation of Baumann's angle with age, sex, and side：Implications for its use in radiological monitoring of supracondylar fracture of the humerus in children. J Pediatr Orthop 16：97-98, 1996.
113) Worlock P：Supracondylar fractures of the humerus；assessment of cubitus varus by the Baumann angle. J Bone Joint Surg 68-B：755-757, 1986.
114) 井上 隆ほか：小児の肘部骨折における Baumann 角の意義. 骨折 10：180-185, 1988.
115) Webb AJ et al：Supracondylar fractures of the humerus in children. J Pediatr Orthop 9：315-325, 1989.
116) Mehserle WL et al：Treatment of the displaced supracondylar fracture of the humerus （type Ⅲ） with closed reduction and percutaneous cross-pin fixation. J Pediatr Orthop 11：705-711, 1991.
117) France J et al：Deformity and function in supracondylar fractures of the humerus in children variously treated by closed reduction and splinting, traction, and percutaneous pinning. J Pediatr Orthop 12：494-498, 1992.
118) 信田信吾ほか：小児上腕骨顆上骨折の高度転位例の治療成績. 骨折 18：543-549, 1996.
119) 木村 元ほか：当院における小児上腕骨顆上骨折の治療成績. 第9回日本小児整形外科学会学術集会抄録号, p43, 1998.
120) 原田栄志ほか：小児上腕骨顆上骨折の治療成績. 日肘会誌 3：33-34, 1996.
121) Boyd DW et al：Supracondylar fractures of the humerus：A prospective study of percutaneous pinning. J Pediatr Orthop 12：789-794, 1992.
122) 北城文男, 井上 博ほか：肘屈曲持続牽引療法を中心とした上腕骨顆上骨折の治療成績. 整形外科と災害外科 30：791-796, 1982.
123) Biyani A：Determination of medial epicondylar epiphyseal angle for supracondylar humeral fractures in children. J Pediatr Orthop 13：94-97, 1993.
124) 春島正美, 井上 博ほか：小児上腕骨顆上骨折に対する経皮的ピンニング法の治療成績. 骨折 21：483-486, 1999.
125) 錦戸崇久ほか：小児上腕骨顆上骨折の予後. 整形外科と災害外科 32：592-594, 1964.
126) 内田芳雄ほか：上腕骨顆上骨折後の内反肘の病態について. 整形外科と災害外科 36：1309-1312, 1988.
127) 田副司朗ほか：小児上腕骨顆上骨折の治療と予後. 整形外科と災害外科 35：154-160, 1986.
128) 藤巻悦夫ほか：小児上腕骨顆上骨折の保存的治療. 骨折 8：7-12, 1986.
129) Labelle H et al：Cubitus varus deformity following supracondylar fractures of the humerus in children. J Pediatr Orthop 2：539-546, 1982.
130) De Boeck H et al：Supracondylar elbow fractures with impaction of the meidal condyle in children. J Pediatr Orthop 15：444-448, 1995.
131) 山本浩二ほか：当院における小児上腕骨顆上骨折の治療成績. 骨折 20：560-563, 1998.
132) 荻原義信ほか：小児上腕骨顆上骨折に対する経皮的鋼線固定の成績. 関東整災誌 28：132-137, 1997.
133) 阿部宗昭：小児肘周辺骨折の診断と治療上の留意点. 北整・外傷研誌 14：211-223, 1998.
134) 松崎交作ほか：小児上腕骨顆上骨折（尺側粉砕嵌入型）に対する機能的整復法の効果. 中部整災誌 30：523-525, 1987.
135) 梶原敏英ほか：小児上腕骨顆上骨折の治療—観血的整復術例について—. 整形外科 44：465-471, 1993.
136) 中西俊郎ほか：小児上腕骨顆上骨折に対する経皮的ピンニング法の検討. 日肘会誌 3：31-32, 1996.
137) 原田栄志ほか：小児上腕骨顆上骨折の治療成績. 日肘会誌 3：33-34, 1996.
138) 田嶋 光ほか：小児上腕骨顆上骨折に対する小切開エレバ法—小切開によるエレバトリウム整

復・経皮pinning法―．骨折 19：672-678, 1997.
139) 信田進吾ほか：小児上腕骨顆上骨折に対する徒手整復・経皮的ピンニング固定法の治療成績と問題点．骨折 17：587-592, 1995.
140) 岸本正文ほか：当院における小児上腕骨顆上骨折の治療成績．骨折 19：679-685, 1997.
141) 服部順和ほか：小児上腕骨顆上骨折―整復台を用いる経皮ピンニング．日整会誌 68：S750, 1994.
142) 首藤敏秀ほか：当科における小児の上腕骨顆上骨折の治療成績．骨折 20：557-559, 1998.
143) 徳永真己ほか：小児上腕骨顆上骨折の術後成績．日肘会誌 6：31-32, 1999
144) 徳永純一ほか：当院における小児上腕骨顆上，通顆骨折治療の現状．骨折 8：13-17, 1986.
145) 森久喜八郎ほか：徒手整復による小児上腕骨顆上骨折の治療と遠隔成績．骨折 8：23-27, 1986.
146) 田島 明：骨折の保存的治療―上腕骨顆上骨折の整復と固定．整・災外 30：133-140, 1987.
147) Nacht JL et al：Supracondylar fractures of the humerus in children treated by closed reduction and percutaneous pinning. Clin Orthop 177：203-209, 1983.
148) Blount WP：Fractures in Children. Williams & Wilkins, pp26-75, 1955.
149) 糟谷清一郎：小児骨折の治療．金原出版, pp78-81, 1967.
150) 井上 博ほか：上腕骨顆上骨折の徒手整復と肘屈曲持続牽引療法．整形外科MOOK増刊1-A, 保存療法1（伊丹康人ほか編），金原出版, pp198-203, 1983.
151) Flynn JC et al：Blind pinning of displaced supracondylar fractures of the humerus in children；sixteen years' experience with long term follow-up. J Bone Joint Surg 56-A：263-272, 1974.
152) 横江清司ほか：小児上腕骨顆上骨折の治療．新案の顆上骨折整復台による経皮ピンニング．整形外科 30：959-967, 1979.
153) 服部順和ほか：小児上腕骨顆上骨折の治療―整復台を用いる経皮ピンニング．骨折 2：63-66, 1979.
154) 服部順和ほか：小児上腕骨顆上骨折に対する整復台を用いる経皮ピンニング法．骨折 8：28-32, 1986.
155) 服部順和ほか：小児上腕骨顆上骨折―整復台を用いる経皮ピンニング法―．別冊整形外科 No.11, 南江堂, pp39-45, 1987.
156) 服部順和：小児上腕骨顆上骨折―整復台を用いる経皮ピンニング．OS NOW No.10, メジカルビュー社, pp26-39, 1993.
157) Böhler L：The Treatment of Fractures. Vol 1, Grune & Stratton, pp639-644, 1956.
158) 紫藤徹郎ほか：経皮ピンニングによる小児上腕骨顆上骨折の治療．骨折 5：30-34, 1983.
159) 佐々木博幸ほか：上腕骨顆上骨折に対する経皮鋼線固定法の有用性．骨折 8：33-38, 1986.
160) 中村秀明ほか：小児上腕骨顆上骨折に対する横江式整復台を用いた経皮的ピンニング法の検討―とくに高度の転位のある症例に対する治療―．整・災外 28：305-311, 1985.
161) Aronson DD et al：Supracondylar fractures of the humerus in children；a modified technique for closed pinning. Clin Orthop 219：174-184, 1987.
162) Noack W et al：Ergebnisse nach konservativer und operativer Behandlung von Ellenbogengelenk-strümmer-und-stückfrakturen. Orthop Praxis 19：859-866, 1983.
163) 辺見 茂ほか：当科における小児上腕骨顆上骨折治療の検討．骨折 10：155-161, 1988.
164) 伊東明雄ほか：予後調査成績よりみた小児上腕骨顆上骨折の検討．骨折 8：42-45, 1986.
165) 永井 哲ほか：小児上腕骨顆上骨折に対する経皮ピンニング法の実験的検討．骨折 8：39-41, 1986.
166) Topping RE et al：Clinical evaluation of crossed-pin versus lateral-pin fixation in displaced supracondylar humerus fractures. J Pediatr Orthop 15：435-439, 1995.
167) Zionts LE et al：Torsional strength of pin configurations used to fix supracondylar fractures of the humerus in children. J Bone Joint Surg 76-A：253-256, 1994.
168) 猪瀬正美ほか：小児上腕骨顆上骨折について―予後調査例の検討．骨折 7：37-41, 1985.
169) 梅田継雄ほか：当院における上腕顆上骨折について―予後調査例の検討．骨折 8：1-6, 1986.
170) Kramhøft M et al：Displaced supracondylar fractures of the humerus in children. Clin Orthop 221：215-220, 1987.
171) 伊藤 孝ほか：小児上腕骨顆上骨折に対する直達垂直牽引療法．骨折 8：18-22, 1986.
172) Worlock PH et al：Severly displaced supracondylar fractures of the humerus in children；a simple method of treatment. J Pediatr Orthop 7：49-53, 1987.
173) 湯川佳宜ほか：小児上腕骨顆上骨折に対する垂直鋼線牽引法による治療．整形外科 41：1597-1606, 1990.
174) 前田和三郎ほか：新鮮なる小児上腕骨顆上骨折の垂直牽引療法（前田氏法）に就いて．日整会誌 11：521-546, 1937.
175) 村上宝久：小児上腕骨顆上骨折（新鮮例）に対する前田式垂直牽引療法．整形外科MOOK増刊1-A, 保存療法1（伊丹康人ほか編），金原出版, pp174-182, 1983.
176) Piggot J et al：Supracondylar fractures of the humerus in children. Treatment by straight lateral traction. J Bone Joint Surg 68-B：577-

583, 1986.
177) 寺本知善：上腕骨顆上骨折後の変形発生とその対策に関する研究．久留米医会誌 33：984-1005, 1970.
178) Hoyer A：Treatment of supracondylar fractures by skeletal traction in an abduction splint. J Bone Joint Surg 34-A：623-637, 1952.
179) 松崎交作ほか：小児上腕骨顆上骨折の新しい装具療法．整・災外 26：1605-1614, 1983.
180) 松崎交作ほか：小児上腕骨顆上骨折に対する装具と直達牽引による整復のメカニズム「肘関節外科・診断から治療まで」．別冊整形外科 No.26, 南江堂, pp41-46, 1994.
181) 沢泉卓哉ほか：小児上腕骨顆上骨折に対する簡便な経皮的整復法．骨折 19：667-671, 1997.
182) 沢泉卓哉ほか：小児上腕骨顆上骨折に対するてこを利用した簡便な経皮的整復法．日肘会誌 6：27-28, 1999.
183) 田嶋 光：小児上腕骨顆上骨折に対する小切開エレバ法—小切開からのエレバトリウム整復・経皮 pinning 法．日肘会誌 6：25-26, 1999.
184) 宮城成圭, 井上 博：上肢骨折．新整形外科（岩原寅猪ほか監修），医学書院, pp70-131, 1979.
185) 藤原紘郎ほか：小児上腕骨顆上骨折の創外固定法．臨整外 20：1083-1088, 1985.
186) 藤原紘郎ほか：小児上腕骨顆上骨折に対する創外固定法について．骨折 8：53-57, 1986.
187) 加原尚明ほか：小児上腕骨顆上骨折に対する創外固定法．整形外科と災害外科 48：939-945, 1999.
188) 加原尚明ほか：小児上腕骨顆上骨折に対する創外固定法の治療成績について．日肘会誌 6：23-24, 1999.
189) 川添健生ほか：小児上腕骨顆上骨折に対する創外固定の治療経験．整形外科と災害外科 44：321-324, 1995.
190) Gehling H et al：Behandlung und Ergebnisse bei suprakondylären Humerusfrakturen im Kindesalter. Unfallchirurg 98：93-97, 1995.
191) 山根孝志ほか：小児上腕骨顆上骨折の治療経験—手術例の検討とその適応について．骨折 18：538-542, 1996.
192) Wilkins KE：Supracondylar fractures of the distal humerus. Fractures in Children (ed by Rockwood CA Jr et al), Lippincott, pp669-752, 1996.
193) Alonso-Llames M：Bilaterotricipital approach to the elbow；its application in the osteosynthesis of supracondylar fractures of the humerus in children. Acta Orthop Scand 43：479-490, 1972.
194) 井上 博：小児上腕骨顆上骨折の治療；手術療法の適応と術式—とくに bilaterotricipital approach による症例を中心として．整・災外 24：37-43, 1981.
195) 井上 博：上腕骨顆上骨折における bilaterotricipital approach による骨接合術．整形外科 MOOK増刊 1-C, 観血療法 1（伊丹康人ほか編），金原出版, pp334-341, 1983.
196) 井上 博：上腕骨顆上骨折の観血的治療．MB Orthop 36：45-54, 1991.
197) Kekomäki M et al：Operative reduction and fixation of a difficult supracondylar extension fracture of the humerus. J Pediatr Orthop 4：13-15, 1984.
198) 佐々木 孝ほか：前方侵入法による小児上腕骨顆上骨折の観血的整復固定法．骨折 11：84-89, 1989.
199) Shaw BA et al：Management of vascular injuries in displaced supracondylar humerus fractures without arteriography. J Orthop Trauma 4：25-29, 1990.
200) Copley LA：Vascular injuries and their sequelae in pediatric supracondylar humeral fractures：Toward a goal of prevention. J Pediatr Orthop 16：99-103, 1996.
201) Schoenecker PL et al：Pulseless arm in association with totally displaced supracondylar fracture. J Orthop Trauma 10：410-415, 1996.
202) Garbuz DS et al：The treatment of supracondylar fractures in children with an absent radial pulse. J Pediatr Orthop 16：594-596, 1996.
203) Campbell CC et al：Neurovascular injury and displacement in type Ⅲ supracondylar humerus fractures. J Pediatr Orthop 15：47-52, 1995.
204) 津下健哉：私の手の外科．南江堂, pp229-243, 1988.
205) 横山光輝ほか：上腕骨顆上骨折に合併した血管損傷の診断．日肘会誌 5：137-138, 1998.
206) 高橋文人ほか：上腕骨顆上骨折の神経・血管合併症について．第4回日本肘関節研究会口演・討論要旨, pp24-26, 1992.
207) 金 潤澤ほか：小児上腕骨顆上骨折に合併した神経・血管損傷の検討．整形外科 45：1201-1207, 1994.
208) 笠島俊彦ほか：小児上腕骨顆上骨折の治療経験．日肘会誌 4：107-108, 1997.
209) 佐々木孝ほか：上腕骨顆上骨折に伴う神経麻痺．第4回日本肘関節研究会口演・討論要旨, pp28-29, 1992.
210) 長谷川利雄ほか：小児上腕骨顆上骨折に合併した神経損傷．第4回日本肘関節研究会口演・討論要旨, pp29-31, 1992.
211) 草野 望ほか：小児上腕骨顆上骨折に合併する神経麻痺の手術適応について—術中所見からの検討—．第4回日本肘関節研究会口演・討論要旨, pp31-33, 1992.
212) 松崎交作ほか：小児上腕骨顆上骨折における合併症の予防．第4回日本肘関節研究会口演・討論要旨, pp18-19, 1992.
213) 松崎交作ほか：小児上腕骨顆上骨折に対する装具と直達牽引の効果．骨折 19：28-35, 1997.
214) 田島 明ほか：小児上腕骨顆上骨折の合併症に

215) 田嶋 光ほか：小児上腕骨顆上骨折に伴う神経麻痺の検討．日肘会誌 3：35-36, 1996.
216) Chakrabarti AJ et al：Complete ulnar nerve division in a displaced supracondylar fracture：A case report. J Bone Joint Surg 77-B：977-978, 1995.
217) Cramer KE et al：Incidence of anterior interosseous nerve palsy in supracondylar humerus fractures in children. J Pediatr Orthop 13：502-505, 1993.
218) 玉井 誠ほか：橈骨遠位端骨折および上腕骨顆上骨折に合併した末梢神経損傷．日手会誌 10：333-337, 1993.
219) 高見 博ほか：小児上腕骨顆上骨折にともなう神経損傷．整・災外 25：947-953, 1982.
220) 田島 明：上腕骨顆上骨折における神経麻痺発生の原因について．整・災外 25：249-256, 1982.
221) Hördegen KM et al：Neurologische Komplikationen bei kindlichen suprakondylären Humerusfrakturen（Schicksal und therapeutische Richtlinien）．Arch Orthop Unfall-Chir 68：294-307, 1970.
222) Banskota A et al：Traumatic laceration of the radial nerve following supracondylar fracture of the elbow；a case report. Clin Orthop 184：150-152, 1984.
223) 和田正一ほか：小児上腕骨顆上骨折に合併した神経損傷の検討．整形外科と災害外科 43：36-39, 1994.
224) Culp RW et al：Neural injuries associated with supracondylar fractures of the humerus in children. J Bone Joint Surg 72-A：1211-1215, 1990.
225) Brown IC et al：Traumatic and iatrogenic neurological complications after supracondylar humerus fractures in children. J Pediatr Orthop 15：440-443, 1995.
226) 谷口泰徳ほか：上腕骨顆上骨折に対する経皮ピンニング固定術後の尺骨神経麻痺の1例．日肘会誌 6：111-112, 1999.

2 上腕骨遠位骨端離開

227) Downs DM et al：Fracture of the distal humeral chondroepiphysis in the neonate, a case report. Clin Orthop 169：155-158, 1982.
228) Barrett WP et al：Fracture separation of the distal humeral physis in the newborn. J Pediatr Orthop 4：617-619, 1984.
229) Prinčič J, et al：Geburtstrauma als Ursache eines Bruches der distalen epiphyse des Oberarms. Ein Fallbericht. Unfallchirurg 98：487-488, 1995.
230) 阿部宗昭ほか：上腕骨遠位骨端離開の診断．日肘会誌 1：61-62, 1994.
231) 中谷如希ほか：当科における上腕骨遠位骨端線離開の治療経験．日肘会誌 1：63-64, 1994.
232) de Jager LT et al：Fracture-Separation of the distal humeral epiphysis. J Bone Joint Surg 73-B：143-146, 1991.
233) 渡部仁吉ほか：小児上腕骨遠位骨端線離解の2治験例．骨折 5：71-76, 1983.
234) 藤田隆生ほか：上腕骨遠位端離解の予後について．骨折 5：77-82, 1983.
235) Abe M et al：Epiphyseal separation of the distal end of the humeral epiphysis. A follow-up note. J Pediatr Orthop 15：426-434, 1995.
236) Holland CT：A radiographical note on injuries to the distal epiphyses of the radius and ulna. Proceedings of the Royal Society of Medicine 22：695-700, 1929〔Bright RW：Physeal Injuries. Fractures in Children（ed by Rockwood CA Jr et al），Lippincott, pp87-172, 1984 より引用〕．
237) DeLee JC et al：Fracture-separation of the distal humeral epiphysis. J Bone Joint Surg 62-A：46-51, 1980.
238) 神中正一：神中整形外科学（天児民和ほか改訂）．南山堂, p602, 1964.
239) Beaty JH et al：Fractures and dislocations of the elbow region Part III；Physeal fractures. Fractures in Children（ed by Rockwood CA Jr et al），Lippincott, pp752-801, 1996.
240) 水野耕作：上腕骨遠位骨端線離解の変形治癒と遷延治癒．骨折 5：83-86, 1983.
241) 阿部宗昭ほか：上腕骨遠位骨端離開例の Carrying angle の推移．日整会誌 68：751, 1994.
242) 広松聖夫ほか：小児の同一上肢複合骨折の治療経験．中部整災誌 35：441-442, 1992.
243) 村上秀孝ほか：小児の同一上肢複合骨折の治療経験．整形外科と災害外科 47：803-807, 1998.
244) Templeton PA et al：The "floating elbow" in children. Simultaneous supracondylar fractures of the humerus and of the forearm in the same upper limb. J Bone Joint Surg 77-B：791-796, 1995.

3 上腕骨外側顆骨折

245) 鈴木善朗ほか：小児骨折の統計．整形外科 MOOK No.13，小児の骨折（泉田重雄編），金原出版, pp1-7, 1980.
246) 長谷川幸治ほか：小児骨折について―統計の分類．整・災外 27：1767-1773, 1984.
247) 阿部宗昭：上腕骨外顆骨折．整形外科診療図譜 5. 外傷(2)骨折・脱臼（山本 真ほか編），金原出版, pp52-62, 1986.
248) Milch H：Fractures and fracture-dislocations of the humeral condyles. J Trauma 4：592-607, 1964.
249) 黒川雅弘ほか：小児上腕骨外顆骨折における骨端線損傷について．第6回日本小児整形外科学

会学術集会抄録号，p65，1995．
250) Ippolito E et al：Fracture of humeral condyles in children. 49 cases evaluated after 18-45 years. Acta Orthop Scand 67：173-178, 1996.
251) Wadsworth TG：Injuries of the capitular (lateral humeral condylar) epiphysis. Clin Orthop 85：127-142, 1972.
252) Jacob R et al：Observations concerning fractures of the lateral humeral condyle in children. J Bone Joint Surg 57-B：430-436, 1975.
253) Rutherford A et al：Fractures of the lateral humeral condyle in children. J Bone Joint Surg 67-A：851-856, 1985.
254) Badelon O et al：Lateral humeral condyle fractures in children, a report of 47 cases. J Pediatr Orthop 8：31-34, 1988.
255) 井上 博ほか：上腕骨外顆骨折の予後．整形外科と災害外科 14：112-115，1965．
256) Finnbogason T et al：Nondisplaced and minimally displaced fractures of the lateral humeral condyle in children：A prospective radiographic investigation of fracture stability. J Pediatr Orthop 15：422-425, 1995.
257) Chambers HG et al：Fractures involving the lateral epicondylar apophysis. Fractures in Children (ed by Rockwood CA Jr et al), Lippincott, pp819-822, 1996.
258) 太田邦昭：私信
259) 太田邦昭：上腕骨外上顆骨折の1例．中部整災誌 35：878，1992（会報）．
260) 代田雅彦ほか：小児肘関節脱臼に伴う上腕骨外側上顆骨折（骨端損傷）の治療経験．日肘会誌 3：75-76，1996．
261) Agins HJ et al：Articular cartilage sleeve fractures of the lateral humeral condyle capitellum；a previously undescribed entity. J Pediatr Orthop 4：620-622, 1984.
262) 有野浩司ほか：内反肘に見られた外顆部の巨大な osteochondral fracture の1例．関東整災誌 22：15-17，1991．
263) 吉田健治：私信
264) Drvaric DM et al：Anterior sleeve fracture of the capitellum. J Orthop Trauma 4：188-192, 1990.
265) Foster DE et al：Lateral humeral condyle fractures in children. J Pediatr Orthop 5：16-22, 1985.
266) 平井三千夫：小児上腕骨外顆骨折の治療経験．骨折 10：171-174，1988．
267) Mintzer CM et al：Percutaneous pinning in the treatment of displaced lateral condyle fractures. J Pediatr Orthop 14：462-465, 1994.
268) 西島雄一郎ほか：小児上腕骨外顆骨折手術適応決定における displaced fat pad sign の意義．骨折 5：40-43，1983．
269) Swensson PJ et al：Internal fixation with biodegradable rods in pediatric fractures：One-year follow-up of fifty patients. J Pediatr Orthop 14：220-224, 1994.
270) 津田堯夫：成長軟骨帯に及ぼす Zuggurtung 法の影響に関する実験的研究．久留米医会誌 40：1748-1761，1977．
271) 福島賢人：幼小児上腕骨外顆骨折に対する Zuggurtung 法の影響に関する臨床的研究．久留米医会誌 41：411-431，1978．
272) 井上 博ほか：成長期上腕骨外顆骨折に対する Zuggurtung 法の予後．整・災外 26：1615-1621，1983．
273) Shimada K et al：Osteosynthesis for the treatment of non-union of the lateral humeral condyle in children. J Bone Joint Surg 79-A：234-240, 1997.
274) Flynn JC et al：Non-union of minimally displaced fractures of the lateral condyle of the humerus in children. J Bone Joint Surg 53-A：1096-1101, 1971.
275) Flynn JC et al：Prevention and treatment of non-union of slightly displaced fractures of the lateral humeral condyle in children. An end-result study. J Bone Joint Surg 57-A：1087-1092, 1975.
276) 伊藤恵康ほか：小児上腕骨外顆偽関節の治療．骨折 8：227-230，1986．
277) 古月顕宗ほか：陳旧性小児上腕骨外顆骨折(type 3)に対する骨接合術．日肘会誌 2：23-24，1995．
278) 難波良文ほか：小児上腕骨外顆骨折後偽関節の治療について．日肘会誌 2：25-26，1995．
279) 梅田直也ほか：小児上腕骨外顆偽関節に対する骨接合術 ―術後のレ線学的研究―．日肘会誌 2：27-28，1995．
280) 徳安英世，井上 博ほか：上腕骨外顆骨折の保存的治療の予後．骨折 8：224-226，1986．
281) 福山 紳ほか：小児上腕骨外顆骨折の手術例の予後調査．整形外科と災害外科 39：815-817，1990．
282) 太田義明ほか：上腕骨外顆骨折の術後X線的検討．骨折 15：175-179，1993．
283) 山下仁司ほか：当科における小児上腕骨外顆骨折手術症例の検討．第5回日本肘関節研究会口演・討論要旨，pp92-93，1993．
284) 梶原敏英ほか：小児上腕骨外顆骨折に対する手術成績．日肘会誌 1：67-68，1994．
285) 稲垣克記ほか：小児上腕骨外顆骨折の治療成績．日肘会誌 2：29-30，1995．
286) 橋川 健ほか：上腕骨外顆骨折の予後．整形外科と災害外科 44：314-317，1995．
287) 大森祐宏ほか：小児上腕骨外顆骨折の検討．整形外科 48：551-554，1997．

4 上腕骨内側上顆骨折

288) Chambers HG et al：Fractures involving the medial epicondylar apophysis. Fractures in

289) 関口昌之ほか：投球動作により生じたと思われる上腕骨内側上顆裂離骨折の5例．整・災外 36：177-180, 1993.
290) 寺島博史ほか：投球動作による小児の肘周辺骨折症例の検討．日小整会誌 3：198-201, 1993.
291) 坂本庄吾ほか：腕相撲による上腕骨内側上顆骨折の2例．関東整災誌 26：463-466, 1995.
292) 市川 亮ほか：骨端核出現前に生じ偽関節となった上腕骨内上顆骨折の1例．日肘会誌 3：77-78, 1996.
293) Watson-Jones R：Fractures and Joint Injuries (ed by Wilson JN). 5th ed. Churchill-Livingstone, pp644-645, 1976.
294) 大場俊二ほか：上腕骨内上顆骨折骨片関節内嵌入の4例．骨折 5：55-59, 1983.
295) 佐々木賀一ほか：小児の上腕骨内上顆骨折についての検討．整形外科と災害外科 32：9-12, 1984.
296) 田名部誠悦ほか：骨折片関節内嵌入を伴った上腕骨内上顆骨折の4例．整・災外 27：1817-1823, 1984.
297) Brogdon BG et al：Little Leaguer's elbow. Am J Roentgenol Radium Ther Nucl Med 83：671-675, 1960.
298) 高槻専歩：部位別スポーツ外傷・障害の診断と治療―上肢．肘・前腕．図説整形外科診断治療講座, 17. スポーツ外傷・障害（藤巻悦夫編）, メジカルビュー社, pp126-139, 1990.
299) Josefsson PO et al：Epicondylar elbow fracture in children. 35-year follow-up of 56 unreduced cases. Acta Orthop Scand 57：313-315, 1986 (Duun[304] より引用).
300) Wilson NI et al：Treatment of fractures of the medial epicondyle of the humerus. Injury 19：342-344, 1988 (Duun[304] より引用).
301) Fowles JV et al：Elbow dislocation with avulsion of the medial humeral epicondyle. J Bone Joint Surg 72-B：102-104, 1990.
302) 井上 博ほか：Cubital tunnel syndromeの手術成績―深部前方移動術とKing変法との比較．整形外科 31：1503-1506, 1980.
303) Hines RF et al：Operative treatment of medial epicondyle fractures in children. Clin Orthop 223：170-174, 1987.
304) Duun PS et al：Osteosynthesis of medial humeral epicondyle fractures in children. Acta Orthop Scand 65：439-441, 1994.
305) Weber BG：Epiphysenfugen Verletzungen. Helv Chim Acta 31：103-118, 1964 (Duun[304] より引用).
306) Blount WP：Fractures in Children. Williams & Wilkins, pp55-56, 1955.
307) Canale ST：Medial epicondyle fractures. Campbell's Operative Orthopedics (ed by Grenshaw AH), CV Mosby, pp1870-1872, 1987.
308) Wadsworth TG：The Elbow. Churchill Livingstone, pp140-141, 1982 (Duun[304] より引用).
309) Jeffery CC：Fractures of the head of the radius in children. J Bone Joint Surg 32-B：314-324, 1950.
310) Woods GW et al：Elbow instability and medial epicondyle fractures. Am J Sports Med 5：23-30, 1977.
311) 清水浩幸ほか：上腕骨内側上顆骨折および骨端離開に伴い発症した遅発性尺骨神経麻痺の5例．骨折 14：343-346, 1992.
312) 土田敏典ほか：上腕骨内側上顆骨折の治療経験．骨折 18：533-537, 1996.
313) Suzuki K：Treatment of humeral medial epicondyle fractures. 日肘会誌 4：109-110, 1997.
314) Roberts NW：Displacement of the internal epicondyle into the joint. Lancet 2：78-79, 1934.
315) 盛谷和生ほか：上腕骨内上顆骨折の治療経験．骨折 19：662-666, 1997.
316) Fowles JV et al：Untreated intra-articular entrapment of the medial humeral epicondyle. J Bone Joint Surg 66-B：562-565, 1984.
317) 井上 博：小児長管骨骨折の取り扱い方，上腕骨骨折．整・災外 28：879-886, 1985.
318) 後藤久貴ほか：徒手整復が困難であった小児肘関節脱臼骨折の1例．第99回西日本整形・災害外科学会抄録集, p50, 2000.
319) 清永寛一郎ほか：上腕骨内上顆骨折の治療経験．整形外科と災害外科 34：988-992, 1986.
320) 渋谷真一郎ほか：上腕骨内側上顆骨折の治療経験．骨折 8：254-259, 1986.

5　上腕骨内側顆骨折

321) Bensahel H et al：Fractures of the medial condyle of the humerus in children. J Pediatr Orthop 6：430-433, 1986.
322) Papavasiliou V et al：Fractures of the medial condyle of the humerus in childhood. J Pediatr Orthop 7：421-423, 1987.
323) Boeck HD et al：Fractures of the medial humeral condyle；Report of a case in an infant. J Bone Joint Surg 69-A：1442-1444, 1987.
324) 長谷川利雄ほか：小児上腕骨内側顆骨折について．骨折 14：339-342, 1992.
325) 徳永純一ほか：小児上腕骨内顆骨折の骨折型と治療．骨折 15：180-183, 1993.
326) 加藤博之ほか：小児上腕骨内顆骨折の2例．日肘会誌 3：69-70, 1996.
327) 上石 聡ほか：尺骨神経麻痺を伴ったMilch Type I 上腕骨内顆骨折の1例．臨整外 24：983-986, 1989.
328) Kilfoyle RM：Fractures of the medial condyle

and epicondyle of the elbow in children. Clin Orthop 41：43-50, 1965.
329) Beaty JH et al：Fractures involving the medial condylar physis. Fractures in Chidlren（ed by Rockwood CA Jr et al），Lippincott, pp780-789, 1996.
330) Fowles JV et al：Displaced fractures of the medial humeral condyle in children. J Bone Joint Surg 62-A：1159-1163, 1980.
331) 德安英世, 井上 博ほか：上腕骨内顆骨折を伴った非整復性肘関節脱臼の1例. 整形外科と災害外科 35：161-163, 1986.

6 上腕骨小頭・滑車骨折

332) 西島雄一郎：上腕骨小頭骨折の治療経験. 骨折 8：241-243, 1986.
333) 佐々木博ほか：上腕骨小頭骨折の治療経験. 骨折 8：244-248, 1986.
334) 安藤季彦ほか：上腕骨小頭骨折の治療経験. 骨折 9：5-9, 1987.
335) 加藤博之ほか：上腕骨小頭骨折の3例. 北整・外傷研誌, 10：19-23, 1994.
336) 今泉泰彦ほか：上腕骨小頭骨折に対するHerbert-screwの使用経験. 日肘会誌 3：91-92, 1996.
337) 堀内行雄ほか：上腕骨滑車骨折の治療経験. 骨折 8：249-253, 1986.
338) 佐藤直人ほか：稀な上腕骨滑車単独骨折の1例. 臨整外 34：1143-1145, 1999.
339) Lansinger O et al：Fracture of the capitulum humeri. Acta Orthop Scand 52：39-44, 1981.
340) Grantham SA et al：Isolated fracture of the humeral capitellum. Clin Orthop 161：262-269, 1981.

7 Monteggia 骨折

341) Theodorou SD et al：Fracture of the upper end of the ulna associated with dislocation of the head of the radius in children. Clin Orthop 228：240-249, 1987.
342) 嶋村正俊ほか：Monteggia 損傷について—当科における49例の検討を中心に. 臨整外 19：765-774, 1984.
343) 上村正吉ほか：小児の骨折・肘関節部の外傷. 整形外科MOOK No.13, 小児の骨折（泉田重雄編）, 金原出版, pp110-131, 1980.
344) 井上 博ほか：肘関節脱臼骨折の種々相. 整形外科 17：381-391, 1966.
345) Stanley E et al：Monteggia fracture-dislocation in children. Fractures in Children（ed by Rockwood CA Jr et al）, Lippincott, pp548-586, 1996.
346) 宇井通雅ほか：橈骨神経深枝が橈骨頭の背側に嵌頓した陳旧性小児Monteggia骨折の1治験例. 関東整災誌 27：277-282, 1996.
347) 泉川修良ほか：尺骨神経麻痺を生じたMonteggia骨折の1症例. 北整・外傷研誌 13：141-145, 1997.
348) 市場篤志ほか：橈骨神経深枝および尺骨神経麻痺を合併し, 観血的整復を要した小児Monteggia骨折の1例. 整形外科 46：217-220, 1995.
349) Rodgers WB et al：Chronic Monteggia lesions in children. Complication and results of reconstruction. J Bone Joint Surg 78-A：1322-1329, 1996.
350) 逸見聡一郎ほか：小児陳旧性Monteggia骨折の治療経験. 中部整災誌 34：971-973, 1991.
351) 阿部宗昭：小児のMonteggia骨折. 整形外科MOOK No.53, 関節の骨折（榊田喜三郎編）, 金原出版, pp89-112, 1988.
352) 森久喜八郎：モンテジア損傷. 整形外科MOOK No.54, 肘関節の外傷と疾患（柏木大治編）, 金原出版, pp112-127, 1988.
353) Bado JL：The Monteggia lesion. Clin Orthop 50：71-86, 1967.
354) Letts M et al：Monteggia fracture-dislocations in children. J Bone Joint Surg 67-B：724-727, 1985.
355) Lincoln TL et al："Isolated" traumatic radial head dislocation. J Pediatr Orthop 14：454-457, 1994.
356) 島本則道ほか：尺骨のtraumatic bowingを伴った小児モンテジア脱臼骨折の2例. 日肘会誌 4：111-112, 1997.
357) 阿部健男ほか：小児尺骨急性可塑性弯曲を伴う陳旧性橈骨頭脱臼の1例. 整形外科 49：576-577, 1998.
358) 横井敦子ほか：尺骨のacute plastic deformationを伴う橈骨頭脱臼の1例. 整形外科 48：1735-1737, 1997.
359) 西村正智ほか：尺骨急性骨塑性変形に橈骨頭脱臼を伴った1例. 関東整災誌 26：12-15, 1995.
360) 草野 望ほか：尺骨のplastic bowingを伴った小児モンテジア脱臼骨折2新鮮症例. 日肘会誌 6：131-132, 1999.
361) Olney BW et al：Monteggia and equivalent lesions in children. J Pediatr Orthop 9：219-223, 1989.
362) 小山耕一ほか：肘頭骨折を合併した上腕骨外顆骨折の1例. 整形外科と災害外科 43：40-43, 1994.
363) Bhandari N et al：Monteggia lesion in a child：Variant of a Bado type-Ⅳ lesions. A case report. J Bone Joint Surg 78-A：1252-1255, 1996.
364) Ogden JA：Monteggia lesions. Skeletal Injury in the Child. WB Saunders, pp484-491, 1990.
365) Ring D et al：Operative fixation of Monteggia fractures in Children. J Bone Joint Surg 78-B：734-739, 1996.
366) 仲尾保志ほか：小児に発生したBado Ⅳ型モンテジア類似骨折. 日肘会誌 3：81-82, 1996.

367) Rodgers WB et al : A type IV Monteggia injury with a distal diaphyseal radius fractures in a child. J Orthop Trauma 7 : 84-86, 1993.
368) Borden S IV : Traumatic bowing of the forearm in Children. J Bone Joint Surg 56-A : 611-616, 1974.
369) 吉津孝衛：陳旧性モンテギア脱臼骨折の治療. 臨整外 22：165-174, 1987.
370) 仲尾保志ほか：小児陳旧性 Monteggia 骨折の治療. 日肘会誌 3：43-44, 1996.
371) 土井照夫ほか：小児の陳旧性橈骨頭脱臼に対する尺骨および橈骨骨切り術. 中部整災誌 28：156-159, 1985.
372) 平山隆三ほか：陳旧性 Monteggia 脱臼骨折治療の問題点. 整・災外 36：131-138, 1993.
373) 井上 博：骨折の変形治癒と関節障害, 肘関節障害—前腕骨近位端骨折・脱臼. 関節外科 8：519-528, 1989.
374) 楠 正敬ほか：Monteggia 骨折の治療経験. 骨折 8：84-88, 1986.
375) 飯田伊佐男ほか：外傷性橈骨頭脱臼の治療経験—陳旧例を中心として—. 日手会誌 1：490-494, 1984.
376) 阿部宗昭ほか：陳旧性橈骨頭脱臼に対する手術術式の検討. 骨折 8：148-155, 1986.
377) 辻 隆晴ほか：小児の Monteggia 骨折放置例. 骨折 8：97-100, 1986.
378) 石井 薫ほか：橈骨頭脱臼放置例の検討. 第3回日本肘関節研究会口演・討論要旨, pp91-93, 1991.
379) 森久喜八郎ほか：西尾式尺骨骨切り術による陳旧性モンテジア損傷の治療. 骨折 21：502-506, 1999.
380) 阿部宗昭ほか：陳旧性 Monteggia 骨折に対する手術的治療. 整・災外 36：119-130, 1993.
381) 樫原 稔ほか：小児 Monteggia 損傷の治療経験. 骨折 15(1)：167-171, 1993.
382) 宮野須一ほか：小児陳旧性 Monteggia 骨折の観血的治療. 整・災外 36：139-145, 1993.
383) 井原和彦ほか：尺骨骨切り術による陳旧性 Monteggia 骨折の治療. 整・災外 36：147-153, 1993.
384) Stoll TM : Treatment of the missed Monteggia fracture in the child. J Bone Joint Surg 74-B : 436-440, 1992.
385) Best TN : Management of old unreduced Monteggia fracture dislocations of the elbow in children. J Pediatr Orthop 14：193-199, 1994.
386) Kalamchi A : Monteggia fracture-dislocation in children. Late treatment in two cases. J Bone Joint Surg 68-A : 615-619, 1986.
387) Jäger M et al : Kapselbandläsionen. Biomechanik, Diagnostik und Therapie. Thieme, pp74-81, 1978.
388) Sisk TD : Fracture of proximal third of ulna with dislocation of radial head（Monteggia fracture-dislocation). Campbell's Operative Orthopaedics (ed by Crenshaw AH), Mosby, pp1812-1815, 1987.
389) 佐々木雅仁ほか：外傷性橈骨頭脱臼に対する輪状靱帯形成術の検討. 整・災外 26：1213-1219, 1983.

8 橈骨頭単独脱臼

390) Hudson DA et al : Isolated traumatic dislocation of the radial head in children. J Bone Joint Surg 68-B : 378-381, 1986.
391) Wiley JJ et al : Traumatic dislocation of the radius at the elbow. J Bone Joint Surg 56-B : 501-507, 1974.

9 肘頭骨折

392) Hume AC : Anterior dislocation of the head of the radius associated with undisplaced fracture of the olecranon in children. J Bone Joint Surg 39-B : 508-512, 1957.
393) 井上 博：小児の肘頭骨折. 整・災外 35：1173-1179, 1992.
394) 田中雄二ほか：野球による肘頭骨端癒合不全に対する手術療法. 日肘会誌 1：5-6, 1994.
395) Maffulli N et al : Overuse injuries of the olecranon in young gymnasts. J Bone Joint Surg 74-B : 305-308, 1992.
396) Hattori M et al : Delayed union of a stress fracture through the olecranon epiphyseal plate observed in an adolescent baseball player. 日手会誌 7：154-158, 1990.
397) 広瀬友彦：スポーツによる肘頭の骨端離解の3例. 日本整形外科スポーツ医学会誌 7：143-147, 1988.
398) 今谷潤也ほか：肘頭骨折に合併した小児上腕骨外顆骨折. 日肘会誌 5：117-118, 1998.
399) Wilkins KE : Fracture of the proximal radius and ulna. Fractures in Children (ed by Rockwood CA Jr et al), Lippincott, pp501-530, 1984.
400) Graves SC et al : Fractures of the olecranon in children : Long-term follow-up. J Pediatr Orthop 13：239-241, 1993.
401) Gaddy BC et al : Surgical treatement of displaced olecranon fractures in children. J Pediatr Orthop 17：321-324, 1997.

10 橈骨近位端骨折

402) 梅田幸三郎, 井上 博ほか：橈骨頭および頚部骨折の治療経験. 整形外科と災害外科 35：931-938, 1987.
403) Chambers HG et al : Fractures of the proximal radius and ulna. Fractures in Children (ed by Rockwood CA Jr et al), Lippincott, pp586-613, 1996.
404) Henrikson B : Isolated fracture of the proximal end of the radius in children. Acta Orthop Scand 40：246-260, 1969.

405) 阿部宗昭ほか：小児の橈骨頸部骨折の治療とその予後について．骨折 5：92-94, 1983.
406) 小倉　丘ほか：小児肘関節のJeffery型骨折について．骨折 8：282-287, 1986.
407) 松浦康文ほか：小児橈骨頭および頸部骨折の小経験．日肘会誌 1：77-78, 1994.
408) 井上　博：小児橈骨中枢部骨折．整形外科MOOK No.53, 関節の骨折（榊田喜三郎編），金原出版，pp125-139, 1988.
409) Gaston SR et al：Epiphyseal injuries of the radial head and neck. Am J Surg 85：266-276, 1953.
410) Vostal O：Fracture of the neck of the radius in children. Acta Chir Traumatol Cech 37；294-302, 1970（Wilkins[399]より引用）．
411) Newman JH：Displaced radial neck fractures in children. Injury 9：114-121, 1977.
412) O'Brien PI：Injuries involving the radial epiphysis. Clin Orthop 41：51-58, 1965.
413) Judet J：(van Vugt AB：Surgical treatment of fractures of the proximal end of the radius in childhood. Arch Orthop Trauma Surg 104：37-41, 1985より引用）．
414) Wedge JH et al：Displaced fractures of the neck of the radius in children. J Bone Joint Surg 64-B：256, 1982 (proc).
415) 山口　登，井上　博ほか：末梢骨片が尺側へ一次的に転位した橈骨頸部骨折を伴うJeffery類似骨折の1例．整形外科と災害外科 49：489-491, 2000.
416) D'souza S et al：Management of radial neck fractures in Children：A retrospective analysis of one hundred patients. J Pediatr Orthop 13：232-238, 1993.
417) Radomisli TE et al：Controversies regarding radial neck fractures in children. Clin Orthop 353：30-39, 1998.
418) 田中陽介ほか：両側同時に発生した小児橈骨頸部骨折の1例．関東整災誌 27：271-276, 1996.
419) Ogden JA：Radius and Ulna. Skeletal Injury in the Child. WB Saunders, pp451-526, 1990.
420) González-Herranz P et al：Displaced radial neck fractures in children treated by closed intramedullary pinning (Metaizeau technique). J Pediatr Orthop 17：325-331, 1997.
421) Patterson RF：Treatment of displaced transverse fractures of the neck of the radius in children. J Bone Joint Surg 16：695-698, 1934.
422) Kaufman B et al：Closed reduction of fractures of the proximal radius in children. J Bone Joint Surg 71-B：66-67, 1989.
423) Fraser KE：Displaced fracture of the proximal end of the radius in a child. A case report of the deceptive appearance of a fragment that had rotated one hundred and eighty degrees. J Bone Joint Surg 77-A：782-783, 1995.
424) Wood SK：Reversal of the radial head during reduction of fracture of the neck of the radius in children. Report of two cases. J Bone Joint Surg 51-B：707-710, 1969.
425) Wray CC et al：The upside-down radial head；Brief report. Injury 20：241-242, 1989.
426) Böhler J：Die konservative Behandlung von Brüchen des Radiushalses. Chirurg 21：687-688, 1950.
427) 赤津　隆ほか：小児橈骨小頭骨折の経皮的整復成功例について．整形外科 8：269-271, 1957.
428) 二見俊郎ほか：橈骨頸部骨折に対するエレバトリウムを利用した経皮的整復法の有効性に関する検討．骨折 14：201-204, 1992.
429) 二見俊郎ほか：新鮮橈骨頸部骨折に対する経皮的整復法の試み．日肘会誌 1：79-80, 1994.
430) Bernstein SM et al：Percutaneous reduction of displaced radial neck fractures in children. J Pediatr Orthop 13：85-88, 1993.
431) 宮原朋明ほか：小児における橈骨頸部骨折の治療経験．骨折 20：568-570, 1998.
432) 堀口泰輔ほか：小児の橈骨頸部骨折に対するKirschner鋼線による経皮的整復術．骨折 20：571-574, 1998.
433) Metaizeau JP et al：Closed reduction of fractures of the neck of the radius by medullary pinning. Rev Chir Orthop 66：47-49, 1980 (French Pediatric Orthopaedic Papers 1978-1991, p70より)．
434) Metaizeau JP et al：Reduction and fixation of displaced radial neck fractures by closed intramedullary pinning. J Pediatr Orthop 13：355-360, 1993.
435) 木村健司ほか：小児橈骨頭骨折に対する髄内固定法の小経験．日災医誌 44：590-595, 1996.
436) 石河紀之ほか：小児橈骨頸部骨折に対する髄内固定法の治療経験．整形外科 48：899-902, 1997.
437) Fowles JV et al：Observations concerning radial neck fractures in children. J Pediatr Orthop 6：51-57, 1986.
438) 仲川嘉之ほか：小児橈骨頸部骨折に対する髄内固定法 (Métaizeau変法)．日肘会誌 3：85-86, 1996.
439) McBride ED et al：Epiphysial fractures of the head of the radius in children. Clin Orthop 16：264-271, 1960.
440) Blount WP：Fractures in Children. Williams & Wilkins, pp56-57, 1955.
441) Canale ST：Fractures and dislocations in children. Campbell's Operative Orthopaedics (ed by Crenshaw AH), Vol.3, Mosby, pp1833-2013, 1987.
442) 稗田　寛ほか：小児の橈骨頸部骨折陳旧例の治療経験．別冊整形外科 No.10, 南江堂，pp184-

188, 1986.

443) Pollen AG：Fractures and Dislocations in the Children. Livingstone, pp68-74, 1973.
444) 井上　博ほか：Monteggia骨折，橈骨小頭及び頸部骨折の遠隔成績．整形外科と災害外科 10：168-171, 1960.
445) Träger D et al：Zur endoprothetischen Versorgung des Radiusköpfchens nach Raiusköpfchenfrakturbeim Kind. Unfallheilkunde 87：387-389, 1984.
446) 宮岡英世ほか：小児橈骨頭および頸部骨折の経験．骨折 5：87-91, 1983.
447) Jones ERL et al：Displaced fracture of the neck of the radius in children. J Bone Joint Surg 53-B：429-439, 1971.
448) Reidy JA et al：Treatment of displacement of the proximal radial epiphysis. J Bone Joint Surg 45-A：1355-1372, 1963.

11　肘関節脱臼

449) 伊藤恵康：外傷性肘関節脱臼．小児の骨折（村上寶久ほか編），メディカル葵, pp110-113, 1988.
450) 熊谷謙治ほか：外傷性肘関節脱臼の予後調査．整形外科と災害外科 35：939-943, 1987.
451) 菅原　忍ほか：小児の骨折（上腕骨外顆骨折，内上顆骨折）を伴った肘関節脱臼．骨折 15(1)：172-174, 1993.
452) 関口昌之ほか：小児肘関節脱臼骨折例の検討．日肘会誌 3：41-42, 1996.
453) 田嶋　光ほか：小児肘関節脱臼・脱臼骨折の治療経験．日肘会誌 1：11-12, 1994.
454) Josefsson PO et al：Long-term sequelae of simple dislocation of the elbow. J Bone Joint Surg 66-A：927-930, 1984.
455) Carlioz H et al：Posterior dislocation of the elbow in children. J Pediatr Orthop 4：8-12, 1984.
456) Fowles JV et al：Untreated posterior dislocation of the elbow in children. J Bone Joint Surg 66-A：921-926, 1984.
457) Cummings RJ et al：Infantile dislocation of the elbow complicating obstetric palsy. J Pediatr Orthop 16：589-593, 1996.
458) Hofammann KE Ⅲ et al：Brachial artery disruption following closed posterior elbow dislocation in a child. Assessment with intravenous digital angiography；a case report with review of the literature. Clin Orthop 184：145-149, 1984.
459) Manouel M et al：Brachial artery laceration with closed posterior elbow dislocation in an eight year old. Clin Orthop 296：109-112, 1993.
460) McLeod GG et al：Elbow dislocation with intra-articular entrapment of the lateral epicondyle. J R Coll Surg Edinb 38：112-113, 1993

（Chambers[257]より引用）．
461) 小関弘展ほか：小児の肘関節脱臼骨折の予後調査．整形外科と災害外科 46：862-866, 1997.
462) 岩部昌平ほか：肘関節前方脱臼の1例—脱臼経路についての一考察．整形外科 43：219-221, 1992.
463) Sovio OM et al：Divergent dislocation of the elbow in a child. J Pediatr Orthop 6：96-97, 1986.
464) Carey RPL：Simultaneous dislocation of the elbow and the proximal radio-ulnar joint. J Bone Joint Surg 66-B：254-256, 1984.
465) Andersen K et al：Transverse divergent dislocation of the elbow；a report of two cases. Acta Orthop Scand 56：442-443, 1985.
466) 星　秀逸ほか：外傷性肘関節脱臼．整形外科 40：23-33, 1989.
467) 長澤敏明ほか：肘関節分散脱臼の1例．東北整災紀要 33：138-140, 1989.
468) 中田浩司ほか：肘関節分散脱臼の1例．第2回日本肘関節研究会口演・討論要旨, pp22-23, 1990.
469) 保脇淳之ほか：肘関節分散脱臼の1例．第2回日本肘関節研究会口演・討論要旨, p23, 1990.
470) 大江隆史ほか：肘関節 transverse divergent dislocationの1例．関東整災誌 21：98, 1990.
471) 新林弘至ほか：肘関節横分散脱臼の1例．臨整外 27：751-754, 1992.
472) 城　良二ほか：小児肘関節横分散脱臼の1例．整形外科 46：1785-1788, 1995.
473) 星　秀逸ほか：肘関節分散脱臼の1例．整形外科 48：1473-1476, 1997.
474) Carl A et al：Proximal radioulnar transposition in an elbow dislocation. J Orthop Trauma 6：106-109, 1992.
475) 岩堀裕介ほか：肘関節交差脱臼の1例．整形外科 43：222-224, 1992.
476) Gillingham BL et al：Convergent dislocation of the elbow. Clin Orthop 340：198-201, 1997.
477) Blasier RD et al：Intra-articular flap fracture of the olecranon in a child；a case report. J Bone Joint Surg 71-A：945-947, 1989.
478) Blamoutier A et al：Osteochondral fractures of the glenoid fossa of the ulna in children；Review of four cases. J Pediatr Orthop 11：638-640, 1991.
479) 市川　亮ほか：小児の尺骨鉤状突起"osteochondral flap fracture"の1例．日肘会誌 2：1-2, 1995.
480) Wilkins KE：Dislocations of the Joints of the Elbow：Fractures in Children（ed by Rockwood CA Jr et al）, Lippincott, pp530-562, 1984.
481) MacSween WA：Transposition of radius and ulna associated with dislocation of elbow in a child. Injury 10：314-316, 1979.
482) 松尾弘二ほか：随意性肘関節後方脱臼の1治験例．整形外科と災害外科 34：979-983, 1986.

483) Herring JA et al : Recurrent dislocation of the elbow. J Pediatr Orthop 9 : 483-484, 1989.
484) Pearce MS : Radial artery entrapment. A rare complication of psoterior dislocation of the elbow. Int Orthop 17 : 127-128, 1993.
485) St Clair Strange FG : Entrapment of median nerve after dislocation of the elbow. J Bone Joint Surg 64-B : 224-225, 1982.
486) Chambers HG : Dislocation of the elbow. Fracture in Children (ed by Rockwood CA Jr et al), Lippincott, pp843-904, 1996.
487) 中川照彦ほか：随意性肘関節後方脱臼の1例．第5回日本肘関節研究会口演・討論要旨, pp70-71, 1993.

12 内・外反肘の矯正手術

488) 国武史重，井上　博ほか：肘関節内外反変形に対する骨切り術とその対策．整形外科と災害外科 23 : 83-86, 1974.
489) 西野　稔ほか：内反肘に対する矯正骨切り術の長期成績．第3回肘関節研究会口講・討論要旨, pp27-29, 1991.
490) 稲富健司郎ほか：内反肘変形に対する矯正骨切り術の成績．整形外科と災害外科 41 : 106-109, 1992.
491) 杉村育生ほか：内反肘に対する矯正骨切り術の長期成績．第4回日本肘関節研究会口演・討論要旨, pp3-5, 1992.
492) 小山耕一ほか：内反肘に対する上腕骨矯正骨切り術の成績について．整形外科と災害外科 42 : 367-370, 1993.
493) 徳永純一ほか：内反肘に対する矯正骨切り術の評価．整形外科と災害外科 45 : 374-379, 1996.
494) 岡崎　賢ほか：内反肘における矯正骨切り術．整形外科と災害外科 45 : 380-383, 1996.
495) 衛藤正雄ほか：内反肘に対する矯正骨切り術．整形外科と災害外科 45 : 388-391, 1996.
496) 東阪康志ほか：内反肘に対する矯正骨切り術．第6回日本小児整形外科学会学術集会抄録号, p76, 1995.
497) 阿部宗昭ほか：内反肘変形による機能障害について．第2回日本肘関節研究会口演・討論要旨, pp80-82, 1990.
498) Davids JR et al : Lateral condylar fracture of the humerus following posttraumatic cubitus varus. J Pediatr Orthop 14 : 466-470, 1994.
499) 佐々木　勲ほか：上腕骨顆上骨折治癒後の骨端線損傷．北整・外傷研誌 10 : 10-14, 1994.
500) 藤巻悦夫：内・外反に対する矯正骨切り術．整形外科MOOK増刊1-C，観血療法1（伊丹康人編），金原出版, pp310-320, 1983.
501) 村上寳久：小児の内反肘に対する矯正骨切り術．整形外科MOOK増刊1-C，観血療法1（伊丹康人編），金原出版, pp302-309, 1983.
502) Wong HK et al : The lateral condylar prominence. A complication of supracondylar osteotomy for cubitus varus. J Bone Joint Surg 72-B : 859-861, 1990.
503) 牧野　健ほか：内反肘変形に対する矯正骨切り術の長期成績．日肘会誌 5 : 139-140, 1998.
504) Oppenheim WL et al : Supracondylar humeral osteotomy for traumatic childhood cubitus varus deformity. Clin Orthop 188 : 34-39, 1984.
505) 松下　隆ほか：内反肘に対する三次元矯正骨切り術の理論．整・災外 27 : 49-53, 1983.
506) 内田芳雄ほか：上腕骨顆上骨折後の内反変形に対する新しい骨切り術の提唱．整形外科と災害外科 36 : 1306-1308, 1988.
507) Yamamoto I et al : Cubitus varus deformity following supracondylar fracture of the humerus ; a method for measuring rotational deformity. Clin Orthop 201 : 179-185, 1985.
508) 加藤貞利ほか：当科における内反肘の治療成績．第4回日本肘関節研究会口演・討論要旨, pp13-14, 1992.
509) 石津恒彦ほか：内反肘に対する最近の手術方法と成績．日肘会誌 2 : 51-52, 1995.
510) 高橋宏明ほか：内反肘矯正骨切り術後の回旋遺残変形．第4回日本肘関節研究会口演・討論要旨, pp1-3, 1992.
511) Bellemore MC et al : Supracondylar osteotomy of the humerus for correction of cubitus varus. J Bone Joint Surg 66-B : 566-572, 1984.
512) 本橋政弘ほか：肘内反変形に対するFrench法による矯正骨切り術の検討．第2回日本肘関節研究会口演・討論要旨, pp89-90, 1990.
513) Hernandez MA : Corrective osteotomy for cubitus varus deformity. J Pediatr Orthop 14 : 487-491, 1994.
514) 吾妻隆久ほか：創外固定器を用いた内反肘矯正骨切り術の経験．日肘会誌 2 : 47-48, 1995.
515) Levine MJ et al : Treatment of posttraumatic cubitus varus in the pediatric population with humeral osteotomy and external fixation. J Pediatr Orthop 16 : 597-601, 1996.
516) 松下　隆ほか：内反肘に対する弧状矯正骨切り術．第2回日本肘関節研究会口演・討論要旨, p88, 1990.
517) 二見　徹ほか：小児上腕骨顆上骨折後の内反変形に対する三次元的矯正骨切り術の成績．第2回日本肘関節研究会口演・討論要旨, p87, 1990.
518) 薄井正道ほか：内反肘に対する三次元矯正骨切り術．別冊整形外科No.26, 南江堂, pp187-191, 1994.

IV 前腕骨骨折

1 前腕骨骨幹部骨折

519) Creasman C et al : Analysing forearm fractures in children. The more subtle signs of impending problems. Clin Orthop 188 : 40-53, 1984.

520) 麻生邦一ほか：尺骨骨幹部疲労骨折の臨床的検討．日手会誌 10：916-918，1994．
521) 秋本　毅ほか：剣道選手にみられた尺骨疲労骨折の2例．東日本スポーツ医学研究会誌　2：95-97，1990．
522) 大関　覚ほか：テニスによる尺骨疲労骨折―症例報告と発生機序―．北海道整災誌　32：57-61，1988．
523) 左海伸夫ほか：高校女子剣道選手にみられた両側尺骨疲労骨折の1例．臨床スポーツ医学　1：7-11，1980．
524) Inoue H et al：Fatigue fracture of the ulna；Case report. Kurume Med J　30：143-147，1983．
525) Rang M：Children's Fractures. Lippincott, pp197-220，1983．
526) Aerts P et al：Deep volar compartment syndrome of the forearm following minor crush injury. J Pediatr Orthop　9：69-71，1989．
527) Evans EM：Fractures of the radius and ulna. J Bone Joint Surg　33-B：548-561，1951．
528) Kay S et al：Both-bone midshaft forearm fractures in children. J Pediatr Orthop　6：306-310，1986．
529) Roberts JA：Angulation of the radius in children's fractures. J Bone Joint Surg　68-B：751-754，1986．
530) Price CT：Injuries to the shafts of the radius and ulna. Factures in Children（ed by Rockwood CA Jr et al），Lipincott，pp515-542，1996．
531) Schmittenbecher PP et al：Spätergebnisse nach Unterarmfrakturen im Kindesalter. Unfallchirurg　94：186-190，1991．
532) Schwarz N et al：Refracture of the forearm in children. J Bone Joint Surg　78-B：740-744，1996．
533) Schwarz AF et al：Die Refraktur des kindlichen Unterarms. Unfallchirurg　99：175-182，1996．
534) 小林徹也ほか：小児前腕部橈尺骨完全骨折例の治療成績．整形外科　48：304-307，1997．
535) Daruwalla JS：A study of radioulnar movements following fractures of the forearm in children. Clin Orthop　139：114-120，1979．
536) Van der Reiss WL：Intramedullary nailing versus plate fixation for unstable forearm fractures in children. J Pediatr Orthop　18：9-13，1998．
537) Cullen MC et al：Complications of intramedullary fixation of pediatric forearm fractures. J Pediatr Orthop　18：14-21，1998．
538) King RE：Fractures of the shafts of the radius and ulna. Fractures of both bones of the forearm. Fractures in Children（ed by Rockwood CA Jr et al），Lippincott，pp301-313，1984．
539) Holdsworth BJ et al：Proximal forearm fractures in children：Residual disability. Injury　14：174-179，1983．

540) Gruber R：The problem of the relapse fracture of the forearm in children. Fractures in Children（ed by Chapchal G），Georg Thieme Verlag，1981．
541) von Laer L：Frakturen und Luxationen im Wachstumsalter. New York, Thieme Stuttgart, 1996（Schwarz[532] より引用）．
542) Kramhøft M et al：Displaced diaphyseal forearm fractures in children, classification and evaluation of the early radiographic prognosis. J Pediatr Orthop　9：586-589，1989．
543) Juliano PJ et al：Low-dose lidocaine intravenous regional anesthesia for forearm fractures in children. J Pediatr Orthop　12：633-635，1992．
544) Bolte RG et al：Mini-dose Bier block intravenous regional anesthesia in the emergency department treatment of pediatric upper-extremity injuries. J Pediatr Orthop　14：534-537，1994．
545) Gregory PR et al：Nitrous oxide compared with intravenous regional anesthesia in pediatric forearm fracture manipulation. J Pediatr Orthop　16：187-191，1996．
546) Bratt HD et al：Randomized double blind trial of low-and moderate-dose lidocaine regional anesthesia for forearm fractures in children. J Pediatr Orthop　16：660-663，1996．
547) Gainor JW et al：Forearm fractures treated in extension. J Trauma　9：167-171，1969．
548) Walker JL et al：Forearm fractures in children：Cast treatment with the elbow extension. J Bone Joint Surg　73-B：299-301，1991．
549) 久賀養一郎，井上　博ほか：乳幼児の両前腕骨骨幹部骨折に対する牽引療法．整形外科と災害外科　39：818-821，1990．
550) Flynn JM et al：Single bone fixation of both-bone forearm fractures. J Pediatr Orthop　16：655-659，1996．
551) Jaschke W：Kindliche Unterarmfraktur；Fixation mit Kirschner-Drähten？ Unfallheilkunde　87：262-266，1984．
552) Amit Y et al：Closing intramedullary nailing for the treatment of diaphyseal forearm fractures in adolescent, a preliminary report. J Pediatr Orthop　5：143-146，1985．
553) 久賀養一郎，井上　博ほか：小児前腕骨骨折に対する経皮的固定症例の検討―特に骨端線に対する影響について．整形外科と災害外科　48：508-513，1999．
554) Roy DR et al：Operative management of fractures of the shaft of the radius and ulna. Orthop Clin North Am　21：245-250，1990．
555) Verstreken L et al：Shaft forearm fractures in children：Intramedullary nailing with immediate motion, a preliminary report. J Pediatr Orthop

556) Richter D et al : Elastic intramedullary nailing : A minimally invasive concept in the treatment of unstable forearm fractures in children. J Pediatr Orthop 18 : 457-461, 1998.
557) Ponet M et al : Flexible medullary nailing for fractures of the forearm in children. Chir Pédiatr 30 : 117-120, 1989 (French Pediatric Orthopaedic Papers 1978-1991, p62 より)
558) Vince KG et al : Cross-union complicating fracture of the forearm. Part II : Children. J Bone Joint Surg 69-A : 654-661, 1987.

2 Galeazzi 骨折

559) Wilkins KE et al : Galeazzi fractures in children. Fractures in Children (ed by Rockwood CA Jr et al), Lippincott, pp507-515, 1996.
560) Lechner L et al : Die operative Behandlung der Galeazzi-Fraktur. Unfallchirurg 96 : 18-23, 1993.
561) Letts M et al : Galeazzi-equivalent injuries of the wrist in children. J Pediatr Orthop 13 : 561-566, 1993.
562) 太田信夫ほか：成長期における Galeazzi 骨折の5例．整・災外 27 : 827-832, 1984.
563) 桜木孝二ほか：小児の Galeazzi 骨折の治療経験．整形外科と災害外科 48 : 514-518, 1999.
564) 上田章二ほか：小児に生じた Galeazzi 骨折の1例．整形外科 34 : 1213-1215, 1983.
565) Yanagihara Y et al : Treatment of Galeazzi fractures and new classification. 日手会誌 15 : 694-699, 1999.
566) 池袋泰三ほか：新鮮遠位橈尺関節脱臼の治療経験．日手会誌 14 : 279-282, 1997.
567) 露口雄一ほか：成長期の Galeazzi 骨折により尺骨頭の双頭変形を呈した2症例．日手会誌 12 : 727-732, 1995.
568) 堀内行雄ほか：Galeazzi 型骨折新鮮例の治療経験．日手会誌 7 : 734-737, 1990.
569) Walsh HPJ et al : Galeazzi fractures in children. J Bone joint Surg 69-B : 730-733, 1987.

3 Galeazzi 類似骨折

570) Reckling FW : Unstable fracture dislocations of the forearms. J Bone Joint Surg 64-A : 857-863, 1982.
571) 斎藤義郎ほか：橈骨遠位端骨折を伴った陳旧性尺骨頭掌側脱臼の2例．中部整・災誌 28 : 162-164, 1985.
572) 脇田重明ほか：小児の Galeazzi 骨折の1例．整形外科と災害外科 33 : 612-613, 1985.
573) 二田水節ほか：尺側手根伸筋（ECU）が整復障害となった両側尺骨遠位骨端線離解の1例．整形外科と災害外科 32 : 705-706, 1984.
574) 若狭雅彦ほか：尺側手根伸筋が整復障害因子となった尺骨遠位骨端線離開の1例．整形外科と災害外科 35 : 188-190, 1986.
575) 今村恵一郎ほか：小児の Galeazzi 骨折 equivalent type の3例．第9回日本小児整形外科学会学術集会抄録号，p46, 1998.
576) 麻生邦一ほか：尺骨遠位骨端線損傷の臨床的検討．骨折 16 : 289-293, 1994.
577) 久賀養一郎，井上 博ほか：尺側手根伸筋および小指伸筋腱が整復障害となった小児 Galeazzi 類似骨折の1例，整形外科と災害外科 47 : 1185-1189, 1998.
578) Landfried MJ et al : Variant of Galeazzi fracture-dislocation in children. J Pediatr Orthop 11 : 332-335, 1991.
579) Dicke TE et al : Distal forearm fractures in children. Orthop Clin North Am 24 : 333-340, 1993.

4 前腕骨急性塑性変形

580) 佐々木孝ほか：小児前腕骨急性塑性変形（acute plastic bowing）の経験．関東整災誌 19 : 236, 1988（会報）．
581) Chamay A : Mechanical and morphological aspects of experimental overload and fatigue in bone. J Biomech 3 : 263-270, 1970.
582) Currey JD et al : The mechanical properties of bone tissue in children. J Bone Joint Surg 57-A : 810-814, 1975.
583) Demos T : Radiologic case study. Orthopaedics 3 : 1108-1121, 1980 (Price[585] より引用)．
584) Sanders WE et al : Traumatic plastic deformation of the radius and ulna ; a closed method of correction of deformity. Clin Orthop 188 : 58-67, 1984.
585) Price CT : Plastic deformation of the radius and ulna. Fractures in Children (ed. by Rockwood CA Jr et al), Lippincott, pp543-548, 1996.
586) King RE : Fractures of the shafts of the radius and ulna. Plastic deformation. Fractures in Children (ed by Rockwood CA Jr et al), Lippincott, pp313-318, 1984.
587) Ogden JA : Radiologic Aspects. Skeletal Injury in the Child. WB Saunders, pp65-96, 1990.
588) 木戸健司ほか：尺骨急性塑性変形に伴う橈骨頭脱臼の治療経験．第9回日本小児整形外科学会学術集会抄録号，p45, 1998.
589) 林 正樹ほか：急性塑性変形．骨折 18 : 550-556, 1996.
590) 篠原道雄，木戸健司ほか：尺骨 bowing に伴う橈骨頭脱臼の治療経験．整形外科と災害外科 48 : 528-531, 1999.

V 手関節周辺骨折・脱臼

591) 星 秀逸：小児の前腕・手関節の損傷．整形外科 MOOK No.13, 小児の骨折（泉田重雄編），金原出版, pp132-153, 1980.

592) O'Brien ET : Fractures and dislocations of the wrist region. Fractures in Children (ed by Rockwood CA Jr et al), Lippincott, pp273-296, 1984.
593) Waters PM et al : Acute median neuropathy following physeal fractures of the distal radius. J Pediatr Orthop 14 : 173-177, 1994.

1 橈・尺骨骨幹部遠位 1/3 および骨幹端部骨折

594) Sharrard WJB : Paediatric Orthopedics and Fractures. Blackwell Sci, pp1559-1568, 1979.
595) 糟谷清一郎:小児骨折の治療. 金原出版, pp118-142, 1967.
596) 金田英明ほか:小児前腕遠位端骨折の初期治療後の変形に対する治療経験. 整・災外 26 : 1207-1211, 1983.
597) 谷口和彦ほか:小児前腕骨折の保存療法の適応と限界. 整・災外 33 : 21-28, 1990.
598) Wilkins KE Jr et al : Fractures of the distal radius and ulna. Fractures in Children (ed by Rockwood CA Jr et al), Lippincott, pp449-515, 1996.
599) Holmes JR et al : Entrapment of pronator quadratus in pediatric distal-radius fractures : Recognition and treatment. J Pediatr Orthop 14 : 498-500, 1994.
600) Proctor MT et al : Redisplacement after manipulation of distal radial fractures in children. J Bone Joint Surg 75-B : 453-454, 1993.
601) Gibbons CLMH et al : The management of isolated distal radius fractures in children. J Pediatr Orthop 14 : 207-210, 1994.
602) Gupta RP et al : Dorsally angulated solitary metaphyseal greenstick fractures in the distal radius ; results after immobilization in pronated, neutral, and supinated position. J Pediatr Orthop 10 : 90-92, 1990.
603) Cobb AG et al : Local anaesthetic infiltration versus Bier's block for Colles' fractures. Br Med J (Clin Res Ed) 291 : 1683-1684, 1985 (Gregory[545]より引用).
604) Olney BW et al : Outpatient treatment of upper extremity injuries in childhood using intravenous regional anaesthesia. J Pediatr Orthop 8 : 576-579, 1988.
605) Barnes CL et al : Intravenous regional anesthesia : A safe and cost-effective outpatient anesthetic for upper extremity fractures treatment in children. J Pediatr Orthop 11 : 717-720, 1991.
606) Blount WP : Fractures in Children. Williams & Wilkins, pp76-111, 1955.
607) Connolly JF : DePalma's The Management of Fractures and Dislocations. Saunders, pp190-192, 1981.
608) Tachdjian MO : Pediatric Orthopaedics. Saunders, pp1636-1640, 1972.
609) McLaughlin HL : Trauma. WB Saunders, 1959 (O'Brien[592]より引用).
610) Pollen AG : Fractures and Dislocations in Children. Livingstone, pp75-117, 1973.
611) Lanz T et al : Praktische Anatomie ; Arm. Springer, pp172-173, 1959.
612) 橋川孝弘, 井上 博ほか:橈骨末端骨折上位型(仮称)について. 整形外科 27 : 1408-1409, 1976.
613) Choi KY et al : Percutaneous Kirschner-wire pinning for severly displaced distal radial fractures in children. A report of 157 cases. J Bone Joint Surg 77-B : 797-801, 1995.
614) 内田洋子, 田嶋 光ほか:小児橈骨遠位端骨折の小切開エレバトリウムによる整復法. 整形外科と災害外科 44 : 304-307, 1995.
615) 田嶋 光ほか:小児橈骨遠位端骨折に対する小切開エレバ法. 日手会誌 14 : 197-200, 1997.
616) Guichet JM et al : A modified Kapandji procedure for Smith's fracture in children. J Bone Joint Surg 79-B : 734-737, 1997.

2 橈・尺骨遠位骨端離開

617) Roy S et al : Stress changes of the distal radial epiphysis in young gymnasts ; a report of twenty-one cases and a review of the literature. Am J Sports Med 13 : 301-308, 1985.
618) DiFiori JP et al : Distal radial growth plate injury and positive ulnar variance in nonelite gymnasts. Am J Sports Med 25 : 763-768, 1997.
619) Gerber SD et al : Break dancer's wrist. J Pediatr Orthop 6 : 98-99, 1986.
620) 藤本昭二ほか:剣道選手における稀な尺骨遠位骨端線損傷の1例. 整形外科と災害外科 43 : 44-46, 1994.
621) Lee BS et al : Fracture of the distal radial epiphysis ; characteristics and surgical treatment of premature, post-traumatic epiphyseal closure. Clin Orthop 185 : 90-96, 1984.
622) 亀山 真ほか:橈骨遠位骨端線損傷の検討. 日手会誌 10 : 1-5, 1993.
623) Peterson HA : Triplane fracture of the distal radius : Case report. J Pediatr Orthop 16 : 192-194, 1996.
624) Engber WD : Irreducible fracture-separation of the distal ulnar epiphysis ; report of a case. J Bone Joint Surg 67-A : 1130-1132, 1985.
625) Rütt J et al : Behandlungsergebnisse bei Epiphysenlösungen am distalen Unterarm. Unfallheilkunde 86 : 492-496, 1983.
626) 忽那龍雄ほか:橈骨遠位骨端軟骨損傷の治療成績. 骨折 5 : 99-102, 1983.
627) 浜西千秋ほか:成長軟骨帯牽引による脚延長と進行性関節変形の矯正. 関節外科 10 : 1257-

1264, 1991.
628) 池田　登ほか：骨端線早期部分閉鎖の治療としての非対称的成長軟骨帯牽引法．骨折　15 (2)：268-271，1993．
629) 坪　健司ほか：小児の外傷後手関節変形に対する外科的治療．日手会誌　11：67-70，1994．
630) 松本英裕ほか：小児の橈骨骨折を伴わない尺骨遠位単独骨端離開の1例．骨折　18：557-560，1996．
631) 武田浩志ほか：橈骨骨折を伴わない尺骨骨端離開の1例．日災医誌　44：443-445，1996．
632) Peterson HA et al：Physeal fractures；Part 1. Epidemiology in Olmsted County, Minnesota, 1979-1988. J Pediatr Orthop　14：423-430, 1994.
633) Ray TD et al：Traumatic ulnar physeal arrest after distal forearm fractures in children. J Pediatr Orthop　16：195-200, 1996.
634) Nelson DA et al：Distal ulnar growth arrest. J Hand Surg　9-A：164-171, 1984.
635) 秋本伸之ほか：小児の尺骨茎状突起骨折の臨床的検討．骨折　16：294-297，1994．
636) 内田和宏ほか：橈骨遠位端骨折に伴った尺骨茎状突起骨折の臨床的検討．日手会誌　7：643-646，1990．
637) 猪原史敏ほか：尺骨茎状突起骨折からみた橈骨遠位端骨折．日手会誌　7：647-650，1990．

3　遠位橈尺関節脱臼

638) 松崎昭夫ほか：小児にみられた遠位橈尺関節背側亜脱臼の2症例．整形外科と災害外科　33：1092-1094，1985．
639) Snook GA et al：Subluxation of the distal radio-ulanr joint by hyperpronation. J Bone Joint Surg　51-A：1315-1323, 1969.

4　手の舟状骨骨折

640) Christodoulou AG：Scaphoid fractures in children. J Pediatr Orthop　6：37-39, 1986.
641) Vahvanen V et al：Fracture of the carpal scaphoid in children, a clinical and roentgenological study of 108 cases. Acta Orthop Scand　51：909-913, 1980.
642) Wulff RN et al：Carpal fractures in children. J Pediatr Orthop　18：462-465, 1998.
643) 藤　哲ほか：小児手根骨々々の治療経験．日手会誌　10：700-703，1993．
644) 坪　健司ほか：パンチ動作による手舟状骨骨折の治療経験．骨折　16：244-247，1994．
645) Cooney WP et al：Fracture of the scaphoid, a rational approach to management. Clin Orthop　149：90-97, 1980.
646) Herbert TJ et al：Management of the fractured scaphoid using a new bone screw. J Bone Joint Surg　66-B：114-123, 1984.
647) 今村宏太郎ほか：新鮮安定型舟状骨骨折に対する小切開によるHerbert screw固定法．別冊整形外科　No.21，南江堂，pp90-93，1992．
648) Russe O：Erfahrungen und Ergebnisse bei der Spongiosaauffüllung der veralteten Brüche und Pseudarthrosen des Kahnbeines der Hand. Wiederherstellungschir Traumatol Ⅱ：175-184, 1954.
649) De Beck H et al：Nonunion of a carpal scaphoid fracture in a child. J Orthop Trauma　5：370-372, 1991.
650) Graham JT et al：Carpal injuries in children. Fractures in Children（ed. by Rockwood CA Jr, et al），Lippincott, pp405-425, 1996.
651) Russe O：Die Kahnbeinpseudarthrose, Behandlung und Ergebnisse（mit Film）. Heft zur Unfallheilkunde, Heft 148. 3. Deutsch-Osterreichisch-Schweizerische Unfalltagung in Wien, pp130-133, 1979.
652) Mintzer CM et al：Nonunion of the scaphoid in children treated by Herbert screw fixation and bone grafting. A report of five cases. J Bone Joint Surg　77-B：98-100, 1995.

5　その他の手根骨骨折・脱臼骨折

653) 小林明正ほか：豆状骨骨折の3例．骨折　8：206-209，1986．
654) 井上善博ほか：両前腕骨末端骨折を伴った豆状骨脱臼の1例．整形外科と災害外科　36：239-241，1987．
655) 村上恒二ほか：有鉤骨鉤部骨折の治療と予後．日手会誌　14：51-55，1997．
656) 佐々木孝ほか：大菱形骨骨折―手根骨骨折の統計的観察と治療結果4―．日手会誌　12：51-54，1995．
657) 佐々木孝ほか：月状骨体部骨折―手根骨骨折の統計的観察と治療結果2―．日手会誌　8：635-639，1991．
658) 平澤精一ほか：月状骨脱臼，月状骨周囲脱臼例の検討．日手会誌　2：454-457，1985．
659) Letts M, et al：Fractures of the triquetrum in children. J Pediatr Orthop 13：228-231, 1993.
660) 百武康介，井上　博ほか：第4および第5中手骨背側脱臼を伴う有鉤骨体部骨折の経験．日手会誌　6：722-726，1989．

Ⅵ　手の損傷

661) Crick JC et al：Fractures about the interphalangeal joints in children. J Orthop Trauma　1：318-325, 1987.
662) Hastings H Ⅱ et al：Hand fractures in children, a statistical analysis. Clin Orthop 188：120-130, 1984.
663) 生田義和ほか：小児の指骨骨折．骨折　5：106-107，1983．
664) 福島邦男ほか：手指骨骨端線離開について；自験例50例，51骨折の検討．整・災外　28：701-706，1985．

665) 寺島博史ほか：指節骨骨端離開の検討．日手会誌　10：990-993，1994．

1　中手骨骨折（示指〜小指）

666) 水貝直人ほか：スポーツによる手指骨折—Boxer 骨折—．日手会誌　9：669-672，1992．
667) 飯島謹之助ほか：中手骨骨折の治療成績．日手会誌　13：262-266，1996．
668) Jahss SA：Fractures of metacarpals；new method of reduction and immobilization. J Bone Joint Surg　178-186, 1938.
669) Graham TJ et al：Specific fractures of the pediatric hand. Fractures in Children（ed by Rockwood CA Jr et al），Lippincott, pp333-405, 1996.
670) 飯島謹之助ほか：中手骨骨折に対する Galveston metacarpal brace の使用経験．日手会誌　12：831-835，1996．
671) 加藤博之ほか：Galveston metacarpal brace による中手骨骨折の治療成績．日手会誌　12：166-172，1995．
672) 瀧川宗一郎ほか：中手骨頚部および骨幹部横骨折に対する髄内釘固定法の検討．日手会誌　12：188-191，1995．

2　指節骨骨折

673) 富岡正雄ほか：中指中節骨に骨端線離開を生じた体操選手の1例．整形外科　42：1412-1413，1991．
674) 佐々木賀一ほか：小児の手指の骨折・脱臼について（手術例の検討）．整形外科と災害外科　35：199-206，1986．
675) O'Brien ET：Fractures and dislocations of the hand. Fractures in Children（ed by Rockwood CA Jr et al），Lippincott, pp229-272, 1984.
676) Barton NJ：Fractures of the phalanges of the hand in children. The Hand　11：134-143, 1979.
677) Grad JB：Children's skeletal injuries. Orthop Clin North Am　17：437-449, 1986.
678) Green DP：Hand injuries in children. Pediatr Clin North Am　24：903-918, 1977.
679) Leonard MH et al：Management of fractured fingers in the child. Clin Orthop　73：160-168, 1970.
680) 石田哲也ほか：手指末節骨骨端板損傷の5例．関東整災誌　23：5-7，1992．
681) Dixon GL et al：Rotational supracondylar fractures of the proximal phalanx in children. Clin Orthop　83：151-156, 1972.
682) 麻生邦一ほか：手指基節骨のいわゆる rotational supracondylar fracture の治療経験．整形外科　34：1607-1610，1983．
683) 富田泰次ほか：手指基節骨の rotational supracondylar fracture．整形外科　28：1351-1353，1977．
684) 西源三郎ほか：指節骨頚部骨折の治療．日手会誌　14：83-88，1997．
685) 山根孝志ほか：背屈転位した指節骨頚部骨折（背側転位型と背側回転型頚部骨折）の観血的治療の経験．日手会誌　12：134-139，1995．
686) 白濱正博，井上　博ほか：回転転位を有する基節骨あるいは中手骨頚部骨折の治療経験．日手会誌　4：403-406，1987．
687) 吉田健治，井上　博ほか：手指のいわゆる rotational supracondylar fracture の治療経験．日手会誌　10：625-628，1993．
688) 辻　美智子ほか：小児手指基節骨の回転性顆上骨折の治療経験．日手会誌　6：681-684，1989．
689) 伊藤　良ほか：指骨遠位端骨折の治療経験．整形外科　31：1451-1453，1980．
690) 設楽幸伸，佐々木孝ほか：手指基節骨頭頚部骨折の治療経験．骨折　16：234-238，1994．
691) 佐々木孝：(山根孝志ほか[685]の Discussion より)．
692) 井上　博ほか：指節間関節脱臼骨折—特に PIP 関節背側脱臼骨折について—．整・災外　28：417-427，1985．
693) Robertson RC et al：Treatment of fracture-dislocation of the interphalangeal joints of the hand. J Bone Joint Surg　28-A：68-70, 1946.
694) 矢部　裕：陳旧性 PIP 関節背側脱臼骨折に対する観血的整復術について．整形外科　27：1435-1439，1976．
695) 須川　勲ほか：PIP 関節背側脱臼骨折の治療．整形外科　34：1612-1615，1983．
696) 麻生邦一：指関節掌側板性剥離骨折における不顕性骨折の臨床的検討．日手会誌　15：144-147，1998．
697) 島本司考ほか：小児の指 DIP 関節損傷の検討．日手会誌　12：140-143，1995．
698) Rang M：Children's Fractures. Lippincott, pp225-226, 1983.
699) Seymour N：Juxta-epiphysial fracture of the terminal phalanx of the finger. J Bone Joint Surg　48-B：347-349, 1966.
700) Campbell RM Jr：Operative treatment of fractures and dislocations of the hand and wrist region in children. Orthop Clin North Am　21：217-243, 1990.
701) 石黒　隆ほか：骨片を伴った mallet finger に対する closed reduction の新法．日手会誌　5：444-447，1988．
702) 園畑素樹ほか：骨性 mallet finger に対する石黒法の治療成績．日手会誌　15：157-161，1998．
703) 田崎憲一ほか：骨片を伴う槌指の治療経験—石黒法とその応用について．日手会誌　15：162-165，1998．
704) 石黒　隆：(田崎[703]の追加討論より)．

4　遷延治癒および偽関節

705) 石田　治ほか：小児の外傷性骨軟骨欠損に対する再建手術について—遊離骨軟骨移植術と血管柄付関節移植術の遠隔成績—．日手会誌　11：673-677，1994．

5 指の脱臼,靱帯損傷

706) 児島忠雄ほか:指 PIP 関節側副靱帯断裂の手術例の検討. 整形外科 32:1493-1495, 1981.
707) 木野義武ほか:指側副靱帯損傷の治療経験. 整形外科 29:1379-1384, 1978.
708) 西源三郎ほか:PIP 関節側副靱帯断裂の手術成績. 日手会誌 7:715-717, 1990.
709) 富田泰次ほか:PIP 関節側副靱帯断裂に対する靱帯形成術の遠隔成績. 日手会誌 2:497-499, 1985.
710) 井上 博ほか:母指 MP 関節種子骨嵌入の 8 例. 整形外科 20:1453-1454, 1969.
711) 山中健輔,井上 博ほか:母指 MP 関節 locking の検討. 整形外科 32:1485-1487, 1981.
712) Yamanaka K, Inoue H et al:Locking of the metacarpophalangeal joint of the thumb. J Bone Joint Surg 67-A:782-787, 1985.
713) 白濱正博,井上 博ほか:スポーツによる母指 MP 関節 locking 症例の検討. 日手会誌 9:660-664, 1992.
714) 岡 一郎ほか:母指 MP 関節 locking の 5 症例. 整形外科 27:1282-1285, 1976.
715) 上野博章ほか:母指 MP 関節 locking の 5 症例. 整形外科 29:1362-1365, 1978.
716) 藤巻有久ほか:母指 MP 関節 locking の 7 例. 整・災外 35:1691-1695, 1992.
717) 石突正文ほか:母指過伸展損傷例の検討. 日手会誌 7:707-710, 1990.
718) 今井克巳ほか:母指 MP ロッキングの発生原因に関する解剖学的検討. 日手会誌 4:429-433, 1987.
719) 山中健輔:母指 MP 関節ロッキングに対する徒手整復と手術的整復. 整形外科 MOOK 増刊 2-A, 保存療法(伊丹康人ほか編), 金原出版, pp153-156, 1993.
720) Kaplan EB:Dorsal dislocation of the metacarpophalangeal joint of the index finger. J Bone Joint Surg 39-A;1081-1086, 1957.
721) 鈴木豊二ほか:示指基関節ボタンホール脱臼の 1 治験例. 東北整災季要 1:97-101, 1957.
722) 井上 博:示指中手指関節背側脱臼の 2 例. 久留米医会誌 25:198, 1962(会報).
723) 小川亮恵ほか:MP 関節背側脱臼の治療に関する知見. 整形外科 32:1482-1485, 1981.
724) 津下健哉ほか:示指 MP 関節背側脱臼の治療―整復障害因子について. 整形外科 24:1099-1101, 1973.
725) 津下健哉ほか:示指 MP 関節背側脱臼について―特に整復障害因子についての考察―. 臨整外 8:894-901, 1973.
726) Becton JL et al:A simplified technique for treating the complex dislocation of the index metacarpophalangeal joint. J Bone Joint Surg 57-A:698-700, 1975.
727) Green DP et al:Complex dislocation of the metacarpophalangeal joint;correlative pathological anatomy. J Bone Joint Surg 55-A:1480-1486, 1973.
728) 山中良一ほか:骨膜が整復障害因子となった小児の母指中手指節関節背側脱臼の 1 例. 整形外科 48:1614-1616, 1997.
729) 室田景久:手指の脱臼,骨折. 図説臨床整形外科講座 5(室田景久編), メジカルビュー社, pp246-271, 1982.

第 2 章　骨盤・下肢

I 骨盤骨折

730) 星 秀逸:骨盤外傷の受傷機転と分類. 図説整形外科診断治療講座 9,骨盤・股関節の外傷(桜井 修編), メジカルビュー社, pp6-13, 1990.
731) 田平礼一ほか:小児骨盤骨折の治療経験. 整形外科と災害外科 39:1212-1213, 1991.
732) 白濱正博ほか:小児骨盤骨折の治療経験. 骨折 23:63-67, 2001.
733) Rang M:Children's Fractures. Lippincott, pp233-241, 1983.
734) Rieger H et al:Fractures of the pelvis in children. Clin Orthop 336:226-239, 1997.
735) 斎藤 進ほか:小児骨盤骨折に伴う合併損傷. 別冊整形外科 No.10, 南江堂, pp65-71, 1986.
736) Heeg M et al:Long-term outcome of sacroiliac disruptions in children. J Pediatr Orthop 17:337-341, 1997.
737) Garbin KL et al:Pediatric pelvic ring fractures. J Pediatr Orthop 10:577-582, 1990.
738) Ogden JA:Pelvis. Skeletal Injury in the Child, WB Saunders, pp627-659, 1990.
739) Torode I et al:Pelvic fractures in children. J Pediatr Orthop 5:76-84, 1985.
740) Habacker TA et al:Fracture of the superior pelvic quadrant in a child. J Pediatr Orthop 15:69-72, 1995.
741) Canale ST et al:Pelvic and hip fractures. Fractures in Children(ed by Rockwood CA Jr et al), Lippincott, pp733-843, 1984.
742) Conwell MLP et al:Key and Conwell's Management of Fractures, Dislocations, and Sprains. Mosby, pp715-746, 1961.
743) 桜田 也:小児の骨盤骨折. 整形外科 MOOK No.13, 小児の骨折(泉田重雄編), 金原出版, pp168-174, 1980.
744) 服部 義ほか:腸骨棘裂離骨折の受傷機転と治療について. 整・災外 30:445-450, 1987.
745) 松谷常弘ほか:腸骨棘裂離骨折の治療について. 中部整災誌 33:2294-2295, 1990.

746) 清水哲哉ほか：下前腸骨棘骨折の5例．中部整災誌　33：1615，1990（会報）．
747) 柿並康太郎ほか：下前腸骨棘裂離骨折の治療経験．整形外科と災害外科　43：1515-1518，1994.
748) 宮崎正樹，井上　博ほか：上・下前腸骨棘同時裂離骨折の1例．整形外科と災害外科　33：384-387，1984.
749) Sundar M et al：Avulsion fractures of the pilvis in children. A report of 32 fractures and their outcome. Skeletal Radiol　23：85-90，1994（Canale[753]より引用）．
750) 北野達郎ほか：坐骨結節裂離骨折の1例．整・災外　28：187-189，1985.
751) Wootton JR et al：Avulsion of the ischial apophysis. The case for open reduction and internal fixation. J Bone Joint Surg　72-B：625-627，1990.
752) Watts HG：Fractures of the pelvis in children. Orthop Clin North Am　7：615-624，1976（Canale[753]より引用）．
753) Canale ST et al：Pelvic and hip fractures. Fracturs in Children (ed by Rockwood CA Jr et al)，Lippincott，pp1109-1193，1996.
754) Schwarz N et al：2-Jahres-Ergebnisse der konservativen Therapie instabiler Beckenringfrakturen bei Kindern. Unfallchirurg　97：439-444，1994.

II　股関節周辺骨折・脱臼

755) Ratliff AHC：Fractures of the neck of the femur in children. J Bone Joint Surg 44-B：528-542，1962.
756) 青柳孝一：大腿骨頚部骨折の予後と合併症．図説整形外科診断治療講座9，骨盤股関節の外傷（桜井　修編），メヂカルビュー社，pp226-237，1990.
757) Jacob JR et al：Traumatic dislocation and fracture dislocation of the hip；a long-term follow-up study. Clin Orthop　214：249-263，1987.
758) 星　秀逸ほか：外傷性股関節脱臼—とくに小児例について．整形外科　43：153-160，1992.
759) 鈴木秀明ほか：小児外傷性股関節脱臼の7例について．日小整会誌，1：34-39，1991.
760) 国見純功ほか：小児外傷性股関節脱臼の2例．関東整災誌　23：215-218，1992.
761) 津島秀行ほか：腰かけブランコにて受傷した小児外傷性股関節脱臼の1例．日小整会誌　6：197-199，1997.
762) 太田義人ほか：小児外傷性両側股関節脱臼の1例．Hip Joint　21：544-548，1995.

1　股関節脱臼

763) 塩崎一抄ほか：小児外傷性股関節脱臼の一例．北整・外傷研誌　14：73-76，1998.

764) Hamilton PR et al：Traumatic hip dislocation in childhood. J Pediatr Orthop　18：691-694，1998.
765) Endo S et al：Bilateral traumatic hip dislocation in a child. Arch Orthop Trauma Surg　112：155-156，1993.
766) Vialas M et al：Traumatic dislocation of the hip combined with ipsilateral fracture of the femoral shaft in a five year old child. Rev Chir Orthop　72：81-84，1986(French Pediatric Orthopaedic Papers 1978-1991，p97 より)．
767) Olsson O et al：Traumatic hip dislocation with spontaneous reduction and capsular interposition：A report of 2 children. Acta Orthop Scand　65：476-479，1994.
768) Shea KP：Acetabular epiphysis-labrum entrapment following traumatic anterior dislocation of the hip in children. J Pediatr Orthop　6：215-219，1986.
769) 石井良章：外傷性股関節脱臼．小児の骨折（村上寶久ほか編），メディカル葵，pp167-171，1988.
770) 木原　仁ほか：小児股関節脱臼の3例．日小整会誌　6：192-196，1997.
771) Pries P et al：A traumatic obturator dislocation of the hip in a four year old child. Rev Chir Orthop　77：49-52，1991（French Pediatric Orthopaedic Papers 1978-1991，p122 より）．
772) Guingand O et al：Traumatic dislocation of the hip and acetabulum fracture in children. Rev Chir Orthop　71：575-585，1985（French Pediatric Orthopaedic Papers 1978-1991，p95 より）．
773) 酒匂　大ほか：同側の大腿骨骨幹部骨折を伴った小児の外傷性股関節脱臼の1例．関東整災誌　16：383-386，1985.
774) Herring JA：Fracture dislocation of the capital femoral epiphysis. J Pediatr Orthop　6：112-114，1986.
775) 森　良樹ほか：学童期頚部内側骨折を伴った外傷性股関節脱臼の一治験例．骨折　5：143-147，1983.
776) Rieger H et al：Traumatic dislocation of the hip in young children. Arch Orthop Trauma Surg　110：114-117，1991.
777) Libri R et al：Traumatic dislocation of the hip in children and adolescents. Ital J Orthop Traumatol　12：61-67，1986.
778) Vontobel BJ et al：Avascular necrosis following traumatic hip dislocation in an 8-year-old boy. Arch Orthop Trauma Surg　113：83-85，1994.
779) 酒井義人ほか：小児外傷性股関節脱臼の1例．整・災外　41：1597-1599，1998.
780) Cady RB：Posterior dislocation of the hip associated with separation of the capital epiphysis. Clin Orthop　222：186-189，1987.
781) Fiddian NJ et al：Traumatic dislocation of the

hip in adolescence with separation of the capital epiphysis. Two case reports. J Bone Joint Surg 65-B : 148-149, 1983.
782) Petrini A et al : Long term results in traumatic dislocation of the hip in children. Ital J Orthop Traumatol 9 : 225-230, 1983.

2 大腿骨頚部骨折

783) 樋口富士男ほか：公園の長椅子ブランコによる児童の大腿骨頚部骨折の3例．整・災外 22：635-639，1979．
784) 日原 聡ほか：シーソーブランコ遊戯中に生じた小児の大腿骨頚部骨折の2例．整・災外 26：1727-1730，1983．
785) 桃崎和彦ほか：小児大腿骨頚部骨折の治療経験．整形外科と災害外科 33：627-631，1985．
786) Forlin E et al : Transepiphyseal fractures of the neck of the femur in very young children. J Pediatr Orthop 12 : 164-168, 1992.
787) 矢倉幸久ほか：小児両側股関節外傷の1例．北整・外傷研誌 14：121-124，1998．
788) Schwarz N et al : Aktuelle Therapie und Prognose der Femurhalsfrakturen im Wachstumsalter. Unfallchirurg 89 : 235-240, 1986.
789) 野本 努ほか：大腿骨小転子骨端線離開の1例．整形外科 47：224-225，1996．
790) 宝亀 登ほか：大転子骨端線離開の1例．整形外科 50：1120-1121，1999．
791) Colonna PC : Fractures of the neck of the femur in children. Am J Surg 6 : 793-797, 1929.
792) Rang M : Children's Fractures. 2nd ed, Lippincott, pp242-263, 1983.
793) 坂巻豊教ほか：小児の大腿骨頚部骨折．整形外科MOOK No.13，小児の骨折（泉田重雄編），金原出版，pp175-186，1980．
794) 岡崎龍史ほか：小児大腿骨頚部骨折の治療経験．整形外科と災害外科 42：770-773，1993．
795) 出口正男ほか：小児大腿骨頚部骨折の受傷時X線像と治療方針の選択について．骨折 14：107-112，1992．
796) 土田雄一ほか：小児大腿骨頚部骨折の治療経験．骨折 16：268-273，1994．
797) 高瀬勝巳ほか：小児大腿骨頚部骨折の治療経験．骨折 16：274-278，1994．
798) 安倍 淳ほか：小児大腿骨頚部骨折の治療経験．骨折 20：575-578，1998．
799) 鈴木孝治ほか：小児大腿骨頚部骨折の治療の検討．Hip Joint 21：549-553，1995．
800) 石井良章：大腿骨近位骨端線損傷．骨折 15(2)：21-26，1993．
801) 加藤 斉ほか：小児大腿骨頚部骨折の1例．整形外科 47：484-485，1996．
802) Leung PC et al : Long-term follow-up of children with femoral neck fractures. J Bone Joint Surg 68-B : 537-540, 1986.
803) 岩崎勝郎：大腿骨頚部骨折．関節周辺骨折の治療，OS NOW 10：78-87，1993．
804) Ogden JA : Femur. Skeletal Injury in the Child. WB Saunders, pp683-744, 1990.
805) 片田重彦：小児の大腿骨頚部骨折．関節外科 7：93-99，1988．
806) 小野寺剛ほか：小児大腿骨頚部骨折の1例．骨折 19：80-84，1997．
807) Davison BL et al : Hip fractures in children ; A long-term follow-up study. J Pediatr Orthop 12 : 355-358, 1992.
808) Forlin E et al : Complications associated with fracture of the neck of the femur in children. J Pediatr Orthop 12 : 503-509, 1992.

3 大腿骨頭すべり症

809) 二ノ宮節夫：大腿骨頭すべり症の疫学．日整会誌 63：30，1989（会報）．
810) 岩森 洋ほか：当科における大腿骨頭すべり症の治療成績．中部整災誌 40：827-828，1997．
811) Loder RT et al : The epidemiology of bilateral slipped capital femoral epiphysis. A study of children in Michigan. J Bone Joint Surg 75-A : 1141-1147, 1993.
812) Wells D et al : Review of slipped capital femoral epiphysis associated with endocrine disease. J Pediatr Orthop 13 : 610-614, 1993.
813) 城戸研二ほか：大腿骨頭すべり症の治療経験．整形外科と災害外科 42：555-558，1993．
814) 杉岡洋一：大腿骨頭すべり症の治療．図説整形外科診断治療講座16，変形性股関節症（宇田川英一編），メジカルビュー社，pp118-125，1990．
815) Brichaux JC et al : Valgus slip of the femoral epiphysis (report on 2 cases). Chir Pediatr 29 : 39 - 42, 1988 (French Pediatric Orthopaedic Papers 1978-1991, p60 より)．
816) 黒田 宏ほか：まれな後外方すべりを呈した大腿骨骨頭すべり症の2例．整形外科 44：750-754，1993．
817) Abraham E et al : Treatment of moderate to severe slipped capital femoral epiphysis with extracapsular base-of-neck osteotomy. J Pediatr Orthop 13 : 294-302, 1993.
818) Loder RT et al : Acute slipped capital femoral epiphysis : the importance of physeal stablity. J Bone Joint Surg 75-A : 1134-1140, 1993.
819) Imhäuser G : Zur Behandlung der schweren Dislokationen bei der jugendlichen Huftkopflösung. Z Orthop 108：21-32，1970．
820) Ingram AJ et al : Chondrolysis complicating slipped capital femoral epiphysis. Clin Orthop 165 : 99-109, 1982.
821) Peterson MD et al : Acute slipped capital femoral epiphysis : The value and safety of urgent manipulative reduction. J Pediatr Orthop 17 : 648-654, 1997.
822) 志賀俊樹ほか：大腿骨頭すべり症の治療成績．中部整災誌 40：825-826，1997．

823) Southwick WO : Osteotomy through the lesser trochanter for slipped capital femoral epiphysis. J Bone Joint Surg 49-A : 807-835, 1967.
824) 祖父江牟婁人：大腿骨頭骨端線離開12症例の手術経験．整・災外 26：1139-1150, 1983.
825) 祖父江牟婁人：大腿骨頭辷り症—Imhäuser法．OS NOW 2：74-85, 1991.
826) 横田昌幸ほか：大腿骨頭すべり症の治療経験．整・災外 28：1653-1660, 1985.
827) Rao JP et al : The treatment of chronic slipped capital femoral epiphysis by biplane osteotomy. J Bone Joint Surg 66-A : 1169-1175, 1984.
828) Nishiyama K et al : Follow-up study of slipped capital femoral epiphysis. J Pediatr Orthop 9 : 653-659, 1989.
829) 祖父江牟婁人ほか：Imhäuser法による大腿骨頭すべり症の治療成績．中部整災誌 40：821-822, 1997.
830) Ballmer PM et al : Ergebnisse nach subkapitaler und Imhäuser Weber Osteotomie bei Epiphyseolysis capitis femoris. Z Orthop 128 : 63-66, 1990.
831) 小田 浤ほか：大腿骨頭すべり症．股関節の整形外科—今日の常識と話題—小児の股関節疾患 整・災外 41：439-448, 1998.
832) 萩原哲夫ほか：大腿骨頭辷り症に対する三次元骨切り術の変法．Hip Joint 24：437-440, 1998.
833) 西山和男：大腿骨頭辷り症—骨頭下骨切り術．OS NOW 2：66-73, 1991.
834) 岸本英彰ほか：大腿骨頭すべり症の治療経験．中部整災誌 40：823-824, 1997.
835) James JB et al : Cuneiform osteotomy of the femoral neck in the treatment of slipped capital femoral epiphysis. A follow-up note. J Bone Joint Surg 76-A : 46-59, 1994.
836) Won-Chung J et al : Physeal remodeling after internal fixation of slipped capital femoral epiphyses. J Pediatr Orthop 11 : 2-5, 1991.
837) Dietz FR : Traction reduction of acute and acute-on-chronic slipped capital femoral epiphysis. Clin Orthop 302 : 101-110, 1994.
838) Samuelson T et al : Percutaneous pin fixation of chronic slipped capital femoral epiphysis. Clin Orthop 326 : 225-228, 1996.
839) Denton JR : Progression of a slipped femoral epiphysis after fixation with single cannulated screw. J Bone Joint Surg 75-A : 425-427, 1993.
840) Sugioka Y : Transtrochanteric rotational osteotomy in the treatment of idiopathic and steroid-induced femoral head necrosis, Perthes' disease, slipped capital femoral epiphysis, and osteoarthritis of the hip. Indications and results. Clin Orthop 184 : 12-23, 1984.
841) Fish JB : Cuneiform osteotomy of the femoral neck in the treatment of slipped capital femoral epiphysis. J Bone Joint Surg 66-A : 1153-1168, 1984.
842) Clarke HJ et al : Surgical treatment for severe slipping of the upper femoral epiphysis. J Bone Joint Surg 72-B : 854-858, 1990.
843) Hägglund G et al : Slipped capital femoral epiphysis in southern Sweden ; long-term results after femoral neck osteotomy. Clin Orthop 210 : 152-159, 1986.
844) Szypryt EP et al : Open reduction or epiphyseodesis for slipped upper femoral epiphysis ; a comparison of Dunn's operation and the Heyman-Herndon procedure. J Bone Joint Surg 69-B : 737-742, 1987.
845) Lefort G et al : Open reduction by Dunn's technique for slipped upper femoral epiphysis. Chir. Pédiatr 31 : 229-234, 1990 (French Pediatric Orthopaedic Papers 1978-1991, p65 より).
846) Engelhardt P : Epiphyseolysis capitus femoris. Überlegungen zur Therapie der Gegenhüfte am Wachstumsende. Z Orthop 128 : 262-265, 1990.
847) 北原 洋ほか：Cannulated screw抜去後大腿骨頚部内側骨折を生じた大腿骨頭すべり症の1例．整形外科 49：448-449, 1998.
848) Samuelson T et al : Percutaneous pin fixation of chronic slipped capital femoral epiphysis. Clin Orthop 326 : 225-228, 1996.
849) Nonweiler B et al : Percutaneous in situ fixation of slipped capital femoral epiphysis using two threaded Steinmann pins. J Pediatr Orthop 16 : 56-60, 1996.
850) Canale ST et al : Displaced femoral neck fractures at the bone-screw interface after in situ fixation of slipped capital femoral epiphysis. J Pediatr Orthop 17 : 212-215, 1997.
851) Maletis GB et al : Windshield-wiper loosening : A complication of in situ screw fixation of slipped capital femoral epiphysis. J Pediatr Orthop 13 : 607-609, 1993.
852) Carney BT et al : Long-term folow-up of slipped capital femoral epiphysis. J Bone Joint Surg 73-B : 667-674, 1991.
853) Ordeberg G et al : Slipped capital femoral epiphysis in southern Sweden ; long-term results with closed reduction and hip plaster spica. Clin Orthop 220 : 148-154, 1987.

Ⅲ 大腿骨骨幹部骨折

854) 松田寿義ほか：大腿骨骨幹部疲労骨折の1例．整形外科と災害外科 39：724-727, 1990.
855) Buckley SL et al : Stress fractures of the femoral diaphysis in young children. A report of 2 cases. Clin Orthop 310 : 165-169, 1995.
856) Hedlund R et al : The incidence of femoral shaft

857) Rang M et al：Children's Fractures. 2nd ed, Lippincott, pp264-280, 1983.
858) 山田康人ほか：学童期大腿骨骨折の治療経験. 中部整災誌 35：1569-1570, 1992.
859) Beals RK et al：Fractured femur in infancy. The role of child abuse. J Pediatr Orthop 3：583-586, 1983.
860) Blakemore LC et al：Role of intentional abuse in children 1 to 5 years old with isolated femoral shaft fractures. J Pediatr Orthop 16：585-588, 1996.
861) 井上 博：成長期長骨々折の長径成長に及ぼす影響について. 久留米医会誌 22：519-535, 1959.
862) 糟谷清一郎：小児骨折の治療. 金原出版, pp164-168, 1967.
863) 村山 司：成長期長骨々幹部骨折自家矯正の臨床的観察. 久留米医会誌 26：256-271, 1963.
864) Aitken AP：Overgrowth of the femoral shaft following fracture in children. Am J Surg 49：147-148, 1940.
865) 布田由之：小児下肢長管骨骨折患者の予後；その1：長径長変化, 転位の自家矯正, 下肢形態の変化について. 整・災外 25：171-182, 1982.
866) Buckley SL：Current trends in the treatment of femoral shaft fractures in children and adolescent. Clin Orthop 338：60-73, 1997.
867) Aronson DD et al：Skeletal traction for fractures of the femoral shaft in children；a long-term study. J Bone Joint Surg 69-A：1435-1439, 1987.
868) 斎藤英彦ほか：小児大腿骨骨幹部骨折に対する保存療法の適応と限界. 整・災外 33：13-20, 1990.
869) Wessel L et al：Beinlängendifferenz nach kindlichen Oberschenkelfrakturen-endgültiges oder passageres Phänomen? Unfallchirurg 99：275-282, 1996.
870) 伊藤晴夫：大腿骨骨折の予後調査—長径成長に関して. 中部整災誌 24：926-936, 1981.
871) Clement DA et al：Overgrowth of the femur after fracture in childhood；an increased effect in boys. J Bone joint Surg 68-B：534-540, 1986.
872) Staheli LT：Fractures of the shaft of the femur. Fractures in Children（ed by Rockwood CA Jr et al）, Lippincott, pp845-889, 1984.
873) 麻殖生和博ほか：小児大腿骨骨幹部骨折後のremodelingの推移. 骨折 21：7-10, 1999.
874) 半田忠洋ほか：保存療法による小児大腿骨骨幹部骨折の検討. 骨折 17：110-113, 1995.
875) 甲斐秀美ほか：小児大腿骨骨折変形治癒後の矯正について. 関東整災誌 27：131-134, 1996.
876) 湯川岳夫ほか：小児大腿骨骨幹部骨折の予後調査. 骨折 21：1-6, 1999.
877) Malkawi H et al：Remodeling after femoral shaft fractures in children treated by modified Blount method. J Pediatr Orthop 6：421-429, 1986.
878) Kasser JR：Femoral shaft fractures. Fractures in Children（ed by Rockwood CA Jr et al）, Lippincott, pp1195-1230, 1996.
879) 斎藤 進ほか：小児大腿骨骨折治療の問題点—変形の自家矯正について. 整形外科 41：1185-1192, 1990.
880) Hägglund G et al：Correction by growth of rotational deformity after femoral fracture in children. Acta Orthop Scand 54：858-861, 1983.
881) Strong ML et al：Rotational remodeling of malrotated femoral fractures. A model in the rabbit. J Pediatr Orthop 12：173-176, 1992.
882) David JR：Rotational deformity and remodeling after fracture of the femur in children. Clin Orthop 302：27-35, 1994.
883) Ziv I et al：Treatment of femoral fracture in child with head injury. J Bone Joint Surg 65-B：276-278, 1983.
884) Reeves RB et al：Internal fixation versus traction and casting of adolescent femoral shaft fractures. J Pediatr Orthop 10：592-595, 1990.
885) de Sanctis N et al：The use of external fixators in femur fractures in children. J Pediatr Orthop 16：613-620, 1996.
886) 近藤充徳ほか：小児大腿骨骨幹部骨折における創外固定後の長期成績. 骨折 21：11-15, 1999.
887) Aronson J et al：External fixation of femur fractures in children. J Pediatr Orthop 12：157-163, 1992.
888) Davis TJ et al：External fixation of pediatric femoral fractures. Clin Orthop 318：191-198, 1995.
889) Gregory P et al：Early complications with external fixation of pediatric femoral shaft fractures. J Orthop Trauma 10：191-198, 1996.
890) Blasier RD et al：External fixation of pediatric femur fractures. J Pediatr Orthop 17：342-346, 1997.
891) 井上 猛ほか：小児大腿骨骨幹部骨折に対する創外固定法の治療成績. 骨折 18：418-422, 1996.
892) Probe R et al：Refracture of adolescent femoral shaft fractures：A complication of external fixation. A report of two cases. J Pediatr Orthop 13：102-105, 1993.
893) Coyte PC et al：Economic evaluation of 2 treatments for pediatric femoral shaft fractures.

894) Bar-On E et al：External fixation or flexible intramedullary nailing for femoral shaft fractures in children. A prospective, randomised study. J Bone Joint Surg　79-B：975-978, 1997.
895) 太田万郷ほか：当科における小児大腿骨骨折の各治療法の成績．第5回日本小児整形外科学会学術集会抄録号, p99, 1994.
896) Feld C et al：Die kindliche Femurschaftfrakturen in der Altersgruppe 6-14 Jahre. Ein retrospektiver Therapievergleich zwischen konservativer Behandlung, Plattenosteosynthese und externer Stabilisierung. Unfallchirurg 96：169-174, 1993.
897) Herndon WA et al：Management of femoral shaft fractures in the adolescent. J Pediatr Orthop　9：29-32, 1989.
898) Heinrich SD et al：The operative stabilization of pediatric diaphyseal femur fractures with flexible intramedullary nails：A prospective analysis. J Pediatr Orthop　14：501-507, 1994.
899) Carey TP et al：Flexible intramedullary nail fixation of pediatric femoral fractures. Clin Orthop　332：110-118, 1996.
900) 田中　恵ほか：小児大腿骨骨幹部骨折における保存療法と手術療法の比較検討．日小整会誌　5：133-136, 1995.
901) 堀　修司：Ender法による小児大腿骨骨幹部骨折の治療．北整・外傷研誌　14：94-96, 1998.
902) 角口孝文ほか：小児大腿骨骨幹部骨折に対する経皮的髄内pinning固定法の長期成績．骨折　21：16-19, 1999.
903) 島田恭光ほか：小児大腿骨骨幹部骨折に対する経皮ピンニング併用ギプス固定法．骨折　10：191-196, 1988.
904) 前田明夫ほか：小児大腿骨骨幹部骨折における経皮的髄内pinning法の治療経験．日小整会誌　5：116-118, 1995.
905) 西尾昭彦ほか：小児大腿骨骨幹部骨折に対する経皮的髄内固定の経験．骨折 21：20-24, 1999.
906) 尾上英俊ほか：小児大腿骨骨幹部骨折に対する髄内釘の使用経験．骨折　21：25-28, 1999.
907) Valdiserri L et al：Küntscher nailing in the treatment of femoral fractures in children. Is it completely contraindicated? Ital J Orthop Traumatol　9：293-296, 1983.
908) Beaty H et al：Interlocking intramedullary nailing of femoral-shaft fractures in adolescent：Preliminary results and complications. J Pediatr Orthop　14：178-183, 1994.
909) Galpin RD et al：Intramedullary nailing of pediatric femoral fractures. J Pediatr Orthop　14：184-189, 1994.
910) Raney EM et al： Premature greater trochanteric epiphysiodesis secondary to intramedullary femoral rodding. J Pediatr Orthop　13：516-520, 1993.
911) González-Herranz P et al：Intramedullary nailing of the femur in children. Effects on its proximal end. J Bone Joint Surg 77-B：262-266, 1995.
912) Ward WT et al：Compression plating for child and adolescent femur fractures. J Pediatr Orthop　12：626-632, 1992.
913) Blount WP：Fractures in Children. Williams & Wilkins, pp129-146, 1955.
914) Bos CFA et al：Bilateral pelvitrochanteric heterotopic ossification in a child. J Bone Joint Surg　75-A：1840-1843, 1993.
915) Nicholson J et al：Bryant's traction：A provocative cause of circulatory complications. JAMA　157：415-418, 1955〔Staheli LT：Fractures of the shaft of the femur. Fractures in Children（ed by Rockwood CA Jr et al）, Lippincott, pp845-889, 1984より引用〕．
916) Boman A et al：Home traction of femoral shaft fractures in younger children. J Pediatr Orthop　18：478-480, 1998.
917) Newton PO et al： The use of modified Neufeld's skeletal traction in children and adolescents. J Pediatr Orthop　15：467-469, 1995.
918) Buehler KC et al：A prospective study of early spica casting outcomes in the treatment of femoral shaft fractures in children. J Pediatr Orthop　15：30-35, 1995.
919) Thompson JD et al：Shortening in femoral shaft fractures in children treated with spica cast. Clin Orthop　338：74-78, 1997.
920) Martinez AG et al：Femoral shaft fractures in children treated with early spica cast. J Pediatr Orthop　11：712-716, 1991.
921) McCarthy RE：A method for early spica cast application in treatment of pediatric femoral shaft fractures. J Pediatr Orthop　6：89-91, 1986.
922) Weiss APC et al：Peroneal nerve palsy after early cast application for femoral fractures in children. J Pediatr Orthop　12：25-28, 1992.
923) Çeliker Ö et al：Femoral shaft fractures in children；technique of immediate treatment with supracondylar Kirschner wires and one-and-a-half spica cast. J Pediatr Orthop　8：580-584, 1988.
924) Guttmann GG et al：Three-point fixation walking spica cast：an alternative to early or immediate casting of femoral shaft fractures in children. J Pediatr Orthop　8：699-703, 1988.
925) Stannard JP et al：Femur fractures in infants：A new therapeutic approach. J Pediatr Orthop　15：461-466, 1995.
926) Fraser KE： The hammock suspension technique for hip spica cast application in children. J Pediatr Orthop 15：27-29, 1995.
927) Illgen R II et al：Femur fractures in children：

Treatment with early sitting spica casting. J Pediatr Orthop 18：481-487, 1998.
928) Gross RH et al：Cast brace management of the femoral shaft fracture in children and young adults. J Pediatr Orthop 3：572-582, 1983.
929) Kregor PJ et al：Plate fixation of femoral shaft fractures in multiply injured children. J Bone Joint Surg 75-A：1774-1780, 1993.
930) Thometz JG et al：Osteonecrosis of the femoral head after intramedullary nailing of a fracture of the femoral shaft in an adolescent. A case report. J Bone Joint Surg 77-A：1423-1426, 1995.
931) Winquist RA：Segmental fractures of the lower extremity and the floating knee. The multiply injured patient with complex fractures（ed by Meyers MH）, Lea and Febiger, pp218-248, 1984（Letts[932]より引用）.
932) Letts M et al：The "floating knee" in children. J Bone Joint Surg 68-B：442-446, 1986.
933) 山田康人ほか：小児における同一下肢複合骨折の治療経験. 整形外科と災害外科 41：268-270, 1992.
934) Bohn WW et al：Ipsilateral fractures of the femur and tibia in children and adolescents. J Bone Joint Surg 73-A：429-439, 1991.

Ⅳ 膝関節周辺骨折・脱臼

935) Bertin KC et al：Ligament injuries associated with physeal fractures about the knee. Clin Orthop 177：188-195, 1983.
936) Thomson JD et al：Fracture of the distal femoral epiphyseal plate. J Pediatr Orthop 15：474-478, 1995.

1 大腿骨遠位骨端離開

937) Beaty JH et al：Current concepts review. Fractures about the knee in children. J Bone Joint Surg 76-A：1870-1880, 1994.
938) Ogden JA：Injury of the growth mechanisms of the immature skeleton. Skel Radiol 6：237-253, 1981（Peterson[632]より引用）.
939) Sponceller P et al：Fractures and dislocations about the knee. Part I. Extraarticular fractures. Fractures in Children（ed by Rockwood CA Jr et al）, Lippincott, pp1233-1290, 1996.
940) Huchinson J Jr：Lectures on injuries to the epiphyses and their results. Br Med J 1：669-673, 1894（McCartney[943]より引用）.
941) Sharrard WJW：Paediatric Orthopaedics and Fractures. Blackwell Sci, pp1600-1605, 1979.
942) Blount WP：Fractures in Children. Williams & Wilkins, pp153-154, 1955.
943) McCartney D et al：Operative stabilization of pediatric femur fractures. Orthop Clin North Am 25：635-650, 1994.
944) 富士川恭輔ほか：膝関節部の骨端線損傷. 骨折 15（2）：27-32, 1993.
945) 田波秀文ほか：大腿骨遠位端骨端離開の追跡調査. 骨折 5：169-173, 1983.
946) 森井孝通ほか：小児大腿骨遠位・脛骨近位骨端部骨折後の成長障害と治療. 整・災外 33：29-40, 1990.
947) Riseborough EJ et al：Growth disturbances following distal physeal fracture-separations. J Bone Joint Surg 65-A：885-893, 1983.
948) Ehrlich MG et al：Epiphyseal injuries about the knee. Orthop Clin North Am 10：91-103, 1979.
949) Lombardo SJ et al：Fractures of the distal femoral epiphyses. Factors influencing prognosis：A review of thirty-four cases. J Bone Joint Surg 59-A：742-751, 1977.
950) Linhart WE et al：Lösungen der distalen Femurepiphyse. Unfallchirurg 88：274-279, 1985.
951) Roberts JM：Separation of the distal femoral epiphysis. Fractures in Children（ed by Rockwood CA Jr et al）, Lippincott, pp891-917, 1984.
952) Ogden JA：Radiologic Aspects. Skeletal Injury in the Child. WB Saunders, pp65-96, 1990.
953) Jackson AM：Excision of the central physeal bar：A modification of Langenskiöld's procedure. J Bone Joint Surg 75-B：664-665, 1993.
954) Kasser JR：Physeal bar resections after growth arrest about the knee. Clin Orthop 255：68-74, 1990.

2 膝蓋骨骨折

955) Maguire JK et al：Fractures of the patella in children and adolescents. J Pediatr Orthop 13：567-571, 1993.
956) Ray JM et al：Incidence, mechanism of injury and treatment of fractures of the patella in children. J Trauma 32：464-467, 1992.
957) 福島一彦ほか：小児膝蓋骨骨折の3例. 整形外科と災害外科 35：609-612, 1986.
958) 小竹俊郎ほか：膝蓋骨上極部 sleeve fracture の5例. 第6回日本小児整形外科学会学術集会抄録号, p79, 1995.
959) Wu CD et al：Sleeve fractures of the patella in children. A report of five cases. Am J Sports Med 19：525-528, 1991.
960) Houghton GR et al：Sleeve fractures of the patella in children. J Bone Joint Surg 61-B：165-168, 1979.
961) 佐々木崇ほか：スポーツによる膝蓋骨下端裂離骨折の3例. 整形外科 25：113-117, 1974.
962) 津村暢宏ほか：Sleeve fracture（膝蓋骨下極裂離骨折）の1例. 整形外科 39：1225-1228, 1988.
963) 松本憲尚ほか：小児膝蓋骨 sleeve fracture の2症例. 中部整災誌 33：1547, 1990（会報）.

964) 森井孝通ほか：小児膝伸展機構の骨折，膝蓋骨下極裂離骨折（sleeve fracture）と脛骨粗面裂離骨折．MB Orthop 37：117-128，1991.
965) 河合大吾郎ほか：脛骨結節裂離骨折および膝蓋骨 sleeve fracture を同時に生じた1例．中部整災誌 40：1308，1997（会報）.
966) 島垣　斎ほか：膝蓋骨 sleeve fracture の2例．東京膝関節学会誌 14：164-167，1993.
967) 吉峰史博ほか：若年者の膝蓋骨近位端剝離骨折の1例．整・災外 31：867-870，1988.
968) Bishay M：Sleeve fracture of upper pole of patella. J Bone Joint Surg 73-B：339, 1991.
969) Bruijn JD：Ossification in the patellar tendon and patella alta following sports injuries in children. Arch Orthop Trauma Surg 112：157-158, 1993.
970) 藤沢義之ほか：膝蓋骨の tangential osteochondral fracture に合併した大腿骨外側顆の骨軟骨骨折について．臨整外 14：634-647，1979.
971) Nietosvaara Y et al：Acute patellar dislocation in children：Incidence and associated osteochondral fractures. J Pediatr Orthop 14：513-515, 1994.
972) 南　九満, 井上　博ほか：膝蓋骨の osteochondral fracture の5例．整形外科と災害外科 31：69-72，1982.
973) 中川研二：膝蓋骨脱臼．小児の骨折（村上寶久ほか編），メディカル葵，pp213-222，1988.
974) 小林　晶ほか：膝蓋骨 osteochondral fracture の病態．整形外科 34：1307-1314，1983.
975) Milgram JE：Tangential osteochondral fracture of the patella. J Bone Joint Surg 25：271-280, 1943.
976) Kennedy JC：The injured adolescent knee. Williams & Wilkins, 1979（Beaty[978]より引用）.
977) 鳥巣岳彦：骨軟骨骨折．ヴォアラ膝（小林　晶ほか編），南江堂，pp306-309，1989.
978) Beaty JH：Intra-articular and ligamentous injuries about the knee. Fractures in Children（ed by Rockwood CA Jr et al），Lippincott，pp1290-1329，1996.
979) Levis PC et al：Herbert screw fixation of osteochondral fractures about the knee. Aust N Z J Surg 60：511-513, 1990（Beaty[978]より引用）.
980) 小林　晶：膝蓋骨亜脱臼症候群．ヴォアラ膝（小林　晶ほか編），南江堂，pp286-291，1989.

3　脛骨顆間隆起骨折

981) Meyers MH et al：Fracture of the intercondylar eminence of the tibia. J Bone Joint Surg 41-A：209-222, 1959.
982) 福島重宣ほか：小児の陳旧性脛骨顆間隆起骨折の治療経験．東京膝関節学会誌 14：40-43，1993.
983) Ogden JH：Tibial spine injury. Skeletal Injury in the Child. WB Saunders, pp796-799, 1990.
984) Mah JY et al：Follow-up study of arthroscopic reduction and fixation of type Ⅲ tibial eminence fractures. J Pediatr Orthop 18：475-477, 1998.
985) 水島　雄ほか：脛骨顆間隆起骨折の治療．MB Orthop 37：99-104，1991.
986) Mah JY et al：An arthroscopic technique for the reduction and fixation of tibial-eminence fractures. J Pediatr Orthop 16：119-1211, 1996.
987) McLennan JG et al：Lessons learned after second-look arthroscopy in type Ⅲ fractures of the tibial spine. J Pediatr Orthop 15：59-62, 1995.
988) Willis RB et al：Long-term follow-up of anterior tibial eminence fractures. J Pediatr Orthop 13：361-364, 1993.
989) Janarv P-M et al：Long-term follow-up of anterior tibial spine fractures in children. J Pediatr Orthop 15：63-68, 1995.
990) 富士川恭輔ほか：小児大腿骨遠位および脛骨近位骨端部骨折．MB Orthop 37：105-116，1991.
991) Meyers MH et al：Fracture of the intercondylar eminence of the tibia. J Bone Joint Surg 52-A：1677-1684, 1970.
992) 南銀次郎ほか：関節鏡視下に骨接合術を施行した脛骨顆間隆起骨折の6例．骨折 20：610-613，1998.
993) 若林敏行ほか：小児膝前十字靱帯脛骨付着部剝離骨折の治療成績．関節鏡 24：33-38，1999.

4　脛骨近位骨端離開

994) Takai R et al：Minor knee trauma as a possible cause of asymmetrical proximal tibial physis closure；A case report. Clin Orthop 307：142-145, 1994.
995) 児玉博隆ほか：分娩時の脛骨近位骨端線損傷の1例．日小整会誌 6：71-75，1996.
996) Roberts JM：Separation of the proximal tibial epiphysis. Fractures in Children（ed by Rockwood CA Jr et al），Lippincott，pp918-927，1984.
997) 久保恭臣ほか：脛骨近位骨端離開の治療経験．骨折 16：284-288，1994.
998) 斎藤幸弘ほか：脛骨近位骨端線離開の3例．整形外科 44：266-270，1993.
999) 岩永安弘ほか：下腿骨々折を伴った膝窩動脈損傷の2治験例．整形外科と災害外科 23：51-54，1974.
1000) 石野明成ほか：開放性脛骨近位骨端離解の1例．骨折 5：179-181，1983.
1001) Burkhart SS et al：Fractures of the proximal tibial epiphysis. J Bone Joint Surg 61-A：996-1002, 1979.
1002) Shelton WR et al：Fractures of the tibia through the proximal tibial epiphyseal cartilage. J Bone

Joint Surg 61-A：167-173，1979．

5 脛骨粗面骨折

1003) 徳永純一ほか：少年期脛骨粗面裂離骨折の観血的治療について．骨折 5：182-185，1983．
1004) 中村 尚ほか：脛骨粗面裂離骨折の12例．整・災外 28：127-130，1985．
1005) Bolesta MJ et al：Tibial tubercle avulsions. J Pediatr Orthop 6：186-192，1986.
1006) Chow SP et al：Fracture of the tibial tubercle in the adolescent. J Bone Joint Surg 72-B：231-234, 1990.
1007) 麻生邦一ほか：脛骨粗面剝離骨折の臨床的検討．骨折 14：162-166，1992．
1008) Ogden JA：Tibia and Fibula. Skeletal Injury in the Child. WB Saunders, pp787-863, 1990.
1009) Trickey EL：Fractures and epiphyseal injuries of the tibial tubercle.Watson-Jones Fractures and Joint Injuries(ed by Wilson JN), Churchill-Livingstone, pp1047-1049, 1976.
1010) Ogden JA et al：Fractures of the tibial tuberosity in adolescents. J Bone Joint Surg 62-A：205-215, 1980.
1011) Frankl U et al：Avulsion fractures of the tibial tubercle with avulsion of the patellar ligament. Report of two cases. J Bone Joint Surg 72-A：1411-1413, 1990.
1012) Carro LP：Avulsion of the patellar ligament with combined fracture luxation of the tibial epiphysis：Case report and review of the literature. J Orthop Trauma 10：355-358, 1996.
1013) Driessnack RP et al：Fracture of an unossified tibial tubercle. J Pediatr Orthop 5：728-730, 1985.
1014) Grönkvist H et al：Fracture of the anterior tibial spine in children. J Pediatr Orthop 4：465-468, 1984.
1015) Henard DC et al：Avulsion fractures of the tibial tubercle in adolescents. A report of bilateral fractures and a review of the literature. Clin Orthop 177：182-187, 1983.
1016) Wiss DA et al：Type Ⅲ fractures of the tibial tubercle in adolescent. J Orthop Trauma 5：475-479, 1991.

6 脛骨近位骨幹端部骨折

1017) Cozen L：Fracture of proximal portion of tibia in children followed by valgus deformity. Surg Gynecol Obstet 97：183-188, 1953.
1018) Zionts LE et al：Posttraumatic tibia valga；A case demonstrating asymmetric activity at the proximal growth plate on technetium bone scan. J Pediatr Orthop 7：458-462, 1987.
1019) Ogden JA et al：Tibia valga after proximal metaphyseal fractures in children：A normal biologic response. J Pediatr Orthop 15：489-494, 1995.
1020) Jordan SE et al：The etiology of valgus angulation after metaphyseal fractures of the tibia in children. J Pediatr Orthop 7：450-457, 1987.
1021) 猪飼通夫ほか：Genu valgum を続発させる小児 tibia proximal metaphyseal greenstick fracture の2例．骨折 5：186-191，1983．
1022) 野口昌彦ほか：小児脛骨近位骨幹端骨折後の脛骨外反変形．整形外科 42：197-202，1991．
1023) Robert M et al：Fractures of the proximal tibial metaphysis in children；review of a series of 25 cases. J Pediatr Orthop 7：444-449, 1987.
1024) Zionts LE et al：Spontaneous improvement of post-traumatic tibia valga. J Bone Joint Surg 68-A：680-687, 1986.
1025) Heinrich SD：Fractures of the shaft of the tibia and fibula. Fractures in Children (ed by Rockwood CA Jr et al), Lippincott, pp1331-1375, 1996.
1026) Ippolito E et al：Post-traumatic valgus deformity of the knee in proximal tibial metaphyseal fractures in children. Ital J Orthop Traumatol 10：103-108, 1984.
1027) Dias LS：Fractures of the proximal tibial metaphysis. Fractures in Children (ed by Rockwood CA Jr et al), Lippincott, pp1002-1011, 1984.
1028) Brougham DI et al：Valgus deformity after proximal tibial fractures in children. J Bone Joint Surg 69-B：482, 1987.

Ⅴ 下腿骨骨折

1 脛骨骨幹部骨折

1029) Osier LK et al：Metaphyseal extensions of hypertrophied chondrocytes in abused infants indicate healing fractures. J Pediatr Orthop 13：249-254, 1993.
1030) Yang J-P et al：Isolated fractures of the tibia with intact fibula in children；A review of 95 patients. J Pediatr Orthop 17：347-351, 1997.
1031) Shannak AO：Tibial fractures in children；follow-up study. J Pediatr Orthop 8：306-310, 1988.
1032) Bennek J et al：Knochenwachstum nach deform verheilten Unterschenkelschaftfrakturen bei Kindern. Zentralbl Chir 91：633-639, 1966.
1033) 甲斐秀実ほか：小児下肢骨折癒合後のリモデリングについて．日小整会誌 5：358-363，1996．
1034) Dias LS：Fractures of the tibia and fibula. Fractures in Children (ed by Rockwood CA Jr et al), Lippincott, pp983-1002, 1984.
1035) Dias LS：Fractures of the tibia and fibular shaft.Fractures in Children (ed by Rockwood CA Jr et al), Lippincott, pp1271-1302, 1991.

3 脛・腓骨の急性塑性変形

1036) Martin W Ⅲ et al：Acute plastic bowing fractures of the fibula. Diagn Radiol 131：639-640, 1979.
1037) Neumann L：Acute plastic bowing fractures of both tibia and the fibula in a child. Br J Accident Surg 21：122-123, 1990.
1038) 吉田 豪, 井上 博ほか：小児腓骨の急性骨塑性変形の1例. 整形外科と災害外科 40：279-282, 1991.
1039) 久賀養一郎, 井上 博ほか：小児腓骨急性可塑性変形の2例. 第98回西日本整形・災害外科学会抄録集, p49, 1999.
1040) 岩部晶平ほか：小児腓骨の急性骨塑性変形. 骨折 12：257-262, 1990.
1041) Orenstein E et al：Acute traumatic bowing of the tibia without fracture, case report. J Bone Joint Surg 67-A：965-967, 1985.

4 下腿骨ストレス骨折

1042) Devas MB：Stress fractures in children. J Bone Joint Surg 45-B：528-541, 1963.
1043) Devas MB：Stress Fractures. Churchill-Livingstone, pp46-106, 1975.
1044) Donati RB et al：Bilateral tibial stress fractures in a six-year-old male. A case report. Am J Sports Med 19：323-325, 1990.

Ⅵ 足関節周辺骨折

1 脛・腓骨遠位骨端線損傷

1045) Smith BG et al：Early MR imaging of lower-extremity physeal fracture-separations：A preliminary report. J Pediatr Orthop 14：526-533, 1994.
1046) Peterson HA：Physeal fractures；Part 3. Classification. J Pediatr Orthop 14：439-448, 1994.
1047) Dias LS et al：Physeal injuries of the ankle in children. Classification. Clin Orthop 136：230-233, 1978.
1048) Lauge-Hansen N：Fractures of the ankle. Ⅱ. Combined experimental-surgical and experimental-roentgenologic investigations. Arch Surg 60：957-985, 1950.
1049) Dias LS：Fractures of the distal tibial and fibular physis. Fractures in Children (ed by Rockwood CA Jr et al), Lippincott, pp1014-1042, 1984.
1050) 今里博司, 井上 博ほか：Dias 分類における小児足関節 other physeal injuries について. 骨折 13：35-37, 1991.
1051) Köhler/Zimmer：Borderlands of Normal and Early Pathologic Findings in Skeletal Radiography (ed by Schmidt H et al), Georg Thieme Verlag, p767, 1993.
1052) 徳安英世, 井上 博ほか：Juvenile Tillaux Fracture の1例. 整形外科と災害外科 34：1011-1013, 1986.
1053) Wagstaffe WW：An unusual form of fracture of the fibula. St Thomas Hospital Report 6：43, 1875 (Pankovich AM：Fractures of the fibula at the distal tibiofibular syndesmosis. Clin Orthop 143：138-147, 1979 より引用).
1054) Rapariz JM et al：Distal tibial triplane fractures；Long-term follow-up. J Pediatr Orthop 16：113-118, 1996.
1055) Von Laer L：Classification, diagnosis, and treatment of transitional fractures of the distal part of the tibia. J Bone Joint Surg 67-A：687-698, 1985.
1056) Kärrholm J et al：Computed tomography of intraarticular supination-eversion fractures of the ankle in adolescents. J Pediatr Orthop 1：181-187, 1981.
1057) Spiegel PG et al：Triplane fractures of the distal tibial epiphysis. Clin Orthop 188：74-89, 1984.
1058) Ogden JA：Skeletal Injury in the Child. WB Saunders, pp839-841, 1990.
1059) Feldman DS et al：Extra-articular triplane fracture of the distal tibial epiphysis. J Pediatr Orthop 15：479-481, 1995.
1060) Shin AY et al：Intramalleolar triplane fractures of the distal tibial epiphysis. J Pediatr Orthop 17：352-355, 1997.
1061) Denton JR et al：The medial triplane fracture, report of an unusual injury. J Trauma 21：991-995, 1981.
1062) Cummings RJ：Distal tibial and fibular fractures. Fractures in Children (ed by Rockwood CA Jr et al), Lippincott, pp1377-1428, 1996.
1063) 西村行政ほか：脛骨遠位端 triplane fracture の治療経験. 整形外科と災害外科 41：252-257, 1992.
1064) 広松聖夫, 井上 博ほか：脛骨遠位骨端線損傷の経皮的固定による治療. 整形外科と災害外科 47：191-194, 1998.
1065) Cass JR et al：Salter-Harris type-Ⅳ injuries of the distal tibial epiphyseal growth plate, with emphasis on those involving the medial malleolus. J Bone Joint Surg 65-A：1059-1070, 1983.
1066) 原 秀ほか：脛腓骨遠位骨端線損傷の治療経験. 骨折 18：249-254, 1996.
1067) 宮房成一ほか：足関節部骨端線損傷の治療成績. 骨折 15(2)：33-39, 1993.
1068) McFarland B：Traumatic arrest of epiphyseal growth at the lower end of the tibia. Br J Surg 19：78-82, 1931.
1069) Kennedy JP et al：Avascular necrosis

complicating fracture of the distal tibial epiphysis. J Pediatr Orthop 11：234-237, 1991.
1070) Dugan G et al：Distal tibial injuries in children；A different treatment concept. J Orthop Trauma 1：63-67, 1987.
1071) 竹村隆志ほか：Triplane 骨折. 日災医誌 46：634-640, 1998.
1072) 小関弘展ほか：小児脛骨遠位端 triplane 骨折の治療経験. 整形外科と災害外科 48：115-121, 1999.
1073) Lintecum N et al：Direct reduction with indirect fixation of distal tibial physeal fractures；A report of a technique. J Pediatr Orthop 16：107-112, 1996.
1074) Schlesinger I et al：Percutaneous reduction and fixation of displaced Juvenile Tillaux fractures；A new surgical technique. J Pediatr Orthop 13：389-391, 1993.
1075) 金 明博ほか：PLLA スクリューによる juvenile Tillaux 骨折の1治療例. 整形外科 48：1643-1645, 1997.
1076) 久賀養一郎, 井上 博ほか：小児の Wagstaffe 骨折の4症例. 整形外科と災害外科 39：1229-1233, 1991.
1077) Grace DL：Irreducible fracture-separations of the distal tibial epiphysis. J Bone Joint Surg 65-B：160-162, 1983.
1078) Murakami S et al：Irreducible Salter-Harris type II fracture of the distal tibial epiphysis. J Orthop Trauma 8：524-526, 1994.
1079) 井上 博ほか：脛骨遠位骨端線損傷に起因する足関節部内反変形に対する治療と予後について. 骨折 5：205-210, 1983.
1080) Langenskiöld A：An operation for partial closure of an epiphyseal plate in children and its experimental basis. J Bone Joint Surg 57-B：325-330, 1975.
1081) Mabit C et al：Ilizarov's technique in correction of ankle malunion. J Orthop Trauma 8：520-523, 1994.
1082) Grant AD et al：Ilizarov technique in correction of foot deformities；a preliminary report. Foot Ankle 11：1-5, 1990（Mabit[1081]より引用）.

2 距骨骨折

1083) Höllwarth M et al：Verletzungen der unteren Extremität. Das verletzte Kind（Hrsg. H.Sauer）, Thieme, p508, 1984（Linhart[1089]より引用）.
1084) Zwipp H et al：Fehlverheilte kindliche Frakturen im Fußbereich. Orthopäde 20：374-380, 1991.
1085) 香月一郎ほか：小児の距骨頚部骨折について. 整形外科と災害外科 25：103-109, 1976.
1086) 渋谷展生ほか：小児距骨頚部骨折—自験例6例を中心として—. 整形外科 34：775-783, 1983.

1087) Canale ST et al：Fractures of the neck of the talus；long term evaluation of seventy-one cases. J Bone Joint Surg 60-A：143-156, 1978.
1088) Hawkins LG：Fractures of the neck of the talus. J Bone Joint Surg 52-A：991-1002, 1970.
1089) Linhart WE et al：Frakturen des kindlichen Fußes. Orthopäde 15：242-250, 1985.
1090) Marti R：Talus-und Calcaneusfrakturen. Die Frakturbehandlung bei Kindern und Jugendlichen（Hrsg Weber BG et al）, Springer, 1978（Draijer F et al：Verletzungsanalyse kindlicher Talusfrakturen. Unfallchirurg 98：130-132, 1995 より引用）.
1091) 井上邦夫ほか：小児両側距骨骨折の1例. 臨整外 26：993-997, 1991.
1092) Jensen I et al：Prognosis of fracture of the talus in children. Acta Orthop Scand 65：398-400, 1994.
1093) 二宮義和ほか：距骨骨折後に発生した小児距骨無腐性壊死の一症例. 整形外科と災害外科 35：665-669, 1986.
1094) Gross RH：Fractures and dislocations of the foot. Fractures in Children（ed by Rockwood CA Jr et al）, Lippincott, pp1043-1103, 1984.
1095) Gross RH：Fractures and dislocations of the foot. Fractures in Children（ed by Rockwood CA Jr et al）, Lippincott, pp1429-1497, 1996.
1096) Anderson IF et al：Osteochondral fractures of the dome of the talus. J Bone Joint Surg 71-A：1143-1152, 1989.

3 踵骨骨折

1097) Jonasch E：Fersenbeinbrüche bei Kindern. Hefte Unfallh 134：170, 1979（橋本[1100]より引用）.
1098) 山本泰宏ほか：小児踵骨骨折の1例. 関東整災誌 22：122-125, 1991.
1099) 宇佐見則夫ほか：小児踵骨骨折の治療と予後. 整・災外 35：1679-1683, 1992.
1100) 橋本健史ほか：小児の踵骨骨折について. 整形外科 44：373-377, 1993.
1101) Inokuchi S et al：Calcaneal fractures in children. J Pediatr Orthop 18：469-474, 1998.
1102) Schmidt TL et al：Calcaneal fractures in children；an evaluation of the nature of the injury in 56 children. Clin Orthop 171：150-155, 1982.
1103) van Frank E et al：Bilateral calcaneal fractures in childhood. Case report and review of the literature. Arch Orthop Trauma Surg 118：111-112, 1998（additional volume）.
1104) Knorr P et al：Die doppelseitige Kalkaneusfraktur im Kindesalter. Ein Erfahrungsbericht. Unfallchirurg 95：106-108, 1992.
1105) 福井直人ほか：小児の両踵骨骨折の1例. 中部

整災誌 39：1608，1996（第320回整形外科集談会京阪神地方会会報）．
1106) Schindler A et al：Occult fracture of the calcaneus in toddlers. J Pediatr Orthop 16：201-205, 1996.
1107) Pablot SM et al：The value of computed tomography in the early assessment of comminuted fractures of the calcaneus；a review of three patients. J Pediatr Orthop 5：435-438, 1985.
1108) 松原基子ほか：小児踵骨骨折の治療経験．中部整災誌 33：1523，1990（会報）．
1109) Wiley JJ et al：Fractures of the os calcis in children. Clin Orthop 188：131-138, 1984.
1110) 佐藤俊介ほか：踵骨々端核骨折の一例．骨折 5：196-197，1983．
1111) Fernandez JLA et al：Epiphyseolysis of the great tuberosity of the calcaneum；brief report. J Bone Joint Surg 71-B：321, 1989.
1112) Walling AK et al：Fractures of the calcaneal apophysis. J Orthop Trauma 4：349-355, 1990.
1113) 志賀俊樹ほか：踵骨骨端離開の1例．骨折 15 (2)：251-253，1993．
1114) Drvaric DM et al：Irreducible fracture of the calcaneus in a child. J Orthop Trauma 2：154-157, 1988.
1115) Thomas HM：Calcaneal fracture in childhood. Br J Surg 56：664-666, 1969.
1116) Schantz K et al：Calcaneus fracture in the child. Acta Orthop Scand 58：507-509, 1987.
1117) 大本秀行ほか：踵骨々折に対する徒手整復法の試み；距骨下関節に骨折転位を有する型において．整・災外 24：1523-1530，1981および私信．

4 その他の足根骨骨折，脱臼

1118) 白濱正博：私信．
1119) 高杉紳一郎ほか：第1楔状骨単独骨折の1例．整形外科と災害外科 41：265-267，1992．
1120) Yamashita F et al：Diastasis between the medial and the intermediate cuneiforms. J Bone Joint Surg 75-B：156-157, 1993.
1121) Holbein O et al：Fracture of the cuboid in children；Case report and review of the literature. J Pediatr Orthop 18：466-468, 1998.
1122) Simonian PT et al：Fracture of the cuboid in children. J Bone Joint Surg 77-B：104-106, 1995.

5 中足部以下の損傷

1123) 岡崎壯之ほか：学童の足部骨折について（千葉市小・中学校の一年間の統計的検討）．骨折 6：216-218，1984．
1124) Connolly JF：Tuberosity and proximal shaft (Jones') fractures of the base of the fifth metatarsal. DePalma's The Management of Fractures and Dislocations (ed by Connolly JF), WB Saunders, pp2064-2069, 1981.
1125) Keats TE：Atlas of Normal Roentgen Variants that may Simulate Disease. Mosby-Year Book, pp693-697, 1992.
1126) 上原 香ほか：骨端線閉鎖時期に生じた母趾中足趾骨関節骨端線損傷の1例．整形外科 47：892-893，1996．
1127) Noonan KJ et al：Open physeal fractures of the distal phalanx of the great toe. A case report. J Bone Joint Surg 76-B：122-125, 1994.

6 ストレス骨折

1128) Matheson GO et al：Stress fractures in athletes；a study of 320 cases. Am J Sports Med 15：46-58, 1987.
1129) Darby RE：Stress fractures of the Os calcis. JAMA 200：1183-1184, 1967.
1130) 百武康介，井上 博ほか：小児中足骨疲労骨折の一例．整形外科と災害外科 33：632-634，1985．
1131) 松井達也ほか：踵骨疲労骨折の検討．臨整外 20：806-813，1985．
1132) 塚原哲夫ほか：踵骨疲労骨折および同様のX線所見をみた外傷性踵骨骨折．整形外科 41：931-934，1990．
1133) 石黒直樹ほか：右足舟状骨疲労骨折の一例．中部整災誌 28：2400，1985（会報）．
1134) 和田山文一朗ほか：足舟状骨疲労骨折の1症例．中部整災誌 31：2391-2392，1988（会報）．
1135) 古谷正博ほか：足舟状骨疲労骨折の2例．日本整形外科スポーツ医学会誌 8：293-296，1989．
1136) 朝長明敏ほか：足舟状骨疲労骨折の1例．関東整災誌 21：676-679，1990．
1137) Fitch KD et al：Operation for non-union of stress fracture of the tarsal navicular. J Bone Joint Surg 71-B：105-110, 1989.
1138) Pavlov H et al：Tarsal navicular stress fractures：Radiographic evaluation. Radiology 148：641-645, 1983.
1139) Englaro EE et al：Bone scintigraphy in preschool children with lower extremity pain of unknown origin. J Nucl Med 33：351-354, 1992（Simonian[1122]より引用）．

7 スポーク損傷

1140) Wille F：Über Radspeichenverletzungen im Kindesalter. Msch Unfallheilkunde 65：21-26, 1962.
1141) 副島一孝ほか：スポーク損傷の最近の動向．第41回日本災害医学会抄録集，p114，1993．
1142) 吉村一穂ほか：小児スポーク損傷．臨整外 23：955-961，1988．
1143) 平沢精一ほか：いわゆるスポーク外傷の症例．関東整災誌 12：254-257，1981．

1144) 越宗義三郎ほか：小児のスポーク損傷．中部整災誌　18：1002-1003, 1975.
1145) 沢田　実ほか：自転車のスポークによる足部損傷．関東整災誌　10：191-194, 1979.
1146) 中村登喜雄ほか：いわゆるスポーク損傷について．東北整災季要　12：275-278, 1969.

8　その他の足部損傷

1147) 伊藤　裕ほか：小児足部タイヤ損傷の分類と治療．中部整災誌　34：899-901, 1991.
1148) 木村光浩ほか：小児における足関節 run over injury の治療経験．第5回小児整形外科学会学術集会抄録号，p92, 1994.
1149) Dormans JP et al：Major lower extremity lawn mower injuries in children. J Pediatr Orthop　15：78-82, 1995.
1150) Alonso JE et al：Lawn mower injuries in children；A preventable impairment. J Pediatr Orthop　15：83-89, 1995.

索 引

A

accrochage 193, 194, 222, 223
acute plastic bowing 3, 212, 213
acute plastic deformation 3, 213
anatomical snuffbox 199
anterior bend 130
anterior sleeve 骨折 101, 124
Anthonsen 撮影 439
AP head‐shaft angle 326
atlanto‐axial rotatory fixation 10

B

battered child syndrome 5
Baumann 角 59, 60, 67, 178
Bennett 骨折 254, 280
bicipital tuberosity 186
bilateroticipital approach 73
Blumensaat 線 367
Bohler 角 439
bone bruise 356
boxer 骨折 256
break dancer's wrist 232
Bryant 牽引 345
Bryant 垂直牽引 343
ばね様固定 309
母・示指 MP 関節非整復性背側脱臼 256
母指 MP 関節ロッキング 255, 286
　　――発生メカニズム 286
　　――観血的整復 287
　　――徒手整復 287
　　――X 線所見 286
母指の骨折 280
　　――分類 280
　　――治療方針と治療 280
分娩骨折 9
　　――大腿骨 335
　　――上腕骨近位端 30
　　――上腕骨骨幹部 45, 47
　　――鎖骨 10, 11, 12
　　――前腕骨 185
分娩麻痺 10, 11, 172
分娩損傷 24, 32, 85, 315, 318, 376
　　――治療 36
分岐鎖骨 19, 21, 22, 23
分裂骨端 448
分散脱臼 173, 174, 176

C

calcified band 248
Capener 徴候 325
cap fracture 366
carrying angle 60, 156, 171
cart wheel 骨折 358
cast brace 340, 348
Celiker らの即時整復固定法 347
cephalic tilt view 24
cervicotrochanteric fracture 316, 317
Chopart 関節脱臼 442
clawhand 56
cleft epiphysis 448
cleidocranial dysostosis 13, 15
closed wedge osteotomy 179
Colles 骨折 217
convergent dislocation 174
crossing the finger test 56
curved wedge osteotomy 181, 182
遅発性外反脛骨の原因 384
遅発性尺骨神経麻痺 55, 114, 116, 178
遅発性橈骨神経麻痺 142
恥骨結合の離開 299, 305
長母指伸筋腱特発性断裂 198, 204
腸骨稜裂離骨折 299
腸骨翼骨折 299
中手骨頸部骨折 256
　　――自家矯正 257
中手骨骨折 256
　　――90°‐90° 屈曲法 260
　　――雨樋型ギプス副子 261
　　――治療 258
　　――治療方針 257
　　――Jahss 法 260
　　――回旋転位のチェック法 258
　　――観血的整復 262
　　――掌側アルミ副子固定 261
　　――テープ固定 261
中手骨骨幹部骨折 262
中足骨骨折 445
肘関節脱臼 172
　　――合併骨折 173
　　――徒手整復 176
肘関節交差脱臼 160, 161
肘関節周辺骨折・脱臼 55
　　――局所所見 55
　　――神経損傷のチェック 56
　　――種類 55
　　――特徴 55
肘伸展位固定 195, 196
肘頭骨折 150
　　――治療方針 154
　　――Gaddy らの分類 154
　　――Graves らの分類 154
　　――屈曲損傷 153
　　――進展損傷 154
　　――Wilkins の分類 153
肘頭骨端線癒合不全 152

D

dashboard 損傷 311
divergent dislocation 173, 174
Dixon 骨折 271
Drehmann の sign 324
drop finger 56, 129
drop hand 45, 56
Dunlop 牽引 71
Duverney 骨折 299
大菱形骨骨折 251, 254
大腿骨遠位骨端離開 356
　　――分類 357
　　――治療方針 358
　　――原因と頻度 356
　　――観血的整復 362

――家族への説明　359
――牽引療法　361
――成長障害　363
――徒手整復と外固定　359
大腿骨頚部骨折　314
――治療　318
――治療方針　317
――Delbet-Colonna 分類　315, 316
――合併症　321
――偽関節　323
――牽引療法　319
――骨端線早期閉鎖　323
――骨頭壊死　317, 321
――骨頭虚脱　321, 322
――後療法　320
――Leung の治療方針　317
――内固定　319
――徒手整復　319
大腿骨骨幹部骨折　335
――治療方針　340
――自家矯正　338
――回旋転位の矯正　339
――観血的治療の適応　340
――家族への説明　341
――牽引療法　342
――屈曲転位の矯正　339
――側方転位の矯正　339
――短縮転位の矯正　338
大腿骨頭壊死　312, 334
大腿骨頭すべり症　323
――分類　326
――治療　329
――治療方針　327
――治療のフローチャート　327
――Imhauser の治療方針　328
――観血的治療　329
――家族への説明　329
――牽引　329
――健側に対するピンニング　333
――骨頭虚脱　334
――後方すべり度　325
――急性型および急性/慢性型　328
――慢性型　328
――内方すべり度　325
――軟骨溶解　334
――軟骨融解　328
――三次元骨切り術　328
――X 線所見　324
――予後　334

大転子高位　323
脱臼骨折（手）　251

E

embolization　302
Ender pin　51, 350, 392
Ender pin 髄内固定　352
遠位橈尺関節脱臼　204, 243

F

fat pad sign　94, 103
fighter 骨折　256
finger trap　193, 194
fish tail deformity　108
flap 骨折　174
floating elbow　53, 58, 91
floating knee　335, 336, 340, 353, 354, 376
Froment's sign　56
フォーク状変形　58, 173, 217

G

Galeazzi 骨折　204
――分類　204
――治療　208
――治療方針　206
――井上の分類　205
――家族への説明　207
――Letts の分類　205
――徒手整復と内固定　208
――Walsh の分類　205
Galeazzi 類似骨折　209
――非整復例　210
Galveston metacarpal brace　261, 264
gamekeeper 損傷　280, 283
growth arrest line (Harris)　344, 363
Guttmann らの歩行ギプス　347
外反肘　178
――矯正骨切り術　183
外反股　323
外傷性偽関節（鎖骨）　15
外側上顆骨折　99
外転位ギプス固定　49, 50
月状骨骨折　251
月状骨周囲脱臼　251, 254
魚尾変形　108

H

Hahn-Steinthal 骨折　124, 125
hanging cast　41, 50
Hawkins sign　434, 436
Herbert screw 固定　127, 248, 250
Hill-Sachs lesion　29
Hume 骨折　150
humeral-elbow-wrist angle　178, 179
humeral-ulnar angle　178, 179
8字包帯　13, 15
ハンモックギプス　347
発汗テスト　56
閉鎖性髄内固定　341
閉鎖性髄内釘固定　51
被虐待児症候群　3, 5, 9, 30, 55, 185

I

Imhauser 法　330
impending nonunion　102, 103, 105
informed consent　4
inlet view　298
in situ pinning（ISP）　327, 328, 329
intrafocal pinning（Kapandji）　226, 227
intramalleolar triplane 骨折　415, 422
intrinsic stability　47, 195, 348

J

Jeffery 骨折　114, 115, 150, 156
Jones' view　60
Jones 骨折　446, 447
juvenile Tillaux（Tillaux）骨折　411, 412, 419, 424, 426
Juvenile Wagstaffe（Wagstaffe）骨折　411, 413, 419, 424
人工骨頭置換術　169
静脈麻酔　193, 222
上腕骨遠位変形治癒骨端離開　85
上腕骨遠位骨幹部骨折　53
上腕骨遠位骨端離開　85
――陳旧例　91
――治療　90
――治療方針　88
――DeLee らの分類　88
――複合型　88

──神中の分類　88
──鑑別診断　87
──家族への説明　89
──経皮的固定　91
上腕骨外側顆骨折　93
──Badelonらの分類　96
──分類　94
──治療　103
──治療方針　102
──Finnbogasonらの分類　96
──偽関節手術　105
──井上の分類　97
──Jacobらのstage分類　96
──家族への説明　103
──Milch分類　94
──pull off型　95, 96
──push off型　95, 96
──Rutherfordらの分類　96
──Wadsworth分類　96
上腕骨顆部T状骨折　84
上腕骨顆上骨折　57
──治療　63
──治療方針　59
──発生頻度　57
──Holmbergの分類　59
──観血的整復　72
──観血的整復術の適応　62
──家族への説明　62
──牽引療法　70
──屈曲型　82
──内側嵌入型　61
──整復後の固定　65
──Smith-阿部の分類　59
──徒手整復法　63
──Wilkinsの分類　59
──予後判定基準　81
上腕骨近位骨幹端部骨折　30
上腕骨近位骨端離開　30
上腕骨近位骨端離開（分娩時）　29
上腕骨近位骨端線分娩損傷　33
上腕骨近位端骨折　30
──分類　33
──治療　36
──治療方針　33
──発生頻度　30
──鑑別診断　30
──観血的整復　40
──観血的整復の適応　33
──家族への説明　36
──経皮的ピンニング　39
──牽引療法　39

──結節下骨折　41
──骨幹端部骨折　41
──Neerの治療方針　35
──転位の許容範囲　35
──徒手整復　37
──予後　43
上腕骨骨幹部骨折　45
──治療　47
──治療方針　46
──観血的治療　53
──家族への説明　46
──転位と整復手技　49
──徒手整復　48
上腕骨内側上顆骨折　108
──Chambersの分類　113
──治療　116
──治療方針　113
──非整復性脱臼　118
──観血的整復　117
──家族への説明　116
──骨片嵌入　117
──骨折の発生メカニズム　109
──Roberts法　117
──徒手整復法　117
──Watson-Jonesの分類　113
──Wilkinsの分類　113
──X線所見　110
──予後　119
上腕骨内側顆骨折　120
──Bensahelの分類　121
──治療　121
──治療方針　121
──Kilfoyleの分類　121
──Milchの分類　121
上腕骨内側顆類似骨折　112
上腕骨小頭・滑車骨折　123
──Grantham分類　125
──井上の分類　125
──Lansinger分類　125
上腕骨小頭傾斜角　60
上前腸骨棘骨折　299
上前腸骨棘裂離骨折　302
循環障害　55

K

Kocher骨折　124
Kocher-Lorenz骨折　125
Kramer変法　328, 329, 331, 332
Küntscher釘　350
K-wire髄内固定　352

コンパートメント症候群
　　78, 93, 185, 387, 389, 390, 445
キャンバス懸垂　306
開放式Velpeauギプス包帯　49
環軸椎回旋固定　10
寛骨臼骨折　301
関節外triplane骨折　414
関節造影　86, 87, 91, 121, 158, 315
完全骨折（徒手整復）　193
仮性麻痺　45
滑車壊死　119, 123
滑車形成不全　123
下垂手　45, 56
下腿骨ストレス骨折　399
──治療　403
──画像所見と鑑別診断　401
下前腸骨棘骨折　299
下前腸骨棘裂離骨折　302
肩関節脱臼　29
肩関節偽性脱臼　29
肩関節反復性脱臼　29
肩関節周辺骨折・脱臼　9
頚部楔状骨切り術　332
頚部基部骨切り術　333
脛・腓骨遠位骨端線損傷　405
──治療　421
──治療方針　418
──Dias分類　408
──画像診断　407
──発生頻度　405
──井上，今里の分類　410
──受傷メカニズムと骨折型　410
──家族への説明　420
──成長障害　430
脛骨遅発性外反変形　386
脛骨遠位骨幹端部骨折　397
脛骨顆間隆起骨折　371
──治療方針　373
──観血的整復　374
──家族への説明　373
──徒手整復　374
脛骨近位骨幹端部骨折　384
──家族への説明　386
脛骨近位骨端離開　376
──分類　376
──治療方針　378
──外転型　377
──頻度　376
──家族への説明　378
──屈曲型　377
──内転型　377

――伸展型　377
――徒手整復と固定　378
脛骨骨幹部骨折　389
――治療方針　389
――自家矯正　391
――家族への説明　391
――経皮的固定　392
――経皮的整復　394
――徒手整復　391
脛骨粗面骨折　380
――Carro の分類　381
――観血的整復　383
――Ogden 分類　381, 382
――Watson-Jones の分類　381, 382
経皮的弾性ピン固定　341
経皮的固定併用ギプス　349
経皮的 K-wire 固定　67, 361, 380
経胸撮影　31, 32
血行障害　78
肩甲骨骨折　27
――治療　27
――合併損傷　27
肩鎖靱帯　16, 20
肩鎖関節脱臼　19
――分類　20, 22
――治療　22
――治療方針　21
――自家矯正　24
――家族への説明　22
楔状骨間離開　442, 443, 444
基節骨骨頭骨折の分類　265
股関節脱臼　309
――治療方針　311
――中心性脱臼　311, 314
――閉鎖孔脱臼　311, 313
――家族への説明　311
――後方脱臼　310, 312
――徒手整復　312, 313
――前方脱臼　310, 313
股関節周辺骨折・脱臼　309
――頻度　309
固定　37
――ファシスト肢位　39
――敬礼位　39
――ゼロ肢位　39
骨盤骨折　297
――AO 分類　301
――分類　299
――治療　302
――治療方針　302

――合併症　297
――家族への説明　302
――Key & Conwell の分類　299
――Ogden の分類　299
――死亡原因　297
――死亡率　297, 302
――Torode の分類　299
――X 線撮影　298
骨片転位の特徴　337
骨化核　3
――肘関節周辺　57
――肘頭　150
――上腕骨近位　32
――脛・腓骨遠位　405
――脛骨近位　380, 381
――肩甲骨　27
骨端離開の SH 分類　34
骨端線癒合不全　150
後腹膜出血　297
後脛骨動脈　355
後骨間神経遅発性麻痺　142
後骨間神経麻痺　128, 149, 164, 190
交差脱臼　173, 174, 177
距骨ドームの骨軟骨骨折　436
距骨骨折　431
――治療方針　433
――Hawkins 分類　432, 433
――観血的整復　435
――家族への説明　433
――虚血性壊死　431, 433, 436
――Linhart 分類　432, 434
――徒手整復　433
距骨離断線骨軟骨炎　436
胸鎖関節脱臼　24
矯正骨切り術　431
90°-90° 牽引　346
急性塑性変形　3
――脛・腓骨　397

L

Langenskiold 手術　242, 364, 431
late segmental collapse　321
lateral head-neck angle　326
lateral head-shaft angle　326
lateral sleeve 骨折　101
lateral triplane 骨折　414
late segmental collapse　333
Lauenstein 撮影　315, 324, 326
Leonard 骨折　271
Lisfranc 関節脱臼骨折　445

Lister 結節　198, 199
Little League elbow　113, 114, 116
Little League finger　279
Little League shoulder　32, 42
Little League shoulder syndrome　30, 31

M

Maisonneuve 骨折　417
Malgaigne 骨折　301, 306
McCarthy らの早期ギプス固定　347
McFarland 骨折　421
Medial epicondylar epiphyseal (MEE) angle　60
medial triplane 骨折　414
Meyers-McKeever 分類　371, 372
minimal bow　130
Monteggia fracture-dislocation, anterior（type Ⅰ）　132
Monteggia 骨折　127
――Bado の分類　129, 130
――陳旧例に対する処置　141
――治療方針　134
――保存的治療　135
――受傷メカニズム　128
――観血的整復　140
――家族への説明　134, 143
――経皮的固定　139
――Letts の分類　129, 131
――Lincoln の分類　130
――Olney らの分類　133
――手術手技　143
――Stanley の分類　133
――適応の決定　142
――Theodorou らの分類　133
――徒手整復　135
――X 線所見　129
Monteggia 類似骨折　129, 133, 134, 141, 147, 151, 214
mortise view　407, 417
MP 関節背側脱臼　280
MP 関節非整復性脱臼　288, 289
MP 関節ロッキング　280

N

Neer-Horowitz の分類　33, 34, 35
Neufeld 鋼線牽引　346
neurofibromatosis　15
nightstick fracture　185, 186

内部安定性　47, 50
内副子固定　15, 350
内反肘　61, 178
　　――ドーム状骨切り術　181, 182
　　――French法　180, 181
　　――発生頻度　62, 63
　　――楔状骨切り術　179
　　――K-wire固定法　180
　　――矯正角度の決定　178
　　――矯正骨切り術　178
　　――三次元矯正骨切り術　183
二分膝蓋骨　365

O

O'Brienによる母指中手骨基部骨折の分類　280
one-and-a-half spica cast　346, 347
Osgood病　380
outlet view　298
overhead牽引　39, 71
overlapping　258, 266, 276
大本法　442

P

paper splint　47, 48, 50
Pavlik harness　347
peritrochanteric fracture　316, 317
PIP関節の背側脱臼骨折　276
PIP関節側副靱帯断裂　285
PIP関節橈側側副靱帯断裂　292
plastic bowing　188
plastic deformation　389
posterior sleeve骨折　124
posterolateral sleeve骨折　101
pronation-abduction（PA）　415
pronation-eversion-external rotation（PEER）　415, 417, 419, 427
pseudodislocation　16, 19, 20, 21, 22

R

Radspeichenverletzung　454
reversed rotational supracondylar fracture　273, 274
Robertson牽引　276
rotational supracondylar fracture　269, 270

　　――90°-90°屈曲テープ固定　272
　　――外固定　272
　　――発生メカニズム　270
　　――Jahss法　273
　　――観血的整復　273
　　――徒手整復　272
run over損傷　455
Russell牽引　344, 345
輪状靱帯修復および再建術　144
立方骨骨折　443
両前腕骨骨幹部骨折　191

S

Salter-Harris（SH）分類　24
　　――肘頭骨折　152
　　――大腿骨遠位骨端離開　357
　　――上腕骨遠位骨端離開　87, 88
　　――上腕骨外側顆骨折　94, 95
　　――脛・腓骨遠位骨端線損傷　407, 409
　　――脛骨近位骨端離開　376, 377
　　――鎖骨内側端骨折　24
　　――橈骨遠位骨端離開　233
　　――橈骨近位端骨折　158
　　――橈・尺骨遠位骨端離開　234
Sarmientoの機能的装具　47, 50, 51
Seymour型損傷　277
sideswipe fracture　154
　　――dislocation　81
Sinding-Larsen-Johanson病　365
sleeve骨折　100
　　――上腕骨外側顆　178
　　――膝蓋骨　365, 366, 367
　　――上腕骨小頭　100
Smith骨折　218
snuffbox　198, 218, 226, 245
Southwick法　328, 331
split Russell牽引　344, 345
straddle骨折　301, 305
supination-adduction（SA）　415
supination-external rotation（SER）　410, 411, 419, 421
supination-inversion（SI）　415, 416, 419, 426
supination-plantar flexion（SPF）　411
スポーク損傷　454
ストッキネット包帯固定　13
ストッキネットVelpeau包帯　37, 38, 41

ストレス骨折　449
　　――中足骨　449, 454
　　――大腿骨　335, 336
　　――肩甲骨　27
　　――立方骨　453
　　――踵骨　451
　　――舟状骨　452, 453
　　――足根骨　451
ストレス撮影　20
鎖骨バンド　13, 15
鎖骨遠位骨端離開　16
鎖骨外側端骨折　16
　　――分類　16, 17
　　――治療　17
　　――自家矯正　18
鎖骨内側端骨折（骨端離開）　24
　　――治療　26
　　――合併症　26
　　――自家矯正　27
鎖骨先天性偽関節　12, 15
鎖骨体部骨折　9
　　――治療　12
　　――治療方針　11
　　――ギプス固定　14
　　――発生頻度　10
　　――観血的治療　15
　　――家族への説明　11
　　――徒手整復　14
三分膝蓋骨　365
三角骨骨折　251, 254
正中神経麻痺　56, 79, 218
正中神経遅発性麻痺　142
整復阻害因子　288
　　――Green　288
　　――Kaplan　288
　　――津下　288
仙腸関節の離開　299
先天性鎖骨偽関節　9
説明と同意（承諾）　4
尺骨遠位骨端離開　209, 217, 232
尺骨遠位骨端線損傷　243
尺骨茎状突起骨折　243
尺骨神経遅発性麻痺　142
尺骨神経麻痺　56, 79, 106, 120, 129, 184
尺骨塑性変形　139
尺骨塑性変形を伴う橈骨頭前方脱臼　132
尺骨ストレス骨折　185, 186
趾骨骨折　448
神経麻痺　79

494　索　引

膝蓋骨亜脱臼症候群　371
膝蓋骨骨折　364
膝蓋骨骨軟骨骨折　368
　　——発生要因とメカニズム　368
　　——観血的治療　370
膝蓋骨高位　366
　　——計測法　367
膝窩動脈損傷　376
膝関節周辺骨折・脱臼　355
膝伸展機能の軸矯正　371
踵骨不顕性骨折　439
踵骨骨折　438
　　——分類　439
　　——治療方針　440
　　——Essex-Lopresti分類　440
　　——自家矯正　441
　　——観血的整復の適応　441
　　——家族への説明　441
　　——徒手整復　442
　　——Wileyの分類　440
　　——X線撮影　439
小児虐待　314, 335, 389
小菱形骨骨折　251
手根骨骨折　251
手指靱帯損傷　292
手指靱帯形成術　293
手指MP関節非整復性脱臼　287
　　——観血的整復術　290
　　——徒手整復　290
　　——X線所見　289
芝刈機損傷　455
指節骨骨折　265
　　——治療　268
　　——治療方針　265
　　——石黒法　277
　　——家族への説明　267
　　——骨端離開の頻度　265
　　——ストレス損傷　265
足背動脈　355
足関節内反変形　430
足関節周辺の靱帯構造　405
足根中足関節損傷　445
足根骨骨折　442
塑性変形　187, 188, 389
創外固定　307, 340
早期座位ギプス　348
杉岡による骨切り術　331
垂直牽引　71

T

T/P比　367
tangential osteochondral fracture
　　　　　　　　368, 370, 371
teardrop像　60
tension band wiring法　27, 41, 104,
　　　　　　　106, 117, 155, 180,
　　　　　　　303, 368, 428, 445
Thurston-Holland（T-H）sign
　　　　　　　　87, 88, 356, 357
tilting angle　60, 67, 180
toddler骨折　389
transcervical fracture　316, 317
transepiphyseal fracture　315, 316
　　——Rangの分類　316
Trethowan徴候　325
triplane骨折　234, 255, 357, 377,
　　　　　　　408, 411, 414, 416, 419, 422
triquetral point　252
Tubercle de Tillaux-Chaput　411
タイヤ損傷　455
テレスコープテスト　346
手のCM関節脱臼骨折　254
手の舟状骨骨折　245
　　——分類　247
　　——治療　248
　　——治療方針　248
　　——Cooneyらの分類　248
　　——偽関節　247, 250
　　——偽関節の徴候　248
　　——Herbert分類　248
　　——頻度　245
　　——受傷メカニズム　245
　　——家族への説明　248
　　——Russe法　250
　　——手術的治療　250
　　——X線所見　245
手の損傷　255
　　——遷延治癒および偽関節　283
　　——統計的観察　255
転子部三次元骨切り術　330, 331
徒手整復（服部らの方法）　69
豆状骨脱臼　251
豆状骨骨折　251
投球骨折　45, 46, 109
橈骨遠位骨端離開　232
橈骨頚部骨折　156
橈骨結節　186

橈骨近位端骨折　155
　　——Chambersらの分類　159
　　——陳旧例に対する処置　168
　　——治療方針　161
　　——合併症　171
　　——Israeli手技　164
　　——Judet分類　159, 160
　　——受傷メカニズム　156
　　——観血的整復　167
　　——家族への説明　163
　　——経皮的整復法　165
　　——骨頭切除　169
　　——Metaizeau法　166, 167
　　——O'Brienの分類　159
　　——Patterson法　163
　　——Wilkinsの分類　159
　　——髄内ピン整復法　166
橈骨神経麻痺　45, 46, 55, 56, 79, 135
橈骨頭切除　171
橈骨頭単独脱臼　146
　　——保存的治療　149
橈・尺骨遠位骨端離開　232
　　——治療　237
　　——治療方針　234
　　——自家矯正　241
　　——家族への説明　236
　　——経皮的固定　239
　　——屈曲型　234
　　——成長障害　236
　　——成長障害に対する処置　242
　　——整復阻害因子　235
　　——開伸展型　234
橈・尺骨骨幹部遠位1/3および骨幹
　端部骨折　218
　　——治療　221
　　——治療方針　220
　　——家族への説明　220
　　——経皮的固定　226
　　——経皮的整復　226, 227
　　——屈曲型の徒手整復　226
　　——屈曲骨折　219, 220
　　——隆起（膨隆）骨折　219
　　——伸展型の徒手整復　222
　　——伸展骨折　219, 220
　　——転位の許容度　220
橈尺骨癒合　204
橈側側副靱帯付着部の裂離骨折

U

ulnar bow sign　147, 148
U字型ギプス副子固定　49
U字型ギプス固定　50
烏口鎖骨靱帯　16, 20
烏口突起骨折　27, 28, 29

V

Velpeau包帯　13, 27, 37, 49
Volkmann拘縮　78

W

Waddellの3徴　335, 336
wagon wheel骨折　358
Weber牽引　346
Westhues法　441, 442
Woods外反テスト　115
若木骨折（徒手整復）　191, 221
腕神経叢麻痺　10, 14, 31, 39

鷲手　56
鷲手変形　257

X

X線撮影肢位　245
X線診断の落とし穴　98

Y

指の脱臼　285
指の靱帯損傷　285
有鉤骨骨折　251
有頭骨骨折　251, 254

Z

ゼロ肢位牽引　39
ゼロ肢位固定　38
坐骨結節骨折　299, 303, 304
坐骨神経麻痺　309
前骨間神経麻痺　56, 79, 129
前方回転骨切り術　332

前腕骨骨折　185
前腕骨骨幹部骨折　185
　――治療　190
　――治療方針　188
　――自家矯正　189
　――観血的治療　197
　――家族への説明　190
　――経皮的固定　198
　――経皮的整復　199
　――牽引療法　195, 197
　――Rangの整復法　195
　――再骨折　202
　――整復の許容度　188
　――手術の適応　190
前腕骨急性塑性変形　212
　――Chamayの実験　213
　――治療　214
　――治療方針　214
　――Curreyらの研究　213
　――家族への説明　214
　――再構築について　216
　――X線所見　214
髄内固定　15, 350

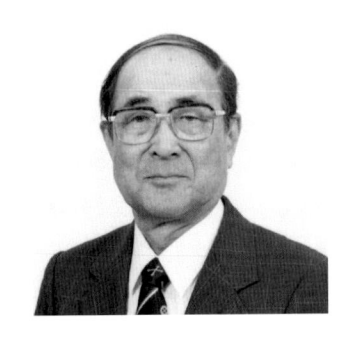

著者紹介　井上　博（いのうえ　ひろし）

昭和4年1月	福岡県久留米市生まれ
昭和24年4月	久留米医科大学　入学
昭和28年3月	久留米医科大学　卒業
昭和29年6月	久留米大学医学部整形外科　助手
昭和33年11月	久留米大学医学部整形外科　講師
昭和42～43年	西ドイツ Düsseldorf 大学整形外科勤務
昭和46年4月	久留米大学医学部整形外科　助教授
昭和62年4月	久留米大学医学部整形外科　退職
昭和62年5月	筑豊労災病院　顧問

小児四肢骨折治療の実際

1992年10月20日　第1版発行
2001年11月20日　第2版第1刷発行
2022年6月20日　第14刷発行

著　者　井上　博
発行者　福村直樹
発行所　金原出版株式会社

〒113-0034　東京都文京区湯島2-31-14
TEL　【編集部】(03)3811-7162
　　　【営業部】(03)3811 7184
　　　【ＦＡＸ】(03)3813-0288
振替　00120-4-151494　　　　検印省略
http://www.kanehara-shuppan.co.jp/　Printed in Japan

ISBN 978-4-307-25116-7　　　印刷・教文堂／製本・井上製本所

JCOPY ＜出版者著作権管理機構 委託出版物＞
本書の無断複製は著作権法上での例外を除き禁じられています。複製される場合は，そのつど事前に，出版者著作権管理機構（電話 03-5244-5088, FAX 03-5244-5089, e-mail : info@jcopy.or.jp）の許諾を得てください。

小社は捺印または貼付紙をもって定価を変更致しません。
乱丁，落丁のものはお買上げ書店または小社にてお取り替え致します。

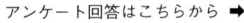

治療者が知りたい情報を網羅!! 日常診療での治療法選択に必携!!

橈骨遠位端骨折
進歩と治療法の選択

編集 斎藤 英彦 聖隷浜松病院顧問
　　　 森谷 浩治 新潟手の外科研究所

橈骨遠位端骨折に対する種々の治療法をそれぞれの第一人者が紹介，解説した。橈骨遠位端骨折の歴史的趨勢，分類から，治療成績評価法や最新の治療法，リハビリテーションまで，治療者が知りたい情報を網羅した。日常診療で遭遇する橈骨遠位端骨折に対する適切な治療法の選択および実施に必携。整形外科医，外科医のみならず，コメディカルにも役立つ一冊。

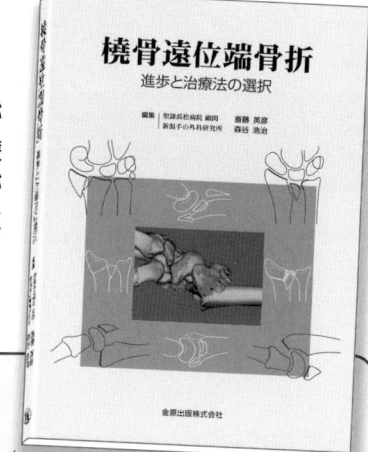

主な内容

第Ⅰ章 総 論
橈骨遠位端骨折治療の歴史的変遷／橈骨遠位端骨折の疫学／橈骨遠位端部の解剖学的特徴と骨折／橈骨遠位端骨折の画像所見／橈骨遠位端骨折の分類／合併する軟部組織損傷（TFCC損傷，SL靱帯損傷）の診断

第Ⅱ章 治療法
治療法の選択 生活スタイル・年齢による治療法の選択方針／骨折型別の治療法の適応／橈骨遠位端開放骨折／多発外傷，多発骨折に伴う橈骨遠位端骨折
治療原則
保存療法 保存療法の適応と禁忌／保存療法での整復・固定法／固定肢位の考え方と実際／保存療法の限界／小児の橈骨遠位端骨折の治療／緊急避難的治療としてのpins & plaster法
観血的治療法 保存的治療法の延長線上の治療法としての鋼線固定法／鏡視下整復固定術／創外固定／プレート固定／髄内釘などの新しい方法（Micronail）／高齢者に対する骨セメントによるinstant bone fixation／橈骨遠位端骨折に合併する三角線維軟骨複合体損傷および手根骨間靱帯損傷に対する治療

第Ⅲ章 特殊な骨折型別の治療法
Barton・chauffeur合併骨折／AO分類C3のような高度粉砕橈骨遠位端骨折治療

第Ⅳ章 橈骨遠位端骨折のリハビリテーション 必要な情報および評価／患部以外の訓練／ほか

第Ⅴ章 治療中に発生する合併症とその対策 皮膚合併症／腱合併症／神経・血管合併症

第Ⅵ章 変形治癒例に対する治療 変形治癒に対する治療法の歴史的変遷／手術適応／手術時期／ほか

第Ⅶ章 治療成績評価法 医師側からの評価法／患者側からの評価／医師側からの評価法と患者側からの評価法の相関／X線評価と機能評価との相関／評価時期／2010年森谷・斎藤評価法（MS-2010）

読者対象 整形外科医，外科医，救急医

B5判 296頁　定価（本体9,500円+税）　ISBN978-4-307-25147-1

2010・5

金原出版　〒113-8687 東京都文京区湯島2-31-14　TEL03-3811-7184（営業部直通）FAX03-3813-0288
　　　　　　振替00120-4-151494　ホームページ http://www.kanehara-shuppan.co.jp/

骨折型別の治療方針，症例検討など，
適切な治療法選択に役立つ情報満載の実践書!!

上腕骨近位端骨折
適切な治療法の選択のために

編集 玉井 和哉　獨協医科大学教授

人口の高齢化に伴い増加の一途を辿り，以前にも増して難しい対応が迫られる上腕骨近位端骨折。その歴史的変遷や分類（AO分類/Neer分類），診断から治療原則，保存療法，手術療法，骨折型別の治療方針まで，治療者が知りたい情報を網羅した。また，1症例について3名の著者がそれぞれの対応法を述べた症例検討の章も設け，日常診療で遭遇する疑問に答えうる一冊に。適切かつ合理的な治療法の選択に役立つ，整形外科医，外科医必読の実践書。

B5判　176頁　321図　原色5図　ISBN978-4-307-25149-5
定価（本体6,800円+税）

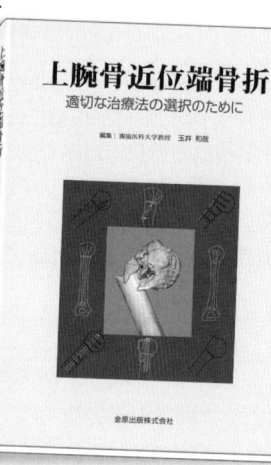

主な内容

第1章 総 論
1 上腕骨近位端骨折の疫学　2 上腕骨近位端の機能解剖と骨折発生メカニズム　3 上腕骨近位端骨折の治療と骨密度　4 上腕骨近位端骨折の画像診断法 —単純X線，CT・三次元CT，MRI　5 上腕骨近位端骨折後の上腕骨頭壊死　6 上腕骨近位端骨折治療の歴史的変遷　7 小児の上腕骨近位端骨折の治療原則　8 成人の上腕骨近位端骨折の治療原則　9 治療成績評価法

第2章 分 類
1 上腕骨近位端骨折の分類の歴史的変遷　2 AO分類の特徴と運用法　3 Neer分類の特徴と運用法　4 分類の目的と限界

第3章 保存療法
1 徒手整復法　2 早期運動療法　3 保存療法の限界—どこまで保存的に治療できるか？

第4章 手術療法
1 創外固定　2 Kapandji法とその変法　3 All-in-One nail固定　4 Ender釘固定　5 髄内釘固定　6 プレート固定　7 人工骨頭置換術　8 手術に伴う合併症とその予防　9 手術後骨片転位の許容範囲と対処法

第5章 骨折型別の治療方針
1 1-part骨折　2 2-part大結節骨折　3 2-part外科頸骨折　4 3-/4-part骨折　5 外反嵌入骨折　6 偽関節に対する治療　7 骨粗鬆化の高度な症例の治療

第6章 症例検討—私ならこうする【症例1】【症例2】【症例3】

読者対象 整形外科医，外科医

2010・11

金原出版　〒113-8687 東京都文京区湯島2-31-14　TEL03-3811-7184（営業部直通）FAX03-3813-0288
振替00120-4-151494　ホームページ http://www.kanehara-shuppan.co.jp/

骨折部位毎に標準的な手術法を丁寧に解説。若手に役立つ実践書！

大腿骨近位部骨折
いますぐ役立つ！手術の実際

編集 佐藤 克巳 東北労災病院院長
吉田 健治 聖マリア病院整形外科部長

大腿骨近位部骨折は，そのほとんどが手術的に治療され，治療成績が予後に影響するが，骨折部位毎に，その治療法・対応法は異なる。そこで，さまざまな種類の骨折に対応できるよう，エキスパートがコツとピットフォールを解説。総説的・教科書的な内容を敢えて避けて実践的な内容に絞った。大腿骨近位部に生じうる5つの骨折，大腿骨骨頭骨折，大腿骨頚部骨折，大腿骨頚基部骨折，大腿骨転子部骨折，大腿骨転子下骨折を取り上げた。

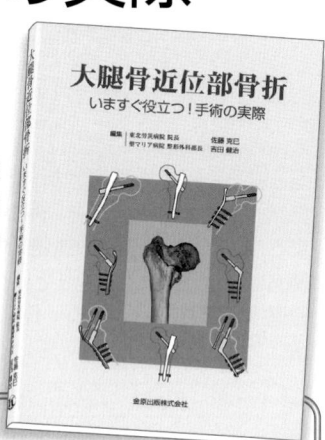

主な内容

第1章 総論 ◆大腿骨近位部骨折治療の歴史的変遷
◆大腿骨近位部骨折周術期の合併症

第2章 大腿骨骨頭骨折 手術法の決定／観血的治療法／前方脱臼／術中・術後の合併症／荷重開始時期　ほか

第3章 大腿骨頚部骨折 【CCS】手術適応・術前計画／整復の指標／整復法・手術体位／CCS手術手技　ほか
【SHS+CCSおよびツインフック】内固定法／術前計画　ほか
【Hansson pin】骨接合を基準とした骨折型による治療方針の相違点／整復方法　ほか

第4章 大腿骨頚基部骨折 【SHS】術前準備／麻酔／手術体位／手術手技／術中・術後の合併症　ほか
【SFN】術前の準備（検査・術前計画）／麻酔・手術体位／整復方法　ほか

第5章 大腿骨転子部骨折
【SFN】SFNの特徴／SFNの適応／術前の準備（術前計画・麻酔）　ほか
【SHS】入院から手術までの準備／骨折の分類／手術／後療法　ほか
【sliding hip screw(SHS)に種々のインプラントを併用する方法】
大腿骨転子部骨折に対する
術前評価・処置／
SHSと各種インプラントの
併用手術　ほか

第6章 大腿骨転子下骨折
【SFN・Long Gamma Nail】
術前準備（麻酔と術前計画）／
手術体位・手術手技／
術中整復／荷重開始　ほか
【Ender法】
Ender釘について／
Ender釘による内固定方法　ほか

読者対象 整形外科医，外科医

◆B5判　184頁　197図　原色1図　　◆定価（本体6,800円＋税）　ISBN978-4-307-25156-3

2013・9

金原出版 〒113-8687 東京都文京区湯島2-31-14　TEL03-3811-7184（営業部直通）FAX03-3813-0288
本の詳細，ご注文等はこちらから　http://www.kanehara-shuppan.co.jp/